# 呼吸科
# 急症与常见病治疗学

（上）

李　钊等◎主编

吉林科学技术出版社

图书在版编目（ＣＩＰ）数据

　　呼吸科急症与常见病治疗学/ 李钊等主编. -- 长春：
吉林科学技术出版社，2016.6
　　ISBN 978-7-5578-0781-8

　　Ⅰ．①呼… Ⅱ．①李… Ⅲ．①呼吸系统疾病－急性病
－诊疗Ⅳ．①R560.597

中国版本图书馆CIP数据核字(2016) 第133729号

呼吸科急症与常见病治疗学

Huxike jizheng yu changjianbing zhiliaoxue

主　　编　李　钊　陈永彪　桑纯利　陈志祥　刘晓东　阮　莉
副 主 编　王庆华　朱海玲　张红梅　韩春兰
　　　　　孟丽霞　管梦月　董贤明　王　威
出 版 人　李　梁
责任编辑　张　凌　张　卓
封面设计　长春创意广告图文制作有限责任公司
制　　版　长春创意广告图文制作有限责任公司
开　　本　787mm×1092mm　1/16
字　　数　942千字
印　　张　38.5
版　　次　2016年6月第1版
印　　次　2017年6月第1版第2次印刷

出　　版　吉林科学技术出版社
发　　行　吉林科学技术出版社
地　　址　长春市人民大街4646号
邮　　编　130021
发行部电话/传真　0431-85635177　85651759　85651628
　　　　　　　　　　　　　85652585　85635176
储运部电话　0431-86059116
编辑部电话　0431-86037565
网　　址　www.jlstp.net
印　　刷　虎彩印艺股份有限公司

书　　号　ISBN 978-7-5578-0781-8
定　　价　150.00元
如有印装质量问题　可寄出版社调换
因本书作者较多，联系未果，如作者看到此声明，请尽快来电或来函与编辑
部联系，以便商洽相应稿酬支付事宜。

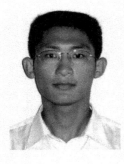

### 李 钊

　　1980年出生。2008年毕业于青岛大学医学院，呼吸专业医学硕士。现就职于济宁医学院附属医院，呼吸内科主治医师。2013—2014年作为省学术骨干访问学者至北京大学第三医院访问学习。目前从事感染及细菌耐药研究，擅长肺炎、肺栓塞、间质性肺疾病的诊治及胸部影像诊断等。能够熟练进行各项呼吸科操作，如内科胸腔镜、胸膜活检、常规支气管镜检查、超声支气管镜（EBUS）、经支气管镜针吸活检（TBNA）、经支气管镜肺活检（TBLB）及支气管镜下介入治疗等。目前在研课题1项，在国家级杂志发表论文10余篇，第一主编专著1部。

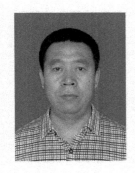

### 陈永彪

　　1970年出生。内蒙古民族大学附属医院，主任医师。1992年毕业于内蒙古医科大学，从事呼吸与重症医学临床与教学工作20余年，擅长对发热原因待查、肺部感染的诊断和治疗，擅长重症监护、机械通气与营养支持、气管镜检查和治疗。发表文章20余篇，参编著作1部。

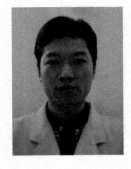

### 桑纯利

　　1979年出生。江苏省徐州市第一人民医院呼吸科。2003年毕业于徐州医学院临床系，本科学历，现任徐州市医学会呼吸病学分会秘书。长期从事呼吸内科临床及教学工作，擅长支气管哮喘、COPD等慢性呼吸道疾病规范化诊疗及支气管镜、经皮穿刺肺活检等技术。在国家及省内发表医学论文近10篇。

# 编　委　会

**主　编**　李　钊　　陈永彪　　桑纯利
　　　　　陈志祥　　刘晓冬　　阮　莉

**副主编**　王庆华　　朱海玲　　张红梅　　韩春兰
　　　　　孟丽霞　　管梦月　　董贤明　　王　威

**编　委**　(按姓氏笔画排序)

王　威　长春中医药大学附属医院

王庆华　中国人民解放军第四〇一医院

王晓景　邢台医专第二附属医院

朱同刚　长春中医药大学附属医院

朱海玲　荆门市第一人民医院

任　涛　十堰市太和医院
　　　　（湖北医药学院附属医院）

刘晓冬　湖北医药学院附属襄阳医院

阮　莉　郑州热电医院

李　钊　济宁医学院附属医院

李英格　内蒙古民族大学附属医院

李淑艳　山东省胸科医院

张红梅　十堰市太和医院
　　　　（湖北医药学院附属医院）

陈永彪　内蒙古民族大学附属医院

陈志祥　芜湖中医院

孟丽霞　三峡大学第一临床医学院
　　　　（宜昌市中心人民医院）
夏　伟　湖北省荆州市第一人民医院
桑纯利　徐州市第一人民医院
董贤明　河南省第二人民医院
韩春兰　郑州大学附属郑州中心医院
管梦月　山东中医药大学

# 前　言

　　呼吸科是临床医学的重要组成部分，同时呼吸科医师在临床工作中面临巨大的压力，近年来呼吸系统疾病的病死率明显下降；然而呼吸危重症的临床救治尚未取得统一的标准，临床医师对呼吸急症及危重症的救治水平参差不齐。鉴于此，我们邀请了一批长期工作在临床一线的专家教授及年轻的医师编写了本书，以期为临床医师提供一本简明实用的参考书。

　　本书首先论述了呼吸科基础知识，包括呼吸系统的结构、功能、影像学检查、支气管镜检查的临床应用、呼吸系统疾病的药物治疗及危险因素等；然后论述了呼吸系统常见疾病的治疗，包括常见症状、危重症监护、常用抢救技术、呼吸系统感冒性疾病、肺血管疾病、肺部肿瘤、支气管疾病、肺血栓、肺结核等；最后概述了呼吸科常见疾病的中西医结合治疗。

　　由于编者精力和水平有限，虽经多次校稿，但书中疏漏在所难免，恳请广大读者提出宝贵意见和建议，以便修订。

编　者

2016 年 6 月

# 目  录

# 第一章

# 呼吸系统的结构

呼吸系统分为上呼吸道和下呼吸道两部分。上呼吸道由鼻、咽和喉组成；下呼吸道包括从气管起直到终末细支气管的整个支气管树。从气管到终末细支气管是气体的传导部分。从呼吸性细支气管到肺泡为气体的交换部分（图1-1）。

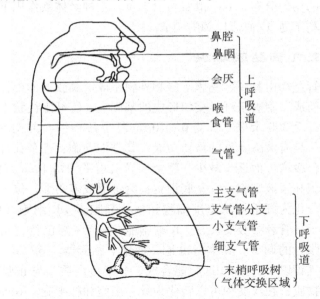

**图1-1 呼吸道示意图**

## 一、上呼吸道

鼻腔侧壁有弯曲的鼻甲，鼻腔内有鼻毛，鼻黏膜为纤毛上皮且血液供应丰富，鼻有加温、湿润和过滤吸入空气的作用。鼻咽、咽喉部的淋巴组织有防御作用。吞咽反射使会厌封闭喉口，防止食物进入气道内。喉肌收缩，关闭后鼻孔，避免异物反流至鼻腔内。

## 二、气管－支气管

气管上端与喉相连，下端与主支气管相接，平均长度10~12cm，直径1.8~2.4cm。气管前侧壁由15~12个呈"C"形的软骨环和平滑肌以及富含弹力的结缔组织构成，称为软骨部。气管后壁由含有平滑肌纤维的膜性组织组成，称为膜部。

气管在相当于第 4 胸椎的水平分为左、右支气管，其间夹角 50°～100°。总支气管的结构与气管相类似，由软骨、平滑肌、纤维和结缔组织构成，但软骨环较小。右总支气管较短而陡直，平均长 1～2.5cm，内径约 1.5cm，故异物易进入右支气管。左总支气管细而长，平均 5cm 左右，内径为 1.1cm。

从右总支气管的 1～2cm 处分出右上叶支气管后，向下成为中间支气管，并由此再分出中叶支气管。总支气管的主干伸延下去，即为下叶支气管。在左总支气管 4～5cm 处分出左上叶支气管。总支气管的主干伸延下去，即为下叶支气管。叶支气管再分为段支气管。

### 三、小气道

直径 2mm 以下的气道称为小气道，大约相当于第 7 级以下的小支气管和细支气管，其最小直径可达 0.65mm 左右。小气道具有如下特点：①管壁薄，炎症易波及气道全层及其周围组织。②管腔细，易因分泌物而致阻塞。③软骨缺如，易扭曲、变形和闭合。④纤毛减少或消失，微生物、尘埃等易沉积在黏膜上。⑤总截面积大，气流速度缓慢，以层流为主，有利于吸入气体在肺内的均匀分布。⑥平滑肌相对丰富，在神经体液作用下通过平滑肌的舒缩改变小气道口径，有利于通气/血流比例的调节。

### 四、气管和支气管黏膜组织

气管和支气管的管壁均由黏膜、黏膜下层和外膜组成。黏膜表面由柱状纤毛上皮细胞和杯状细胞等紧密结合而成，附着于纤维交织形成的基础上。①纤毛柱状上皮：分布于整个传导气道，每个细胞有纤毛 300 余根。长为 6～10μm 纤毛每秒钟向前摆动 1 000～1 500 次，推动黏液层向上运动。具有清除异物的重要功能。②黏液细胞：夹杂在纤毛柱状上皮细胞之间，其数目随支气管分级增加而逐步减少。整个传导气道平均每 1mm² 面积内有 6 800 个黏液细胞，包括杯状细胞和浆液细胞。③基底细胞：为锥形或多角形，位于上皮基膜上。基底细胞分化能力强，能分化为纤毛柱状上皮细胞和杯状细胞。④K 细胞（Kulchitskh's 细胞）：又称嗜银细胞，存在于气管和各级支气管。K 细胞能分泌 5－羟色胺、儿茶酚胺等，参与肺循环及支气管平滑肌张力的调节。其本身也是一种化学感受器。⑤Clara 细胞：为无纤毛分泌细胞，分布在细支气管以下。Clara 细胞能合成、分泌蛋白质，与Ⅱ型肺泡细胞分泌的脂质共同组成表面活性物质；在应变中可以转化为纤毛细胞和杯细胞。⑥神经上皮小体：为具有内分泌功能的神经感受器，从气管到肺泡均有神经小体存在，以细支气管分叉处最多见。细胞内含有 5－羟色胺等物质，具有调节支气管和肺血管口径的作用。

外膜由软骨环和肌纤维组织构成。软骨的缺口由肌纤维束和结缔组织填充连接，构成气管的膜壁，在膜壁间的平滑肌束多呈横行排列。平滑肌收缩可使气管管径变小。软骨在细支气管逐渐消失，到细支气管仅有单层纤毛上皮。外膜内还有血管、淋巴管和脂肪细胞等，并在接近肺泡的过程中逐渐变薄。

### 五、肺叶、肺段及肺泡

肺脏位于胸膜腔中，上端称肺尖，下端为肺底。肺底与膈肌上部的膈胸膜相连。肺内侧称纵隔面，与纵隔相依附。肺门是支气管、肺动脉、肺静脉、神经和淋巴管进出的通道。

（一）肺叶和肺段

脏层胸膜斜裂深入组织，将左肺分为上、下两叶，右肺另有水平裂将之分为上、中、下三叶。肺段分布完全根据支气管分支，故右肺有 3 叶 10 个肺段，左肺共有 2 叶 8 个肺段。肺段与肺段间有侧支通道。

（二）终末呼吸单位

为终末细支气管以下的单位。每一终末呼吸单位内含两根呼吸性细支气管，再分级 3 次，最后形成肺泡管、肺泡囊和肺泡。呼吸性细支气管表面的纤毛立方形细胞，渐变成纤毛消失的扁平细胞。肺泡管由平滑肌细微肌纤维——弹力纤维网络组成，是许多肺泡的共同通道。数个肺泡共同形成肺泡囊，与肺泡管有相同的结构和功能。终末呼吸单位是进行气体交换的唯一场所。

（三）肺泡

为多面型薄壁囊泡，平均内径 250μm。肺泡内面衬有肺泡上皮细胞，壁内有丰富的毛细管网及弹力纤维、胶原纤维、网状纤维。网眼内有巨噬细胞、成纤维细胞。成人肺泡总数平均约 3 亿个（2 亿 ~ 6 亿个之间），表面积可达 30 ~ 100m$^2$。在相邻肺泡间有肺泡孔相沟通。远端细支气管与邻近肺泡之间尚有上皮细胞覆盖细支气管 - 肺泡交通支（Lambert 管道），两者均起侧支通气的作用。

肺泡腔表面积的 95% 由 I 型肺泡细胞覆盖。I 型肺泡细胞为扁平形，胞质薄而宽，成为血气屏障的主要成分。I 型肺泡细胞间的连接为绝对不可渗型，限制肺泡间质中的液体和蛋白样物质渗入肺泡腔，也防止肺泡腔内的物质进入间质内。I 型肺泡细胞无分裂增生能力，损伤后须由 II 型肺泡细胞的分裂、增殖来补充。II 型肺泡细胞为卵圆形，与 I 型肺泡细胞位于同一基底膜层之上。II 型肺泡细胞有较强的分泌代谢活动，板层小体内含有磷脂、蛋白质、黏多糖，成熟后释入肺泡腔内，成为肺泡表面活性物质。II 型肺泡细胞为 I 型肺泡细胞的后备细胞，当 I 型肺泡细胞损伤脱落时，由 II 型细胞转化成 I 型肺泡细胞。但 II 型肺泡细胞在分化过程中，其胞膜较正常为厚，在一定程度上降低了气体的弥散能力。

肺巨噬细胞是游走吞噬性细胞，细胞外有足突，胞质内含吞噬溶酶体，起肺泡内防御的主要作用；可释放多种细胞因子，参与多种炎症反应。在特殊环境可释放出纤维连接蛋白，趋化成纤维细胞，起组织增生纤维化的作用。

## 六、肺的血液循环

肺有双重血液供应。肺循环的动、静脉为气体交换的功能血管，体循环的支气管动、静脉是气道和胸膜的营养血管。

（一）肺循环

肺动脉起于右心室动脉圆锥并分为左、右两支，在相应肺门受到纤维鞘的包裹，再与支气管平行分支。到达终末细支气管水平，肺动脉成直角穿透纤维鞘，进入肺小叶即成肺小动脉。在呼吸性细支气管和肺泡囊壁层分出极多分支，构成毛细血管网。每个肺泡包绕长度 9 ~ 13μm 的毛细血管段。毛细血管壁有外膜细胞，内皮亦有肌纤丝分布，故能控制和调节毛细血管内血流量。肺静脉起自毛细血管网的远端，在肺小叶间隔中引流，不伴随肺动脉，最后汇集于肺门左右两侧的肺静脉，并分别组成上、下静脉干，注入左心房。

肺循环的特点为压力低（22/8mmHg）、血流量大（等于心排血量）。毛细血管的平均长度能适应红细胞接触肺泡气达 0.5～1s，使氧气（$O_2$）的摄取和二氧化碳（$CO_2$）的离解达到平衡。

### （二）支气管动脉和静脉

右支气管动脉始于右第 3 肋间动脉、右锁骨下或乳内动脉；左支气管动脉常直接从胸主动脉分出。支气管动脉进入肺内，与其周围结缔组织相连接，其分支与支气管外膜吻合成支气管周围的动脉丛，到达终末细支气管后，构成毛细血管丛。

呼吸性细支气管水平静脉丛与肺小动脉丛相连接，进入肺静脉，支气管壁和邻近组织的静脉丛连合成为支气管肺静脉，亦流向肺静脉进入左心房；来自气管、叶、段支气管壁的静脉丛，成为支气管静脉，回流至右心房。

在肺动、静脉与支气管动、静脉两种循环系统间有潜在交通支，使肺循环和支气管循环间的血流量保持平衡。主要有支气管动脉与肺动脉交通支、支气管静脉与肺静脉交通支和肺动静脉交通支。在支气管动脉阻塞时可以通过交通支代偿，防止肺组织缺血。在肺动脉高压时，亦可通过交通支降低右心压力。

### 七、肺的淋巴引流

肺内有丰富的淋巴组织，可分为淋巴管丛和淋巴样组织结构。肺泡旁淋巴管使大多数肺泡有直接的淋巴引流，对于颗粒的清除、感染的播散和肿瘤的转移有重要作用。肺淋巴管内有单向瓣膜，使淋巴液向肺门淋巴结引流。

### 八、肺的神经分布

肺脏的神经有内脏运动和感觉两类神经支配。主要来自迷走神经和胸 2、3、4 交感神经节的纤维。内脏运动神经主要分布于支气管的腺体、平滑肌及肺血管的平滑肌，调节支气管腺体的分泌、平滑肌的舒缩及肺血管的血流量。神经纤维在肺门处形成肺丛，随支气管和肺血管分支入肺、支气管分支逐渐变细，神经纤维亦相应减少，末梢神经消失于细支气管平滑肌、肺泡管、肺泡囊和毛细血管壁。内脏感觉神经末梢分布于气管、支气管黏膜上皮、血管外膜和脏层胸膜，接受传入感觉冲动，通过迷走神经至呼吸中枢，控制呼吸运动。

### 九、胸膜和胸膜腔

胸膜被覆于肺表面及胸廓内面，覆盖于肺表面的称为脏层胸膜，衬于胸廓内面的称为壁层胸膜。脏、壁层胸膜在肺根部相应的组织结构上反折会合成封闭式胸腔。两层胸膜间密闭腔隙称为胸膜腔。胸膜腔左右独立，腔内含有少量浆液，起润滑胸膜的作用。两层胸膜在肺根部还融合成一片向下的肺韧带，固定着肺脏。生理情况下，胸腔内压为负压。壁层胸膜接受体循环毛细血管的血供，脏层胸膜接受支气管动脉和肺循环的双重供应，大面积的毛细血管网使脏层胸膜维持于低压状态，有利于吸收胸液。壁层胸膜的肋面及膈胸膜面有感觉神经末梢，刺激末梢神经将在相关部位出现痛感。膈中央部分由膈神经支配，刺激后疼痛感可放射到同侧的肩部或上腹部。脏层胸膜无痛觉神经分布。

（陈永彪）

# 第二章

# 呼吸系统的功能

## 第一节　呼吸运动和呼吸动力

呼吸运动是人体借助呼吸肌的收缩和松弛、肋骨的活动、膈肌的升降、肺组织的弹性、胸廓的重力作用使胸廓和肺的容积发生变化，完成通气任务。正常人的呼吸运动可以是不随意的，例如静息状态下的呼吸；它也可以是随意的，例如歌唱时的呼吸。所谓呼吸动力是从物理力学观点说明呼吸运动的过程。

### 一、呼吸压力

人体肺脏犹如一个有弹性的囊袋，密封于胸廓腔内，两者间的空隙叫胸膜腔。呼吸肌收缩和松弛能改变胸廓容量，产生胸廓内、肺泡内和呼吸道内压力的变化，成为呼吸运动的动力（图 2 – 1）。

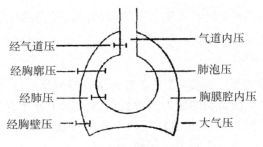

经气道压 —— 气道内压
经胸廓压 —— 肺泡压
经肺压 —— 胸膜腔内压
经胸壁压 —— 大气压

**图 2 – 1　呼吸压力示意图**

1. 胸内压（或称胸膜腔内压，$P_{PI}$ 或 $P_{IP}$）　是胸廓向外扩张，肺组织弹性向内回缩，两者作用于胸膜腔，所产生的负压，也是促使静脉血回流入胸腔的动力。在平静呼吸周期中，胸内压始终呈负相变化，范围在 $-5 \sim -15 cmH_2O$。在平静呼气末、吸气前，当呼吸停顿的一瞬间，这两个相反方向的力量处于平衡位置。因此从动力学观点，此时的肺容量即功能残气量（FRC），它反映胸廓与肺组织的弹性情况。肺弹性减退时（例如肺气肿）功能残气量就增加。肺水肿、肺间质纤维化、间质性肺炎时，肺弹性回缩力增加，故功能残气量减少。

2. 肺泡压（或称肺内压，$P_{alv}$ 或 $P_A$）　胸内压与肺脏向内收缩压的差数产生肺泡压。平静呼吸时，肺内压波动范围在 $-5$ 和 $+5 cmH_2O$ 之间。吸气时，胸膜腔内的负压增加，而弹性收缩保持稳定，故肺泡内负压相应增加，产生口腔－肺泡压力差，使空气从口鼻流向肺泡。呼气时，吸气肌松弛，胸廓回缩复位，胸腔内负压减少；当低于肺弹性收缩力时，肺泡内压力转为正压（大于大气压），于是肺泡气排出体外。肺泡压力也作用于肺泡周围的毛细血管；正压挤压，负压扩张，使循环血流阻力也随之有所变化。

3. 气道内压（$P_{br}$）　大气压与肺泡内压的压力差，称为气道内压。吸气时，肺泡内压为负值，气道内压力从口鼻腔向肺泡递减；至吸气末，肺泡内压与大气压平衡时，气道内压等于大气压。呼气时，肺泡压转为正压，气道内压力从肺泡向口鼻腔的大气压递减；当平静呼吸终了时，肺泡压，气道内压与大气压达到平衡。

4. 经气道压（$P_{airway}$）　是使呼吸道扩张或压缩的压力，取决于气道内压和胸内压的压差（$P_{Br} - P_{Pl}$），也就是指气道壁内外的压力差。临床上采取措施，增加呼气阻力，提高气道内压，减少小气道内外压力差，以防止小气道闭陷，保持呼气通畅。

5. 经胸廓压（$P_{chest}$ 或 $P_{TT}$）　是扩张和压缩胸壁和肺脏的总压力，相当于肺泡压与胸廓外大气压的差数。当肺泡压大于大气压时，胸廓扩大；反之，则缩小。机械通气时，经胸廓压是间歇正压或负压通气的动力。

6. 经肺压（$P_{lung}$ 或 $P_{TP}$）　是肺脏扩张或收缩的压力，相当于肺泡内压与胸内压的差数。吸气时，胸腔内的负压增加，当超过肺泡内压时，肺脏扩张；呼气时，胸内压的负压减少，肺脏收缩。在正常呼吸周期中由于经肺压在肺脏的各部分变化不一致，导致吸气后的气体在肺脏分布不匀。

7. 经胸壁压（$P_{wall}$ 或 $P_{rc}$）　是扩张或压缩胸壁的压力，它相当于胸内压与胸壁外大气压的差数。铁肺呼吸器就是利用经胸壁压的变化，作为机械呼吸的动力。

图 2－1 左侧所标记的是胸部经壁压（transmural pressure）。

## 二、呼吸运动的阻力

呼吸压力的变化说明呼吸运动存在阻力。组成的阻力就是呼吸器官的弹性阻力和呼吸道气流摩擦为主的非弹性阻力。

### （一）呼吸器官的弹性阻力

1. 呼吸器官的压力和容量　图 2－2 是正常人从呼吸流量计吸入或呼出空气，而后让胸廓松弛，描记其气道压力，而得到的压力和容量曲线。图中显示在功能残气位（FRC）时，肺脏和胸廓的松弛压力（图中的 A 和 B）相当于大气压（等于零），也就是说 FRC 时肺脏的弹性回缩力平衡了胸廓向外的扩张力。超越 FRC 时，压力是正的；少于 FRC 时，压力低于大气压。由此可知，肺脏的弹性回缩力的方向总是向内，始终是吸气的阻力，但有助于呼气；而胸廓的弹性则是双向，小于肺76%时帮助吸气，大于76%时，有利于呼气。在生理条件下，肺脏被包围于胸廓中，并紧贴在胸廓内，胸肺的弹性回缩力相互牵制，产生胸内负压。静息呼气末，吸气肌完全松弛，两个反方向力量处于平衡，这时的肺容量称为功能残气量（FRC）。当肺组织回缩力减退时，FRC 增加；反之，则减少。吸气肌用最大收缩力扩张胸廓，抵消肺脏回缩力后的肺容量称为肺总量（TLC）。呼气肌最大收缩，压缩胸廓，加上肺脏本身弹性回缩力的肺容量为残气容积（RV）。所以，肺总量、功能残气量和残气容积都是呼吸肌、胸廓、肺脏弹性力量三者综合作用后的肺容量。肺活量（VC）则是肺总量与残气容积的差值，也是反映呼吸动力的指标之一。

当肺弹性回缩力减退时，FRC 增加；当静息呼气基线（resting resp level）上移时，肺容量愈接近肺总量 76%，吸入的潮气量，愈容易超过肺总量 76%，而超过后增加时的肺容量、胸肺回缩力都成为呼气肌必须克服的阻力，因此通气潜力就相当减少了。

2. 顺应性与弹性回缩力　顺应性（compliance）也称应变性，是一个物理学的概念，是弹性物体的共同属性，是单位压力改变时所引起的容积改变。呼吸系统顺应性（C）的测定，通常包括肺顺应性（$C_L$）、胸壁顺应性（$C_{CW}$）和总顺应性（$C_{RS}$）的测定。

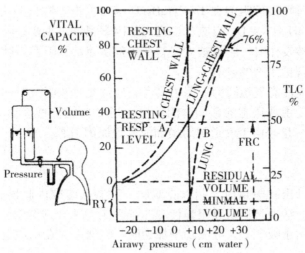

图 2-2　胸廓、肺脏和胸肺合并压力 - 容量曲线

胸廓和肺脏的弹性，若用顺应性来表示，即是单位压力作用下的胸廓或肺脏容量的改变。

$$肺组织顺应性（C_L）= \frac{肺容积改变（\Delta V）}{经肺压}$$

$$胸壁顺应性（C_{CW}）= \frac{肺容积改变（\Delta V）}{经胸壁压}$$

$$呼吸器官总顺应性（C_{RS}）= \frac{肺容积改变（\Delta V）}{经肺压 + 经胸壁压}$$

$$\therefore \frac{1}{C_{RS}} = \frac{1}{C_L} + \frac{1}{C_{CW}}$$

从上式可知呼吸器官的总顺应性必小于胸壁或肺组织的顺应性。正常人胸壁和肺组织的顺应性很接近，约为 $0.22L/cmH_2O$，呼吸器官的总顺应性约为 $0.11L/cmH_2O$。在病理情况下，如肺间质纤维化、肺水肿、肺瘀血时，肺组织较为坚实，弹性阻力大，顺应性小，此时施用机械通气时必须用较大压力才能使肺容量扩张。

肺顺应性可分为静态顺应性（$C_{st}$）和动态顺应性（$C_{dyn}$）两种。前者是指在呼吸周期中，气流暂时阻断时测得的肺顺应性，它相应于肺组织的弹力，动态顺应性是指在呼吸周期中，气流未阻断时所测得的肺顺应性，它受气道阻力的影响。

3. 非弹性阻力　呼吸时产生的压力是用以克服呼吸器官的弹性和非弹性阻力。非弹性阻力包括气流通过呼吸道时的阻力和肺呼吸器官变形时所受到的黏性阻力。非弹性阻力的特点是：它们只存在呼吸运动时并与呼吸运动的速度有关，与容积大小变化无关。在正常呼吸频率时，非弹性阻力所消耗的能量约占总能量的30%，其中气流阻力占非弹性阻力的80%~90%。气道阻力是以单位流速所需呼吸道两端压力差表示。呼吸道两端分别为口鼻和肺泡，故呼吸空气时两端压力差为大气压与肺泡压差，以公式表示：

$$气道阻力 = \frac{大气压 - 肺泡压（cmH_2O）}{气流速度（L/s）}$$

健康人平静呼吸时呼吸道阻力在1~3cmH_2O·s/L左右。呼气阻力稍大于吸气时阻力，分别为1.27与1.23cmH_2O·s/L。影响气道阻力的因素很多，主要是呼吸道内径。气道阻力增加可见于支气管哮喘发作时，它可被支气管扩张剂所缓解；阻塞性肺气肿时，气道阻力也增加，但它不受支气管扩张剂的影响。

在机械通气时，应注意气道阻力。阻力高者，应适当延长吸气时间，减低流速。

气道阻力测定不受主观意志的影响，因此可用通气功能检查（例如用力呼气流速和最大通气量）减低来了解是否由于气道阻力增加或其他原因引起。

### 三、呼吸功

呼吸功是指空气进出呼吸道时，用以克服肺、胸壁和腹腔内脏器官的阻力而消耗的能量。换言之，呼吸肌的活动是用来克服弹性和非弹性阻力来完成呼吸运动。在平静呼吸时，呼吸肌所做的功基本用于吸气上。呼吸功增加说明呼吸器官存在病理上的缺陷，客观上表现为呼吸困难或呼吸费力。

在正常情况下，平静呼吸的功约为0.6kg/（m·min），最大呼吸功可达10kg/（m·min）。正常人体总的氧耗量为200~300ml/min，呼吸器官的氧耗量约为0.3~1.8ml/升通气量，占总氧耗量5%以下。当每分钟通气量从正常5L/min，增加到7L/min时，呼吸器官的氧耗量占总氧耗量30%。因此，当肺弹性阻力增加（例如肺纤维化）时，呼吸变为快而浅，用以克服弹性阻力增加而消耗的功；反之，当呼吸道阻力增加时（例如支气管哮喘），呼吸变为深而慢，用以减少因阻力增加而消耗的功。施行机械呼吸时，当患者的呼吸肌完全松弛时，呼吸器使用的潮气量和吸气压力的乘积就是自发呼吸所做的功。

（阮　莉）

# 第二节　肺循环

### 一、肺血管

肺由双重循环系统供应血液，一为肺循环，全身回心的静脉血均流经肺循环，在肺内进行气体交换。肺循环由肺动脉干及其分支、毛细血管和肺静脉所组成。肺循环的血管具有管壁薄、长度短、口径粗等特点。由于肺循环只供应肺组织血液，小于0.1mm的动脉无平滑肌，肺循环是一个低阻、低压的系统。肺动脉开始与支气管伴行，到小叶中心的终末细支气管以后则沿肺泡壁组成毛细血管床。另一为支气管循环，包括支气管动脉和静脉，是肺、气道和胸膜的营养血管。肺循环与支气管循环之间通过动脉-动脉和静脉-静脉吻合支互相交通，因此当肺动脉分支阻塞时，其所支配的区域则可由支气管动脉供血。

（一）肺循环系统

1. 肺动脉　起自右心室圆锥部，肺动脉干随后分为左右肺动脉。右肺动脉在右上叶支气管的前下方行进，而左肺动脉则在左上叶支气管的上方。当右肺动脉分出肺动脉前干时，左肺动脉分出上叶动脉后即称右、左中间动脉。肺动脉与支气管相对应逐渐分支，直到终末小动脉为终端动脉，分为肺毛细血管在肺泡间隔内形成毛细血管网。

2. 毛细血管　肺泡间隔内毛细血管网由两部分所组成：①流入毛细血管，其直径约 $40\mu m$，在动脉和静脉之间形成粗网。②毛细血管网，直径约 $10\mu m$，在肺泡周围形成细网，当每分钟心排血量增加时，该血管网容纳增加的循环量。

肺泡的毛细血管网是全身最密的，且多吻合支与静动脉短路。毛细血管间的距离甚近，常小于毛细血管本身。肺毛细血管内的血容量为 $60 \sim 80ml$，由于肺泡的面积有 $70m^2$，肺毛细血管内的血流是极薄的，这有利于气体的交换。在肺循环血量下降，肺毛细血管灌注不足时，通过自主神经反射引起肺毛细血管后括约肌的收缩，有利于肺毛细血管的充盈。

3. 肺静脉　最小的肺静脉血管从肺泡管的远端起，为毛细血管后支，再会合成小叶间静脉，直径为 $20 \sim 30\mu m$。最后逐渐汇合在肺门部。两侧上、下静脉干各以两支肺静脉注入左房。

（二）支气管循环

1. 支气管动脉　一般从胸主动脉腹侧相当于气管分叉部位分出，支气管动脉在支气管周围的结缔组织中伴随支气管而不断分支，直到终末细支气管远端。

2. 支气管动脉丛　支气管动脉在支气管壁外膜组织中形成动脉丛，并由此分出分支穿透肌层进入黏膜下层，再分支形成细的毛细血管丛，以营养黏膜。

3. 支气管静脉　支气管静脉分深、浅两种。深支气管静脉起源于肺内的细支气管、肺泡管的毛细血管网，并同肺静脉相吻合，最后注入肺静脉或左心房。右侧支气管静脉注入奇静脉，左侧支气管静脉通常注入副奇静脉或左最上肋间静脉。来自支气管动脉的血液只有一部分经由支气管静脉流入体循环的静脉而进入右心房。另一部分则经由肺静脉入左心房。终末小动脉之间不相交通，但可能与肺静脉间有相当大的交通支。正常时，通过肺毛细血管血压的侧支分流，也就是不通过气体交换的血流量一般很小。当肺纤维化、支气管扩张等疾病时，肺动脉和静脉之间的毛细血管前交通支和支气管、肺动脉间的交通支较正常时明显增多。在肝肺综合征时，上述交通支也明显增多。支气管扩张时，由于扩张的支气管动脉受体循环支配而压力高，一旦咯血常常量大且严重。

（三）肺毛细血管网和终末肺单位

终末肺单位包括由呼吸细支气管分出的肺泡管和肺泡。在功能上，终末肺单位与毛细血管网紧密相邻，氧分子由气相弥散入血循环，$CO_2$ 分子由血循环中透入气相就在终末肺单位中进行。理论上，气血屏障病理学结构上的增厚影响气体分子的弥散虽有可能，但是事实上临床上表现的肺泡－毛细血管弥散障碍乃是因毛细血管血流量灌注和通气的不均衡的结果。

肺血管内膜表面的内皮细胞与血液接触，具有多种重要的生理功能，如物质交换，抗凝促凝作用，抗血栓形成等。又通过代谢，转运和分泌体液因子在维持内环境稳定中起着重要作用。内皮细胞通过产生和释放内皮依赖性因子参与血管平滑肌舒缩活动的调节，分泌促进平滑肌细胞增殖的物质使血管结构发生变化。肺血管内皮细胞的损伤在缺氧性和原发性肺动脉高压，ARDS 等疾病的发生，发展有着重要的作用。

## 二、肺循环的功能特点

1. 肺血容量与分布　在成人，肺血容量为 204～314（271）ml/m²，约为体循环的 10%。在静态下，毛细血管床含量 60～100ml，运动时可增至 250ml。肺血流量与分布，受重力、胸内压与肺容积等因素的影响。立位时，因重力关系，肺尖部和肺底部血流量有差异，分别为 0.6L/min 和 3.4L/min，相差约 5 倍。平卧位时，这种差异则不存在。运动时，无论上肺部或下肺部，血流量均增大，局部差异减小。胸内压和肺容积的改变，亦可影响肺血流量。吸气时，由于胸内负压增大，较大的肺动脉和肺静脉均扩张，而在呼气时，胸内负压减少，两者均缩小。毛细血管与肺泡组织密切接触。在吸气时，由于肺泡增大，可以受到压缩，导致血管内阻力增加，血量减少。由于同时发生的较大动脉在吸气时的扩张和肺泡表面张力的限制作用，在一定程度上，毛细血管血流受限较小。

2. 双重血源　如前所述，肺脏具有肺动脉和支气管动脉双重血源。支气管动脉分支分布于终末细支气管以上各级支气管、淋巴组织和脏层胸膜。在终末细支气管末端，分出毛细血管网，与位于呼吸性支气管周围的、由肺动脉灌注的肺泡毛细血管相结合。支气管动脉血量，虽仅为心排出量的 1%～2%，但肺脏的双重血源，有重要的生理意义。两者可以相互调节、相互补充，支气管树亦可以由肺动脉循环而保持完整。

3. 气体交换　肺血液循环，在结构上，保证了非常有效的气体交换的进行。在终末肺单元，亿万毛细血管紧密地依附在肺泡周围。为了满足充分氧化的生理需要，静脉血流经仅容一个红细胞通过的纤细的毛细血管，扩散到面积达 70m² 的广阔区域内，在 0.75 秒的流经时间内，气体交换在短短 0.3 秒中即可达到平衡。

4. 低压、低阻　平静呼吸时，肺动脉压约为 3.07/1.07kPa（23/8mmHg），为体循环压力的 1/6。在运动过程中，因肺血管阻力低，扩张能力强，即使在心排血量急剧增加的情况下，肺循环压力一般并不明显增高。肺循环阻力远较大循环阻力低。从毛细血管末端到左房的压力下降的梯度仅为 0.13kPa（1mmHg），说明肺静脉系统阻力也很小。

5. 非呼吸功能　肺循环的主要功能是输送血液完成气体交换，除气体交换外，还具有其他功能。

（1）滤过功能：肺毛细血管可以滤过悬浮在回心静脉血内的癌细胞或其他微粒，而使脑、肾等重要器官免受损伤。肺脏尚可滞留血中白细胞。

（2）代谢功能：肺脏可以合成、储存、释放、激活或灭活多种具有生物活性的化学物质。这些过程大部分在肺血管内皮内或在肺血管内皮上进行，一氧化氮、内皮素、胺类、前列腺素类、血管紧张素转换酶等是其中较为重要的活性物质。

（3）贮血功能：通过肺内毛细血管的开张和扩张，在肺内血量增加、血压增高的过程中，肺血管阻力不增高或增高甚微。这种情况可见于激烈运动时，或由立位转换为平卧位，血液从肢体灌流入肺。因此，除脾脏外，肺脏也具有贮血功能。

6. 液体转运　正常情况下，肺内液体不断逸出、不断引流，保持着动态平衡。病理状态下，特别是在毛细血管流体静水压增加，或毛细血管内皮细胞通透性增高的情况下，肺内液体的逸出和引流的动态平衡遭到破坏，在临床上出现肺水肿。影响液体转运有关的各种因素如下：

（1）毛细血管内皮细胞通透性：诸如内皮细胞间裂隙、饮泡等。液体可以通过这些裂隙或饮泡而外溢，亦可直接通过细胞膜而渗出。在病理状态下，例如，在缺氧，吸入高浓度氧或有毒气体时，内皮细胞胞质突起可以回缩，裂隙因而扩大，或由于血液容量增加，毛细血管内流体静水压增高，裂隙也可以扩大。这些均可导致毛细血管内皮的通透性增高。

（2）毛细血管流体静水压和胶体渗透压：在正常情况下，毛细血管流体静水压约为 $1.33kPa$（$13cmH_2O$），胶体渗透压约为 $3.3kPa$（$33cmH_2O$）。

（3）间质流体静水压和胶体渗透压：间质流体静水压为负压，为 $-0.40 \sim -0.67kPa$（$-4 \sim -6.7cmH_2O$）。因此毛细血管的透壁压为 $[1.33-(-0.40 \sim -0.67)]kPa$ 或 $1.73\sim2.00kPa$。间质的胶体渗透压约 $2.53kPa$（$25cmH_2O$），较血液渗透压为低。

（4）淋巴引流：淋巴循环分布于胸膜表面和支气管 - 血管周围，最后流向肺门。位于肺泡附近的淋巴组织称"邻近肺泡淋巴管"（juxta - alveolar lymphatics）。后者可以抽吸附近的间质积液，转送到深层淋巴循环。

肺水肿发生机制主要有四个方面：①肺毛细血管内皮细胞通透性增强。②肺毛细血管流体静水压增高。③肺毛细血管胶体渗透压降低。④肺淋巴引流障碍。

四种因素中，任何一种发生障碍，均可导致间质水肿或肺泡水肿。

通过内皮细胞的液体流量（Qv）可用 Starling 方程式来表示：

$$Qv = kf(Pmv - Ppmv) - Jpd(\pi mv - \pi pmc)$$

Qv：单位时间内滤过的液体容量，即液体净流入；

kf：过滤系数；

Pmv：肺毛细血管内的静水压；

Ppmv：毛细血管周围的静水压力；

Jpd：血浆蛋白的渗透反射系数，此外为毛细血管膜对蛋白的渗透指数：

$\pi mv$：血浆所产生的胶体渗透压；

$\pi pmc$：间质液体所产生的胶体渗透压。

如同方程式所示，液体净流入（Qv）为跨膜净水压（P），跨膜胶体压差（$\pi$）和过滤系数的相互作用所决定，而过滤系数则与滤过膜的多孔性及其表面有关（kf）。正常情况下，跨膜静水压和胶体压之间的关系如下：任何流进肺间质的液体都由淋巴管来处理。但是当膜过滤系数改变之后，膜的漏出增加，而淋巴管的"排泄"功能不能及时处理漏出液时，则可发生原发性肺水肿。而当跨膜胶体压（$\pi$）或静水压（P）改变后，以致使大量液体从肺毛细血管和小静脉流向肺间质时，可产生继发性肺水肿。通常原发性和继发性肺水肿常混合在一起。

7. 肺的水平衡 在肺泡约 $0.5\mu m$ 的薄层将肺毛细血管的血液与肺泡气体隔开，使肺泡不被液体充满，这对正常气体交换很重要。根据 Starling 定律的计算，在肺内液体是从毛细血管流向间质，在正常成人大约每小时 20ml，这些肺泡周围间质内的液体去向通常是经血管周围和支气管周围的淋巴被送到肺门淋巴结，病理情况下则积聚为间质肺水肿，进而穿过肺泡上皮进入肺泡。

任何原因，凡能使将液体排出到肺毛细血管外的力增加，或将液体"吸入"到肺毛细血管内的力减少，均可促使液体进入间质和肺泡，进一步则发展为肺水肿。如过量输液、左心衰竭时肺静脉压增加、先天性心脏病患者肺血流量过高、气管切开患者吸痰时负压过大

（使肺泡压下降）均可导致肺水肿。此外，血浆蛋白下降、肺毛细血管通透性增加（感染因素、胃内容物误吸、氧中毒、呼吸窘迫综合征等）均是肺水肿的原因。近来的研究表明，肺表面活性物质减少也是导致肺水肿的一个重要因素。

运动或体力劳动时，肺循环（包括肺毛细血管）压力增加，将液体"吸入"肺毛细血管内的力将减少，在心功能本已不正常的患者，易招致肺水肿。临床上中枢神经系统病变如颅脑损伤、脑水肿等亦可产生急性肺水肿，可能是脑缺氧使交感神经中枢活动亢进，反射性地造成肺小静脉痉挛的结果。

### 三、肺循环的压力

#### （一）血管内压力

肺循环压力甚低，正常人肺动脉平均压力仅 2kPa（15mmHg），而主动脉的平均压力为 13.3kPa（100mmHg），后者比前者高 6 倍，但左、右房的压力差别并不大，分别为 0.27kPa 与 0.67kPa（2 与 5mmHg）。据此，肺循环的驱动压力为 1.33kPa（10mmHg），体循环的驱动压力为 13kPa（98mmHg）。

肺循环的低压是由其功能决定的。从减轻右心负担角度言，肺动脉压只要能克服重力，将血液推向肺的不同部位（包括肺尖），即可满足气体交换的要求。

#### （二）跨壁压力（transmural pressure）

跨壁压力即血管周围的压差，与体循环不同，肺循环受血管周围压力影响甚大。肺毛细血管被气体所包围，易受肺泡压的影响而被压缩。正压呼吸对循环系统的影响之一，就是由于跨壁压力增大，影响了肺循环血流之故。

#### （三）肺动脉高压

在吸入低浓度氧时肺动脉压增高，当动脉氧饱和度降至 77% 时，肺动脉压增加 0.67kPa（5mmHg），但血流增加较少，表明同时肺血管阻力增加。肺组织局部缺氧时有上述同样表现，其临床意义在于将血液引离缺氧的局部，以减少 V/Q 比例失调的程度。此外肺血量增加（如室间隔缺损）、肺换气总面积减少（因肺气肿破坏）、肺循环阻力加大（如肺小动脉栓塞）和呼吸性酸中毒时均可使肺动脉压增高。较严重的肺动脉高压，对右心是重大负担，可引起心力衰竭，慢性的长时间的肺动脉高压，可形成慢性肺源性心脏病（肺心病）。

### 四、肺血流的分布特点

#### （一）肺血流的分布

肺血管有较大的扩张性，重力作用对肺各部血流有明显影响，肺不同部位的血流量，几乎与其高度成直线关系，越向上流量越小，肺尖与肺底的距离有 30cm，其压差可有 3kPa（30cmH_2O），即相当 23mmHg，与肺动脉压数值甚接近。肺各部位的血流量，决定于肺动脉压和肺静脉压的关系，直立位在肺的上、中、下三带和底部，有四种不同情况。

1. 第一区（上带）　从肺尖到向下约 4cm 处，肺泡压大于肺动脉压，无血流通过肺泡，形成无效腔样呼吸。正常人此区范围较小或不存在，但当肺动脉压下降（如休克）或肺泡压增加（如机械通气时正压通气）时，此区范围可能扩大。

2. 第二区（中带）　此区肺动脉压大于肺泡压，但肺静脉压仍低于肺泡压，此处的肺血流量决定于肺动脉与肺泡的压力差（而不是通常的动静脉压差），随着位置的下移，肺动脉压增加，肺泡压基本不变，开放的肺毛细血管增多，肺血流量也加大。

3. 第三区（下带）　此区肺静脉压超过肺泡压，血流量由肺动静脉压差决定，由于血管内压的增加，原来关闭的毛细血管亦将开通，原已开放的毛细血管，因重力作用亦更扩张，肺血流量较中带更大。

4. 第四区（底部）　由于间质内重力形成的压力作用，使肺泡外血管受压，血管阻力大，导致此区血流减小。

以上是立位时肺血流分布情况，平卧位时则有所改变，身体靠下的部位血流量将偏多。病理情况下，如肺泡过渡膨胀，气体滞留，或应用呼吸机时正压过大，可使大部肺转向二区或一区，使肺血流量明显减少。另一些病理情况，如血管周围间质水肿、左心衰竭、窒息缺氧等可造成肺毛细血管渗漏，由于血管阻力加大，血流减少，可使靠下的肺大都成为四区。

肺血流分布对换气功能有重要影响，肺血流及其分布的主要调节是血管运动性调节，它同时受体液因素和神经反射的影响。区域性肺血流的调节，可能与该区域的某些细胞（如肥大细胞）释放的血管活性物质有关。

（二）影响肺血流分布的因素

1. 运动　运动时，肺血流量能从静息时的 5.4L/min 增至 30～40L/min。当大量的血液回到右心室时，心室扩张更大，从而增加了心室的收缩力，使心室排出更多的血液。此外，在运动时，原先关闭的肺血管开放，阻力血管口径加大。

2. 肺容积　在正常潮气容积范围内，肺血流分布基本上是均匀的。在功能残气容积时，肺底部血流量大于肺尖部。在残气容积时，肺尖部的血流量反而大于肺底部。在肺总量时，肺血流量从第二前肋间向肺底部递增，接近肺底部时又减少。

3. 低氧和高碳酸血症　低血氧时，肺血管收缩，通气不良的肺区血流减少，而转向通气良好的肺区。低氧对肺血管平滑肌的收缩作用可能与去极化和钾离子的释放有关。高碳酸血症时，肺血管也收缩，肺血流量减少，这可能与局部 $H^+$ 浓度的增高有关。

4. 神经调节　交感神经兴奋时，肺血管收缩，血流分布减少。副交感神经兴奋时，与之相反。

（阮　莉）

# 第三节　肺内气体组成、运输和交换

## 一、肺内气体组成和气体压力梯度

呼吸空气条件下，血液中的主要气体是氧（$O_2$）、氮（$N_2$）和二氧化碳（$CO_2$），除此以外还有微量的氩（Ar）、一氧化碳（CO）和某些稀有气体。

海平面干燥空气含氧 20.3%，故其氧分压（$PO_2$）为 760mmHg × 20.30% = 159mmHg（21.2kPa）。空气吸入到人体后，经过呼吸道、肺泡、肺泡毛细血管网、肺静脉、左心、体动脉、体循环毛细血管网、组织，最后进入到细胞的线粒体时，$PO_2$ 只剩下 3.8～23.5mmHg（0.5～3.0kPa）。从空气到线粒体，$PO_2$ 逐步降低所经过的步骤，称为氧降阶梯

（Oxygen cascade）。氧降阶梯中任何一个环节发生病变或缺陷都可引起缺氧或低氧血症。海平面干燥空气中含二氧化碳（$CO_2$）约 0.04%，故二氧化碳分压（$PCO_2$）为 760mmHg × 0.04% =3.04mmHg（0.41kPa），而体循环动脉血的 $PaCO_2$ 却为 40mmHg（5.3kPa）。此是由于机体通过正常的新陈代谢，从肺脏排出的 $CO_2$ 高达 13 000mEq 所致；由于某种疾病引起通气过度或阻塞性通气均可引起 $CO_2$ 压力梯度改变。肺科医生的职责就是要设法维持患者血液内的氧气压力和二氧化碳压力在正常范围内运行。图 2-3 为人体的正常氧气压力梯度和二氧化碳压力梯度的示意图。

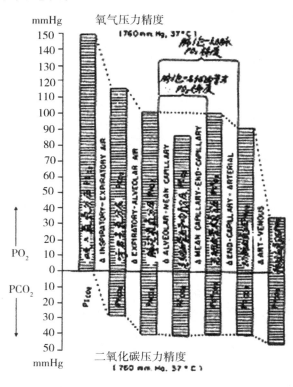

**图 2-3 静息时空气、肺泡、动脉、静脉、毛细血管内**
**$PO_2$ 和 $PCO_2$ 的梯度变化**

曲线代表大气到线粒体 $PO_2$ 的正常下降幅度，右上提示影响 $PO_2$ 变化的因素

从图 2-4 氧降阶图上可以了解氧气吸入疗法只对 I 段、A 段、部分 a 段和 ā 到 c 段的缺氧或低氧血症有效，它不能改善所有原因引起的缺氧：例如静脉血分流量增加（即静脉血掺杂）引起的缺氧，氧疗就无能为力；通气/血流比值失衡时氧疗有时反而有害。由于氧疗不等于通气，因此医生们在进行氧疗时，一定先要找到原因。再者，氧运输到组织，主要依靠正常浓度的血红蛋白携带，若红细胞所含的正常血红蛋白（Hb）减少（例如缺铁性贫血），而不全血红蛋白、碳酸血红蛋白、正铁血红蛋白或硫血红蛋白含量增多时，所出现的低氧血症，氧疗也爱莫能助。

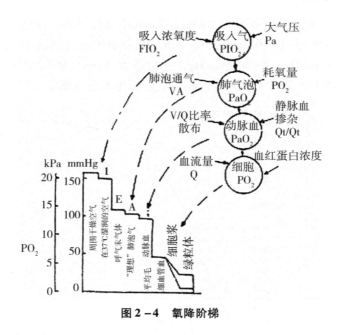

图 2-4 氧降阶梯

## 二、氧的运输和氧合血红蛋白结合（解离）曲线

### （一）氧的运输

血液离开肺毛细血管网后必须把 $O_2$ 运输到全身组织。$O_2$ 在血液中的运输主要依靠红细胞内的血红蛋白（Hb），极少部分依靠物理溶解，通过弥散进入到红细胞内。

Hb 由血红素、铁和珠蛋白结合而成，它与 $O_2$ 的结合具有变构的特点，就是说 Hb 的 4 个血红素集团不是同时而是相继地与 $O_2$ 结合；例如在第一个肽键的血红素集团与 $O_2$ 结合后就引起肽键间盐键的断裂和分子结构的改变，促使其余肽键的血红素集团与 $O_2$ 的亲和力增加，结合速度也明显增快，从而形成了有特征性的 S 形的血红蛋白曲线。图 2-5 中的曲线就是按图中的说明绘制而成，我们习惯上称它为"氧合血红蛋白结合（解离）曲线"（简称"曲线"）。

从"曲线"可以看到，当动脉血氧分压（$PaO_2$）为 100mmHg 时，血氧饱和度（$SaO_2$）为 97.4%，当 $PaO_2$ 从 100mmHg 下降至 80mmHg 时，$SaO_2$ 为 95.9%，只减少 1.5%；当 $PaO_2$ 降至 70mmHg 时，$SaO_2$ 为 94.1%，后者与前者相比，降低的幅度也是不多。此意味着，呼吸疾病患者，当他的 $PaO_2$ 为 70mmHg 时，$SaO_2$ 仍可达到 94.1%，满足生理上的基本需求。当 $PaO_2$ 从 60mmHg 下降时，曲线陡直向下。当 $PaO_2$ 约为 40mmHg 时（也就是指血液流到静脉时），Hb 仅能结合 74.4%；当 $PaO_2$ 降到 30mmHg 时 Hb 只能结合 32.4%，65% 都释放到组织细胞里去，保证组织从血液中摄取大量 $O_2$。从此 S 形的曲线不难看出，曲线的平坦部分表明即使患者患了广泛的肺疾病，Hb 还能从肺部结合 94.1% 的氧以保证生命的需要；从曲线的陡直部分也可理解，当血液流到组织时，组织细胞仍可从血液中摄取大量 $O_2$。由此可见曲线的生理的特点是既适应它在肺脏摄取和结合充分的 $O_2$，又适宜到组织里释放大量 $O_2$。试将此曲线的形成和理论运用到控制性氧疗上：当患者的 $PaO_2 > 60mmHg$ 时，

$SaO_2 > 90\%$，无需给 $O_2$。假定患者的 $PaO_2$ 为 30mmHg 时，$SaO_2$ 为 57%；此时我们只要把吸入的氧浓度从空气中的 21% 提高到 25%（也就是每分钟吸入纯氧 1L），患者的 $PaO_2$ 就可从 30mmHg 上升到 45mmHg，提高 15mmHg，此时患者的 $SaO_2$ 则从 57% 上升到 80%，提高 23%，可以满足生理上最低需求。此即控制性氧疗的生理学基础。

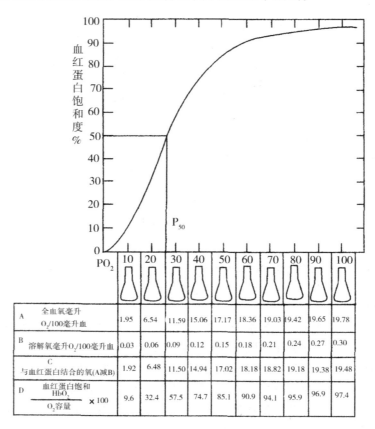

| | | 10 | 20 | 30 | 40 | 50 | 60 | 70 | 80 | 90 | 100 |
|---|---|---|---|---|---|---|---|---|---|---|---|
| A | 全血氧毫升 $O_2$/100毫升血 | 1.95 | 6.54 | 11.59 | 15.06 | 17.17 | 18.36 | 19.03 | 19.42 | 19.65 | 19.78 |
| B | 溶解氧毫升$O_2$/100毫升血 | 0.03 | 0.06 | 0.09 | 0.12 | 0.15 | 0.18 | 0.21 | 0.24 | 0.27 | 0.30 |
| C | 与血红蛋白结合的氧(A减B) | 1.92 | 6.48 | 11.50 | 14.94 | 17.02 | 18.18 | 18.82 | 19.18 | 19.38 | 19.48 |
| D | $\frac{HbO_2}{血红蛋白饱和\ O_2容量} \times 100$ | 9.6 | 32.4 | 57.5 | 74.7 | 85.1 | 90.9 | 94.1 | 95.9 | 96.9 | 97.4 |

图 2-5　"标准的" $HbO_2$ 解离（和结合）曲线对于具有 HbA 的正常人，血液 pH =7.4，体温为 37℃。$P_{50}$ = 在 37℃、pH =7.4 的条件下，Hb 与 $O_2$ 结合的 50% 饱和度所需的血液 $PO_2$

物理溶解的 $O_2$，虽然溶解的量很少，每 100ml 血液只溶解 0.29ml，仅占动脉血氧含量的 1.5%，但是它有两大特点：①物理溶解的 $O_2$ 决定 $PaO_2$。②随着 $PaO_2$ 的上升，物理溶解量直线上升（0.003L/100ml/$PaO_2$/37℃）。由于它不需要解离，可以直接从分压高的动脉血输送到组织细胞，成为供 $O_2$ 的来源。如果在吸入气体中增加 2~3 个大氧压 $O_2$，那么依靠溶解的 $O_2$ 就可以最低限度地满足组织的需要。CO 中毒时，由于 CO 与 Hb 结合的能力比氧大 200~300 倍，结合速度也快得多；因此我们不能依靠吸氧来抢救危重 CO 中毒患者，只能把患者送到高压氧舱去。以往用换血和吸氧的办法现已摒弃。

（二）氧合血红蛋白结合（解离）曲线

$P_{50}$ 是指 pH =7.40，$PCO_2$ =40mmHg，温度 =37℃条件下，保持 $SaO_2$ 为 50% 时所需要的 $PaO_2$（图 2-6）。由于 $P_{50}$ 位于"曲线"陡直的中间位置，它的变化可以粗略地反映"曲线"的左移或右移。$P_{50} > 26.6$mmHg 表示"曲线"右移，也就是说要保持 $SaO_2$ 为 50% 需要大于 26.6mmHg 的 $PaO_2$，它提示①Hb 与 $O_2$ 结合的亲和力降低，氧合 Hb 释放的 $O_2$ 增多。②此时患者的 $SaO_2$ 虽然偏低，然而组织可以没有明显的缺 $O_2$。当 $H^+$ 增多、酸中毒、$PCO_2$ 升高、高热、2，3 – DPG（2，3 – 二磷酸甘油酸）增加时，可出现 $P_{50}$ 增高和"曲线"右移。$P_{50} < 26.6mmHg$ 表示曲线左移，意味着要保持 $SaO_2$ 为50%，不需要 26.6mmHg，它说明 Hb 和 $O_2$ 的亲和力增加，有利于 $O_2$ 在肺内与 Hb 结合，但不利于 $O_2$ 在组织里释放，所以曲线左移将加重组织的缺氧，当［$H^+$］减少、碱中毒、2，3 – DPG 减少，体温降低时都可引起曲线左移（图 2 – 7）。

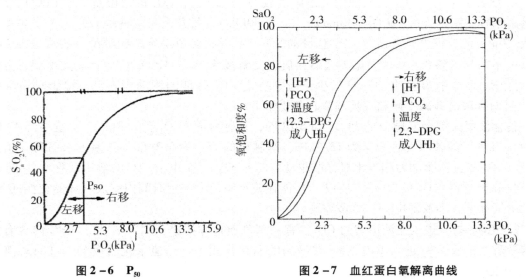

图 2 – 6　$P_{50}$　　　　　　　　　图 2 – 7　血红蛋白氧解离曲线

$P_{50}$ 增加和降低在生理上有重要意义，因为动脉血的 pH 偏碱，有利于 Hb 与 $O_2$ 的结合；血液流到末梢时，pH 偏酸，有利于 $O_2$ 的释放。

测定 $P_{50}$ 对了解患者血液的氧合血红蛋白结合（解离）曲线所处的位置有帮助。

2，3 – 二磷酸甘油酸（2，3 – DPG）是葡萄糖酵解的产物，在红细胞内浓度很高，在其他细胞内仅微量存在，它是影响 Hb 与 $O_2$ 亲和力的主要因素。其机制有二：①2，3 – DPG 能与 Hb 结合，使 Hb 的分子结构趋向稳定，不易再与 $O_2$ 结合；因此，游离的 2，3 – DPG 愈多，"曲线"左移愈明显。②2，3 – DPG 本身是一种有机酸，增加时，可降低 RBC 内 pH，通过 Bohr 效应使"曲线"右移，当 2，3 – DPG 浓度增高时，第二个机制起作用。

### 三、二氧化碳的生成、运输和排出

人体 $CO_2$ 产生的部位在细胞内的线粒体，因此 $PCO_2$ 在线粒体内最高。它通过胞浆、间质、毛细血管、静脉、右心进入肺泡，然后呼出。低代谢水平高灌流量的组织，如皮肤，$PCO_2$ 低；代谢旺盛的组织，如心肌，$PCO_2$ 高。右心混合静脉血的 $PCO_2$ 可代表全身组织的 $PCO_2$ 平均水平，约为 6.1kPa（46mmHg）。

正常人静息时每分钟消耗 $O_2$ 为 250ml，产生 $CO_2$ 约 200ml；所以每分钟排血量为 5 升的正常人必须带走 900ml $CO_2$，即每升血液中含 $CO_2$400ml。既然 $CO_2 + H_2O \Longrightarrow H_2CO_3 \Longrightarrow H^+ + HCO_3^-$。一个静息的成人，每天产生的 $CO_2$ 可形成 1 300mEq $H^+$；机体必须动员所有

缓冲系统和调节机制，使血液的 pH 不变动太大，维持在 $7.36 \sim 7.44$。排出 $CO_2$ 最多的器官是肺脏，它每日排出约 13 000mEq，肾脏则排泄以非挥发酸为主，每日排出 $40 \sim 60$mEq。

（一）$CO_2$ 在血液中的运输

$CO_2$ 在血液中的运送，由于其中有 $CO_2 + H_2O \rightleftharpoons H_2CO_3 \rightleftharpoons H^+ + HCO_3^-$，故 $CO_2$ 的运输较 $O_2$ 为复杂。血液中的 $CO_2$ 约 1/3 存在于 RBC 内，2/3 存在于血浆中，其运输方式有三种。

1. 溶解的 $CO_2$　$CO_2$ 在血液中的溶解度较 $O_2$ 大 20 倍，$CO_2$ 的溶解量 $= \alpha$（$PCO_2$），$\alpha$ 为溶解系数。正常人的 $PaCO_2 = 40$mmHg（$= 5.30$kPa），每升血浆可溶解 $CO_2$ 为 1.2 毫克分子或 27ml。此仅仅占血液运送 $CO_2$ 总量的 5%。由于血液中缺乏碳酸酐酶，故溶解的 $CO_2$ 只有极小部分（约 0.1%）水化为碳酸，后者又解离为 $H^+ + HCO_3^-$；如有碳酸蓄积，可使反应停止。血液中溶解的 $CO_2$ 量虽少，但它决定 $CO_2$ 弥散的驱动压力，直接影响血液的 pH，且对体液的酸碱平衡和呼吸调节起重要作用。

正常健康人混合静脉血的 $PCO_2$ 为 6.0kPa，动脉血的 $PCO_2$ 为 5.3kPa，动静脉血 $PCO_2$ 差为 0.7kPa，而肺泡气的 $PO_2$ 为 13.3kPa，静脉血的 $PO_2$ 为 5.3kPa，其差为 8.0kPa。由此可见，$CO_2$ 的弥散驱动力相当于氧弥散驱动力的 1/10。可是由于 $CO_2$ 的溶解系数为 $O_2$ 的 10 倍，弥散能力约为 $O_2$ 的 20 倍，所以 $CO_2$ 能在较小驱动力和短时间内完成气体的交换任务；在一般情况下，不致发生 $CO_2$ 弥散障碍。

2. $HCO_3^-$ 盐　进入血液溶解的 $CO_2$，有一部分通过弥散进入 RBC，由于 RBC 内含有大量碳酸酐酶，故 $CO_2$ 进入 RBC 后，在该酶的催化作用下，迅速水化为碳酸，进而解离为 $H^+ + HCO_3^-$。

由此可见，在肺部 Hb 与 $O_2$ 结合，促使 $CO_2$ 释放，在组织内 $CO_2$ 结合水成为 $HCO_3^-$ 有助于 $O_2$ 的解离。血浆中的 $CO_2$ 绝大部分不是以溶解形式存在，而是以 $HCO_3^-$ 形式存在。$HCO_3^-$ 占动脉血 $CO_2$ 总量的 85% ~ 90%，其中 1/4 存在于 RBC 内，3/4 存在于血浆中。

RBC 内形成的 $HCO_3^-$，大部分扩散到血浆；与此同时，$Cl^-$ 向 RBC 内转移（称为氯转发）。在肺里，反应向相反方向进行，RBC 内 $HCO_3^-$ 转换为 $CO_2 \rightarrow$ 血浆 $\rightarrow$ 肺泡，血浆 $HCO_3^-$ 进入到 RBC，而 $Cl^-$ 转移到血浆。

3. 氨基甲酸血红蛋白　由血浆进入 RBC 的 $CO_2$，除大部分变为 $H_2CO_3$ 和 $HCO_3^-$ 外，尚有一部分可与血红蛋白的 $\alpha$ 氨基结合成为氨基甲酸血红蛋白，同时产生 $H^+$，后者大部分被 Hb 分子中的组氨酸的咪唑基所缓冲，小部分被磷酸盐所缓冲。氨基血红蛋白虽然只占 $CO_2$ 总量的 5% ~ 7%，但是它是可变并易于交换，在 $CO_2$ 运送中发挥重要作用。

（二）$CO_2$ 通过肺脏的排出

在肺脏里，$P_ACO_2$（5.3kPa）低于流入肺泡毛细血管的 $P_VCO_2$（6.0kPa），因此 $CO_2$ 从血液进入到肺泡。当 Hb 充分氧合时，它结合 $CO_2$ 和缓解 $H^+$ 的能力减弱，故 $CO_2$ 和 $H^+$ 均从 Hb 分子中释放；$CO_2$ 通过弥散作用经血浆进入肺泡，$H^+$ 则在碳酸酐酶的催化下与 RBC 内的 $HCO_3^-$ 结合，后者分解产生的 $CO_2$ 亦弥散到血浆和肺泡内。因此，RBC 内的 $HCO_3^-$ 不断减少，而血浆中的 $HCO_3^-$ 则进入 RBC 内进行补充，同时 $Cl^-$ 离开 RBC 进入到血浆中以维持离子平衡。

### （三）二氧化碳解离曲线

与血红蛋白氧解离曲线呈"S"形不同，$CO_2$ 解离曲线基本上呈直线（图 2-8）。准确地说，血液的 $CO_2$ 含量与 $PCO_2$ 呈函数关系；在 $PCO_2$ 的生理范围内（4.6～5.9kPa），血中 $CO_2$ 含量与 $PCO_2$ 呈正比。通气不足时 $P_ACO_2\uparrow$，于是动脉、毛细血管、静脉血的 $CO_2$ 含量也增加；通气过度时，$P_ACO_2\downarrow$，于是动脉、毛细血管、静脉血 $CO_2$ 的含量也减少。肺泡通气量增加一倍，$P_ACO_2$ 下降一半，肺泡通气量减半时，$P_ACO_2$ 则升高一倍。

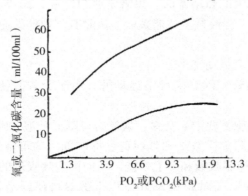

图 2-8 $CO_2$ 解离曲线（上）与氧合血红蛋白解离曲线（下）的比较

众所周知，血液的 $PCO_2$ 影响血氧饱和度（Bohr 效应）。换言之，在组织水平，当 $SaO_2$ 降至75%以下时，$CO_2$ 解离曲线左移，$CO_2$ 与 Hb 结合增强，从而有利于血液从组织摄取 $CO_2$；在肺毛细血管内，$HbO_2$ 接近饱和，$CO_2$ 解离曲线右移，Hb 与 $CO_2$ 的亲和力降低，有利于 $CO_2$ 从血液中释放和析出。

（王庆华）

# 第四节　呼吸道和肺的防御功能

肺为开放器官，成人每天进入肺内的空气量达1万升以上，如果其中的尘埃颗粒都沉积在肺内，很快会将呼吸道填满，尚且不考虑致病微生物的有害作用。为了保证肺脏的正常气体交换功能，整个呼吸道和肺有复杂完善的防御系统。一旦上述防御系统被破坏，例如反复感冒，长期烟、尘刺激和大气污染等都可以引起呼吸道和肺脏疾病，例如慢性阻塞性肺疾病、肺源性心脏病、肺间质纤维化、尘肺和肺癌等。

## 一、对有害气体的防御

呼吸道对少量有害气体的防御机制有：反射性停止呼吸、呼吸频率和深度发生变化、咳嗽和支气管痉挛。呼吸道对吸入的有害颗粒，首先是机械阻拦，然后是排出。不同部位的呼吸道有不同的功能，包括肺泡的吞噬作用和支气管黏液纤毛的清除作用。上述作用是相互配合的，值得强调的是吞噬细胞对有害微生物和防御作用。在人类生活过程中，经常有细菌颗粒沉落在肺泡表面，它的排除速度较慢，易对机体形成危害；但是正常肺泡内仍能保持无菌状态，全赖吞噬细胞和肺泡液的作用。全肺约有6亿吞噬细胞，可吞噬进入肺泡的细菌，在数小时内将其杀灭；有些吞噬细胞还可抵御病毒、真菌和结核杆菌。肺泡表面活性物质对肺也起重要的防御作用。据研究，呼吸道分泌物中的免疫球蛋白 A（IgA）在防御呼吸道感染上也起一定作用。对不同微生物，机体产生不同的分泌物 IgA。呼吸道内其他抵御微生物的物质，尚有其他免疫球蛋白、溶菌酶和干扰素等。

### 二、影响呼吸道防御功能的因素

1. 张口呼吸　各种原因的鼻堵塞时，患者常张口呼吸，影响吸入气体的加温和湿润作用，使气管黏膜易于干燥、黏液纤毛功能减弱、清除有害颗粒的速度变慢，也使分泌物涸结在气管膜上，不易咯出。

2. 冷空气刺激　使纤毛运动变慢。

3. 气管切开或气管插管　除影响纤毛运动外，由于受刺激使分泌物加多，不易清除，导致感染的机会加多。

4. 缺氧　肺泡吞噬细胞需要的氧甚多，缺氧时可降低肺泡吞噬细胞的防御功能。

5. 药物　大剂量肾上腺皮质激素和其他免疫抑制剂，均可降低呼吸道免疫能力。可待因、吗啡等麻醉药物也可抑制咳嗽和纤毛功能，从而影响呼吸道的消除能力。

6. 高浓度长时间吸气　长时间吸入 70% 以上的氧可使纤毛运动减弱，甚至纤毛上皮脱落。

（王庆华）

# 第五节　呼吸调节

呼吸的调节机制比较复杂，它通过中枢神经系统、神经性反射和体液化学变化等三个途径对呼吸进行调节。

### 一、呼吸的中枢性调节

呼吸中枢的神经细胞群分布在大脑皮层、间脑、脑桥、延髓和脊髓等部位。这些部位的神经细胞相互协调和抑制，通过对各种传入冲动的分析，以实现对呼吸运动节律的统一调节。

1. 随意呼吸的调节　主要从大脑皮层发挥作用。

2. 自主呼吸的调节　①延髓呼吸中枢：它从许多感受器直接或间接接受信息，并与脑桥和大脑皮层取得联系。此中枢对呼吸的节律性产生和维持有关。②脑桥的呼吸调整中枢：它有使吸气转变为呼气，防止吸气过长或过深。它有完善呼吸节律的作用。③脑桥的长吸中枢：它有使呼气转向吸气的作用。

### 二、呼吸的反射性调节

1. 肺牵张反射（亦即黑－伯反射）　肺牵张感受器位于呼吸道的平滑肌中。吸气时，肺扩张刺激感受器，兴奋由迷走神经传入到呼吸中枢，抑制吸气中枢；呼气时，反射消失，发生吸气。此反射为一种反馈节制机制。它的生理意义是终止吸气过程，使吸气不致过长、过深，使吸气能及时转入到呼气。

2. 呼吸肌本体感受性反射　肌梭就是肌肉本体的感受器。当肌肉被动地拉长或主动收缩时，肌梭感受刺激而兴奋，冲动传入脊髓前角 α 神经元，使之兴奋，引起肌梭肌纤维收缩。呼吸道阻力增加时，呼吸运动立即加强。

### 三、呼吸的化学性调节

肺脏的正常通气和换气使 $PaO_2$、$PaCO_2$ 和 pH 维持相对的稳定，而 $PaO_2$、$PaCO_2$ 和 pH 的变化又可影响肺的通气量，此即呼吸的化学性调节。肺的化学感受器可分两大类：

1. 中枢性化学感受器　位于延髓的腹外侧表面。它对 $[H^+]$ 比对 $CO_2$ 更为敏感；然而，$[H^+]$ 不易通过血脑屏障而 $CO_2$ 容易通过。$PaCO_2$ 上升时，$CO_2$ 从脑血管进入到脑脊髓液，与 $H_2O$ 结合成为 $H_2CO_3$，释出 $[H^+]$，刺激中枢化学感受器；因此对中枢化学感受器起主导作用的是 $[H^+]$，氧气对中枢化学感受器无刺激作用。

2. 周围化学感受器　位于主动脉体或颈动脉体。它对血液中的 $O_2$、$CO_2$ 和 $[H^+]$ 的变化敏感。对氧的敏感性决定于 $PaO_2$；换言之，缺氧或低氧血症对颈动脉体有刺激作用，而高 $PaO_2$ 对通气反而有抑制作用。因此，慢性呼吸衰竭患者，由于长期的高碳酸血症和 $[H^+]$ 升高使中枢化学感受器反应减弱；此时对呼吸起驱动作用的是缺氧或低氧血症对周围化学感受器的刺激。若在氧疗初期，就给患者吸入高浓度氧气，会削弱周围化学感受器的驱动作用，使患者的呼吸变慢，引起 $CO_2$ 进一步潴留，甚至导致"$CO_2$ 麻醉状态"。

（王庆华）

# 第三章

# 呼吸系统疾病影像学检查

肺部疾病的影像学检查技术包括 X 线胸片、常规体层、CT、MRI、核素和超声等，其中应用最普遍的为 X 线胸片和 CT。CT 具有分辨率高、无前后结构重叠等优点，对肺部病变的敏感性、特异性和准确性优于 X 线胸片。

## 第一节　X 线检查

### 一、常规 X 线检查

#### （一）透视

观察荧光屏或电视屏所显示的影像，是对肺部病变诊断的一种最基本的 X 线检查方法。现在大多数医院均已应用电视透视在明室内监视器上对患者进行观察。胸部透视可作为肺部疾病的初筛方法和用于成人集体健康检查。其主要优点有：

（1）可任意转动患者从多角度多方位观察器官与病变，获得立体概念。可明确病变与纵隔、胸膜或胸壁的关系。透视中的体位变换可以发现被心脏、横膈或肺门部所遮蔽的病变。

（2）可观察器官的运动及功能。如心脏的搏动、横膈的运动和肺呼吸时含气量的变化。含气量的变化可以显示肺的呼吸功能情况，当肺气肿或肺不张时，肺局部透明度变化可消失。

（3）可在透视监护下进行介入操作。

透视的不足之处是影像不如摄影清晰；普通荧光屏的图像不能保留；直接荧光屏透视法因检查者接近机器，所受的 X 线辐射较大。数字化透视设备则解决了上述不足。

#### （二）胸部摄影

胸部摄影包括普通摄影、高千伏摄影、体层摄影、荧光摄影等。

1. 胸部普通摄影　肺部含有大量空气形成天然对比，X 线影像空间分辨率高，图像清晰，病变早期或微小病变即可显示，是呼吸系统疾病影像诊断的基础，一般作为临床常规检查方法。也有在透视后发现异常而进行胸部摄影以便做出疾病的诊断。摄片可用于绝大多数肺部疾病的检查和诊断，并可用于健康检查，在影像诊断中占有极为重要的地位，是目前临床上最常用的肺部疾病检查方法。

与胸部透视相比它的优点是：

（1）影像清晰、对比度好。

（2）适用于微小病变和较厚部位的观察。

（3）可以留有永久性记录。在疾病过程中不同的时期进行摄影可以对疾病进行系统的观察并作为诊断与治疗的客观记录。

同时，X线机设备简单，可在病室、床旁及手术中使用，适用于危重患者的检查，这是其他影像学检查如CT、MRI及放射核素检查做不到的。X线设备及检查费用较低，其他影像检查技术不能完全代替X线摄影，但可以作为它的补充。

胸部摄影不足之处是：显示的影像为二维图像，影像互相重叠，个别部位受投射方向的限制使病变隐蔽。因此，除了常规胸部正、侧、斜位摄影外，可根据病变的形态、部位的不同，选择不同的投射方向与位置。同时，摄片条件可影响病变的显示和诊断，摄片条件不合适或体位不正，或在呼气时摄片可导致漏诊或误诊。

2. 高千伏摄影　高千伏摄影是指应用电压在120kV值以上进行胸部摄影，同时相应降低mAs，也降低了患者和工作人员辐射剂量。由于曝光时间短，对于呼吸困难不能憋气的患者或哭闹的小儿，可以提高照片质量，满足临床诊断的需要。高千伏胸部正位片使肋骨、胸大肌、乳房阴影变淡，增加肺野可见范围，增强肺内病变的清晰度，可发现普通胸片不能发现的病变。

与普通胸片相比高千伏摄影的优点是：

（1）影像更加清晰、层次更加丰富，能清楚地显示肺纹理的形态。

（2）能清楚显示气管、主支气管形态，可以观察气管、支气管狭窄变形的程度。

（3）可以显示高密度影像的内部结构，发现其内的钙化灶和空洞。

（4）由于其对比度高，可以显示被骨骼、纵隔及心脏大血管等遮盖的病灶。如小结节及小空洞等。

（5）可以清楚地显示肺门结构和肺门肿大的淋巴结。

（6）显示播散性粟粒灶、小结节病灶、网状、蜂窝状及索条状病灶的边缘较普通胸片清晰。

3. 体层摄影　通过特殊的体层摄影装置和操作技术获取某一指定层面上的解剖结构的体层X像，将其他重叠的影像应用几何学原理模糊化即为体层摄影。此方法解决了普通X线摄影影像重叠的问题，有利于局部病变的显示与分析。临床上主要用于：

（1）气管病变：可以显示气管管腔内局限性病变的形态、管腔的狭窄变形和异常软组织影，如气管的肿瘤性和非肿瘤性病变。

（2）支气管病变：包括主、叶、段支气管近端的狭窄、阻塞、腔内肿物以及受压移位时的显示，尤其是支气管肺癌的诊断。

（3）肺内病变：体层摄影可以清楚显示肺内肿块的形态、大小、密度、边缘及有无空洞和钙化。对于空洞样病变可以显示空洞壁的厚度和引流支气管的情况。常用于肺癌、肺结核、肺囊肿及支气管扩张的诊断及鉴别诊断。

（4）显示肺门肿大的淋巴结。

目前，随着CT设备的应用和普及，此种检查方法已极少应用。

## 二、造影检查

### （一）支气管造影

支气管造影是将含碘造影剂注入支气管内，使支气管显影，直接观察支气管病变的检查方法。支气管造影分为选择性和非选择性造影两种。选择性支气管造影适用于支气管局限性病变，如支气管内肿瘤，胸片上肺段或肺叶阴影鉴别困难时。非选择性支气管造影适用于较广泛支气管病变，如支气管扩张症。

支气管造影可以显示支气管扩张的部位、形态、范围和病变严重程度，主要用于准备外科手术的患者。

但是，支气管造影需将含碘溶液直接注入支气管内，患者较痛苦。如碘剂不能在短期内完全排出，存留在肺内可以引起继发性变化。对碘有过敏反应者、大咯血患者、急性炎症、痰量较多时、严重的活动性肺结核、高热、心肾功能不全、甲状腺功能亢进、喘息和年老体弱者均为禁忌证。近年来由于 CT 已广泛地应用于肺部疾病的检查，尤其是 HRCT 可清楚地显示肺内细小支气管改变，支气管造影这种带有创伤性检查方法已很少应用。

### （二）胸部血管造影

1. 选择性支气管动脉造影　主要用于咯血患者确定出血的血管并进行栓塞治疗，还可用于支气管动脉灌注化疗药物治疗肺癌。

2. 选择性肺动脉造影　主要用于肺血管性病变的诊断，如肺动脉狭窄、肺动静脉瘘、肺栓塞等。选择性肺动脉造影是诊断肺栓塞的金标准。

## 三、数字化 X 线摄影

影像信息的数字化是计算机发展的必然趋势，因为只有数字化数据才能对图像进行各种处理、储存、传递。根据数字化 X 线摄影成像原理不同，分为计算机 X 线摄影（computed radiograhy，CR）和数字 X 线摄影（digital radiography，DR）。

CR 是用成像板代替传统的胶片，经过曝光后构成潜影，再用激光扫描，经计算机处理而获取的数字化图像。DR 是指经过 X 线曝光后，在影像增强管——电视链上形成视频影像，直接得到的数字化 X 线图像。DR 与 CR 的共同点都是将 X 线影像信息转化为数字影像信息，其曝光宽容度与普通的增感屏——胶片系统相比有明显优势。与传统的 X 线摄影相比 DR 与 CR 有十分突出的优点：

（1）CR 和 DR 由于采用数字技术，有很宽的曝光宽容度，允许照相中的技术误差，即使在一些曝光条件难以掌握的部位，也能获得很好的图像。

（2）摄影条件大幅度降低，降低了患者和工作人员的辐射剂量，减少 X 线对人体的损害。

（3）图像分辨率高，清晰、细腻，图像整体优于普通 X 线胸片。

（4）有强大的图像后处理功能，如各种图像滤波、窗宽窗位调节、放大漫游、图像拼接以及距离、面积、密度测量等，为影像诊断中的细节观察、前后对比、定量分析提供技术支持。

（5）改变了已往传统的胶片摄影方法，实现了无胶片化管理，便于存储。图像可以输入图像存贮和通信系统（PACS），并可实现远程会诊。

DR 的图像分辨率优于 CR，CR 系统时间分辨率较差，不能满足动态器官和结构的显示。数字化 X 线摄影是一种新的成像技术，完全可以替代传统的 X 线成像，但从效益—价格比，目前尚难于完全替换传统的 X 线成像。

（李 钊）

# 第二节 CT 检查

CT 是 X 线计算机体层摄影（computer tomography）的简称，它是以 X 线束对人体某一选定的层面进行扫描，由探测器接受该层面的 X 线，经计算机处理，得出各组织单位容积的吸收系数，再重建为图像的一种成像技术数。CT 显示的是人体的横断面图像，并可通过影像重建，对人体作三维空间观察。CT 的应用使影像诊断学进入一个新时代，使很多疾病可以在早期做出比较确切诊断。

CT 扫描技术应用以来发展迅速，扫描方式从平移/旋转、旋转/旋转、旋转/固定发展到螺旋 CT（spiral CT，SCT）。螺旋 CT 扫描计算机容量大，速度快，一次憋气可完成全部扫描，避免了运动性伪影，提高图像质量。同时，螺旋 CT 扫描为容积扫描，扫描层面是连续的，可避免普通 CT 因呼吸运动不一致可能遗漏的小病变。它所采集的数据是容积数据，是三维立体重建的基本条件。在螺旋 CT 基础上采用平板多行排列的探测器，管球每旋转一圈可同时扫描 4 ~ 64 层图像，即为多层螺旋 CT（multislice spiral CT，MSCT）。与 SCT 相比 MSCT 具备更多的优点：扫描速度更快，每周扫描速度为 0.33 ~ 0.35s；扫描范围更长，MSCT 可增加 4 ~ 64 倍体积的扫描范围；空间分辨率、时间分辨率更高；扫描层面更薄，图像质量更好，并可进行高质量的图像后处理。

## 一、CT 在肺部疾病诊断中的应用

肺部 CT 的临床应用指征与 X 线胸片基本上是一致的，适合作 X 线胸片检查的也同样适合作 CT 检查。与常规胸片相比，CT 具有分辨率高、无前后结构重叠等优点，对小病灶或早期病变的发现较 X 线胸片敏感，显示病变的细节或提供的影像学信息较 X 线胸片丰富，对肺部病变的敏感性、特异性和准确性明显优于 X 线胸片，是常规胸片不可缺少的重要补充手段。其优势有：

1. 发现肺部小病灶或早期病变　CT 可以发现 X 线胸片不能发现的 1cm 以下的小结节，隐匿部位如肺尖、肺门及靠近纵隔、横膈、心缘和心后区、近胸膜、支气管内等部位小病灶，密度较淡的肺内实变，如炎症早期或吸收期。

2. 观察肺内病变　可详细观察肺内病变的形态、边缘、内部结构（密度、是否有坏死、空洞、钙化）、与周围结构的关系及血液循环状态。

3. 显示气管、支气管病变

（1）气管、支气管肿瘤时可清楚显示肿瘤的大小形态，气管、支气管管腔狭窄的程度及是否侵犯管壁外邻近结构。

（2）显示气管内异物，确定异物的种类与形状，指出其所在的部位，为手术治疗提供信息。

（3）了解支气管病变手术后断端愈合的情况，有否支气管瘘存在。

（4）对肺实变、肺不张的患者，尤其是怀疑由支气管阻塞引起时，CT 和支气管镜检查同样重要，可了解所属肺叶、段支气管腔情况及病因诊断。

4. 胸腔积液　对胸腔积液患者通过 CT 可发现潜在病因，如结核、炎症和肿瘤。积液量较多时，可发现在 X 线胸片上被掩盖的病变，并对胸水性质提供参考性意见。

5. 肺部弥漫性病变　CT 尤其是 HRCT 在显示肺小叶结构以及肺微细结构方面的优势是其他影像学检查不能相比的。它不仅可以早期发现病变，而且可以确定病变侵犯的是肺间质还是肺实质。

6. 肺气肿　X 线胸片对肺气肿敏感性较差，确诊时一般多是晚期，HRCT、可以发现 X 线检查阴性的早期、中期肺气肿，并可对肺气肿分型并显示是否有肺大泡存在。

7. 肺癌分期　CT 能明确肺癌病灶的部位、大小、肺门及纵隔淋巴结有无转移以及局部有无外侵，有无肺内、胸膜和骨转移，有无远隔脏器转移，帮助进行临床分期和治疗方案的确定。

8. 术后观察　对肺部病变手术后的患者，CT 可确切显示病变切除的情况，残留肺的膨胀程度以及残腔的形态。

9. CT 引导下肺穿刺活检和某些介入性治疗

## 二、CT 检查技术

1. 平扫　是不用对比、增强或造影的普通扫描。

2. 增强扫描　经静脉注入水溶性有机碘剂再进行的扫描称为增强扫描。增强扫描主要应用于了解病灶的血供情况和增强特点，有利于病变的发现、诊断和鉴别诊断。

3. 高分辨率 CT（HRCT）　HRCT 扫描技术采用高空间分辨率（骨）算法重建，1mm 薄层扫描，用以改善常规 CT 空间分辨低的缺陷，图像分辨率高，较普通 CT 清晰。能显示常规平扫不能显示的肺的微细结构，如肺小叶结构。

4. 螺旋 CT 重建及三维后处理技术　螺旋 CT 重建及三维后处理技术包括多层面重建（multiplanar reconstruction，MPR），表面遮盖法重建（surface shaded display，SSD），最大密度投影（maximum intensity projection，MIP）和最小密度投影（minimum intensity projection，MinIP），容积再现（volume rendering，VR），CT 仿真内镜（CT virtual endoscopy，CTVE）等。这些技术的应用可从多角度观察和显示病变，为肺部疾病诊断提供新的手段。

5. CT 血管造影（CT angiography，CTA）　CTA 是近年发展起来的一种非创伤性血管成像技术。它从肘静脉用高压注射器注入含碘造影剂，选择合适的扫描参数，通过图像重建技术，如 MPR、MIP 及 SSD，而获取的肺部血管二维或三维图像。它可用与肺栓塞患者的诊断，可清楚显示栓塞血管及血管的狭窄、阻塞程度；可以显示肺肿瘤患者的肿瘤供血血管；肺动静脉畸形、肺隔离症的异常血管。

6. MSCT 肺灌注成像　CT 灌注成像的理论基础为核医学的放射性示踪剂稀释原理和中心容积定理。注射造影剂后动脉及组织的时间 - 密度曲线的横坐标为时间、纵坐标为注药后增加的 CT 值，反映对比剂在该器官的浓度变化，间接反映组织灌注量的变化。肺灌注成像主要应用于肺部孤立性结节或肿块，它能提供更多的血流动力学信息，对于肺部肿瘤的生物学行为进行评估。

7. MSCT 肺功能成像　CT 肺功能成像技术是采用 MSCT 在深吸气相及深呼气相对肺脏进

行扫描，并用肺功能评价软件定量分析，得出 CT 肺功能参数，如肺容积、平均肺密度、像素指数、动态肺密度等的一种较客观的检查方法。主要应用于间质性肺疾病和阻塞性通气功能障碍的肺通气功能评价。

（李 钊）

# 第三节 肺部 MRI 成像

MRI 的成像原理是将患者置于高强度而均匀的磁场中，人体中的氢原子核按磁力线方向排列，此时自线圈发射短促电磁波即射频脉冲，氢原子的质子吸收一定的能量，背离磁场平面，并按拉莫尔频率产生核自旋共振，切断电磁波的发射，则共振状态的自旋质子恢复原来的状态，此时，自氢原子核放射出同一频率的电磁波，将此电磁波通过射频线圈接收，经电子计算机处理最后构成图像，即 MRI 像。

## 一、MRI 在肺部疾病诊断中的应用

MRI 在肺部的成像受到诸多不利因素的制约，限定了其在诊断肺部疾病的价值。但 MRI 成像也有其独特的优势，伴随着 MRI 成像技术的不断改进和发展，图像质量不断提高，使得 MRI 在肺部的临床应用将日益广泛。

1. MRI 成像与传统 X 线、CT 成像相比的优点

（1）MRI 采用了磁场和射频成像，没有辐射。

（2）MRI 具有良好的软组织分辨率。

（3）MRI 无须改变患者体位，可直接获得肺部轴位、冠状位，矢状位图像。

（4）不用注射造影剂即可获得良好的胸部血管图像，有利于区分血管性和非血管性病变。

2. 胸部 MRI 适应证

（1）肺癌分期（TNM）：MRI 可显示肺部的肿瘤、肿瘤外侵及转移，特别是对血管的侵犯显示清楚。对纵隔、肺门淋巴结的转移，MRI 显示优于 CT 平扫。

（2）肺部及纵隔肿块性质鉴别：MRI 可确定肿块为囊性、实质性、血管性及是否含有脂肪成分。

（3）特殊部位肺癌的诊断：MRI 对于肺上沟癌的诊断具有重要作用，对膈附近的病变 MRI 的定位有明显优势。

（4）区分肿块和肺不张：由于 MRI 具有较高的组织分辨率，能区分肿块和肺不张，能确定肿块的范围。

（5）肺部及纵隔肿瘤对肺及大血管、心脏的侵犯：MRI 不使用血管造影剂就可以很好地显示心腔、大血管。

（6）纵隔、肺部血管性疾病：如肺动静脉瘘、肺动脉血栓及肺隔离症等。

（7）肺癌放疗、手术的评价：MRI 可评价残余的肿瘤及放疗后复发或肺纤维化的问题。

（8）胸部病变的三维显示，特别是大肿瘤可作 3D 显示提供更多的信息。

（9）肺出血及特发性含铁血黄素沉着症：可使 $T_2$ 缩短，明确诊断。

与 CT 比较，MRI 密度分辨率高，对软组织形成的影像对比度较 CT 优越。MRI 对心腔、

血管腔的显示优于 CT。但 MRI 扫描时间长，呼吸运动可使图像不清晰；安装心脏起搏器或体内有金属者不能作 MRI 检查；MRI 对钙化灶的显示不如 CT 明显；对肺野病变的显示不够清晰；如肺水肿、肺炎等疾病 MRI 的弛豫时间重叠，而不能显示组织的病变特点。因此对肺内肿瘤、肺炎、肺脓肿、肺弥散病变、胸膜病变、纵隔肿块或淋巴结病变等的诊断应以首先选择 CT 检查为宜。对血管病变应首选 MRI。

## 二、MR 血管成像（MRA）

MRA 包括常规的非增强序列，如 TOF（2D 和 3D）GRE 系列及动态 MRI 电影，还有静脉注射造影剂的增强 MRA。肺血管成像最理想的方法是增强 3D - TOF 快速扫描，它所获得的 MRA 是目前质量最好的。

MRA 的临床应用：

（1）肺栓塞：MRA 诊断肺栓塞有较高的敏感性（85% ~ 95%）和特异性（63% ~ 77%），并且可以同时做下肢深静脉的 MRA，明确下肢深静脉有无血栓形成。

（2）肺动静脉畸形：MRA 可以直接显示肺的动静脉畸形、动脉瘤以及血管曲张等与肺循环有直接血管联系的疾病。可以显示畸形的整体形态及供血动脉和引流静脉。

（3）肺内肿块：MRA 可显示肿块周围血管是否有受压、变形、推移及由近端受压所致的远端灌注缺失。

（4）肺隔离症：MRA 检查的目的是发现体循环异常供血动脉，从而明确诊断，并为外科治疗提供准确的解剖信息。

（李　钊）

# 第四节　胸部常见影像征象的诊断与鉴别诊断

## 一、肺局灶性阴影

各种病因引起肺叶、肺段或灶性病变在影像上表现为局灶性高密度影，引起肺叶、肺段局灶性病变的疾病种类繁多，包括肿瘤性疾病、肺部炎症、肺结核、肺梗死，出血性疾病、肺挫伤、肺不张等。

1. 大叶性肺炎　多为一个肺叶或数个肺段的渗出性病变。早期表现为毛玻璃样阴影，边缘模糊，病变区内血管隐约可见。实变期病变呈大叶性或肺段性分布高密度影，密度均匀，叶间裂处病变边缘清晰，其余部分边缘模糊，内见空气支气管征。消散期，病变密度降低，呈散在的，大小不一的斑片状阴影，进一步吸收病灶完全消失。增强扫描病变区内可见明显强化的走行正常的高密度血管影。

2. 继发性肺结核　以渗出改变为主的肺结核影像上表现为大小不一的片状高密度影，边缘模糊，密度均匀或不均匀。干酪性病变时表现为肺段或肺叶的大片状致密影，中心密度高，周边密度低，边缘模糊，以上叶多见，内可见大小不等的虫蚀样空洞。在同侧和对侧肺野可见支气管播散病灶。

3. 细支气管肺泡癌　部分细支气管肺泡癌可表现肺叶、肺段的实变。其特点是实变部分密度略低，可见空气支气管征，含支气管不规则狭窄、扭曲、管壁僵直、细小分支截断消失。CT 增强扫描在无强化的实变区内可见明显强化的肺血管分支，肺血管分支可不规则变细及扭曲变形，称"血管造影征"。

4. **肺泡性肺水肿** CT 表现为肺透过度下降，以肺门为中心大片状实变影，呈蝶翼状，常伴有双侧少量胸腔积液，病变在数小时至 1~2 天内有明显变化。

5. **肺梗死** 影像表现为肺外围以胸膜为基底的楔形致密影，边缘模糊。HRCT 可见楔形影顶端与一血管相连，称为血管征。常伴有少量胸腔积液。CT 增强扫描肺动脉分支内可见充盈缺损或截断。MRI 检查 SE 序列在肺动脉可见中 – 高信号栓子。

6. **肺不张** 肺不张多为叶、段支气管阻塞所致，在影像上有时需与肺炎鉴别。其特点为肺叶或肺段体积缩小，密度增高，叶间裂向病变肺叶移位，主或叶支气管有明显狭窄及阻塞。纵隔结构向患侧移位，同侧横膈上移，邻近肺代偿性肺气肿。增强扫描不张肺明显强化。

## 二、肺单发结节或肿块

在影像学上表现为肺内圆形或类圆形的病灶统称为结节性病变。一般将直径小于 3cm 的病灶称为结节，而大于 3cm 的病灶称为肿块。肺结节性病变多见于良、恶性肿瘤、炎性病变（如球形肺炎、炎性假瘤、肺脓肿、肺寄生虫感染等）、结核、血管性疾病（肺动脉瘤、肺动静脉畸形、肺梗死等），肺血肿、肺隔离症等。

（一）肺结节性病变的影像特点

1. **部位** 结核瘤多发生于上叶尖后段或下叶背段。发生于上叶前段、中叶或下叶基底段的多为肺癌，位下叶后基底段脊柱旁的肿块可能为肺隔离症。位于肺门附近的肿块多为恶性，良性肿块多位于肺周边部。转移性肿瘤多位于肺周围部位。

2. **形态** 肿块的轮廓呈多个弧形凸起，弧形相间为凹入而形成分叶状肿块，称为分叶征，多见于肺癌，也可见于其他恶性肿瘤或结核瘤。良性肿块多形态规则。

3. **边缘** 良性肿瘤生长缓慢、边缘光滑整齐。恶性肿瘤浸润性生长，边缘有不同程度的棘状或毛刺状突起，称为棘状突起或毛刺征，多见于周围型肺癌。肺癌的毛刺较细短，炎性肿块或结核球多为粗长毛刺。

4. **密度** 结节内见直径 1~3mm 的低密度透光区称为空泡征，多见于肺癌。良性肿瘤与炎性肿块一般密度均匀。良恶性肿块均可出现空洞和钙化而密度不均。肿块内如发现脂肪密度影或爆米花样钙化有助于错构瘤的诊断。肺含液囊肿较实质性肿块密度低，CT 值常在 0~20HU 左右，囊肿并出血或感染时密度增高，囊肿破裂有气体进入则可见气液平面。肺癌钙化的发生率较低，一般为点状、细砂粒样钙化；结核球的钙化多为包膜下环形或弧形钙化、分层状或弥散点状钙化。肿块边缘的结节状粗钙化多为肺内原有的肉芽肿钙化被包绕到瘤内所致。

5. **肿块的强化** 增强扫描肿块的强化程度和时间有助于定性诊断。结核瘤内的干酪样物质常无强化，仅见周边环形强化。肺良性肿瘤可不强化或轻度均匀性强化。肺恶性肿瘤常为均匀强化或中心强化。且常呈一过性明显强化。肺部炎性假瘤多明显强化，亦可环状强化或轻度均匀强化。肺内血管性肿块其强化的程度和强化时间多与肺动脉一致。肺癌的时间 – 密度曲线呈缓慢持续升高型，炎性病灶呈速升速降型，良性肿瘤呈低平型，结核呈平坦型。炎症和肺癌的曲线有明显的强化峰。结核、良性肿瘤的曲线一般无明显峰值。

6. **周围结构的改变** 结核球周围常有卫星灶及厚壁的引流支气管；肺炎性肿块邻近的

肺血管增粗，扭曲；周围型肺癌时可见胸膜凹陷征、血管集束征、癌性淋巴管炎。但结核及其他慢性炎症也有类似的胸膜表现。

7. 肿瘤的倍增时间 肿瘤体积增加 1 倍所需时间为倍增时间。绝大多数肺癌倍增时间在 6 个月以内，一般认为肿块倍增时间小于 30 天或大于 18 个月多可排除肺癌。但个别肺癌病例倍增时间可大于 18 个月。

（二）常见病变

1. 周围型肺癌 周围型肺癌多表现为肺叶或肺段内孤立结节或肿块，边缘清楚，呈圆形、卵圆形或不规则形。早期密度较淡，可见空泡征。进展期密度可以均匀或不均匀，内可有黏液或坏死所致的低密度区及空洞，空洞为偏心性，厚壁，内壁凹凸不平，甚至形成壁结节。肿瘤可见分叶征、毛刺征，毛刺多短细、血管集束征、胸膜凹陷征等。增强扫描呈中度或明显均匀或不均匀强化，强化值多在 20～60HU。动态 CT 增强，肺癌的时间—密度曲线呈缓慢持续增高型。多数肿瘤倍增时间在 30 天或 18 个月之间。如伴有肺门纵隔淋巴结增大、胸膜结节、胸椎肋骨骨破坏等转移征象更有利于病变诊断。

2. 结核球 结核球好发于上叶尖后段与下叶背段，大小多为 2～3cm。呈圆形、椭圆形，常为单发，轮廓光滑整齐，密度较高，均匀或不均匀，内有成层样或散在的斑点状钙化。部分病变内可见空洞，多为半月形空洞。近胸膜的结核球，在病灶与胸膜内可见条索状粘连带，胸膜增厚并呈幕状粘连。肺门侧可见有与之相连的管壁增厚的引流支气管。结核球周围可见卫星灶。CT 增强扫描典型者呈周边环状强化，中心不强化。

3. 炎性假瘤 炎性假瘤可发生于肺的任何部位，但多发生于肺边缘部胸膜下区或靠近叶间裂。圆形或类圆形，直径 2～4cm 多见，边缘多清楚而光滑，可有粗长毛刺、棘状突起或浅分叶样改变。肿块中等密度、比较均匀，少数可见钙化、小空洞或空气支气管征。邻近胸膜可见局限性增厚，粘连。增强检查大多数为明显均匀强化，少数为周边强化或不强化。

4. 球形肺炎 球形肺炎实质上为非特异性肺炎的一种表现形式，起病急，有发热、咳嗽、胸痛等症状。病变常局限于某肺叶、肺段，呈球形肿块。CT 表现为圆形或卵圆形致密影，边缘模糊，密度较淡或中心密度高，周边密度低，呈晕圈状改变，在病灶内可见空气支气管征。病灶无分叶征，周围有时可见小片炎症病灶。病灶周围及肺门侧可见血管纹理增粗，为"局部充血症"。动态观察常在 2～4 周内明显缩小或完全吸收，较易于肺部其他肿块鉴别。

5. 错构瘤 好发于肺外周实质或叶间胸膜下，多数小于 3cm，圆形或卵圆形，边缘清楚，少数可有浅分叶。肿瘤密度不均，25%～30% 可见钙化，典型者为爆玉米花样钙化，也可见点状、环状或不规则钙化，以 CT 显示最佳。瘤体内可见到脂肪成分，CT 表现为 CT 值为 -40～-120HU 的低密度影，MRI 表现为 $T_1WI$ 像呈高信号，$T_2WI$ 像上呈中等偏高信号，脂肪抑制扫描为低信号灶，脂肪密度的显示对诊断错构瘤具有决定意义。

6. 肺隔离症 好发于两下肺后基底段，尤以左下叶多见，病变呈类圆形，边缘光滑，可有分叶。囊性型为水样密度，增强扫描囊内无强化，囊壁实性部分可强化，如与支气管相通可见液气平面。实质型为软组织密度，增强扫描可见强化。血管造影、CTA、MRI 显示来自体循环（主要是主动脉）的异常供血动脉即可明确诊断。

7. 肺囊肿 为先天性发育异常，表现为肺内圆形或椭圆形肿物，边缘光滑，轮廓规则，密度均匀，CT 值为 ±10HU 左右，合并出血或囊内蛋白质含量较高时，则 CT 值相应较高，

CT 增强扫描无强化。MRI 呈长 $T_1$ 长 $T_2$ 信号肿块。

8. 肺动静脉畸形　又称肺动静脉瘘，表现为肺内类圆形、分叶状团块，密度均匀，边缘光滑，透视可见波动，深呼气与深吸气观察可见大小有变化。CT 平扫密度均匀，增强扫描团块明显血管样强化，同时可见到引流血管。MRI 可见流空效应。肺动脉造影可清楚显示流入动脉和引出静脉。

9. 肺曲菌病（侵袭型）　单个或多个边缘模糊软组织密度结节或肿块，周围环以淡的、磨玻璃样的晕，称"晕征"。

10. 肺隐球菌病　影像学表现多样，无特异性，可表现肺内结节或肿块，可有分叶或毛刺，病灶周围或邻近肺野可见磨玻璃样影，本病无症状或临床症状轻微，较易同时侵犯中枢神经系统，在有肺部改变伴有脑和脑膜症状时，应想到本病的可能。

## 三、肺空洞与空腔性病变

空洞为肺内病变组织发生坏死、液化，坏死物质经引流支气管排出后形成。多见于肺脓肿、结核、肺癌、肺转移瘤、肺梗死、真菌及寄生虫感染、恶性肉芽肿、类风湿结节等。空腔为肺内正常腔隙的病理性扩大，见于肺囊肿、肺大泡、支气管囊状扩张、金葡菌肺炎的肺气囊、肺隔离症及肺淋巴管肌瘤病等。肺空洞与空腔的影像学表现为环形阴影，空洞壁厚在 3mm 以上为厚壁空洞。3mm 以下为薄壁空洞，空腔壁厚约 1mm。

1. 结核性空洞　常位于上叶尖后段及下叶背段，单发或多发，也可双侧出现。空洞内壁较规整、光滑，多为薄壁空洞，洞内一般无液平。干酪性空洞及部分纤维空洞可为厚壁，干酪性空洞洞壁多在 4mm 以上，内壁常凹凸不平。空洞附近肺野可见多发纤维、增生病变及腺泡结节病变，其他肺叶及对侧肺内可见支气管播散灶。

2. 肺脓肿　常位于上叶后段及下叶背段与各基底段，单侧多见。急性肺脓肿在大片致密影中可见低密度空洞，多为单发，内壁规整或不规整，厚壁，外壁模糊，多有液 – 气平面。慢性肺脓肿为内外壁清楚的厚壁空洞，圆形、椭圆形或不规则形，多为单房亦可为多房空洞，可有或无液 – 气平面。周围可见广泛纤维条索影及局限性胸膜肥厚粘连。

3. 肺癌空洞　多见于周围性肺鳞癌，常表现为偏心厚壁空洞，洞壁内缘凹凸不平，有向内突起的壁结节，一般无液 – 气平面。外缘呈分叶状，有毛刺、棘状突起，可见胸膜凹陷征。有时可见肺门或（和）纵隔淋巴结及胸膜、胸壁转移征象。增强扫描空洞壁及壁结节明显强化。

4. 肺曲菌病（腐生型）　曲霉菌寄生在肺原有空洞或空腔内，曲霉菌的菌丝形成处于游离状态的曲菌球，影像学表现在肺结核、肺囊肿、肺大泡、囊状支气管扩张等空洞或空腔性病变内见球形内容物——曲菌球，大小数毫米至数厘米不等，密度均匀，边缘光滑，少数可见钙化。曲菌球与空洞（腔）壁之间可见新月形透亮影，称"空气半月征"。改变体位扫描，曲菌球位置可发生变化，但始终位于空洞（腔）近地位。增强扫描球体无强化，洞壁多见环状强化。

5. 先天性肺囊肿　肺囊肿与支气管相通后可形成含气囊肿或气液囊肿。含气囊肿表现为肺内单发或多发大小不一薄壁空腔，壁厚≤1mm，厚度均匀，内为气体密度。如囊内伴有液 – 气平面为气液囊肿。合并感染时囊壁可增厚。

6. 肺大泡　肺内含气空腔，单发或多发，圆形或卵圆形，壁薄如发丝 <1mm，内外缘

光滑，一般无气－液平面。

7. 坏死性肉芽肿性血管炎（原 Wegener 肉芽肿） 肺内单发或多发结节或肿块，两肺中下野胸膜下分布，边缘清楚，半数病灶内可见空洞，空洞壁较厚且不规则。结节周围可见长毛刺，结节周围感染或出血时边缘模糊。可伴有胸膜下楔形梗死灶及片状浸润影和气管、支气管狭窄。常合并肺门、纵隔淋巴结肿大。增强扫描病灶边缘强化。免疫抑制剂和激素治疗病灶可迅速缩小或消失，病情恶化时又可出现新的病灶。

8. 囊性型肺隔离症 两下肺后基底段紧邻膈肌、脊柱旁一个或多个大小不等囊状透光区聚集在一起，间隔粗大，呈蜂窝状改变，有时可见气－液平面，增强扫描或 CTA 可见来自体循环的异常供血血管。

### 四、弥散性小结节样病变

小结节影是指肺内多发圆形结节灶，通常直径在 1～10mm。可见于感染性疾病、肿瘤、肉芽肿、过敏性疾病、外源吸入性疾病、结缔组织病等。

（一）血行播散型肺结核

1. 急性血行播散型肺结核 HRCT 表现为广泛分布于两肺的粟粒大小的结节状影，结节大小一致，多为 1～2mm，弥漫均匀分布，与支气管走行无关，边缘清楚，密度均匀。同时可见结节状小叶间隔增厚，血管壁不规则，胸膜及叶间胸膜呈结节状，即"串珠样小叶间隔"、"串珠样叶间裂"。病程进展结节影可融合，偶尔结节内可有空洞。

2. 亚急性或慢性血行播散型肺结核 CT 表现为双肺结节大小不一，上肺野分布较多、较大，中下肺较小、分布稀疏。结节密度不均，部分病灶可见钙化，中下肺野常伴有代偿性肺气肿。

（二）矽肺

患者有确切的职业病接触史。CT 表现为两肺多发小结节 1～10mm 不等，密度较高，中心浓密，可有钙化。早期分布于两肺中下区，随病变进展，数量增多，直径增大，密集度增加，波及两上肺区。晚期矽肺可见 10mm 以上大结节，多呈长条形、椭圆形及圆形，多在两上肺区距肺外缘 1～2cm 处的肺外周部，呈与侧胸壁平行的弧状外缘，半数伴有钙化，部分可见空洞。同时可有肺门纵隔淋巴结增大、钙化，钙化为斑点状或蛋壳状。伴有肺气肿及肺纤维化改变。

（三）过敏性肺炎

过敏源多为真菌孢子、发霉谷物、蘑菇、鸟类、寄生虫等。HRCT 表现为两肺弥散分布粟粒点，中下肺野多，大小为 2～4mm，中等密度，边缘模糊。脱离过敏源后，病灶可于 2～4 周完全吸收。

（四）弥散型细支气管肺泡癌

双肺弥散分布粟粒结节影，多位于小叶中心，大小不等，分布不均，以内带居多。结节密度均匀，边缘清楚但不锐利，有融合趋向。短期内病变可明显进展恶化，如结节增大、增多，肺门纵隔淋巴结增大及肺淋巴道转移等征象，均应考虑此病。

（五）结节病

双肺弥散分布粟粒结节，2～10mm 大小，边界清楚，上中肺叶及肺后部分布较多。以沿肺间质内淋巴管分布为特征。支气管血管束及周围间质、小叶间隔、叶间裂呈结节样增厚，胸壁－肺呈结节状界面，同时伴有双肺门淋巴结对称性增大及纵隔淋巴结增大。

### （六）嗜酸性肉芽肿

本病少见，主要发生在 20 ~ 40 岁男性。早期 CT 表现为两肺广泛分布小结节或小片状渗出性病变，结节通常小于 5mm，分布于肺小叶内、支气管血管束旁、小叶间隔旁。结节边缘不规则或呈星状，较大结节可见空洞。肋膈角处较少受累。病变晚期呈两肺网状结节影，多发囊状改变及蜂房肺。

### （七）肺念珠菌病

影像学表现多样，多为两肺中、下部斑点、不规则片影、结节影及双肺粟粒结节状阴影。

### （八）肺泡微石症

以两肺肺泡微小结石及间质纤维化为特征。X 线平片表现双肺弥散分布 0.3 ~ 1mm 微细结节，密度很高，超过肋骨，边缘锐利，以中下肺野尤以肺底部和近心缘区密集。可呈"白肺"样表现，肺中下野白实，肺结构、纵隔缘甚至肋骨均被完全掩盖。HRCT 结节沿支气管血管束、小叶间质、小叶间隔及小叶中心分布，可见胸膜下多发肺大泡及肺气囊。

### （九）全细支气管炎

HRCT 上可见小而边缘模糊的圆形结节，位于小叶中心，围绕小叶中心的细支气管和动脉，距胸膜面几毫米，反映的是细支气管周围炎症。结节与从近端的支气管血管束上发出的相距 1mm 的线状影相连，结节也可伴环状影或管状影。晚期可见与近端扩张支气管相连的囊状影。

## 五、纵隔肿瘤及肿瘤样病变

纵隔原发肿瘤和肿瘤样病变种类繁多，包括胸腺类肿瘤、神经源性肿瘤、生殖细胞瘤、胸内甲状腺肿、淋巴类肿瘤、间胚叶肿瘤等。

### （一）纵隔肿瘤及肿瘤样病变定位

纵隔肿瘤及肿瘤样病变在纵隔中均有其好发或特定部位（表 3 – 1）。

表 3 –1 纵隔各区常见肿块

| 前纵隔 | 中纵隔 | 后纵隔 |
| --- | --- | --- |
| 胸腺类瘤 | 气管肿瘤 | 神经源性肿瘤 |
| 畸胎瘤 | 淋巴类肿瘤 | 食管肿瘤 |
| 皮样囊肿 | 支气管囊肿 | 降主动脉瘤 |
| 心包囊肿 | 动脉瘤 | 畸胎瘤 |
| 胸内甲状腺肿 | 结节病 | 皮样囊肿 |
| 胸内甲状腺瘤及癌 | 膈疝 | 肠源性囊肿 |
| 支气管囊肿 | | 淋巴类肿瘤 |
| 纵隔转移瘤 | | 椎旁脓肿 |
| 淋巴管瘤 | | |

纵隔肿块需与肺内肿块靠近纵隔进行鉴别，鉴别点有：

（1）纵隔肿块的胸膜面边缘光滑锐利，肺内肿块边缘不规则，可有毛刺和分叶。

（2）纵隔肿块有宽基底与纵隔相连，肿块与纵隔胸膜连续，两者间夹角为钝角，肿块中心位于纵隔内。肺内肿块与纵隔的夹角呈锐角，肿块中心位于肺内。

（3）纵隔肿块相应平面的纵隔结构受压移位，肺内肿块可见支气管阻塞引起的改变。

（二）纵隔常见病变

1. 胸内甲状腺肿　病变位于胸廓入口水平，与颈部甲状腺直接相连。位于气管的前方或侧位，气管受压移位变形为重要影像学征象。透视观察肿块随吞咽上下移动。CT 检查肿块密度高于周围软组织，密度均匀或不均匀常可见边缘清楚的低密度囊变及钙化。增强扫描肿块迅速明显强化，持续时间长。MRI 检查 $T_1WI$ 呈中等信号强度，$T_2WI$ 呈高信号，冠状位和矢状位成像胸腔内肿块与甲状腺相连。

2. 胸腺瘤　CT 表现为前纵隔实质性肿块，位于升主动脉或上腔静脉前方或一侧，边缘光滑，可有分叶，密度均匀，少数为囊性或囊实性。增强扫描成中等均匀强化。侵袭性胸腺瘤体积多较大，边缘毛糙，与邻近器官间脂肪间隙消失，可波及心包、胸膜，出现心包及胸腔积液。MRI 检查 $T_1WI$ 上肿瘤呈中等信号，$T_2WI$ 呈中等略高信号。

3. 畸胎类肿瘤　畸胎类肿瘤包括囊性畸胎瘤（皮样囊肿）和实性畸胎瘤。多位于前纵隔中部。实性畸胎瘤 CT 表现为类圆形或不规则形的混杂密度肿块，实性部分为软组织密度，囊变部分为水样密度，50% 瘤体内含脂肪，20%～80% 可见钙化及骨骼影像，增强扫描时实性部分强化。MRI 检查为信号极不均匀的肿块，$T_1WI$ 上脂肪成分呈高信号，软组织成分呈中等信号，液体呈低信号，$T_2WI$ 上瘤体呈不均匀高信号。皮样囊肿为厚壁水样密度或脂肪密度肿物，壁可见弧形钙化，有时可见脂肪－液体平面。

4. 心包囊肿　位于心膈角处，右侧多见，CT 检查呈圆形、椭圆形或滴水形，边缘光滑清楚，密度均匀，CT 值 0～20HU 增强扫描无强化。MRI 检查 $T_1WI$ 呈低信号，$T_2WI$ 呈高信号。

5. 支气管囊肿　CT 表现为中纵隔气管旁、肺门、隆突附近圆形、卵圆形肿块，边缘光滑锐利，密度均匀，CT 值 0～20HU，增强扫描无强化。MRI 检查 $T_1WI$ 呈低信号，$T_2WI$ 呈高信号。

6. 恶性淋巴瘤　恶性淋巴瘤主要 CT 表现为纵隔内肿大淋巴结，以前纵隔及支气管旁组最常见，其次是气管与支气管组和隆突组，呈均匀软组织密度影。常为多发淋巴结增大，可以分散存在，也可以融合成团或伴有纵隔弥散性浸润，淋巴结较大时中心发生坏死，钙化少见。增强扫描肿块轻度强化、中心低密度坏死区无强化。侵犯心包、胸膜可发生积液、结节样改变。侵犯肺组织时肺内浸润病灶多样，可见两肺多发小结节、斑片状影，或肺段或大叶阴影。

7. 神经源性肿瘤　多位于后纵隔脊柱旁沟，CT 表现为圆形或椭圆形边缘光滑锐利的肿物，与周围结构分界清楚，多数为软组织密度，神经鞘瘤因含较多的脂肪而密度略比肌肉低，密度均匀，增强扫描呈轻、中度均匀强化。肿瘤可压迫邻近骨质呈光滑的压迹。骑跨神经孔的神经纤维瘤呈哑铃状在椎管内、外生长，使椎间孔扩大。MRI 上肿瘤在 $T_1WI$ 呈中等偏低信号，$T_2WI$ 呈高信号，信号均匀，增强扫描明显均匀强化。当肿瘤呈哑铃生长时，MRI 扫描能清楚显示哑铃状肿瘤的全貌及观察脊髓受压情况，优于 CT 检查。

（李　钊）

# 第四章

## 支气管镜检查的临床应用

### 第一节　支气管镜检查

#### 一、概述

支气管镜检查主要包括电子支气管镜检查和硬质支气管镜检查，由于支气管镜的独特优势，应用越来越普遍，本节主要讨论支气管镜检查。

随着支气管镜产品的不断更新，使其具有如下优点：①管径小，可视范围大，可进入全部段支气管，74%的亚段支气管和38%的亚亚段支气管。②可弯曲，操作方便，被检查者可取座位、半卧位或卧位，对颈椎病、张口困难患者可从鼻腔插入，呼吸功能不全者，可同时连接呼吸机进行检查。③照明好，采用冷光源照明，亮度强，图像清晰，且光源无热，不会造成黏膜灼伤。④使用安全，患者痛苦小，易接受。⑤功能全，可在直视下采集呼吸道分泌物和细胞标本刷/刮检；对气道、肺、纵隔行活组织钳取/针吸；支气管镜肺泡灌洗可对肺泡内细胞和可溶性成分进行检查；局部注药可对一些疾病进行治疗；并可安装视教镜或电视屏幕进行教学，也可摄影、录像以积累资料。

虽然支气管镜基本上在所有诊断适应证中已取代了硬质支气管镜，但必须明确以下情况在全麻下硬质支气管镜更具优势：大量咯血止血；支气管支架放置；气管－支气管树扩张；气道新生物激光（钕：钇－铝－石榴石）摘除；支气管内放射治疗短导管放置；支气管镜无法摘除的异物；以及支气管结石的去除；硬镜也用于儿童。

#### 二、适应证和禁忌证

（一）适应证

（1）原因不明的咯血或痰中带血，需明确出血部位和咯血原因。在大咯血时一般不宜进行检查。

（2）原因不明的持续刺激性咳嗽、局部喘鸣，难以用吸烟或支气管炎解释，需进一步明确者，或原有的咳嗽在质上发生了变化，特别是中老年人。

（3）支气管阻塞，表现为局限性肺气肿，局限性干性啰音或哮鸣音，以及反复出现同一部位阻塞性肺炎或肺不张，抗生素治疗无效，临床怀疑肺癌者。

（4）任何肺部肿块阴影，临床表现和 X 线检查难以对良恶性做出鉴别、需要活检病理组织学证实时。

（5）痰细胞学检查阳性，而肺内影像学无异常发现者。

（6）原因不明的喉返神经麻痹或膈神经麻痹以及上腔静脉综合征等原因待查者。

（7）诊断不明的支气管、肺部感染性疾病或弥散性肺部疾病诊断困难，需经支气管镜检查，做肺活检、刷检或冲洗、灌洗等，进行细胞学及细菌学检查。

（8）原因不明的胸腔积液或通过实验室检查对良恶性胸腔积液难以确定，怀疑肺内肿瘤胸膜转移者。

（9）观察气管食管瘘，协助选择性支气管造影，能有针对性地显示支气管畸形、扩张程度和范围；做引导性经鼻气管插管，其准确性强、成功率高。

（10）支气管镜检查在治疗上的应用，如移除分泌物，治疗肺不张、支气管内膜结核、支气管扩张、钳取异物、止血、吸引冲洗、引流肺脓肿、灌洗治疗肺泡蛋白沉积症、肺癌气管内局部化疗、放疗、用激光、高频电刀解除气管内梗阻，了解病变范围，确定外科手术方式，评价治疗效果等。

（二）禁忌证

支气管镜检查已经积累了丰富的经验，其使用禁忌证范围也日益缩小，或仅属于相对禁忌证。患者能否进行支气管镜检查决定于患者的综合情况，操作者根据自己的技术情况和单位条件设备情况。如气管内肿瘤患者，可能是适应证，进行气管内局部化疗、放疗或用激光、高频电刀解除气管内梗阻；也可能是禁忌证，因气管狭窄严重，检查可能导致窒息。因此，进行支气管镜检查时应权衡利弊，决定是否进行。下列情况进行检查风险高于一般人群，应注意判断。

（1）一般情况极差，体质十分虚弱者。

（2）肺功能严重损害，呼吸明显困难，严重低氧血症者以及严重肺动脉高压活检可能发生严重出血者。

（3）严重心脏病，心功能不全或频发心绞痛，明显心律失常，新近发生过心肌梗死者以及严重高血压者。

（4）精神高度紧张/精神失常，不能合作者。

（5）主动脉瘤，有破裂危险。

（6）近期有活动性大咯血，哮喘急性发作，则需暂缓进行。

（7）出、凝血机制严重异常。

（8）对麻醉药过敏不能用其他药物所代替者。

（9）近期急性支气管肺部感染、高热，支气管镜检查可使炎症扩散，则需暂缓进行。

（10）气管部分狭窄，估计支气管镜不易通过，且可导致严重的通气受阻者。

（11）尿毒症患者，活检时可能发生严重出血。

**三、支气管镜检查操作方法**

（一）术前准备

（1）全面了解患者病史、仔细查体及实验室检查，复习近期胸片、CT 片，确切掌握病变部位，以便评估病情，有目的地进行支气管镜检查，防止镜检中发生意外，减少并发症，提高支气管镜检查效果。

（2）严格掌握适应证，了解患者术前病情变化，老年人常规作心电图、血小板计数、出、凝血时间等检查，对有肺功能不全者，应作血气分析或血氧饱和度测定检查。对呼吸道急性炎症期、气道反应较高的以及严重高血压及严重心脏病患者，如果检查不能避免时，术前应予以必要的对症治疗。一般认为，进行支气管镜检查时，患者的动脉血氧分压平均下降1.33～2.66kPa（10～20mmHg），并有可能发生心律失常。

（3）备好急救药品、氧气、开口器和舌钳，检查活检钳及活检刷头有无松动、断裂，确保血压、血氧、心电监护仪、吸痰器性能良好，必要时备好人工复苏器。

（4）向患者充分说明支气管镜术对疾病诊断和治疗的必要性和安全性，介绍检查方法，讲清操作要点，同时又要向家属讲明术中、术后可能出现的并发症，耐心细致地做好解释工作，使患者消除顾虑，解除紧张情绪，以取得患者主动配合检查。必要时可让家属陪伴身旁予以心理支持；患者或家属签订支气管镜检查知情同意书。

（5）了解有无可经血液传播的病史，必要时检查肝功能、乙肝表面抗原、艾滋病等；了解有无麻醉药物等过敏史。

（6）术前禁食禁水4～6h；禁吸烟。

（7）术前给药：为减少患者检查时的分泌物及消除患者的紧张情绪，术前半小时肌内注阿托品0.5mg、地西泮5～10mg或吗啡5～10mg。慢阻肺患者慎用吗啡，年迈体弱、重症患者用量酌减，呼吸功能不全者禁用。前列腺肥大者用阿托品可能造成排尿困难，需慎重。舒喘灵、喘乐宁气雾剂，均为$\beta_2$肾上腺素受体选择性兴奋剂，可舒张支气管。对于气道反应较高的患者，术前适量吸入此类药物，可减轻镜检刺激引起的气道痉挛。

（8）取下口腔义齿：检查时患者头部用消毒巾包裹（或戴消毒帽），并用75%酒精溶液纱布擦拭其鼻、唇周围皮肤。

（9）检查前支气管镜的插入部分和活检钳、细胞刷、吸引管等应浸泡在1：2 000氯己定溶液中消毒20min。气管镜的操作部和目镜部用75%酒精溶液纱布擦拭。术前应仔细检查支气管镜是否清晰，管道是否通畅，弯曲调节钮是否灵活将自动吸引接头接在支气管镜吸引管外套管内，连接吸引器并检查吸引装置有无堵塞；检查冷光源亮度、曝光系数是否适宜，检查使用的电源必须接可靠地线，装置稳压器、连接光源。

（二）操作要点

1. 麻醉　鼻咽部：常用2%利多卡因喷雾麻醉或超声雾化吸入。气管内：采用支气管镜直接滴入或环甲膜穿刺，注入1%～2%利多卡因5ml，后者效果准确可靠，但穿刺的针眼难免有少许血液流入气管、支气管内易与病理性出血混淆。

2. 体位选择　患者多取仰卧位，肩部略垫高，头部摆正，略向后仰，鼻孔朝上。这种体位，患者肌肉放松，比较舒适，并可预防晕厥，更宜于老年、体弱、精神紧张者检查。如患者有呼吸困难或颈、胸部、脊柱畸形等情况不能平卧时可采取座位，但注意镜检所见标志与仰卧位相反。

3. 选择插入途径　根据患者的具体病情和检查目的的要求选择：经鼻、口腔、气管套管或气管切开处插入。经鼻腔插入：操作方便，患者痛苦小，能自行咳出痰液，检查中可以了解鼻咽部病变，是最常用的方法；经口腔插入，不能由鼻腔插入者，可选择口腔路径进入，其缺点是容易引起恶心反射以及舌翻动，使支气管镜不易固定而导致插入困难，呼吸道分泌物不能自行咳出，需放咬口器，以免咬损插入部；经气管套管或气管切开处插入仅用于已行气管切开和气管插管的危重患者气道管理。

4. 检查步骤及顺序　开启冷光源，调节好光源亮度，用屈光调节环调整视野清晰度。操作时术者左手握支气管镜的操作部，拇指拨动角度调节钮，使插入管末端略向上翘，以适应鼻腔的弧度将镜的前端送入鼻腔，边插边调节角度旋钮使镜端沿咽后壁进入喉部，窥见会厌与声门，观察声带活动，充分麻醉，通过张开的声门将支气管镜送入气管。注意观察气管黏膜以及软骨环的情况，直至隆突，确认两侧主支气管管口，先检查健侧后患侧，病灶不明确的先右侧后左侧，自上而下依次检查各叶、段支气管。健侧支气管检查完毕后将镜退回隆突，再依次检查患侧，如果发现病变根据情况决定相应检查。注意检查时保持视野位于支气管管腔中央，避免碰撞管壁，引起支气管痉挛，且极易造成黏膜损伤。

5. 标本采集　支气管镜检查过程中，肉眼虽可对管腔内病变进行观察，做出初步诊断，但进一步明确，必须有组织学、细胞学或细菌学的证据。为此必须进行标本采集，常用方法有：

（1）钳检：是获取病理标本的重要手段。采取标本前应吸除支气管内分泌物，窥清病变部位，若活检前病灶已有渗血，或者估计到钳夹后出血较多，可能造成视野模糊，应于活检局部先滴入 1∶10 000 肾上腺素。调整好内镜的深度、方向及末端弯曲度，使选定的活检部位恰当地呈现在视野中间，助手插入活检钳控制钳舌关闭，术者在视野中看到钳末端伸出，再将钳送至系近活检的部位，此时，请助手张开钳舌，继续推进，准确压住病变部位，嘱助手关闭钳舌，同时，术者迅速将活检钳往外拽出，不宜用力过猛。标本取出后放在小片滤纸上，立即浸入盛有 10% 福尔马林溶液的小瓶内固定送检。对镜下所见的黏膜病变或肿物的阳性率可达 90% 左右。对有苔病变先将苔吸出或钳出，暴露病变后取材。对肿物在中间或基底部取 3～4 块组织较为适宜。出血较多时，可再滴入 1∶10 000 肾上腺素止血。

（2）刷检：分为标准刷和保护性套管刷。前者一般在直视下，必要时在 X 线透视下进行。将细胞刷插入病变部位，稍加压力旋转刷擦几次后将其退至支气管镜末端和支气管镜一起拔出，涂片 2～3 张送检，送细胞学检查的涂片置入 95% 乙醇溶液中固定。保护性套管刷包括单套管、双套管，加塞或不加塞等方法，主要用于细菌学检查。双套管毛刷有内外两层，外套管顶端有小塞封闭管口，毛刷在内套管中。刷检时，将内套管向前推送，外套管末端的小塞被顶掉，再将毛刷向前推送，伸出内套管刷检，取毕标本退入内套管中。支气管镜与套管毛刷一起拔出，剪除外露套管顶端有污染的部分，伸出毛刷浸入少量消毒盐水中做细菌培养。

（3）针吸活检：用特制的穿刺针，在 CT 引导下经支气管镜对纵隔肿大的淋巴结穿刺活检或经支气管针吸肺活检（TBNA）。2004 年 11 月，奥林巴斯医学系统公司发布了利用具有超声波功能的支气管内镜技术，通过超声波图像来确认淋巴结，用专门的抽吸式活检针进行穿刺来提取标本。针吸活检对纵隔、肺门淋巴结的性质，肺癌的诊断和分期有重要的临床意义。

（4）经支气管肺活检（TBLB）：根据有无引导条件分为：无 X 线透视引导下行 TBLB，即"盲取"。在 X 线透视引导下行 TBLB；在 CT 引导下 TBLB。用于对弥散性肺病变或周边型肿块取活组织做病理检查。

（5）支气管肺泡灌洗：是利用支气管镜向支气管肺泡注入生理盐水、并随即抽吸，收集肺泡表面衬液，检查其细胞成分和可溶性物质的一种方法。主要用作有关疾病的临床诊断，研究肺部疾病的病因、发病机制以及评价疗效和预后等。

## 四、并发症及术后护理

### （一）并发症的预防及处理

虽然支气管镜检查认为是一种安全的检查方法，但随着检查范围的扩大，并发症的发生率亦在增多，其发生率在0.3%，严重并发症为0.1%，死亡率0.01%。常见并发症为。

1. 麻醉药过敏　良好的麻醉是支气管镜检查顺利进行的基本条件，可减轻咳嗽，减少喉、支气管痉挛的发生。但不当的麻醉可引起严重并发症，甚至造成死亡。少数患者因为麻醉药物过量或体质因素发生中毒或过敏反应，以丁卡因较多见，但现已不采用。目前多应用利多卡因局麻，以避免麻醉药物过敏。因此，喷药前应注意询问患者有无麻醉药物过敏史或先喷少许药液，仔细观察2~3min，如无过敏反应再继续进行局麻。麻醉药不要超过常规剂量，一旦出现过敏中毒反应，应立即停止用药，并立即抢救，给予吸氧、保持呼吸道通畅、输液、可肌内注射或静脉注肾上腺素、甲强龙或地塞米松、异丙嗪等，必要时行气管插管及对症处理。

2. 喉头、气管、支气管痉挛　多发生在支气管镜通过声门时。患者出现明显紫肿，呼吸困难，严重可死亡。主要因为麻醉不充分或检查刺激引起，因此操作前应充分麻醉，向患者讲明操作步骤，充分取得配合，操作者动作要轻柔减少刺激。

3. 出血　最常见。表现为短暂的鼻少量出血、痰中带血或咯血一般无须特殊处理。多由于细胞刷检或活检后黏膜被撕裂或损伤引起。癌组织脆性大，活检易出血，及时注入1：1 000肾上腺素于出血部位。当出现大咯血时，可将支气管镜堵在出血支气管内，或立即拔出支气管镜，患者其侧卧位，并及时采取肌内注射卡巴克洛、酚磺乙胺等止血措施，必要时行气管插管吸引。

预防：如从鼻孔进入，先检查患者哪个鼻孔较通畅。支气管镜从通畅的鼻孔进入。术前常规作血小板计数，出凝血时间测定。有出血素质及其倾向的患者，要提高警惕。如检查指征不迫切，最好不行支气管镜检查。否则应进行相应的治疗并做好必要的急救、止血准备，患者有反复大咯血或估计病变有出血可能者，避免用锐利的活检钳，取活组织时应避开血管。检查时各项操作都要轻柔，避免用力过猛，做好表面麻醉，减少检查过程中的剧烈咳嗽。对血管丰富的癌肿组织，也有人主张在活检前先滴入1：10 000肾上腺素2~3ml，可使癌肿表面血管收缩，待癌组织颜色变浅后再行活检，这样可使出血大为减少。

4. 发热、感染　少数情况与消毒不严格、无菌操作不够、肺出血有关。一般认为，对高龄或肺部有明显的慢性阻塞性肺疾病的患者，检查后发热，感染机会多于其他人。也有个别患者在支气管镜检查及活检后，发生肺炎和败血症。防治：每次检查前、后应严格消毒支气管镜，特别是镜管中有痰液残留者，消毒前多次用蒸馏水冲洗，之后用消毒液连续吸引冲洗，然后将支气管镜浸泡消毒液中。对已有肺部感染的患者，检查前、后均应用抗生素治疗，对发热38℃以上者，肺部炎症明显者，检查前应积极抗感染治疗，最好等体温下降，肺部炎症控制再行支气管镜检查。如术后患者出现发热，应立即行血常规检查，必要时拍胸片，肺部浸润或肺炎可适当应用抗生素处理。

5. 气胸　主要见于活检，特别是经支气管镜肺活检。由于活检位置过深，肺活检时撕裂胸膜导致。预防方法活检时尽可能在 X 线帮助下行肺活检，不要靠近胸膜，钳夹时如患者感到相应部位疼痛时，表示触及壁层胸膜，应立即松钳，后退少许试夹。一旦发生，按气胸处理。

6. 低氧血症　一般认为支气管镜检查时，$PaO_2$ 平均下降 1.33 ~ 2.7kPa（10 ~ 20mmHg）。检查过程中咳嗽或吸痰时 $PaO_2$ 下降明显，操作时间的延长 $PaO_2$ 下降明显。对有慢性阻塞性肺病或肺损伤范围较大或术前应用镇静剂等，$PaO_2$ 下降更为明显。在检查后低氧血症可持续 1 ~ 2h。故应严格掌握适应证。防治：$PO_2$ 低于 70mmHg 时应慎重，尽可能缩短检查时间，对有心肺功能障碍应作心电图和血氧饱和度监测。对肺功能较差的患者应避免应用抑制呼吸作用的镇静剂。术中应给予吸氧。

7. 心脏呼吸骤停　原因可能为患者原有心脏病基础，情绪不稳定，麻醉不充分，操作手法不当。由于支气管镜检查时的刺激，特别是支气管镜通过隆突时易出现室颤，所以并发症要多于、重于无心脏疾病患者，对患有冠状动脉疾患的患者进行支气管镜检查时，有一定危险，需要慎重考虑适应证和并发症，检查时应作心电监护、吸氧，同时准备好必要的抢救仪器。即使无心脏病史的患者，当麻醉不全时，强烈的刺激可能引起反射性心搏骤停。因此术前应做心电图，术中心脏监护观察，如有明显的心律失常，严重心脏病、大面积心肌梗死，禁做支气管镜检查。如遇意外立即抢救处理。

（二）术后护理

1. 一般护理　拔镜后嘱患者卧床或静坐休息 30min，禁食 3h，以免误吸。门诊患者应由家人陪护休息半小时到 1h 后可回家。告诫患者少讲话，利于声带休息。多休息，不可用力咳嗽、咯痰，可能出现鼻腔咽喉不适、疼痛、鼻衄、声嘶、头晕、胸闷、吞咽不畅等，休息后可逐渐缓解。3h 后可试进少量温凉流食。

2. 呼吸观察　术后注意观察呼吸频率、深度、节律的变化和口唇颜色，呼吸不畅者予以吸氧 2 ~ 3L/min。

3. 咯血的观察和护理　进行支气管镜活检术出现少量咯血属正常现象，一般不必特殊处理，1 ~ 3d 可自愈。一旦出现大咯血，及时治疗、抢救，并采取有效的护理措施：①去枕平卧，头偏向患侧，或头低脚高位，轻拍背部，消除鼻腔、口咽内的积血，保持呼吸道通畅。②消除患者的恐惧、紧张情绪，必要时给小量镇静剂应用，避免用力咳嗽，吸氧 3 ~ 4L/min。③建立静脉输液通道，给予止血药应用，必要时输血。④严密观察生命体征变化，观察有无面色苍白、皮肤湿冷等休克状态，准备好抢救药品、器械，避免窒息致死的后果发生。

4. 抗生素治疗　术后发热、咳嗽、多痰，可给予对症或抗生素治疗。必要时检查血象，胸部 X 线等检查，以防肺部感染及并发症发生。

## 五、支气管镜检查在诊断上的应用

（一）肺部症状和体征

1. 咳嗽　咳嗽是一种常见症状，本身是一种旨在清除呼吸道异物的防御机制，临床医生常常遇到的问题是患者是否需要进行镜检。如果慢性咳嗽者，咳嗽性质或频率的改变，持续 4 ~ 6 周，提示支气管内可能发生新的病理改变，如局部性狭窄，原因可能是支气管肿瘤、支气管结核、异物、支气管炎症或支气管痉挛等。应当考虑支气管镜检查。

2. 咯血 作为一种症状，本身很少有诊断价值，然而咯血会受到患者和临床医师的关切，尤其是大咯血提示病情严重。引起咯血的疾病比较多，主要来自于气管、支气管及肺，常见的病因有支气管扩张、肺癌、支气管内膜结核、肺结核、支气管炎、肺炎、肺动脉高压、肺梗死、肺脓肿、肉芽肿、外伤、肺血管异常等。病因不明的咯血患者都应行支气管镜检。检查的目的在于确定出血的原因，特别是排除肿瘤的存在，还可用于确定以后不能预测的大出血的部位。在活动性出血期或48h内进行镜检，发现出血部位的可能性最大，即使超过48h来诊，同样应做镜检，通常绝大部分患者的咯血原因都能明确，但有少数咯血原因始终不能确定。大咯血的患者（24h内咯血在500ml以上，或一次量300~500ml），因为支气管镜的吸引孔过细，且吸引能力有限，不能吸出血块，最直接的危险是血液、血凝块引起的急性窒息，原则上支气管镜检是禁忌的，应使用硬质支气管镜，以保持呼吸道通畅和进行充分的吸引。

3. 局部喘鸣和肺不张 需支气管镜检来鉴别肿瘤和其他阻塞的原因。找不出原因的声带麻痹或新近发生的膈肌麻痹的患者也应进行支气管镜检。怀疑有支气管、气管受到物理、化学因素侵害，可行支气管镜检估计其严重程度，在处理上和预测继发性肺并发症的严重性是有帮助的。肺不张发生的部位最多为肺中叶，其次左右肺上叶，左全肺，左肺下叶，右全肺，右肺下叶。常见原因肺癌55.63%，炎症37%，结核3.89%，较少见的异物、肉芽肿、结石症、血块及痰栓阻塞等。

（二）肺癌的支气管镜检查

发生在主支气管的肿瘤，早期可出现咳嗽、咯血、喘鸣，胸部 X 线检查，可以有也可没有异常发现，支气管镜检通常可发现病变，若能看到肿瘤，组织学诊断率可达94%~100%。

早期肺癌的发现：早期肺癌系指病变局限，可顺利进行切除预后良好甚至可以治愈的肺癌；痰细胞学检查发现癌细胞，而 X 线胸片、肺 CT 片、磁共振等项检查均无异常发现，这类患者在临床上称之为隐匿性肺癌，此时利用支气管镜独特的优点，直视下观察支气管内黏膜的异常征象，进行活检/刷检，可获得令人满意结果。

中心型病灶：若位于大气道，X 线检查常常漏掉，支气管镜检却可以发现；胸部 X 线或 CT 显示肿块位于肺门附近，根据病变的不同情况进行钳取活检、穿刺抽吸、支气管刷检和冲洗，多可获得满意的结果。

周围型病灶：胸部 X 线检查示结节和团块状阴影位于肺的周围，支气管镜不能完全达到病变部位，此时支气管镜对诊断是困难的，但 X 线/CT 引导下作经支气管肺活检、刷检可提高诊断率。

转移性病灶：各个器官的恶性肿瘤在其病程的早期或晚期均可经血液或淋巴或直接转移至肺部，在肺内发生转移。肺转移性肿瘤大部分无自觉症状，常易漏诊或误诊。病灶形状多为球形结节阴影，有的可为卵圆形或分叶状，一般边缘光滑。数目可多可少，常分布于两肺中、下野及肺周边胸膜下，直径一般为 1~2cm。应用支气管镜检查可获得较高的阳性率。

肿瘤能否手术切除的估计：估计支气管内肿瘤手术切除的可能性是支气管镜检查程序的一个重要部分。应当确定肿瘤的范围，特别要确定病变边缘距隆凸的最近距离。累及隆凸或扩散到气管的肿瘤在技术上是不能切除的。局部淋巴结和支气管外结构受累可通过观察正常呼吸、用力呼吸和咳嗽时的支气管树动度来判断，支气管镜见有气管、隆凸或支气管主干外压迫征象存在可以做支气管针吸活检。

（三）下呼吸道感染

支气管镜检查其主要是针对不能确诊的严重肺炎、快速进展的肺炎、多种抗生素治疗效果欠佳的肺炎、医院内感染肺炎或机械通气过程中进展的肺浸润灶及感染不典型而且严重的免疫受损患者。支气管肺感染时，咳出的痰由于受到上气道微生物的污染不一定反映出下气道的菌丛。支气管镜检是搜集相对未污染标本的一种可行和安全的方法。选择性培养是将一灭菌的带鞘的双导管毛刷装置插入到感染部位刷检标本或脓液进行培养。特别是在感染病因不明，而且伴有免疫受损患者。原则上应尽早应用，以免诊断上的延迟等导致病情的进一步恶化、侵袭性检查的危险性及出现并发症的机遇增加。

（四）支气管肺泡灌洗（Broncho – alveolar lavage）

作为研究肺病的病因、发病机制、诊断、评价疗效和判断预后的一项手段。主要适用于石棉、肺泡蛋白沉着症，卡氏肺囊虫的诊治和肺感染性疾病病原菌的检查等。

（五）间质性肺疾病的经支气管镜肺活检

该项检查在研究或诊断中占有一定地位，但是通过此种方法得到的肺组织标本小不一定能做出准确的诊断，除非多次多部位活检。没有透视下活检阳性率较低（36% ~62%），但从放射线检出的受累肺区进行钳检可提高组织学阳性率。诊断率不但取决于病因，还取决于取材部位、方法、技术程度。一般认为结节病诊断率高，结节病Ⅱ期、Ⅲ期诊断率高于Ⅰ期；致纤维化性肺泡炎阳性率较低，此外，对肺泡蛋白沉积症、胶原性肺部疾病、肺原发性淋巴瘤也有一定价值。

（六）对结核的诊断

目前，我国有71.8%的肺结核患者痰菌为阴性，这些患者中临床症状不典型，X线也不典型，易导致误诊和漏诊，影响治疗。通过支气管镜直接从病灶处取材查结核杆菌或作病理学检查，确诊率为60.4% ~95.0%。

对于支气管结核支气管镜充分显示黏膜充血、水肿、溃疡、糜烂、干酪样坏死物堵塞、管腔狭窄等表现，在诊断上具有重要价值。典型的支气管内膜结核镜下特点为：①炎症型：黏膜局限性充血、肿胀，间嵴增宽，管腔向心性狭窄，软骨轮廓不清。②溃疡型：单发或多发溃疡面，常常相互融合成糜烂面，底部及周围充血，表面覆盖干酪样分泌物。③肉芽肿型：单个或多个大小不等的肉芽肿结节，表面光滑，周围组织界限清楚，因向管腔内突出，易造成支气管管腔狭窄、阻塞性肺不张，易与支气管肺癌管内型相混淆。④瘢痕型：黏膜粗糙，肥厚，纵行皱襞粗大，管腔呈漏斗状狭窄，导致叶、段支气管障碍，易发生永久性肺不张。⑤混合型：以上四种部分或共同存在。支气管镜钳检，刷检和结核菌培养阳性率可达93%。

## 六、支气管镜在治疗上的应用

支气管镜可以在直视下进入支气管树，因此可用于解除支气管阻塞和局部用药，尤其适用于取出呼吸道异物。在危急患者监护时，通过支气管镜来吸引和清除黏稠的分泌物；通过支气管镜进行镍钛记忆合金气管内置入来解除局部的气道狭窄。

## （一）支气管镜用于异物取出

经支气管镜摘取异物的成功率，在很大程度上取决于应用的器械/异物的部位/种类以及操作者技术的熟练程度。一般选用口径较大的支气管镜。异物位于支气管者，最好应用硬支气管镜。停留于较周围的段或小支气管内的较小异物使用支气管镜更容易取出，吸入性异物大多发生在儿童（15岁以下儿童占94%），异物更宜于在全麻下用硬支气管镜取出。常用取异物器具有：①钢丝篮主要用于取出较大的易破碎的异物。②钢丝爪可取出大多数金属异物和有机异物。③Olympus钳仅适用于较细小的金属异物。④ACMI钳可抓取各种金属异物。⑤W、V型异物钳适用于摘取骨性异物。

## （二）重危患者的支气管镜检查

主要应用于：①经支气管镜吸引清除气道分泌物阻塞：重危患者不论是否在使用机械通气，经常有意识障碍并伴有咳嗽反射和气道净化功能抑制，特别容易发生气道分泌物潴留从而导致支气管阻塞，通气障碍和呼吸衰竭。采用吸引导管盲目吸引，60%有效，但X线检查若出现一侧肺实变或肺不张，盲目吸引往往不能解除梗阻，应采用床边局麻下支气管镜直视下冲洗、吸引。②支气管镜引导经鼻气管插管建立人工气道：建立人工气道是抢救呼吸衰竭和心肺复苏的主要手段。以往采用经口气管插管或气管切开方法，创伤大，感染机会增加，且经口气管插管清醒患者难以接受。应用支气管镜经鼻气管插管，创伤小，且能直视声门，插管准确快速，又能经支气管镜吸痰及注入表面麻醉药，气管黏膜刺激小，清醒患者可接受。特别当颈部伸张受限插管困难时，可将气管内导管套在支气管镜管径上，作为一种导引器插入气管，并将气管内导管送至恰当的位置。如果对气管内导管位置有怀疑，可用支气管镜检来核对。气管插管拔除后，可用支气管镜检查由插管造成的气管、声带及声门的损伤。

## （三）介入治疗气道肿瘤

近10年来，经支气管镜介入治疗肺部肿瘤的飞速发展，为肺癌尤其是晚期肺癌开辟了新的治疗途径。对堵塞主气道而不能手术切除的支气管内肿瘤，有时可通过支气管镜给予一种姑息疗法来代替放射疗法。通过支气管镜施行的各种方法包括支气管网架的植入、冷冻疗法、电灼疗法、激光疗法，置入放射性金颗粒、支气管镜介入腔内后装机放射治疗晚期肺癌以及向肿瘤组织注射抗癌药物、无水乙醇等的局部应用，可使瘤体缩小。

## （四）在肺部其他疾病中的应用

支气管镜导管介入治疗耐多药肺结核痰菌阴转率为90.2%，病灶显效率为86.6%，空洞闭合率为32.9%，明显高于对照组。也有对初治或复治病例在全身化疗同时，局部给予抗菌药物，效果明显。

支气管肺泡灌洗（BLA）已在多种疾病中应用如全肺灌洗治疗急性期尘肺、肺泡蛋白沉着症、吸入放射性微粒疗效好。对肺泡细胞癌向一侧肺各叶、段支气管注入抗癌药物2~3次/周，两肺轮流注药也有报道。

（李 钊）

# 第二节　支气管肺泡灌洗

支气管肺泡灌洗（bronchoalveolal lavage，BAL）是利用支气管镜向支气管肺泡注入生理盐水、并随即抽吸，收集肺泡表面衬液，检查其细胞成分和可溶性物质的一种方法。主要用作有关疾病的临床诊断，研究肺部疾病的病因、发病机制以及评价疗效和预后等。应当注意，BAL 与为稀释气道分泌物等而应用少量液体（10～30ml）注入支气管所进行的支气管冲洗（bronehial washing）以及为治疗肺泡蛋白沉积症等所采用的大量液体（10～20L）灌注的全肺灌洗（whole lung lavage）不同。自 1974 年 Rynold 和 Newball 在 1964 年池田茂人发展的支气管镜基础上发展了支气管肺泡灌洗技术以来，这一检查方法已在世界得到广泛的应用与发展，对不明原因的弥散性肺病已成为标准的诊断手段。

## 一、支气管肺泡灌洗的适应证和禁忌证

BAL 为一创伤性小、并发症低的检查方法，患者易于接受，故广泛用于各种弥漫性实质性肺病（diffuse parenchymal lung disease，DPLD）以及感染、肿瘤等疾病的病因、发病机制、诊断、疗效和预后判断等。通过 BAL，可以对某些疾病做出明确诊断或鉴别诊断，如肺泡蛋白沉积症等。该技术也是肺活检病理组织学检查的一种补充手段。

BAL 检查的禁忌证包括：①严重心脏病变者，如心力衰竭、严重心律不齐、新近发生的急性心肌梗死患者。②肺功能严重受损者，如呼吸衰竭、动脉血氧分压低于 60mmHg（8Kpa）者。③新近（一周内）发生大咯血者。④活动性肺结核未经治疗者。

## 二、支气管肺泡灌洗方法

### （一）术前准备

BAL 为在支气管镜检查时进行，通常在支气管镜检查气道完毕后，于活检、刷检前做 BAL，以免因出血而影响结果分析。用于做支气管肺泡灌洗的支气管镜顶端直径最好在 5.5～6.0mm 左右，以利于紧密嵌入段或亚段支气管管口，防止大气道分泌物混入和灌洗液外溢，保证支气管肺泡灌洗液（bronchoalveolar、lavage fluid，BALF）回收量。术前准备与支气管镜术前准备相同。术前 30min 肌内注射阿托品 0.5mg。局部麻醉剂为 2% 利多卡因，咽喉部局部麻醉，并可在要灌洗的肺段支气管经活检孔注入 2% 利多卡因 1～2ml 局部麻醉，但在作 BAL 前应清除气道内的药物，避免影响回收灌洗液中细胞的活性分析等。在灌洗过程中咳嗽反射必须得到充分的抑制，否则易引起支气管壁黏膜损伤而造成灌洗液的混入血液，同时影响回收量，故有人主张在术前常规肌内注射吗啡（5～8mg）或地西泮（5～10mg）或苯巴比妥（100mg），但对有呼吸衰竭者应避免应用，年老患者应慎用或减量。

### （二）灌洗部位选择

对弥散性间质性肺疾病灌洗部位通常选择"标准部位"右肺中叶（B4 或 B5）或左肺舌段，因这两个部位支气管镜比较容易嵌入，回收液量和细胞数比下叶多 10%～20% 左右。对大多数弥散性肺疾病，在一个部位回收的 BALF 就可以获得足够的临床资料，通常可以代表全肺。但对弥散性间质性肺病的肺部病变不均匀时，可能会出现叶间差异，故也有人提出

选择一个以上的部位灌洗以减少标本误差。对局限性病变如炎症浸润、恶性肿瘤，应选择相应有病变的肺段或最大的异常区进行 BAL。

（三）灌洗液的选择

灌洗所用的液体必须为无致热热原的盐溶液，多用静脉注射用 0.9% 的灭菌生理盐水，温度最好为 37℃，此温度较少引起咳嗽和支气管痉挛，也可用室温下（25℃左右）的生理盐水。

（四）灌洗液的注入与回收

将支气管镜顶端紧密嵌入段或亚段支气管开口处，经活检孔快速注入灌洗液，每次20～50ml，总量 100～300ml，但临床多用100ml，能获得较满意结果且安全。一般来说 BALF 回收细胞数与灌洗液量呈正相关，低灌洗液量往往增加混杂支气管分泌物，但灌洗量过大会产生一些不良反应，如咳嗽、发热、呼吸困难等。灌洗液注入后立即以 50～100mmHg（6.67～13.3kPa）负压吸引回收灌洗液，不要用过高的负压，以避免支气管镜末端远侧的气道萎陷或支气管黏膜表面创伤影响结果。通常回收率应达 40%～60%（下叶或其他肺叶为 30% 以上）。

（五）灌洗液的处理

将回收液体立即用双层无菌纱布过滤除去黏液，但也有人认为作为常规诊断应避免过滤以免导致细胞和其他成分的丢失。应记录灌洗液总量，并装入硅塑瓶或硅化灭菌玻璃容器中（减少细胞特别是巨噬细胞黏附），置于含有冰块的保温瓶中，立即送往实验室检查，在 2h 内处理。分次注入的灌洗液每次回收后可混合一起进行细胞计数和分类，但有人认为第一份回收的标本往往混有支气管内成分，为防止混有支气管内成分，也可将第一份标本与以后收集的标本分开进行检查。一份合格的 BALF 标本应是：BALF 中没有大气道分泌物混入，回收率 >40%，存活细胞占 95% 以上；红细胞 <10%（除外创伤/出血因素），上皮细胞 <3%～5%；涂片细胞形态完整，无变形，分布均匀。上皮细胞 >5% 表明肺泡标本被支气管炎症细胞污染。

## 三、支气管肺泡灌洗液（BALF）实验室检查

（一）BALF 细胞总数和分类计数检测

（1）将回收的灌洗液装入塑料离心管内，以 1 200r/min 离心 10min，上清液（原液或10 倍浓缩）。－70℃储存，用作可溶性成分的检测。

（2）经离心沉淀的细胞成分用 Hank′s 液（不含 $Ca^{2+}$、$Mg^{2+}$）在同样条件离心冲洗 2次，每次 5min。弃去上清后加 Hank′s 液 3～5ml 制成细胞悬液。也可以应用灌洗泵液以减少细胞丢失。

（3）在改良的 Neubauer 计数台上计数 BALF 中细胞总数，一般以 $1 \times 10^9/L$ 表示。如果细胞数过高时，再用 Hank′s 液稀释，调整细胞数为 $5 \times 10^9/L$，并同时将试管浸入碎冰块中备用。

（4）细胞分类计数：采用细胞离心涂片装置，加入备用细胞悬液（细胞浓度为 $5 \times 10^9/L$）100μl，以 1 200r/min 离心 10min，通过离心作用将一定数量的 BALF 细胞直接平铺于载玻片上。取下载玻片立即用冷风吹干，置于无水乙醇中固定 30min 后进行染色，一般用 wright 或HE 染色。

（5）在 40 倍光学显微镜下计数除上皮细胞及红细胞外的所有细胞（巨噬细胞、淋巴细胞、粒细胞等）200 个，进行细胞分类计数。

（二）BALF 中 T 淋巴细胞亚群的检测

（1）采用间接免疫荧光法，将上述获得的 BALF 细胞成分，用 10% 小牛血清 RPMI1640 培养液 3～5ml 制成细胞悬液。

（2）将细胞悬液倒入平皿中，置于 37℃5% $CO_2$ 培养箱中孵育 2h，进行贴壁处理，去除肺泡巨噬细胞。

（3）取出细胞悬液，再用 Hank's 液冲洗离心 1 次，弃上清留 20～100μl。经贴壁处理后的细胞悬液中，肺泡巨噬细胞显著减少，淋巴细胞相对增多。

（4）将经贴壁处理的细胞悬液分装 3 个小锥形离心管内，每管 20～30μl，用微量加样器向标本中加单克隆抗体 $CD_3^+$、$CD_4^+$ 和 $CD_8^+$ 各 20～40μl，混匀置于 4℃ 冰箱中作用 1～2h。

（5）取出标本，先用 Hank's 液冲洗离心 2 次，以 1 200r/min 离心 20s，然后加羊抗鼠荧光抗体各 20～40μl，置于 4℃ 冰箱作用 30min。

（6）取出标本用 Hank's 液以同样速度和时间离心冲洗 2 次，弃上清留 20μl 充分混匀细胞，取 1 滴于载玻片上加盖玻片。荧光显微镜下数 200 个淋巴细胞并计算出标有荧光细胞的阳性率。

（三）可溶成分的检测

将 BALF 离心、使上清液与细胞分离后，上清液进行可溶性成分分析。通常将分离得的上清液贮存在 -20℃ 冰箱备用，若贮存时间在 3 个月以上，则应放在 -70℃ 冰箱内。由于 BALF 中可溶性成分检测受诸多检测因素影响，如灌注量和回收量、肺泡上皮通透性等，致使肺泡衬液稀释度亦有所不同。尽管在做 BALF 可溶性成分检测时采用内或外标志物进行标化，但检测结果仍存在着差异，其临床价值有限，多用于研究工作。作为标化或参照物的物质有白蛋白、钾、亚甲蓝、尿素等，但目前大多数研究是用白蛋白作为假定标准，即将 BALF 中的白蛋白稀释成同一浓度，这可使研究组之间所得结果进行比较。然而由于各种疾病均可改变毛细血管膜的完整性，故使肺疾病患者 BALF 白蛋白和正常人测定值之间的结论复杂化。BALF 中检测的可溶成分包括总蛋白、白蛋白、免疫球蛋白、$\alpha_2$ - 巨球蛋白、$\alpha_1$ - 抗胰蛋白酶、癌胚抗原（CEA）、神经元烯醇化酶（NSE）及细胞角质片段抗原 19 - 9（CYFRA21 - 1）、端粒酶（telomerase）、转铁蛋白、纤维连接素、弹性蛋白酶、胶原酶、血管紧张素转化酶、前列腺素（PG）、血栓素 B、肿瘤坏死因子（TNF - α）、白介素 - 8（IL - 8）等。

（四）尘粒和矿物质的检测

BAL 技术是检测肺内无机尘的一种敏感方法，在下列情况下有助于诊断：①在常规 BALF 细胞学扫描中检测出某些类型的尘粒，具有临床诊断价值，提示应注意询问职业病史，并考虑职业病的可能性。有尘粒接触史者，在灌洗细胞的普通玻片上用光学显微镜常规细胞计数，常可观察到尘粒。细胞内含铁小体的存在是接触各种尘粒的标志。②矿物学分析能鉴定尘粒，特别有助于接触史不明的病例，还能阐明有混合尘接触史的病例。③尘粒定量（如 BALF 平均含铁小体总数等）也有助于确定肺尘水平与疾病发生间的接触关系，并期待着可明确表示诊断价值的界限。

（五）感染性病原体的检测

BAL 是收集免疫受损患者合并肺部感染时下呼吸道标本的可取方法。

1. 肺孢子菌检测（PC） 目前 BAL 是检测 PC 最有力的方法，如技术适当，其敏感性超过 90%，可用 Wright – Giemsa 或 Weigert 染色，为防止 PC 丢失，BALF 不应当用纱布过滤。

2. 巨细胞病毒（CMV）和其他病毒的检测 应用免疫酶标技术（PAP）染色标本的直接细胞学检查能显示 CMV 或疱疹病毒特有的病毒包涵体，阳性率为 31%。

3. 分枝杆菌的检测 用细胞离心标本经适当培养技术，或用 Ziehj – Neelsen 直接染色能够检测。应用 PCR 技术检测 BALF 中的分枝杆菌 DNA，具有快速、敏感、特异的优点。

4. 真菌的检测 真菌如念珠菌、曲菌、隐球菌、诺卡氏菌和组织胞质菌，均能用细胞离心标本或浓缩涂片，经嗜银染色、Cram – Weigert 染色等鉴定。

5. 细菌的检测 BALF 标本的定量培养对下呼吸道感染细菌学确定有重要的意义，阳性率 43%。由于 BAL 取样区比保护性刷检区明显增大，故 BALF 定量培养结合血培养将会成为与免疫受损患者细菌性肺炎相符合的肺浸润的可供选择的方法。一般认为 BALF 标本 ≥ $10^4$ cfu/ml 对确定感染病原有重要价值。

6. 其他微生物的检测 用 Wright – Giemsa 染色等直接检查，偶可见其他微生物，如弓形体、隐孢子虫等。

（六）肺部恶性肿瘤细胞的检测

利用 BAL 诊断恶性肿瘤进行 BALF 细胞学检查，对于弥散性或周围型肺癌在经支气管镜刷检、活检难以取得病理依据者有重要意义。有作者曾比较 BAL、经支气管镜肺活检（TBLB）、刷检、支气管镜术后痰脱落细胞学检查 4 种方法，对肿瘤细胞诊断阳性率仍以 BAL 为最高，但亦有作者持不同意见，认为仍以 TBLB 为最高。

## 四、BAL 对肺间质性疾病的诊断意义

肺间质性疾病是一组不同类型的非特异性的侵犯肺泡壁及肺泡周围组织的疾病，其病因很多，有 200 多种，大多数发病机制不清，临床及影像学表现相似，临床诊断困难。BAL 通过对 BALF 的细胞学、免疫、生化学检测，为此类疾病的发病机制、临床诊断、鉴别诊断、疗效评价及预后判断提供帮助。

在部分肺部疾病中，BAL 具有很高的诊断价值并可能代替肺活检（表 4 – 1）。在另外一些情况下，BALF 虽没有特异性改变，但通过对 BALF 中细胞分类增多特点的分析具有辅助诊断意义，结合病史、临床表现、实验室检查和放射学检查结果，特别是高分辨率 CT（HRCT）的特点，可提高诊断的准确性（表 4 – 2）。即使有些患者 BALF 不具有诊断意义并且正常，它也有助于排除某些诊断，如过敏性肺炎、嗜酸粒细胞性肺炎、肺泡出血等，从而注重其他疾病的诊断。

表 4 – 1 具有诊断价值的 BALF 特征

| BAL 特征 | 诊断 |
| --- | --- |
| 卡氏肺孢子虫、真菌、巨细胞病毒包涵体 | 机会性感染 |
| 灌洗液呈牛奶样、PAS 染色阳性的无细胞小体、泡沫样巨噬细胞 | 肺泡蛋白沉积症 |
| 含铁血黄素沉着的巨噬细胞、巨噬细胞内红细胞片段、游离红细胞 | 肺泡出血综合征 |
| 实体肿瘤、淋巴瘤、白血病的恶性细胞 | 恶性病变 |

| BAL 特征 | 诊断 |
| --- | --- |
| 巨噬细胞内尘埃颗粒、石棉小体 | 尘肺 |
| 嗜酸粒细胞（25%） | 嗜酸粒细胞性肺病 |
| 铍淋巴细胞转化试验阳性 | 慢性铍病 |
| $CD_4^+$ 阳性的朗格汉斯细胞增加 | 肺朗格汉斯组织细胞增多症 |

表 4-2　具有辅助诊断价值的 BALF 细胞分类

| 细胞分类 | 可能的疾病 |
| --- | --- |
| 淋巴细胞增多 | 结节病、过敏性肺炎、慢性铍肺、结缔组织疾病、药物性肺炎、淋巴细胞性间质性肺炎（AIP）、矽肺、结核、HIV 感染、病毒性肺炎、恶性病变、Crohn 病、原发性胆汁性肝硬化 |
| 中性粒细胞增多（嗜酸粒细胞增多） | 特发性肺纤维化（IPF）、脱屑性间质性肺炎（DIP）、急性间质性肺炎（AIP）、闭塞性细支气管炎、弥散性泛细支气管炎、急性呼吸窘迫综合征（ARDS）、细菌性肺炎、结缔组织疾病、石棉肺、Wegener 肉芽肿 |
| 嗜酸粒细胞增多 | 嗜酸粒细胞性肺炎、Churg - strauss 综合征、嗜酸粒细胞增多综合征、过敏性支气管肺曲菌病（ABPA）、IPF、药物反应 |
| 混合性细胞增多 | 闭塞性细支气管炎伴机化性肺炎（BOOP）、非特异性间质性肺炎（NSIP）、结缔组织疾病 |

下面分别介绍 BAL 在部分较常见疾病中的诊断意义：

1. 肺泡蛋白沉积症（PAP）　肺泡蛋白沉积症患者。BALF 肉眼观察呈乳状为特征性表现。光镜下见 BALF 炎症细胞间有大量形态不规则、大小不等的嗜酸性颗粒状脂蛋白物质，过碘酸雪夫（PAS）染色阳性。巨噬细胞数目及体积明显增加，呈泡沫状。BALF 检查结合病史、临床表现、胸部 X 线检查，可对大多数 PAP 患者做出诊断。BALF 细胞计数与分类可表现为细胞总数增加、淋巴细胞增多，但对本病诊断意义不大。

2. 弥散性肺泡出血　主要见于继发于心脏、肺血管病变的继发性含铁血黄素沉着症、原发性肺含铁血黄素沉着症、结缔组织病、肺出血肾炎综合征（Good - pasture syndrome）等。BALF 可呈血性、有游离红细胞，巨噬细胞内有红细胞及（或）含铁血黄素，尤其是肺泡巨噬细胞内发现含铁血黄素，有较大诊断意义。含铁血黄素沉着的肺泡巨噬细胞一般在出血 48h 后出现，对充满含铁血黄素的巨噬细胞比例明显增高者，即使 BALF 不是血性、没有游离红细胞、肺泡巨噬细胞内不含红细胞，仍应高度怀疑有肺出血存在。

3. 肺朗格汉组织细胞增多症（肺组织细胞增多症 X）　为一种较罕见的、涉及组织细胞的慢性肉芽肿性疾病，与吸烟关系密切。应用朗格汉斯细胞单克隆抗体发现 BALF 中朗格汉斯细胞（Langerhans cell）增多是本病的特征性改变，如大于 5% 有诊断意义，但阳性率仅约 50%。电子显微镜检查 LC 细胞结构改变虽有诊断意义，但由于超微结构检查既费时又不经济，因而不易推广。BALF 还可有细胞总数增加，中性粒细胞和嗜酸粒细胞轻度增加。

4. 肺嗜酸粒细胞浸润性疾病　肺嗜酸粒细胞浸润性疾病主要见于过敏性嗜酸粒细胞性肺炎、支气管肺曲菌病、Churg - strauss 综合征等。这类疾病 BALF 中嗜酸粒细胞均增加，可达 20% ~90%，其中，嗜酸粒细胞性肺炎表现尤为突出，可为临床诊断提供有用的线索。

某些间质性肺疾病如结节病、特发性肺纤维化、结缔组织病肺病变、药物性肺病变等，也可出现 BALF 中嗜酸粒细胞增多，需注意鉴别。

5. 结节病　BALF 的细胞成分和 T 淋巴细胞亚群的分析对结节病的诊断、活动性判断及预后均有一定的价值。结节病者 BALF 细胞总数增高，主要是 T 淋巴细胞增加，>28% 标志病变活动，同时 $CD_4^+$ 增加，因而 $CD_4^+/CD_8^+$ 比值明显增加，>3.5，这一改变对结节病诊断有重要意义，并有助于结节病和其他肉芽肿疾病（包括外源性过敏性肺泡炎）鉴别。但应注意，$CD_4^+/CD_8^+$ > 3.5 对结节病诊断的特异性虽高达 95%，但其敏感性为 55%，因此 $CD_4^+/CD_8^+$ 比值正常或降低不能排除结节病。BAL 检查对估计结节病预后也有一定意义，$CD_4^+/CD_8^+$ 比值明显增高者，要紧密随访。中性粒细胞和肥大细胞增高者，可能预示病变发展为纤维化，具有标志作用，但尚不能作为肯定结论。

6. 外源性过敏性肺泡炎（过敏性肺炎，EAA）　BALF 中细胞总数明显增加，为正常的 3~5 倍。其中淋巴细胞占 60%，主要是 T 淋巴细胞，特别是 $CD_8^+$ 淋巴细胞占优势，因而 $CD_4^+/CD_8^+$ 比值降低，常小于 1，为本病特征。因此当 BALF 检查发现上述特征时，高度提示外源性过敏性肺泡炎。临床认为 BAL 是外源性过敏性肺泡炎最敏感的诊断手段，优于 X 线胸片、肺功能以及血液沉淀素测定。当然，BAL 仍只是一种辅助诊断方法。

7. 特发性肺纤维化（IPF）　IPF 和结缔组织病肺病变、矽肺等类似，BALF 主要是中性粒细胞增多，嗜酸粒细胞也可能增加，没有特异性，但据此可与以淋巴细胞增加为主的其他肉芽肿性肺疾病鉴别。BALF 细胞学检查对估计特发性肺纤维化皮质激素的疗效可能有一定意义。文献报道，特发性肺纤维化 BALF 淋巴细胞增加者，皮质激素的疗效较好，BALF 中性粒细胞和嗜酸粒细胞增加者，皮质激素的疗效较差。

8. 肺部感染性疾病　BAL 对免疫缺陷患者所发生的各种肺部机会性感染具有重要的诊断价值，可以直接或通过培养获得特征性的病原体，如卡氏肺孢子虫、结核分枝杆菌、真菌等，从而明确诊断。

## 五、BAL 检查的安全性和并发症

BAL 通常是一种安全的检查方法，通常认为其并发症低于经支气管镜肺活检（TBLB）。动物实验证明，当灌注液量低于 300ml 时，未发现肺病理组织学改变。BAL 的不良反应和单纯支气管镜检查的不良反应相近，并发症发生率为 0~3%，迄今尚未见直接由于 BAL 引起的死亡病例报告。有作者对 119 例间质性肺疾病 BAL 并发症的报道显示，仅 4.3% 有轻微并发症，主要为发热 2.5%、肺炎 0.4%、肺出血 0.7% 和支气管痉挛 0.7%，一般不需特殊治疗。并发症的发生多与灌洗量有关，限制灌洗量可减少并发症的发生。

BAL 最常见的不良反应为发热，发生率 0~30%，多于灌洗后数小时发生，多因巨噬细胞释放炎症介质所致，与灌洗总量有关，灌洗量为 150ml 以下者很少发生，灌洗量大者发生率高。BAL 可出现短暂的肺部浸润性病变，一般在 10% 以下，肺浸润阴影发生在灌洗的肺段，于 BAL 后 24 小时内发生，持续时间不长，1~2d 消退。BAL 也可引起损伤性出血或支气管痉挛，多不严重，且易控制。

BAL 检查可发生动脉血氧分压下降，其下降过程及程度和单纯作支气管镜检查相似。BAL 引起低氧血症的原因主要是由于通气/血流比值下降和肺内分流增加以及气道阻塞或痉挛因素所致。BAL 检查时灌洗区域肺泡通气量明显减少，而血流仍可灌注，流经该区域的血流得不到充分氧合，未经氧合的血流直接混入动脉，造成短暂性肺内分流，动脉血氧分压下降。另外，BAL 操作过程中，由于支气管镜插入气道的机械阻塞、神经反射、支气管痉挛、支气管壁水肿等原因造成支气管腔狭窄，影响通气，也是动脉血氧分压下降的原因之一。BAL 所致低氧血症一般在 BAL 操作结束后 5min ~ 2h 内即可恢复，6h 内完全恢复。

对某些疾病，如支气管哮喘、低氧血症的患者，施行 BAL 易出现一定并发症，需要注意以下几点：①操作全过程要经鼻给氧。②预先可雾化吸入 β 受体激动剂。③血氧饱和度和心电图监测。BAL 检查时由于低氧血症等原因可引起心率加快或心率减慢，偶可诱发心绞痛或心肌梗死，甚至死亡，因此术前对心功能的评价非常重要。对有心脏病病史者，应做心电图、肺功能和血气检查，以充分了解和评估患者的心肺功能状况。术前应使患者的血流动力学指标处于平稳状态。术中应给予吸氧，最好能进行心电、血压和血氧等监护及病情观察，术后继续观察 24h。

（李　钊）

# 第三节　支气管镜在呼吸衰竭中的应用

## 一、支气管镜对抢救术后老年呼吸衰竭的应用

呼吸衰竭是老年人易患的疾病之一。由于老年人痰咳不出，血氧饱和度下降，心率增快，血压下降的患者，即刻予以机械通气后在心电监护下行支气管灌洗术，在相应的护理下，抢救均有效。

支气管镜在治疗老年呼吸衰竭方面有较好的疗效，在此过程中，护理很重要。通过支气管镜吸痰利肺泡灌洗术能直观准确地吸出大量的黏稠痰液，同时生理盐水的反复冲洗对局部黏膜的反复刺激可增加咳嗽反射，利于小气道的炎性分泌物的排除，解除呼吸道分泌物的阻塞，改善通气功能有利于增强患者的自主呼吸和控制感染。对于这些无力排痰和极度虚弱的患者是造成肺部感染的呼吸衰竭的主要原因，所以及时保持呼吸道通畅极为重要，否则将延迟治疗时间甚至危及生命。支气管镜在这方面起到了很重要的作用，可以直视了解支气管腔的情况能达到 3 ~ 4 级支气管，能直接将深部支气管分泌物清除，从而达到迅速通畅气道，排除气管内阻塞因素，改善通气，促进肺复张的目的。

对于支气管镜的护理包括术前、术中及术后护理。患者来时病情危重，需医护人员快速进行病情评估，进行心电监护及血氧饱和度的监测，进行动脉血气分析。术前的准备包括酒精、液状石蜡、纱布、生理盐水、氧气连接管及地塞米松或丁卡因。患者烦躁者可遵医嘱给予地西泮 10mg 静脉推注或苯巴比妥钠 0.1g 肌内注射。协助医生摆好体位，头偏向一侧，保持静脉通畅，严密观察生命体征及 SpO$_2$ 的变化，及时记录灌洗液的进量和出量及色、泽、痰液的色和量，观察负压吸引压力的变化情况等。如发现血压下降，心律减慢或增快，SpO$_2$ 下降等及时通知医生并做相应的处理。在此过程中首先应预防发生支气管痉挛地喉头水肿。吸痰时，动作要轻柔，避免接触管壁，尽量在直视下抽吸分泌物。为了减轻对支气管的刺激，支气管镜抵达声门附近再注入 2% 利多卡因 2 ~ 2.5ml。尽量缩短吸痰时间，避免频繁或长期的反复吸引，水温应接近人体温度，一般在 37℃ 左右，防止因温度过低引起支气管痉挛。在进行支气管镜的同时要连接氧气连接管充分给予氧气吸入，根据血氧饱和度的变

化调节氧流量，避免因缺氧导致支气管痉挛。应用支气管舒张剂可减轻支气管痉挛的发生。

还要注意心律失常的发生，支气管镜对声门气管的刺激易发生心律失常，一旦出现心律紊乱或心律明显增快，$SpO_2$ 明显下降时，可以暂时操作，提高吸氧浓度，仍不能恢复者可用5％葡萄糖500ml加盐酸胺碘酮注射液（可达龙）150mg静脉滴注，用精密输液器调节滴速。如发生室性心动过速，立即行同步心复律，同时密切监测血流动力学的改变。

严密观察病情的变化，术后严密观察患者神智的变化，予以心电监护，注意血氧饱和度的变化，根据病情选择面罩或鼻导管吸氧，调节氧流量及氧浓度，及时进行血气分析。监测各项生命体征的变化及呼吸的变化，待平稳后可30min测1次，如有异常情况及时向医生汇报。

对于气道的护理方面要注意：室温在25～28℃，湿度在50％～60％。每2h协助患者翻身拍背，拍背时五指并拢，利用腕关节的力量，由下向上，由边缘向中心，轻拍背部，以利于痰液的排出。每天注射用盐酸氨溴索（兰苏）60mg加生理盐水20ml雾化吸入2次，每次15～20min。8h一次舒张支气管药物喷雾治疗，如爱全乐、沙丁胺醇等。遵医嘱定期做痰培养和药敏试验，合理应用抗生素，鼓励患者深呼吸。以增加潮气量，促使肺复张。

由于行支气管插管和支气管镜灌洗，大量的痰液堆积，可引起呼吸道感染的可能。因此要密切观察患者体温的变化，每天测体温4次，根据医嘱给予抗生素的治疗。注意患者的保暖，避免着凉，保持室内的空气流通，减少家属的探视。严密观察患者的 $SpO_2$，当 $SpO_2$ 下降时及时帮助吸痰，刺激患者咳嗽把痰排出，并开大氧流量，给予面罩吸氧，同时观察患者的面色，口唇颜色及 $SpO_2$ 的变化。饮食方面患者应禁食，必要时给予胃肠内营养，如肠内营养混悬液（能全力）、短肽型肠内营养剂（百普素）等，注意滴速要慢，增强机体的抵抗力，待口插管拔出后，可先进流食以后逐渐过渡到普通饮食。支气管镜在急救老年呼吸衰竭中有明显的疗效，在我们的精心护理之下能够取得明显的疗效并预防并发症的发生，提高患者的生存质量。

## 二、支气管镜在肺癌术后呼吸衰竭中的应用

支气管镜在肺部疾病的诊断和治疗中起到重要作用，其适应证越来越广泛，而且大量应用于危重患者的抢救。

呼衰是肺癌术后围手术期较为严重的并发症，死亡率高，治疗困难，给患者带来极大的痛苦和经济负担。肺癌术后，由于全身麻醉的影响，以及怕咳嗽引起胸痛，患者不敢咳嗽，或痰液黏稠，不易咳出等原因，均可导致呼吸道分泌物潴留，堵塞部分气道。支气管阻塞是引起肺癌术后肺不张、呼吸衰竭的主要原因，阻塞物主要有痰栓、浓稠的分泌物及血凝块，经抗炎、气管内吸痰、深呼吸和咳嗽动作等效果不佳时，应及时排出呼吸道分泌物，保持呼吸道通畅是防治肺癌术后肺部并发症和提高手术安全性的关键期。

支气管镜在临床应用已有30年的历史，目前已成为检查呼吸道病变、处理困难气道和救治危重症患者的重要工具，早期主动行支气管镜吸痰排除肺内分泌物以保持呼吸道通畅，改善通气和换气功能，同时配合氧疗，对控制肺部感染及纠正呼吸衰竭有较好的效果。呼衰患者多伴有肺部感染，经支气管镜作痰菌培养结果的特异性及敏感性均明显高于喉口取痰的准确性，在经验应用抗生素的同时，经支气管镜以保护性毛刷（PSB）或支气管肺泡灌洗液留取痰标本行细菌培养及药敏试验，可避免细菌污染，提高痰培养准确性、特异性，指导抗生素的使用。

支气管镜检查及治疗为侵入性操作，对呼衰患者行支气管镜检查、治疗时，其并发症要高于一般患者，故检查过程和检查后，必须对患者进行连续多导生命体征监测。肺癌全肺切除隆突成型术后，Perison's 固定患者发生呼吸衰竭后，直视下普通气管插管操作困难，可行支气管镜引导气管插管，建立通气道，改善氧合，尽快纠正呼吸衰竭。

支气管残端吻合口瘘是肺癌术后严重并发症，其死亡率高，治疗困难。肺癌术后呼衰患者应用机械通气时，需行气管内吸痰，清除分泌物，控制肺部感染。普通吸痰管盲吸易误伤吻合口，严重时可引起吻合口瘘，应用经气管插管内行支气管镜吸痰，并直视下确定用吸痰管吸痰的位置，可避免普通吸痰管盲吸易误伤吻合口。因此，在肺癌根治术后呼吸衰竭患者中，积极应用床旁支气管镜可有效缓解病情，有较好的应用价值。

### 三、支气管镜在 COPD 呼吸衰竭的应用

经支气管镜吸痰肺泡灌洗治疗 COPD 并呼吸衰竭，能促进痰液引流，更有效的改善通气，控制感染，减少气管插管及有创机械通气的概率，缩短住院时间，具有临床应用价值。

COPD 是一种具有不完全可逆气流受限特征的肺部疾病，呈进行性发展，因感染并发严重的呼吸衰竭，常需要气管插管，机械通气治疗。

引起 COPD 患者呼吸衰竭常见的机制：肺泡通气不足、弥散障碍、肺泡通气/血流比例失调和肺内动静脉解剖分流增加，氧耗增加五个主要机制。COPD 是慢性气道炎症，气道黏液高分泌是其重要特点，当感染及其后续的炎症效应产物又可促进黏液高分泌，继而加重感染，形成恶性循环。感染所诱发的呼吸衰竭主要是痰栓形成堵塞支气管，加之 COPD 患者多为老年人，常伴营养不良，呼吸肌疲乏，无力咳痰，分泌物滞留于呼吸道管腔，加重其阻塞，导致通气不足；痰栓所致肺不张或肺炎病变部位通气不足，也可导致通气/血流比例减少，肺动静脉样分流。以及微生物感染引起的发热，所出现的呼吸困难也可使氧耗量增加，都促使 COPD 感染后易出现低氧血症、高碳酸血症。因此，通过支气管镜吸痰及肺泡灌洗，及时有效清除气道分泌物，减少痰栓形成，改善通气，利于氧合并减少氧耗，能提高疗效；并在相对无菌条件下留取痰标本，指导抗生素治疗，尽早控制了感染，纠正感染引发 COPD 呼吸衰竭的各方面。有研究证实治疗组呼吸衰竭、感染纠正时间、住院天数、插管率得到有效的控制，治疗过程中，无严重并发症发生，效果满意，是治疗 COPD 并呼吸衰竭的安全、有效的手段，值得临床推广。需注意的是，本组病例都为相对轻症的呼吸衰竭患者，未出现意识障碍，也无严重的并发症，提示我们早期积极治疗呼吸衰竭患者，有利于控制病情，改善预后及减少住院费用。

（李　钊）

## 第四节　支气管镜在重症肺炎中的应用

### 一、支气管镜吸痰在重症肺炎治疗中的作用

支气管镜吸痰是治疗重症肺炎的一种安全有效手段。

重症肺炎是呼吸内科的常见病、多发病。具有来势猛、进展快、抢救难的特点，据文献报道：重症社区获得性肺炎（SCAP）和重症医院获得性肺炎（SHAP）其死亡率分别达

28.5% 和 70.6% 。

1. 支气管镜吸痰治疗选择适应证　咳痰无力或痰液黏稠咳出困难，听诊有痰鸣音并呼吸困难；X 线胸片提示肺不张和（或）浸润影；无吸痰治疗禁忌证。

2. 机械通气患者支气管镜吸痰方法　全部患者均在心电监护及血氧饱和度监护下，机械通气患者在正常通气下，取平卧位，颈部垫一棉垫，保证充足氧供（机械通气患者术前经呼吸机吸 100% 氧气 2min），支气管镜常规消毒后，经鼻或经气管插管套管进入。术前及术中常规给予 2% 利多卡因气管黏膜麻醉。在直视下边插入边吸痰，插至病变的肺段、亚段支气管处吸除痰液，并留取痰液送培养检查。如痰液黏稠可从活检孔注入生理盐水 5~10ml 冲洗液进行冲洗稀释痰液便于吸出，可反复数次直至吸尽。如术中心律进行性增快或出现心律失常或血氧饱和度持续下降则立即停止操作，情况改善后可继续治疗。如各项监护指标好转可适当延长治疗时间。据病情每日或隔日吸痰治疗 1 次，10d 为一疗程。

3. 观察　观察支气管镜吸痰治疗前后患者呼吸频率、心率、血气分析及胸部 X 线的变化；吸痰治疗 2h 后复查血气分析及胸部 X 线。

4. 肺炎治疗效果判定

显效：机械通气患者已拔管脱机或普通患者胸片提示病灶大部分吸收，且临床症状、体征明显改善。

有效：胸片示病灶有所吸收，且临床症状、体征有减轻。

无效：临床症状、体征无变化或有恶化。

重症肺炎是呼吸内科的常见、多发病。患者或高龄或有基础疾病使咳嗽排痰功能降低或消失，或因肺部病变范围广泛，痰液分泌多，气道炎症水肿，极容易因痰液滞留而引起肺不张，影响肺部进行有效的气体交换，使血氧饱和度下降，更重要的是影响抗生素的作用效果。普通吸痰常难以解决患者排痰不畅问题。经支气管镜吸痰能在直视下可逐级吸净气道内的分泌物，支气管镜能到达叶、段以及段以下的支气管。对于分泌物黏稠或 X 线的病变部位可予生理盐水反复冲洗，祛除大小气道的分泌物以及小气道的痰栓，改善通气及换气功能，解除痰液阻塞 - 炎症加重 - 痰液淤滞的恶性循环。

据报道，支气管镜吸痰治疗中常见不良反应有：低氧血症、心律失常、呕吐等。我们的治疗病例中无 1 例因不良反应而放弃，均能顺利完成支气管镜吸痰治疗。运用支气管镜吸痰治疗重症肺炎，我们认为要注意以下几点：首先必须严格掌握支气管镜吸痰的适应证与禁忌证。对有严重心脏病、主动脉瘤者不宜作此治疗。低氧血症是最常见的并发症。因此，术前机械通气患者经呼吸机吸 100% 氧气 2min 至关重要，操作时应密切监测患者的 $SaO_2$，提高吸氧浓度，当血氧饱和度下降在 80% 以下，则立即停止治疗，情况改善后可继续治疗。机械通气患者支气管镜吸痰时要适当增加潮气量，以增加 30% 为宜。应用 PEEP 的患者要停止应用或适当降低呼吸末下压（PPEP）水平。咽喉部及气管黏膜表面麻醉应充分，以及操作者动作娴熟也很重要。

支气管镜吸痰治疗重症肺炎效果明显，严重不良反应很少，值得推广应用。

## 二、支气管镜肺泡灌洗重症肺炎患者中的应用及意义

随着支气管镜的发展，其目前被广泛应用在肺炎患者的肺部灌洗操作中。灌洗技术的发展已有原来的全肺灌洗技术有很大的不同，肺泡灌洗重症肺炎具有高效、无创性，患者耐受

程度较高、并发症少等优点，因此，受到国内外患者及医务人员的青睐。

支气管镜肺泡灌洗（BAL）是在支气管镜下对肺泡来源的生化成分及细胞进行分析的一种技术。BAL 由于具有无创的特性，且不会对患者产生明显的并发症，因此患者较容易接受。BAL 目前已经成为肺活检补充及替代的手段，可用于临床上各种疾病的诊断，能有效评价患者发病机制及病理研究。

支气管镜肺泡灌洗（BAL）是在支气管镜下对肺泡来源的生化成分及细胞进行分析的一种技术。BAL 由于具有无创的特性，且不会对患者产生明显的并发症，因此患者较容易接受。BAL 目前已经成为肺活检补充及替代的手段，可用于临床上各种疾病的诊断，能有效评价患者发病机制及病理研究。

（一）BAL 技术简介

1. BAL 的概念　BAL 是经支气管镜对肺泡来源的生化成分及细胞进行取样，并对肺部疾病病理过程进行评价的一种技术。BAL 不同于以获取来源于大气中的病原学及肿瘤学中进行检查而采集的少量样本的支气管冲洗技术，也与采集大量液体样本进行全肺灌洗技术有所不同。临床上 BAL 检查可用于非感染性原因、感染性原因、肿瘤性原因及免疫性原因引起的肺部实际性或间质性病变的检测及诊断。

2. BAL 操作时的注意事项　BAL 通常是经支气管镜对支气管观察后，通常是支气管毛刷及活检前进行，其目前在于避免灌洗回收液造成的污染。因此在进行 BAL 操作时应对需要进行肺部灌洗的支气管采用 2% 的利多卡因进行回收。此外，还应该适当应用镇静剂以满足患者镇静的需求，同时还应适当使用胆碱受体抑制剂对支气管分泌及迷走神经反射进行处理，以增加 BAL 的回收。

3. 灌洗部位　在对患者进行灌洗时应选择合适的纤维镜嵌顿，患者在进行灌洗时应保持枕平卧位，选择根据分泌物多或病灶部进行嵌顿及操作，这种操作方式与灌洗下叶相比，更有利于灌洗液的回收，回吸收率能有效减少 20%。关于 BAL 的研究中显示，对肺炎患者一个部位灌洗时便能提供足够的资料，因此对肺炎患者进行常规灌洗时通常采用根据分泌物多或病灶部进行灌洗。

4. 灌洗液　灌洗液通常采用无菌生理盐水在室温中预热进行灌洗，将灌洗液预热 37.7℃ 时能有效减轻咳嗽，减少细胞回吸收率。

5. 灌洗及回收　采用无菌生理盐水进行灌洗，灌洗的次数应为 4~5 次，灌洗的体积应为 20~60ml/1 次，灌洗总量应为 100~300ml。在第一次回收时的回收量较少，回收吸收率高达 40%~70%。回收过程中应注意负压过大的情况，可降低气道黏膜损伤及气道坍塌现象，通过多次灌洗能有效降低回吸收的比例。

（二）灌洗并发症

BAL 通常需要在局部麻醉下经纤维镜进行操作，相对无创技术，患者更容易接受，患者并发症率较低，相关报告显示，有 0~2.3% 的患者会出现并发症，但与 TBLB 约 7% 的并发症及外科肺部活检 13% 的并发症相比，其并发症显著较低。BAL 并发症中常见的是发热，患者行 BAL 后几小时内会出现发热等症状，但患者在 24h 后会自行消失，不会对身体造成较大的影响。

（三）BAL 在肺炎中的临床应用的意义

在一些以肺泡充盈性为特性的疾病中，一些积聚在肺泡中时间较长的物质容易在灌洗过程中被洗来，因此使得 BAL 具有特异性，临床上根据 BAL 的结果可排除对肺部活检的需要，具体临床应用如下。

1. 在临床重型肺炎中的应用　经纤维镜支气管肺泡灌洗对肺部感染患者的临床治疗效果起到良好的作用，通过纤维镜能直视肺部，直接对肺段及肺叶的痰液进行清除。通过对肺部进行灌洗从而让黏稠的痰液以及痰栓能够随着灌洗液清洗出来，从而让局部分泌物、痰栓、炎性介质清洗出来，并能解除气道阻塞，并对痰液引起的肺段不张、肺叶以及含气不良等情况得以复张，从而能迅速提高患者全身的血氧饱和度，并能有效降低二氧化碳的分压，从而有效改善患者通气及呼吸道症状。在肺部感染患者中应用纤维镜支气管肺泡灌洗治疗能有效清除患者呼吸道的痰液，从而降低传统吸痰对气管黏膜造成的损害。由于纤维镜支气管肺泡灌洗技术能有效达到肺叶中，将分泌物清除，同时由于纤维镜支气管肺泡灌洗能够到达患者肺部深部取痰，能有效避免外界病原菌对取样的影响，提高取样准确性。

2. 可用于机会性感染　接受免疫抑制治疗及 HIV 引起感染的患者中，容易发生各种肺部感染，因此 BAL 能容易培养直接或间接地将病原体特性显示出来，这对 BAL 的感染具有重要的意义。BAL 对细菌感染的敏感度为，60%～95%，而对真菌、分枝杆菌及多数病毒的感染为 70%～95%，对于卡氏肺孢子虫的肺炎的诊断敏感性高达 90%～95%。在 CMV 肺炎患者中有 30%～50% 的患者可能发生胞浆包涵体积典型的核体。

3. 肺泡蛋白沉积症　当 BAL 灌洗液呈现牛奶状的外观时可表现是肺泡蛋白沉积症的临床表现，在 BAL 实验室生物涂片中可以在显微镜下出现大量的背景并且呈现无形细胞碎片，其特征性非细胞性卵圆体 MGG 染色为蓝色，PAS 的染色为阳性，少数巨噬细胞呈泡沫样。因此，通过上述临床特点可以对肺泡蛋白沉积症进行确诊。

4. 弥漫性肺泡出血　弥漫性肺泡中出现大量游离红细胞及含有巨噬细胞以及铁血黄素沉着的巨噬细胞，使得 BAL 呈现橘红色及血性粉红色的外观。因此患者临床特征表现随着灌洗的重复，回收液体的颜色将不断加深，随着灌洗的继续，灌洗液颜色将不断变淡。

5. 嗜酸粒细胞肺炎　在嗜酸粒细胞肺炎疾病中，BAL 细胞分类通常分为急性及慢性嗜酸性细胞肺炎，嗜酸粒细胞比例通常在 20%～90%，平均值为（48%～78%），嗜酸粒细胞肺部炎症属于一系列的疾病，BAL 与临床症状结合诊断能为嗜酸粒细胞具有较高的诊断价值，可有效排除外科肺部活检的需要。

6. 其他方面的诊断　除以上的诊断外，BAL 还可以用在外源性过敏性肺泡炎、药物性肺炎、特发性肺纤维化以及结缔组织疾病的诊断中。同时 BAL 还能用于对疾病活性及预后的评价中。

（四）小结

BAL 经纤维镜下进行肺泡灌洗在重症肺炎患者中具有一定的应用价值，其能有效检查各种致病因素引起的严重性肺部感染疾病，同时能有效评价疾病的预后效果。由于其在操作过程中为无创操作，因此提高了患者的耐受程度，并减少侵入性操作给患者带来的感染的风险。

（李　钊）

## 第五节　支气管镜在大咯血中的应用

支气管镜在大咯血治疗中的临床应用随着支气管镜临床应用技术的进一步发展，其适应证也进一步扩大。关于大咯血是否适宜支气管镜检查，临床上尚有争议。有报道应用支气管镜抢救大咯血 61 例的经验，就支气管镜对大咯血治疗中的应用价值进行讨论。方法选择 O-lympus – BFP30 型支气管镜，鼻导管高流量吸氧状态，患者取高枕卧位或半坐位同时滴注垂体后叶素并静脉推注蛇凝血毒酶（立止血）。术前 30min 皮下注射阿托品 0.5mg，禁用地西泮（安定）。常规用丁卡因 + 2% 利多卡因做咽部超声雾化麻醉，支气管镜未通过声门前，不做气管、支气管内麻醉。咽反射消失后经鼻进镜，接近声门后经支气管镜活检孔注入 2% 利多卡因充分麻醉咽喉部，通过声门后经支气管镜给常规剂量利多卡因，支气管镜边进边吸引，不定时用 4℃ 生理盐水和去甲肾上腺素混合液冲洗镜头，寻找到出血部位后充分吸引血痂对准出血点间断注入 4℃ 生理盐水 4ml + 去甲肾上腺素 1ml，4℃ 生理盐水 + 凝血酶 500U 和 4℃ 生理盐水 + 立止血 1kU，对有血块较大无法吸引者先用异物钳多次钳取联合负压吸引。

大咯血是指 1 次咯血量超过 100ml 或 24h 内咯血量超过 600ml 以上者，系呼吸系统急症之一。尽管咯血患者中大咯血所占比例不足 5%，但却为咯血致死的主要原因，其病死率高达 7% ~ 31%。主要是血块阻塞气道，造成窒息死亡。在气管镜用于临床以前多用药物止血，但主要针对中、小量咯血疗效明确，鉴于临床大咯血多是由于支气管动脉或肺动脉破裂所致，药物止血疗效欠佳。当气管镜在临床应用以后，配合药物止血，提高了抢救成功率。大咯血期间气管镜的应用，临床上颇有争议，部分学者认为大咯血期间行气管镜检查，危险性大，需至咯血停止 2 周以上方可考虑；也有许多学者认为大咯血期间可行，但仅认可硬质气管镜的应用价值，而认为支气管镜内径小，吸引有限，还认为不能吸出血块，加重通气不足，不赞成在大咯血期间应用；有学者认为对于段以下支气管广泛的血管阻塞是呼吸困难的主要原因之一，对这种情况的血块清除硬质气管镜难以达到段及段以下的分支，而支气管镜检查除可以明确出血部位外，还可以进行止血治疗，诊断准确性高。对支气管镜抢救大咯血的体会是：①支气管镜镜身细长、软、末端可随意弯曲，可进入 3 级支气管，观察到全部 4 级支气管，能准确找到出血部位，予局部给药。避免注入药物后不能到达出血病灶，影响止血效果。②迅速吸出血痰、血块，防止窒息。③明确病灶部位及范围，为进一步治疗奠定基础。

对于大咯血应用支气管镜检查时间的选择，有窒息先兆的患者立即抢救，而一般大咯血患者选择在咯血间歇较稳妥，大多选择在 1 次大咯血后 1 ~ 3h 内检查。需要强调的是咯血时，患者恐惧心理较重，通常呼吸急促，不易配合进镜，而且进镜过程中有加重缺氧的潜在危险，所以，操作者进镜技术必须熟练，镜身进入支气管后不作气管内麻醉，避免降低患者的咳嗽反射若非抢救，避免在大咯血时检查，首先是插入镜身困难，其次是镜面容易模糊，末端不但容易误入其他支气管，而且有末端过于贴近支气管内膜，吸引后内膜充血，加重出血危险以及镜身末端接触支气管内膜时患者咳嗽剧烈，出现憋气以至加重缺氧等潜在危险。

一个值得注意的问题是在大咯血患者中部分为老年人，合并高血压、冠心病、糖尿病等疾病，对全身使用止血药物有极大的限制，影响血压、凝血的药物必须谨慎。常见于垂体后叶素，该药可使血压升高，加重出血；引起冠状动脉痉挛，诱发心绞痛发作药物的禁忌必然影响到止血的治疗，但借助于支气管镜局部使用止血药物则对患者原发疾病影响较小。综上所述，我们认为大咯血期间行支气管镜检查，既能迅速止血，又明确出血部位；而且有时还能明确病因诊断，有时虽然是暂时性姑息治疗，但却争取了时机，为进一步手术治疗打下了基础，因而降低大咯血病死率。对于大咯血患者在咯血期间进行支气管镜检查的可行性问题，我们认为，选择合适的病例，掌握恰当的进镜时间加上术者熟练的操作技术还是安全有效的。

（李 钊）

# 第六节　支气管镜在气道异物及狭窄中的应用

## 一、中度镇静下支气管镜检查在气道异物取出的临床应用

支气管镜检查于 20 世纪 70 年代初开始在我国临床应用，其检查是呼吸系统疾病临床诊断和治疗的重要手段，并已在临床广泛应用，在气道异物诊断和治疗开辟了新途径。传统的利多卡因等局部麻醉支气管镜诊治方法患者处于清醒状态，常承受较大的痛苦和心理压力。由于表面麻醉局限性，插入支气管镜时因直接对气道产生机械性刺激出现剧烈咳嗽，甚至引起气管反射性收缩和痉挛，极个别患者在治疗过程中难以接受、甚至失败，使患者产生不良记忆，给患者带来身心的打击。为了减轻患者的痛苦，提高治疗效果，减少并发症发生。《诊断性可弯曲支气管镜应用指南（2008 年版)》中指出：如无禁忌证，提倡给予受检者镇静剂。

（1）气管、支气管异物是内科常见急症，多见于幼儿、儿童及老人。以往支气管镜取异物常规用利多卡因局部表面麻醉，治疗时患者常出现剧烈咳嗽或恶心、呕吐，导致患者恐惧以至拒绝气管镜治疗。研究中我们采用异丙酚辅以芬太尼应用于中度镇静支气管镜气管、支气管异物取出术，取得满意效果。由于其镇痛作用不明显，而呼吸道神经反射强烈，并且异丙酚具有作用迅速、短效、体内潴留极少的优点，已广泛用于日常麻醉。中度镇静（意识存在的镇静）是支气管镜检查过程中最理想的状态，通常被定义为在药物作用下患者能对语言指令和（或）轻触刺激做出有意识的反应，不需要干预就能保持良好的气道通畅以及充分的自主呼吸，心血管状态稳定，但患者的气道反应和呼吸功能都明显减弱。

（2）与传统局麻清醒下行支气管镜气管、支气管异物取出术比较观察，①$SpO_2$ 在中度镇静支气管镜治疗患者可有一过性呼吸抑制，辅以芬太尼后呼吸抑制可能更明显，但这种呼吸抑制短暂，特别是在支气管镜的刺激下呼吸很快恢复，经鼻导管给氧和托下颌能保持较满意的 $SpO_2$，而清醒局麻支气管镜检查患者由于术中多有呛咳、屏气，$SpO_2$ 可严重下降。②异丙酚对循环有较明显的影响，但通过控制推注速度，以及复合芬太尼减少异丙酚的用量，从而可减少其不良反应，特别是入镜的刺激，血压很快回升正常。而局麻支气管镜检查术中血压明显升高，与之比较有明显差异。③支气管镜检查在中度镇静下进行时，患者术中喉、支气管痉挛、呛咳、不自主体动及出血等并发症明显减少，主要是异丙酚对咽喉黏膜及黏膜下组织感受器有较强的抑制作用。加之异丙酚对支气管平滑肌的扩张作用，使支气管痉挛并发症明显减少，使患者在舒适中接受检查和治疗。④全部中度镇静患者均在停药后

10min 内清醒并恢复行走能力，表明该方法患者可以不需要长时间留院。⑤中度镇静支气管镜治疗的难度大。传统局麻一次成功取出异物的成功率较中度镇静支气管镜低。

（3）中度镇静支气管镜较传统支气管镜行气管、支气管异物取出术有较多的优点，且效果满意。丙泊酚的药代动力学参数会受到年龄、性别及同时所用药物等因素的影响，其安全性是建立在对生命体征的严密监测和呼吸道的仔细管理基础上。且由于异丙酚与芬太尼均有呼吸抑制作用，应掌握好用药和给药速率，避免麻醉过深所致的呼吸循环抑制和麻醉过浅的严重呛咳甚至喉、支气管痉挛。故中度镇静支气管镜行气管、支气管异物取出的方法必须在有较好监测和急救设施条件的环境下开展。异丙酚复合芬太尼麻醉在气管、支气管异物取出术中镇静、镇痛效果显著，呼吸、循环维持稳定，苏醒迅速，使气管、支气管异物取出更为快速、顺利。缩短了治疗时间，提高治愈率及减少并发症发生，值得在临床中推广应用。除非存在禁忌证，支气管镜检查的患者都应该给予镇静，检查前和检查中给予表面麻醉能够减轻咳嗽和减少检查过程中镇静药物的用量。目前还没有正式的推荐镇静镇痛药物，理想的药物应该是起效快、作用时间短、清除快。临床常见的选择是咪唑安定联合阿片类药物，但从研究的数据分析，丙泊酚应该是支气管镜检查镇静的最佳选择，然而选用丙泊酚一般需要麻醉人员的参与，这就增加了检查所需的人力和物力。关于右美托咪啶在支气管镜检查中的应用还需要更加深入的研究。

## 二、支气管镜介入治疗在气道狭窄性疾病中的应用与体会

支气管镜术和 CT 技术的发展，儿童气道狭窄确诊病例数逐年增多，但儿童气道狭窄的临床处理是一个很棘手的问题。本节介绍了热烧灼法、冷冻治疗术、球囊扩张气道成形术及气道支架置入技术在气道狭窄性疾病中的应用原理、适应证及方法。

目前，支气管镜介入治疗的适应证主要集中在中央气道（即气管、主支气管及中间段支气管）狭窄性的各种气道病变，治疗的方法主要包括热烧灼法（如激光、微波、高频电刀、氩气刀等）、冷冻、球囊扩张、支架置入等。热烧灼法的主要目的是去除增生的肿瘤、肉芽及瘢痕组织，恢复气道的通畅，其中以激光切除效率最高，但设备昂贵且操作风险较大；氩气刀和高频电刀则具有设备价格适中、治疗效率较高，且相对安全等优势。支气管镜下支架置入术等微创技术在成人良性和恶性气管狭窄的治疗中发挥着越来越重要的作用，但在儿科，由于儿童气道较成人细，且其变化范围大，目前尚无专门为儿童制作的气管支架及支架导入装置，使得支气管镜下治疗儿童气管狭窄难度较大。本文就支气管镜介入治疗在气道狭窄性疾病中的应用进行讨论。

### （一）热烧灼法

1. 激光治疗  激光能量密度高，在激光束直接照射下，几毫秒内可使生物组织局部温度升高，使蛋白质变性、凝固坏死或气化。激光治疗首先见于成人报道，2000 年，郭纪全等将 Nd：YAG 激光用于治疗中心气道狭窄，从 1998 年 6 月至 2000 年 1 月用激光治疗 15 例气道狭窄者，将激光石英光导纤维从支管镜工作通道插入，伸出镜末端约 1cm，使用功率 20～25W，脉冲 1s，间隔 0.5s，光导纤维距离病变 0.5～1cm，应用红色可见光作引导，对准病变部位，从病变中心开始向下、向外进行照射。坏死组织通过活检孔吸引或活检钳清除，间断用生理盐水冲洗，以保持视野清晰。Nd：YAG 治疗气道狭窄，能使气道直径明显扩大，血气分析及肺功能得到明显改善，呼吸困难明显缓解。目前激光在 ICU 的应用指征

为：①肉芽肿，如术后肉芽肿、炎性肉芽肿、异物肉芽肿等。②手术、外伤瘢痕引起的局部气道狭窄。③用于嵌顿于气道的异物或支架的切割，其作用是其他物理治疗方法难以代替的。④激光能封闭瘘口，为气管支气管瘘的治疗开辟了新途径。

2. 微波治疗  微波是指频率 300 ~ 300 000MHz，波长 1mm ~ 1m 范围的高频电磁波，微波治疗是利用生物体内丰富的极性成分产热的一种加热法，微波作用于人体组织时，引起组织细胞中离子、水分子和偶极子的高频震荡，从而产生热量。微波能量高时产热高，可使蛋白质变性、凝固、坏死，此时微波具有烧灼、切割的作用，使肉芽肿组织凝固、坏死、脱落，并且治疗表浅，不易出现穿透性损伤，因此安全可靠。白冲等报道了 26 例支气管结核患者，均为腔内纤维组织增生、支气管狭窄，经微波治疗狭窄管腔增大，其中，18 例以后顺利放置气道内镍钛记忆合金支架。经支气管镜微波治疗适用于气道内良性肿瘤或肉芽肿及各种原因所致的气道内狭窄。但该法不适于气管重度狭窄、气道外压狭窄。

3. 高频电刀  高频电刀是利用电流通过组织后产生热效应而起作用的。根据高频电流发出的方式、功率、电极（探头）的不同可分为电凝、电切、混合 3 种治疗的方式。目前主要在中心气道狭窄应用。Coulter 和 Mehta 研究了 38 例经支气管镜高频电刀治疗的患者，38 例中气道良性肿瘤 25 例，恶性肿瘤 13 例，进行 47 次操作治疗 68 个病灶。治疗方法是进行支气管镜检查，发现气道肿瘤后，将高频电刀通过支气管镜活检孔送到病灶部位，打开高频电治疗仪（功率 0 ~ 80W）。根据病灶情况选择治疗模式（电切、电凝）和功率。47 次操作，42 例成功解除了气道阻塞，治疗有效率为 89%，无主要并发症发生。作者认为，高频电治疗气道内肿瘤是有效和安全的。由于高频电刀电极与组织直接接触，危险性较大，给治疗带来不便，渐被氩气刀所取代。

4. 氩气刀  氩气在高频电流的作用下发生电离转变成氩等离子体，氩等离子体具有导电性，能将高频电流集中地导向组织，从而发挥高频电流的发热、凝固效应，这个过程称为氩等离子体凝固（APC）又称氩气刀。APC 也可看作不接触组织的、特殊类型的高频电凝，其产热后直接烧毁组织，使组织汽化，体积缩小。氩气刀已成为国内软质支气管镜下治疗的主要热疗工具。其非接触性优势在气道内治疗更居优势，目前主要见于成人中的应用报道。白冲等报道了经支气管镜 APC 治疗气道狭窄的疗效。他们研究了 2000 年 2 ~ 8 月用氩等离子体治疗的 18 例成人患者，先给患者进行支气管镜检查，定位病灶后，从活检孔导入 APC 导管，导管前端伸出支气管镜先导部，直至病灶上方 0.5 ~ 1cm 处，打开氩等离子体凝固器进行治疗，每次 1 ~ 2s。18 例患者进行了 36 次治疗，腔内病灶完全清除，功能恢复正常 8 例（44.4%）。国内鲜有氩气刀用于儿童的报道，且病例数少。马可报道 1 例干酪伴肉芽增生导致气道严重狭窄的患儿行 APC 治疗，该患儿术前肺功能呈中度阻塞为主的混合性通气功能障碍，术后肺功能呈轻度混合性通气功能障碍，该患儿前后应用 9 次 APC 治疗，术后 1 个月复查支气管镜，未见肉芽生长、气道狭窄。APC 适用于所有非异物性气道阻塞的治疗。

### （二）冷冻治疗

冷冻可致组织的细胞内和细胞外冰结晶的形成，引起细胞脱水、细胞内电解质紊乱、结晶的挤压和碾磨、膜脂蛋白变性而导致细胞的死亡。同时，冷冻还引起局部区域的血管内皮受损、微血栓形成，造成组织缺血、损伤。Rodgers 等于 1988 年率先报道了 1 例 10 岁黑人男孩声门下巨大腺瘤的冷冻治疗结果，随访 5 年无复发且肺功能检测正常。1996 年，Mathur 等报道了经支气管镜对 22 例成人气道内阻塞的患者实施腔内冷冻治疗的良好结果，作者指出冷冻治疗相对于激光疗法具有安全（对操作者、手术成员及患者）、价格低廉、没有气管穿孔或气管内起火的危险，且在局部麻醉下即可实施。目前冷冻疗法在 PICU（儿科重症监护病房）的应用指征为：①支架置入后支架两端及腔内肉芽组织增生再狭窄的治疗。②气管、支气管异物、黏液栓子或血凝块的取出和清除。

（三）球囊扩张治疗

儿童气管狭窄最常见的原因是先天性气管狭窄（包含心血管畸形所致）及长时间气管插管。支气管球囊扩张术可单独用于中心气道狭窄的治疗，也可结合其他治疗方法应用。严重气道狭窄无法进行其他介入治疗时，则应先进行扩张。如果支架植入后不能张开，亦应进行扩张。1987 年，Brown 等将这种方法用于先天性气管，支气管狭窄的扩张取得成功。成功的关键是气管－支气管壁支撑结构应完整，原发病变稳定。2010 年 Shitrit 等回顾性地分析了 2002—2008 年间 35 例 92 例次气管镜下支气管球囊扩张术的结果，患者于术前、术后即刻及随访过程中［平均随访时间（33±4）个月］做肺功能检测，结果表明患者术后即见气管直径增加、症状缓解，肺功能监测示用力第 1s 呼气量术后增加 10.5%（P = 0.03），疗效持续至少 1 个月。然而 35 例患者长期随访中有 25 例在球囊扩张后平均（210±91）d 需要接受气管内支架置入。因此，气管镜下支气管球囊扩张术缓解气管及支气管狭窄症状只是近期效果良好，远期效果的维持最终需要激光治疗或支架置入。

（四）气管内支架置入

气道狭窄对于儿童来讲是一个很棘手的临床问题，目前对其治疗方法尚未达成一致意见。近年来，随着 CT 技术和支气管镜术的发展，儿童气道狭窄确诊病例数逐年增多。支气管镜下球囊扩张术及其支架置入术等微创技术在成人良性和恶性气管狭窄的治疗中发挥着越来越重要的作用。但在儿科，由于儿童气道较成人细，且其变化范围大，目前尚无专门为儿童制作的气管支架及支架导入装置，使得支气管镜下治疗儿童气道狭窄难度较大。有文献报道理想的气管支架应具备以下特征：①容易置入和取出。②有良好的扩张能力又不引起气管黏膜的损伤。③有多种大小不同的型号适用于各种气管狭窄。④能够维持位置而不移动。⑤不刺激气管黏膜加重感染和促进肉芽组织形成。⑥不阻塞气管引流。⑦不抑制纤毛运动及对分泌物的清除功能。2005 年，Vinograd 等回顾分析了 32 例患儿置入共 42 枚支架的结果，其中，30 例患儿支架置入后即刻缓解呼吸道阻塞症状，23 例患儿脱离呼吸机支持。随访中有 26 例患儿出现呼吸道过度肉芽组织增生，死亡 2 例，1 例死于气道梗阻，另 1 例死于支架取出术中。经过 2~72 个月（平均 8.7 个月）随访，有 11 例取出支架，6 例患儿带支架成活，死亡 15 例，其中，13 例死于伴随疾病。作者认为，金属支架置入特别是主气道置入并发症较高，其中，肉芽组织增生是一个主要问题，支架的取出是一个费时费力且面临很大风险的手术。中国台湾荣民总医院采用胆道支架作为气管内支架，成功地为近 25 例患儿置入 33 枚气管内支架，为儿童支气管镜下支架置入术的发展积累了一定的经验。介入肺科手术可供选择的气管内支架置入方法较多，大致可分为两种：一种为经支气管镜置入，另一种为经支气管镜引导下置入。中国台湾宋文举采用支气管镜引导下置入气管支架，国外尝试使用经支气管镜球囊扩张后放置自膨式金属支架，成功为患儿解决气管狭窄，并取得一定的效果。

临床进一步研究发现气管内支架置入术可以迅速解除呼吸困难，改善患儿的临床症状。

以下情况可考虑行支架置入术：①先天性心脏病合并严重气管支气管狭窄患儿，术后反复撤机困难者（自主呼吸试验未通过或脱机拔管后 48h 需要再插管，至少反复 3 次以上）。②如患儿术前因气道严重软化狭窄，严重影响患儿通气及换气功能，表现为带呼吸机情况下双肺呼吸音明显减弱或没有呼吸音并伴有 $CO_2$ 明显升高，pH < 7.2，可考虑术前紧急置入支架后急诊心脏手术。笔者的病例中有 2 例先天性心脏病合并重度气道狭窄婴儿术前紧急置入支架，缓解了严重的通换气功能障碍，为患儿争得了麻醉及外科手术的机会而成功救治。③先天性中至重度气管支气管软化、狭窄，影响通气，造成 $CO_2$ 明显潴留和反复呼吸道感染者。④某些感染（如结核杆菌等）所致的炎性狭窄，引起长期肺不张或肺气肿者。⑤外科气管成形手术后，吻合口狭窄者。相对禁忌证包括严重哮喘发作期间、严重肺动脉高压、出血倾向及血小板减少、肺脓肿和多系统器官功能严重衰竭的患儿。绝对禁忌证为不具备 PICU 监护设施及急救技术。

支气管镜下支架置入为气道狭窄患儿的气道管理带来了很大帮助，随着材料学和儿童气管镜技术的发展，经支气管镜介入治疗将成为解决气道狭窄患儿首选的安全有效方法，支架的顺利取出为支架的安全置入提供了保证。

（李　钊）

# 第五章

# 可弯曲支气管镜

## 第一节　概述

支气管镜自 19 世纪 90 年代开始应用于临床，迄今已走过了 120 余年的历程。其历史大致可分成三个阶段，即：硬质支气管镜时代、可弯曲支气管镜时代以及可弯曲与硬质支气管镜并用时代。

### 一、硬质支气管镜（rigid bronchoscope）时代（19 世纪 90 年代末至 20 世纪 70 年代中）

自 1897 年德国的五官科医生 Gustav Killian 首次在一名志愿者身上，有意识地将经过改良的食管镜通过喉进入气管，并成功地对气管以及叶以上水平的支气管进行观察以来，人类医学史上便诞生了一种新的诊疗器械——支气管镜。

由于最初的支气管镜是由一根金属管为主体，通过借助外源性光源的照明而对气管及部分支气管实施观察，故又将其称为"硬质支气管镜——rigid bronchoscope"。伴随着硬质支气管镜的问世，人们首先将其应用于气道异物的摘除治疗，并取得良好的临床效果。在此之后，人们不断地对最初的硬质支气管镜进行完善和改良，其中最为突出的要数美国的 Chevalier Jackson 医生。1904 年 Jackson 制造出了美国第一台支气管镜，与以往的硬质支气管镜的最大区别在于其在支气管镜的前端安装了一个小灯泡，从而结束了人类依靠外在光源观察支气管的历史。与此同时，他还在硬质支气管镜上添加了一个吸引通道，并设计出了一系列用于支气管镜下诊断和治疗的器械，除了在硬质支气管镜的改良上所做出的贡献之外，Jackson 医生的伟大之处还在于他能够结合自己的临床实践，于 1907 年撰写出版了系统阐述：支气管镜室的设计、设施和人员安排；支气管镜检查的适应证、操作规范及并发症的预防及处理等问题的学术专著——《气管食管病学》，为硬质支气管镜在临床的普及，起到了极大的推动作用。可以说正是由于 Killian 和 Jackson 等人的努力，为现代硬质支气管镜的发展奠定了坚实的基础。

1962 年，日本学者 Shigeto Ikeda，也就是后来纤维支气管镜的发明人，首次将玻璃纤维导光照明方法引入到硬质支气管镜中。1963 年，德国的 Storz K 首次采用 Hopkins 的杆状透镜和纤维导光技术制成冷光源，并应用于他发明的硬质支气管镜中，基本形成了现代硬质支气管镜的雏形（图 5 - 1）

从 20 世纪初开始，硬质支气管镜作为气道病变诊断与治疗的唯一的手段，一直在临床沿用了将近 70 年。只是在 20 世纪 70 年代以后，纤维支气管镜以其所具有的多项优点，很快在气道病变的诊断和治疗方面占尽了优势，硬质支气管镜的临床使用频率急剧下降，以至于很多医院的硬质支气管长期闲置。

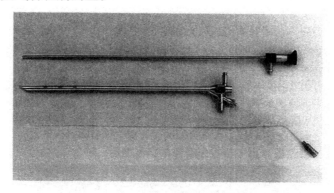

图 5-1　现代硬质支气管镜的组成

## 二、可弯曲支气管镜（flexible bronchoscope）时代（20 世纪 70 年代中—20 世纪 90 年代中）

早在 19 世纪 70 年代，科学家即发现经过高温加热以后的玻璃棒，可以被迅速拉成直径仅为 $10\mu m$ 的玻璃纤维，这种玻璃纤维保持着良好的透光特性。这一发现，为纤维导光学的兴起和发展奠定了基础。1930 年，德国学者 Lamm 提出了采用玻璃导光纤维制造可弯曲胃镜的设计思想。至 20 世纪 50 年代，英国学者 Hapkins 和 Kapany 按光学原理将玻璃纤维有规则地排列成束，制造出了用于体腔观察的内镜，并称之为"纤维镜（fibroscope）"。但在当时内镜的照明是靠安装在内镜顶端的小灯泡来完成的，其缺陷是照明亮度有限，故不能有效地进行动态内镜图像的观察和记录。1962 年，日本学者 Shigeto Ikeda 提出了通过玻璃导光纤维将外部更亮光源的光线传送到内镜的前端，从而取代安装于前端的小灯泡，并于 1964 年据此设计出了世界上第一台纤维支气管镜的原型。后又与 Olympus 光学公司合作，于 1966 年生产出了世界上第一台真正意义上的纤维支气管镜，并交付 Ikeda 使用。1968 年，经过多次改进后的纤维支气管镜（图 5-2）正式投入商业化生产。

此后，作为行业先锋的 Olympus 公司不断自我完善，相继推出了大工作孔道、全防水以及可以进行高频电治疗的纤维支气管镜。到 20 世纪 80 年代以后，随着微电子技术的突飞猛进，使得电子可弯曲支气管镜的问世成为可能。1987 年，日本 Pentax 公司率先应用 CCD——微型摄像装置，研制开发了世界上第一台电子可弯曲支气管镜（图 5-3）。此后日本的 Olympus、Machida 及德国的 Wolf 等公司，也相继推出了自己的电子支气管镜。

与纤维支气管镜相比，电子支气管镜所获得的影像更逼真；由于像素的提高，使图像的分辨率显著提高，且图像可以放大；可以更方便地进行图像的贮存、归档及动态记录，显示出了明显的优势。在此基础上，近年来 Olympus 公司又将纤维支气管镜与电子支气管镜的各自优势进行有机地整合，开发出了"纤维电子支气管镜"——即将原来置于电子支气管镜插入部前端的 CCD，调整到支气管镜的操作部内，这样就克服了电子支气管镜插入部外径因受到 CCD 体积的限制，使得超细支气管镜的家族中亦有了电子支气管镜。

随着可弯曲支气管镜的兴起和不断完善，以及与硬质支气管相比所具有的灵巧、易操作、可视范围广、患者易于耐受，且操作只需在局麻下即可完成等优势，很快即取代了硬质支气管镜，成为呼吸系统疾病诊断的绝对主力，硬质支气管镜也因此逐渐淡出了人们的视野。

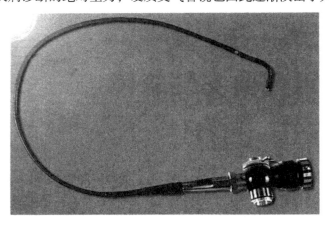

图 5 - 2  经过改进后的纤维支气管镜

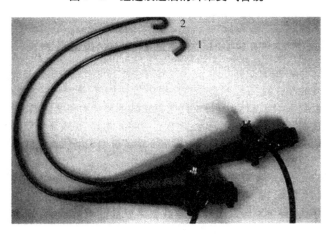

图 5 - 3  第一、二代电子支气管镜

### 三、可弯曲与硬质支气管镜并用时代（20 世纪 90 年代中期至今）

20 世纪 90 年代中期，随着各种支气管腔内介入治疗技术（如激光、冷冻、球囊扩张以及支架植入等）的兴起，人们发现上述介入治疗技术若通过硬质支气管镜的介导，不仅能够提高手术操作的效率、缩短手术时间，同时还可减少各种手术操作的并发症，降低手术风险。也正因如此，一度被人们所冷落的硬质支气管镜，又随着介入肺脏病学的兴起，重获新生。如今，可弯曲支气管镜和硬质支气管镜两者已成为介入肺脏病学领域中均不可或缺的手术器械，相得益彰。介入肺脏病学从此迈入了可弯曲和硬质支气管镜并用的时代。

（王庆华）

# 第二节 常规支气管镜检查术

## 一、适应证

常规支气管镜检查术作为呼吸系统疾病常用的辅助诊断方法，被广泛地应用于临床，伴随着各种新型内镜器械和技术方法的不断问世，其临床适应证亦在不断地扩大；相反，随着各种监护和麻醉技术方法的改进，其禁忌证则不断地缩小。

（1）不明原因的慢性咳嗽：支气管镜对于诊断支气管结核、异物吸入及气道良、恶性肿瘤等具有重要价值。

（2）不明原因的咯血或痰中带血：尤其是 40 岁以上的患者，持续 1 周以上的咯血或痰中带血。支气管镜检查有助于明确出血部位和出血原因。

（3）不明原因的局限性哮鸣音：支气管镜有助于查明气道阻塞的原因、部位及性质。

（4）不明原因的声音嘶哑：可能因喉返神经受累引起的声带麻痹和气道内新生物等所致。

（5）痰中发现癌细胞或可疑癌细胞。

（6）X 线胸片和（或）CT 检查提示肺不张、肺部结节或块影、阻塞性肺炎、炎症不吸收、肺部弥漫性病变、肺门和（或）纵隔淋巴结肿大、气管支气管狭窄以及原因未明的胸腔积液等异常改变者。

（7）肺部手术前检查，对指导手术切除部位、范围及估计预后有参考价值。

（8）胸部外伤、怀疑有气管支气管裂伤或断裂，支气管镜检查常可明确诊断。

（9）机械通气时的气道管理。

（10）疑有气管、支气管瘘的确诊。

## 二、禁忌证

（1）活动性大咯血：若必须要行支气管镜检查时，应在建立人工气道后进行，以降低窒息发生的风险。

（2）严重的高血压及心律失常。

（3）新近发生的心肌梗死或有不稳定心绞痛发作史。

（4）严重心、肺功能障碍。

（5）不能纠正的出血倾向，如凝血功能严重障碍、尿毒症及严重的肺动脉高压等。

（6）严重的上腔静脉阻塞综合征，因纤维支气管镜检查易导致喉头水肿和严重的出血。

（7）疑有主动脉瘤。

（8）多发性肺大疱。

（9）全身情况极度衰竭。

（王庆华）

# 第三节　支气管及肺活检术

支气管镜下的支气管及肺活检术的目的：即通过一定的器械和方法，对病变或可疑的病变部位进行细胞、组织或病原学采样，以求获得对疾病的诊断。

## 一、常规活检术的方法

在常规支气管镜检查过程中，管腔病变肉眼观察虽有一定特征，但为了进一步明确诊断，还有赖于取得组织学或细胞学的证据。可根据肉眼所观察到的病变情况，利用不同的器械采取标本。常用的方法包括对镜下可视病灶的钳检和刷检以及镜下非可视病灶的 TBLB 和 TBNA。

（1）钳检：是采用各种活检钳，钳取病变部位的组织标本，以获得确切病理诊断的重要手段。取材是否得当往往是决定支气管镜检术成败的关键。对镜下所见的黏膜病变或肿物的钳检阳性率可达 90% 左右。对病变处表面有血痂或坏死组织覆盖时，应采用活检钳将其清除并暴露病变后，再将活检钳深入肿物中间或基部钳取组织标本，这样可提高病理诊断的阳性率。对于血供丰富的病变组织，活检之前可局部喷洒 1 : 10 000 的肾上腺素生理盐水溶液，可起到收缩血管、减少出血的功效。一般对镜下所见新生物活检时，应至少取 4 ~ 5 块活检标本送病理检查，这样可以保证钳检的阳性率。

（2）刷检：细胞刷刷检常在钳检后进行，分标准刷和保护性套管刷两种。前者一般在直视下，将细胞刷缓慢插入病变部位，刷擦数次后将其退至纤支镜末端内与纤支镜一起拔出，立即涂片 2 ~ 3 张送检。此法操作简单，对镜下可见肿物刷检阳性率一般低于钳检，但对于管壁浸润型，钳检不能准确定位，而刷检时刷子与肿瘤接触面积大，获得的细胞阳性率高。在进行呼吸道感染的病原学检查时，为避免或减少上呼吸道细菌污染，常需采用保护性套管细胞刷，包括有单套管，双套管，加塞或不加塞毛刷等方法。

## 二、经支气管肺活检术（TBLB）

对弥漫性（间质）肺病变或周边型肿块取活组织，用活检钳穿过支气管达到肺组织或肿块部位，钳取活组织标本做病理学检查，周边型肿块常常需要在 X 线或支气管腔内超声或电磁导航系统的引导下进行。

（1）适应证：主要适用于经过各种非创伤性检查，以及肺外检查亦不能明确诊断的周边型肿块、肺内结节、浸润样阴影、肺部弥漫性病变，包括各种间质性肺疾病、细支气管肺泡癌及转移癌，以及免疫受损患者肺部机会致病菌感染的诊断，如耶氏肺孢子菌肺炎（PCP）、巨细胞病毒和真菌感染等。

（2）禁忌证：当有出凝血机制障碍，病变不能除外血管畸形所致者，有肺动脉高压或肺大疱患者为相对禁忌证。

（3）操作方法：在完成常规支气管镜检查的基础上，TBLB 可在 X 线引导或无 X 线引导下进行，前者准确性强，气胸发生率低，但需 X 线设备和人员配合，操作不便。①X 线引导下对周边型肺病变活检：纤支镜可直接插入到病变区的段支气管，在 X 线引导下，活检钳、刮匙或毛刷分别循所选择的亚段支气管插入。转动体位，多轴透视，认真核对活检器械位置对准病灶无误后，张开活检钳，推进少许，在呼气末关闭活检钳，缓慢退出。如无明显出血倾向时，同样方法取活组织 4~6 块；②无 X 线引导下对周边型肺病变活检：要求术前对 X 线胸部正侧位像、肺 CT 病灶做出准确定位，并需估计出肺段支气管分叉部至病灶中心的距离，作为活检钳进入的深度。在常规插镜至病灶所在段或亚段支气管口时，伸出活检钳，按事先胸片估计的距离，掌握活检钳离开活检孔前端的长度。缓慢向前推进，如遇到阻力，且进钳的深度已够，估计钳顶端已达到病灶边缘。如进钳深度不够而遇到阻力时，很可能触及亚段或亚亚段的分支间隔上，可稍后退活检钳轻轻旋转并稍加压力穿破间隔再继续推进，遇到阻力时可能接触到病灶。此时稍后退，并在吸气中张开活检钳，在向前推进遇到阻力钳取肺组织，一般重复取 3~4 块；③对弥漫性肺病变，一般无需 X 引导下进行肺活检。活检部位选择以病变较多的一侧下叶，如两侧病变大致相同，则取右肺下叶基底段。当支气管镜达到下叶支气管管口时，经活检孔道插入活检钳，通过支气管镜前端至事先选择段支气管，缓慢向前推进，当操作者有活检钳穿破细支气管壁的感觉时，估计钳端已达到肺组织。此时嘱患者做深呼吸，在深吸气末将活检钳张开并向前推进 1cm 左右，于呼气末将活检钳关闭并缓慢撤出。操作者可感到对肺组织的牵拉感。当活检钳向前推进过程中患者感到胸痛时，可能活检钳触及胸膜，此时可后退 1~2cm，再重复上述步骤。一般在不同的段或亚段支气管取肺组织 3~5 块，将钳取的标本置于 10% 甲醛液的小瓶中，如为肺组织则呈黑褐色绒毛状，并漂浮于固定液中。

（4）并发症：除纤支镜检查并发症外，TBLB 主要并发症有出血及气胸发生，但多不严重，经适当的处理很少危及生命。

### 三、经支气管针吸活检术（TBNA）

TBNA 是在常规支气管镜检查的基础上，利用一种特制的可弯曲穿刺针对支气管及其周围的病灶及淋巴结进行穿刺活检的一项诊断技术。其活检范围包括对肺周围结节病灶和胸内、纵隔内肿大淋巴结活检，广义上亦属于经支气管肺活检范畴。作为一种创伤小，应用方便的技术手段，TBNA 同时对肺癌的诊断和分期起着重要作用，在很大程度上取代了创伤大、费用高而检查范围相对窄的纵隔镜和开胸探查，使纤支镜检查范围由单纯评价气道内疾病扩展到纵隔腔和肺实质内。

（1）适应证：TBNA 主要应用于位于支气管树以外的肺内结节或黏膜下病变，这些病变用常规的活检钳、毛刷不能为诊断提供满意的标本。其次 TBNA 也用于获取纵隔或肺门肿大的淋巴结组织活检。对于支气管肺癌的诊断、分期以及其他转移癌的诊断有重要临床意义。

（2）操作方法：①对肺周围病灶实施 TBNA，一般需在 X 线引导下进行，操作方法基本与 TBLB 相仿，穿刺针循所选择的支气管段、亚段、亚亚段推进，通过电透观察，使穿刺针逐渐接近病灶。经过正侧面透视下观察，确认穿刺针位于病灶边缘时将穿刺针推出进入病灶。将 30~50ml 空的注射器与穿刺针尾相连，抽吸 30ml 位置时持续 20 秒钟，同时不断从不同方向及适当前后抽动穿刺针。在拔出穿刺针前，将注射器与穿刺针分离，以除去负压，避免吸入气道内的分泌物。将穿刺针内抽吸物置于固定液中或直接喷涂于载玻片上，进行组织学或细胞学检查；②对纵隔及肺门肿大的淋巴结实施 TBNA，术前必须经 CT 扫描以明确纵隔肿大，按着 WANG 氏方法初步确定穿刺针位置及进针的角度和深度。在穿刺针插入支气管镜活检之前，必须将针尖退入保护套内。当支气管镜到达穿刺部位附近时，将穿刺针循活检孔道进入，当看到穿刺针前端金属环时，将穿刺针推出 5mm 左右，然后将镜体连同穿刺针前送至目标位，镜体前端尽可能弯曲朝向穿刺点，让助手在患者鼻部固定支气管镜，操作者在活检孔上方 1~2cm 处，捏住穿刺针导管，用一较大力度快速度将穿刺针前送，反复此动作，直至穿刺针透过软骨环间壁，如遇到阻力，不能进针，则可能碰到软骨环，宜另选择一穿刺点进针。在确认穿刺针在目标内后，则可进行抽吸。一般在同一病灶内可进行反复多次的抽吸，在获取细胞或组织标本后，即可涂片或固定送检。但随着 EBUS - TBNA 的问世，使对肺门及纵隔淋巴结实施 TBNA 变得更加直观和简单。

（3）并发症：TBNA 是一种操作简便、安全的活检技术，常见的并发症有穿刺部位出血、偶发气胸、纵隔气肿等。潜在可能发生的并发症有大出血、纵隔感染等，但发生率极低。

（王庆华）

# 第四节　自荧光支气管镜检查术（AFB）

自荧光支气管镜是利用正常和病变组织之间荧光反射的差异而形成的差异图像，来对病变组织进行检出的一种新型的诊断用支气管镜。正常的支气管黏膜组织当受到波长为 380 – 460nm 的蓝色光照射时，其上皮下的荧光载体被激发，会反射出波长较长的光线，这种光线是由波长不同的绿光（520nm）和红光（630nm）组成的混合光线，而以绿光较强，故显示屏上呈现绿色图像；而异常组织，如原位癌（carcinoma in situ，CIS）或不典型增生组织其反射光较正常组织暗，并且以绿光减弱更明显，显示的图像偏红色：AFB 的应用显著提高了对支气管黏膜不典型增生和原位癌检出的敏感性，使得许多单纯使用普通支气管检查漏诊的早期中央型肺癌患者得到及时的诊断和治疗，且可以明确肿瘤侵犯的边界，从而为相应的治疗措施，如手术、近距离放疗等提供了可靠的依据。对于确定病灶部位，指导活检，局部治疗或肺癌手术切除范围、术后复查都具有重要意义。但是否可将这一技术应用于一些肺癌高危人群的筛查，目前还需要进行相应的卫生经济学方面的评价。

## 一、适应证

自荧光支气管镜主要用于以下情况：①影像学或临床怀疑有肺癌者；②支气管肺癌手术以后随访、监测者；③痰细胞学有阳性发现的病例；④怀疑有不典型增生或原位癌者；⑤已确认为支气管肺癌，但尚需进行分期者；⑥肿瘤切除术后复查；⑦年龄超过 40 岁并有 COPD 病史的重吸烟者。

## 二、禁忌证和并发症

除了不能耐受常规纤维支气管镜检查者，存在明显的支气管黏膜出血、急性炎症者，以及需用光敏剂增敏，而对光敏剂过敏者不宜行 AFB 检查。由于荧光检查只是简单地使用不同波长的光线，支气管活检和常规的支气管镜检查术也相同，所以其并发症与常规支气管镜检查相同。

## 三、操作方法

使用 AFB 对患者进行检查之前，首先对患者进行常规的白光支气管镜检查（white light

bronchoscopy，WLB），若在 WLB 下无法检测到明确的病变，或无法对异常病变进行准确的定性，则可换至 AFB 模式。根据所用技术的不同，目前常用的 AFB 分为激光激发的荧光支气管镜系统（laser induced fluorescence endoscope system，LIFE）和自荧光成像支气管镜系统（autofluorescence imaging bronchovideoscope system，AFI）两种类型。LIFE 利用氦-镉蓝色激光束来激发组织，可以实时监测支气管黏膜的荧光图像，不良反应小，分辨率高，不需使用光敏剂，但费用昂贵，系统结构复杂，操作时需白光和自荧光模式转换。AFI 的工作原理是在其系统内分别藏有绿、红、蓝三枚滤光片，外接冷光源中的氙灯所发出的照明光，经过三个滤光片的过滤后，即变成了不同波长的绿光、红光和蓝光。这三色光照射正常组织后的混合反射光为绿色。当黏膜增厚或组织中的血红蛋白含量增多时，其混合反射光即呈红色，从而将正常和病变组织区别开来。药物荧光/自荧光（D-Ligh/AF）支气管镜是较早的一种 AFB 系统，具有自荧光和药物荧光两种工作模式，既可以观察支气管黏膜的自发荧光，也可以在使用光敏药物后观察肿瘤部位浓聚药物激发的荧光，价格较低、模式转换方便，但由于其分辨率较低，且光敏剂的使用存在一定的药物不良反应的风险，目前已较少应用。

## 四、临床应用评价

根据欧洲的大型前瞻性研究的结果，目前认为，对于痰细胞学阳性的患者，AFB 有助于诊断癌前病变，可以使得对Ⅱ～Ⅲ度异型增生的检出率明显提高，但是并未提高对原位癌的检出率。由于 AFB 的阳性预计值和特异性均较低，分别只有 25.1% 和 58.4%，因此其在早期肺癌筛查中的意义尚有待进一步评估。由于低度异型增生，炎症，肉芽组织，增生和化生组织都有异常的自发荧光，很难与高度异型增生（Ⅱ和Ⅲ度）及 CIS 进行区分，因此，AFB 对恶性病变检查的假阳性率较高（34%），在临床应用中对其结果的判断应与病理学检查结果相结合。与 LIFE 相比，AFI 既保持了对气道内癌前病变诊断的敏感性（约为 85.7%），同时，其诊断特异性也从 LIFE 系统的 33.3% 提高至 85% 以上，具有广阔的临床应用前景。

（桑纯利）

# 第五节　支气管腔内超声（EBUS）检查术

支气管腔内超声检查术是将微型超声探头通过支气管镜进入气管、支气管管腔，通过实时超声扫描，获得管壁各层次以及周围相邻脏器的超声图像的一种支气管镜介导的诊断新技术。目前临床常用的包括 360° 环形扫描的放射状 EBUS 和扇形扫描的 EBUS 两种：①放射状 EBUS：采用一个能够通过支气管镜的工作孔道的独立微型超声探头，工作时，超声探头呈 360° 放射状扫描。这种方法可以清晰地显示支气管黏膜的结构、外周肿块以及深达 5cm 处的纵隔淋巴结。如果需要取样，则退出超声探头，将活检钳或穿刺针通过同一孔道伸入支气管内，在超声定位处进行盲检；②扇形 EBUS：是由 Olympus 公司开发的一种 EBUS 检查系统。将一个频率为 7.5MHz 的超声小探头安装在支气管镜的前端，工作时探头呈扇形扫描，并能将支气管外深达 5cm 的组织结构转换成实时的可视图像，引导以矢状面方向对纵隔进行穿刺活检，是近年来在肺癌的诊断和分期方法中最重要的进展之一。

## 一、适应证

EBUS 是一种无创伤性的检查方式，一般而言，凡适合于常规支气管镜检查的气管、支气管病变都适合于腔内超声检查。但由于腔内超声检查费用昂贵，常规支气管镜检查能明确诊断的，通常不主张首选腔内超声。常见的适应证包括：①气管、支气管黏膜下病灶；②气管、支气管狭窄；③表面黏膜正常而疑有管壁或管外浸润性病变者；④周围支气管小结节病灶；⑤纵隔内病变，包括肿大淋巴结等的鉴别；⑥纵隔、气管、支气管病变需穿刺定位者；⑦气管、支气管病变治疗后诊断与疗效评估。

## 二、操作方法

通过支气管镜工作孔道插入 EBUS 探头后，向气囊内注满生理盐水使其膨胀。充水气囊与气道壁贴合后，即可通过超声监视器检查使气道壁的各层显影，并且能够准确地区分邻近的肿块、淋巴结和血管结构。一旦检测到某个可疑的淋巴结，若是采用扇形超声探头时，则可将一根 22G 的活检针伸入工作通道，在实时监测下对靶淋巴结进行取样。由于投影层面为矢状面，可以看到活检针的纵轴，因此，可以对穿刺的深度进行精确判断，以确认活检针进入淋巴结的位置。但是若用的是放射状超声探头，则需要在探测到淋巴结或肺部病灶的确切位置以后，将超声探头退出，再将穿刺针沿活检工作孔道进入，并对病灶实施穿刺活检。掌握 EBUS 技术的难度较高，由于超声探头是整合到支气管镜中的，因此，对检查者操作支气管镜的灵巧度要求很高。

## 三、并发症

EBUS 的安全性较高，严重并发症尚未有报道，其可能的并发症包括窒息、器械损伤、出血及心血管意外等。

## 四、临床应用评价

EBUS 能够准确地区分邻近的肿块、淋巴结和血管结构，有助于区分肿瘤浸润和单纯的外部压迫，还可用于确定支气管内新生物浸润的深度，最终将影响医师对早期癌性病变是施行外科手术切除还是腔内治疗的决策。目前许多介入肺脏病学医师常将 EBUS 检查视为评估可疑的原位癌的必需手段，以此来预测腔内微创介入治疗是否可能获得成功。EBUS 的另一个重要用途就是实时引导 TBNA，EBUS 联合 TBNA 对于纵隔及肺门肿大淋巴结诊断的敏感性、特异性和准确率分别可高达 85% ~95.7%、100% 和 89% ~97%。若联合食管内超声和穿刺，其诊断的可及范围和准确性将优于纵隔镜，且患者只需在中度镇静的情况下即可完成这一操作，这不仅减少了患者的创伤和痛苦，还大大降低了手术的费用。在不久的将来，EBUS 引导下的 TBNA 技术将会取代纵隔镜成为肺癌 TNM 分期的"金标准"。需要注意的是，严重的气管狭窄在行腔内超声时可能引起窒息，应该极为慎重。由于解剖学的原因，支气管腔内 EBUS - TBNA 无法获得第 8、9、6 和第 5 组纵隔淋巴结，对这些部位淋巴结样本的获取，可以在食管内超声的辅助下或通过外科纵隔镜手术来完成。

（桑纯利）

# 第六节　电磁导航支气管镜（ENB）

是一种以电磁定位技术为基础，结合计算机虚拟支气管镜与高分辨螺旋 CT 特点，经支气管镜诊断的新技术。其通过计算机把 CT 图像重建为三维的虚拟支气管图像并设置目标和检查路线，在支气管镜检查过程中携带引导导管可实时反映所处的空间位置并显示在预先生成的路线图上，从而准确地引导导管送达病灶，通过活检针或活检钳进行活检。设备包括：①电磁板，可释放低频电磁波的电磁定位板；②导航定位装置：由一根直径为 1mm、长为 8mm 的传感器探头（sensor probe）与一根尖端可以进行 360°旋转的可弯曲金属导丝及操作部组合而成；③操作延伸管道，为一根长为 130cm，直径为 2.2mm 的软性导管；④专用的计算机软件及硬件。

## 一、适应证

ENB 是一种无创伤性的检查方式，但费用昂贵，常见的适应证包括：① <3cm 的肺外周病灶；②纵隔内病变，包括肿大淋巴结等的鉴别；③纵隔和气管、支气管旁病变需穿刺定位者；④定位肺微小病灶的外科手术区域；⑤肺部肿瘤立体放疗的准确定位。

## 二、并发症

在 ENB 引导下施行支气管镜检查以及肺活检等介入操作时可伴有相应并发症，最常见的是气胸，发生率为 2.3%；其次为轻度出血，发生率为 1% ~2%。

## 三、临床应用评价

电磁导航系统可用于准确定位周围性肺部疾病、纵隔及肺门淋巴结并进行活检，使常规支气管无法窥视的病灶通过准确定位后活检成为可能。随着技术的不断成熟，近年来报道的准确率为 71% ~77%，明显高于常规方法和 X 线监视下活检，且安全性更高；对肺门纵隔淋巴结的诊断阳性率为 94% ~100%。ENB 可联合 EBUS、PET – CT、ROSE 等新技术，则更进一步提高活检准确率，其中与 EBUS 联合的阳性率可达 88% ~91%。ENB 的准确定位功能以及引导功能在外科手术定位、立体放疗放置基准粒子、气道内介入治疗方面可提供有效帮助，还具有无射线辐射伤害、无需使用造影剂等优点，是介入肺脏病学领域的一项颇有应用前景的新技术。

（桑纯利）

# 第七节　经支气管镜"热烧灼疗法"

目前用于支气管镜介导下的腔内治疗方法，仍以"热烧灼疗法"最为常用。其原理是通过将能量聚积到病变组织，使组织产热，进而使病变组织变性、凝固，或是炭化和汽化，以达到将病变组织去除，使气道重新恢复开放状态。其适应证包括：①失去手术机会的气管、支气管腔内恶性肿瘤的姑息性治疗。②各种气道良性肿瘤所致气道阻塞的解除。③各种良性病变（如：炎症及异物性肉芽肿、瘢痕组织等）的切除。④支气管镜可及范围内的气道局部组织出血的止血。

目前常用的经支气管镜介导的"热烧灼疗法"主要包括高频电、氩等离子体凝固、激光及微波疗法等几种。

## 一、高频电治疗

高频电治疗有电切割、电凝和混合切割三种不同的治疗模式，是依靠其电极局部所产生的热能，作用于肿瘤，使之凝固、坏死、炭化及汽化，以去除局部病变组织的方法。同时，通过高频电烧灼，还可闭塞血管，起到有效的止血作用。由于高频电凝技术简单，易于操作，所需设备的价格适中，治疗成本低，因此广泛地应用于对气道良、恶性病变的治疗，对于局部肿瘤或肉芽组织的切除、维持气道通畅以及支气管镜可及范围内的气道腔内止血具有立竿见影的效果。

（1）适应证和禁忌证：应用特制的电凝头、切开刀、热活检钳和圈套器，高频电治疗可用于止血、切开、切割、摘除肿瘤。任何导致通气功能障碍，并产生明显症状的中央气道（即气管、主支气管、中间段支气管和叶支气管）的腔内阻塞，均可采用高频电疗法对病灶实施清除。禁忌证：主要是各种外压性的气道阻塞。此外，由于高频电对起搏器功能的影响，因此安装有心脏起搏器的患者不宜用高频电治疗。

（2）并发症：总体上讲，高频电治疗是一项较为安全的腔内治疗方法，并发症的发生率较低。常见的包括出血、气道壁穿孔、组织灼伤等。其中以术中出血较为常见，尤以恶性肿瘤更为明显。采用切割和凝结相结合的混合切割模式可使出血几率大大降低。

（3）临床应用评价：作为支气管腔内病变治疗的有效手段，支气管镜介导的高频电治疗已被广泛地应用于临床。与其他治疗方法相比，高频电治疗所需设备的价格适中，且安全性相对较高。与我国基层医院应用较多的微波治疗相比，高频电治疗不仅可使病变组织凝固，同时还可通过组织炭化等功能对病灶进行切割，工作效率较高。将高频电凝与 Nd：YAG 激光治疗气道恶性肿瘤在疗效、住院时间、费用等方面的优劣进行比较，两者均可以有效地改善恶性中央气道阻塞患者的症状，延长生存时间，但与激光疗法相比，电凝治疗可缩短患者的住院时间、减少医疗费用。由于单纯采用高频电治疗的疗效维持时间短，因此，在采用高频电治疗将管腔疏通后，再辅以气道内支架植入、腔内后装放疗、外放疗及全身化疗等综合治疗，则可使疗效维持的时间更进一步延长。

## 二、氩等离子体凝固（APC）

氩等离子体凝固又称氩气刀，是腔内高频电疗法的一种特殊形式。它利用氩等离子体束传导高频电流，可以无接触地热凝固组织，产生与标准的高频电凝疗法相似的效果，有效解除气道阻塞。

（1）适应证和禁忌证：由于 APC 引起的组织凝固更表浅，尤其适用于治疗广泛的浅表性出血，对于清除气管、支气管可视范围内良、恶性肿瘤，以及气道支架周围及表面的肉芽组织也相对比较安全。禁忌证包括不适合行支气管镜检查的患者，以及超出可视范围的病变或出血灶。

（2）并发症：APC 治疗的并发症发生率约为 2.8%，早期并发症主要包括气胸、纵隔或皮下气肿，不需特殊处理或仅需引流治疗后即可完全恢复；晚期并发症包括肿瘤凝固区的管壁坏死和局部疼痛。

（3）临床应用评价：APC 治疗主要针对支气管肿瘤、阻塞和出血，扩大了经支气管镜介入治疗的范围，可作为激光或冷冻治疗的补充手段，尤其对出血、支架植入后再狭窄、表浅小病灶等的效果更佳。Reichle 等对 186 例恶性气道狭窄患者实施 APC 治疗，2/3 的患者部分或全部达到了预期的治疗目的，29% 的患者至少实现了轻度的气管重新开放。Morice 等对 60 例中央气道阻塞的患者进行了 APC 治疗，患者气道阻塞的程度占管腔直径的百分比，从治疗前的平均 76% ± 24.9% 降低到治疗后的 18.4% ± 22.1%，对咯血的控制率达到了 100%。

### 三、激光疗法

经支气管镜介导下的激光治疗呼吸道腔内病变始于 20 世纪 70 年代，Strong 和 Jako 等应用 $CO_2$ 激光治疗严重的喉部疾患，取得了满意的效果。此后，他们又应用硬质支气管镜介导 $CO_2$ 激光治疗气管及支气管腔内恶性肿瘤，同样取得了良好的疗效。1981 年 Toty 等率先通过纤维支气管镜介导采用 Nd：YAG 激光治疗气管、支气管内肿瘤和狭窄，获得了显著疗效，并证实了 Nd：YAG 激光具有良好的安全性。目前在临床常用的有 Nd：YAG 激光、半导体激光和钬激光，其中又以 Nd：YAG 激光的应用最为广泛。近年来，通过硬质或可弯曲支气管镜施行 Nd：YAG 激光治疗的安全性、有效性及可重复性，均得到了广泛认可。激光切除病变组织的工作原理主要包括热效应、机械效应、光化效应、压强效应及电磁场生成效应等，其中最主要的是热效应。经支气管镜下激光治疗，即利用激光的热效应，使受照组织出现凝固、炭化甚至汽化，之后再利用支气管镜的尖端或活检钳将凝固或炭化的组织清除，从而达到消除病变的目的。

（1）适应证和禁忌证：原则上，只要支气管镜能看得见的气道内各种良、恶性病变，以及各种原因导致的气道狭窄，主要便于操作，均可采用激光治疗。对于原发或转移性恶性肿瘤，一般用于失去手术机会或肿瘤阻塞大气道造成呼吸困难者，激光可解除阻塞，改善通气，具有立竿见影的缓解症状作用。气道外压性狭窄或气道完全闭锁时使用激光治疗容易造成气道穿孔，属于相对禁忌。

（2）并发症：支气管镜介入下的激光治疗是一项比较安全的治疗手段，其总的并发症发生率约为 2%～5%，致死性并发症的发生率为 0.5%～1%。常见并发症包括支气管及其邻近组织的穿孔、出血、心血管系统并发症如低血压、室性或室上性心律失常、低氧血症等。

（3）临床应用评价：腔内激光治疗主要适用于近端中央气道的病变，病变越趋远端，治疗效果往往越差。此外，病变的范围也影响疗效，对累及气道范围较小的病灶效果相对较好。对单独使用 Nd：YAG 激光与联合使用 Nd：YAG 激光和放射治疗之间的疗效进行比较发现，联合使用激光与放射治疗比单独使用激光治疗更有助于缓解恶性 CAO 患者的呼吸困难、咳嗽、咯血等症状，并可延长患者的无病生存期。对于激光治疗气道内早期原位恶性肿瘤的报道有限，疗效尚难以定论。目前认为，对于这类患者，若排除手术禁忌，仍以手术切除为首选，而对于有明显手术禁忌者，激光根治亦为一种可供选择的手段。

### 四、微波热凝

微波作用于生物组织可以产生致热效应和非热效应，引起生物组织各种生理和病理反应。对恶性肿瘤进行微波辐射加温到 41~45°C，能选择性抑制和杀伤肿瘤细胞。此外，微波能量集中作用于人体局部组织，可造成组织的凝固坏死以及坏死组织周围的小血管痉挛、肿胀、凝固血栓形成，从而达到止血和切除肿瘤的目的。

（1）适应证和禁忌证：管内型中央型肺癌所致的气道狭窄而无手术指征者以及支气管镜可及部位的出血为经支气管镜微波治疗的适应证。管外型肿瘤或外压型气道狭窄、重度气管狭窄、外周病变以及存在常规支气管镜检查的禁忌证的患者不能接受微波治疗。此外，由于微波为一种高频电磁波，孕妇慎用。

（2）并发症：支气管壁穿孔为微波治疗的严重的并发症，可造成气胸、纵隔气肿及支气管胸膜瘘等。若微波凝固治疗的范围过大、过深，当凝固坏死组织脱落时可能引起出血，严重时有窒息的危险。

（3）临床应用评价：经支气管镜微波热凝具有止血效果好，对深层组织损伤小，安全可靠的特点。微波治疗恶性肿瘤时应选用中等剂量，加温至 42~50°C，既可有效杀灭癌细胞，又可避免正常细胞损伤及肿瘤扩散。当使用大剂量微波加温达 60°C 以上时，可以直接热凝和切割肿瘤组织。与激光和高频电刀相比，微波热凝治疗的设备价格低廉、使用简便，并发症的发生率相对较低。但最大的缺点在于，工作效益低，每次操作的耗时较长，有时需多次操作；对于重度气管狭窄，微波治疗后，可能会出现因为病变组织的一过性肿胀而窒息的可能，故目前临床已很少有单位在开展。

一般而言，"热烧灼疗法"的主要目的是去除增生的肿瘤、肉芽及瘢痕组织，以恢复气道的通畅。比较几种方法，激光具有切除效率最高，但设备昂贵且操作的风险也较大；微波设备便宜，操作相对安全，适合于一些基础医院开展，但切除效率低；而高频电刀和氩气刀则具有设备价格适中，治疗效率较高，且相对安全，比较适合我国国情。在去除增生组织的过程中，"热烧灼疗法"常需要和机械性清除方法相结合。对于良性病变而言，组织清除后多数意味着治愈，而对于恶性病变而言，腔内肿瘤组织的清除仅仅意味着暂时性的阻塞解除，而疗效的维持则需要后续的光动力治疗或近距离放疗及常规的放、化疗的跟进方能达到。

（桑纯利）

# 第八节　经支气管镜腔内冷冻治疗

冷冻疗法是利用超低温度作用于组织后，使细胞和组织结晶、细胞膜蛋白变性以及小血管腔内的血栓形成，从而使病变组织坏死，以达到去除病变组织的目的。

与利用热量相反，冷冻疗法是利用重复循环的冷冻（解冻）来损毁组织。目前常用的致冷源包括二氧化碳（$CO_2$）和一氧化二氮（$N_2O$）两种。两者均可使组织温度降至 $-30°C$ 的低温，但由于前者的价格低廉，因此在临床的应用更为广泛。在具体操作时，选择好冷冻点以后，对每个点应反复冻融 3 次，每次冻融过程应在 2~3 分钟。对于较大的病灶，可设定几个冷冻点，直至病灶的可见部分完全被冷冻。由于冷冻疗法特殊的治疗方式，效果不会立即显现，治疗后即刻活检的普通病理检查并未能发现明显的病理学改变，此时的细胞损伤只有在电镜下可见；几天后，才会出现细胞的变性、坏死，肿瘤组织缩小。

## 一、适应证

（1）气道腔内恶性病变的姑息性治疗。

（2）气管、支气管内良性病变的根治性治疗。

（3）支架植入后再狭窄的治疗。

（4）气管、支气管异物，黏液栓子或血凝块的摘除。

## 二、禁忌证

由于其疗效的延迟效应，故冷冻疗法不适用于解除急性的大气道阻塞。此外，如果气道狭窄为外压性所致，冷冻治疗的效果往往欠佳。

## 三、并发症

由于胶原蛋白、软骨和血供差的组织对冷冻的耐受性强，因此，冷冻治疗在气道内应用具有很好的安全性，很少发生气道瘢痕狭窄、软化或穿孔等并发症。

## 四、临床应用评价

经支气管镜腔内冷冻治疗为气道阻塞的处理提供了一种新的选择，与激光疗法相比，具有费用低、易防护且可在局麻下进行等优点。对于大多数气管、支气管腔内的良性肿瘤和肉芽肿，冷冻治疗均有良好的效果。但对于平滑肌瘤、肌瘤、纤维瘤或纤维胶原组织，以及淀粉样变、脂肪瘤及软骨－骨性病变，冷冻治疗多不太敏感，需多次冷冻方可奏效。对于一些支气管内的易碎或难以钳夹的异物，只要异物能够水合，可在冷冻探头与异物接触后，通过低温使异物体内的水分凝固成冰，并与探头粘连，从而将异物与探头一并取出。然而，就恶性肿瘤而言，冷冻治疗仅能破坏内镜下可见的部分，只是一种姑息性的治疗手段。70% ~ 80%具有腔内病变的患者经冷冻治疗后气道阻塞症状可明显改善，生存质量明显提高，但是，该技术对恶性肿瘤患者的总体生存率无明显改善。近年来，国外有学者在探索采用支气管腔内冷冻疗法治疗早期中央型肺癌，并已取得了一定的疗效，其前景有待于进一步的观察。

（桑纯利）

# 第九节 光动力学疗法

光动力治疗（photodynamic therapy，PDT）是利用光敏剂在人体内的亲肿瘤特性，通过特定波长的激光激发使其发生能量转移，产生单线态氧，使肿瘤细胞氧化并坏死，之后再通过支气管镜下机械清创，达到清除肿瘤、使气道再通的目的，是一种腔内微创介入治疗方法。常用的光敏剂是血卟啉衍生物，其对肿瘤组织的亲和性是正常组织的 2 ~ 10 倍，因此，应用 PDT 不仅可对一些镜下可见的肿瘤进行治疗，同时还可及时治疗隐性肿瘤，消灭手术遗留的不可见癌灶。

## 一、适应证

（1）病变小且表浅的早期肺癌、无淋巴结转移者，如因病变位置特殊无法手术或无法耐受手术者，可以适用 PDT 治疗。

（2）晚期肿瘤患者的姑息治疗。

（3）术后或放化疗后局部残留或复发的肿瘤。

（4）为全身情况较好的患者创造手术条件。

## 二、禁忌证

（1）由于 PDT 治疗后会发生肿瘤组织水肿，因此对于肿瘤侵犯气管并造成严重阻塞者，如需采用 PDT 治疗，则需要先在狭窄段气道腔内置入支架后，方可进行，以免发生治疗后的水肿而造成窒息。

（2）侵入食管或主要血管的肿瘤。

（3）对光敏剂过敏者。

## 三、并发症

PDT 常见的并发症包括治疗后肿瘤及黏膜组织水肿、黏液栓及坏死组织阻塞等造成的呼吸困难，以及气道阻塞所造成的咳嗽、咳痰、发热等。随着 PDT 治疗后细胞的坏死脱落，也可出现小量咯血。由于在治疗前会行光敏剂皮肤过敏实验，因此光敏剂过敏或毒性反应很少发生，但静脉注射血卟啉衍生物后 2 周内若不慎受阳光照射，仍可能会出现暴露部位的皮疹、水疱、皮肤破溃等局部并发症。

## 四、临床应用评价

PDT 具有选择性好、可多次重复、疗效持续时间长且再阻塞几率小的优点，因此多被用于晚期肿瘤患者的腔内治疗，以改善气道阻塞症状、延长生存时间。PDT 对于早期腔内肺癌的疗效确实，并且病灶越小效果越好。对于原位癌和直径小于 1cm 的微浸润癌，PDT 的疗效最好，甚至可以达到根治；但如果微浸润癌已侵犯软骨层，由于治疗性光线无法渗透至肿瘤组织，采用 PDT 治疗效果不佳。对于肺癌阻塞支气管的疗效与激光治疗相似或更好，且疗效维持时间更长，再阻塞发生的几率更小。由于 PDT 的穿透力不深，对体积较大的实体瘤不能达到根治，对有转移的恶性肿瘤也不能消除其转移灶。

（桑纯利）

# 第十节　腔内近距离放射治疗

腔内近距离后装放疗是一种将具有放射治疗作用的放射源置入到气道腔内对肿瘤组织实施放疗的方法，主要适用于气道壁及其周围组织受到肿瘤侵犯的患者。目前最常用的放射源是 $^{192}$Ir，其具有能量率高、体积小、便于控制的优点。由于从放射源轴发出的射线剂量在数毫米处急剧下降，支气管内近距离放疗就避免了对周围其他正常组织器官的放射性损伤。对于严重的腔内阻塞，常先采用激光、APC 或支架植入等方法使气道重新开放，再通过局部近距离放疗稳定治疗成果，并进一步杀灭残余的肿瘤细胞。

## 一、适应证

（1）恶性中央型气道阻塞。
（2）有恶性支气管腔内病变引起的呼吸困难、咯血、阻塞性肺炎等症状者。
（3）术后残段未尽或残端复发的肿瘤。
（4）作为激光治疗或其他腔内介入诊疗的后续治疗。

## 二、禁忌证

（1）由于放疗后所致的局部组织水肿将会加重已存在的气道阻塞，因此对于气管重度阻塞的患者，在使用激光治疗或支架植入等手段恢复气道通畅后方可进行近距离放疗。
（2）气管食管瘘。
（3）已经接受过在同一区域放射治疗的患者。
（4）肺部、颈部等放射野有结核感染。
（5）严重心、肺功能不全或全身情况极度衰弱者。
（6）未控制的急性呼吸道感染。

## 三、并发症

咯血是支气管腔内近距离放疗的最主要的并发症，可能与肺动脉的解剖位置靠近主支气管和上叶支气管，以及较高的放射剂量有关。其他并发症包括气胸、支气管瘘、支气管痉挛、放射性食管炎、支气管狭窄和放射性支气管炎，但均比较少见。

## 四、临床应用评价

根据放射源的放射性强弱，治疗的剂量率被分为低剂量率（LDR，小于2Cy/h）、中剂量率（IDR，2~10Gy/h）和高剂量率（HDR，超过10Cy/h）。所有剂量率都能对气道肿瘤产生有效的抑制作用，但各有其优缺点。IDR应用较少；LDR设备低廉、操作简便，适于中小医院开展，但治疗时间长，医务人员放射性暴露的危险性较高；HDR需时短，放射性暴露危险小，但设备投资高。目前认为，对于有支气管腔内肿瘤浸润症状而又不能接受其他治疗的患者，都可以考虑使用HDR近距离放疗进行姑息性治疗。采用HDR近距离放疗对控制肺癌患者的呼吸困难、咳嗽、胸痛、咯血等症状效果显著；对于初治的腔内肿瘤，近距离放疗联合外放射治疗比单独使用外放射治疗更有利于症状的改善；对于以往接受过外照射放疗、再次发生腔内阻塞的患者，建议选用近距离放疗进行再次治疗。除此之外，近距离放疗对于早期非小细胞肺癌的根治性作用，近来日益受到关注。对于早期肺癌，手术切除是目前公认的首选治疗方法。但是对于无法耐受手术的患者，HDR近距离放疗单独或联合外放疗则可以作为一种有效、风险低、费用省、痛苦小的治疗方法。对于Ⅱ~Ⅲa期患者，已有关于手术治疗联合瘤体内植入放射源近距离放疗的报道，但结果不尽一致。但对于手术不能完全切除的患者，目前认为瘤内植入近距放射治疗能够提升对于病变的局部控制效果。

（桑纯利）

# 第十一节 球囊扩张气道成形术

经支气管镜球囊扩张气道成形术治疗良性气管、支气管狭窄的方法在临床的广泛应用开始于 20 世纪 90 年代中期。所用的球囊导管大致分为两类，一类是无导丝导引孔球囊导管，只能在大孔道的治疗型支气管镜下进行操作；另一类是有导丝引导孔的球囊导管，既可以在大孔道的治疗型支气管镜下直接进行操作，也可以在导引钢丝引导下操作。在实际操作中，将球囊导入至气道狭窄段并准确定位后，连接枪泵与球囊导管，并以水为充填剂充填入球囊，使压力保持在 3~5 个大气压。每次球囊可保持膨胀状态 1~3 分钟，根据扩张后狭窄部位的直径，可反复充填球囊。在球囊放水后，狭窄段气道管径明显增大，说明球囊扩张气道成形术获得了成功。

## 一、适应证和禁忌证

对于各种原因引起的良性气道狭窄，且患者具有气道狭窄的临床表现时，均适合采用球囊扩张气道成形术加以治疗。一般来说，发生于主支气管和叶支气管者效果最好，段及段以下支气管的狭窄疗效次之。大多数的气管狭窄均需要通过包括球囊扩张在内的综合疗法或其他疗法进行治疗。若无法直视狭窄远端的支气管情况，或扩张导管无法通过狭窄段，则不能行球囊扩张。

## 二、并发症

球囊扩张气道成形术的安全性好，其常见并发症包括轻微的胸骨后隐痛和一过性的血氧饱和度下降，多随着治疗的中止或结束而自然缓解。当狭窄段存在急性炎症时，扩张后可能会有局部的少量出血。如果球囊的型号选择不当，则可能发生气胸或纵隔气肿。

## 三、临床应用评价

对于各种良性原因所致的气道狭窄，球囊扩张气道成形术的近期疗效可达 100%，但其远期疗效受到狭窄形成原因的影响。对于非炎症性病变如纤维瘢痕病变，采用球囊扩张的效果较好，有时只需 1~2 次的扩张即可获得持久的疗效；而对于急性炎症、气道壁软化等则效果较差，扩张后所能维持的时间也相对较短。在很多情况下，球囊扩张气道成形术往往需要联合激光、微波、电凝、氩气刀及支架植入等方法，才可以获得持久和最佳的疗效。

（韩春兰）

# 第十二节 气道支架植入术

有关气道支架的应用，最早可追溯到 19 世纪 90 年代。近 20 年来，随着材料科学的不断发展和可弯曲支气管镜在临床的普及，气道内支架置入才真正得以在临床被广泛应用。

## 一、适应证

（1）中央气道（包括气管和段以上的支气管）器质性狭窄的管腔重建：对不具有手术

指征的气道恶性肿瘤患者，因管壁肿瘤浸润或腔外肿瘤和转移淋巴结压迫引起明显气道阻塞和呼吸困难时，可考虑气道阻塞部位的支架置入。目前认为，恶性气道狭窄是气道内支架置入的首选适应证。对于良性气道狭窄的患者，支架置入应慎重，其原则是在采用激光、高频电烧灼或冷冻及球囊扩张术之后，疗效难以维持者，才考虑气道内支架置入。目前多数学者把气道狭窄超过原管腔的 2/3 以上和（或）伴有明显相关症状，作为支架置入的指征。

（2）气管、支气管软化症软骨薄弱处的支撑：支气管结核、复发性多软骨炎以及其他炎症或机械性压迫等原因所造成的气管、支气管软骨的破坏和缺损，当患者呼气或咳嗽时，随着胸内压的增高，软骨缺损处的管腔塌陷，致使远端气道气体过度残留，分泌物引流发生困难。久之，可导致远端的局限性肺气肿、反复的感染和局部的支气管扩张。对于这类患者来说，支架置入有时是唯一可供选择的办法。

（3）气管、支气管瘘口或裂口的封堵：对于各种原因所造成的食管气管瘘，食管支架置入可提高患者的生活质量，但一般并不能完全有效地封闭瘘管，食管和气道内双重带膜支架的置入可以取得理想的临床效果。对于肺叶和支气管袖状切除术所造成的支气管残端及支气管吻合口瘘或裂口，除以往采用的支气管镜下吸收性明胶海绵、纤维素、医用黏合剂局部封闭外，带膜支架置入或先用吸收性明胶海绵填塞再用普通金属支架固定，亦是近年来气管、支气管瘘口或裂口封堵的常用且有效的办法。

（4）良性气道狭窄的腔内扩张及塑形：既往对支气管结核、气管造口及支气管断端吻合等所造成气管或主支气管的良性狭窄，大多采用热烧灼疗法对增生的肉芽及瘢痕组织进行切除和清理，但对于一部分患者，特别是合并有瘢痕挛缩的患者，反复切割既有造成支气管穿孔的风险，同时亦难以使气道处于良好的开放状态。近年来，有学者针对良性气道狭窄，提出了"暂时性金属支架植入治疗良性气道狭窄"的新概念。其治疗良性气道狭窄的机制主要是通过持续的柔性扩张和塑形，进而达到治疗良性气道狭窄的目的。通常金属支架植入体内的时间为 4～6 周，待支架充分膨胀后再将其完整取出。实践证明，这一方法不仅可以有效地解决支气管结核等原因所致的良性气道瘢痕狭窄，同时还能够减少气道内金属支架的永久性植入所导致的支架断裂及植入后再狭窄的发生，值得在临床推广。

## 二、常用气管、支气管支架的种类

目前用于临床的气道内支架，按其制作材料大致可分成两大类：①硅酮（silicone）管状支架（图 5-4）；②覆膜或不覆膜的金属网眼支架（图 5-5，图 5-6）。

硅酮支架和金属支架各自具有其优缺点。相对于金属网眼支架而言，硅酮管状支架的价格便宜；支架放置过程中其位置的调整及移出比较容易，即便是在支架置入几年以后也不例外。其缺点包括：①支架置入需要在全麻下采用硬质支气管镜方可进行，在我国由于仅极少数呼吸科医生能够熟练操作硬质支气管镜，因此其临床应用将受到很大限制；②影响黏液纤毛清除功能，较易发生分泌物阻塞管腔；③比较容易发生支架移位，特别是对于短的锥状气道狭窄；④支架本身较厚，置入后支架段气道腔径较细；⑤贴壁性较差，不宜用于气道不规则或表面凹凸不平的狭窄。

与硅酮管状支架相比，金属网眼支架的置入比较方便，大多数患者均可在局麻下采用可弯曲支气管镜进行置入；其次是具有良好的弹性，故置入后移位的发生率相对较低；再次是支架本身较薄有较高的内/外径比值，同时可在一定程度上保留气道的黏液清除功能。同样金属网眼支架也存在着不足，主要包括：①价格相比较贵；②支架一旦植入后移出比较困难，通常要用激光将其切割成碎片后方能逐一取出；③对于无覆膜金属网眼支架来说发生肿瘤或肉芽组织穿过网眼生长至支架腔内再狭窄的发生率较高。因此，对于恶性气道阻塞或仅仅需要暂时性支架置入的患者，有条件开展硬质支气管镜操作的单位可优先选择硅酮管状支架。然而金属网眼支架由于其置入相对比较方便等优点，已使其在临床的应用范围变得越来越广，涵盖了各种良、恶性气道病变。

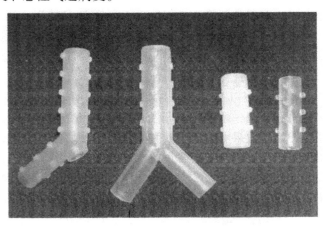

图 5 - 4　各种类型的硅酮支架

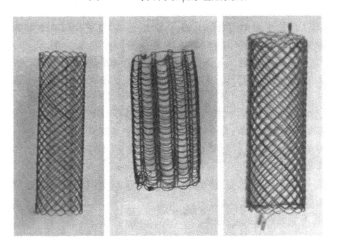

图 5 - 5　各种不覆膜金属支架

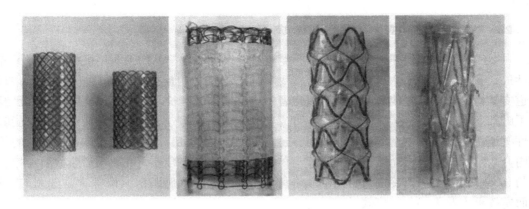

图5-6 覆膜金属支架

### 三、支架植入的常见并发症及其处理

（1）肿瘤及肉芽组织增生导致的支架腔内再狭窄：对肿瘤组织增生导致的管腔再度阻塞，常需要采取腔内近距离放疗、高频电烧灼或冷冻治疗。因激光易损坏支架，故最好不用。覆膜支架可以有效地阻止肿瘤组织穿透支架进入支架腔内。

良性气道病变支架置入后的肉芽组织增生主要是由于机体对支架的过度反应，肉芽肿可发生于支架的任何部位。当病变处于炎症增殖期时，支架置入肉芽肿的发生率较高；倘若在瘢痕修复期置入，肉芽肿发生的机会则会明显减少。根据临床的观察，支架植入后肉芽组织增殖最活跃的时间窗是植入后的1~6个月之内，6个月以后再发生肉芽增殖的机会将大为减少。

（2）支架移位：在硅酮支架植入中较为常见。当肿瘤组织在接受放、化疗以后，支架与组织之间的压力下降，支架就有可能发生移位。此外，选择支架的直径过细也会导致移位。对于气道软化症患者，应尽可能不用硅酮或被动膨胀式金属支架。单纯金属网眼支架发生移位，短时间内一般不会导致严重后果；相反，覆膜金属支架的移位则有导致患者窒息的可能，应特别注意。当支架移位落入远端支气管腔内而未及时取出，则有可能阻塞远端支气管的开口，进而引起阻塞性肺炎、肺脓肿和肺不张。故一旦疑有支架移位，应立即行支气管镜检查，若发现支架移位应将支架取出或更换新的支架。

（3）支架本身的机械性损伤：气道内支架持续地受到各种程度和各个方向上的压力，如肿瘤组织的持续性压迫、咳嗽时平滑肌的强力收缩所引起的迅速压迫、气道的摇摆和扭转等产生的各种复杂类型的压力等，均可使支架产生疲劳性折断。相对于新型的镍钛合金支架来说，不锈钢支架则更易发生断裂。一旦发生金属支架的断裂和解体，应尽可能将支架取出，以避免损伤周围组织。

（4）嵌入和穿透气道壁：是支架植入最危险的并发症，常会导致气管、支气管瘘。当支架侵及气道周围的大血管时，可引起致命性的大咯血，往往需要外科开胸手术的介入。

（5）对气道黏液清除功能的影响：硅酮管状支架或覆膜金属支架植入后，有可能会影响到正常气道部分的清除功能而导致分泌物的阻塞，可采用支气管镜进行清理。

### 四、气道支架植入术的临床应用评价

自 20 世纪 90 年代开始，气道支架，尤其是金属气道支架的广泛应用极大地改善了各种恶性气道狭窄患者的生活质量，为患者接受其他进一步的治疗提供了条件。也正因为如此，气道支架植入疗法已经使其中的大多数患者的生存期得以延长，可见气道支架植入术已经成为了胸部恶性肿瘤综合治疗中的一项不可或缺的重要组成部分。然而，要使这一疗法能够在恶性气道狭窄的治疗中发挥更大的作用，还需要操作者能够有效地将前文中已介绍过的各种腔内介入治疗方法有机地结合起来。除与传统的放、化疗结合外，支架与后装放射治疗、支架与 APC、支架与腔内冷冻等方法的联合使用等，亦是介入肺脏病学医师常常选用的方法，从而发挥更大及更持久的疗效。

有关支架在良性气道狭窄治疗中的应用，则经历了一些曲折。在 20 世纪 90 年代金属支架尚未普及之前，尽管亦有人采用硅酮支架治疗一些良性气道狭窄的患者，但由于其操作上的不方便以及容易发生移位等原因，使其在临床的应用受到了一定的限制。自 90 年代镍钛合金金属支架的问世，大大地激发了人们采用金属支架植入治疗各种良性气道狭窄的热情。由于其植入手术操作仅需要在局部麻醉和可弯曲支气管镜介导下即可完成，因此一度被广泛应用于良性气道狭窄的临床治疗。但随着时间的推移，人们渐渐地发现在气道金属支架植入体的数月至数年之后，各种并发症开始相继出现，其中，最常见的并发症就是支架植入后的再狭窄。由于这一并发症的发生，往往会很快抵消了支架植入疗法的疗效，严重者甚至会导致支架腔内的完全闭锁，且处理起来也相当困难。也正因为如此，美国 FDA 在 2005 年警告，对于良性气道狭窄的患者应慎用金属支架植入治疗。目前，在欧美一些国家，大多数的介入肺脏病医师仍将良性气道狭窄作为气道金属支架植入的相对禁忌证。然而，一些学者所建立的"暂时性金属支架植入治疗良性气道狭窄"的新方法，则有效地规避了这一并发症的风险，并收到了良好的治疗效果。除此之外，目前尚处于临床前研究阶段的"可降解气道支架"已显现出良好的前景。我们有理由相信，随着这一新型支架的问世，会在一定程度上克服一些传统支架所存在的不足，使支架植入疗法的适应证变得更广，使更多的患者受惠于这一疗法。

（韩春兰）

# 第六章

# 内科胸腔镜

## 一、概述

好奇是人类的天性，而窥镜则是架设在人类直观感觉与这些秘密之间的桥梁之一。胸腔镜技术的发展使得临床医生可以直接观察脏壁层胸膜的病变。胸腔镜技术发展的历史脚步，与当时的社会科技发展状况密切相关，胸腔镜技术发展有以下特点：①设备上从直接窥视发展至附加有人工光源照明，再到结合视频成像技术；②技术上初期的单纯从诊断手段发展到可同时进行治疗；③应用范围上由简单到复杂；④总是与其他技术发展一起发展。胸腔镜技术在呼吸内科和胸外科均有应用，彼此各擅胜场。依其开展形式有异，可分为内科胸腔镜（medical thoracoscopy，又称 pleuroscopy）和外科胸腔镜。本章节主要介绍内科胸腔镜技术。

## 二、手术指征

内科胸腔镜是一项有创性操作，主要用于经无创方法不能确诊的胸膜腔疾病患者的诊治，它能在直视下观察胸腔病灶的变化并可进行病灶活检，以一种可接受的微创方式，为可靠、足量获取病灶组织样本并同时进行治疗提供了新的手段：

1. 适应证

（1）不能明确病因的胸腔积液诊断。

（2）肺癌或胸膜间皮瘤的分期。

（3）弥漫性肺疾病的活检。

（4）对胸腔积液行胸膜固定治疗。

（5）自发性气胸的局部治疗。

（6）其他，如膈肌、纵隔及心包活检等。

2. 禁忌证

（1）胸腔闭锁，如胸膜广泛胼胝样粘连。

（2）凝血功能障碍。

（3）低氧血症。

（4）严重心血管疾病，如急性心肌梗死和（或）有严重心律失常等。

（5）严重的肺动脉高压。

（6）持续的不能控制的咳嗽。

（7）极度虚弱者。

## 三、术前准备

术前检查出血时间、凝血时间、血小板、血型、血气分析、心电图及近期正侧位胸片必要时做肺功能测定。

术晨禁食。术前 1 天或数小时建立人工气胸。术前 1 小时口服可待因，术前 30 分钟肌内注射 10mg 地西泮并 2% 利多卡因雾化。

内科胸腔镜手术所需要的器械设备总的可以分为两大部分：成像设备和胸腔镜手术器械。成像设备由摄像系统，光源，以及显示器组成。通常将上述系统构成的成像设备放在可移动的柜车中（图 6-1），手术的时候根据术者的位置摆放在合适的角度。

根据按照视野的范围，常用的内科胸腔镜又可分为 0°镜和 30°镜。0°镜更符合手术者的观察习惯，易为初学者掌握，但 30°镜能观察到胸顶、肋膈角等隐蔽区域，熟练运用者更为喜好。70°镜或 90°镜主要用于观察 0°或 30°镜不能观察到的部位，如肺尖及入镜点周围。具体操作器械：通道套管，胸腔镜，内鞘管，活检钳，吸引器，烧灼棒，穿刺针。

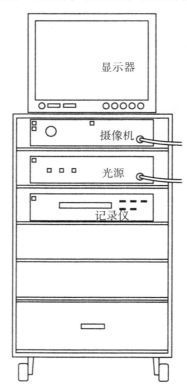

图 6-1　集合成像系统的柜车

## 四、操作技巧

（一）麻醉

通常采用局部浸润麻醉，并可结合静脉镇静药物。

（二）体位

健侧卧位最为常用，但也可采用仰卧位或俯卧位，主要根据病灶部位，选择入镜点，以易于操作及活检病灶为原则。

（三）操作步骤

1. 制作切口（图6-2） 通常通过一个切口即可完成操作。侧卧位者通常在腋前线与腋中线之间第3～5肋间做一个1cm的切口。手术前应复习患者的胸部CT，根据患者病灶部位适当调整入镜部位。仰卧位时，选锁骨中线第1～3肋间为入镜部位。俯卧位时多选用肩胛线紧邻肩胛骨第6～7肋间。

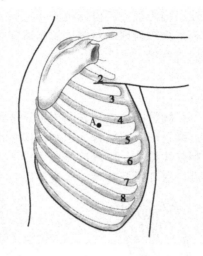

图6-2 切口分布

制作胸腔镜切口时，切开皮肤、皮下组织，用胸腔镜通道套管于肋上缘刺破胸膜旋入胸腔。在进入胸腔的时候，应注意术侧肺有粘连的可能，通道套管不必进入胸腔太深，通常0.5～1cm即可。

2. 胸腔探查 术侧肺塌陷后，放入胸腔镜利用其高清晰度、广角性及放大性探查胸腔内各部位器官。右侧胸腔按照逆时针方向进行探查，左侧胸腔则沿着顺时针的方向进行探查。调整镜的深度和角度，逐一观察，保证保持镜下的视野无遗漏区域。胸膜腔的壁层胸膜、脏层胸膜、膈肌胸膜、纵隔胸膜及心包膜必须全部在腔镜下检查，胸腔内各器官表面结构也必须详细检查。

胸腔术野的暴露，取决于三方面的因素：胸腔镜观察的位置，肺的膨胀情况，以及组织牵拉。胸腔镜观察的位置取决于切口的位置，需要术前很好地阅读CT并定位，也可以根据需要制作不同的切口置入胸腔镜进行观察，或者更换不同角度的胸腔镜，以获取好的视角。如果肺组织萎陷不佳，可再向胸腔内注入部分空气，有条件者可注入$CO_2$。若存在胸腔积液影响观察可吸除之。如存在粘连，则用活检钳或电烧松解之。

3. 病灶活检 活检是明确诊断的关键。在胸腔镜直视下，对可疑的病灶用活检钳（图6-3）钳取组织，有条件者可即时送冷冻病理确认取材可靠。活检术的目的是获取病灶样本，组织量充分，可以明确病理诊断即可，不必贪多。从活检部位划分，可分为壁层胸膜活检、肺（脏层胸膜）活检、膈面活检及纵隔活检。活检手法上，宜浅不宜深，以活检钳咬取病灶，避免撕扯而导致出血或剧烈疼痛。当不能确定病灶是否为血管时，应先行穿刺排除之。

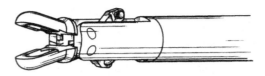

图 6 - 3 　活检钳

除了对病灶组织进行活检外，胸腔镜下还可以进一步进行治疗性操作。如气胸患者发现其胸膜破裂口，可予以镜下喷洒生物胶封堵。对需要施行胸膜固定术的患者，可在胸腔镜直视下对胸腔均匀喷洒硬化剂，如滑石粉。

## 五、术后处理

术后常规放置胸腔闭式引流。胸管的位置和方向根据具体情况而定（图 6 - 4）。如放置胸管主要目的是引流胸腔积液，胸管向后下放置，以利液体引出。如放置胸管主要目的是引流气体，胸管向前上放置，以利气体排出。手术后需要指导患者自行咳嗽、咳痰，或者刺激气管诱发患者咳嗽、咳痰，多进行深呼吸及吹气球等锻炼以利于肺膨胀。

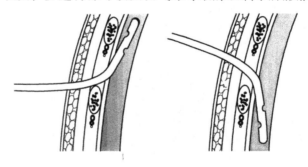

图 6 - 4 　放置不同位置的胸管

## 六、并发症

内科胸腔镜的目的多为获取病灶样本，明确病理诊断，其操作本身相对简单，并发症较少。可能的并发症有出血，尤其注意操作口的出血。患者常伴随胸膜粘连，此时可能伤及肺而引致漏气，操作之时应小心。术后疼痛也常见，手术结束之时可行各切口的肋间及上下肋间神经封闭，减轻患者手术后的疼痛，便于患者咳嗽咳痰，争取早日拔除胸管。

（孟丽霞）

# 第七章

# 呼吸系统疾病的药物治疗

## 第一节　β 受体激动剂

### 一、概述

#### （一）作用机制

β 受体激动剂通过对气道平滑肌和肥大细胞膜表面的 $\beta_2$ 受体的兴奋、舒张气道平滑肌、减少肥大细胞和嗜碱性粒细胞脱颗粒和介质的释放、降低微血管的通透性、增加气道上皮纤毛的摆动等，缓解哮喘和 COPD 患者的气喘症状，是临床最常用的支气管舒张药物之一。

#### （二）分类

β 受体激动剂的种类繁多。早期应用的肾上腺素对 β 受体和 α 受体均有作用，选择性不强。后来问世的异丙基肾上腺素主要作用于 β 受体，但对 $\beta_2$ 受体和 $\beta_1$ 受体均有作用，因此对心血管系统的副作用较为明显。近年来临床推荐使用的 $\beta_2$ 受体激动剂，对 $\beta_2$ 受体的选择性强，副作用小，较为安全、有效。

根据 $\beta_2$ 受体激动剂起效的快慢与作用维持时间的长短，β 受体激动剂分为 4 类：①缓慢起效作用、维持时间短，如沙丁胺醇片和特布他林片。②迅速起效、作用维持时间短，如沙丁胺醇气雾剂和硫酸特布他林气雾剂。③缓慢起效、作用维持时间长，如沙美特罗（salmeterol）吸入。④迅速起效、作用维持时间长，如福莫特罗（formoterol）吸入（表 7 - 1）。

表 7 - 1　$\beta_2$ 受体激动剂的分类

| 起效时间 | 作用维持时间 | |
| --- | --- | --- |
| | 短效 | 长效 |
| 速效 | 沙丁胺醇吸入剂 | 福莫特罗吸入剂 |
| | 特布他林吸入剂 | |
| | 非诺特罗吸入剂 | |
| 慢效 | 沙丁胺醇口服剂 | 沙美特罗吸入剂 |
| | 特布他林口服剂 | |

1. 短效 $\beta_2$ 受体激动剂（简称 SABA）　常用的药物如沙丁胺醇（salbutamol）和特布他林（terbutalin）等。有以下给药方法：

（1）吸入：可供吸入的短效 $\beta_2$ 受体激动剂包括气雾剂、干粉剂和溶液等。这类药物松弛气道平滑肌作用强，通常在数分钟内起效，疗效可维持数小时，是缓解轻至中度急性哮喘症状的首选药物，也可用于运动性哮喘的预防。如沙丁胺醇每次吸入 100～200μg 或特布他林 250～500μg，必要时每 20 分钟重复一次。1 小时后疗效不满意者，应向医生咨询或去看急诊。这类药物应按需间歇使用，不宜长期、单一使用，也不宜过量应用，否则可引起骨骼肌震颤、低血钾、心律失常等不良反应。压力型定量手控气雾剂（pMDI）和干粉吸入装置吸入短效 $\beta_2$ 受体激动剂不适用于重度哮喘发作；其溶液（如沙丁胺醇、特布他林、非诺特罗及其复方制剂）经雾化泵吸入适用于轻至重度哮喘发作。

（2）口服：如沙丁胺醇、特布他林、丙卡特罗片等，通常在服药后 15～30 分钟起效，疗效维持 4～6 小时。如沙丁胺醇 2～4mg，特布他林 1.25～2.5mg，每天 3 次；丙卡特罗 25～50μg，每天 2 次。使用虽较方便，但心悸、骨骼肌震颤等不良反应比吸入给药时明显。缓释剂型和控释剂型的平喘作用维持时间可达 8～12 小时，特布他林的前体药班布特罗的作用可维持 24 小时，可减少用药次数，适用于夜间哮喘患者的预防和治疗。长期、单一应用 $\beta_2$ 受体激动剂可造成细胞膜 $\beta_2$ 受体的向下调节，表现为临床耐药现象，故应予避免。

（3）注射：虽然平喘作用较为迅速，但因全身不良反应的发生率较高，已较少使用。

（4）贴剂：如妥洛特罗（tulobuterol）透皮吸收剂型，由于采用结晶储存系统来控制药物的释放，药物经过皮肤吸收，可以减轻全身性副作用，每天只需贴附 1 次，效果可维持 24 小时。对预防晨僵有效，使用方法简单。

2. 长效 $\beta_2$ 受体激动剂（long - acting beta - adrenergic agonists，LABA）　由于它们的分子结构中的侧链较长、具有高度亲脂性，因此能与 $\beta_2$ 受体的"外结合位点（exosite）"牢固结合，可对支气管产生持久的舒张作用。尤其适合夜间哮喘的治疗。LABA 对 $\beta_2$ 受体的选择性比短效 $\beta_2$ 激动剂高。例如以异丙肾上腺素对气管平滑肌的作用为 1，沙美特罗的作用为 5，而后者对心肌细胞的作用仅为 0.000 1。即沙美特罗对 $\beta_2$ 受体的作用强度约为对 $\beta_1$ 受体作用的 50 000 倍，故其对心血管系统的不良反应较小。

目前在我国临床使用的吸入型 LABA 有两种。

（1）沙美特罗（salmeterol）：经气雾剂或碟剂装置给药，给药后 30 分钟起效，平喘作用维持 12 小时以上。推荐剂量 50μg，每天 2 次吸入。

（2）福莫特罗（formoterol）：经吸入装置给药，给药后 3～5 分钟起效，平喘作用维持 8～12 小时以上。平喘作用具有一定的剂量依赖性，推荐剂量 4.5～9μg，每天 2 次吸入。吸入 LABA 适用于哮喘（尤其是夜间哮喘和运动诱发哮喘）的预防和治疗。福莫特罗因起效迅速，可按需用于哮喘急性发作时的治疗。

## 二、$\beta$ 受体激动剂在呼吸系统疾病中的应用

（一）$\beta$ 受体激动剂在支气管哮喘中的应用

1. 速效 $\beta_2$ 受体激动剂是缓解哮喘症状的首选药物［根据新版全球哮喘防治创议（GINA）精神］

（1）轻至中度哮喘急性发作：速效 $\beta_2$ 激动剂通过手揿式定量气雾器（pMDR）吸入，每次 2~4 喷（每喷中含沙丁胺醇 100μg 或特布他林 250μg）。如果有效，逐渐延长给药间隔时间，直至恢复正常。如果治疗无效，20 分钟后可重复给药。如果经过 1 小时的治疗哮喘症状仍然没有控制，应及时到医院看急诊。

（2）中至重度哮喘急性发作：由于患者呼吸困难明显，无法屏气，采用手揿式定量气雾器（pMDR）吸入疗效不佳，主张通过射流装置的溶液雾化器吸入速效 $\beta_2$ 受体激动剂（沙丁胺醇 2.5mg/0.5ml/次或特布他林 5mg/2ml/次）。速效 $\beta_2$ 激动剂吸入第 1 小时内每 20 分钟给药一次。哮喘症状控制后，每日给药 3~4 次。

（3）联合雾化吸入 $\beta_2$ 受体激动剂和抗胆碱药物溶液：适用于中至重度急性哮喘发作的治疗：①方法：每次同时吸入含沙丁胺醇 2mg 和异丙托溴铵 0.5mg 的溶液，每日 2~4 次。②作用机制：M 胆碱能受体主要分布于大和中气道内，$\beta$ 受体在大、中和小气道内均有分布。$\beta_2$ 受体激动剂舒张气道的作用迅速（数分钟即起效）、强大但维持时间较短，抗胆碱药物舒张气道的作用较慢但较为持久。联合应用这 2 类药物后，支气管舒张作用既迅速又持久。③临床疗效：联合应用 $\beta_2$ 受体激动剂和抗胆碱药物溶液吸入支气管舒张疗效优于单药（B 类证据），能降低哮喘患者住院率（A 类证据），能更好地改善哮喘患者的肺功能（PEF 和 $FEV_1$）（B 类证据）。

注意事项：$\beta_2$ 受体激动剂（无论是 SABA 还是 LABA）均不能有效地抑制支气管哮喘时的气道炎症，故应避免长期、单独应用，否则如同美国 FDA 一再警告的那样有可能增加某些哮喘人群的死亡率。不过，$\beta_2$ 受体激动剂联合吸入糖皮质激素（ICS）等抗炎药物的疗法是较为安全、有效的。

2. 吸入长效 $\beta_2$ 受体激动剂（LABA）与 ICS 联合疗法是控制哮喘的理想方法

（1）该联合疗法是"未控制"哮喘的初始治疗的首选疗法：有许多临床研究证据显示，ICS 加 LABA 的联合疗法的疗效和安全性优于单纯增加 ICS 剂量或 ICS 加缓释茶碱或 ICS 加白三烯调节剂。

（2）经过低剂量 ICS 治疗仍"未控制"哮喘的首选疗法：也有许多临床研究证据显示，ICS 加 LABA 的联合疗法的疗效和安全性优于单纯增加 ICS 剂量或 ICS 加缓释茶碱或 ICS 加白三烯调节剂。

通过单一装置（如准纳器或吸入器）吸入 ICS 和 LABA，比通过两个装置分别吸入 ICS 和 LtBA 不仅更方便，疗效也更有保证。这可能与前者能使这两种药物在肺部分布更为均衡有关。

（二）$\beta$ 受体激动剂在 COPD 中的应用

1. 长效支气管舒张剂（包括 LABA 在内） 可用于不同严重程度 COPD 患者的治疗，能有效减轻 COPD 患者的气喘和呼吸困难症状，改善肺功能。

2. 包括 LABA 在内的几种长效支气管舒张剂 联合应用，疗效优于单一支气管舒张剂。

3. LABA 和 ICS 联合治疗 COPD

（1）在治疗第 1 天联合治疗组患者的 PEF 即显著提高：一项为期 1 年的随机双盲试验中，1465 例 COPD 患者随机分为四组：安慰剂组、沙美特罗组（50μg）、氟替卡松组（500μg）、沙美特罗/氟替卡松组（50/500μg），评估患者呼气流量峰值（PEF）和症状评分。沙美特罗组和沙美特罗/氟替卡松组两组患者在治疗第 1 天 PEF 即显著提高，但是沙美特罗/氟替卡松组的 PEF 较沙美特罗组高 7L/min（P<0.001）；2 周后与安慰剂相比，沙美特罗组、氟替卡松组、沙美特罗/氟替卡松组的 PEF 分别是 16L/min、11L/min、27L/min。

（2）在治疗第 1 天和第 8 周，联合治疗组运动耐受时间显著优于安慰剂组：一项随机、双盲、平行对照研究中，患者纳入标准：COPD 患者、年龄≥40 岁、$FEV_1$<70% 预计值、$FEV_1$/FVC≤0.70，FRC≥120%；185 例患者随机分为沙美特罗/氟替卡松组（50/250μg）、沙美特罗组（50μg）、安慰剂组，一天 2 次，共 8 周。在治疗第 1 天和第 8 周，沙美特罗/氟替卡松组运动耐受时间与安慰剂相比的平均差异分别为 131±36s、132±45s，有显著统计学差异；而单用沙美特罗组与安慰剂组相比的平均差异分别为 49±37s、86±46s。

（3）联合治疗 1 周可显著改善 COPD 患者的呼吸困难指数（TDI）评分：一项随机、双盲、安慰剂、平行对照、多中心研究中，691 例 COPD 患者随机分为沙美特罗/氟替卡松组（50/500μg，每日 2 次）、沙美特罗组（50μg，每日 2 次）、氟替卡松组（500μg，每日 2 次）、安慰剂组，共治疗 24 周；用过渡性呼吸困难指数（TDI）评估患者呼吸困难状况；在第 1 周，沙美特罗/氟替卡松组的过渡性呼吸困难指数（TDI）即显著提高。在治疗终点，沙美特罗/氟替卡松组、氟替卡松组、沙美特罗组、安慰剂组的转换呼吸困难指数分别为 2.1、1.3、0.9、0.4，沙美特罗/氟替卡松组显著减轻患者严重呼吸困难。

（4）联合治疗 2 个月，可显著改善 COPD 患者的气流受限和肺过度充气：一项随机、双盲、平行对照研究中，患者纳入标准：COPD 患者、年龄≥40 岁、$FEV_1$<70% 预计值、$FEV_1$/FVC≤0.70，FRC≥120%；185 例患者随机分为沙美特罗/氟替卡松组（50/250μg）、沙美特罗组（50μg）、安慰剂组，一天 2 次，共 8 周。在治疗第 8 周，沙美特罗/氟替卡松组在第一秒呼气量（$FEV_1$）、深吸气量（IC）、用力呼气量（FVC）较安慰剂有显著改善，而功能残气量、残气量无显著差异；沙美特罗组较安慰剂只在第一秒呼气量（$FEV_1$）、用力呼气量（FVC）较安慰剂有显著改善，而功能残气量、残气量、深吸气量（IC）无显著差异，同时，沙美特罗/氟替卡松组与沙美特罗组相比较，沙美特罗/氟替卡松组在第一秒呼气量（$FEV_1$）、深吸气量（IC）上改善值显著优于沙美特罗组。

（5）LABA 和 ICS 联合治疗 8 周后可显著减少 COPD 患者使用缓解药物的天数：一项随机、双盲、双模拟、平行分组、多中心研究，研究对象为中重度 COPD 患者（$FEV_1$>0.70L 且≤70%，或 $FEV_1$≤0.70L 且≤70%）。治疗组给予沙美特罗/氟替卡松 50/250μg 每日 2 次吸入，对照组给予异丙托溴铵/沙丁胺醇 36/206μg 每日 4 次吸入。结果显示，在治疗第 1 天，与异丙托溴铵/沙丁胺醇相比，沙美特罗/氟替卡松组 $FEV_1$ 是逐渐增加，且维持时间更持久，而异丙托溴铵/沙丁胺醇组的 $FEV_1$ 是先增加后降低。治疗 8 周后，异丙托溴铵/沙丁胺醇组的 $FEV_1$ 与第 1 天相比降了 0.25L，而沙美特罗/氟替卡松组不降，反而升高了 0.29L。治疗 8 周后，沙美特罗/氟替卡松组患者在白天、晚上无需使用缓解药物的天数均显著多于异丙托溴铵/沙丁胺醇组。可能的解释：ICS 具有抗炎作用，ICS 与 LABA 的协同互补作用优于两种支气管舒张剂的联合应用。

（6）长期吸入 LABA 和 ICS 对 COPD 患者的疗效：在 TRISTAN 研究中，COPD 患者随机分为沙美特罗/氟替卡松组、沙美特罗组、氟替卡松组、安慰剂组，治疗 1 年。在治疗结束时，沙美特罗/氟替卡松组患者的 $FEV_1$ 改善值显著优于其他三组，显示出长期联合吸入 LABA 和 ICS，可改善并持续维持 COPD 患者的肺功能。而且沙美特罗/氟替卡松不仅可治疗 $FEV_1$<50% 的重度 COPD 患者，对于 $FEV_1$>50% 的中度 COPD 患者也同样有效。

在为期 3 年的 TORCH 研究中，约 6 200 名 COPD 患者随机分为沙美特罗组、氟替卡松组、沙美特罗/氟替卡松组、安慰剂组研究，主要终点指标是所有原因死亡率（安慰剂对沙美特罗/氟替卡松）。沙美特罗/氟替卡松治疗 3 年，显著减少中重度急性加重（症状恶化需要抗生素、全身性糖皮质激素、住院或这些疗法联合治疗）的频率。安慰剂组年平均急性加重次数为 1.13，而沙美特罗/氟替卡松组为 0.85，较安慰剂组下降了 25%，同样，沙美特罗/氟替卡松组减少急性发作的次数也显著优于沙美特罗组和氟替卡松组。TORCH 研究中，沙美特罗/氟替卡松显著降低圣乔治呼吸问卷（SCRQ）总分，与安慰剂组相比，治疗 3 年后 SGRQ 平均降低 3.1 分（$P < 0.001$）。TORCH 研究事后分析显示，$FEV_1$ 减退速度从研究的第 24 周开始记录至研究的第 156 周，研究显示：安慰剂组 $FEV_1$ 减退速度为 55ml/年，而沙美特罗/氟替卡松组 $FEV_1$ 减退速度为 39ml/年，与安慰剂相比，沙美特罗/氟替卡松使 $FEV_1$ 减退速度减缓 16ml/年，显著延缓疾病进展（$P < 0.001$）。而沙美特罗组和氟替卡松组 $FEV_1$ 减退速度均为 42ml/年，与安慰剂相比，差值为 13ml/年（$P = 0.003$）。TORCH 研究中，沙美特罗/氟替卡松治疗 3 年后，COPD 患者的病死率为 12.6%，而安慰剂组病死率为 15.2%，沙美特罗/氟替卡松组较安慰剂组，可降低病死率达到 17.5%，具有临床意义。3 年 TORCH 研究中，患者死亡的全因分析中，沙美特罗/氟替卡松组因心血管病死亡和因肺部疾病死亡的发生率低于安慰剂组。

与支气管扩张剂相比，ICS/IABA 长期治疗不但能持续维持对肺功能和症状的改善，而且能更好地减少急性加重，提高生活质量，延缓疾病进展速度，防治并发症，延长生命。可能的解释：ICS 持久的抗炎作用，LABA（沙美特罗）对氟替卡松持久的协同作用，持久增强抗炎作用。

### 三、常用 β 受体激动剂

（一）异丙肾上腺素（isoprenaline）

商品名：喘息定，治喘灵，Isuprel，Aludrin

1. **指征和剂量** 治疗支气管哮喘急性发作。舌下含服：成人 10~20mg，每日 3 次；5 岁以上小儿 2.5~10mg，每日 3 次。气雾剂吸入：成人 1~2 喷，每日 3 次或每日 4 次。

2. **制剂** 片剂：每片 10mg。气雾剂：0.5%，每瓶 14g，含 200 喷。

3. **药动学** 舌下含服后 30~60 秒起效，作用维持 1 小时左右。口服无效，因为可被消化道中肠菌和儿茶酚胺，氧位 - 甲基转移酶（COMT）破坏，也可直接与硫酸盐结合而失效。

4. **作用机制** 平喘作用强而迅速，可使肺通气功能迅速改善；具有增强心肌收缩力、加快脉搏、血压升高和兴奋窦房结、房室结，改善心脏传导阻滞作用。

5. **禁忌证** 高血压、冠心病和甲状腺功能亢进者禁用。

6. **不良反应** ①可引起心动过速、心律失常，甚至心室纤颤；可出现头痛、恶心和口干等血管扩张症状。②使无通气功能的肺组织血管扩张，出现"盗血"现象，加重患者的通气/血流比例失调，引起低氧血症。

7. **注意事项** 本品的中间代谢产物 3 - 氧甲基异丙肾上腺素具有轻度 β 受体阻滞作用，反复、大剂量应用本品时，上述代谢产物在体内积聚，可引起"闭锁综合征"，即临床上表现为哮喘持续发作，且对各种平喘药耐药。

## （二）沙丁胺醇（Salbutamol）

商品名：舒喘宁，嗽必妥，爱纳灵（Etinoline），万托林（Ventolin），Albuterol，Proventil

1. 指征和剂量　适用于治疗支气管哮喘或喘息性支气管炎等伴有支气管痉挛的呼吸道疾病。①口服：成人 2～4mg，每日 3 次或每日 4 次；小儿 0.1～0.15mg/kg，每日 2 次或每日 3 次。缓释胶囊：成人 8mg，每日 2 次，儿童剂量酌减。②气雾剂吸入：每次 1～2 喷，必要时每 4 小时 1 次，每 24 小时不宜超过 8 次。③干粉吸入：成人 0.4mg，每日 3 次或每日 4 次；5 岁以上儿童剂量减半，每日 2 次或每日 3 次。④溶液雾化吸入：适用于重度急性哮喘发作。成人 1～2ml，每 4～6 小时 1 次经射流装置雾化吸入。⑤静脉注射：成人 0.4mg，用 5% 葡萄糖注射液 20ml 稀释后缓慢注射。⑥静脉滴注：成人 0.4mg，用 5% 葡萄糖注射液 100ml 稀释后静脉滴注。⑦皮下或肌内注射：成人 0.4mg，必要时 4 小时后重复注射。

2. 制剂　片剂或胶囊：每片（粒）2mg，4mg，8mg。气雾剂：每喷 0.1mg，每瓶 100 喷、200 喷。干粉剂（例如喘宁碟和速克喘）。雾化溶液：浓度 0.083%，0.5%。注射剂：每支 0.5mg。

复方制剂：①可必特（Combivent）气雾剂每喷含本品 0.12mg 和异丙托溴铵 0.02mg，每瓶 200 喷、100 喷；可必特雾化溶液每支 25ml，含本品 3mg 和异丙托溴铵 0.5mg。②易息晴：系本品与茶碱的双层缓释片。每片含本品 2mg 和茶碱 150mg。成人 1 片吞服，每日 2 次。

3. 药动学　吸入本品 0.2mg，血药峰浓度为 295 和 357mmol/L；吸入 0.4mg，血药峰浓度则为 441 和 569mmol/L。口服后 65%～84% 吸收，不易被硫酸酯酶和儿茶酚氧位甲基转移酶（COMT）破坏。15 分钟起效，1～3 小时达最大效应，作用维持 4～6 小时。消除半衰期为 27～50 小时。经肝脏灭活，代谢物由尿排出。静脉注射即刻起效，5 分钟时达峰值，作用维持 2 小时以上。

4. 作用机制　本品为高选择性、强效 $\beta_2$ 受体激动剂。对 $\beta_2$ 受体的选择性是异丙肾上腺素的 288 倍。

5. 禁忌证　对本品或其他肾上腺素受体激动剂过敏者禁用。高血压、冠心病、糖尿病、心功能不全、甲状腺功能亢进患者和妊娠初期妇女慎用。

6. 相互作用　①不宜与其他 $\beta$ 受体激动剂或阻滞剂合用。②与茶碱类药物合用，可增强松弛支气管平滑肌作用，也可能增加不良反应。

7. 不良反应　较少而轻微。①大剂量时可出现肌肉和手指震颤、心悸、头痛、恶心、失眠等症状。②可能引起低血钾。

8. 注意事项　①老年人或对本品敏感的患者，应从小剂量开始，以免引起心悸、手抖等症状。②低血钾患者或同时应用排钾性利尿剂、糖皮质激素的患者慎用或及时补钾。

## （三）特布他林（terbutaline）

商品名：间羟叔丁肾上腺素，叔丁喘宁，博利康尼，Brican－yl．Bronchodil

1. 指征和剂量　适用于治疗支气管哮喘或喘息性支气管炎等伴有支气管痉挛的呼吸道疾病。①口服：成人 2.5～5mg，每日 3 次；小儿 0.065mg/kg，每日 2 次或每日 3 次。②气雾剂吸入：0.25～0.5mg，必要时 4～6 小时 1 次。严重病例每次可吸入 1.5mg，但 24 小时内不可超过 6mg。③干粉吸入：成人 0.5mg，每日 4 次，24 小时内不得超过 6mg；5～12 岁的儿童剂量减半，最大剂量不得超过 4mg/d。④溶液雾化吸入：适用于重度急性哮喘发作：成人每次 1~2ml，4~6 小时 1 次，一次经射流装置雾化吸入，用生理盐水将其稀释至 2.0ml。⑤皮下注射：成人 0.25mg，必要时 4~6 小时内可重复 1 次。

2. 制剂　片剂：每片 2.5mg。缓释片：每片 5mg，7mg。气雾剂：每喷 0.25mg，每瓶 100 喷、200 喷。干粉剂（博利康尼吸入剂），每吸 0.5mg，每瓶 100 吸、200 吸。雾化溶液：每支 2ml，含本品 5mg。注射剂：每支 0.5mg。

3. 药动学　口服生物利用度为 15%±6%，30 分钟后超效。不易被体内儿茶酚氧位甲基转移酶（COMT）和单胺氧化酶（MAO）这两种酶所代谢灭活，故作用可维持 5~8 小时。血浆蛋白结合率为 25%。2~4 小时作用达峰值：气雾剂吸入后 5~15 分钟显效，作用持续 4 小时左右。皮下注射后 5~15 分钟起效，0.5~1 小时作用达峰值，持续 1.5~4 小时。

4. 作用机制　高选择性 $\beta_2$ 受体激动剂，对支气管 $\beta_2$ 受体的选择性与沙丁胺醇相似，对心脏的兴奋作用仅为沙丁胺醇的 1/10。除了舒张支气管平滑肌外，本品尚有增加纤毛 - 黏液毯廓清能力，促进痰液排出，减轻咳嗽症状。

5. 禁忌证　对本品或其他肾上腺素受体激动剂过敏者禁用。高血压、冠心病、糖尿病、心功能不全、甲状腺功能亢进患者和妊娠初期妇女慎用。

6. 相互作用、不良反应、患者用药指导　同沙丁胺醇。

（四）班布特罗（bambuterol）

商品名：帮备，Bambec，班布特罗

1. 指征和剂量　适用于支气管哮喘、喘息性支气管炎的治疗，尤其适合于夜间哮喘的预防和治疗。口服：5~20mg，每日 1 次，睡前服用。成人起始剂量 5~10mg，1~2 周后根据病情可逐渐增加至 10~20mg。肾功能不全（肾小球滤过率≥50ml/min）的患者，宜从 5mg 开始服用。儿童：2~5 岁，推荐剂量 5mg/天，2~12 岁，剂量不宜超过 10mg/天。

2. 制剂　片剂：每片含本品 10mg，20mg。

3. 药动学　本品和中间代谢产物对肺组织亲和力强，在肺内代谢成特布他林，增加了肺组织内活性药物的浓度。口服本品后 20% 被吸收，其吸收不受食物的影响。本品经血浆胆碱酯酶水解、氧化，缓慢代谢为特布他林。约 1/3 在肠壁和肝脏内代谢成中间产物。本品口服剂量的 10% 转化为特布他林，2~6 小时达血药峰浓度，有效作用可维持 24 小时。连续服药 4~5 天后达血浆稳态浓度。本品血浆消除半衰期为 13 小时。活性代谢产物特布他林的血浆消除半衰期为 17 小时。本品和特布他林主要经肾脏排泄。

4. 作用机制　本品系特布他林的前体药。本品在体外没有活性，进入体内被水解为有活性的特布他林。作用机制与特布他林相同。

5. 禁忌证　对本品和特布他林过敏者禁用。

6. 相互作用　同特布他林。

7. 不良反应　比特布他林轻微。治疗初期可能出现手指震颤、头痛、心悸等症状，其严重程度与给药剂量有关，多数在治疗 1~2 周后逐渐减轻、消失。

8. 注意事项　基本同特布他林。对于严重肾功能不全患者的起始剂量应予减少；对于肝硬化患者，由于本品在体内代谢为特布他林的个体差异无法预测，因此，主张不用本品而直接应用特布他林。

（五）非诺特罗（fenoterol）

商品名：酚丙喘宁，酚间羟异丙肾上腺素，芬忒醇，备劳喘，Berotec

1. 指征和剂量　适用于治疗支气管哮喘、喘息性支气管炎。口服：成人 5~7.5mg，每日 3 次；儿童剂量酌减。气雾剂吸入：成人 0.2~0.4mg，每日 3 次或每日 4 次；儿童 0.2mg，每日 3 次。

2. 制剂　片剂：每片 2.5mg。气雾剂：每瓶含本品 200mg，可作 300 喷。

3. 药动学　口服吸收迅速，2 小时后达血药峰浓度，作用可维持 6~8 小时。气雾剂吸入 3 分钟起效，1~2 小时达最大效应，作用至少维持 4~5 小时。

4. 作用机制　系一强效 $\beta_2$ 受体激动剂，对 $\beta_2$ 受体的选择性较好。

5. 禁忌证　对本品或其他肾上腺素受体激动剂过敏者禁用。

6. 相互作用　与沙丁胺醇相仿。本品心血管不良反应较多，重症哮喘应用死亡率偏高，目前很少应用。

7. 不良反应　与沙丁胺醇相仿，但不良反应稍多。可引起低血钾症。

8. 注意事项、患者用药指导　与沙丁胺醇相仿。

（六）吡布特罗（pirbuterol）

商品名：吡舒喘宁，吡丁舒喘宁，Exirei

1. 指征和剂量　适用于治疗支气管哮喘、喘息性支气管炎。口服：成人 10~15mg，每日 3 次。

2. 制剂　胶囊：每粒 10mg，15mg。

3. 药动学　本品口服吸收良好，用药后 0.5~1 小时内即可出现支气管舒张作用，作用可持续 7~8 小时。

4. 作用机制　本品系高选择性 $\beta_2$ 受体激动剂，对 $\beta_2$ 受体的选择性是沙丁胺醇的 7 倍，因此对心血管系统的影响较小。

5. 禁忌证　对本品或其他肾上腺素受体激动剂过敏者禁用。

6. 相互作用　与沙丁胺醇相仿。

7. 不良反应　比沙丁胺醇轻微，主要表现为口干、头痛和肌肉震颤。

8. 注意事项　与沙丁胺醇相仿。

（七）妥洛特罗（tulobuterol）

商品名：叔丁氯喘通，丁氯喘，妥布特罗，喘舒，息克平，Chlobamol，Lobuterol，Berachin

1. 指征和剂量　适用于治疗支气管哮喘、喘息性支气管炎。口服：成人 0.5~1mg，每日 2 次。小儿 0.04mg/（kg·d），分 2 次服用。

2. 制剂　片剂：每片含 0.5mg，1mg。

3. 药动学　本品口服后胃肠道吸收良好且迅速。在体内主要分布于肝、肾、消化器官和呼吸系统器官。代谢速度相对较慢。口服后 5~10 分钟起效，1 小时达最大效应，平喘作用维持 8~10 小时，40 小时后从体内完全排泄。

4. 作用机制　高选择性 $\beta_2$ 受体激动剂。对支气管平滑肌具有较强而持久的舒张作用，其作用强度与沙丁胺醇相似，而对心脏的影响较小，仅为沙丁胺醇的 1%。本品尚有一定的抗过敏作用、促进支气管纤毛运动和镇咳作用，有轻微的中枢抑制作用。

5. 禁忌证　对本品或其他肾上腺素受体激动剂过敏者禁用。

6. 相互作用　与沙丁胺醇相仿。

7. 不良反应　与沙丁胺醇相仿。偶有过敏反应。

8. 注意事项　与沙丁胺醇相仿。一旦出现过敏反应立即停药。

9. 患者用药指导　与沙丁胺醇相仿。

### （八）丙卡特罗（procaterol）

商品名：盐酸普鲁卡特罗，异丙喹喘宁，普卡特罗，美普清，Meptin

1. 指征和剂量　适用于治疗支气管哮喘或喘息性支气管炎等伴有支气管痉挛的呼吸道疾病，可用于夜间哮喘的防治。口服：成人 25 ~ 50μg，每日 1 次或每日 2 次，或 50μg，每晚 1 次。6 岁以上儿童：25μg，每日 2 次，或 25μg，每晚 1 次。6 岁以下儿童：1.25μg/kg，每日 2 次。

2. 制剂　片剂：每片含本品 25μg、50μg。

3. 药动学　本品口服吸收良好，1 ~ 2 小时在血浆、组织及主要器官内达最高浓度。在体内分布广泛，在肝、肾等主要代谢器官内药物浓度最高，在肺脏、支气管等靶器官内的浓度也很高。肺内药物浓度是血药浓度的 2 ~ 3 倍。在中枢神经系统内浓度很低。成人口服本品 100μg 后，衰减模式呈二相性：第一相半减期为 3 小时，第二相半减期为 84 小时。本品主要在肝脏和小肠内代谢，由粪便和尿液排出，约 10% 从尿中排出。

4. 作用机制　为高选择性 $\beta_2$ 受体激动剂。舒张支气管的作用维持时间较长；具有抗过敏作用；有促进气道上皮纤毛摆动的作用。

5. 禁忌证　对本品或其他肾上腺素受体激动剂过敏者禁用。

6. 相互作用　与沙丁胺醇相仿。

7. 不良反应　与沙丁胺醇相仿，偶见心悸、心律失常、面部潮红、头痛、眩晕、耳鸣、恶心、胃部不适、口干、鼻塞和皮疹等。

8. 注意事项　与沙丁胺醇相仿。本品对 3 岁以下儿童的安全性尚未确定，故应慎用。

### （九）沙美特罗（salmeterol）

商品名：施立稳，Serevent

1. 指征和剂量　适用于各型支气管哮喘的治疗。既可按需使用来缓解急性气喘症状，也可与吸入型糖皮质激素一起长期规则使用。可有效预防和治疗夜间哮喘和运动性哮喘。吸入：①气雾剂吸入：成人 2 喷（共 50μg），每日 2 次。②干粉吸入：成人吸入 1 个碟泡（含本品 50μg），每日 2 次。症状严重者剂量可加倍。老年人和肾功能不全者剂量不必调整。

2. 制剂　沙美特罗气雾剂：每喷 25μg，每瓶 60 喷、120 喷。施立碟：通过碟式吸纳器吸入干粉，每个碟泡含本品 25μg，每个药碟有 4 个碟泡。

复方制剂：商品名舒利迭（Seritide）由本品与吸入型糖皮质激素丙酸氟替卡松干粉组成，经准纳器装置吸入，成人 1 吸，每日 2 次。每个装置可供 60 次吸入。每次吸入本品 50μg，吸入丙酸氟替卡松 100μg、250μg 或 500μg。

3. 药动学　单次吸入本品气雾剂 50μg 或 400μg 后 5 ~ 15 分钟达血药峰浓度（分别为 0.1 ~ 0.2μg/L 和 1 ~ 2μg/L）。在体内本品经水解后迅速代谢，绝大多数在 72 小时内消除，其中 23% 从尿中排出，57% 从粪便中排出，完全排出的时间长达 168 小时。

4. 作用机制　系高选择性、长效 $\beta_2$ 受体激动剂。对 $\beta_2$ 受体的作用是 $\beta_1$ 受体的 5 万倍，因此对心血管系统的影响很小。除了能激动 $\beta_2$ 受体，使支气管平滑肌持续、强力舒张支气管外，尚有抑制炎症细胞（肥大细胞、嗜酸性粒细胞等）和炎性递质的作用。

5. 禁忌证　对本品或其他肾上腺素受体激动剂过敏者禁用。

6. 相互作用　与沙丁胺醇相仿。

7. 不良反应　比沙丁胺醇轻微。应用常规剂量时头痛（4.2%）、震颤（1.4%）和心悸（1.5%）等不良反应少而轻微，可在继续用药过程中消失。只有在大剂量（200～400μg）吸入时不良反应才较为明显。可有咽部不适、刺激感等局部症状。

8. 注意事项　与沙丁胺醇相仿。由于本品的作用较慢，故不适合作为哮喘急性发作时的治疗；增加本品剂量，并不能增加其疗效；孕妇慎用。

（十）福莫特罗（formoterol）

商品名：奥克斯，Oxis，安通克，Atock，Foradil

1. 指征和剂量　适用于各型支气管哮喘的治疗。既可按需使用来缓解急性气喘症状，也可与吸入型糖皮质激素一起长期规则使用。可有效预防和治疗夜间哮喘症状。口服：成人 40～80μg，每日 2 次；儿童 4μg/（kg·d）。吸入：气雾剂吸入，成人 6～12μg，每日 1 次或每日 2 次；干粉吸入，成人 1 吸，每日 1 次或每日 2 次。

2. 制剂　片剂：每片 40μg。气雾剂：每喷 4μg。干粉剂：储存在吸入装置内，每吸 4.5μg，干糖浆剂：每包 20μg，每盒 10 包。

复方制剂：信必可（Symbicort）干粉吸入剂，由本品与吸入型糖皮质激素普米克组成，经吸入装置给药，每次 1～2 吸，每日 1 次或每日 2 次，必要时可临时增加剂量。

3. 药动学　成人吸入该药后 2～5 分钟起效。口服后 0.5～1 小时达血药峰浓度。平喘作用可维持 12 小时。口服本品 40μg 或吸入 24μg，24 小时分别从尿中排出 96% 和 24%，主要代谢产物是富马酸福莫特罗的葡萄糖醛酸内聚物。动物实验结果显示，本品在体内以肾脏浓度最高，其次为肝脏＞血浆＞气管＞肺＞肾上腺＞心脏，脑组织中药物浓度最低。由于存在肝肠循环，胆汁排泄物可以再吸收。

4. 作用机制　系一新型长效、高选择 $\beta_2$ 受体激动剂，与沙美特罗相似。

5. 禁忌证　对本品或其他肾上腺素受体激动剂过敏者禁用。

6. 相互作用　与沙丁胺醇相仿。

7. 不良反应　比沙丁胺醇轻微。可能出现肌肉震颤、头痛、心动过速和面部潮红，偶见皮肤过敏、恶心及兴奋。

8. 注意事项　与沙丁胺醇相似。

## 四、β 受体激动剂研发趋势与进展

鉴于目前 LABA 与 ICS 复方制剂（以沙美特罗/氟替卡松和福莫特罗/布地奈德为代表）在支气管哮喘和 COPD 治疗中的重要地位，目前有多个药厂在积极研制每日一次给药的新型 LABA 及其与其他治疗哮喘药物（如抗胆碱药物和 ICS）的新型复方制剂。

1. 新型每日仅需一次给药的 LABA　其中包括茚达特罗（indacaterol）、奥达特罗（olodaterol）、维兰特罗（vilanterol）、卡莫特罗（carmoterol）、LAS100977 和 PF－610355 等，但目前只有对茚达特罗的研究比较广泛，并且已经在数个国家上市。表 7－2 列举了几种新型

LABA 对人 3 种 B 受体亚型的作用特点。

茚达特罗又名 QAB149，属于 8 - 羟喹啉，2 - 氨基 Indan 衍生的 $\beta_2$ 受体激动剂，具有亲脂性。茚达特罗迅速被吸收进入全身循环中，$T_{max}$ 平均为 15 分钟。药动学（PK）呈线性、剂量依赖性。每日一次给予 $150\mu g$、$300\mu g$ 和 $600\mu g$，12 天血药浓度可达到稳态。

表 7 - 2　几种新型 LABA 对人 3 种 $\beta$ 受体亚型的作用特点

| | $\beta_1$ pEC50 | 1A | $\beta_2$ pEC50 | SelAivity | $\beta_3$ pEC50 | 1A | $\beta_2/\beta_1$ |
|---|---|---|---|---|---|---|---|
| 茚达特罗 | 6.60 ±0.24 | 16 ±2 | 8.06 ±0.02 | 73 ±1 | 6.72 +0.13 | 113 ±7 | 1.46 |
| 奥达特罗 | 7.55 ±0.08 | 52 ±8 | 9.93 ±0.07 | 88 ±2 | 6.57 ±0.08 | 81 ±2 | 2.38 |
| 维兰特罗 | 6.4 ±0.1 | | 9.4 ±0.05 | | 6.1 ±0.2 | | 3.0 |
| 卡莫特罗 | | | 10.19 ±0.15 | 88.6 ±4.1 | | | |

pEC50 使 cAMP 达到最大增加效应的 50% 的主要药物浓度的负对数；IA 是异丙肾上腺素产生的最大效应的百分率

研究结果显示，每日一次吸入茚达特罗 $200\mu g$ 治疗中至重度持续哮喘是有效、安全的，舒张支气管作用可以维持 24 小时。

对于 COPD 患者，每日一次吸入 150 或 $300\mu g$ 茚达特罗的起效速度相当于沙丁胺醇，比沙美特罗替卡松起效迅速。每日一次给予 $150\mu g$ 茚达特罗，其疗效至少相当于噻托溴铵，并且在第一天第一次吸入后 5 分钟起效。

一项大样本、多中心、随机双盲安慰剂平行对照Ⅲ期临床试验评价了茚达特罗治疗成人 COPD 的疗效。结果显示，每日给予茚达特罗 $150\mu g$ 和（或）$300\mu g$，其增加肺通气功能（$FEV_1$）的疗效优于噻托溴铵、福莫特罗和沙美特罗。茚达特罗治疗组的慢性阻塞性肺疾病急性加重发生率显著低于安慰剂组。

在一项 52 周的临床研究中，每日 1 次给予茚达特罗可延缓首次慢性阻塞性肺疾病急性加重发生的时间、减少慢性阻塞性肺疾病急性加重的频度，而茚达特罗与福莫特罗之间无显著差异。

在所有大样本研究中，茚达特罗组不需要按需使用沙丁胺醇缓解哮喘症状的比率比安慰剂组和其他阳性对照药组均明显增高（P < 0.05）。总之，茚达特罗对大多数 COPD 临床症状的疗效优于福莫特罗或沙美特罗。茚达特罗治疗组 COPD 患者的生活质量也获得改善。

茚达特罗各个剂量组均有较好的安全性和耐受性。可以出现一过性轻度咳嗽，并且随着疗程的延长而逐渐减轻。血清钾降低（<3.0mmol/L）发生率不足 0.5%，偶见 Q - Tc 间期延长超过 60 毫秒（发生率低于 0.7%）。

2. 新型 LABA 组成的复方制剂

（1）LABA 与 LAMA 组成的复方制剂：已经有多个每日一次 LABA 和 LAMA（长效抗胆碱药）的固定剂量的联合疗法，如：①QVA149（茚达特罗加格隆溴铵）。②奥达特罗加噻托溴铵。③维兰特罗加 CSK - 573719。

经过一个干粉吸入装置每日一次吸入 QVA149（茚达特罗 $300\mu g$/格隆溴铵 $50\mu g$），连续 7 天，疗效优于茚达特罗 300 和 $600\mu g$。

给予 QVA149 600/$100\mu g$、300/$100\mu g$ 或 150/$100\mu g$ 是安全的，给药 14 天时治疗组与安慰剂组、治疗组与茚达特罗组之间的 24 小时平均心率无差异，各治疗组之间在第 1 天、第

7 天和第 14 天的 Q - Tc 间期无显著差异。

奥达特罗可增加噻托溴铵对用乙酰胆碱引起的麻醉狗的支气管收缩的舒张作用。在 COPD 患者中 4 周的研究结果显示，经 Respimat@ Soft MistTM inhaler 装每日一次吸入奥达特罗/噻托溴铵（10/5μg）比单用 5μg 噻托溴铵舒张支气管更有效。

在单一分子中既有抗胆碱药，又有 β₂ 受体激动剂，在药理学上称之为胆碱能拮抗剂/β₂ 受体激动剂双重作用（dual - acting muscarinic antagonist/β₂ - adrenoceptor agonist，简称 MA - BA）支气管舒张剂（Norman P，2006）。

MABA 的优点在于 2 种药物按照固定的比例进入肺的每一个区域。TEI3252 是由噻托溴铵和茚达特罗组成的新型双功能支气管舒张剂，其对乙酰甲胆碱和组胺诱发的支气管收缩在浓度（1～5mg·kg⁻¹）范围内呈剂量依赖性保护作用。在剂量高达 100mg/kg 时没有观察到对流涎的抑制作用，提示该复合制剂减少了抗胆碱药的副作用。

GSK - 961081，曾称为 formerly TD - 5959，是一种更新的双功能分子。它通过拮抗胆碱能受体和激动 β₂ 受体的机制保护支气管作用长达 24 小时。其保护支气管的作用是单用异丙托品或沙丁胺醇的 2～5 倍。

在健康志愿者中采用随机双盲安慰剂对照的 I 期临床试验中单次或多次给予 GSK - 961081 的耐受性很好，单次给药支气管舒张作用可维持 24 小时。在 II 期临床试验中，每日 1 次给予 GSK - 961081 400 和 1 200μg，在第 14 天，支气管保护作用（FEV₁ 的增加）至少相当于每日给予 50μg 沙美特罗 2 次和噻托溴铵 18μg 每日 1 次的疗效。GSK - 961081 最大的支气管舒张作用优于沙美特罗和噻托溴铵的联合使用。

PF - 3429281 是另一个同时具有抗胆碱和激动 β₂ 受体作用的吸入制剂。在一项用麻醉狗的支气管收缩动物模型中，PF - 3429281 的作用与异丙托溴铵作用相似，而在治疗指数和作用持续时间方面优于沙美特罗。

（2）LABA 与 ICS 组成的新型复方制剂：LABA/ICS 的复方制剂正在用于支气管哮喘和 COPD 的治疗中，为了使治疗更方便和应对现有 LABA/ICS 复方制剂专利即将到期，目前在积极研发新型每日 1 次给药的 LANA/ICS 的复方制剂。

新型 ICS 如环索奈德（ciclesonide）、糠酸氟替卡松和糠酸莫米松均可每日 1 次给药。由茚达特罗和莫米松组成的复方制剂 QMF - 149 已经在哮喘患者中进行了 II 期临床试验。该试验研究了 QMF - 149 的安全性和耐受性。在成人持续哮喘患者中用沙美特罗替卡松气雾剂 50/250μg（每日 2 次）作为阳性对照药，评价了通过 MDDPI（Twisthaler）装置吸入 QMF - 149 的临床疗效。另一项临床试验研究了在轻至中度哮喘患者中连续 14 天吸入 QMF - 149 500/800μg 的疗效和安全性。这些研究的结果尚未公布。

另一个由维兰特罗和糠酸氟替卡松组成的每日 1 次给药复方制剂正在研发中。在 60 名符合 COLD II～III 级的 COPD 患者接受了试验。结果显示，这种复方制剂比安慰剂明显增加了受试者的 FEV₁，而且疗程 4 周的治疗是安全的。在一项豚鼠试验中发现，卡莫特罗联合布地奈德在对抗由乙醛引起的支气管收缩方面有较好的作用。该药的作用是福模特罗/布地奈德的 2 倍。该结果提示卡莫特罗/布地奈德组成的复方制剂在药理学上是治疗哮喘的更好的复方制剂。卡莫特罗/布地奈德复方制剂舒张支气管的作用更长久。在中至重度持续哮喘患者中每日 1 次经过 HFA134a pMDI（Chiesi Mod - ulite™ HFA technology）装置给予固定剂量的卡莫特罗/布地奈德，其舒张支气管作用超过 24 小时，疗效与每日 2 次吸入福莫特罗/

布地奈德的疗效相似。

3. 注射用 LABA　目前有一种新的看法，主张经静脉给予 $\beta_2$ 受体激动剂。贝多拉君（bedoradrine，MN-221）是一种正在研制中的新型对 $\beta_2$ 受体高选择性的可用于哮喘和 COPD 急性加重治疗的药物。贝多拉君对 $\beta_2$ 受体的选择性分别是对 $\beta_1$ 受体和 $\beta_3$ 受体选择性的 832 倍和 126 倍。

在中至重度稳定期 COPD 患者中研究了单次注射贝多拉君后的 PK 和 PD，结果显示，给予本品 600 和 1 200μg 时明显优于给予 300μg 时。注射 1 200μg 时 $FEV_1$ 的平均峰值增加 55%，提示该剂量是适宜的。一项基础研究结果显示，沙丁胺醇和贝多拉君均可使心率增加，但在狗的实验中，这 2 种药物同时应用没有观察到对心脏的副作用，也没有观察到其他有关心脏指标的异常。目前的资料显示贝多拉君是 $\beta_1$ 受体的部分激动剂。

在轻至中度稳定期哮喘患者中研究了静脉注射 150~900μg 贝多拉君的安全性，结果显示，本品是安全、有效的，可使 $FEV_1$ 改善（呈剂量依赖性）。在一项小样本的临床试验结果显示，在常规治疗重度哮喘恶化的措施基础上加用贝多拉君可以提高疗效，没有增加不良反应。在小样本的 COPD 患者中静脉注贝多拉君 300、600 或 1 200μg 均可改善肺功能。与安慰剂相比，600 和 1 200μg 组具有统计学意义。与治疗前比较 1200μg 治疗组 $FEV_1$（L）平均增加 21.5%（P=0.002 5），600μg 治疗组平均增加 16.2%（P=0.02）。300μg 治疗组平均增加 9.2%（P=NS），安慰剂组 $FEV_1$（L）平均减少 4.0%。上述所有患者贝多拉君的耐受性均好。

（陈永彪）

# 第二节　糖皮质激素

糖皮质激素治疗呼吸系统疾病已有半个多世纪，糖皮质激素对某些呼吸系统疾病的治疗效果十分显著。近二十多年来吸入糖皮质激素在临床上广泛应用，使支气管哮喘等疾病得到了令人鼓舞的治疗效果。近年来研究发现糖皮质激素可以直接作用于细胞膜受体，起到快速起效的作用，为激素在临床上的应用又提供了新的理论依据。糖皮质激素主要有抗炎、抗过敏、抗休克和抑制免疫反应等多种药理作用。应用糖皮质激素要非常谨慎，正确、合理地应用糖皮质激素是提高其疗效、减少不良反应的关键。正确、合理应用糖皮质激素主要取决于以下两方面：①治疗适应证是否准确。②选用品种及给药方案是否正确、合理。糖皮质激素不恰当使用或长期大量使用会对机体产生许多不良反应和并发症，甚至会危及患者生命。

## 一、常用药物

用于治疗呼吸系统疾病的糖皮质激素主要有静脉、口服和吸入制剂。我国临床上常用的静脉制剂有氢化可的松（hydrocortisone）、甲泼尼龙（methylprednisolone）。常用的口服制剂有泼尼松（prednisone）、泼尼松龙（prednisolone）、甲泼尼龙和地塞米松（dexamethasone）。常用的吸入制剂有二丙酸倍氯米松（beclomethasone dipropionate，BDP）、曲安奈德（triamcinolone acetonide，TAA）、布地奈德（budesonide，BUD）、丙酸氟替卡松（fluticasone propionate，FP）、糠酸莫米松（mometasone furoate，MF）和环索奈德（ciclesonide）等。新的吸入制剂有糠酸氟替卡松（fluticasone furoate，FF）。

## 二、体内过程

注射、口服等全身应用的糖皮质激素均可吸收。口服可的松或氢化可的松后 1～2 小时血药浓度达高峰。氢化可的松进入血液后约 90% 与血浆蛋白结合，其中约 80% 与皮质激素运载蛋白（corticosteroid binding globulin，CBC）结合，10% 与白蛋白结合，结合后不易进入细胞，无生物活性。具有活性的游离型约占 10%。CBC 在肝脏中合成，当肝功能损害时 CBG 减少，游离型激素则增多。

糖皮质激素在肝脏中代谢转化，由尿中排出。肝、肾功能损害时糖皮质激素的血浆 $t_{1/2}$ 可以延长。可的松与泼尼松在肝脏中转化为羟基形式，生成氢化可的松和泼尼松龙后才有活性。患严重肝功能不全者宜用氢化可的松或泼尼松龙。

氢化可的松的血浆 $t_{1/2}$ 为 80～144 分钟，但在 2～8 小时后仍具有生物活性。泼尼松不易被灭活，$t_{1/2}$ 可达 200 分钟。甲状腺功能亢进时，肝脏灭活糖皮质激素加速，使 $t_{1/2}$ 缩短。

糖皮质激素按作用时间可分为短效、中效与长效三类。短效药物如氢化可的松和可的松，作用时间为 8～12 小时；中效药物如泼尼松、泼尼松龙、甲泼尼龙，作用时间为 12～36 小时；长效药物如地塞米松、倍他米松，作用时间为 36～54 小时。

常用的糖皮质激素药物特点比较见表 7－3。

表 7－3　常用糖皮质激素类药物比较

| 类别 | 药物 | 对糖皮质激素受体的亲和力 | 水盐代谢（比值） | 糖代谢（比值） | 抗炎作用（比值） | 等效剂量（mg） | 血浆半衰期（min） | 作用持续时间（h） |
|---|---|---|---|---|---|---|---|---|
| 短效 | 氢化可的松 | 1.00 | 1.0 | 1.0 | 1.0 | 20.00 | 90 | 8～12 |
| | 可的松 | 0.01 | 0.8 | 0.8 | 0.8 | 25.00 | 30 | 8～12 |
| 中效 | 泼尼松 | 0.05 | 0.8 | 4.0 | 3.5 | 5.00 | 60 | 12～36 |
| | 泼尼龙 | 2.20 | 0.8 | 4.0 | 4.0 | 5.00 | 200 | 12～36 |
| | 甲泼尼龙 | 11.90 | 0.5 | 5.0 | 5.0 | 4.00 | L80 | 12～36 |
| | 曲安西龙 | 1.90 | 0 | 5.0 | 5.0 | 4.00 | >200 | 12～36 |
| 长效 | 地塞米松 | 7.10 | 0 | 20.0～30.0 | 30.0 | 0.75 | 100～300 | 36～54 |
| | 倍他米松 | 5.40 | 0 | 20.0～30.0 | 25.0～35.0 | 0.60 | 100～300 | 36～54 |

注：表中水盐代谢、糖代谢、抗炎作用的比值均以氢化可的松为 1 计；等效剂量以氢化可的松为标准计。

吸入激素的局部抗炎作用强，通过吸气过程用药，药物直接作用于呼吸道，所需剂量较小。通过消化道和呼吸道进入血液的药物大部分在肝脏被灭活，因此全身性不良反应较少。吸入激素给药方式有定量气雾剂、干粉剂和溶液雾化吸入等，药物通过不同的吸入方式，其颗粒大小不同，在肺部的沉积量也不一样。通常定量吸入气雾剂肺内沉积率为 10% 左右，吸入干粉剂为 20%～30%。由于定量气雾剂中的抛射剂氟氯烷烃（chlorofluoroncarbon，CFC）对大气臭氧层有破坏作用，国外已换用新的抛射剂氢氟烷烃（hydrofluoralkane，HFA）。含 HFA 的定量气雾剂其雾化颗粒更小，如意大利凯西医药公司生产的含 HFA 丙酸倍氯米松气雾剂颗粒直径为 1.1μm。超细雾化颗粒吸入后容易到达肺部各区域，其肺部沉积量比吸入干粉剂还要高。临床研究表明，超细的含 HFA 丙酸倍氯米松气雾剂应用剂量相当于含 CFC 丙酸倍氯米松气雾剂剂量的一半，其临床疗效相当。英国葛兰素医药公司生产的新的吸入干粉剂糠酸氟替卡松与老药丙酸氟替卡松相比，糠酸氟替卡松与糖皮质激素受体（glucocorticoid receptor，GR）的亲和力更高，从 GR 到细胞核的转运更快，在核内滞留时间更长。该药终末半衰期为 25~35 小时，每天仅需一次给药，而且吸入的剂量仅为丙酸氟替卡松干粉剂的一半，其疗效也相当。此外，吸入激素的疗效与吸入方法和技术正确与否有密切关系。临床常用的三种吸入糖皮质激素特点比较见表 7-4。

表 7-4 常用的吸入糖皮质激素特点比较

| 项目 | 丙酸氟替卡松 | 丙酸倍氯米松 | 布地奈德 |
| --- | --- | --- | --- |
| 口服生物利用度（%） | <1 | <20 | 11.0 |
| 脂溶性 | 高 | 高 | 低 |
| 水溶性（pg/ml） | 0.04 | 0.1 | 14 |
| 药物溶出时间 | >8h | >5h | 6min |
| 受体亲和力 | 18.0 | 13.5 | 9.4 |
| 受体半衰期（h） | 10.5 | 7.5 | 5.1 |
| 消除率（L/min） | 0.9 | - | 1.4 |

### 三、药理作用与机制

#### （一）抗炎作用

糖皮质激素具有强大的抗炎作用，能抑制多种原因引起的炎症反应。在炎症早期，糖皮质激素能降低毛细血管通透性，提高血管的紧张性，减轻充血。在炎症后期，糖皮质激素通过抑制毛细血管和成纤维细胞的增生，抑制胶原蛋白、黏多糖的合成及肉芽组织增生，防止纤维化形成。

糖皮质激素抗炎作用的主要机制是经典的基因效应。激素作为一种脂溶性分子，易于通过细胞膜进入细胞，与胞质内的糖皮质激素受体（glucocorticoid receptor，GR）结合。GR 有 GRa 和 GRB 两种亚型，CRα 活化后可产生经典的激素效应。而 CRβ 不与激素结合，作为 CRa 拮抗体起作用，对激素不敏感的哮喘患者 CRβ 表达升高。未活化的 CRa 在胞质内与热休克蛋白 90（heat shock protein 90，$HSP_{90}$）等结合成一种复合体。这种复合体与激素结合后，$HSP_{90}$ 等成分与 CRα 分离，激素-受体复合体易位进入细胞核。在细胞核内与特异性 DNA 位点即靶基因的启动子序列的糖皮质激素反应元件（glu-corticoid response element，CRE）或负性糖皮质激素反应元件（negathre glucocorticoid response element，nGRE）相结合，影响基因转录，改变介质相关蛋白的水平，从而对炎症细胞的分子产生影响并发挥抗炎作用。

糖皮质激素抗炎作用主要涉及以下几方面：①对炎症抑制蛋白和某些酶的影响。糖皮质激素诱导脂皮素 1（lipocortin1）的生成，抑制磷酸酶 $A_2$，影响花生四烯酸代谢的反应，使炎症介质 $PCE_2$、$PGI_2$ 和白三烯（$LTA_4$、$LTB_4$、$LTC_4$、$LTD_4$）减少。糖皮质激素可抑制诱生型 NO 合成酶和环氧化酶 2（COX-2）等的表达，阻断相关介质的产生，起到抗炎作用。②糖皮质激素对细胞因子及黏附分子的影响。糖皮质激素不仅能直接抑制多种细胞因子，如

TNFα、IL－1、IL－2、IL－6、IL－8 等的产生，且可直接抑制黏附分子，如 E－选择素及 ICAM－1（intercellular adhesion motiation l）的表达。③糖皮质激素诱导炎症细胞凋亡。

糖皮质激素抗炎作用的另一重要机制是快速起效的非基因效应。全身用糖皮质激素的抗炎、抗过敏作用可在数分钟内发生，其可能的机制是：①与细胞膜激素受体结合。②产生非基因的生化效应，激素对细胞能量代谢产生直接影响。③细胞质受体外成分介导的信号通路，$HSP_{90}$ 等受体外成分可激活某些信号通路产生快速效应。

（二）免疫抑制与抗过敏作用

1. 对免疫系统的抑制作用　糖皮质激素对机体的免疫系统可产生抑制作用，其抑制免疫的机制是：①诱导淋巴细胞 DNA 降解。②影响淋巴细胞的物质代谢。③诱导淋巴细胞凋亡。④抑制核转录因子 NF－Kβ 活性。糖皮质激素可治疗自身免疫性疾病和抑制组织器官的移植排异反应等。

2. 抗过敏作用　糖皮质激素可抑制过敏反应产生的病理变化，减轻过敏性症状。其机制主要是阻断和抑制抗原－抗体反应，减少肥大细胞脱颗粒而释放的组胺、5－羟色胺、缓激肽、白三烯等炎性介质。

（三）抗休克作用

糖皮质激素可用于抗休克治疗。其机制是：①抑制某些炎症因子的产生，减轻全身炎症反应综合征及组织损伤，改善微循环。②稳定溶酶体膜，减少心肌抑制因子的形成。③使收缩的血管扩张和兴奋心脏，加强心脏收缩力。④提高机体对细菌内毒素的耐受力。

（四）其他作用

糖皮质激素对机体可以产生许多影响，除上述治疗作用外，还有以下一些作用：

1. 对物质代谢的影响　包括对糖代谢、蛋白质代谢、脂肪代谢、核酸代谢、水和电解质代谢等。

2. 允许作用　糖皮质激素对有些组织虽无直接活性，但可给其他激素发挥作用创造有利条件。

3. 对各系统的影响　糖皮质激素对血液与造血系统、中枢神经系统、心血管系统和骨骼等可产生影响，尤其是长期应用会产生有害的作用。除此之外，糖皮质激素还具有退热作用，激素能抑制体温中枢对致热原的反应，稳定溶酶体膜，减少内源性致热原的释放。在发热诊断未明时，不能使用糖皮质激素，以免掩盖症状使诊断更加困难。

## 四、临床应用

糖皮质激素主要用于以下一些呼吸系统疾病的治疗。

（一）抗休克治疗

对严重肺部感染性疾病合并休克者，在应用有效抗菌药物治疗肺部感染的同时，可用糖皮质激素作为辅助治疗。

（二）肺部自身免疫性疾病和过敏性疾病

肺部自身免疫性疾病，如类风湿性关节炎、全身性红斑狼疮、肺肾综合征、多发性皮肌炎等治疗，糖皮质激素是最主要的治疗药物。肺部过敏性疾病，如过敏性肺泡炎等，糖皮质激素也是主要的治疗药物。

### （三）肺间质病

某些肺间质病，如结节病、隐源性机化性肺炎等，使用糖皮质激素治疗可取得显著的疗效。

### （四）支气管哮喘和慢性阻塞性肺病

支气管哮喘急性发作和慢性阻塞性肺病急性加重时可使用全身糖皮质激素治疗，轻中度发作者也可雾化吸入糖皮质激素治疗，吸入糖皮质激素是治疗慢性持续性哮喘最有效的抗炎药物，而治疗稳定期中重度慢性阻塞性肺病时，不主张单独使用吸入糖皮质激素治疗，糖皮质激素联合长效 $\beta_2$ 受体激动剂治疗支气管哮喘和慢性阻塞性肺病则可起到较好的疗效。目前在临床应用的联合制剂主要有丙酸氟替卡松/沙美特罗、布地奈德/福莫特罗。新的复合制剂有糠酸氟替卡松/三氟甲磺酸威兰特罗等。

### （五）抗炎治疗

病毒性肺炎合并急性呼吸窘迫综合征、脂肪栓塞引起的急性呼吸窘迫综合征时，短期应用全身糖皮质激素治疗，对于减少肺部炎性渗出，改善氧合状态可起到较好的效果。

### （六）器官移植后排斥反应

口服泼尼松可预防器官移植术后产生的免疫排斥反应。对于已发生的肺部排斥反应，可使用全身糖皮质激素治疗。

## 五、不良反应

长期或大剂量使用全身糖皮质激素治疗可引起以下一些严重的不良反应。

### （一）消化系统并发症

激素刺激胃酸、胃蛋白酶的分泌，并抑制胃黏液分泌，降低胃肠黏膜的抵抗力，可诱发或加剧胃、十二指肠溃疡，甚至造成消化道出血或穿孔。对少数患者可诱发胰腺炎或脂肪肝。

### （二）诱发或加重感染

长期应用糖皮质激素可诱发感染或使体内潜在病灶扩散，如肺结核复发、播散。

### （三）医源性肾上腺皮质功能亢进

激素引起脂质代谢和水盐代谢紊乱。临床表现为满月脸、水牛背、皮肤变薄、多毛、水肿、低血钾、高血压、糖尿病等，也称医源性库欣综合征，停激素后上述症状可自行消失。

### （四）心血管系统并发症

由于水、钠潴留和血脂升高，可引起高血压和动脉粥样硬化。

### （五）骨质疏松、肌肉萎缩、伤口愈合迟缓等

糖皮质激素促进蛋白质分解、抑制其合成及增加钙、磷排泄。骨质疏松严重者可发生自发性骨折。长期使用激素引起高脂血症，来源于中性脂肪的栓子易黏附于血管壁上，阻塞软骨下的骨终末动脉，使血管栓塞造成股骨头无菌性缺血坏死。

（六）糖尿病

糖皮质激素有促进糖原异生，降低组织对葡萄糖的利用，抑制肾小管对葡萄糖的重吸收作用。长期应用全身糖皮质激素将引起糖代谢的紊乱，并发糖尿病。

（七）其他

激素性青光眼、激素性白内障等。

吸入糖皮质激素引起全身不良反应的大小与药物剂量、药物的生物利用度、在肠道的吸收，肝脏首关效应及药物的半衰期等因素有关。目前有证据表明成人哮喘患者每天吸入低至中等剂量激素，不会出现明显的全身不良反应。

## 六、停药反应或反跳现象

（一）停药反应

长期大剂量使用糖皮质激素时，减量过快或突然停用可出现肾上腺皮质功能减退样症状，轻者表现为精神萎靡、乏力、食欲减退、关节和肌肉疼痛，重者可出现发热、恶心、呕吐、低血压等，危重者甚至发生肾上腺皮质危象，需及时抢救。

（二）反跳现象

在长期使用糖皮质激素时，减量过快或突然停用可使原发病复发或加重，应恢复糖皮质激素治疗并需加大剂量，病情稳定后再逐步减量。

## 七、禁忌证

糖皮质激素的禁忌证主要有：严重的精神病和癫痫，活动性消化性溃疡，新近胃肠吻合术，骨折，外伤修复期，角膜溃疡，肾上腺皮质功能亢进症，严重高血压，糖尿病，孕妇。在临床上虽属禁忌证，但由于病情危重，需要使用糖皮质激素治疗时，应与患者家属沟通，获得知情同意后才能使用。

## 八、剂量，用法与疗程

（一）剂量

一般认为给药剂量（以泼尼松为例）可分为以下几种情况：①长期服用维持剂量：2.5～15.0mg/d。②小剂量：<0.5mg/（kg·d）。③中等剂量：0.5～1.0mg/（kg·d）。④大剂量：>1.0mg/（kg·d）。⑤冲击剂量：（以甲泼尼龙为例）7.5～30.0mg/（kg·d）。

（二）用法与疗程

1. 大剂量冲击疗法　适用于急性、危重病的抢救，如免疫系统疾病引起的弥漫性出血性肺泡炎可使用甲泼尼龙1g，疗程3～5天。哮喘中重度急性发作时常用剂量为甲泼尼龙每天80～160mg，或氢化可的松每日400～1 000mg，严重危及生命的发作时，甲泼尼龙可增加剂量至每日240～320mg，疗程3～5天，病情好转后序贯用口服激素治疗。

2. 一般剂量　可分为短程疗法（1个月内），中程疗法（1～3个月）和长程疗法（3个月以上）。根据疾病的不同采用的治疗疗程也不同。长程疗法多用于结缔组织疾病合并肺部病变的治疗。常用口服泼尼松，开始为治疗剂量每日30～60mg，获得临床疗效后，逐渐减量，每3~5天减量20%，直至用最小的有效维持剂量治疗。维持治疗时可采用每日或隔日给药，停药前应逐步过渡到隔日疗法后逐渐停药。

3. 吸入疗法　吸入激素主要用于哮喘的治疗，根据哮喘患者的病情不同，确定不同的吸入激素剂量。国际上推荐的每天吸入激素剂量见表7-5。

表7-5　常用吸入型糖皮质激素的每天剂量与互换关系（μg）

| 药物 | 低剂量 | 中剂量 | 高剂量 |
|---|---|---|---|
| 二丙酸倍氯米松 | 200~500 | 500~1 000 | >1 000~2 000 |
| 布地奈德 | 200~400 | 400~800 | >800~1 600 |
| 丙酸氟替卡松 | 100~250 | 250~500 | >500~1 000 |
| 环索奈德 | 80~160 | 160~320 | >320~1 280 |

临床实践表明，多数哮喘患者吸入低剂量激素后即可较好地控制哮喘。吸入激素的剂量与预防哮喘急性发作的作用有明确的关系。

（朱海玲）

# 第三节　茶碱类药物

## 一、概述

茶碱（theophylline）作为支气管扩张剂应用于呼吸道疾病如哮喘和慢性阻塞性肺疾病（COPD）已有大半个世纪，但由于其有效治疗剂量与中毒剂量较为接近，副作用多，支气管扩张作用相对较弱，因此在临床上的应用受到一定限制。近年来，随着对茶碱类药物的药理作用及其机制的深入研究，以及对茶碱剂型及选择性磷酸二酯酶（PDE）抑制剂的开发，尤其是对小剂量茶碱的抗炎和免疫调节作用的发现，使茶碱类药物在呼吸道疾病治疗中的地位有所提高。茶碱的药理作用极为广泛，除具有舒张支气管平滑肌外，尚有兴奋呼吸中枢、增强膈肌收缩力、强心利尿和降低肺血管张力及减少肺血管渗出等作用。此外，茶碱还具有抗气道炎症及免疫调节作用，主要表现为抑制某些炎症细胞的活化，如 T 淋巴细胞、嗜酸性粒细胞、中性粒细胞、肥大细胞、肺泡巨噬细胞等；抑制某些炎症介质的释放，如白介素-4（IL-4）、IL-5、IL-6、IL-8、白三烯 $B_4$（$LTB_4$）、$LTC_4$、氧代谢活性产物等；抑制肿瘤坏死因子（TNF-α）诱发的气道高反应性等；以及诱发细胞的凋亡等。

## 二、茶碱类药物的药理作用及其机制

### （一）支气管扩张作用

茶碱具有相对弱的支气管扩张作用，该作用是通过下列多个环节而产生的：

1. 非选择性抑制磷酸二酯酶（PDE）活性　PDE 能降解细胞内环核苷酸，不同细胞中 PDE 表达为不同形式的同工酶，$PDE_3$ 为起到平滑肌细胞的主要同工酶，$PDE_4$ 为炎症细胞的主要同工酶。传统认为茶碱非选择性抑制 PDE 活性，减慢 cAMP 和 cGMP 的水解速度，从而提高细胞内 cAMP 和 cGMP 的水平，使气道平滑肌松弛。但该作用较弱，常规剂量的茶碱最多只能使组织中 20% 的 PDE 活性受到抑制，且需要其血浆浓度≥10mg/L 才能发挥作用。

PDE 活性受到抑制也可能是茶碱常见副作用（如恶心和头痛）的重要原因。

2. 拮抗腺苷受体　腺苷（adenosine）是一种抑制性的神经调质，内生腺苷可抑制交感神经释放去甲肾上腺素，腺苷还可导致致敏的肥大细胞释放组胺和白三烯，收缩呼吸道平滑肌。目前已知的腺苷受体包括 A1、A2A、A2B、A3 受体 4 种，A1 及 A2A 受体均与腺苷的呼吸抑制作用有关。治疗浓度时，茶碱可拮抗 A1 和 A2 受体，对 A3 受体效果较差。新近发现茶碱可抑制一种新型 AMP 受体（P2Y15），但其功能尚不清楚。

3. 刺激内源性儿茶酚胺的释放　茶碱可促进肾上腺髓质分泌肾上腺素，刺激内源性儿茶酚胺的释放，血中肾上腺素、去甲肾上腺素、心率、血压、血糖、游离脂肪酸、胰岛素均呈剂量依赖性增高。但血浆浓度的增加太少，不能解释其支气管扩张效应。

4. 对 $Ca^{2+}$ 的调节　茶碱能抑制细胞内钙的释放和钙在平滑肌细胞内的重新分布，导致钙激活的钾通道激活，细胞内钙浓度及钙对刺激剂的敏感性降低，从而舒张支气管平滑肌。

5. 抑制作用　茶碱还具有抑制前列腺素和肿瘤坏死因子，抑制肥大细胞释放介质，增强 β 受体激动剂活性等作用。

（二）抗炎及免疫调节作用

茶碱有抗炎及免疫调节作用，其可能与下列机制有关：

1. 释放 IL-10　IL-10 有广泛抗炎作用，茶碱能增加 IL-10 的释放，这一作用可能与 PDE 抑制有关。低剂量茶碱无此作用。

2. 抑制核因子-κB（NF-κB）的转录　茶碱阻止前炎症转录子 NF-κB 易位入核，可使 COPD 中炎症基因的表达明显减少，通过抑制 IKB-α 蛋白降解，激活的 NF-κB 的核转录被抑制。但此作用出现在较高浓度，可能通过抑制 PDE 而发挥作用。

3. 直接抑制磷酸肌醇 3-激酶　相对弱地抑制磷酸肌醇 3-激酶 γ 亚型，此亚型与中性粒细胞和单核细胞的趋化反应有关，抑制磷酸肌醇 3-激酶亚 δ 型，此亚型与氧化应激有关。

4. 诱导细胞凋亡　茶碱可减少抗凋亡蛋白 Bcl-2，诱导嗜酸性粒细胞凋亡，通过拮抗腺苷 A2a 受体介导中性粒细胞凋亡，通过 PDE 抑制介导 T 淋巴细胞的凋亡，从而减轻慢性炎症反应。

5. 激活组蛋白去乙酰化酶（HDAC）　茶碱在低血浆浓度时（5~10mg/L）的气道抗炎作用主要通过激活 HDAC 抑制组蛋白的乙酰化作用，最终抑制炎性基因的表达。哺乳动物的 HDAC 有 11 种不同的亚型，Ⅰ型包括 HDAC 1、2、3、8 和 11，集中在细胞核内，Ⅱ型包括 HDAC 4、5、6、7、9 和 10，穿梭于胞核和胞质之间。研究发现，哮喘和 COPD 患者的 HDAC 的活性显著减少，NF-κB 的增高，介导炎症基因的表达增加。氧化应激导致 HDAC2 酪氨酸残余的过氧化亚硝酸盐硝基化，降低 HDAC 活性，导致哮喘和 COPD 患者对激素的抗炎作用不敏感。经低剂量茶碱治疗的哮喘患者的支气管黏膜 HDAC 活动明显增强。低剂量茶碱抗炎机制与糖皮质激素不同。糖皮质激素不直接激活 HDAC，而是募集 HDAC 到激活的炎症基因的转录位点，使组蛋白去乙酰化，从而抑制炎症基因转录。低剂量茶碱通过激活 HDAC，逆转氧化应激所致的激素抵抗，可使糖皮质激素的抗炎作用增强 100~1 000 倍，但还不明确 HDAC 是否是茶碱的直接作用靶点。

（三）其他作用

（1）兴奋呼吸中枢，增强膈肌收缩力，减轻膈肌疲劳；其机制可能是通过降低磷酸盐与磷酸肌酸之比而改善膈肌的有氧代谢。也有人认为 COPD 患者膈肌功能的改善与功能残气量减少，膈肌位置的改善有关。

（2）促进纤毛摆动，增加气道上皮对水的转运提高黏液纤毛清除功能，其机制可能跟茶碱的 PDE 抑制作用，cAMP 的增加有关。

（3）强心利尿，扩张冠状动脉，降低肺血管张力，减少肺血管渗出等多方面的作用。

（4）抑制红细胞的生长：有研究发现茶碱能降低 COPD 患者外周血中红细胞数量和血红蛋白，但并不改变血中促红细胞生成素水平，体外培养研究也发现茶碱呈浓度依赖性地抑制红细胞的生长。可能机制为：①拮抗腺苷 A2 受体。②抑制 Bcl-2 功能，加速各型红细胞凋亡。

（5）抑制血小板的活性。

（6）缩短 R-R 间期，改善窦房结恢复时间、窦房结传导时间和 A-H 间期。

### 三、茶碱的药代动力学特点

茶碱类的生物利用度和体内消除速率个体差异较大，许多因素可以影响茶碱在体内的吸收和代谢。其药代动力学特点如下：

#### （一）吸收过程

茶碱的水溶性差，且不稳定。氨茶碱是茶碱与乙二胺的复盐制剂，比茶碱水溶性高，易于溶解和吸收，缓释或控释型茶碱的吸收过程受进食和食物种类的影响，高脂饮食影响其释放，进食延迟其吸收。口服氨茶碱的生物利用度为 75% ~ 80%，缓释型茶碱的生物利用度达 80% ~ 89%。茶碱吸入效果差，直肠给药血药浓度不稳定。

#### （二）代谢过程

茶碱一旦被吸收便迅速分布全身，血药浓度达峰时间为 60 ~ 120 分钟，注射 1 小时后血浆和组织间的浓度则达到平衡。茶碱主要在肝脏代谢灭活，肝脏微粒体酶系统的细胞色素 P450 和黄嘌呤氧化酶促发其代谢。大部分以代谢产物形式通过肾排出，10% 以原形排出，肾功能减退时几乎无需调整剂量。茶碱的半衰期个体差异很大，约 181 ~ 571 分钟不等，成人平均为 312 分钟。小儿对茶碱类药物的半衰期比成人短，约 200 分钟。一般认为茶碱的有效血浆浓度为 10 ~ 20mg/L，低于 10mg/L 解痉效果不明显，但具有抗炎和免疫调节作用；高于 20mg/L 易发生毒副作用。除了人种和基因对茶碱类的药代动力学参数有影响外，许多因素可以影响茶碱在体内的吸收和代谢（表7-6）。

表7-6　影响茶碱清除率的非基因和人种因素

| 增加茶碱清除率的因素 | 降低茶碱清除率的因素 |
| --- | --- |
| 年龄在 1~16 岁 | 老人或新生儿 |
| 吸烟、饮酒 | 女性、肥胖 |
| 低碳水化合物、高蛋白饮食 | 高碳水化合物、低蛋白饮食 |
| 诱导酶的药物 | |
| 苯巴比妥、苯妥英钠、卡马西平 | 肝硬化、肝功能不全、心肾功能不全 |

| 增加茶碱清除率的因素 | 降低茶碱清除率的因素 |
| --- | --- |
| 两性霉素、利福平 | 慢性阻塞性肺疾病、低氧血症、高碳酸血症 |
| 麻黄碱 | 持续发热、甲亢、病毒感染抑制酶的药物 |
| 锂盐 | 大环内酯类药物、氟喹诺酮类药物 |
| | 林可霉素、氯霉素 |
| | 西咪替丁 |
| 异丙肾上腺素、沙丁胺醇 | 别嘌醇 |
| | 普萘洛尔 |
| | 口服避孕药 |

## 四、茶碱的药物种类及临床应用

### （一）茶碱类药物临床使用的适应证

1. 哮喘和喘息性支气管炎　茶碱价格便宜，但其的支气管扩张作用的强度和起效速度远不及 $\beta_2$ 受体激动剂，抗炎作用也不及吸入糖皮质激素，且影响血药浓度的因素多，个体差异大，治疗窗窄，易引起中毒症状。因此，目前哮喘防治指南建议不将其作为哮喘的一线控制药物，只作为吸入皮质类固醇未控制病例的附加治疗。茶碱的抗炎作用机制和糖皮质激素不同，低剂量茶碱和糖皮质激素联合应用，使糖皮质激素的抗炎作用增强，且能减少用量、降低不良反应，特别是严重激素依赖性和激素抵抗性哮喘。一般也不推荐作为哮喘急性发作的一线治疗，在 $\beta_2$ 受体激动剂和皮质激素应用无效时才使用。对于白天发作为主的患者，可选用普通氨茶碱片或茶碱控释片口服；对于夜间哮喘患者，则应当给予茶碱控释片。支气管哮喘急性发作期的治疗可经静脉途径给予氨茶碱。对于 24 小时内未曾应用过茶碱类药物的患者，可先缓慢静脉注射负荷量茶碱，然后再给予维持量茶碱静脉滴注。有条件者应监测血茶碱浓度。

2. 慢性阻塞性肺疾病　茶碱能解除气道痉挛，改善 COPD 患者通气功能，使陷闭气体的容量减少；也能增加气道内黏液的清除，通过降低气道对刺激物的反应性，能减轻气道的炎症反应和分泌物的量；茶碱还有改善心搏血量、增加心肌收缩力、舒张全身和肺血管，增加水盐排出，改善右心室功能，以及某些抗炎作用等，因而适用于 COPD 缓解期和急性加重期的治疗。单用茶碱的支气管扩张作用不是很突出，但低剂量茶碱单用或联用糖皮质激素作为 COPD 有效的抗炎治疗，茶碱长期联合应用 $\beta_2$ 受体激动剂可明显改善 COPD 患者的肺功能，减轻呼吸困难的症状，减少 COPD 急性发作次数，并减少 $\beta_2$ 受体激动剂应用的剂量。

3. 心力衰竭和肺水肿　氨茶碱对气管和血管平滑肌具有双重扩张作用，且能增加膈肌的收缩力、降低缺氧引起的肺动脉高压、拮抗内毒素及缺氧引起的肺部血管炎症反应、强心利尿及清除肺部黏液。适应于急性左心功能不全（急性肺水肿）和慢性肺源性心脏病患者心功能不全的治疗。

4. 呼吸衰竭和膈肌疲劳　茶碱可直接兴奋延髓呼吸中枢，降低其对 $CO_2$ 的敏感阈值，增加呼吸中枢冲动。还能增强膈肌收缩力，缓解膈肌疲劳，从而治疗呼吸衰竭，茶碱对膈肌和呼吸的作用有利于呼吸衰竭的逆转和脱离呼吸机。

5. 睡眠呼吸暂停综合征　没有证据证明茶碱对健康成人的睡眠有影响，但对睡眠呼吸暂停综合征患者，服用茶碱明显减少呼吸暂停和呼吸功能不全的发作次数，提示其可能对那些适于所有有夜间症状、不适合手术或连续气道正压通气治疗的患者可能有益。其可能与茶碱非选择性拮抗腺苷受体有关。

6. 其他

（1）心肺复苏：心搏骤停时，有腺苷机制的参与。氨茶碱在增加 cAMP 的同时减少腺苷的生成和拮抗腺苷 A1、A3 受体，产生正性变时、变力、变传导作用，因此对于心搏骤停患者给予氨茶碱有可能提高复苏成功率和存活率。有研究显示，大剂量氨茶碱（0.5～1.0g/L 之间）的复苏效果优于 0.25g/L 氨茶碱注射，氨茶碱对升高血压、恢复自主呼吸都有一定作用。尽管如此，但心搏骤停时腺苷浓度的改变，用氨茶碱前后腺苷浓度的改变，以及氨茶碱的最佳剂量、使用时机、不良反应及受体后信号转导，尚需进一步探讨。

（2）缓慢型心律失常：电生理研究表明氨茶碱可使 R－R 间期明显缩短，窦房结恢复时间和窦房结传导时间明显改善，A－H 间期有一定改善，而 H 间期及 H－V 间期无改善。因此氨茶碱对窦性心动过缓伴窦性停搏及窦房传导阻滞、缓慢心室率性房颤、各种程度的希氏束以上传导阻滞以及房室传导阻滞等均有良好疗效。

（3）抗排斥治疗：抑制性 T 淋巴细胞对茶碱敏感，而辅助性 T 淋巴细胞对茶碱不敏感，因而有研究将其应用于肾脏移植术后抗急性排斥反应取得了成功。

（二）茶碱类药物使用的禁忌证

对茶碱过敏的患者；低血压和休克患者；心动过速和心律失常的患者；急性心肌梗死患者；甲亢、胃溃疡和癫痫患者。

（三）茶碱类药物种类及临床应用

迄今为止已知茶碱类药物及其衍生物有 300 多种，临床上较为常用的有氨茶碱、胆茶碱、二羟丙茶碱、茶碱乙醇胺、恩丙茶碱、多索茶碱以及开发新型茶碱制剂或选择性磷酸二酯酶（PDE）抑制剂。临床上应用的茶碱类药物目前大致分为五类：

1. 茶碱与盐类或碱基的结合物　如氨茶碱和胆茶碱。

（1）氨茶碱（aminophylline）：临床使用多年且国内应用最广泛，是茶碱与乙二胺的复盐制剂，比茶碱水溶性高 20 倍，易于溶解和吸收，是唯一可用于静脉注射的制剂。但氨茶碱碱性较高，局部刺激性大，口服易致恶心、呕吐、食欲下降、腹痛等胃肠道反应，故宜饭后服用，或选用肠溶片剂。肌内注射局部可有红肿疼痛等。氨茶碱的全身副作用包括对中枢神经的和心脏的兴奋作用，如焦虑、震颤、烦躁不安、头痛和心悸等。静脉效果较口服好，但静脉注射过快或剂量过大，可引起心律失常、血压下降、胸闷、躁动、惊厥甚至猝死。因此，应用氨茶碱，尤其是静脉使用时，应监测血浆茶碱浓度，在无血浆茶碱浓度监测下应密切注意日用药总量，结合考虑机体对茶碱代谢的个体差异，以及影响茶碱代谢的诸因素，并注意有无氨茶碱中毒的前兆症状，如精神症状或心悸等。常用口服量为每次 0.1～0.2g，每日 3～4 次；极量为每次 0.4g，每日 1g；静脉注射每次 0.25g，加 25%～50% 葡萄糖稀释后静脉缓慢注射或静脉滴注，每日 1～2 次。

（2）胆茶碱（choline theophylline）：为胆碱与茶碱的复盐制剂。水溶性强，溶解度为氨茶碱的 5 倍。因此，胃肠吸收较快，口服后约 3 小时血浆浓度可达峰值。该药的胃肠刺激小，适宜口服；常用口服量为每次 0.2g，每日 3 次。

2. 茶碱 N-7 位以不同的基团取代的衍生物　这类药物的水溶性增加。

（1）二羟丙茶碱（diprophylline）：是茶碱的中性制剂，pH 近中性，对胃肠道刺激小，主要用于口服给药。其支气管扩张作用较氨茶碱少。心脏副作用也很轻，仅为茶碱的 1/10。常用量为每次 0.1~0.2g，每日 3 次；静脉滴注每次为 0.25~0.5g，应加入 5% 的葡萄糖 250~500ml 液体中静脉滴注，也可静脉注射。

（2）羟丙茶碱（prophylline）：与二羟丙茶碱类似，但生物利用度高，半衰期长。口服每次 0.1~0.3g，每日 2~3 次；静脉用药每次为 0.2g，应加入葡萄糖液体稀释静脉滴注或静脉注射。

（3）多索茶碱（doxofylline）：支气管扩张作用为氨茶碱的 10~15 倍，作用时间较长，且具有镇咳作用，但无腺苷受体拮抗作用，因而无茶碱的中枢和胃肠道不良反应，也无药物依赖性。一般口服 0.2~0.4g，每日 2 次。

3. 恩丙茶碱（enprophylline）　是近年来发现的新一代衍生物，以 3-丙基取代茶碱的 3-甲基。其支气管扩张效应是氨茶碱的 5 倍以上，并无中枢系统、心血管系统兴奋的副作用。与茶碱相比，恩丙茶碱不增加胃的分泌，也无利尿作用，仅有轻微的恶心、头痛等副作用。口服剂量每次为 3.5~4mg/kg，每日 2 次；静脉注射剂量每次为 0.5~1.54mg/kg，每日 1~2 次。

4. 茶碱缓释或控释剂　剂型有持续释放 12 小时和 24 小时两种。口服后在胃肠道中能逐渐、恒速地释放，对胃黏膜的刺激性较普通茶碱制剂明显减低。

（1）茶碱缓释：①茶喘平（theovent）：为无水茶碱缓释胶囊，用法为：成人每 12 小时口服 0.25~0.5g，9~16 岁每 12 小时口服 0.25g，6~8 岁每 12 小时口服 0.125g。②舒弗美：为茶碱缓释片，成人每 12 小时口服 0.1~0.2g。

（2）茶碱控释剂：葆乐辉（protheo）：为无水茶碱的控释片。口服每次 0.4g，每日 1 次，或每次 0.2g，每日 1~2 次。

5. 选择性 PDE 抑制剂　因茶碱类药物传统上认为是一种非选择性 PDE 抑制剂，故此类选择性 $PDE_4$ 抑制剂也暂归为茶碱类药物。选择性 $PDE_4$ 抑制剂具有抗炎、抗过敏、扩张支气管、减少微血管渗漏、减少黏液分泌及调节肺神经活性等生物学活性，同时具有高选择性，故不良反应轻微，患者耐受性好，为哮喘和 COPD 的抗炎治疗带来了新的希望。其代表药物有咯利普兰（rolipram）、罗氟司特（roflumilast）、阿罗茶碱（arofylline）、西洛司特（cilomilast，Ariflo）等。研究显示 $PDE_4$ 抑制剂阿罗茶碱、西洛司特能显著改善中度至重度 COPD 患者的肺功能，减少 COPD 恶化的发生率，减轻咳嗽症状，减少支气管扩张药的使用，提高静息和运动后的氧饱和度。但此类药物目前尚未在中国上市。

（四）药物的相互作用、毒副作用及减少不良反应的对策

1. 药物的相互作用　许多因素与茶碱存在相互作用，增加或减少茶碱清除率，影响茶碱在体内的代谢和血中浓度。

2. 毒副作用　茶碱常见的不良反应为恶心、呕吐、腹部不适、腹痛、腹泻等胃肠道反应，少数可出现头痛、焦虑、激动不安、失眠、震颤等中枢神经表现，以及心悸、多尿、低钾血症、心律失常等表现。茶碱的不良反应主要与腺苷拮抗、PDE 抑制有关。这些不良反应在舒张支气管的治疗剂量（10~20mg/L）时即可发生，超过 20mg/L 时不良反应发生率明显增加。近几年，茶碱缓释、控释剂型的开发避免了血药浓度的剧烈升高，提高了疗效，

减少了不良反应。新一代甲基黄嘌呤衍生物安全性明显提高。

3. 茶碱使用注意事项

（1）在用药期间患者禁烟、酒、咖啡，警惕可能存在药物相互作用。本品静脉输液时，应避免与维生素 C、促皮质激素、去甲肾上腺素配伍。正在应用茶碱的患者，如果静脉注射氢化可的松，有可能使茶碱的血药浓度迅速升高，导致毒性反应。有癫痫、心律失常、左心衰竭、肝脏疾病、心血管状态不稳定和败血症者应尽量避免使用茶碱。有甲状腺功能低下、肺心病、长期发热或使用西咪替丁、环丙沙星、红霉素等药物者应减少茶碱剂量。

（2）由于 COPD 患者大多数是老年人，而老年人蛋白结合相对减少，造成茶碱清除率降低，有严重肾功能障碍者需慎用。

（3）茶碱有抑制多核白细胞的黏附、化学毒性、吞噬和溶酶体释放的作用，接受茶碱治疗的哮喘患者的多核白细胞的杀菌能力降低，且其作用的强弱与血中茶碱的浓度有关。因此，败血症患者应尽量避免使用茶碱。

（4）在使用茶碱时，应强调用药的个体化，应检测茶碱血浓度，防止茶碱过量的副作用发生。低剂量茶碱（血浆浓度 5~10mg/L）可以很大程度地避免茶碱的副作用和与其他药物的相互作用，可以不必监测血浆浓度长期使用。新型制剂如控释片或特异性 PDE 抑制剂的副作用更低，且每日只需服用 1~2 次，即能维持恒定的血浆茶碱浓度，故患者有较好的依从性，便于长期服用，应为首选。

（5）一旦发生了氨茶碱的急性中毒，应采取以下措施立即洗胃，分次口服药用炭 140g，可使茶碱的清除率增加；心律失常患者可给予利多卡因；惊厥患者给予地西泮、苯巴比妥或苯妥英钠；血液透析和新鲜血可显著地加速氨茶碱的清除速度，适用于血茶碱浓度在 40mg/L 以上的慢性中毒或血药浓度在 80mg/L 以上的急性中毒患者。抢救时禁止使用。肾上腺素、麻黄碱等兴奋剂，因为它们与氨茶碱之间有作用相互增强的关系。

（陈志祥）

## 第四节　白三烯调节剂

白三烯（leukotriene，LT）是花生四烯酸经 5-脂氧合酶（5-LOX）途径代谢的产物，可分为两组，一组是二羟酸类，如 $LTB_4$ 是中性粒细胞的趋化因子；另一组是半胱氨酰白三烯（CysLTs）包括白三烯 $C_4$（$LTC_4$）、白三烯 $D_4$（$LTD_4$）和白三烯 $E_4$（$LTE_4$），是强烈的平滑肌收缩剂和嗜酸性粒细胞的趋化因子，可由包括肥大细胞和嗜酸性粒细胞在内的多种细胞合成和释放。白三烯通过表达在细胞膜上的白三烯受体发挥生物学效应，在人肺中具有两种不同的 LT 受体。非 CysLT（$LTB_4$）激活 BLT 受体，CysLTs（$LTC_4$、$LTD_4$、$LTE_4$）激活Ⅰ型半胱氨酰白三烯受体（$CysLT_1$）和Ⅱ型半胱氨酰白三烯受体（$CysLT_2$）。这些受体在肺内主要表达在平滑肌细胞和巨噬细胞上，$CysLT_1$ 亦明显表达在外周血单核细胞上。

在人气道平滑肌，CysLTs 均激活 $CysLT_1$ 受体。CysLTs 可诱发支气管收缩，对离体人支气管的收缩作用较组胺强而持久，使气道反应性增高和平滑肌肥大，导致黏液高分泌和黏膜水肿，诱导嗜酸性粒细胞在气道组织中的浸润。LTs 对肺支气管组织具有以下的作用：①促进支气管平滑肌收缩：LTs 有强烈收缩支气管平滑肌作用，使气道阻力增加，影响呼吸功能。②促进气管平滑肌腺体分泌。③促进炎性反应：LTs 是最强的炎症细胞趋化剂，可引起中性粒细胞、巨噬细胞、嗜酸性粒细胞、淋巴细胞等炎性细胞聚集及激活。④引起血管通透性增强，加重支气管水肿。⑤对肺血流动力学具有一定的影响，血浆 $LTC_4$ 水平与 CO 呈负相关，而与右心室心搏作功指数（RVSWI）呈正相关。

因此，白三烯是哮喘等炎性气道疾病发病机制中的重要介质。研究提示，慢性阻塞性肺疾病的发病过程中，白三烯亦起到重要的作用。稳定期，COPD 患者呼出气冷凝液中 $LTB_4$ 浓度明显高于正常对照组；COPD 急性加重期患者血浆 $LTB_4$ 明显升高，呼吸衰竭组血浆中 $LTC_4$ 水平明显高于非呼吸衰竭组，且与患者呼吸功能指标密切相关。

由于白三烯的重要作用，亦研发了大量的白三烯调节剂，包括 LTs 合成抑制剂如吡前列素、BLT 受体阻断剂、$CysLT_1$ 受体阻断剂以及 5 – LOX 抑制剂等。有关的临床研究提示，过敏性哮喘患者服用扎鲁司特或孟鲁司特后，患者的肺功能获得改善，同时其痰液、外周血和支气管肺泡灌洗液中的淋巴细胞、嗜碱性粒细胞、嗜酸性粒细胞和巨噬细胞数目均显著减少，其 $FEV_1$ 改善呈剂量依赖性，对减少夜间惊醒次数以及清晨哮喘症状皆有显著作用。慢性阻塞性肺疾病患者服用扎鲁司特后也可扩张支气管。Celik 等对 117 例 COPD 患者进行研究，将患者随机分为两组，分别以异丙托溴铵及福莫特罗治疗（59 例），或异丙托溴铵、福莫特罗及孟鲁司特治疗（58 例）。结果发现，加用孟鲁司特后，患者肺功能较对照组有明显提高，包括 $FEV_1$ 及 FVC，呼吸困难症状、氧分压以及生活质量等方面均获得改善。目前临床上使用的白三烯调节剂主要为 CysLT1 受体阻断剂和 5 – LOX 抑制剂。

## 一、$CysLT_1$ 受体阻断剂

应用 $CysLT_1$ 受体阻断剂可发挥下列作用：①对抗 LTs 的支气管收缩作用。②抑制抗原诱发的哮喘发作。③保护由运动、冷空气及阿司匹林诱发的支气管收缩。④与糖皮质激素联合应用治疗哮喘可减少激素的用量。

### （一）扎鲁司特（zafirlukast）

为长效口服的高选择性 $CysLT_1$ 受体阻断剂，能与 $CysLT_1$ 受体结合而阻断其作用，包括白三烯介导的支气管平滑肌收缩和促炎症活性。因此，可用于治疗和预防。临床适用于以下情况：①轻中度哮喘的治疗和预防，对伴有过敏性鼻炎尤为适合。②激素依赖型或抵抗型患者。③难治性哮喘的辅助治疗。每次 20mg，每日 2 次，餐后 2 小时口服。

### （二）孟鲁司特（montelukast）

属于高选择性 $LTD_4$ 受体拮抗剂，可缓解白三烯所致的支气管痉挛和炎症，用于预防哮喘，尤其是阿司匹林过敏患者以及激素耐药患者，亦具有一定的止咳作用。每次 10～50mg，每日 1 次口服。

### （三）普仑司特（pranlnkast）

作用及适应证与扎鲁司特相似。主要用于哮喘的预防，但对已发作的哮喘无缓解作用。每日 450mg，分 2 次于早餐和晚餐后服用。

## 二、白三烯合成抑制剂

一些药物对花生四烯酸的代谢具有抑制作用，减少白三烯的合成，或抑制白三烯的释放，从而调节白三烯的作用，获得临床疗效。

### （一）异丁司特（ibudilast）

可选择性抑制白三烯的释放，阻断白三烯介导的血管通透性增加和支气管收缩，消除气道炎症和扩张支气管。可用于减轻哮喘患者的呼吸困难，但对已发作的哮喘不能迅速缓解。每次10mg，每日2～3次口服。对出血患者应禁用。

### （二）吡嘧司特（pemirolast）

除抑制磷酸二酯酶外，亦可抑制花生四烯酸的代谢和释放，从而可阻断白三烯的释放。可用于预防和减轻支气管哮喘发作，但不能用于控制发作。每次10mg，每日2次口服。

### （三）齐留通（zileuton）

属于选择性5-LOX抑制剂。通过抑制白三烯生物合成的起始酶，阻止白三烯的合成。同时，对$LTB_4$具有拮抗作用，可阻断白三烯介导的支气管炎症和收缩效应，可减少患者对冷空气的反应，以及激素的用量。适用于哮喘的预防。每次400～600mg，每日4次口服。

### 三、白三烯调节剂的不良反应

临床研究中发现，无论白三烯受体阻断剂抑或白三烯合成抑制剂，患者的耐受性均良好。多数文献均提及仅有轻微的不良反应——轻微头痛、咽炎、鼻炎、胃肠道反应及转氨酶升高，这类不良反应在停止用药后即可消失。使用扎鲁司特治疗的激素依耐型患者，在激素撤除后可出现嗜酸性粒细胞增多、心肌病以及肺浸润等；使用普仑司特者，有时可见发热、瘙痒和皮疹等；长期应用齐留通可导致药物性肝炎，发生率约为3%左右，因此，应监测患者的肝脏功能。

（陈志祥）

# 第五节　镇咳剂

咳嗽是人体最重要的呼吸防御反射之一，能清除呼吸道分泌物和有害因子，但在疾病状态下，频繁、剧烈的咳嗽可引起患者不适，甚至导致一系列并发症及生活质量下降，成为内科门诊患者就诊的主要原因之一。在非处方药物销售中，镇咳药占据了主要部分。另外，非治疗目的、滥用成瘾性止咳药作为一种公共危害，亟待重视。近三十年来，随着咳嗽诊断技术的进步、诊治程序的创立与完善，咳嗽的相关诊治得到长足的发展。以往被称为"不明原因慢性咳嗽"的疾病，目前大部分已可归类至具体的病因，针对病因的治疗多数也可获得满意的疗效。因此，合理应用镇咳药物，是广大医师需要注意的问题。

对于伴有大量气道分泌物的咳嗽患者（如肺炎、支扩等），不宜进行镇咳治疗。另外，在病因不明又未能排除一些严重疾病（如早期肺癌、支气管结核）的情况下，也不宜盲目使用镇咳药，避免掩盖症状而延误诊治。一般而言，在以下几种情况下可选择应用镇咳药：①咳嗽程度较重，影响患者生活质量甚至导致并发症。②排除器质性病变，但病因未明（即特发性咳嗽），无法进行对因治疗，或对因治疗起效时间较长。③尚无有效的特异性治疗方法，例如无法手术治疗的肺癌。

## 一、咳嗽反射与镇咳靶点

每一次非自主的病理性咳嗽均为一完整的反射弧:感觉神经末梢受到刺激后,神经冲动沿传入神经传入中枢神经系统,信号整合后经传出神经传递至效应器,引起咳嗽。理论上而言,作用于咳嗽反射弧上任何位点的药物均有可能产生镇咳效果。

### (一)咳嗽感受器及传入神经

气道咳嗽感受器分为三种类型:快适应感受器、慢适应感受器及 C 纤维末梢。快适应感受器的传入纤维属于有髓鞘神经,主要分布于喉部,其次是气管分叉处、气管下半段,对机械刺激敏感,而对化学刺激因素相对不敏感。慢适应感受器同样属于有髓 Aδ 纤维,多位于气管、支气管后壁的膜性平滑肌内,平滑肌的痉挛对其激活有一定的影响。C 纤维末梢属于无髓鞘神经纤维,主要分布于气管下段,特别是环绕气管分叉周围,对多种化学物质刺激敏感,但对机械刺激不敏感。

### (二)咳嗽中枢

咳嗽中枢位于延髓的背侧部,邻近呼吸中枢。尽管目前尚未能对咳嗽中枢进行精准定位,但一般认为与孤束核有关,且受大脑皮质控制,经迷走神经传入的咳嗽信号由靠近或位于脑干孤束核内的不同亚核的二级中间神经元进行处理。

### (三)传出神经及效应器

接受咳嗽中枢传出冲动后,疑核运动神经元发送的冲动通过膈神经及脊髓前角运动神经传送到呼吸肌,通过迷走神经的喉返神经传送到喉部和支气管树,引起吸气、腹肌及肋间肌收缩、横膈升高、声门关闭一系列动作,气道内压力瞬间升高,随着声门突然开放,高速气流排出并发出典型的咳嗽音,完成咳嗽过程。

## 二、常用镇咳药物

理想的镇咳药应该是镇咳作用强、副作用少,能抑制疾病引起的异常咳嗽反射,而不影响正常的咳嗽反射。目前,按照药物在咳嗽反射弧上的不同作用位点,镇咳药物分为中枢性镇咳药和周围性镇咳药。

### (一)中枢性镇咳药

1. 定义 中枢性镇咳药是指作用于延髓咳嗽中枢而起到镇咳效果的药物。根据是否对药物产生依赖性,可分为依赖性和非依赖性镇咳药。依赖性镇咳药物是指吗啡类生物碱及其衍生物,包括吗啡、可待因、双氢可待因、羟蒂巴酚,是力度最强的镇咳药物;非依赖性镇咳药包括右美沙芬、喷托维林、右啡烷等。依赖性镇咳药长期服用有成瘾性,且有呼吸抑制作用,因此临床上应用受到限制。

2. 作用机制 脑内至少存在三类阿片受体:k、μ、δ。每种受体都有 2~3 种亚型,药物与不同脑区的阿片受体结合而发挥作用。阿片受体主要作用于钾离子和钙离子通道。依赖性镇咳药如可待因,主要通过作用 μ 阿片受体起镇咳作用。k 阿片受体也参与镇咳作用。依赖性镇咳药是目前最有效的镇咳药物,但某些类型的咳嗽,可待因也没有效果,中枢性镇咳药的作用机制仍未完全清楚。

3. 副作用 依赖性镇咳药会产生呼吸抑制、药物依赖性以及胃肠道症状(恶心、呕吐及便秘等）。阿片类药物依赖性的形成与 μ 阿片受体和吗啡的结合能力明显增强有关。研究表明，长期给予吗啡注射，可显著提高动物突触囊泡内钙离子浓度水平，突触内钙离子浓度增加表明阿片类受体依赖性形成。

4. 常用中枢依赖性镇咳药

（1）吗啡（morphine）：镇咳力度强，兼有镇痛及镇静作用，极易成瘾，目前仅用于主动脉瘤或晚期肿瘤引起的剧烈咳嗽伴疼痛，以及急性肺梗死或左心衰竭时的剧烈咳嗽，临床应用需严格掌握其适应证。用法：口服或皮下注射，成人每次 5～10mg，每日 1～3 次。

（2）可待因（codeine）：是吗啡生物碱衍生物，镇咳效果显著。由于同样能抑制支气管腺体的分泌使痰液黏稠不宜咳出，故痰多黏稠时禁止使用。用法：成人每次口服 15～30mg，每天 3 次。

（3）福尔可定（pholcodine）：作用与可待因相似，具有吗啡类药物的副作用，但成瘾性较弱。用法：成人口服每次 5～10mg，每天 3 次。

5. 常用中枢非依赖性镇咳药

（1）右美沙芬（dextromethorphan）：是吗啡类左啡诺甲基醚的右旋异构体，目前应用最广的非依赖性镇咳药，镇咳效果与可待因相似，正常剂量水平使用时无镇痛和催眠效果，对呼吸中枢没有抑制作用，不产生依赖性和耐受性。但大剂量服用时，也会产生中枢麻醉作用。用法：成人每次 15～30mg，每天 3 次。

（2）喷托维林（pentoxyverine）：属于无成瘾性镇咳药，作用强度为可待因的 1/3，同时具有抗惊厥和解痉作用。具有一定的阿托品样作用，青光眼及心功能不全者应慎用。用法：成人口服每次 25mg，每天 3 次。

（3）苯丙哌林（benproperine）：非麻醉性镇咳药，作用为可待因的 2～4 倍。能抑制咳嗽中枢，也能抑制肺及胸膜牵张感受器引起的肺迷走神经反射，且能舒张支气平滑肌。用法：成人口服每次 20～40mg，每天 3 次。

（二）周围性镇咳药

指与咳嗽反射弧上的咳嗽感受器、传入神经、传出神经、效应器作用位点结合产生镇咳效果的药物。由于药物不能透过血脑屏障进入中枢神经系统，因此不会产生类似阿片类药物的镇静作用。周围性镇咳药可分为局部麻醉药和黏膜防护剂两类。局部麻醉药包括苯佐那酯、那可丁、利多卡因等；黏膜防护剂包括甘草流浸膏、苯丙哌林等。

1. 作用机制 局部麻醉药通过降低感觉神经末梢敏感性从而降低咳嗽冲动。黏膜防护剂口服后覆盖咽喉部黏膜表面，使黏膜减少刺激，并可促唾液分泌，主要是糖浆类药物。

2. 常用药物

（1）苯佐那酯（benzonatate）：属于丁卡因衍生物，抑制肺脏感觉神经末梢及牵张感受器，抑制肺 - 迷走神经反射，阻断咳嗽反射的传入冲动。镇咳作用较可待因稍弱，但不抑制呼吸。用法：成人每次 50～100mg，每天 3 次。

（2）那可丁（narcotine）：阿片所含的异喹啉类生物碱，作用与可待因相当，无依赖性，对呼吸中枢无抑制作用，但大剂量可引起呼吸兴奋，不宜与中枢兴奋药同用。用法：成人口服每次 15～30mg，每天 3～4 次。

（3）利多卡因（lidocaine）：有镇咳效果，且能解除支气管痉挛。药效持续时间短暂，且可伴有口咽部黏膜麻醉，容易引起气道分泌物或食管内食物误吸。支气管镜检查时多使用雾化吸入利多卡因或丁卡因抑制咳嗽反射。常用浓度 1% ~ 2%，雾化吸入或气道分次滴入。

（4）左羟丙哌嗪（levodropropizine）：通过对选择性抑制气道 C 纤维作用而发挥镇咳作用，主要与感觉性神经肽相关的位点结合，对中枢抑制的不良反应较少。镇咳力度与右美沙芬相仿，不良反应发生率更小，包括嗜睡、疲乏、恶心等。用法：成人每次 60mg，每天3 次。

（5）莫吉司坦（moguisteine）：属于乙酰胆碱拮抗剂，为外周性非麻醉性镇咳药物，对中枢神经系统无影响，无成瘾性。研究表明莫吉司坦止咳效果接近可待因。该药物 2004 年在欧洲上市，但尚未通过美国 FDA 认证，目前在国内正在进行上市前临床研究。

（6）传统中药：我国传统医学认为咳嗽是指肺失宣降、肺气上逆作声所致，可分为外感咳嗽与内伤咳嗽，需辨证施治，在临床上有一定的疗效。常用的方剂或中成药的组分包括桔梗、川贝、甘草、半夏、麻黄、罗汉果、前胡、苦杏仁等。有人认为其主要起到外周性镇咳作用，但具体机制未明，尚需进一步研究并通过规范的临床研究予以证实。

### 三、新型镇咳药物研究进展

目前，正在进行研究的镇咳药物主要有以下几种。

（一）作用于中枢位点的药物

可待因是 μ 阿片受体激动剂，镇咳效果明显但因副作用而被限制使用，积极寻找有强效镇咳作用的非 μ 阿片受体激动剂是研究的热点之一。目前已研发出 δ 阿片受体选择性激动剂。δ 阿片受体可分为 $\delta_1$、$\delta_2$、$\delta_3$ 亚型，已证明 $\delta_1$ 阿片受体亚型可抑制由 μ 和 K 阿片受体介导的镇咳作用，该受体亚型拮抗剂具有潜在镇咳效果。

（二）作用于咳嗽反射传出支的药物

巴氯芬是 γ-氨基丁酸（GABA）受体激动剂可通过抑制脊髓上支配咳嗽动作相关肌肉的运动神经元兴奋性而起到镇咳效果。在动物实验及临床研究中发现其能够抑制刺激物诱导的咳嗽；对血管紧张素转换酶抑制剂相关性咳嗽患者，该药初步显示一定的效果。

（三）作用于外周位点的药物

1. 瞬时受体电位香草素 1 型受体（$TRPV_1$）拮抗剂　$TRPV_1$ 受体位于气道感觉性 C 纤维末梢上。多种理化刺激可以直接或间接激活 $TRPV_1$ 离子通道，引起钠离子通道开放，引起神经末梢神经肽释放，产生神经源性炎症、平滑肌收缩和咳嗽。动物实验已经证实 $TRPV_1$ 拮抗剂具有剂量依赖性的止咳作用。

2. 速激肽受体拮抗剂　气道感觉末梢激活后可释放速激肽及神经激肽在内的一系列神经递质，并作用于相应的神经肽受体 $NK_1$、$NK_2$、$NK_3$，引起气道高反应性、神经源性炎症和咳嗽。动物研究证明神经肽受体拮抗剂在某些动物模型中能抑制咳嗽。

3. 内源性大麻素类　近年在气道上发现了两种亚型的大麻素受体（$CB_1$、$CB_2$）。选择性 $CB_2$ 受体激动剂能抑制高渗盐水、辣椒素和 $PGE_2$ 引起迷走神经的去极化，明显减轻柠檬酸所致豚鼠的咳嗽。这种抑制作用可被选择性 $CB_2$ 受体阻断剂阻断，提示选择性 $CB_2$ 受体激动剂可作为新的镇咳靶点。

（王庆华）

# 第六节 祛痰剂

黏液高分泌是许多急、慢性气道炎症性疾病（如急性气管－支气管炎、慢性阻塞性肺疾病、支气管扩张等）的共同特征。黏液的过度分泌可引起黏液纤毛清除功能障碍和局部防御功能损害，导致感染难以控制和气道阻塞，直接影响病情的进展。有效的祛痰是治疗此类疾病的重要辅助措施及对症处理。祛痰可以通过药物治疗及非药物治疗（如体位引流、振动辅助排痰、各种方式的吸痰等）完成，本节只讨论祛痰药物的应用。在使用祛痰药的同时，要注意基础病因的治疗。

## 一、痰液生成的病理生理基础

呼吸道存在一种独特的防御机制，称为"黏液纤毛清除"（mucociliary clearance，MCC），由黏液和纤毛两部分组成。纤毛在黏液毯中规律连续性的摆动，形成同一方向的波浪形运动，以 2.5~3.5mm/min 的速度，有效地将有害颗粒及病原体推送至鼻咽部。正常的 MCC 不仅要求足够数量、结构功能完整的纤毛，而且要求黏液具有特定的流变学特征（合适的黏度和厚度等）。黏液主要成分包括水（95%）、蛋白（3%）、脂类（1%）以及矿物质与其他非蛋白成分（1%）。黏液分泌的来源主要源自：①杯状细胞，位于气道黏膜上皮，散在分布于纤毛柱状上皮细胞之间，胞质内富含黏液颗粒，正常情况下与黏液腺一起分泌黏液（10~100ml/天）。在炎症刺激下，杯状细胞数量可以增加，增加黏液分泌。②黏液腺，主要位于气管与支气管的黏膜下层。其分泌不仅源自直接刺激，还受迷走神经支配，乙酰胆碱可以促进分泌，而阿托品则起到抑制作用。杯状细胞则不受此支配。另外，在炎症状态下，血管通透性增加会导致血浆渗出，黏液增加。

生理状态下，合理的黏液分泌是有效 MCC 的基本载体，黏液包含的白蛋白、分泌性免疫球蛋白、乳铁蛋白、蛋白酶抑制剂及溶菌酶等还从不同方面起到气道防御的功能。但是，在病理状态下，过度的黏液分泌可以引起纤毛功能紊乱，造成无效摆动；过量的黏液可以成为病原菌的培养基，引起感染发生及加重；大量的黏液可以堵塞气道，导致引流不畅加重病情，或者影响有效通气。这些过量的黏液，连同病原微生物、炎症细胞及坏死脱落的组织细胞（如黏膜上皮细胞）等组分，构成痰液。

## 二、祛痰药物分类

祛痰药物从以下几方面发挥作用：①改善痰液理化特性，降低痰液黏滞度。②恢复气道上皮黏液层正常结构，促进纤毛清除功能。③抑制黏蛋白产生及分泌，破坏痰液中的黏性结构，降低痰液黏滞度。④抗炎性损伤，或加强抗菌效果。许多药物是通过多种途径的综合作用而促进黏液清除。通常可按主要作用机制分为刺激性祛痰剂、恶心性祛痰剂及黏液溶解剂等。另外，除了传统意义的祛痰药，其他药物也有一定的祛痰作用，比如 β₂ 受体激动剂可以促进纤毛运动，抗胆碱能药物具有抑制黏液分泌、促进纤毛运动的作用，皮质激素及大环内酯类抗生素可抑制黏液分泌。

### （一）刺激性祛痰剂

这些药物大多具有挥发性，对呼吸道黏膜有温和的刺激作用，促进局部血液循环，同时能湿化气道使痰液黏稠度降低。此外，这些挥发性物质还有消毒防腐功能，对呼吸道有微弱的抗菌消炎作用。常用药物包括桉油、安息香酊、愈创木酚等。使用时需要稀释后加热，吸入蒸气，应注意防止呼吸道黏膜烫伤，同时避免药物浓度过高而刺激眼、鼻、喉，引起局部疼痛、流泪、流涕、咳嗽等。由于使用不便以及其他类型祛痰剂的广泛应用，目前临床已甚少吸入此类药物，部分已经改良为口服剂型应用。

（二）恶心性祛痰剂

口服后能刺激胃黏膜迷走神经传入纤维，引起轻度恶心，反射性兴奋支配气管-支气管黏膜腺体的迷走神经传出支，促进腺体分泌，使痰液稀释，改善黏液清除功能。另外，这些黏液也可覆盖于气道黏膜表面，使黏膜下咳嗽感受器及感觉神经末梢所受刺激减少，缓解咳嗽。此类药物主要包括愈创甘油醚、氯化铵、碘化钾等，吐根、远志、桔梗及竹沥也属予以恶心反射作用为主的祛痰药。大剂量应用此类药物可引起明显的恶心和呕吐。

1. 愈创甘油醚（guaifenesin）　为较早获得美国食品药物管理局批准的祛痰药，是许多种镇咳制剂的成分，常与抗组胺药、镇咳药、减充血剂配伍。副作用是恶心、呕吐，甚至形成尿路结石，服药期间需注意饮水。愈创甘油醚具有刺激和扩张血管平滑肌的作用，故禁用于咯血、急性胃肠炎和肾炎患者。用法：口服，成人 200～400mg，每日 3～4 次。

2. 呱西替柳（guacetisal）　本品为阿司匹林和愈创木酚结合而成的酯，因而同时具有两者的解热、消炎、镇痛和镇咳、祛痰作用。其在体内受酯酶作用形成水杨酸愈创木酚酯，然后在肝脏分解成水杨酸和愈创木酚。药物主要以水杨酸的形式经肾脏排泄，部分愈创木酚经呼吸道排泄。用法：口服，成人 0.5g，每日 3 次。

3. 氯化铵（ammonium chloride）　目前限于与其他止咳祛痰药合制成复方制剂应用。本药对胃黏膜刺激比较明显，用量不宜太大。氯化铵还具有利尿及酸化体液和尿液的作用，促使碱性药物排泄。大量服用可致恶心、呕吐、胃痛，甚至高氯性酸中毒，溃疡患者慎用，严重肝肾功能不全者禁用。用法：口服，成人每次 0.3～0.6g，每日 3 次。

4. 碘化钾（potassium iodide）　口服后可反射性引起支气管腺体分泌，使痰液稀释。常用于慢性支气管炎痰液黏稠不易咳出者。碘过敏者禁用，活动性肺结核者慎用，具有甲状腺疾患者需视病情而定。目前应用较少，仅限于作为复方制剂中的组分。

（三）黏液溶解剂

痰液黏稠度与多种因素有关。其中酸性糖蛋白起到主要的作用，其含量多少直接影响痰液黏稠度。酸性糖蛋白分子由二硫键（-S-S-）及电荷键交叉连接，形成凝胶网。痰液中还包含来自死亡细胞和细菌的脱氧核糖核酸（DNA），DNA 可通过钙离子与糖蛋白交联，溶入到凝胶网中，抑制内源性蛋白水解酶的活性，使痰液的黏稠度增加。pH 及某些离子（如 $Ca^{2+}$）也在一定程度上也影响其黏度。黏液溶解剂可从以上不同方面降低痰液黏稠度，促使痰液排除。按作用机制不同，分为 4 类。

1. 蛋白分解酶　使糖蛋白的蛋白质部分裂解，直接使痰液黏度降低，亦有利于抗生素局部发挥作用。

（1）糜蛋白酶（chymotrypsin）：为胰腺分泌的一种蛋白水解酶，是最常用的一种蛋白分解剂，对氨基酸羟基肽键具有分解作用，能使痰液稀释，对脓性或非脓性痰液均有效，多用于呼吸道化脓性炎症时的祛痰治疗。严重肝脏疾患及凝血功能异常者禁用。使用雾化吸入治疗，以 1~2ml 的 0.05% 溶液雾化吸入，每日 2~4 次。由于存在过敏反应风险，目前临床应用已相对较少。

（2）链道酶（streptodomase）：是一种 DNA 酶，吸入后可使脓痰中的 DNA 迅速水解为核苷酸，使原来与 DNA 的蛋白质失去保护，进而产生继发性蛋白质溶解作用，使痰液黏稠度降低。用法：每次 5 万~10 万 U，以 2~3ml 生理盐水稀释后雾化吸入，每日 3~4 次。

（3）舍雷肽酶（serrapeptase）：本品系沙雷菌属细菌产生的蛋白水解酶，为新型祛痰药。此酶活性较高，对纤维蛋白、纤维蛋白原有很强的溶解力，但对白蛋白、球蛋白等活性蛋白无影响。通过降解和液化分泌物及纤维凝块，加速痰液排出，还可促进抗生素的组织穿透能力增加其在感染病灶中的浓度。副作用主要为皮疹及消化道反应，偶见鼻出血和血痰；凝血功能异常及严重肝肾功能不全者禁用。用法：口服，成人一次 5~10mg，一日 3 次。

2. 酸性糖蛋白溶解剂　能使痰液中的酸性糖蛋白纤维断裂，从而降低痰液黏稠度，但对 DNA 无分解作用，代表药是链激酶、溴己新及氨溴索等。溴己新及氨溴索还具有一定的镇咳作用。目前而言，氨溴索是疗效最为肯定、应用最为广泛的祛痰药。

（1）溴己新（bromhexine）：属于印度民间祛痰止咳药鸭嘴花中的有效成分－鸭嘴花碱的衍生物，作用于分泌细胞内的黏液形成阶段，破坏类黏蛋白的酸性黏多糖结构。同时还具有一定的恶心祛痰性作用。本品对胃黏膜有刺激性，可引起恶心、胃部不适等，溃疡病患者慎用，偶可引起血清转氨酶短暂升高。临床现多用其片剂，针剂应用较少。用法：成人口服每次 8~16mg，每日 3 次；肌肉注射或静脉注射每次 4~8mg，每天 2~3 次。

（2）氨溴索（ambroxol）：为溴己新的衍生物，作用较溴己新更强。氨溴索还能增加浆液腺分泌，调节支气管腺体分泌从而降低痰液黏稠度；刺激 II 型肺泡上皮细胞分泌表面活性物质，促进支气管上皮修复，改善纤毛上皮黏液层的转运功能，增加抗菌药物局部渗透。副作用偶见轻微的胃肠道反应及皮疹。用法：成人口服每次 30~60mg，每日 3 次；缓释胶囊则一次 1 粒（75mg），一日 1 次口服；静脉注射，成人每次 15mg，每天 2~3 次，严重病例可以增加用量。

3. 二硫键裂解剂　此类药物结构中具有含巯基（－HS－）的氨基酸，通过巯基与黏蛋白的二硫键（－S－S－）互换作用使黏蛋白分子裂解，同时对脱氧核糖核酸纤维也有一定裂解作用，从而降低痰液黏稠度，代表药有乙酰半胱氨酸、羧甲基半胱氨酸等。另外，研究发现此类药物的药理机制还涉及抗炎性损伤以及抗脂质过氧化作用：

（1）乙酰半胱氨酸（acetylcysteine）：可直接裂解痰液中糖蛋白多肽链的二硫键，使糖蛋白分解，黏痰液化；同时还具有抗炎性损伤以及抗脂质过氧化作用，可应用于 COPD 及慢性肺间质疾病患者。此药有特殊硫磺气味并对呼吸道有刺激性，可引起恶心、呕吐和呛咳等，有时会导致支气管痉挛，支气管哮喘患者应用时应密切注意。产品有片剂、颗粒剂、泡腾片等可选用。用法：成人每次 600mg，每天 1~2 次；或每次 200mg（颗粒剂），每天 3 次。

（2）羧甲司坦（carbocisteine）：作用与乙酰半胱氨酸相似，但不良反应相对较少。用于多种疾病引起的痰液黏稠及咳痰困难等。有研究证实，预防性口服羧甲司坦能减少 COPD 的急性加重、明显改善生活质量，适合发展中国家和低收入地区 COPD 患者的长期治疗。用法：成人每次 500mg，每天 3 次。

（3）厄多司坦（erdosteine）：结构中含封闭的巯基，在体内被代谢为活性游离巯基衍生物而发挥作用。同样具有黏液调节及黏液溶解作用，能明显提高抗菌药物局部浓度，增加抗菌活性及局部作用。广泛用于急慢性支气管炎、支气管扩张、肺炎和手术等情况。由于能清除自由基活性，因此对吸烟者的自由基损伤具有抑制作用。用法：成人一次300mg，一日2次。

### （四）其他药物

1. **挥发性植物油** 代表药物为强力稀化黏素，系桃金娘科树叶的标准提取物，故又称桃金娘油，在欧洲及我国已经上市。其可通过多种机制促进排痰：①调节气道分泌，增加浆液比例，改善黏液清除功能。②调整黏液pH，降低黏滞度。③促进纤毛运动，加快黏液运送。④有一定抗炎和杀菌使用。副作用主要为消化道反应。用法：成人一次300mg，每天三次。

2. **高渗盐** 水雾化吸入高渗盐水能湿润气道黏膜，且高渗透压可刺激黏膜上皮内杯状细胞分泌黏液，具有黏液调节作用。临床上经常用于对痰少或干咳者，称为诱导痰检查，其对气道炎症评价及脱落细胞检查具有重要的临床价值。有研究证实其还能够改善囊性纤维化患者的肺功能。由于高渗盐水有诱发气道高反应性可能，在其他疾病的长期治疗的效果及安全性尚未确定，使用时予以注意。

3. **甘露醇干粉** 吸入后可诱导水分流向气管腔，提高气道黏液分泌的水合作用，也可直接作用于黏液中的大分子，提高黏液的生物流变学，促进黏液清除。国外报道应用于治疗囊性纤维化、支气管扩张等大量脓痰患者。甘露醇同样有诱发气道高反应性的可能，需进一步研究确定甘露醇长期使用的效果及安全性。

（王庆华）

# 第八章

# 呼吸系统疾病的危险因素

## 第一节　烟草

### 一、概述

众多无可辩驳的科学证据表明，吸烟和二手烟暴露（被动吸烟）严重危害人类健康。世界卫生组织（World Health Organization，WHO）的统计数字显示，全世界每年因吸烟死亡的人数高达600万，每6秒钟即有1人死于吸烟相关疾病，现在吸烟者中将会有一半因吸烟提早死亡；因二手烟暴露所造成的非吸烟者年死亡人数约为60万。如果全球吸烟流行趋势得不到有效控制，到2030年每年因吸烟死亡人数将达800万，其中80%发生在发展中国家。我国是世界上最大的烟草生产国和消费国，每年因吸烟导致死亡的人数已超过100万，如吸烟情况得不到有效控制，至2050年死亡人数将突破300万，同时二手烟暴露极为普遍。严重的烟草流行状况和不可乐观的流行趋势，已经成为中国政府和公众必须高度关注的重大健康与社会问题。

提高我国公众，特别是医生对于吸烟危害健康的科学认识，形成正确的思想观念，是推动我国控制吸烟工作必须奠定的思想基础和应当采取的重要举措。为此，本章阐述烟草及吸烟行为、吸烟与二手烟暴露的流行状况、吸烟及二手烟危害健康的致病机制，以科学证据展示吸烟及二手烟暴露对健康造成的严重危害，同时介绍科学的戒烟方法及对烟草依赖的规范治疗。

#### （一）烟草及吸烟行为

烟草种植、贸易与吸烟是一种全球性的不良生产、经济与生活行为，对人类的健康和社会发展造成了严重的损害。世界各地有多种烟草制品，其中大部分为可燃吸烟草制品，即以点燃后吸入烟草燃烧所产生的烟雾为吸食方式的烟草制品，卷烟是其最常见的形式。烟草燃烧后产生的气体混合物称为烟草烟雾。吸烟者除了自己吸入烟草烟雾外，还会将烟雾向空气中播散，形成二手烟。吸入或接触二手烟称为二手烟暴露。烟草烟雾的化学成分复杂，含有数百种有害物质，可对健康造成严重危害。

#### （二）烟草及吸烟的历史

烟草是一种一年生草本植物，属于茄目、茄科、烟草属。资料显示，公元前6 000年，烟草已经在美洲普遍生长。公元 6 世纪左右，美洲的玛雅人开始吸食烟草，并将吸烟作为宗教仪式中的行为。

15 世纪末，哥伦布发现美洲新大陆后将烟草带回欧洲。很快，大量欧洲人开始日常性地吸烟，即使政府颁布禁令也无法阻止。至 16 世纪，吸烟已流行于欧洲各国。随着航运贸易的繁荣，烟草和吸烟习惯被传播至世界各地。至 19 世纪，机器制造的卷烟开始在欧洲流行。此后，随着大型烟草企业的建立和烟草广告的出现，卷烟逐渐取代了雪茄，成为 20 世纪消费量最大的烟草制品。

烟草在 16 世纪（明朝万历年间）传入中国，并很快开始流行，引种至全国各地。明清时期多位统治者曾下令禁烟。然而由于吸烟极易成瘾，民间依然普遍存在私种、私藏、偷吸等行为，禁烟令并未能阻止吸烟在中国的蔓延之势。当时中国人主要吸烟斗（烟袋）或水烟，随着近代帝国主义的殖民侵略，鼻烟、卷烟等舶来烟草制品开始在中国出现。19 世纪末至 20 世纪初，英、美、德等帝国主义国家在中国建立多家烟厂，进一步加剧了吸烟行为在中国的广泛流行。

（三）烟草制品的种类

烟草制品的种类很多，按照吸食过程中是否产生烟草燃烧烟雾分为可燃吸烟草及非燃吸烟草两大类。可燃吸烟草制品在吸食时需要点燃并吸入烟草烟雾，这是最普遍的烟草吸食方式，通常所说的"吸烟"指的就是吸食可燃吸烟草制品的行为；而非燃吸烟草制品在吸入时无需点燃，可直接用口或鼻吸用。

（四）可燃吸烟草制品

1. 机制卷烟　机制卷烟（机器制造的卷烟）是全世界消费最普遍的烟草产品。这种卷烟由切碎的烟草经过数道加工工艺后，由机器用纸包住卷成圆筒状制品。

2. 自卷烟　自卷烟是吸烟者自己将切得很细的烟丝手工填卷进烟纸中制成的卷烟。

3. 雪茄　雪茄是由经过香薰和发酵的烟草包在烟草叶子中制成。

4. 其他可燃吸烟草制品　包括比迪烟（Bidi）、丁香烟、水烟、烟斗等。

（五）非燃吸烟草制品

1. 干鼻烟　干鼻烟是粉末状的烟草产品，可经鼻吸入并通过鼻黏膜吸收。

2. 湿鼻烟　湿鼻烟是一种将烟草粉碎后加工制成的烟草制品，吸入时将包裹有湿鼻烟的小包含在牙齿与颊黏膜之间含吸。

3. 咀嚼式烟草　咀嚼式烟草在印度最为流行，在吸食时将其置于口颊或内唇中吸吮及咀嚼，吸食过程中将产生的烟渣吐出。

## 二、烟草烟雾中的有害成分

烟草燃烧所产生的烟雾是一种在以氮、氧、一氧化碳和二氧化碳为主要成分的在气体中悬浮的液体颗粒气溶胶，已发现含有 7 000 余种化学成分。

（一）烟草烟雾的物理特性和化学成分

烟草烟雾气相中的化学成分包括氮气、氧气、二氧化碳、一氧化碳、乙醛、甲烷、氰化氢、硝酸、丙酮、丙烯醛、氨、甲醇、硫化氢、烃类、气相亚硝胺等。粒相的化学成分则包括羧酸、苯酚、水、尼古丁、萜类、石蜡、烟草特有的亚硝胺、稠环芳烃，以及儿茶酚等。

## （二）烟草烟雾中的有害成分

在烟草烟雾中主要的有害成分包括至少 69 种已知的致癌物、可对呼吸系统造成危害的有害气体，以及具有很强成瘾性的尼古丁。

1. 尼古丁　为烟草中含量最多的生物碱，化学名为 1 - 甲基 - 2 -（3´- 吡啶）- 吡咯烷。尼古丁有很强的成瘾性，是烟草依赖的根本原因。除成瘾性外，尼古丁还可对心血管系统造成危害，致心率加快，血压升高。

2. 挥发性物质　烟草烟雾中含有多种挥发性物质，其中主要的有害物质包括二氧化碳、一氧化碳、氮氧化物、含硫气体，以及多种挥发性有机物。

3. N - 亚硝胺　烟草烟雾中存在多种 N - 亚硝胺类物质，其中烟草特有的亚硝胺主要是在烟草处理、调制和储存的过程中产生的，具有强致癌性。

4. 稠环芳烃　稠环芳烃是有机物不完全燃烧的产物。最新研究显示，烟草烟雾中含有超过 500 种稠环芳烃，其中的苊烯、苊、蒽、苯并蒽、苯并芘等具有致癌性。

5. 芳香胺类　烟草烟雾中含有的芳香胺类物质中的 2 - 萘胺、4 - 氨基联苯是致癌物。

6. 杂环胺　烟草烟雾中存在的杂环胺包括 2 - 氨基 - 9H - 吡啶吲哚、2 - 氨基 - 3 - 甲基 - 9H - 吡啶吲哚、3 - 氨基 - 1，4 - 二甲基 - 5H - 吡啶吲哚等，其中的 4 - 甲基亚硝胺 - 1，3 - 吡啶基 - 1 - 丁酮等对人体具有致癌作用。

7. 自由基　烟草燃烧会产生大量自由基，在人体内引发氧化应激反应。

8. 金属及放射性物质　烟草烟雾中能检测到的金属有钴、砷、铬、锑、铊和汞等。在烟草中还可以检测到一些放射性物质，如 $^{210}$铅和 $^{210}$钋。

## 三、吸烟及二手烟暴露

### （一）吸烟

吸烟是指吸烟者主动吸入烟草制品燃烧所产生烟草烟雾的行为，是最常见的吸烟行为。在吸烟过程中，烟草烟雾经过吸烟者的口腔及呼吸道，其中的多种有害物质随之被人体吸收。

### （二）二手烟暴露

二手烟是指由吸烟者在吸烟过程中吐出的主流烟草烟雾和从卷烟或其他可燃吸烟草制品燃烧时散发出的侧流烟草烟雾所组成的弥散于空气中的一种混合物，又称环境烟草烟雾（envlronmental tobacco smoke，ETS）或他人烟草烟雾（other people´s smoke）。二手烟暴露（second - hand smoke exposure），即在存在二手烟的环境中吸入或接触二手烟，又称被动吸烟（passive smoking）。

二手烟暴露没有所谓安全水平，即使短时间暴露于二手烟中也会对人体的健康造成危害。在室内环境中，无论是加热器、排风扇还是空调装置，都无法避免非吸烟者吸入二手烟。而唯一能够有效地避免非吸烟者暴露于二手烟的方法，就是在室内环境中完全禁烟。

## 四、吸烟与二手烟暴露的流行状况

近几十年来，发达国家卷烟产销量增长缓慢，世界上多个国家的吸烟流行状况逐渐得到控制。我国是世界上最大的烟草生产国、消费国与受害国，人群吸烟率，尤其是成年男性吸烟率居高不下，二手烟暴露现象极为普遍。

（一）吸烟流行情况

1. 全球吸烟流行情况　据 WHO 统计，目前全球约有 11 亿吸烟者。近几十年来，多数发达国家采取有效的控烟措施，使吸烟率呈明显下降趋势。

在发展中国家，虽然不同人群的吸烟率差别很大，但男性吸烟率明显高于女性，尤其是在亚洲各国，女性吸烟率均很低。自 20 世纪 70 年代以来，由于跨国烟草公司向发展中国家倾销卷烟，以及社会经济的发展和快速城市化，使得发展中国家的总体吸烟率，特别是青少年吸烟率迅速升高。

2. 中国吸烟流行情况　2010 年调查数据显示，中国现有吸烟者 3.01 亿，15 岁以上人群吸烟率为 28.1%，其中男性为 52.9%，女性为 2.4%。

中国近 30 年来人群吸烟流行的特点与趋势：男性吸烟率居高不下，90% 以上均吸卷烟，女性吸烟率维持在较低水平；农村地区吸烟率略高于城市地区；受教育程度低的人群吸烟率持续在高水平；不同职业人群中，医务人员的吸烟率虽呈持续降低趋势，但仍处于较高水平；15~24 岁人群中，男性和女性吸烟率均呈增长趋势；吸烟者开始吸烟年龄不断提前，1984 年为平均 22 岁，1996 年为平均 19 岁，2010 年的调查发现 52.7% 以上的吸烟者在 20 岁以前已成为每日吸烟者。

（二）二手烟暴露的流行情况

1. 全球二手烟暴露的流行情况　据估算，全世界有 40% 的青少年、33% 的男性和 35% 的女性不吸烟者遭受二手烟暴露的危害。2004—2010 年，很多国家在无烟环境立法方面有了很大进展。2010 年全球成年人烟草调查（GATS）对 14 个国家的结果显示：在没有进行无烟环境全国立法的国家中（如中国、埃及、孟加拉国），室内工作场所二手烟暴露比例均接近或超过 50%，而在有无烟环境全国立法的国家中（如乌拉圭、泰国），室内工作场所二手烟暴露比例均低于 30%。

2. 中国二手烟暴露的流行情况　2010 年调查显示，在 9 亿多不吸烟的成年人中有 5.6 亿人遭受二手烟暴露，加上 1.82 亿遭受二手烟暴露的儿童，全国共计有 7.4 亿不吸烟者遭受二手烟的危害。

1996、2002 和 2010 年进行的 3 次全国性调查结果显示：1996 和 2002 年二手烟暴露率没有明显变化，分别为 53.5%（53.2%~53.8%）和 52.9%（51.9%~53.9%）；2010 年，有 72.4% 的不吸烟者暴露于二手烟。

2010 年 GATS 中国的结果显示，公共场所二手烟暴露率最高，其次是家中和工作场所。在被调查的各类室内公共场所中，出现吸烟现象比例最高的是餐厅，为 88.5%；其次是政府办公楼，为 58.4%；医疗卫生机构、学校、公共交通工具场所分别为 37.9%、36.9%、34.1%。

## 五、吸烟及二手烟危害健康的致病机制

（一）吸烟及二手烟暴露对健康的危害

1. 吸烟及二手烟暴露对人群健康的危害　吸烟和二手烟暴露对健康的危害已成为不争的事实。全球每年归因于烟草的死亡人数高达 600 万，占总死亡人数的 1/10。全世界前 8 位死因中，有 6 种与吸烟有关。

目前中国男性青壮年的吸烟模式与西方吸烟者以往的吸烟模式十分相似。随着时间的推移，吸烟对中国人群健康的危害也必将日益显现和加重。在现阶段，虽然吸烟对中国人群整体危害尚处于早期，但由于吸烟人数众多，人群各类疾病本底死亡率高，中国每年有 100 多万人死于烟草相关疾病。据估算，如目前的吸烟状况不改变，到 21 世纪中叶，中国每年因吸烟而死亡的人数将突破 300 万，21 世纪初 0 ~ 29 岁的 3 亿中国男性中将有 1 亿人因吸烟而过早死亡，其中 1/2 的过早死亡发生在 35 ~ 69 岁。

吸烟者并非烟草使用的唯一受害者。二手烟暴露同样会对健康造成严重危害，导致发病和死亡风险增加。中国估计每年因二手烟暴露死亡的总人数超过 10 万。

2. 吸烟及二手烟暴露对健康的具体危害　吸烟会对人体健康造成严重危害。自 1964 年《美国卫生总监报告》首次对吸烟危害健康问题进行系统阐述以来，大量证据表明，吸烟可导致多部位恶性肿瘤及其他慢性疾病，导致生殖与发育异常，还与其他一些疾病及健康问题的发生密切相关。

（1）吸烟对健康的危害

1）恶性肿瘤：烟草烟雾中含有 69 种已知的致癌物，这些致癌物会引发机体内关键基因突变，正常生长控制机制失调，最终导致细胞癌变和恶性肿瘤的发生。有充分证据说明吸烟可以导致肺癌、口腔和鼻咽部恶性肿瘤、喉癌、食管癌、胃癌、肝癌、胰腺癌、肾癌、膀胱癌和宫颈癌，而戒烟可以明显降低这些癌症的发病风险。此外，有证据提示吸烟还可以导致结肠直肠癌、乳腺癌和急性白血病。

2）呼吸系统疾病：吸烟对呼吸道、肺部结构和肺功能均会产生不良影响，引起多种呼吸系统疾病。有充分证据说明吸烟可以导致慢性阻塞性肺疾病（慢阻肺）和青少年哮喘，增加肺结核和其他呼吸道感染的发病风险。戒烟可以明显降低上述疾病的发病风险，并改善疾病预后。

3）心血管疾病：吸烟会损伤血管内皮功能，导致动脉粥样硬化的发生，使动脉血管腔变窄，动脉血流受阻，引发多种心脑血管疾病。有充分证据说明吸烟可以导致冠心病、脑卒中和外周动脉疾病，而戒烟可以显著降低这些疾病的发病和死亡风险。

4）吸烟与生殖和发育异常：烟草烟雾中含有多种可以影响人体生殖及发育功能的有害物质。吸烟会损伤遗传物质，对内分泌系统、输卵管功能、胎盘功能、免疫功能、孕妇及胎儿心血管系统及胎儿组织器官发育造成不良影响。有充分证据说明女性吸烟可以降低受孕概率，导致前置胎盘、胎盘早剥、胎儿生长受限、新生儿低出生体重以及婴儿猝死综合征。此外，有证据提示吸烟还可以导致勃起功能障碍、异位妊娠和自然流产。

此外，有充分证据说明吸烟可以导致糖尿病、髋部骨折、牙周炎、白内障、手术伤口愈合不良及手术后呼吸系统并发症、皮肤老化和医疗费用增加，幽门螺杆菌感染者吸烟可以导致消化道溃疡。此外，有证据提示吸烟还可以导致痴呆。

（2）二手烟对健康的危害：二手烟中含有大量有害物质及致癌物，不吸烟者暴露于二手烟同样会增加多种与吸烟相关疾病的发病风险。有充分的证据说明二手烟暴露可以导致肺癌、烟味反感、鼻部刺激症状和冠心病。此外，有证据提示二手烟暴露还可以导致乳腺癌、鼻窦癌、成人呼吸道症状、肺功能下降、支气管哮喘、慢阻肺、脑卒中和动脉粥样硬化。二手烟暴露对孕妇及儿童健康造成的危害尤为严重。有充分证据说明孕妇暴露于二手烟可以导致婴儿猝死综合征和胎儿出生体重降低。此外，有证据提示孕妇暴露于二手烟还可以导致早产、新生儿神经管畸形和唇腭裂。有充分的证据说明儿童暴露于二手烟会导致呼吸道感染、支气管哮喘、肺功能下降、急性中耳炎、复发性中耳炎及慢性中耳积液等疾病。儿童暴露于二手烟还会导致多种儿童癌症，加重哮喘患儿的病情，影响哮喘的治疗效果，而母亲戒烟可以降低儿童发生呼吸道疾病的风险。

### （二）吸烟及二手烟暴露对健康危害的机制

烟草烟雾中所含的数百种有害物质有些是以其原形损害人体，有些则是在体内外与其他物质发生化学反应，衍化出新的有害物质后损伤人体。吸烟与二手烟暴露有时作为主要因素致病（如已知的至少69种致癌物质可以直接导致癌症），有时则与其他因素复合致病或通过增加吸烟者对某些疾病的易感性致病（如吸烟增加呼吸道感染的风险即是通过降低呼吸道的抗病能力，使病原微生物易于侵入和感染而发病），有时则兼具以上多种致病方式。

1. 吸烟诱发恶性肿瘤的机制　吸烟诱发恶性肿瘤的主要生物学机制：机体暴露于烟草致癌物中，致癌物与 DNA 之间形成共价键，即形成 DNA 加合物，体细胞中关键基因发生永久性突变并逐渐积累，正常生长控制机制失调最终导致恶性肿瘤的发生。

2. 吸烟诱发呼吸系统疾病的机制

（1）影响呼吸系统防御功能：吸入的烟草烟雾一方面干扰黏液纤毛运载系统，降低气道对黏液的清除能力，导致管腔黏液增多；另一方面破坏了上皮细胞屏障，增加了感染的可能性，从而促进局部的炎症反应。

（2）氧化应激：氧化应激在烟草烟雾造成的肺损伤中发挥核心作用。氧化应激不仅对肺部产生直接的损害作用，而且还激活启动肺部炎症的分子机制。

（3）蛋白酶－抗蛋白酶失衡：吸烟可以造成蛋白酶－抗蛋白酶失衡，使肺脏弹力蛋白降解增加，导致肺结构破坏和肺气肿的形成。

（4）对烟草烟雾的遗传易感性：不是所有吸烟者都会发展为慢阻肺，遗传因素可影响烟草烟雾对肺部的损伤作用。

3. 吸烟诱发心脑血管疾病的机制

（1）吸烟对血流动力学的影响：吸烟能够造成心肌血流量与心肌氧及营养物质需求的失衡，而引起急性心肌缺血。吸烟能使血浆中去甲肾上腺素和肾上腺素水平急剧升高，经常吸烟可导致短期及全天心率增加。烟草烟雾中的尼古丁有增加心率、升高血压和促进心肌收缩的作用。这些血流动力学改变导致心肌负荷增加，因此需要增加心肌供血量。

（2）其他：吸烟和被动吸烟能损伤血管内皮，造成功能障碍，影响血管舒张功能。烟草烟雾中的成分可促进血液高凝状态。吸烟降低高密度脂蛋白胆固醇水平，增加总三酰甘油水平。吸烟还可导致慢性炎症状态，而研究表明炎症对动脉粥样硬化形成有作用。

## 六、戒烟方法及对烟草依赖的规范治疗

### （一）烟草依赖

烟草依赖是造成吸烟者持久吸烟的重要原因。烟草依赖不是一种习惯，而是一种慢性疾病，具有高复发的特点。WHO 发布的国际疾病分类第 10 版（ICD－10）中该病的编码为 F17.2。

1. 烟草依赖的表现　烟草依赖常表现为躯体依赖和心理依赖两个方面。躯体依赖表现

为在停止吸烟或减少吸烟量后，吸烟者将产生一系列不易忍受的症状和体征，医学上称为戒断症状，包括吸烟渴求、焦虑、抑郁、不安、头痛、唾液腺分泌增加、注意力不集中、睡眠障碍、血压升高和心率加快等，部分戒烟者还会出现体重增加。一般情况下，戒断症状可在停止吸烟后数小时内开始出现，在戒烟最初 14 天内表现最为强烈，大约 1 个月后开始减轻，部分患者对吸烟的渴求会持续 1 年以上。精神依赖又称心理依赖，俗称"心瘾"，表现为主观上强烈渴求吸烟。

2. 烟草依赖发生的生物学机制　烟草依赖的药理学及行为学过程与其他成瘾性药物类似，如海洛因和可卡因等。尼古丁是烟草中导致烟草依赖的主要物质。尼古丁是一种具有精神活性的物质，使用后可使部分人产生"欣快感"，并可暂时改善一些个体的工作表现和认知能力、延长注意力集中时间、减轻焦虑和抑郁等不良情绪。但是，尼古丁具有高度成瘾性。

尼古丁为尼古丁乙酰胆碱受体（nicotinic acetylcholine receptor，nAChRs）的激活剂。尼古丁依赖形成的机制主要在于其奖赏效应，其物质基础在中脑边缘多巴胺回路。中脑边缘系统中多巴胺奖赏回路是与药物依赖关系最紧密的脑区，主要由腹侧被盖区（ventral tegmental area，VTA）、伏隔核（nucleus accumbens，NAc）和杏仁核（amygdala）等构成。尼古丁与 nAChR 结合后激活脑部 VTA 的多巴胺神经元，促使 NAc 释放兴奋性神经递质——多巴胺，使吸烟者产生"愉悦感"以及其他奖赏感受。尼古丁的半衰期为 2~3h，吸烟成瘾者如果减小烟量或停止吸烟，体内尼古丁浓度会迅速降低。当脑中尼古丁浓度降低到一定水平时，吸烟者无法继续体验"愉悦"感，并出现戒断症状和对吸烟的渴求。为避免这些戒断症状，吸烟成瘾者每隔一小段时间就要吸烟以维持大脑中的尼古丁水平。

吸烟是吸入尼古丁并产生其精神活性效应的特别有效的方式。尼古丁呈脂溶性，被吸入肺部后能够迅速透过肺泡膜进入肺毛细血管的血液中，并在数秒钟内到达中枢神经系统，作用于脑内的尼古丁受体。这种药代动力学特点不仅使尼古丁的精神效应最大化，而且易致成瘾。

3. 烟草依赖的诊断标准与严重程度评估

（1）诊断标准：目前，国际上尚无专门针对烟草依赖的诊断标准。一般采用通用的"药物依赖诊断标准"，这里的"药物"也包括尼古丁。参照 ICD - 10 中关于药物依赖的诊断条件，结合吸烟的行为特点，建议烟草依赖的临床诊断标准为在过去 1 年内体验过或表现出下列 6 项中的至少 3 项：①强烈渴求吸烟；②难以控制吸烟行为；③当停止吸烟或减少吸烟量后有时会出现戒断症状；④出现烟草耐受表现，即需要增加吸烟量才能获得过去吸较少烟量即可获得的吸烟感受；⑤为吸烟而放弃或减少其他活动及喜好；⑥不顾吸烟的危害而坚持吸烟。

除可参照 ICD - 10 诊断烟草依赖外，目前还以参照美国精神疾病协会制定的 DSM - Ⅳ 中使用的"药物依赖诊断标准"做出烟草依赖诊断。

（2）烟草依赖程度的评估：目前，临床常用 Fagerstrom 烟草依赖评估量表（Fagerstrom test fornlcotine dependence，FTND）对吸烟成瘾者的烟草依赖程度进行评估，此外也可使用吸烟强度指数（heaviness of smoking index，HSI）表进行评估。

（二）戒烟的健康获益

戒烟可显著降低吸烟人群的死亡风险，吸烟者戒烟时间越长，死亡风险越低。吸烟者在戒烟后可以获得巨大的健康益处，并且任何年龄戒烟均可获益，60、50、40 或 30 岁时戒烟可分别赢得约 3、6、9 或 10 年的预期寿命。与持续吸烟者相比，戒烟者的生存时间更长。因此，戒比不戒好，早戒比晚戒好。

戒烟可以降低肺癌、冠心病、慢阻肺、脑卒中等多种疾病的发病和死亡风险，并改善这些疾病的预后。吸烟女性在怀孕前或怀孕早期戒烟，可以降低早产、胎儿生长迟缓、新生儿低出生体重等多种妊娠问题的发生风险。

### （三）戒烟及烟草依赖的治疗

目前能够明显提高长期戒烟率的有效治疗方法包括：戒烟劝诫、戒烟咨询、戒烟热线及药物治疗。对于没有成瘾或者烟草依赖程度较低的吸烟者可以凭毅力自行戒烟（但经常需要给予简短的戒烟建议，并激发其戒烟动机）。但是，对于烟草依赖程度较高者，则需要更强的戒烟干预，包括进行行为矫正以及使用戒烟药物等。

1. 戒烟劝诫　对于所有吸烟者均可使用"5A"方案进行戒烟干预。所谓"5A"包括询问（ask）吸烟情况、建议（advise）戒烟、评估（assess）戒烟意愿、提供戒烟帮助（assist）和安排（arrange）随访。对于有戒烟意愿的吸烟者，应提供戒烟帮助（如处方戒烟药物和进行行为矫正，对于需要强化治疗者可推荐至戒烟门诊）；对于尚无戒烟意愿的吸烟者，应激发其戒烟动机，并鼓励他们尝试戒烟。这些步骤都很简单，一般耗时不超过 3 min。在临床工作中，即使医生非常繁忙，至少也应询问并记录就诊者是否吸烟，建议所有吸烟者必须戒烟，向有戒烟意愿的吸烟者提供简单的戒烟帮助，如处方戒烟药物和（或）进行简短戒烟咨询，必要时推荐他们去戒烟门诊或拨打戒烟热线。

2. 戒烟咨询及戒烟热线　戒烟咨询（无论是单独使用还是与其他方法联合使用）是一种有效的戒烟方法，在给吸烟者使用戒烟药物的同时进行咨询或在进行咨询时给予药物辅助治疗都会明显提高戒烟效果。专业人员的戒烟咨询可增强吸烟者戒烟的决心，有效帮助吸烟者处理戒烟过程中出现的问题，并指导吸烟者按照正确的方法成功戒烟。戒烟咨询可采取面对面的方式，由专业戒烟医务人员在戒烟门诊进行。如不能进行面对面戒烟咨询，戒烟热线是另外一种有效的戒烟咨询方法。

3. 戒烟药物治疗　除存在药物禁忌证或对于戒烟药物疗效不明确的人群（非燃吸烟草制品使用者、少量吸烟者、孕妇、哺乳期妇女以及青少年等）之外，对于有戒烟意愿的吸烟者可给予戒烟药物治疗，以提高戒烟成功率。

2007 年中国临床戒烟指南以及 2008 年美国临床戒烟指南推荐了 3 类能够有效增加长期戒烟效果的一线临床戒烟用药，包括尼古丁替代疗法（nicotine replacement therapy，NRT）（如尼古丁咀嚼胶、尼古丁吸入剂、尼古丁口含片、尼古丁鼻喷剂和尼古丁贴剂）、盐酸安非他酮缓释片和伐尼克兰。

4. 戒烟门诊　戒烟门诊是对吸烟者进行专业化戒烟干预的一种有效途径与方式，其对象主要是经过简短干预效果不佳或自愿进行强化戒烟干预的吸烟者。1956 年，瑞典斯德哥尔摩建立了世界上第一家戒烟门诊，之后世界上很多国家相继建立了戒烟门诊，目前已有数百万人在戒烟门诊成功戒烟。1996 年，世界卫生组织烟草或健康合作中心在北京朝阳医院建立了我国第一家戒烟门诊，目前全国至少已有几百家规，范化戒烟门诊。戒烟门诊作为一种相对较新的业务体系，需给予充分的支持，并努力探索具有中国特色的发展模式。

（陈志祥）

# 第二节 环境污染

## 一、呼吸道疾病主要污染源

引起呼吸道疾病的主要污染源为室内外空气污染,这些污染的产生有来自工业废气、道路交通产生的机动车尾气,以及室内生活办公过程中产生的各种污染等。这类污染源是呼吸道疾病的环境因素,对呼吸道疾病的发生有着重要影响。

### (一) 大气污染源及污染类型

大气污染源是指向大气中排放污染物的发生源。如机动车向大气排放尾气,那么机动车就是一种大气污染源。

大气污染包括自然污染和人为污染两大类。自然污染主要是由于自然现象造成,比如火山爆发、森林火灾等。人为污染是由于人类的生产和生活活动造成的,可来自固定污染源(如烟囱等)和流动污染源(各种机动交通工具)人为污染的来源较多,范围较广,是大气污染的主要来源。

1. 人为污染 各种工业企业的工业生产是大气污染的主要来源。工业企业污染物的排放主要来源于燃料的燃烧和生产过程。据统计,2008 年,全球一次能源消费 112.99 亿吨当量,我国当年为 20.03 亿吨当量,占世界的 17.73%;在 112.99 亿吨全球一次能源消费当量中,煤炭占 29%,我国占其中的 70%,而其中的一半是用于发电。2005 年我国二氧化硫排放量为 2 549.3 万吨,其中工业排放量为 2 168.4 万吨,生活排放量为 380.9 万吨;烟尘排放量为 1 182.5 万吨,其中工业排放量为 948.9 万吨,生活排放量为 233.6 万吨。

(1) 燃料的燃烧:这是大气污染的主要来源。世界上用于石油化工、冶金、电力、汽车、动力燃料的煤和石油及天然气每年消耗量在 40 亿吨以上。目前我国的主要工业燃料是煤,其次是石油。用煤量最大的是火力发电站、冶金、化工、机械、轻工和建材等部门,这些企业的用煤量占总消耗量的 70% 以上。煤的主要杂质是硫化物,此外还有氟、砷、钙、铁、镉等元素的化合物。石油的主要杂质是硫化物和氮化物,其中也含少量的有机金属化合物。

燃料燃烧时产生的污染物的种类和排放量除与燃料中所含的杂质种类和含量有关外,还受燃料的燃烧状态影响。燃料燃烧完全时的主要污染物是 $CO_2$、$SO_2$、$NO_2$、水汽和灰分。燃料燃烧不完全时,则会产生 $CO$、硫氧化物、氮氧化物、醛类、碳粒、多环芳烃等。例如煤炭或石油在高温燃烧时,碳氢化合物会发生裂解,而热合成其他化合物,很容易形成多环芳烃,其中有些是致癌化合物,如苯并(a)芘等。据统计,每年由于人为原因排入大气环境的污染物达 6 亿多吨,仅美国就约占 1.5 亿吨,其中碳氢化合物含量超过 3 000 万吨。

(2) 工业生产过程的排放:由原材料到产品,工业生产过程的各个环节都可能有污染物排放出来。污染物的种类与原料种类及其生产工艺有关。各种冶炼厂、石化厂、水泥厂、火力发电厂、农药厂、氯碱化工厂等在生产过程中都向大气排放大量的有害物质,如氯气、硫化氢、氟化氢、有机氯、有机硫以及各种金属(如铅、锰、锌、镉等)的烟尘。

(3) 生活炉灶和采暖锅炉:采暖锅炉一般都是以煤或石油制品为燃料,是大气污染的重要来源。生活炉灶使用的燃料有煤、液化石油气、煤气和天然气,由于其燃烧效率低,燃烧不完全，可造成大量污染物低空排放。

（4）农业生产：在不以秸秆为生活燃料的农村地区，将秸秆焚烧作为农田草木灰肥料。秸秆燃烧时产生大量污染物，污染空气环境，危害人体健康。有数据表明，焚烧秸秆时，大气中二氧化硫、二氧化氮、可吸入颗粒物的浓度比平时高出 $1 \sim 3$ 倍。

（5）交通运输：飞机、汽车、火车、轮船和摩托车等交通运输工具主要使用汽油、柴油等为燃料。这类交通运输工具在行驶过程中产生和排出大量的颗粒物、氮氧化物（NOx）、CO、多环芳烃和醛类。2010 年年底上海市机动车保有量已经超过 280 万。机动车尾气污染已成为城市大气的主要污染源之一。

2. 自然污染　包括自然界中天然的物理、化学和生物学产生的有害或有毒物质，如自然界中火山喷发引起的有害气体及灰尘；森林火灾释放的烟，自然界中存在的射线、放射性物质等。

3. 大气污染的类型　大气污染源所带来大量污染物的排放，在一定气象条件下，会造成大气污染。大气污染一般来讲有两种类型，一种为煤烟污染型，另一种为光化学型。

（1）煤烟污染型：一般发生在冬季，燃煤产生的大量污染物排入大气，在不良气象条件下，例如在气温低、气压低时，致使污染物不能充分扩散，积聚在低层大气中，造成污染。自 19 世纪末开始，世界各地曾经发生过许多起大的烟雾事件。如著名的伦敦烟雾事件等。伦敦烟雾事件造成 1 周内 4 000 多人的死亡，另外还有大量人群发生呼吸道疾病和心血管疾病等。目前虽然这类烟雾事件很少见，但是对这种类型污染不能掉以轻心。这类大气污染引起人群健康危害的主要污染物是烟尘、$SO_2$ 以及硫酸雾。烟尘含有的 $Fe_2O_3$ 等金属氧化物，可催化 $SO_2$ 氧化成硫酸雾。

（2）光化学型：光化学型物质是由汽车尾气中的 NOx 和挥发性有机物（VOCs）在紫外线的照射下，经过一系列的光化学反应生成的一种刺激性很强的浅蓝色烟雾。这种污染物质的主要成分是臭氧、醛类化合物以及各种过氧酰基硝酸酯（PANs），这些物质称为光化学氧化剂。其中，臭氧约占90%以上，PANs 约占 10%，其他物质的比例很小。PANs 中主要是过氧乙酰硝酸酯（PAN），其次是过氧苯酰硝酸酯（PBN）和过氧丙酰硝酸酯（PPN）等。醛类化合物主要有甲醛、乙醛、丙烯醛等。历史上曾经发生过多次光化学型污染烟雾事件，最早发生在 21 世纪 30—50 年代的美国洛杉矶市，由于汽车尾气的排放和强力的光照，加上地理环境及不利的气象条件，造成了多次烟雾事件。尤其是 1955 年的事件，持续 1 周多不能散去的烟雾，致使哮喘和支气管炎流行，65 岁及以上人群的死亡率升高。这种烟雾除了对呼吸道影响外，还对眼睛有较强的刺激作用，引起眼睛红肿、疼痛、流泪。平均每日死亡 $70 \sim 317$ 人。虽然，这类烟雾事件目前很少出现，但这种光化学型的大气污染仍有发生的可能，尤其是在机动车较为集中的城市中。

（二）室内污染源

1. 室内燃烧或加热　室内燃煤（有烟煤和无烟煤）及各种生物质燃料如秸秆、木材和动物粪便等的燃烧是室内污染的主要来源。烹调时食油和食物加热后的产物，比如油烟等也是室内主要污染物。这些燃烧和烹调时产生的污染物都是经过高温反应引起的，不同种类的燃烧物或种类相同但品质或产地不同时，其燃烧产物的成分和数量都会有很大差别。燃烧条件不同时，燃烧产生的物质成分也有差别。室内燃烧或加热产生的主要污染物有二氧化硫、氮氧化物、一氧化碳、二氧化碳、烃类以及悬浮颗粒物等。对广州市燃煤和燃气家庭的室内空气进行的监测表明，燃煤导致的室内空气污染状况比燃气家庭严重，前者以 $SO_2$、CO 和 IP 污染为主，后者则以 NOx 污染为主。世界上约 50% 的人口和发展中国家 90% 以上的农村家庭仍然用未经加工处理的生物质燃料（木柴、牛粪和农作物秸秆）作为生活燃料。这些物质在室内明火或功能简单的炉灶中燃烧，造成室内空气污染，对暴露的妇女和儿童的影响最为严重。生物质燃料烟雾中含有大量有毒、有害物质，对人体的呼吸系统等造成不良影响。生物质燃料燃烧所导致的室内空气污染是一个全球健康问题，据估计可以导致每年 160 万早产儿死亡。Jin 等监测了中国 4 省（甘肃、贵州、内蒙古、陕西）3 种重要的室内空气污染物 $PM_{10}$、CO 和 SO 的水平。结果发现，在生物质燃料作为基本燃料的两个省（内蒙古和甘肃）$PM_{10}$ 浓度最高，达 $719\mu g/m^3$，CO 浓度 $9.25mg/m^3$。不同地方、不同时间的相对浓度提示北方省市取暖是室内污染物暴露的一个重要来源。研究表明，中国妇女肺癌发病率高，排除吸烟因素外，烹调油烟是其主要的危险因素之一。

2. 室内人的活动　人体排出大量代谢废弃物以及谈话时喷出的飞沫等都是室内污染物的来源。在炎热季节出汗蒸发出多种气味，在拥挤的室内引起的污染尤为严重。吸烟更是一项重要有害物的来源，吸烟的烟草烟气中至少含有 3 800 种成分，其中致癌物不少于 44 种。这一类的污染物主要有呼出的 $CO_2$、水蒸气、氨类化合物等内源性气态物以及可能含有 CO、甲醇、乙醇、苯、甲苯、苯胺、二硫化碳、二甲胺乙醚、氯仿、硫化氢、砷化氢、甲醛等外来物或外来物在体内代谢后的产物。呼吸道传染病患者和带菌者都可将流感病毒、结核分枝杆菌、链球菌等病原体随飞沫喷出污染室内空气。床铺、家具和地毯等室内用品在一定条件下，如在适宜空气温度和湿度下，会产生尘螨、真菌等，污染室内空气。尘螨具有强烈的变态反应原性。变应原不仅存在于尘螨本身，也存在于尘螨的分泌物、排泄物中，成为室内主要的生物性变应原，可通过空气传播进入人体，因反复接触而致敏，可引起过敏性哮喘、过敏性鼻炎等呼吸道疾病。真菌及其孢子也是引起过敏性哮喘和鼻炎等呼吸道过敏的主要因素。

3. 建筑材料和装饰物品　装饰物品指各种家具、地毯等展示在室内的物品。现代化工艺产品制成的各种建筑、维修、装饰材料和物品的大量应用，使室内空气中污染物的性质和成分发生了根本性变化，其中特别引起注意的是甲醛和氡。甲醛主要用来生产脲醛树脂和酚醛树脂等黏合剂和生产泡沫塑料与壁纸。这些材料中的甲醛可逐渐释放出来污染室内空气。甲醛等挥发性有机物对呼吸道有刺激损伤作用。人的甲醛嗅觉阈为 $0.06 \sim 0.07mg/m^3$，但个体差异较大。甲醛对眼睛和呼吸道有较强的刺激性，$0.15mg/m^3$ 可引起眼红、流泪、咽喉干燥发痒、打喷嚏、咳嗽、气喘、胸闷等。甲醛还可引起变态反应，引起过敏性哮喘等疾病。

4. 来自室外　主要来源有两个方面：一是来自工业、交通运输所排出的污染物，如二氧化硫、氮氧化物、一氧化碳、铅、颗粒物等；二是来自植物花粉、孢子、动物毛屑、昆虫鳞片等变应原物质，这类污染物是呼吸道过敏的生物因素。另外，还可来自房屋地基的地层中氡及其子体等固有物和地基在建房前遭受污染的污染物。氡主要来自砖、混凝土、石块、土壤及粉煤灰的预制构件中。氡及其子体是放射性镭的衰变产物。当镭衰变为氡及其子体时，就会从附着物上释放至空气中，通过呼吸进入肺组织，可以引起肺癌。以含有镭、钍等氡母元素的石材为建筑材料时，室内氡浓度会相当高。美国每年有 6 000 ~ 36 000 例肺癌死亡病例与室内氡有关。据报道，在室内平均氡浓度为 $20Bq/m^3$ 的暴露下，英国人终身肺癌危险度为 0.13%，预计全国每年有 1 750 例发生室内氡暴露引起的肺癌。Steindorf 发现德国有7%的肺癌死亡患者可归因于室内氡暴露，相当于每年2 000例，其中女性400例，男性1 600例（吸烟者的归因危险度为4%～7%，非吸烟者为14%～22%）。从水管中引入的致病菌或化学污染物、从邻居家排烟道进入的有害毒物或熏蒸杀虫剂，还有从衣服中带进工作场所或室外的各种污染物等均可引起肺癌。

5. 生活用水污染 受到病原体或化学污染物污染的生活用水，通过淋浴器、空气加湿器、空调机，以水雾的形式喷入到室内空气中。这类污染物主要有军团菌、苯和机油等。

## 二、污染物

### （一）颗粒物

颗粒物是悬浮在空气中的一种复杂的颗粒混合物，其来源可分为自然的和人为的来源。前者包括地球表面的尘土（地壳物质）、海滨地区的海盐和生物性来源如花粉、真菌孢子以及动植物的毛屑和碎片，还有森林大火产生的颗粒物。人为的来源主要有机动车（船）尾气的排放、火力发电、取暖等。

颗粒物按粒径大小（空气动力学直径），一般可分为：①总悬浮颗粒物，指粒径≥100pm的颗粒物。②可吸入颗粒物，又称$PM_{10}$，指空气动力学直径≤10pm的颗粒物。③细颗粒物，又称$PM_{2.5}$，指空气动力学直径≤2.5μm的细颗粒，它在空气中悬浮的时间更长，易于滞留在终末细支气管和肺泡中，其中某些较细的组分还可穿透肺泡进入血液。$PM_{2.5}$更易于吸附各种有毒的有机物和重金属元素，对健康的危害极大。④超细颗粒物，$PM_{0.1}$，指空气动力学直径≤0.1pm的大气颗粒物。$PM_{0.1}$主要来自汽车尾气，多为大气中形成的二次污染物。$PM_{0.1}$对人体健康的影响受到日益广泛的关注。

颗粒物的成分十分复杂，空气中颗粒物的主要成分包括金属、有机物、生物质、离子、活性气体分子和颗粒核（碳核）。不同颗粒物其成分有很大的不同。颗粒物的毒性与其化学成分密切相关。

颗粒物的化学成分包括有机和无机两类。颗粒物的无机成分主要包括元素及其他无机化合物，如金属、金属氧化物、无机离子等。空气颗粒物的化学元素几乎包括了自然界所有的元素。主要的元素有C、S、Al、Ca、Fe、Si、K、Na、Pb、Zn、P，其次还有As、Ba、Br、Cr、Cu、Mg、Mn、V等。大气颗粒物的水溶性无机成分主要是硫酸盐、硝酸盐、铵盐、氯化物等。颗粒物的有机成分包括碳氢化合物，羟基化合物，含氮、含氧、含硫有机物，有机金属化合物，有机卤素等。有机成分中的多环芳烃是一大类≥2个苯环稠合而成的化合物，其中有很多是多环芳烃化合物，具有致癌作用，比如苯并（a）芘等。上海市2000年对全市5个采样点109个大气$PM_{2.5}$样品采用GC/MS方法检出各种可溶性有机物267种，其中多环芳烃类82种、烷烃类52种、单环芳烃类43种、含氮化合物19种、酸类16种、酯类13种、烯烃类11种。

粗、细颗粒物的成分有很大差别，粗颗粒物主要由不溶性的地壳矿物质、生物源物质和海盐等组成，而细颗粒物则主要由含有金属、二次颗粒、碳氢化合物等的碳核所组成。颗粒物上还可吸附细菌、病毒等病原微生物。

颗粒物是我国大多数城市的首要污染物。我国部分城市的监测显示，大气$PM_{10}$浓度在74～373μg/m³之间。在北京、南京、武汉、广州、重庆、兰州等地的研究发现，$PM_{10}$中的

$29\% \sim 75\%$ 为 $PM_{2.5}$。

颗粒物对呼吸道危害主要在于通过呼吸系统吸入而导致的对呼吸道的毒性效应，包括：呼吸道炎症、哮喘；抑制呼吸道免疫功能；增加气道阻力，影响肺通气功能；引起呼吸道炎症，如发生支气管炎、肺气肿和支气管哮喘等，并且影响肺通气功能。此外，颗粒物还具有免疫毒性、氧化损伤毒性、致遗传毒性和潜在致癌危险性。

作为载体，颗粒物可将有害气体和病原体带入肺脏，产生很多联合效应，导致疾病的发生。不同粒径颗粒物在呼吸道沉积的部位有较大不同，粒径 $0.5 \sim 2Pm$ 的颗粒容易沉积在肺泡区，约占沉积在肺实质内粒子的 $96\%$。粒径 $<0.1Pm$ 的颗粒可以通过肺泡壁，进入肺间质，并进入毛细血管网，而被带到全身。沉积在肺泡区的可作为异物引起免疫细胞反应。颗粒物可激活肺巨噬细胞和上皮细胞内的氧化应激系统，刺激炎性因子的分泌以及中性粒细胞和淋巴细胞的浸润，引起动物肺组织发生脂质过氧化等。肺泡巨噬细胞（MAC）的吞噬作用是肺脏一种重要的清除机制。另外，MAC 具有强大的生物学活性，可分泌 50 多种生物活性因子，对炎症的发生具有重要作用；同时，被致敏的 MAC 会对颗粒物产生超敏反应，释放更多的炎症因子，导致更严重、更广泛的损伤。这可以解释超死亡人群大部分发生在原先患有心肺疾病及年老体弱人群中的原因，故 MAC 是肺内炎症的调控者。PM 可以导致氧化损伤，包括诱导大量活性氧和活性氮，后续慢性炎症反应则可增强和放大这一效应。炎性反应是机体自我保护的防御机制，但过度的炎性反应可伤及机体自身。吸入体内的 PM 首先引起呼吸系统的局部炎性反应，随后引发全身性炎性反应。

流行病学研究也发现颗粒物对呼吸道疾病及死亡的发生具有重要影响。在过去的近 10 年里，流行病学在不同区域所做的时间序列研究表明，其大气颗粒物浓度即使在低于美国或欧洲大气质量标准的情况下，这些原先患有心肺疾病和年老体弱人群仍受到了颗粒物暴露的危险。在不同地区的队列分析研究也表明，长期暴露于颗粒物中者与呼吸道疾病和心血管疾病的增加有关。

在美国 1982—1998 年的一项 50 万人的队列研究发现，空气中可吸入颗粒物每增加 $10\mu g/m^3$，人群总死亡率增加 $4\%$，其中，肺癌死亡率增加 $8\%$，心肺疾病死亡率增加 $6\%$。世界卫生组织估计全球范围内每年 240 万人的过早死亡归因于暴露大气和室内空气颗粒物，其中 $65\%$ 分布在颗粒物污染较为严重的亚洲国家（主要是中国和印度）。2009 年《新英格兰医学》杂志发表的一项美国研究结果表明，空气中可吸入颗粒物每降低 $10\mu g/m^3$，将延长人均寿命 $0.4 \sim 0.8$ 岁。已有研究证据显示，当机体短期高浓度或长期低浓度暴露于 PM 时，慢性呼吸系统炎症、哮喘、肺癌和心血管疾病等疾病发病明显增加，尤其易感人群（如老人、儿童和患其他系统性疾病者）反应更甚。在我国 11 座大型城市中，每年有众多人群因吸入燃煤产生的烟尘和细颗粒物而患病甚至死亡，仅慢性支气管炎患者就达 40 多万人。因此，PM 已成为影响我国城市居民健康的主要环境污染物之一。慢性阻塞性肺疾病、哮喘、肺癌和冠心病发生过程中常伴随各种炎症细胞及其产生的炎性介质参与的炎性反应。

颗粒物除了引起肺部炎症及哮喘等疾病外，还对肺癌的产生具有重要影响。因为颗粒物上含有多种致癌性多环芳烃，如苯并芘等。大量流行病学调查显示，PM 能够增加个体罹患肺癌的危险性。

（二）酸雨

1. 酸雨的污染 $pH < 5.6$ 的降水（包括雨、雪、雹、雾等）称为酸雨，酸雨是二氧化

硫、氮氧化物等酸性气态污染了在空气中的水和氧，使水和氧之间发生化学反应的结果。大量燃烧含硫量高的煤，造成大气中 $SO_2$、NOx 污染，后者在气候潮湿、气流不畅条件下经过氧化、凝结形成酸雨。酸雨的形成是一种复杂的大气化学和大气物理现象。根据对酸雨成分的分析，硫酸和硝酸占酸雨成分的 90% 以上。可以认为，煤和石油燃烧产生的二氧化硫和氮氧化物是城市酸雨的基础。国外酸雨中硫酸和硝酸之比一般为 2∶1，而我国则约达 10∶1。我国酸雨主要来自燃煤的污染。我国北方土壤碱性成分较高，空气中悬浮着的碱性微粒，对酸雨成分有一定中和作用，因此，我国北方地区较少发生酸雨。通常酸雨的 pH 在 4.5～4.0，个别可 <3.0。

20 世纪 80 年代以来，世界各地相继出现了酸雨。其中，酸雨最集中、面积最大的地区是欧洲、北美和我国。目前酸雨危害已扩大到中北欧、美国、加拿大。我国出现酸雨的地区已由 20 世纪 80 年代初期的西南局部地区扩展到长江以南的大部分地区，成为我国危害最大的大气污染问题。

水体受酸雨的影响而酸化的问题也越来越严重。

2. 酸雨的危害

（1）对健康的影响：硫酸雾是 $SO_2$ 的二次污染物，对呼吸道的附着性更强，危害也更大。空气中存在酸雾，可随人的呼吸进入肺部组织，刺激呼吸道黏膜，引起呼吸道炎症，严重时有可能引起肺水肿。硫酸雾对呼吸道的刺激作用比二氧化硫大 10 倍。尤其是对婴幼儿的影响更为严重，有可能诱发突发性婴儿死亡综合征。

酸雨对儿童和青少年有较明显的影响。流行病学调查研究表明，儿童的酸雨暴露可以引起咳嗽、胸闷、鼻塞、鼻出血等呼吸道症状以及使儿童免疫功能下降。诱发哮喘是酸雨对呼吸道影响的表现之一。酸雨可以使儿童哮喘发病率增加，甚至有 6 个月的婴儿患哮喘病的病例。对酸雨污染区的调查表明，成年人人均患病次数、天数、医疗费用等都明显高于清洁区，其中患呼吸系统疾病是清洁区的 4.4 倍，患哮喘病为 2.6 倍，患心脏病为 1.7 倍。在伦敦烟雾事件中，硫酸雾是导致高危人群超额死亡的重要原因。实验室研究表明，酸雨对呼吸道起防御功能的细胞，如巨噬细胞等有重要损伤作用，降低呼吸道防御功能，增加呼吸道感染机会。

（2）酸雨的腐蚀作用：酸雨能腐蚀建筑物和工程结构，破坏农田和植被的正常化学组成，促使土壤中重金属的水溶性增加，加速重金属的流动和转移。

（三）臭氧

1. 臭氧的污染　臭氧（$O_2$）是一种大气污染物也是室内空气污染物。大气中的臭氧污染主要由大气中的氮氧化物和挥发性有机物在紫外线作用下，发生一系列的光化学反应而生成的，所生成的化合物除了臭氧外，还有各种醛类和 PANs 等物质，一起形成了光化学烟雾。臭氧是光化学烟雾的主要成分，约占 80%。臭氧具有较强的氧化性和刺激性，属于二次污染物。洛杉矶光化学烟雾事件时，大气中的臭氧浓度最高达 1 500μg/m³。近年来我国一些地区大气臭氧污染日益严重。办公场所的各种打印机、复印机也会产生臭氧污染室内空气。据监测，20 世纪 80 年代初北京大气臭氧的最大小时平均浓度仅为 76.4μg/m³，而 1998年达 431.2μg/m³，上升了近 5 倍。随着机动车保有量的增加，大城市大气中 NOx、VOCs 等一次污染物浓度将持续增加，为大气中臭氧等化学氧化剂的形成提供了条件。近年来我国部分城市及乡村地区的 1h 最大臭氧体积分数值均不同程度地超过了臭氧三级标准。2002 年上海市臭氧年平均浓度为 0.038mg/m³，2008 年上海市近地面臭氧每日最大 8h 的年平均水平为 0.088mg/m³，其中市区为 0.078mg/m³，市郊区为 0.096mg/m³。

2. 臭氧的主要危害 臭氧具有刺激性，吸入过量的臭氧会给人体带来伤害。臭氧对呼吸道健康危害主要包括强烈刺激呼吸道，造成咽喉肿痛、胸闷咳嗽，引发支气管炎和肺气肿病变，并且可以引起哮喘的发作。

由于臭氧的水溶性较小，因此容易到达呼吸道的深部。但是，由于它的高反应性，人吸入的臭氧约有 40% 在鼻咽部被分解。人短期暴露于高浓度的臭氧可出现呼吸道症状、肺功能改变、气道反应性增高以及呼吸道炎症反应。有研究显示，健康成人在 160μg/m³ 的臭氧浓度下 4~6h 即可出现肺功能降低等呼吸系统功能的改变，而儿童等敏感人群在 120μg/m³ 的臭氧下暴露 8h 就可出现肺功能指标，如 $FEV_1$ 的下降。臭氧暴露可以激发哮喘的发作。当大气臭氧浓度为 210~1 070μg/m³ 时，可引起哮喘发作，导致上呼吸道疾病恶化。>2 140μg/m³ 可引起头痛、肺气肿和肺水肿等。流行病学研究发现，大气中的臭氧浓度每升高 25μg/m³，人群呼吸系统疾病的入院率将增加 5%；每升高 100μg/m³，成年人及哮喘患者的呼吸系统症状将增加 25%。据报道，近地面臭氧污染可以导致上海市 1 892 例居民早逝和 26 049 例患者住院，并导致全年的归因健康经济损失 32.42 亿元，其中由早逝引起的损失占总健康经济损失的 88.12%。与 $SO_2$ 和颗粒物一样，迄今的研究也未能观察到臭氧对健康影响的阈值。

臭氧对呼吸功能影响的机制尚不清楚。使用动物和人的细胞进行的实验发现，臭氧可激活肺上皮细胞和炎症细胞中与应激信号转导有关的核转录因子 NF-KB 及其核转移，诱导产生细胞因子和炎前因子如粒细胞一巨噬细胞克隆刺激因子、肿瘤坏死因子、白细胞介素、黏附分子等。这些因子引起中性粒细胞等在气道和肺泡的浸润，引起炎症发生和组织损伤。对志愿者的研究显示，784μg/m³ 的臭氧暴露 2h 后，支气管肺泡灌洗液中的多形核白细胞、蛋白含量、乳酸脱氢酶、花生四烯酸的代谢产物，如前列腺素 $E_2$ 和 F2a 等显著增多，其中以多形核白细胞的增加最为明显。动物实验等研究显示，与肿瘤坏死因子、过氧化物歧化酶、谷胱甘肽过氧化酶、谷胱甘肽硫转移酶有关的基因突变会增加对臭氧的敏感性。动物实验发现，臭氧可能降低动物对感染的抵抗力，损害巨噬细胞的功能。

### （四）军团菌

1. 军团菌的污染和传播

（1）军团菌污染来源：军团菌是一种人类单核细胞和巨噬细胞内寄生菌，属需氧革兰阴性杆菌。至 2004 年已经确认的军团菌达 48 种和 70 个血清型，包括嗜肺军团菌在内的 20 种军团菌与人类疾病有关，主要引起军团菌肺炎和庞蒂亚克热。军团菌是一类水生菌群，在自来水龙头中可存活 1 年以上。水温在 31~36℃ 时可以长期存活，军团菌广泛存在于天然及人工的水环境中并且能在水中生长、繁殖。军团菌感染一般与人工水环境，如冷热水管道系统、空调冷却水、空气加湿器、淋浴水等有关。中央空调冷却塔系统多数采用半开放式结构，空调冷却水不断地循环、受热、冷却，并与外界相通，容易受到外界环境的污染。空调冷却塔的水温一般在 25~45℃，适宜军团菌的生长。冷热水管道系统、空调冷却塔循环水和空气加湿器等由于富含无机盐、有机物和微生物，为军团菌创造了良好的生存条件。中央空调冷却塔的铁质材料有军团菌生长、繁殖需要的铁离子。

冷热水管道系统及中央空调冷却塔已被公认为军团菌的主要污染源。军团菌污染在中央空调系统、淋浴设施、游泳池及喷泉等人工水环境中比较普遍，在上述水环境中均可以检出军团菌，其中空调系统冷却塔水中检出率最高，阳性率可达到50%左右。上海市自1994年首次发现军团菌病病例后，又从患者及环境中检出近60株军团菌。这些环境包括地铁站、影院、医院、大型宾馆酒店及百货商场、办公楼的空调系统和淋浴设施等，其中医院的检出率为52.4%、地铁站为69.4%、商场为35.9%、影剧院等文体场所为37.0%。这力军团菌传播和流行增加了机会。

冷却塔如不及时清洗消毒，会为军团菌的生长繁殖提供条件。世界上多起军团菌病的暴发一般都是由中央空调冷却塔水污染所引起的。

（2）传播途径：虽然军团菌主要存在于空调冷却水、淋浴喷头水、饮用水系统等与人群密切接触的水体中，但是一般人们不会因饮用含有军团菌的水而感染。在使用中央空调的环境相对密闭、空气流通不畅、新风量不足情况下，容易导致军团菌的传播。此外，由于中央空调冷却系统的循环水在冷却的过程中会产生大量水气，形成气溶胶向外排放。冷却塔的底部水池容易被外界污染，灰尘和瘀泥沉积会形成局部的有利于军团菌生长繁殖的微环境。当军团菌达到一定浓度时，会随着气溶胶排向大气，又会被新风口的新风重新送入建筑物中，从而引起传播和感染。同时，含军团菌的气溶胶也会感染中央空调周围环境中的人群。

军团菌感染多与人工水环境有关，当冷热水管道流通不畅或不经常使用时，军团菌就会在其中生长繁殖，并以气溶胶的形式进行传播，人体可通过吸入淋浴喷头、加湿器和冷却塔等所产生的含有军团菌的气溶胶颗粒而感染发病。

气溶胶是军团菌传播的重要载体。冷却塔和空调系统的风机、空调冷却水、水龙头、淋浴喷头水、加湿器、人工喷泉等是形成气溶胶的主要部位。生活中能够形成气溶胶的其他设施和环境条件还有空气加湿器、温泉、玻璃窗防凝喷雾剂、蒸汽熨斗以及多雾的天气等。在人们使用中央空调或洗浴时就会产生气溶胶通过空气被吸入，使军团菌有机会侵染肺泡组织和巨噬细胞，引起严重的肺部感染，导致军团菌病。

军团菌的另一个传播载体是原虫。阿米巴原虫是军团菌的宿主，并可以在原虫细胞内增殖。军团菌通过在阿米巴原虫的细胞内的寄生增强了其在环境中的存活能力、传播能力和致病性。当大量军团菌从原虫细胞内释放出来时，会成为军团菌病严重暴发的潜在危险因素。

军团菌病的传播有医院获得性感染、社区获得性感染、旅行获得性感染、职业获得性感染和办公室获得性感染等。

2、军团菌病的流行　1976年美国费城暴发军团菌病之后，美国每年都有军团菌病暴发的报道。30多年来，世界各地都有军团菌病暴发的报道。1985年，英国的Stafford General医院暴发军团菌病68例，死亡22例，系军团菌院内感染引起。2002年8月，英格兰西北部坎布里亚郡地区发现军团菌病，上百人感染，这是英国近几十年来暴发的最大规模的军团菌病。2004年，西班牙暴发大规模的社区获得性军团菌病，750例患者中310例被确诊军团菌病，死亡1例，其原因也是由于中央空调冷却塔被军团菌污染之故。

我国1981年发现首例疑似军团菌病病例。并于1982年3月，将疑似病例血清标本带到美国检验，证实为军团菌感染病例。1983年，从1例肺炎女患者痰中成功分离到我国第1株嗜肺军团菌，命名为NJ8331株。

目前发现，军团菌病是人兽共患的急性呼吸道传染病。美国、英国、加拿大、荷兰、瑞典和西班牙等30多个国家和地区相继报道了军团菌病在马、牛、羊、猪和犬中的发生和流行。据畜禽血清学调查表明，我国沈阳、成都地区部分牛、羊、猪、鸡、鸭、鹅和犬均不同程度地检出军团菌阳性抗体，感染率为10.3% ~55.5%。

军团菌病除暴发流行外，多半为散发性社区获得性肺炎。其流行形式有医院获得性感染、社区获得性感染、旅行获得性感染、职业获得性感染和办公室获得性感染。

军团菌病一年四季均可发病，但暴发流行以夏、秋季多见，这与其他多种原因引起的肺炎有着较明显的季节性区别。

军团菌病主要通过空气传播，加强室内通风换气，降低室内空气微生物污染，对切断传播途径，保护人体健康具有重要意义。

### （五）多环芳烃

1. 环境中多环芳烃的形成及主要种类　多环芳烃（PAH）是指 >2 个的苯环稠合在一起的化合物。苯环的连接形式可有非稠环形和稠环形两种，一般所说的多环芳烃即指稠环芳烃。多环芳烃是各种含碳有机物的热解和不完全燃烧的产物，例如煤、木柴、烟叶和汽油、柴油、重油等各种石油馏分的燃烧，以及各种有机废弃物焚烧时所产生，烹饪时产生的油烟也会有多环芳烃。通常在 650 ~ 900℃ 最易形成多环芳烃。多环芳烃分子中仅含有碳、氢 2 种元素。三环以上的多环芳烃大多是无色或淡黄色结晶，个别具深色。多环芳烃的分子结构稳定，化学性质不活泼，熔点及沸点较高，所以蒸气压很小。溶液有一定荧光，在光和氧作用下很快分解变质，不仅理化性质改变，生物活性也有改变。水中溶解度小，有较强亲脂性，因而易在生物体内蓄积。

多环芳烃种类繁多。环境中常见的多环芳烃有 30 多种。主要是苊（In）、萘（Na）、苊（Ac）、芴（FI）、菲（Ph）、蒽（An）、芘（Py）、荧蒽（Ft）、䓛（Ch）、苯并（a）蒽 [B（a）A]、苯并（k）荧蒽 [B（k）F]、苯并（g）荧蒽 [B（j）F]、苯并（b）荧蒽 [B（b）F]、苯并（a）芘 [B（a）P]、苯并（e）芘 [B（e）P]、3 - 甲基胆蒽（3 - MA）、苉（Pic）、苯并（qhi）芘 [B（qhi）P]、茚并（1，2，3 - Cd）芘 [（1，2，3 - Cd）P]、苯并（g）苊 [B（g）C]、二苯并（a，c）蒽 [DB（a，c）A]、二苯并（a，h）蒽 [DB（a，h）A]、晕苯（Cor）A、二苯并（a，1）芘 [DB（a，1）P]、二苯并（a，h）芘 [DB（a，hP]、二苯并（a，i）芘 [DB（a，i）P] 等。

2. 多环芳烃的来源　多环芳烃的来源众多，数量难计其数，分布广泛，在空气、水体、土壤、沉积物、食物、生物体等各种环境介质中都有。环境中多环芳烃绝大多数来源于有机质的不完全燃烧。多环芳烃有自然来源和人为来源，其中以后者为主。

（1）自然来源：在某些地区，火山爆发、森林大火、草原燃烧是环境中多环芳烃的主要来源。多种植物（如小麦及裸麦幼苗）、细菌（如大肠埃希菌等）和某些水生植物（如海藻和某些浮游生物）都可合成多环芳烃，包括合成某些致癌性多环芳烃的能力。在某些确定不受外界污染的食物，如新鲜蔬菜、水果、种子、食用蘑菇中亦可分离出多种多环芳烃。另外，煤炭、原油、矿石中也含有一定量的多环芳烃。这些自然来源的多环芳烃，构成了多环芳烃的自然本底。但自然来源的多环芳烃量远比人为污染产生的多环芳烃少。

（2）人为来源：这是导致多环芳烃严重污染的原因，主要来自：①煤炭、原油的工业加工过程，如炼油、制气、炼焦等；②煤炭、石油的燃烧过程，如火力发电、工业锅炉、采暖锅炉和家庭炉灶的燃烧等；③多种工业生产过程，如铝、钢铁、玻璃等的生产；④各种人为原因的露天焚烧（如烧荒）、垃圾焚烧、失火等；⑤交通运输，如各种机动车辆排出的尾气，车辆轮胎与地面的摩擦过程；⑥吸烟、烹调油烟、家庭炉灶，是室内多环芳烃污染的主要来源。

3. 多环芳烃的主要健康影响　单一多环芳烃具有中到低度毒性，腹腔与静脉染毒的 $LD_{50}$ 一般 > 100mg/kg 体重，经口染毒一般 > 500mg/kg 体重。由于一般实验关注多环芳烃的致癌性，所以其短期和长期毒性资料相对缺乏。

多环芳烃与人类健康的关系非常密切。其主要健康危害是致癌效应。多环芳烃对人体致癌作用的研究主要在职业人群中展开。接触多环芳烃的职业人群包括炼焦工人、制气工人、制铝工人、钢铁工人、沥青接触者、柴油机排出物接触者等。他们的多环芳烃接触量远高于一般人群。1775 年 Pott 最早报道了英国伦敦扫烟囱工人患阴囊癌与多环芳烃相关的职业暴露（烟灰长期沉积于阴囊皱襞）有关。目前，由于个人卫生和工作条件改善，职业暴露引起皮肤肿瘤的情况已少见，但呼吸系统肿瘤发病率仍高于一般人群。众多流行病学研究表明，接触多环芳烃可致呼吸系统肿瘤、皮肤肿瘤、膀胱癌等肿瘤发病率上升。

1933 年英国学者 Cook 从煤焦油中分离出苯并（a）芘（BaP），并诱发出小鼠皮肤癌，首次从环境中分离出化学致癌物。由于 BaP 是第 1 个被发现的环境致癌物和多环芳烃致癌物，而且致癌性很强，故常被作为多环芳烃致癌性的代表。BaP 占环境中全部致癌多环芳烃的 1% ~ 20%，占大气中致癌性多环芳烃的 1% ~ 20%。不同类型多环芳烃的致癌活性依次为：BaP > 二苯并（a，h）蒽 > 苯并（b）荧蒽 > 苯并（j）荧蒽 > 苯并（a）蒽。

流行病学研究表明，空气中 BaP 与皮肤癌和肺癌呈显著相关。美国提出大气中 BaP 浓度每增加 $0.1\mu g/100m^3$，肺癌死亡率相应增加 5%。采用线性多阶段模型得出，大气中 BaP 的浓度为 0.012、0.12、1.2ng/m$^3$ 时，终身患呼吸系统癌症的超额危险度分别是 $10^{-6}$、$10^{-5}$、$10^{-4}$。

1980—2003 年亚洲大气污染研究的 138 篇论文 Meta 分析中有 10 篇是关于空气污染与肿瘤，没有队列研究报道，主要是横断面研究。研究结果表明，中国肺癌的死亡率在近 30 年里有了较大上升，我国城市肺癌死亡率：20 世纪 70 年代为 12.61/10 万（男性为 16.48/10 万；女性为 8.46/10 万），到 90 年代前期上升为 27.5/10 万（男性为 38.08/10 万；女性为 16.16/10 万）。我国云南省宣威市是肺癌高发区，经多年研究发现，该地肺癌高发的主要危险因素是燃烧烟煤所致的室内空气 BaP 污染，有些乡的肺癌死亡率竟高达 100/10 万以上。

动物实验已证明 BaP 能诱发皮肤癌、肺癌和胃癌等。研究表明 BaP 是进入机体后除很少部分随尿或粪便排出体外之外，其余大部分经肝、肺细胞微粒体中的混合功能氧化酶（MFO）氧化形成环氧化物，由环氧化物水化酶（EH）水解成二羟基化合物，再由 MFO 进行二次环氧化生成二羟环氧化物，进一步在 7，8 位上水解，9，10 位上环氧化形成 BaP - 7，8 - 二氢二醇 - 9，10 - 环氧化物，又称湾区环氧化物。该产物也是 BaP 主要的终致癌物，其湾区碳正离子可与生物大分子的亲核基团共价结合，构成癌变的物质基础，在助癌或促癌因素协同下发生癌变。

BaP 在一系列致突变作用短期测试系统被广泛用作阳性对照。它在下列重点领域均能表现致突变性：细菌 DNA 修复、噬菌体诱导、细菌突变；黑腹果蝇突变；DNA 结合、DNA 修复、姊妹染色单体交换、染色体畸变、点突变、哺乳动物细胞体外转化；哺乳动物体内测试，包括 DNA 结合、姊妹染色单体交换、染色体畸变、精子异常，特定位点体突变。在大多数测试中，BaP 均能表现致突变作用。

对于人群多环芳烃暴露的测量可以估算环境中多环芳烃的浓度，也可以通过对生物标记的测定确定多环芳烃暴露的内剂量。尿中 1 – OHP 可作为接触多环芳烃的暴露标记。芘在所有多环芳烃中存在，且浓度较高（2% ~ 10%）。在不同工作场所中，空气中芘浓度和 BaP、其他多环芳烃及总多环芳烃浓度之间有很强的相关性。芘主要代谢产物是 1 – OHP，它从尿中排泄，采样容易，非侵入性，检测方便、快速。

防止并控制大气和室内空气环境的污染，控制吸烟是减少多环芳烃暴露的重要措施。我国环境空气质量标准中 BaP 的日平均限值是 $0.01\mu g/m$。

（陈志祥）

# 第三节　过敏原

## 一、概述

过敏原又称致敏原或变应原，是指能够使人发生过敏反应的抗原，是一种能促进在特应性个体发生 I 型变态反应的物质。过敏原进入机体后，与附着在肥大细胞和嗜碱性粒细胞上的 IgE 分子结合，并触发细胞释放生物活性物质，引起平滑肌收缩、血管通透性增加、浆液分泌增加等临床表现和病理变化。过敏原共同的特点是：接触过敏原一定时间后，机体致敏。致敏期的时间可长可短，致敏期内没有临床症状，当再次接触过敏原后，发生过敏反应。过敏性症状多由反复接触过敏原所致，症状一般会逐渐加重。特异性免疫治疗可缓解症状。

## 二、过敏的发病机制

I 型变态反应在人类由 IgE 抗体所介导。过敏原刺激扁桃体、肠的集合淋巴结或呼吸道黏膜中的淋巴细胞、巨噬细胞后，在 T 辅助细胞的协同作用下，产生 IgE。IgE 的 Fc 片段与肥大细胞、嗜碱性粒细胞的 Fc 受体相结合，造成了致敏状态，致敏阶段可维持半年至数年，若无同样抗原刺激，以后逐渐消失。当机体再次接触相同的过敏原时，它们便与吸附在靶细胞表面的 IgE 结合。多价抗原与 2 个以上邻近的 IgE 分子发生交联，激发了 2 个平行但又独立的过程，其一是肥大细胞的脱颗粒和颗粒中介质（原发性介质）的释放；其二是细胞膜中原位介质的合成和释放。近年的研究发现，靶细胞的脱颗粒和释放组胺等生物活性物质，受靶细胞内环腺苷酸（cAMP）的调节：当 cAMP 增加时，组胺等的释放受抑制；当 cAMP 减少时，组胺等的释放则增加。近期又发现，环鸟苷酸（cGMP）也参与脱颗粒的调节：当 cGMP 增加时，能促进脱颗粒。另外还发现，嗜酸性粒细胞具有调节控制或停止 I 型变态反应发生的作用。

### （一）原发性介质

原发性介质存在于肥大细胞的颗粒中，通过脱颗粒而释放。这些原发性介质主要包括：①组胺，可引起强烈的支气管平滑肌收缩，血管扩张、通透性增加，黏液分泌增加；②趋化因子，其中嗜酸性粒细胞趋化因子和中性粒细胞趋化因子分别引起嗜酸性粒细胞和中性粒细

· 139 ·

胞浸润;③中性蛋白酶,可裂解补体及激肽原而产生其他炎症介质。

（二）继发性介质

继发性介质由激活的肥大细胞所产生,主要通过磷脂酶 $A_2$ 的激活,作用于膜磷脂而产生花生四烯酸,进而通过 5 - 脂氧化酶和环氧化酶途径分别产生白细胞三烯（leucotrienes,LT）和前列腺素（prostaglandins,PG）:①白细胞三烯是最强烈的血管活性和致痉挛物质,其效应较组胺高数千倍,而 $LTB_4$ 对中性、嗜酸性粒细胞及单核细胞有很强的趋化性;②前列腺素 $D_2$（$PGD_2$）多产生于人肺肥大细胞,可引起强烈的支气管痉挛和黏液分泌增多;③血小板激活因子（platelet activatlng factor,PAF）可引起血小板聚集和组胺释放,该因子的产生也是磷脂酶 $A_2$ 激活所致,但并非花生四烯酸的代谢产物。此外肥大细胞尚可分泌多种细胞因子,其中 TNF - α 对促进炎细胞浸润亦起重要作用。

过敏原作用后所发生的 I 型变态反应过程无补体参与,在一般情况下不破坏细胞,其致病作用主要通过上述各种生物活性物质引起。它们具有相似的生物活性,可作用于皮肤、血管、呼吸道、消化道等效应器官,引起平滑肌痉挛、毛细血管扩张、血管通透性增加、腺体分泌增加等。反应若发生在皮肤,可引起荨麻疹等;发生在胃肠道,可引起腹泻、腹痛等;发生在呼吸道,可引起支气管哮喘;若发生在全身,则可引起过敏性休克,常见循环衰竭、低血压、支气管痉挛、荨麻疹、血管性水肿、喉水肿等,如抢救不及时可发生死亡。

### 三、过敏原分类

过敏原是过敏发生的必要条件。引起过敏反应的抗原物质常见的有 2 000 ~ 3 000 种,它们通过吸入、食入、注射或接触等方式使机体产生过敏现象。常见的过敏原如下。

（一）吸入式过敏原

致敏物质经吸入而导致过敏反应,吸入式过敏原主要包括花粉、柳絮、粉尘、螨虫、动物皮屑、油烟、油漆、汽车尾气、煤气、香烟等。吸入式过敏原导致的过敏反应症状主要表现在呼吸道,临床常见疾病如花粉症、过敏性鼻炎、支气管哮喘等。吸入过敏原也可引起呼吸道以外的变态反应。

1. 花粉 存在于雄蕊上的植物雄性生殖细胞。不同种属的植物其花粉形状各异,能引起花粉症的花粉称为致敏花粉。主要是风媒花粉,又称气传花粉,是指借风力传播的花粉。这种花粉具有数量多、体积小、重量轻和分布广的特点,能随风飘扬至较远的地区。研究花粉的形态、分布、传粉期和致敏性等对防治花粉症具有十分重要的意义,在花粉症的流行病学上具有重要性,有较明显的区域性及季节性。花粉的播散有严格的季节性,易受气候（如雨水及风力）的影响,根据花粉播散时间不同大致可分为以下 3 类。

（1）树木花粉:杨属、桦木属、榆属、柳属、白蜡树属、杉木属、栎属、桤木属、构属、臭椿属、胡桃属、枫杨属、榛属、悬铃木属等,多在春季授粉。

（2）牧草花粉:多为禾本科植物,如玉米、小麦、高粱、向日葵、蓖麻等,多在夏季授粉。

（3）莠草花粉:多在秋季授粉,中国北方最主要为蒿属花粉,其中以蒿和葎草多见。蒿属植物:属于菊科,我国各地均有分布,开花期在 7 ~ 9 月,为我国秋季花粉症最重要的致敏植物之一。葎草:属于桑科植物,俗称"拉拉秧",全国各地均有生长,为常见杂草,开花期 7~9 月底，主要在黄河中、下游地区，为我国秋季花粉症的致敏植物之一。豚草：属于豚草属植物，一年生草本，其花粉量多，具有极强的致敏性。豚草是美国花粉症的主要致敏花粉，现在豚草在我国也有发现。

2. 螨虫　是呼吸道过敏性疾病的重要致敏物之一。与变态反应有关的主要为尘螨属的粉尘螨和屋尘螨，是强致敏原，由于它们与人体接触极为密切，故引起过敏性疾病的发病率比花粉、真菌引起过敏性疾病的发病率还要高。活螨、螨排泄物、死螨残片等均有很强的致敏性。具体有以下来源：①与螨排泄物有关的过敏原；②与蜕皮的过程有关的过敏原，当螨从一个生存阶段转为另外一个阶段时，就会发生蜕皮，这样就会产生一些过敏原；③一些过敏原可能是螨进食时留在食物残渣上的唾液；④从基节上腺体分泌出与螨主动吸水有关的液体可能也含有蛋白质、氯化钠和氯化钾；⑤螨死亡后，体液中的可溶性蛋白在躯体分解时可能释放出来。以上这些过程产生的一些蛋白质均可为过敏原。影响螨生存的主要因素为湿度和温度，螨喜生活在潮湿和温暖的环境，故螨引起的变态反应病也可能有一定的季节性。螨不仅为呼吸道变态反应病的重要致敏物，还可引起呼吸道以外疾病，如皮肤过敏。

3. 动物皮屑　是指动物、特别是哺乳动物的皮肤脱屑，是重要的致敏物之一。小的脱屑颗粒可达下呼吸道。其抗原性物质也存在于动物的唾液、尿和其他排泄物中，所以人们与受动物污染的环境接触也可以致敏，不一定需要直接与动物皮屑接触。

4. 猫毛　目前研究较多的是猫毛过敏原。最重要的过敏原为 Fel d 1。在大多数情况下，猫毛致敏来源于猫的唾液腺和皮肤的皮脂腺，也存在于雄猫的尿中。由于猫有舔毛的习惯，过敏原成分可随着毛发脱落和飘散，这种猫过敏原体积非常微小，直径只有 $3\,\mu m$，在空气中很容易长期地存留，被吸入肺中，导致过敏。据统计，在不养猫多年以后，家中仍然可以测到低水平的猫毛过敏原的成分。

5. 犬毛等　犬的过敏原较复杂，可能与犬的种属繁多有关值得注意的是，没有不致敏的犬，也就是说任何种属的犬都有可能引起人体过敏。目前，在犬的毛发、皮屑、皮肤、唾液和血清蛋白中均发现了过敏原。犬最主要的过敏原为 Can f 1。Can f 1 相对稳定，在灰尘中可存在很长时间，容易吸入气道，引起过敏性哮喘。在犬和猫的过敏原间存在一些交叉反应。

6. 其他动物　啮齿动物如老鼠等也可引起人体过敏。鼠类的致敏原主要存在于尿中。啮齿动物过敏原可使实验室里管理动物的人员过敏。其他如牛、马、羊、鸟、鸡、鸭、鹅等均可引起人体过敏。昆虫如蟑螂、蚊、蝇、蜂、蛾、蝶等的鳞、毛、蜕皮、脱屑、残骸、分泌物及排泄物等均可视为致敏的过敏原。

（二）食入式过敏原

食物过敏原多通过人们食入发病，但有些高度食物过敏者亦可通过吸入的途径致病。①动物蛋白食品：包括牛奶、鸡蛋、鱼、虾、蟹、羊肉、牛肉、猪肉，鸡肉及其他禽类等；②油料作物及坚果类：包括芝麻、花生、黄豆、核桃、榛子、开心果、腰果等；③水果及蔬菜类：包括桃、梨、苹果、橘子、荔枝、西瓜、扁豆、番茄、茄子等；④谷类：小麦、燕麦、荞麦、玉米等；⑤食物添加剂：以食用色素、防腐剂为主。

（三）接触式过敏原

是指能引起接触性变态反应的物质。如冷空气、热空气、紫外线、辐射、化妆品、洗发水、洗洁精、染发剂、肥皂、化纤用品、塑料、金属饰品（手表、项链、戒指、耳环）、细菌、真菌、病毒、寄生虫等。

真菌不但通过吸入途径，还可通过食入、接触、注入等途径进入人体致敏。常见致敏真菌有间链孢霉、单孢枝霉（又称着色芽生菌）、锈霉、黑粉霉、蠕孢霉、曲霉、青霉、根霉、镰刀霉、念珠菌、酵母及蘑菇孢子等。

（四）注射式过敏原

如青霉素、链霉素、异种血清等。

（五）自身组织抗原

因精神紧张、工作压力、微生物感染、电离辐射、烧伤等生物、理化因素影响而使结构或组成发生改变的自身组织抗原，以及由于外伤或感染而释放的自身隐蔽抗原，也可成为过敏原。

## 四、过敏原引起的症状及临床表现

因变应原的强度、患者的健康状况和遗传素质致过敏症的起病、表现和过程不一。任何途径包括口服、静脉、皮肤、局部应用、吸入和黏膜接触等均可致过敏症。一般症状可发生于暴露诱发物后数秒至数分钟内，也可发生在 1h 后。一般过敏反应的症状开始越晚，反应的程度越轻。在早期过敏反应消散后 4~8h 可再次出现晚期反应。常见症状因受影响的器官和部位的不同而不同，在鼻及鼻窦可致鼻腔黏膜肿胀的过敏性鼻炎和过敏性鼻窦炎；眼睛因发红和发痒的结膜致过敏性结膜炎；耳朵可能致疼痛，听觉受损；皮肤可出现湿疹和荨麻疹；胃肠道表现为腹痛、腹胀、呕吐和腹泻。重症可发生休克、喉水肿、窒息、心律不齐、心肌缺血、心脏停搏、抽搐、意识丧失、多脏器衰竭等。

## 五、过敏原的检测

由于过敏反应是机体接触过敏原而引起的，因此，找出过敏原，并且尽量避免再次接触该过敏原是预防过敏反应发生的主要措施。

（一）体内特异性诊断

1. 原理　其原理是当有某种变应原进入皮肤时，对某些物质有速发型过敏反应的患者，立即特异性地引起皮肤内的肥大细胞脱颗粒，释放组胺等活性物质，导致局部毛细血管扩张（红斑），毛细血管通透性增强（水肿、风团），阳性者表示对该抗原过敏。该方法采用组胺作阳性对照，以计算相对的反应强度，是一种有效测定过敏原的特应性的方法。

2. 适应证　以下情况的患者可作为过敏原检测的适应证。

（1）速发型外源性过敏的患者或延缓型变态反应中属于接触性过敏的患者。

（2）试验时患者应不在强烈的过敏发作期。

（3）48h 内未使用过肾上腺皮质激素、抗组胺药物、肾上腺素麻黄碱或其他类似药物。

（4）患者受试部位的皮肤不在非特异性激惹性强烈的状态下。例如明显的皮肤划痕症等患者如作皮肤试验容易产生假阳性反应。

（5）患者受试部位的皮肤应没有湿疹、荨麻疹或其他皮肤损害。

3. 种类和方法　临床上采用最广的体内特异性诊断方法为皮肤试验法，以及包括鼻黏膜、支气管黏膜、眼结膜及口腔黏膜试验等皮肤以外的试验方法。

（1）点刺试验

1）方法：皮肤点刺试验是将少量高度纯化的致敏原液体滴于患者前臂，再用点刺针轻轻刺入皮肤表层。如患者对该过敏原过敏，则会于15min内在点刺部位瘙痒，出现类似蚊虫叮咬的红肿块。皮肤点刺试验现为公认的最方便、经济、安全、有效的过敏原诊断方法，其优点为安全性及灵敏度均高，患者无痛楚，而且患者及医生都可以立刻知道检验结果。

2）结果判定：用组胺液（阳性对照）及生理盐水（阴性对照）进行对照试验。阳性结果判断以变应原及组胺所致风团面积比而定其反应级别，无反应或与阴性对照相同者为（-），比值为组胺风团（阳性对照）1/4以上者为（+），等于或大于阳性对照范围的1/2为（++），与阳性对照相等的为（+++），大于阳性对照范围2倍者为（++++）。

3）适应证：主要用于测试速发型变态反应，适应于荨麻疹、丘疹性荨麻疹、特应性皮炎、药疹、过敏性鼻炎、支气管哮喘等。

4）注意事项：①宜在基本无临床症状时进行；②应设生理盐水及组胺液作阴性及阳性对照；③结果为阴性时，应继续观察3～4天，必要时3～4周后重复试验；④有过敏性休克史者禁止行此类试验；⑤应准备肾上腺素注射液，以抢救可能发生的过敏性休克；⑥受试前2天应停用抗组胺类药物；⑦妊娠期尽量避免检查。

（2）斑贴试验：主要用于确定接触性过敏原。将抗原直接置于患者前臂腹面皮肤上，保持试验物与皮肤紧密接触24～48h，除去抗原后或12～24h观察结果，阳性反应为局部红斑、风团、丘疹或水疱，严重的可发生皮下出血和局部溃疡。

（3）皮内试验：可用于食物、吸入物、某些药物及昆虫毒液等的测试，将抗原试液0.01～0.02ml注入皮内。皮试后15min观察反应结果：受试者皮肤丘疹直径5mm，周围无红斑形成，或仅有轻微红斑反应者为阴性；皮肤丘疹直径在5～10mm之间，周围有轻红斑反应者，为（+）；皮肤丘疹直径在10～15mm之间，周围有宽度>10mm之红斑反应带者，为（++）；皮肤丘疹直径>15mm或丘疹不规则，出现伪足，周围有宽度>10mm之红斑反应带者，为（+++）；局部反应同（+++），而且同时出现周身反应，如周身皮痒、皮疹、皮肤潮红、憋气感、哮喘发作等症状者，为（++++）。用生理盐水或提取抗原溶媒、组胺溶液做阴性或阳性对照试验。

（4）眼结膜试验：将抗原浸液滴入一眼内，另一眼内滴入生理盐水或抗原提取溶媒作为对照。如果抗原滴入后出现眼红、眼痒、流泪、结膜充血，甚至眼睑水肿现象则属阳性反应；无反应，则属阴性。阳性反应的分级标准为：巩膜及结膜轻度充血（+）；巩膜及结膜明显充血，眼轻痒（++）；巩膜及结膜全红，明显眼痒及流泪（+++）；在此基础上还出现结膜出血、眼睑水肿等（++++）。

（5）鼻黏膜激发试验：分为抗原吸入试验和抗原鼻内滴入试验。抗原吸入试验是将抗原由鼻内吸入以激发过敏性鼻炎的症状；抗原鼻内滴入试验是将吸入性抗原浸液经鼻内滴入，以测试其敏感性。

（6）舌下试验：将可疑抗原置于舌下，经舌下丰富的血管吸收而产生相应的过敏症状。作食物试验时患者于受试前24h应先停止食用同类食物。舌下试验的阳性反应往往不表现在舌下局部而表现在呼吸、消化、循环等系统。故必须由有经验的测试者仔细观察方可判明。

（7）食物激发试验：适用于对某种食物有过敏史，但特异性皮肤试验结果阴性的患者。

受试前 24 h 禁用可疑食物，记录患者脉搏、血压、呼吸及白细胞计数后进食可疑食物。于进食后 0.5、1.5、2.5h 监测有无呼吸、脉搏明显增快，血压或白细胞计数下降，记录患者有无腹痛、恶心、呕吐、皮疹、皮痒、打喷嚏、哮喘等过敏症状。如果进食后 3h 内患者出现相应的过敏症状，并有呼吸、脉搏明显增快，或白细胞总数较激发前下降 $> 1 \times 10^9/L$ 者，则为阳性反应。

（8）气管内激发试验：采用抗原气雾吸入激发或抗原浸液气管内滴入激发。

（9）离子透入试验：利用离子透入装置，将抗原电离后透入受试患者的皮肤或其他表层组织，以观察患者的特异反应。这种试验的先决条件是抗原必须为可以电离的物质，且电离后不影响抗原效价，选择阳性或阴性电极进行透入。目前仅用于某些实验性研究。

（10）其他试验：被动转移试验、菌苗特异性试验等。

（二）体外血液过敏原特异性检测

采用酶联免疫法快速、准确对患者血清或血浆中的过敏源（总 IgE、总 IgG、特异性 IgE 等）进行定性和定量检测。用于检测 IgE 介导的速发型过敏反应，速发型的过敏反应有明显的季节性，发病时间短、发病率高；该试验解决了常规皮肤试验在 I 型变态反应患者发作期不宜检测过敏原的难点。FIgG 用于检测迟发型过敏反应；该反应主要与食物有关，即患者对该食物不耐受，表现为接触过敏原几天或 1 周后才出现相关症状。这些过敏反应常因症状滞后而被误诊，临床表现为各系统的慢性症状。如长期病因不明，反复发作，久治不愈，建议应检测血清中的 IgG。

## 六、过敏的防治

过敏治疗的目的是尽可能消除患者症状，主要包括避免接触过敏原、药物治疗、过敏原特异性免疫治疗及对患者的宣传教育。

（一）预防

避免接触过敏原应注意改善室内外环境，保持房间通风和干燥，勤洗晒被褥，撤除地毯和毛绒玩具，减少厨房油烟，室内不吸烟，不养宠物家禽等。

（二）药物治疗

治疗过敏可应用抗组胺药、抗白三烯药等药物，以迅速缓解过敏症状，并减少和避免过敏性鼻炎和哮喘发作。

1. 抗组胺药物　抗组胺药根据其药效、作用时间及产生的毒副作用的不同，分为第 1 代抗组胺药物、第 2 代抗组胺药物和第 3 代抗组胺药物。

（1）第 1 代抗组胺药：具有抑制血管渗出、减少组织水肿和抑制平滑肌收缩的效能，但中枢神经活性强，受体特异性差，故引致明显的镇静和抗胆碱作用，表现为安静、嗜睡、精神活动或工作能力难以集中。因此，第 1 代抗组胺药又称镇静性抗组胺药。这类药作用时间较短，每日需服药 2 ~ 4 次，使其应用受到了一定的限制。代表药物：①氯苯那敏（扑尔敏），抗过敏与中枢抑制作用均较强，每片 4mg，每日 3 次。②酮替芬，是一种特殊的抗组胺药，除具有抗组胺效能外，还有稳定肥大细胞膜和抗 5 - 羟色胺作用，每次 1mg，每日 1 ~ 2 次。③赛庚啶，抗过敏作用强，剂量亦小。

（2）第 2 代抗组胺药：具有 Hi 受体选择性高，无镇静作用，抗胆碱作用与抗组胺作用相分离的特点。表现为中枢神经系统不良反应较少，故第 3 代抗组胺药又称非镇静抗组胺药。多数为缓释长效制剂，每日只需服用 1～2 次，因此类药物性能较好而在临床得到广泛应用。代表药物：①西替利嗪（仙特敏），是羟嗪的体内代谢物，其疗效显著和不良反应较少已成为第 2 代抗组胺药中的主要药物。每日 1 次，每次 10～20mg。为预防夜间哮喘发作，可在睡前一次服用 10～20mg，可使过敏反应引起的分泌物增多和血管扩张得到控制；部分患者服用后有轻微嗜睡作用。②氯雷他定（克敏能，开瑞坦），除具有抗组胺作用外，还有拮抗细胞间黏附分子的作用，达到减轻变态反应性炎症的效果。每日 1 次，每次 10mg。③阿司咪唑（息斯敏），每片 10mg，每日 1 片，药效可维持 1 周；有心脏毒性作用。④特非那定（敏迪），每片 60mg，每日 2 次，每次 1 片。它是最早的第 2 代抗组胺药，因发现有严重心脏不良反应后，现已限制使用与生产。

（3）第 3 代抗组胺药：与第 2 代抗组胺药临床疗效相似，而安全性更大，不良反应更少。代表药物：①非索非那丁（太非），没有发现心脏毒性，有较强的支气管解痉效应，已成为欧美各国治疗过敏性鼻炎、过敏性皮肤病和过敏性哮喘等过敏性疾病的主要药物。用于过敏性鼻炎的临床推荐口服剂量为 120mg，每日 1 次，或 60mg、每日 2 次；用于皮肤过敏疾病每次 180mg，每日 1 次；为预防夜间或清晨哮喘发作，睡前可顿服，每次 120～180mg。②左旋西替利嗪（迪皿），避免了西替利嗪的镇静、嗜睡等中枢神经系统的不良反应，但抗组胺活性仍与西替利嗪相似。左旋西替利嗪抗过敏作用强，除具有较强的拮抗 Hi 受体作用外，还具有抑制气道内以嗜酸细胞为主的炎性细胞的聚集和浸润、抑制肥大/嗜碱细胞的脱颗粒反应、抑制迟发相哮喘反应和增强 $\beta_2$－肾上腺素能受体激动剂的支气管扩张作用等。具有作用起效快、效应强而持久和不良反应少的优点。口服剂量为每次 5mg，每日 1 次。

2. 抗白三烯药物 分为白三烯受体拮抗剂（LTRA）和白三烯抑制剂。LTRA 通过对鼻黏膜、气道平滑肌与其他细胞表面白三烯受体的拮抗，抑制肥大细胞和嗜酸细胞释放出的半胱胺酰白三烯的致喘和致炎作用，产生减少鼻黏膜分泌、扩张支气管和减轻变应原、运动等诱发的支气管痉挛等作用，并具有一定的抗炎作用，预防和减轻黏膜炎性细胞浸润。

抗白三烯药物的优点在于具有较强的抗炎活性，能较好地控制哮喘症状，不良反应少，主要品种为扎鲁司特、普鲁司特、孟鲁司特等。孟鲁司特仅需每晚服用 1 次，主要应用于轻度哮喘及合并过敏性鼻炎患者的长期控制治疗。对于中、重度哮喘患者在吸入糖皮质激素同时联合用药，可减少吸入激素剂量。长期使用未发现明显的不良反应，耐受性好，在儿童亦非常有效、安全。没有发生死亡和严重不良反应的报道。但如有肝功能不全或出现恶心、呕吐、肝大及黄疸，应测定肝功能。

（三）过敏原特异性免疫治疗

是指用特异性变应原进行的脱敏。特异性免疫治疗是用逐渐增加剂量的变应原提取物对过敏患者进行反复接触，提高患者对此类变应原的耐受性，从而控制或减轻过敏症状的一种治疗方法。过敏原特异性免疫治疗是针对病因的治疗，但由于该治疗并不能改变患者的过敏体质，故一般不易达到完全解除敏感性的程度。

特异性免疫治疗之前要认真评估患者的疾病和其严重程度、变应原和疾病的关系、对症治疗的效果、疾病以及治疗的潜在危险因素、患者的心理健康状态以及对疾病和治疗措施的态度。一般来说特异性免疫治疗适用于 5～60 岁中、重度间歇性或持续性变应性鼻炎和轻度哮喘的患者，而对于食物过敏和变应性皮炎的患者疗效不佳。

1. 特异性免疫治疗的适应证

（1）患者的症状与变应原的接触关系密切，无法避免接触变应原。

（2）患者的临床症状是由单一或少数变应原引起的。

（3）症状持续时间延长或提前出现的季节性花粉症的患者。

（4）变应性鼻炎的患者在变应原高峰季节出现下呼吸道症状。

（5）使用抗组胺药物或中等量以上的吸入皮质类固醇仍未控制症状的患者。

（6）不愿意接受持续或长期药物治疗的患者。

（7）药物治疗引起不良反应的患者。

2. 特异性免疫治疗禁忌证

（1）绝对禁忌证：①严重的免疫系统疾病、心血管系统疾病、癌症以及慢性感染性疾病。②患者必须服用（包括表面吸收剂型）β 受体阻滞剂。③缺乏依从性以及严重心理障碍。

（2）相对禁忌证：①中至重度持续性哮喘、哮喘病情不稳定或急性发作期、第一秒用力呼气容积（$FEV_1$）低于正常预计值 70% 的患者首先需进行充分的药物治疗。②5 岁以下儿童应该在有经验的医师指导下使用。③孕妇至今没有证据显示特异性免疫治疗有致畸作用，但在剂量增加阶段，存在过敏性休克和流产等危险因素，因此在妊娠或计划受孕期间不主张特异性免疫治疗；如妊娠前已经接受治疗并耐受良好则不必中断治疗。

3. 特异性免疫治疗的途径　特异性免疫治疗的途径有多种，包括皮下、舌下、口服、鼻用、吸入等，目前常用的途径为皮下和舌下免疫治疗。

（1）皮下免疫治疗：是指通过皮下注射变应原的方式来达到免疫治疗的目的。给药过程常分为常规治疗和维持治疗两个阶段。常规治疗采用浓度递增的变应原液进行注射，达到一定时间后予以高浓度变应原液进行维持，整个过程大概在 2~3 年，注射部位多选择上臂外侧皮下深部。目前可用于皮下免疫治疗的变应原种类包括尘螨、花粉、真菌和动物皮屑等。

（2）舌下免疫治疗：给药可分为两个步骤，即疫苗首先在舌下保持 1~2min，然后吞咽入胃，有报道称舌下含服后吞咽比单纯舌下含服或单纯吞咽更有效。用于舌下免疫治疗的变应原一般应为数百倍于皮下免疫治疗的剂量，故又称高剂量舌下免疫治疗。无论是皮下还是舌下特异性免疫治疗，均推荐使用个体化治疗。

4. 特异性免疫治疗效果不佳或治疗失败的原因　特异性免疫治疗效果不佳或治疗失败的原因可能是：①环境控制不佳，即患者在接受特异性免疫治疗的同时仍然有较多的机会接触该变应原。②诊断错误，即患者的鼻炎和哮喘可能与变态反应无关。③没有找对变应原，即用于特异性免疫治疗疫苗的种类并不是引起临床症状的主要变应原。④过早减少或停止药物治疗致使症状控制不佳。⑤患者因为不良反应而不能耐受较高的维持剂量。⑥疫苗注射剂量的调整错误。⑦患者在治疗过程中出现新的变应原。⑧某些患者对特异性免疫治疗的期望过高，在疗效尚未出现时便提前退出治疗。⑨特异性免疫治疗本身失败，因为并不是所有患者对该治疗具有相同的反应。

5. 免疫治疗的主要危险　可能出现超敏反应。故免疫治疗应在经过训练的医师密切观察下进行，以识别超敏反应早期症状体征，并进行正确的急救处理。

6. 其他　特异性免疫治疗中还包括季前脱敏，是在发病季节前开始的脱敏治疗。于发病季节到来时争取达到最大耐受量，季节过后治疗停止。是常用的一种脱敏方式，适用于常年性脱敏治疗已达有效剂量的患者。

**（四）对患者的宣传教育**

这是过敏原治疗中较为关键的步骤。可通过多种形式对患者宣教，使患者在了解疾病的同时更好地选择和配合治疗，以期达到最佳治疗效果。

（朱海玲）

# 第四节　病原微生物

## 一、概述

成人在静息状态下，每日约有 10 000L 气体进出呼吸道。在吸气过程中，外环境中的各种微生物（microorganism）皆可进入呼吸道。此外，人体上呼吸道与外界相通的鼻腔、咽部及喉，均有多种微生物存在。这些微生物群中有些是与人体健康密切相关有益无害的微生物即正常微生物群（normal flora），其与所处的宿主微环境（组织、细胞、代谢产物）共同组成机体的微生态系统（mlcroecosystem），对于保持机体微环境稳定、保护机体抵抗病原菌侵袭起着重要的作用。有些则是条件致病微生物（conditional pathogen），当机体抵抗力下降、寄居部位改变或寄居微生物菌群失调时，能引起内源性感染。某些外源性病原微生物（pathogenic mlcroorganisms）进入呼吸道后则可能引起严重的呼吸道疾病，如近年有增高趋势的肺结核、艾滋病患者的卡氏肺囊虫肺炎、2002 年底在我国及世界范围内暴发的传染性非典型肺炎及 2009 年在多个国家和地区出现的人禽流感。正确鉴别正常微生物群与致病菌、了解病原微生物的致病机制及各种常见呼吸道疾病的病原微生物对疾病的诊断、治疗，具有重要意义。本文分别以呼吸道微生态系统、微生物致病机制和常见上、下呼吸道疾病病原微生物及免疫缺陷患者呼吸道病原微生物几个方面介绍呼吸道疾病病原微生物的相关内容。

## 二、呼吸道微生态系统

人体微生态系统是一个非常复杂的系统，按照正常微生物群在微生态系统中所占空间的不同分为口腔微生态系统、胃肠道微生态系统、泌尿道微生态系统、生殖道微生态系统、皮肤微生态系统和呼吸道微生态系统。它们与机体相互依存、互为利益、相互协调又相互制约。在自然和人为因素影响下，微生态系统中的正常微生物群无时无刻不在进行各种演替，使微生态系统形成动态平衡。选择性手术、创伤或环境改变（湿度或氧气含量改变）等将导致正常微生物群发生改变，使微生态系统失衡，从而引起感染，导致机体发病。了解呼吸道微生态系统对于更好地理解微生物在呼吸道疾病发生、发展过程中的作用和防治各种呼吸系统疾病有重要意义。

过去认为正常肺是无菌的，尽管它与富含细菌的外部环境和鼻咽、口腔的下端持续接触。现在大量研究结果证实正常肺存在定植（colonization）的微生物群。Hilty 等采用 16S rRNA 克隆文库和测序研究 24 例成人（11 例哮喘患者，5 例慢性阻塞性肺疾病患者和 8 例正常对照）和 20 例儿童（13 例哮喘患者和 7 例对照）的呼吸道标本，发现在患有呼吸道疾病，如哮喘或慢性阻塞性肺疾病的成年患者支气管刷取物中存在变形菌门细菌，尤其是流感嗜血杆菌，与儿童哮喘患者肺泡灌洗液中的菌群类似。而对照组正常成人支气管刷取物中主要是拟杆菌门细菌，尤其是普雷沃菌属。研究还发现鼻咽部的菌群与口咽和左上肺叶的不同，患有呼吸道疾病如哮喘或慢性阻塞性肺疾病的患者，其左上肺叶的微生物群与正常对照组左上肺叶或口咽处的微生物群也不相同。

Zaura 等用 16S rRNA 焦磷酸测序技术发现健康人群口腔中最主要的菌群是链球菌属、棒状杆菌属、奈瑟菌属、罗斯菌属和韦永球菌属。利用此技术还在 20 例健康人口腔中发现了 101 种真菌。对于某一个体，只有 9～23 种真菌是已知的、能培养的真菌，以假丝酵母菌属最常见，能从 75% 的个体中分离到，其次是枝孢菌属、短梗霉属、酵母属、曲霉属、镰刀菌属、隐球菌属。其中 4 个菌属（假丝酵母菌属、枝孢菌属、短梗霉属、酵母属）在至少 10 例个体（50%）被检测到，此研究提示在口腔中有多种真菌共存。

鼻孔中存在的微生物主要是厚壁菌门和放线菌门，包括丙酸杆菌科、棒状杆菌科等。口咽部主要的菌群是硬壁菌门、变形菌门和拟杆菌门。因此，鼻孔和口咽部存在不同的微生物门类，前者与皮肤的相似，后者与胃肠道的相似。

与皮肤和口腔不同，出生时鼻道和副鼻窦是无菌的。出生后几天，新生儿获得了与母亲、护士和其他与所处的医院环境高度相关的菌群。肺炎链球菌、金黄色葡萄球菌和流感嗜血杆菌是寄居在鼻和副鼻窦最常见的细菌，其他寄居菌包括白喉杆菌、棒状杆菌、副流感嗜血杆菌、奈瑟菌、莫拉克斯菌、脑膜炎奈瑟菌、表皮葡萄球菌、草绿色链球菌和痤疮丙酸杆菌等。

采用焦磷酸测序技术分析 29 例无症状吸烟者和 33 例健康不吸烟者的标本，发现吸烟者口咽或鼻咽部分布着更多类型的细菌。在口咽分布的细菌包括二氧化碳噬纤维菌属、巨型球菌属、韦永球菌属、嗜血杆菌属和奈瑟菌属等。在鼻咽部细菌包括气球菌科、优杆菌科、毛螺菌科和消化链球菌科等。吸烟改变了呼吸道正常的微生态菌群，并通过多种机制，如破坏黏膜纤毛的清除、增强细菌对上皮细胞的黏附、损伤宿主的免疫反应等促进微生物在上呼吸道定植。

### 三、微生物致病机制

人体中绝大多数微生物是有益无害，有些甚至是必需的。微生物依赖宿主提供生存环境，同时参与宿主代谢、吸收及调节宿主免疫功能，与人体形成一种互利共生的关系。仅有少数微生物能引起机体致病。微生物能否致病不仅取决于其本身致病力，还与宿主抵抗力密切相关，人体呼吸道通过多种途径抵御外来微生物入侵。

（一）宿主防御功能

呼吸系统的防御功能如下。①黏膜屏障功能：呼吸道的黏膜含有分泌黏液的杯状细胞和具有纤毛的上皮细胞，黏液能黏附有害颗粒，然后通过纤毛有力地、节律地、协调地摆动，把有害颗粒推入咽部，最终被吞咽，或被咳出。②鼻部过滤功能：鼻毛可阻挡空气中的异物和有害颗粒进入。鼻甲沟的形状弯弯曲曲，可使外界来的有害颗粒直接撞击或因重力而沉积在黏膜上。③非特异性免疫功能：呼吸道还含有巨噬细胞及具有防御功能的分泌型 IgA，可以吞噬或中和入侵的病原菌。此外，定植在人体上呼吸道鼻咽部及口咽部的正常微生物群也能拮抗有害微生物的入侵。

### （二）微生物毒力因子

与微生物致病性（pathogenicity）相关的因素很多，微生物不仅能直接作用于宿主细胞，其代谢产物也可随血流扩散至全身引起致病。此外，微生物的某些表面结构除了能促进微生物黏附到宿主细胞表面外，还能刺激宿主的免疫系统，引起机体免疫反应性病理损害。有的微生物经过变异后甚至出现免疫逃逸现象，躲避宿主免疫细胞的识别、攻击。微生物的致病机制主要如下。

1. 黏附　除了某些能直接通过吸气进入肺的微生物外，其他的病原微生物都需先黏附（adherence）并定植在呼吸道黏膜上皮细胞表面，增殖到一定程度，才会对人体有害。正常微生物群及宿主的防御状态影响微生物的黏附。微生物主要几种黏附方式如下。①革兰阳性细菌细胞壁：如化脓性链球菌革兰阳性细菌细胞壁中含有的脂磷壁酸及特定的蛋白（M 蛋白或其他）形成电镜下可见的细菌周围的一层薄绒毛。其他细菌如金黄色葡萄球菌及某些变异链球菌也含有脂磷壁酸黏附复合体。②菌毛（fimbriae）黏附素：很多革兰阴性细菌（不含脂磷壁酸），包括肠杆菌、军团杆菌属、假单胞菌属、百日咳杆菌及嗜血杆菌属能通过细菌表面蛋白质成分的指状结构——菌毛进行黏附。菌毛除与细菌黏附有关外还与致育力有关。③革兰阴性细菌外膜蛋白（outer membrane protein，OMP）：如鼠疫耶尔森菌。④病毒（流感及副流感病毒）则通过血凝素（hemagglutinin）或其他蛋白介导黏附。

2. 毒素　某些微生物能在宿主中产生毒素（toxins），这些病原微生物无论数量多少，只要出现在呼吸道均能引起疾病。细菌毒素按其来源、性质和作用特点不同，可分为外毒素（exotoxin）和内毒素（endotoxin），与呼吸道疾病相关的主要是外毒素。绝大多数外毒素是在细菌细胞内合成后分泌至细胞外的。少数外毒素存在于菌体内，待细菌破坏后才释放出来。细菌产生外毒素是最早发现的细菌致病机制之一。白喉棒状杆菌是通过外毒素致病的典型例子，一旦它在上呼吸道上皮中定植，产生的毒素就能系统播散，选择性的黏附于中枢神经细胞及心肌细胞，通过抑制靶细胞蛋白质的合成而导致心肌炎、末梢神经炎，或在原发部位引起呼吸窘迫。此外，白喉棒状杆菌还能引起黏膜上皮细胞坏死，形成特征性"白喉假膜"。假膜能由扁桃体向咽峡、鼻、喉、气管、支气管等处扩展，引起咽喉肿痛，影响呼吸及吞咽。虽然不产毒素的白喉棒状杆菌也能引起原发灶病变，但比产毒株介导的疾病轻微。某些铜绿假单胞菌也能产生类白喉毒素，但这种毒素是否有助于铜绿假单胞菌感染宿主呼吸道尚未证实。百日咳杆菌是百日咳的病原体也能产生毒素。这种毒素的致病机制还不明确，可能通过抑制吞噬细胞活性或破坏呼吸道上皮细胞来发挥作用。金黄色葡萄球菌及 β - 溶血链球菌能产生胞外酶破坏宿主细胞或组织。葡萄球菌产生的胞外酶能导致组织坏死及吞噬细胞破坏，引起组织感染及脓肿。链球菌产生的酶包括透明质酸酶能引起细菌快速播散。此外，很多其他呼吸道病原微生物也能产生胞外酶及毒素。

3. 在宿主中大量增殖　除通过黏附及产生毒素致病外，病原微生物还能通过在宿主组织中增殖生长（growth），干扰组织的正常功能，引起宿主免疫效应细胞如中性粒细胞及巨噬细胞聚集。一旦这些免疫效应细胞攻击入侵宿主的病原微生物，修复受损组织，会吸引更多非特异性及特异性的免疫因子趋附，造成机体组织更大损伤。呼吸道病毒感染导致的疾病及各种病原微生物引起的肺炎，如肺炎链球菌、化脓性链球菌、金黄色葡萄球菌、流感嗜血杆菌、脑膜炎奈瑟菌、卡他布兰汉菌、肺炎支原体、结核分枝杆菌及大部分的革兰阴性杆菌，都通过这种方式进展。

**4. 逃避宿主免疫应答** 某些呼吸道病原微生物的毒力因子能帮助其逃避宿主的免疫防御反应，如肺炎链球菌、流感嗜血杆菌、脑膜炎奈瑟菌、肺炎克雷伯菌、黏液型铜绿假单胞菌、新型隐球菌等其他具有多糖荚膜（capsular）结构的病原微生物。荚膜既能保护病原微生物不被吞噬细胞吞噬，又能避免菌体抗原被宿主免疫球蛋白识别，还能结合宿主抗体，阻断它们结合调理素。荚膜抗原疫苗的成功应用，证明荚膜是多种细菌，如肺炎链球菌、流感嗜血杆菌、脑膜炎奈瑟菌的主要毒力因子。

很多病原微生物侵入机体后在宿主细胞内大量繁殖，沙眼衣原体、鹦鹉热衣原体及所有的病毒都能在宿主细胞内复制。它们被非特异性吞噬细胞摄入后，在细胞内大量增殖，且受到宿主免疫因子及其他吞噬细胞的保护，直到宿主细胞被大量的病原微生物破坏、崩解，释放出的病原微生物才会被宿主免疫系统识别为异物进行攻击。第二类能通过被吞噬细胞（通常是巨噬细胞）吞噬引起疾病的呼吸道病原微生物是细胞内病原微生物。结核分枝杆菌、军团菌、卡氏肺囊虫、夹膜组织胞浆菌是常见的胞内病原微生物，它们被吞噬后也能在吞噬细胞内繁殖。以结核分枝杆菌为代表，病原菌通过一个携带少量细菌的悬浮飞沫进入肺泡，一旦被肺泡巨噬细胞吞噬，结核分枝杆菌与巨噬细胞内溶酶体结合，从而不被破坏，并在细胞内缓慢繁殖，最终导致细胞死亡崩解，释放出的结核分枝杆菌或在细胞外繁殖侵害，或被另一巨噬细胞吞噬再重复上述过程。此外细菌还能被巨噬细胞带到附近的淋巴结，主要是肺门淋巴结及纵隔淋巴结，最终能通过淋巴系统进入血液，导致结核菌菌血症，播散至全身。大部分情况下，宿主能通过免疫反应杀灭细菌，但偶尔仍有少量细菌能残留在氧浓度高的部位，如肺尖部。细菌在体内静止一段时期后，当机体受到损伤或免疫力下降时，受抑制的结核分枝杆菌便可重新活动和增殖，引起继发性结核。某些原发性免疫力低下的患者，细菌能随血流扩散导致播散性肺结核或粟粒性肺结核。细菌在肺巨噬细胞及组织细胞内增殖趋化吸引更多效应细胞聚集，包括淋巴细胞、中性粒细胞及巨噬细胞，最终形成肉芽肿、干酪样坏死及空洞。结核分枝杆菌主要通过呼吸道传播，患者咳嗽、打喷嚏或大声说话时，产生大量含有细菌的飞沫悬浮于空气中，被健康人吸入而感染新的宿主。

（朱海玲）

# 第五节　职业因素

## 一、概述

在工农业生产中，某些原料和（或）副产物在生产、加工和运输过程中逸散到环境中，容易引起劳动者健康损害。毒物是指在一定条件下，较小剂量即可引起机体暂时性或永久性的生理性或病理性改变，甚至危及生命的物质。其中某些毒物可以引起呼吸系统的生理或病理的暂时性或永久性改变，轻者导致短暂的呼吸道刺激症状，重者导致肺部不可逆转的进展性纤维化病变或者呼吸系统肿瘤。职业性呼吸系统疾病在我国危害严重，需要进一步加强防控。我国多地统计资料显示，职业人群中呼吸系统疾病死亡顺位为第 3 位（统计资料中没有加入职业肺癌，因为肺癌已作肿瘤统计）。统计数据显示，尘肺病发病人数多，且难以治疗，是危害最严重的职业性疾病。

职业因素所致的呼吸系统疾病不同于自发性呼吸系统疾病，具有明确的危险因素来源，通过加强防护可以避免其发生。职业有害因素不仅仅危害职业工人，而且会危及全社会人群的健康。例如冶金、火力电厂和一些水泥等重工业污染企业。在生产过程中，一方面有害烟气在企业内危害工人健康；另一方面排放出的废气、废水等会严重污染环境，导致周边地区的疾病负担加重，严重危害人民群众的健康。因此，需要重视职业危险因素，预防健康危害的发生。

## 二、职业有害因素的存在状态和来源

广义上的职业有害因素，包含一切在生产过程中存在的危害因素，主要分为化学因素、物理因素和生物因素。接触最多的是化学性有害因素，毒物一般以固体、液体、气体或者混合状态存在于环境中；在生产过程中可能由于生产工艺导致几种形式相互转化。生产性毒物主要来源于原材料、辅助材料、中间产品、成品、副产品和废弃物。呼吸系统作为机体与环境交换最密切的系统，是职业性毒物进入机体的主要门户，很多毒物可以直接造成呼吸系统的损伤。

职业有害因素可能在生产过程中产生的，并存在于生产劳动环境中。在劳动过程中如果劳动安排不合理，导致劳动者过度疲劳或健康状态不好，容易受到毒物的侵害。生产环境中的温度、气压、湿度或通风等条件均可以影响毒物在空气中的分布。

## 三、职业有害因素的接触途径和接触机会

生产性毒物可经过呼吸系统、消化系统或皮肤进入机体，而物理因素主要通过环境影响机体功能。

1. 呼吸道 在生产环境中毒物主要经过呼吸道进入机体。毒物不论是否通过肺部进入机体，均可导致严重的有害效应。呼吸道是生产性毒物进入机体的主要途径，并且呼吸道极容易受到刺激而发生有害效应，轻者导致呼吸系统短暂的功能改变，严重者导致肺水肿、肺癌等疾患。

2. 皮肤 皮肤是机体主要的屏障，可保护机体免受外界毒物刺激。大部分物质不能由完整皮肤进入机体，仅少数水脂均溶的两性毒物（尤其是有机溶剂、芳香族、苯的氨基和硝基化合物和有机金属）可通过皮肤进入机体。经完整皮肤吸收的毒物不多，但是毒物易通过破损皮肤进入机体，并且很多毒物具有腐蚀性可能腐蚀皮肤而进入，所以要加强防护。

3. 消化道 毒物通过消化道进入机体而中毒的病例不多，大多数是由于误服或自杀导致的。但是在生产环境或劳动过程中进食则容易导致毒物随食物经消化道进入机体，例如灌溉农药后没有清洗或清洗不彻底而进食导致中毒，在工作间隙中吃零食导致毒物经消化道进入机体。

## 四、职业有害因素对呼吸系统的危害

（一）急性中毒

是指在职业劳动中短时间内接触大量毒性物质或毒性因素所致呼吸系统功能或（和）结构损伤而引起的急性功能障碍。几乎所有能引起呼吸系统疾病的毒物，如果在短时间内大量接触均可引起急性中毒。由刺激性气体引起的急性中毒比较常见，此外常见的还有金属烟雾、有机溶剂等。急性中毒的主要表现如下。

1. 上呼吸道刺激症状  出现咽痛、呛咳、胸闷等，也可有咳嗽加剧、咯黏液性痰，偶有痰中带血。有些症状以哮喘为主，呼气时尤为困难，伴有咳嗽、胸闷等。体征有两肺弥漫性哮鸣音，或呈哮喘样表现；胸部 X 线表现可无异常。严重者咽部充血及水肿；两肺呼吸音粗糙，或有散在性干、湿性啰音；胸部 X 线表现为肺纹理增多、增粗、延伸，或边缘模糊。符合急性气管 – 支气管炎或支气管周围炎症状。

2. 肺部出现炎症症状  两肺有干、湿性啰音，胸部 X 线表现为两中、下肺野可见点状或小斑片状阴影；或者肺纹理增多、肺门阴影增宽、境界不清、两肺散在小点状阴影和网状阴影，肺野透明度减低；X 线显示单个或少数局限性轮廓清楚、密度增高的类圆形阴影。符合急性局限性肺泡性肺水肿症状。

3. 重度中毒者出现严重肺水肿  剧烈咳嗽、咯大量白色或粉红色泡沫痰，呼吸困难，明显发绀，两肺密布湿性啰音，X 线表现为两肺野有大小不一、边缘模糊的粟粒小片状或云絮状阴影，有时可融合成大片状阴影，或呈蝶形分布。严重者发生急性呼吸窘迫综合征（ARDS）或窒息、猝死。

4. 呼吸窘迫综合征  严重的肺水肿、中毒过程中可以继发以进行性呼吸窘迫、低氧血症为特征的急性呼吸衰竭。本病死亡率可高达 50%。刺激性气体、窒息性气体等中毒是引起 ARDS 的重要病因之一，以往临床统称为化学性肺水肿。

（二）慢性中毒

在生产劳动中，长期接触生产性毒物可引起呼吸系统慢性疾病。主要因接触生产性粉尘、部分金属、类金属、农药和有机溶剂等引起。

1. 尘肺病  主要是由于长期吸入细小的生产性粉尘颗粒导致的以肺组织弥漫性纤维化为主的全身性疾病。传统认为粉尘颗粒直径在 $0.1 \sim 5 \mu m$ 时容易导致尘肺。不论无机粉尘、有机粉尘和混合粉尘均可致尘肺病，其成分随着二氧化硅含量增加所致的尘肺病越严重。它是我国危害最严重的一种职业病，约占我国职业病总人数的 80%，每年新发病例高达近 20 000例。由于现有治疗方法疗效不佳、预后不好，使患者的生活困难、生活质量降低。

2. 呼吸系统肿瘤  工作环境中，存在许多致癌因素，长期接触会导致肺癌或其他呼吸道肿瘤，如焦炉逸散气可致肺癌；砷、氯甲醚和铬可致呼吸道肿瘤；石棉粉尘可致肺癌和胸膜间皮瘤。

3. 职业性哮喘  在生产环境中吸入生产性粉尘、蒸汽或烟雾后可引起间歇性发作性哮喘。随着新合成物的增多，致哮喘物也逐渐增多，如二异氰酸甲苯酯、二苯亚甲基二异氰酸酯、环氧树脂脂化剂、增塑剂、油漆、表面涂层、印刷、化工制造等化工原料产品。

4. 慢性支气管炎  烟雾粉尘、污染大气等的慢性刺激；高浓度的醇酮醛会使蛋白质变性，引起呼吸道刺激作用，长期吸入会发生慢性支气管炎。

## 五、生产性粉尘

指在生产过程中形成的，并能够长时间漂浮于空气中的固体微粒。它是污染环境、损害劳动者肺部健康的主要职业有害因素，可以引起以尘肺病为主的一系列职业病疾患。

（一）生产性粉尘根据其性质不同分类

1. 无机性粉尘（inorganic dust）  根据来源不同，可分为金属性粉尘（如铅、镉、铝、锡、铁、锰等金属及其化合物粉尘），非金属的矿物粉尘（如煤、石英、石棉、滑石等），人工无机粉尘（如水泥、玻璃纤维、金刚砂等）。

2. 有机性粉尘（organic dust）　可以分为动物性粉尘（如畜毛、羽毛、角粉、骨质等粉尘）和植物性粉尘（如木尘、棉尘、烟草、谷物、麻、茶、甘蔗等粉尘）。

3. 合成材料粉尘（synthetic material dust）　主要见于合成材料（如塑料、合成树脂、橡胶、人造有机纤维）切割、加工过程中形成的粉尘，除了其本身对机体的毒性外还可以引起肺部损伤。塑料的基本成分除高分子聚合物外，还含有其他添加剂，如填料、增塑剂、稳定剂及色素，均可引起肺部损伤。

接触机会：在生产过程中可以接触到不同性质的粉尘。如在采矿、开山采石、筑路、凿山开洞、建筑施工、铸造、爆破凿岩、矿石粉碎运输、筛选、耐火材料及陶瓷等行业，主要接触的粉尘是石英的混合粉尘；石棉开采、加工制造石棉制品时接触的是石棉或含石棉的混合粉尘；焊接、锻造、切割等金属加工和冶炼时可接触金属及其化合物粉尘；纺织工业、皮革加工、粮食加工、制糖工业等食品行业，以植物或动物性有机粉尘接触为主。

（二）粉尘对机体的影响

粉尘对机体影响最大的是损害呼吸系统，轻者以呼吸道炎症等刺激症状为主，重者发生肺炎（如锰尘）、肺肉芽肿（如铍尘），最严重的是导致尘肺（如二氧化硅等尘）或肺癌（如石棉尘、砷尘）等疾病。其中报道病例最多的是尘肺病，以矽肺、煤工尘肺和石棉肺为主。尘肺病一般发病潜伏期为数十年，也有报道接触高含量石英粉尘作业且防护不当而1年后爆发矽肺的病例。为了更好地保护工人健康，我国规定了12种法定尘肺，即矽肺、石棉肺、煤工尘肺、石墨尘肺、炭黑尘肺、滑石尘肺、水泥尘肺、云母尘肺、陶工尘肺、铝尘肺、电焊工尘肺及铸工尘肺。以下介绍几种常见的、危害较大的粉尘。

1. 石英粉尘　吸入含游离二氧化硅的粉尘可导致肺组织纤维化，形成胶原纤维结节，使肺组织弹性丧失，硬度增大，造成通气障碍，进而严重影响肺的呼吸功能，是为矽肺。矽肺是尘肺中进展最快、危害最重的一种职业病。它的发生及严重程度，取决于空气中呼吸性粉尘的含量（直径为≤5μm的颗粒）和粉尘中游离二氧化硅的含量及与劳动者接触的时间等。粉尘中含游离二氧化硅的量越大，则引起病变越严重，病变发展速度越快，对人体危害越大。如含游离二氧化硅>70%的粉尘，往往形成以结节为主的弥漫性纤维化病变，病程进展较快，并且结节极易融合。游离二氧化硅<10%的粉尘所引起的肺内病变，则以间质纤维化为主，病情发展较慢，且结节不易融合。游离二氧化硅按晶体结构可以分为结晶型、隐晶型和无定形3种，其致纤维化能力各异，依次为结晶型>隐晶型>无定形。游离二氧化硅在不同的温度和压力下，硅氧四面体形成多种同素异构体，随着温度的稳定升高，硅氧四面体依次为：石英、鳞石英、方石英、柯石英、超石英和人工合成的凯石英，其致纤维化能力依次为鳞石英、方石英、石英、柯石英、超石英。由于粉尘长期滞留在细支气管与肺泡内，患者即使脱离粉尘作业场所，病变也会继续进展。

接触机会：接触石英粉尘的机会非常多，几乎所有的户外作业均可接触，矿山作业的凿岩、放炮、采矿、掘进、运输等；开山筑路中的隧道开采、爆破、运渣、混凝土搅拌等；建筑中采石、石料粉碎、翻砂；耐火材料的制造、焙烧、石英粉碎、研磨、运输等；玻璃陶瓷工业原料的制备、切割和加工过程；冶金工业的矿石开采、爆破、运输、矿石筛选和加工等作业均可暴露于石英粉尘中，其中掘进工、粉碎工等工种接触石英粉尘时间最长、石英粉尘浓度最高，所以危害最严重，长时间的接尘工作如果防护措施不到位，很容易发生矽肺。

2. 煤尘　是在采煤或者煤炭加工过程中产生的煤粉，通过呼吸道进入机体，严重影响职业工人的身体健康。煤炭是我国最主要的能源之一，煤炭开采工人也是一支数量庞大的职业大军，所以接触煤尘作业的职业工人的健康防护需要引起足够重视。煤尘中的二氧化硅含量一般 <5%，所以致病力低于矽尘，但大量、长期接触后可以导致煤工尘肺。煤工尘肺潜伏期比矽肺长，病情进展缓慢，基本病变包括煤尘灶（又称煤斑，为 5mm 的色素样变）、灶周肺气肿或间质弥漫性纤维化。

接触机会：煤矿开采的工种和工序比较多，不同工种在作业时接触的煤尘性质不同。根据工种的不同，主要接触煤尘、煤矽尘和矽尘。采煤工作面上电钻打眼工、采煤机手、回采工和煤场装卸工，以及从事煤炭锅炉工和煤球工等工种接触的主要是煤尘。如果一般接触的是煤尘，没有接触过矽尘，则在接触 20～30 年以上可能患煤肺。该病病情进行缓慢，危害较轻，约占 10%。凿岩工、装渣工、放炮工和岩石掘进工吸入的是矽尘，游离二氧化硅占 10% 以上，平均在 40%，所导致的是矽肺，占煤矿尘肺患者的 20%～30%。但是在采煤工作面大多数工种暴露于煤尘和矽尘等混合性粉尘，从而导致煤矽肺，占 80% 以上。

3. 硅酸盐粉尘　硅酸盐指的是硅、氧与其他化学元素（主要是铝、铁、钙、镁、钾、钠等）结合而成的化合物的总称。它在地壳中分布极广，是构成多数岩石（如花岗岩）和土壤的主要成分，其熔点高、化学性质稳定。硅酸盐有纤维状和非纤维状两类，纤维是指纵横径比 >3：1 的粉尘，直径 <3μm、长度 ≥5μm 的纤维称为吸入纤维；直径 ≥3μm、长度 ≥5μm 的纤维为不可吸入纤维。引起职业危害的硅酸盐粉尘主要有石棉肺、滑石肺、云母肺、水泥肺。石棉是工业中最重要的硅酸盐，石棉尘是石棉矿的开采运输及加工过程中产生的一种纤维，主要可导致石棉肺和肺癌、胸腹膜间皮瘤。

接触机会：石棉粉尘的接触主要是在石棉矿的开采、加工、运输、贮存与包装石棉制品的生产加工过程中，建筑、航天、绝缘、耐火材料、保温材料、刹车板制造等职业工人均易接触石棉粉尘，致石棉肺。石棉肺特点是肺间质弥漫性纤维化，一般进展缓慢，早期无自觉症状，后期主要症状是咳嗽和呼吸困难。

4. 有机粉尘　可分为植物性粉尘（如棉尘、谷物尘、木尘、茶尘等）、动物性粉尘（如羽毛尘、皮毛尘、骨质尘等）和人工有机粉尘（如聚氯乙烯粉尘、树脂粉尘等）三大类。有机粉尘可给人体带来多种危害，除可引起上呼吸道黏膜的炎症（包括慢性鼻炎、慢性咽炎和慢性扁桃体炎）、尘源性支气管炎、职业性哮喘外，还会引起以下几种较严重的疾患。

（1）棉尘病：棉尘病在很多有纺织工业的国家均有报道，棉尘病患者的主要症状是胸部有紧束感、胸闷气短，症状随病情进展而逐渐加重，并伴有肺通气功能的损害等。

（2）职业性变态反应性肺泡炎：此病系由于吸入有机粉尘而引起的肺泡过敏性炎症反应，在组织学上出现结节样肉芽肿，在血清学上出现特异性沉淀抗体。目前国内外较公认的有机粉尘所致的外源性过敏性肺泡炎有：农民肺、养鸟人肺、纸浆工人肺、软木栓尘肺、锯末尘肺、除虫菊肺泡炎、空调器病、污水淤泥病等等。此类疾病均可出现发热、咳嗽、气急、呼吸困难等症状。

（3）有机尘肺：有机粉尘虽然对细胞的毒性不甚明显，但大量沉积在肺泡腔内，由于异物作用和机械刺激作用，可引起异物性肉芽肿，进一步可发展为肺间质纤维化。有机尘肺的主要类型有木尘肺、茶尘肺及人工合成有机物引起的合成纤维尘肺、酚醛树脂尘肺等。

（4）致癌作用：国外已有很多相关研究报道了接触木尘与肺癌和鼻部癌症有关。国际癌症研究中心（IARC）根据大量流行病学资料肯定了木工鼻腔癌和副鼻窦癌是由职业性因素引起，国际劳工组织（ILO）已把家具行业引起的副鼻窦癌列入职业性癌症名单。据国外报道，主要的致癌木材有山榉、橡树、胡桃树、红木、柚树等。

接触有机粉尘的工厂大多为轻工业企业，家具厂、纺织厂、皮革加工厂、粮库、饲料加工厂、面粉厂和伐木厂等的作业工人，或某些重工业中需要粉碎木屑等作业工人均接触一定的有机粉尘。

### 六、金属与类金属

金属和类金属广泛应用于工业和生活之中，金属主要以烟气或粉尘的形式经呼吸道进入机体。

#### （一）金属和类金属导致的呼吸系统疾病

1. 金属尘肺　当机体长期吸入大量的金属粉尘时，可发生支气管炎症，肺部可出现尘肺样改变引起金属尘肺。金属尘肺是尘肺病的一种，至少有20种以上金属与类金属可致人体危害，主要有铝、铁、锡、镉、锰、铜、银等。此外，国外有报道环境中的重金属过多可影响儿童肺的发育，导致成人后肺功能下降。

2. 金属烟热　金属烟热是指机体吸入金属氧化物烟所导致的典型性骤起体温升高和血液白细胞数增多等为主要表现的全身性疾病。常见的有由铁、铜、银、镉、铅、砷、锌等矿物质在冶炼和锻造过程中的金属烟气引起。除引起头晕、多汗、疲倦、发热、乏力等症状处，还可引起呼吸不畅、呼吸道炎症、胸闷等呼吸道症状。

3. 上呼吸道刺激　长期吸入三氧化二砷可导致气管、支气管炎症。此外，国外报道铸造工人尘肺与支气管炎症存在协同性。

#### （二）几种常见的金属和类金属

1. 汞　汞是唯一在常温下呈液态并易流动的金属。急性中毒有发热、咳嗽、呼吸困难症状，继之可发生化学性肺炎伴发绀、气粗、肺气肿；也可以损伤肝肾。慢性中毒主要引起神经系统症状。

接触机会主要在汞矿的开采与冶炼过程中，尤其是以土法火式炼汞；校验和维修汞温度计、血压计、流量仪、液面计、控制仪、气压表、汞整流器等；制造荧光灯、紫外线灯、电影放映灯、X线球管等；化学工业中作为生产汞化合物的原料，或作为催化剂如食盐电解用汞阴极制造氯气、烧碱等。除了职业接触外，还可通过污染的空气、土壤、水质等接触。

2. 砷　暴露于高浓度砷粉尘的精炼工厂工人可发生呼吸道黏膜发炎和溃疡甚至鼻中隔穿孔，甚至导致肺癌。砷还可导致血液系统、神经系统、生殖系统、皮肤和消化系统疾病。

接触砷的途径很多。砷作为合金添加剂用于生产铅制弹丸、黄铜（冷凝器用）、印刷合金、耐磨合金、高强结构钢、蓄电池栅板及耐蚀钢等。向黄铜中加入微量砷时可防止脱锌。高纯砷是制取半导体砷化镓、砷化铟等的原料，也是半导体材料锗和硅的添加元素，这些材料广泛用作二极管、发光二极管、激光器、红外线发射器等。砷的化合物还用于制造防腐剂、农药、染料和医药等。

3. 铝  呼吸系统是铝作用的主要靶器官，长期接触铝能导致哮喘症状的出现及肺功能的减退，长期高浓度的接触铝可导致铝尘肺。职业性铝接触可对作业工人的神经功能产生一定的影响，它与阿尔茨海默病的关系目前还存在争议。

通过电解铝作业、冶炼及铝合金的加工、切割、锻造等工艺接触铝。铝且广泛应用于汽车、航空和日常生活中，所以日常生活接触到铝的机会更多。

## 七、刺激性气体

刺激性气体是指对眼、呼吸道黏膜和皮肤具有刺激作用，引起皮肤、黏膜、呼吸道和肺部等炎症、哮喘或肺水肿的一类有害气体。此类气体多具有腐蚀性，常因容器、管道等设备被腐蚀或不遵守操作规程而发生跑、冒、滴、漏而污染作业环境或周边环境，是化学工业生产中最常见的有害气体。刺激性气体种类繁多，可分为无机酸（如盐酸、硝酸等）、有机酸（甲酸、丙酸等）、成酸氧化物（如二氧化硫、三氧化硫、氮氧化物等）、成酸氢化物（硫化氢、氯化氢、溴化氢、氟化氢等）、卤族元素、无机氯化物（光气、二氧化氯、三氯化砷等）、卤烃类（溴甲烷、碘甲烷等）、氨类（氨气、乙二胺、丙胺等）、酯类、醚类、醛类、酮类和金属化合物。对枣庄地区的抽样调查研究发现，油烟及刺激性气体是儿童患哮喘的第3位诱因。

接触机会：各种化工企业，如日常制备各种无机酸和有机酸，生产氯气、氯化氢等，化肥制造和日化洗涤用品制造等，以及生活垃圾的焚烧等均可散发。

（韩春兰）

# 第六节　遗传因素

## 一、概述

呼吸系统疾病是临床常见病、多发病，由于吸烟、大气污染、人口老龄化等因素，肺癌、支气管哮喘发病率明显升高，慢性阻塞性肺疾病（COPD）发病率也居高不下，急性呼吸窘迫综合征（ARDS）、慢性肺间质性疾病及免疫功能低下患者并发肺部感染等疑难危重症也日渐增多。

呼吸系统疾病的形成是一个多因素、多阶段的过程，是环境因素和个体遗传因素共同作用的结果。在相似的环境中，呼吸系统疾病的发生存在明显的个体差异，个体遗传因素差异性可能是疾病发生的关键因素之一。随着分子生物学研究的深入，人们对于多种呼吸系统疾病的病因和发生机制有了更深层次的认识。

机体的遗传特性由位于细胞核内的遗传物质所含遗传信息决定。脱氧核糖核酸（DNA）是最主要的遗传物质，是一类由4种脱氧核糖核苷酸经磷酸二酯键连接而成的长链聚合物，通过该4种核苷酸不同的排列与组合以传递不同的遗传信息。基因是 DNA 分子片段，可依据 DNA 遗传信息编码相应的蛋白质，显示不同的生物学特性。不同个体 DNA 序列表现出显著的多态性，包括单核苷酸多态性（single nucleotide polymorphism，SNP）、短串联重复（short tandem repeat，STR）、拷贝数变异（copynurnber variation，CNV）等等，且 DNA 表观修饰和空间构象也常常具有明显的不同，造成基因表达产物的多态性，最终导致不同个体在疾病的发生、发展和预后中表现出显著的个体差异。而当基因位点或序列发生突变、缺失、重复等异常改变，或者 DNA 表观修饰发生异常变化，常常引起基因功能发生相应改变，能够影响疾病的发生。近年来，随着医学分子遗传学研究的飞速发展和分子生物学技术的巨大进步，科研工作者从基因组学、蛋白质组学、表观遗传学等层面对呼吸系统疾病的发生机制进行了深入研究，运用全基因组关联研究（genome wide association studies，GWAS）、家系研究、突变分析等方法，筛选并鉴定出一大批影响到疾病发生、发展的基因及其遗传改变，对于临床上预测、预防疾病的发生以及个体化治疗的实现具有重大的指导意义。

本章主要就国内外近年来研究报道比较多的支气管哮喘、慢性阻塞性肺疾病、急性肺损伤（ALI）、急性呼吸窘迫综合征、肺癌、阻塞性睡眠呼吸暂停低通气综合征（OSAHS）等疾病的遗传因素研究主要成果简述如下。

## 二、支气管哮喘

支气管哮喘简称哮喘，是一种由遗传因素和环境因素共同作用的多基因遗传性疾病。但它不遵循孟德尔遗传规律，而有明显的家族聚集趋势。父母其中一方患有哮喘，儿童患哮喘的概率高出其他健康儿童的 2～5 倍；父母均患哮喘，儿童患哮喘的概率是健康儿童的 10 倍。大规模的双胞胎研究结果显示哮喘的遗传度为 48%～79%。在双胞胎中对多基因遗传性疾病的研究能够很好地区分遗传因素和环境因素对疾病的影响，如果基因影响某疾病的发生和发展，单卵双胎儿童由于其遗传物质的极其相似性，比双卵双胎儿童更容易患有遗传性疾病。国外很早就利用双胞胎资料研究哮喘与遗传因素的关系。

澳大利亚 Hopper 等在 3 804 对双胞胎研究中发现，男性双胞胎中，单卵双胞胎哮喘遗传力为 0.48，而双卵双胞胎仅为 0.09；在女性双胞胎中，单卵双胞胎哮喘遗传力为 0.33，双卵双胞胎哮喘遗传力为 0.12，总的遗传力为 0.60。Laitinen 等在芬兰对 16 岁的双胞胎且其父母双方都是双胞胎的家庭进行哮喘遗传力的相关性调查，结果表明哮喘在这些双胞胎家庭中的遗传力约为 0.79，而环境因素在哮喘中的作用仅为 0.21。Lichtenstein 等在瑞典的 1 480 对双胞胎研究中发现，在异性的双胞胎中，男孩比女孩更容易患有哮喘。Harris 等在挪威的一项 5 864 名双胞胎儿童调查中，哮喘的患病率约为 5%，没有明显的性别差异，在这些哮喘患者中，双胞胎双方共同患有哮喘的单卵双胞胎占 45%，双卵双胞胎占 12%。美国 Koeppen - Schomerus 等的双胞胎哮喘遗传力研究结果显示美国双胞胎人群的哮喘遗传力为 0.68。最近丹麦的一项双胞胎研究显示单卵双胞胎比双卵双胞胎患哮喘的危险更大（OR = 2.59，95% CI：1.83～3.68，P < 0.01）；研究还显示患哮喘的年龄在双卵双胞胎与单卵双胞胎中存在差异，其中遗传因素能解释 34% 的差异。当然，环境因素和遗传因素是相互影响的，环境因素的改变可能会增加某些基因的表达，从而引起更高的遗传力。所有这些双胞胎调查表明遗传因素在哮喘中起到了极其重要的作用，同时评估了哮喘的遗传力为 0.48～0.79。

除此之外，家系研究和病例相关连锁分析已揭示某些基因与哮喘易感性相关。近年来，国内外学者应用多种分子生物学方法，如候选基因法、定位克隆法、全基因组关联研究（GWAS）等研究方法，对哮喘的候选基因进行了大量研究。目前的研究结果表明，多种基因参与哮喘的发病机制，不同基因在不同种族中表达不同，对于哮喘基因的研究主要集中于四大领域：气道高反应性的表达、抗原特应性 IgE 抗体、炎症介质和 Th1/Th2 细胞免疫反应。这些基因主要位于染色体 2q、5q、6p、11q、12q、16p 以及 17q 等区域。通过这些研究，可以进一步了解环境因素、治疗手段与基因的相互作用，从而为哮喘的基因诊断和治疗奠定基础。

（一）2q

IL－IRL1 基因涉及 Th 细胞的功能，研究发现 IL1RLI 基因多态性与儿童发生哮喘风险有关。最近研究发现位于 2q33 的 CTLA4 基因单核苷酸多态性显著影响了哮喘发生的风险。

（二）5q

血清总 IgE 高水平与呼吸道高反应性均与染色体 5q 具有连锁关系。决定呼吸道高反应性的一种（或一组）基因位点与调节血清 IgE 水平的基因位点非常接近，均位于染色体 5q 区域；许多编码炎性反应细胞因子的基因位于染色体 5q31～33 区域，主要是编码 Th2 类细胞因子，包括 IL－3、IL－4、IL－5、IL－9、IL－12、IL－13 等，从而在哮喘炎性反应的触发和持续过程中起到重要作用。ADRB2 基因单核苷酸多态性不是哮喘发病的主要原因，但这些 SNP 位点多态性能影响 $\beta_2$－受体活性，从而引起对 $\beta_2$－激动剂的反应不同。PDE4D 基因的表达产物有调节气道平滑肌收缩的功能。IL－13 基因变异与气道高反应性、哮喘易感性，以及 IgE 水平有关。CYFIP 基因的 6 个多态位点与儿童哮喘发生相关，CYF1P2 的表达产物可能与 T 细胞的黏附、分化以及 Th1/Th2 的平衡有关。IL－4 基因与既往史喘息和过敏原特异性 IgE 水平相关。TIM1 和 TIM3 是 TIM 基因家族重要的两个成员，它们均位于与哮喘高度连锁的染色体 5q31～33 区域。TIM1 主要表达在 Th2 细胞表面，调节 Th2 细胞的免疫应答。而 TIM3 主要表达在 Th1 细胞表面，能调控 Th1 细胞的凋亡。

（三）6p

研究表明，哮喘患者肺组织中 HLA－G 基因表达上调。HLA－G 基因 3 非翻译区多态性可影响该基因与 microRNA 的相互作用，从而影响基因的表达和功能的发挥，进而影响机体对哮喘的易感性。IL－17 基因位于染色体 6p 上，与哮喘表型有关联，是一种潜在的与哮喘易感性有关的候选基因。

（四）11q

研究发现，编码前列腺素 D2 受体的基因 CRTH2 与哮喘的发生密切相关，表明 CRTH2 基因可作为研究哮喘的一个有力候选基因。

（五）13q

PHFII 基因定位于染色体 13q14，与血清 IgE 水平及特应性这两种表型相关，属于植物同源结构域家族成员，含有 PHD 型锌指结构，PHFII 可能发挥转录调节作用，其单核苷酸多态性与哮喘易感性相关。PHFII 在 T 细胞和 B 细胞中都表达，可能参与了过敏性炎症相关的淋巴细胞基因的转录表达调节。

（六）16p

IL－4R－$\alpha$ 基因多态性与气道高反应性、哮喘症状有一定关联。有 Meta 分析指出，IL－4R－$\alpha$ 的遗传变异 cossi R 与哮喘危险度密切相关，特别是与过敏性哮喘有关（OR＝1.6，P＝0.004）。一项多中心研究显示，IL－4R－$\alpha$ 不仅与既往史中喘息密切相关，还与过敏原特异性 IgE 的水平相关。

### （七）17q

Moffatt 的研究表明 OlRMDL3 基因的遗传变异是决定儿童是否对哮喘易感的重要因素，它与儿童哮喘有很强的关系，突变型携带者的哮喘发病风险相较于野生型者显著提高。

### （八）20p

ADAM33 基因位于 20p13，在中度和重度哮喘患者的支气管上皮、黏膜下组织和平滑肌细胞中的表达上调，显著高于轻度哮喘患者以及健康对照人群，提示随着哮喘严重性的增加，ADAM33 的表达也随之增加，ADAM33 可能与气道重塑有关。

除了以上染色体外，还有位于染色体 12q 上的 SFRS8 基因的表达产物能调节 CD45 的剪切，在 T 细胞的活化过程中起一定的作用。Ober 等发现位于染色体 1q 的 CHI3L1 基因所编码的 YKL – 40 蛋白与哮喘症状和肺功能水平相关。有研究发现位于染色体 1q 的编码高亲和力 IgE 受体 α 链（FCERIA）的基因与血清 IgE 水平有很强的关联性。编码高亲和力 IgE 受体 β 链（FCERIB）基因（11q12 ~ q13）与 CTLA4（2q33）基因的 SNP 都为对哮喘易感的碱基组成时，能明显增加血清 IgE 水平。Kabesch 等研究发现 IL – 13（5q31）、IL – 4（5q31.1）、IL4R – a（16p12.1 ~ p11.2）和 STAT6 4 种基因（12q13）SNP 如都为对哮喘易感的碱基组成时，其发生哮喘的风险增加 16.8 倍。Laitinen 等发现 GPRA 基因（7p14.3）所编码的蛋白产物在哮喘患者和健康个体的支气管黏膜活检标本中，两种异构体的分布有明显区别。FLG（1q21.3）基因的两种无义突变与特异性皮炎（AD）或 AD 合并哮喘高度相关，与单纯患哮喘无关。与哮喘研究有关的基因还有心房利钠素前体 A（NPPA）基因、双肽酶 10（DPPIO）基因、I 型肌醇多聚磷酸 – 4 – 磷酸酶（INPP4A）基因、视蛋白 3（OPN3）基因等。

### 三、慢性阻塞性肺疾病

慢性阻塞性肺疾病（COPD）是遗传因素和环境因素相互作用的多基因疾病。吸烟是导致 COPD 最重要的环境危险因素，COPD 易感性的人群吸烟或曾经吸烟都会使其肺功能明显下降。COPD 遗传易感性基因是目前的研究热点之一，主要分为四大类：蛋白酶及抗蛋白酶基因、抗氧化酶基因、炎症及炎症介质基因、肺表面活性物质相关蛋白（SP）基因。

### （一）蛋白酶及抗蛋白酶基因

$\alpha_1$ – 抗胰蛋白酶（$\alpha_1$ – AT）的主要功能是抑制中性粒细胞弹性蛋白酶的活性，防止肺部纤维结缔组织被破坏。现已明确，先天性 $\alpha_1$ – AT 缺乏可导致吸烟者早年发生肺气肿。其基因变异主要分为 F、M、S 和 Z 型，其中 ZZ 纯合子所导致的 $\alpha_1$ – AT 缺失最为严重，根据研究在人群中 ZZ 基因型的频率为 0.3% ~ 4.5%，并且这种基因型仅占 COPD 病例的 1% – 2%。在外显子 5 上 Z 等位基因存在 G/A 的单核苷酸置换，从而导致多肽链上 Glu342→Lys342 的改变，改变的蛋白将对抗酶的降解，致使它在肝细胞内质网中聚集，从而降低了血浆中 $\alpha_1$ – AT 的浓度。Sandford 等的研究发现在有 COPD 家族史的前提下，$\alpha_1$ – AT MZ 基因型在肺功能急剧下降患者中的存在比非下降者要普遍的多（OR = 9.7，95% CI：1.7 ~ 184.8，P = 0.009）。

基质金属蛋白酶（MMP）基因还能引起 $\alpha_1$ – AT 的失活及肿瘤坏死因子 – a（TNF – α）的激活，它的功能受到基质金属蛋白酶抑制剂（TIMP）的抑制。目前，研究较为广泛的为

MMP9 基因多态性，它定位于 20 号染色体，已证实其启动子多态性 –1562C/T 与俄罗斯及中国人群的 COPD 易感性有关。

有 4 种组织金属蛋白酶抑制物（TIMP – 1 ~ TIMP – 4）能与活性的 MMP 相互作用并抑制其活性，但研究发现只有 TIMP – 1 和 TIMP – 2 通过影响 $FEV_1$ 与肺气肿、急性肺损伤等肺部疾病的发病有关。已知 TIMP – 2 基因外显子 3 上存在 +853G/A 和启动子 –418G/C 单核苷酸多态性，Hirano 等研究发现 +853G 等位基因和 –418C 等位基因的频率在 COPD 组要比对照组高得多，但国内的研究未发现启动子区域的 –418G/C 多态性与 COPD 有关。研究者认为，+853 位点 G/A 等位基因改变在吸烟时与 COPD 易感性关，不同的基因型可能对蛋白质活性有一定影响。

### （二）抗氧化酶基因

谷胱甘肽 S 转移酶（GST）家族中 GSTM1、GSTT1 单个基因多态性不能增加 COPD 易感性，而微粒体环氧化物水解酶（microsomalepoxidehydrolase，mEPHX）基因 1 联合 GSTM1 多态性则与土耳其人 COPD 易感性相关。GSTT1 基因多态性与白种人的肺功能快速下降相关。Meta 分析结果表明，GSTM1 基因是非亚裔人群 COPD 患者的易感基因，而 GSTT1 基因多态性与 COPD 无关；亚洲人群中 GSTP1（1105V）对 COPD 的发生有保护作用。

微粒体环氧化物酶（EPHX1）基因外显子 3（TyrI13→His）和外显子 4（His I39→Arg）多态性与酶活性水平有关。TyrI13→His 致使 EPHX1 酶活性下降约 39%，称为慢等位基因；HisI39 – Arg 使 EPHX1 酶活性增加了 90%，称为快等位基因。Meta 分析结果表明，EPHX1 基因 113 突变纯合子是 COPD 的危险因素，而亚组分析结果显示，EPHX1 基因 I13 突变纯合子对亚洲人是危险因素，却不是白种人的易感因素；EPHX1 基因 139 杂合子是亚洲人的保护性因素，却不是白种人的保护性因素；EPHX1 的慢活力表型、极慢活力表型分别为亚洲人和白种人的危险因素。

人类血红素加氧酶 – 1（HO – 1）基因 5 端区域的（GT）n 核苷酸重复使 HO – 1 具有长度多态性。Fu 等研究表明 HO – 1 基因的遗传多态性与中国西南人群 COPD 的严重程度有关，携带有 L 类等位基因的患者更易发展为严重的 COPD；相反，没有携带 L 类等位基因的患者则稳定在轻度的 COPD。另有研究表明 HO – 1 基因启动子（GT）n 大量重复与 COPD 的易感性相关，这在吸烟者中更明显。

COPD 患者的细胞外超氧化物歧化酶（ECSOD）基因 +760 处存在 SNP（C→G）因而增加了此酶的水平已被实验所证实。一项病例对照研究表明此种变异在吸烟而肺功能基本正常人群中比 COPD 患者更加频繁。而另一项更大范围的横断面及前瞻性研究证实此变异会降低吸烟人群发展为 COPD 的危险性。另一项研究结果也表明，锰超氧化物歧化酶中 C5774T 多态性与 COPD 及气道高反应性相关，并证实 EC – SOD 基因 G（–4466）T（rs8192288）与肺活量减少有关。

细胞色素 P4501A1 基因外显子 7 突变（Ile462Val）可使酶活性增加至 2 倍，高活性的等位基因（Val462）在肺癌和中央腺泡性肺气肿的频率明显增加。俄罗斯人细胞色素 P4501A1 多态性与 COPD 无关，而细胞色素 P4501A2 中 2467 位 T 基因缺失可明显增加发生 COPD 的危险性。细胞色素 P4503A5 * 1 可能通过生物活化烟草烟雾中有害物质导致吸烟者的气道损伤。

### （三）炎症及炎症介质基因

肿瘤坏死因子 – α（TNF – α）的 TNF2 基因型导致 TNF – α 基因转录活性和 TNF – α 浓度明显增加，并与 COPD 的发生及 $FEV_1/FVC$ 下降相关。Meta 分析结果表明，TNP2 基因型是亚洲人发展为 COPD 的危险因素，却与白种人 COPD 的易感性无关；而 TNF – α 的 308G/A 杂合子对 COPD 的发生具有保护作用。

转化生长因子 – $β_1$（TGF – $β_1$）外显子 1 中的 869T/C 位点多态性与 COPD 易感性相关，且等位基因 C 是 COPD 的危险因素。TGF – $β_1$ 基因外显子 1 中 29T/C 多态性造成密码子 10 号位亮氨酸向脯氨酸转变，此变化可使 TGF – $β_1$ 含量增加，提示 TGF – $β_1$ 可能对 COPD 患者具有保护作用。TGF – $β_1$ 基因单体型与日本人群的肺气肿表型有关，且基因启动子区 – 509C/T（rs1800469）和外显子 1 中 29T/C 位点多态性与 COPD 的严重程度有相关性。

IL – 13 基因启动子区 – 1055C/T 多态性与长期吸烟者的肺功能下降密切相关，即同等吸烟量的情况下，CC 和 CT 基因型患者肺功能下降程度轻于 TT 基因型。有研究发现 IL – 13 基因编码区域的 13 个 SNP 位点与 COPD 易感性也有相关性，这些 SNP 位点可导致 $FEV_1$ 的改变，从而可能影响 COPD 的易感性。

### （四）肺表面活性物质相关蛋白（SP）基因

SP 是肺表面活性物质的重要组成成分，为疏水性蛋白，可调节肺泡表面张力，且与肺内炎症过程的调节和防御功能有关。在小鼠模型试验中，吸烟组小鼠 SP – A 的 mRNA 水平明显低于非吸烟组，可能提示着吸烟所致的 SP – A 含量较少在 COPD 的发生、发展过程中起重要作用。有研究发现 SP – D 基因的 3 个 SNP 位点（rs2245121、rs911887、rs6413520）影响着 SP – D 的浓度，可能与 COPD 易感性相关。非西班牙白种人 SP – B（rs3024791）基因突变与 COPD 急性加重及恶化有关，SP – C 基因的 138C 和 186G 纯合子基因型与 COPD 进展及肺气肿的发生有关。

此外，还有维生素 D 结合蛋白（VDBP）基因、抗微生物肽基因、人类 β – 防御素 – 1（HBD – 1）基因等，均是目前被关注与 COPD 有关的候选基因。

**（孟丽霞）**

# 第九章

## 呼吸系统内科疾病的常见症状

### 第一节　发热

#### 一、概述

人体内部的温度称体温。保持恒定的体温，是保证新陈代谢和生命活动正常进行的必要条件。体温是物质代谢的产物。三大营养物质在氧化过程中释放的能量，其中50%左右的能量变为体热以维持体温，并以热能的形式不断散发于体外；另有45%的能量转移到三磷腺苷（ATP）的高能磷酸键中，供机体利用。机体利用的最终结果仍转化为热能散出体外。这就是产生体温的由来。正常人的体温是相对恒定的，它通过大脑和丘脑下部的体温调节中枢调节神经体液的作用，使产热和散热保持动态平衡。在正常生理状态下，体温升高时，机体通过减少产热和增加散热以维持体温的相对恒定；反之，当体温下降时，则产热增加而散热减少，使体温仍维持在正常水平。人体正常体温有一个较稳定的范围，但并不是恒定不变的。正常人口腔温度（又称口温）为36.2～37.2℃，腋窝温度较口腔温度低0.2～0.5℃，直肠温度（又称肛温）较口腔温度高0.2～0.6℃。一天之中，2∶00～5∶00体温最低，17∶00～19∶00最高，但一天之内温差应<0.8℃。另外，女子体温一般较男子高0.35℃左右。女子体温在经期亦有些许变化。

发热（fever）指在激活物的作用下，使体温调节中枢的调定点上移而引起调节性体温升高，当体温升高超过正常值0.5℃时，称为发热。从这个概念来看，发热有3个关键要素：①病因，发热要有致热原的作用。②作用部位，在体温调节中枢（就是机体主动要求体温升高）。③作用结果，调定点上移，体温升高>0.5℃。尽管发热在临床上非常常见，但发热不是独立的疾病，而是多种疾病所共有的病理过程和临床表现。发热反应是机体对疾病的一组复杂的病理生理反应，包括体温的升高，内分泌、免疫和诸多生理功能的广泛激活，以及急性期反应物的生成等。许多疾病常由于早期出现发热而被察觉，因而它是疾病的重要信号，甚至是潜在恶性病灶（肿瘤）的信号。在整个病程中，体温曲线变化往往反映病情变化，对判断病情、评价疗效和估计预后，均有重要参考价值。作为许多疾病的共同表现之一，发热的病因十分复杂，它包括了感染性疾病、血液病、自身免疫性疾病、药物热、实体肿瘤、理化损伤、神经源性发热、甲状腺功能亢进、内脏血管梗死及组织坏死等。

## 二、病因和临床表现

1. 发热的原因和机制　发热的原因很多，发生机制比较复杂，许多细节尚未查明，但其主要的或基本的环节已比较清楚。即发热激活物作用于产致热原细胞，使其产生和释放内生致热原（endogenous pyrogen，EP），EP 作用于下丘脑体温调节中枢，在中枢发热介质的介导下，使体温调定点上移，引起机体产热增加和散热减少，从而引起体温升高。有关机体产热和散热的机制见图 9 – 1。

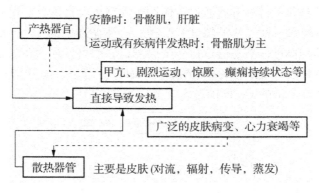

**图 9 – 1　产热及散热机制**

（1）发热的原因

1）发热激活物：凡能激活体内内生致热原细胞产生和释放内生致热原，进而引起体温升高的物质。包括外致热原（exogenous pyrogen）和某些体内产物。

2）外致热原：来自体外的发热激活物称外致热原。主要包括革兰阴性菌、革兰阳性菌、病毒、其他微生物等。另外，微生物在体内繁殖引起相应的抗原表达或细胞自身抗原的变异，启动免疫反应，也是它们引起发热的可能机制之一。

3）体内产物：引起发热的体内产物常见以下 3 种。①抗原 – 抗体复合物，许多自身免疫性疾病都有顽固的发热，如系统性红斑狼疮、类风湿等，循环中持续存在的抗原 – 抗体复合物可能是其主要的发热激活物。②致炎物和渗出物（非感染性致炎刺激物），有些致炎物如硅酸盐、尿酸结晶等，在体内不但可引起炎症反应，还可激活内生致热原的细胞，引起无菌性发热。所以，对发热的患者不是都用抗生素有效的，炎性渗出物中同样含有激活物。③致热性类固醇，体内某些类固醇代谢产物对人体有致热性。给人肌内注射睾酮的中间代谢产物本胆烷醇酮（etiocholanolone）可引起发热。将其与人白细胞共同孵育，可诱生内生致热原（endogenous pyrogen，EP），即在发热激活物的作用下，体内某些细胞产生和释放的能引起体温升高的物质。可产生 EP 的细胞包括单核细胞、巨噬细胞、内皮细胞、淋巴细胞、神经胶质细胞、肾小球膜细胞以及肿瘤细胞等。最早，人们是在白细胞中发现内生致热原的，它是一类蛋白质，可引起发热。因此，学者们一直认为内生致热原就是白细胞致热原（leucocytic pyrogen，LP）。但近来研究发现 LP 主要是指 IL – 1。此外，还有其他一些可引起发热的 EP，如肿瘤坏死因子（TNF）、干扰素、IL – 6、巨噬细胞炎症蛋白 – 1 等，而最重要的就是 IL – 1。此外，还有巨噬细胞炎症蛋白 – 1（MIP – 1）/IL – 8、内皮素等细胞因子都是 EP，具有致热性。

（2）发热机制：脊髓、脑干、下丘脑、大脑边缘皮质等多个中枢神经系统部位参与体温的调节。目前认为，体温调节中枢主要有两类，一类为正调节中枢；另一类为负调节中枢。正调节中枢被认为是基本的体温调节中枢，位于视前区下丘脑前部（preoptic anteriorhy-pothalamus，POAH），该区含有温度敏感神经元，损伤该区可导致体温调节障碍。POAH 主要参与体温的正向调节。中杏仁核（medial amydaloidnucleus，MAN）、腹中隔区（ventral septal area，VSA）和弓状核主要参与发热时的体温负向调节。因此称为负调节中枢。研究表明，POAH 与 VSA 之间有密切的功能联系。当致热信号传入中枢后，启动体温正负调节机制，一方面使体温上升，另一方面通过负性调节限制体温过度升高。正负调节综合作用的结果决定调定点上移的水平及发热的幅度和时程。血液循环中的 EP 都是一些大分子蛋白质（分子量为 15 000 ~ 30 000），不易透过血 - 脑屏障，它们可以通过下丘脑终板血管器（OV-LT）或迷走神经进入体温中枢，在病理情况下，如慢性感染、颅脑炎症、损伤等，血 - 脑屏障通透性增高，可使大量的 EP 直接进入中枢（图 9 - 2）。

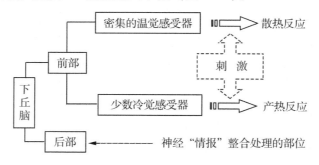

图 9 - 2　体温调节中枢

大量的研究表明，EP 无论以何种方式进入中枢神经系统（CNS），都不能直接引起调定点上移，而是要通过某种中间环节——中枢发热介质的释放，来改变调定点的位置，再通过机体调温反应引起发热。现在认为中枢发热介质可分为两大类：正调节介质和负调节介质。正调节介质主要有：前列腺素（PGE2）、促肾上腺皮质激素释放激素（CRH）、环磷腺苷（cAMP）、$Na^+/Ca^{2+}$ 比值、一氧化氮（NO）等；负调节介质主要有：精氨酸加压素（AVP）、a - 黑素细胞刺激素、脂皮质蛋白 - 1 等。正调节介质可通过使调定点上移从而引起体温升高，但由于机体存在负调节介质的负反馈调节作用，从而使机体体温不会无限制地上升，到了 41℃、42℃，就不会再上升了，这种现象就是热限。

发热（非过热）时，体温升高很少超过 41℃，通常达不到 42℃，这种发热时体温上升的高度被限制在一定范围内的现象称为热限（febrile ceiling）。热限是机体重要的自我保护机制，对于防止体温无限上升而危及生命具有极其重要的意义。有关热限成因的学说很多，但体温的负反馈调节可能是其基本机制。发热一定时间后，激活物被控制或消失，EP 及增多的正调节介质被清除或降解，使体温正调节作用受到限制。同时，精氨酸加压素（AVP）、α - 黑素细胞刺激素（α - MSH）等负调节介质产生和释放增多而使负调节作用加强。正负调节相互作用，共同控制"调定点"和体温升高的水平（图 9 - 3）。

2. 发热的临床表现

（1）发热时相及其热代谢特点：发热可分为 3 个时期：体温上升期、高温持续期、体温下降期。

体温上升期（寒战期）：由于体温调定点上移，中心体温低于调定点水平，体温成为冷刺激，体温中枢发出升温指令，机体通过引起骨骼肌不随意周期性收缩，患者表现出寒战（患者虽然感畏寒，但体温是升高的，只是低于调定点水平），产热增多；同时交感神经传出冲动引起皮肤竖毛肌收缩而出现鸡皮疙瘩；皮肤血管收缩而出现皮肤苍白，散热减少。这个时期的热代谢特点是：产热增多，散热减少，产热＞散热，体温上升。随着中心体温逐渐上升到调定点新水平，就进入第二期。

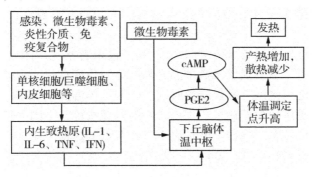

图 9-3　发热产生机制

高温持续期（高热稽留期）：此期由于中心体温已达到调定点新水平，产热与散热达到新的平衡。此时患者皮肤血管由收缩转为舒张，血流增多而皮肤发红，散热增多，产生酷热感，蒸发水分较多，皮肤、口唇比较干燥。此期热代谢特点：在体温调定点上移后的高水平上，产热≈散热。若发热激活物在体内被控制或消失，EP 及增多的中枢发热介质也被清除（机制不清，但主要是通过肾脏清除），体温调定点回降到正常水平，中心体温又高于调定点水平。此时，体温中枢发出降温指令，散热增加，产热减少，散热＞产热，引起大量出汗，皮肤潮湿（体液丧失过多，可引起低血容量性休克，因此，降温不可过快），进入了第三期。

体温下降期（出汗期）：此期热代谢特点是散热＞产热。

（2）发热时生理功能及代谢变化

1）心血管功能改变，体温上升 $1℃$，心率平均每分钟增加 18 次；体温上升期，血压可上升；体温下降期，血压可下降。

2）呼吸加快：上升的血温和 $H^+$ 增多刺激呼吸中枢，提高呼吸中枢对 $CO_2$ 敏感性，时间过长，则抑制呼吸中枢对 $CO_2$ 的敏感性，出现浅、慢呼吸。

3）消化不良：纳差、腹胀（由消化液减少所致）。

4）中枢神经系统：头痛、幻觉，6 个月～4 岁的小儿发热可引起热惊厥（成年人不常见，这与小儿大脑发育不成熟有关，不要害怕，体温退下来，就会恢复），持续发热，中枢神经系统可由兴奋转变为抑制，而出现昏睡、昏迷。

总的来说是分解代谢加强，体温每上升 $1℃$，基础代谢率上升13％，蛋白质分解增强，可出现负氮平衡。糖代谢加强，糖原分解增多，酵解增强，乳酸增多。脂肪分解也显著加强（酮体增多）。

（3）防御功能改变

1）抗感染能力的改变：内生致热原可增强吞噬细胞的杀菌活性，如 IL-1 是淋巴细胞活化因子，IL-6 是 B 细胞分化因子，IFN 是抗病毒体液因子。

2）对肿瘤细胞的影响：EP 具有抑制或杀伤肿瘤细胞的作用，如 TNF、IFN 可增强 NK 细胞活性。

3）急性期反应：蛋白质合成增多，机体抵抗力增强（特别是 HSP）。

不能一概而论说发热有害（任何事物都有两面性），发热是有一定的生物学意义的，可产生急性期蛋白，增强机体抵抗力；有助于对疾病的诊断。一般性的发热，利多于弊；高热，则弊多于利。

（4）热型发热常出现于许多疾病的早期且容易被患者察觉，因此可以把发热看作是许多疾病的重要信号。大多数发热性疾病体温升高与体内病变存在一定的依赖关系。临床上观察患者体温升降的速度、幅度、高温持续时间，绘制成体温曲线。在一定时间内体温曲线的形态称为热型。它常是医生分析病情、作出诊断的重要指标。不同的热型可能与致病微生物的特异性和机体反应性有关。临床上常见以下几种典型的热型。

1）稽留热：体温持续在 39~40℃，一天内波动 <1℃。常见于伤寒、大叶性肺炎。

2）弛张热：体温 >39℃，但一天以内波动很大，达到 2℃。常见于风湿热、败血症、脓毒血症、肝脓肿等。

3）间歇热：发热与无热交替出现，有隔天发热，隔 2 天发热。主要见于疟疾（间日疟、三日疟），也可见于肾盂肾炎。

4）波状热（undulant fever）：体温逐渐升高，>39℃，数天后又逐渐下降，如此反复。主要见于布鲁菌病。

5）回归热（recurrent fever）：体温骤然升高，>39℃，持续数天后又骤然下降至正常水平；高热期与无热期各持续若干天，即规律性相互交替。主要见于霍奇金病。

6）不规则热：主要见于结核、风湿热、癌性发热。

体温升高≤38℃为低热；38~39℃为中等热；39~40℃为高热；>41℃为过高热。

（5）发热的伴随症状

1）寒战：病程中只有一次寒战，见于肺炎球菌肺炎；病程中反复于发热前出现寒战，见于疟疾、败血症、急性胆囊炎、感染性心内膜炎、钩端螺旋体病和恶性淋巴瘤。

2）出血：见于肾综合征出血热、某些血液病（如急性白血病、恶性组织细胞病、急性再生障碍性贫血）、钩端螺旋体病、炭疽、鼠疫等。

3）明显头痛：见于颅内感染、颅内出血等。

4）胸痛：常见于肺炎球菌肺炎、胸膜炎、肺脓肿等，也可见于心包炎、心肌炎、急性心肌梗死。

5）腹痛：见于各种原因的消化道感染，如急性细菌性痢疾、急性胆囊炎、急性阑尾炎、肠结核、肠系膜淋巴结结核、肝脓肿、急性病毒性肝炎、急性腹膜炎，以及腹部恶性实体肿瘤和恶性淋巴瘤。

6）尿痛、尿频、尿急：见于急性和慢性肾盂肾炎、急性膀胱炎、肾结核等。

7）明显肌肉痛：见于多发性肌炎、皮肌炎、旋毛虫病、军团菌病、钩端螺旋体病等。

8）皮疹：见于发疹性传染病，包括水痘、猩红热、麻疹、斑疹伤寒、伤寒、幼儿急疹等。发热和皮疹出现的时间常常相对固定，以及非传染性疾病，常见于风湿热、药物热、系统性红斑狼疮、败血症等。

9）黄疸：常见于病毒性肝炎、恶性组织细胞病、胆囊炎、化脓性胆管炎、钩端螺旋体病、败血症和其他严重感染、急性溶血等。

3. 发热的病因

（1）感染性疾病：是发热最常见的原因，各种病原体如细菌、真菌、病毒、衣原体、支原体以及寄生虫均可引起发热。近年来结核病有增多趋势，尤其是老年人，临床表现多种多样，很不典型。结核病，特别是肺外结核如深部淋巴结结核、肝结核、脾结核、泌尿生殖系统结核、血型播散性结核及脊柱结核临床表现复杂，在发热中占相当比重，应予重视。详细询问病史和全面细致的体格检查可能提供一定线索，抓住可疑阳性线索，一查到底是明确诊断的关键。伤寒、感染性心内膜炎、膈下脓肿或肝脓肿也是发热的常见病因。病毒性疾病一般病程自限，EB病毒和巨细胞病毒感染可作为发热的病因，诊断主要依据为分离到病毒，或血清学相应抗原或特异性IgM抗体检测。AIDS患者并发机会感染时也可表现为发热，重视病史并检测HIV抗体有助诊断。此外，对于长期应用广谱抗生素或免疫抑制剂的患者若出现不明原因长期发热时应除外深部真菌病，如合并黏膜念珠菌病时更应注意检查心脏和肺部，根据相关临床症状采集痰、尿或血标本作真菌培养以助诊断。

（2）非感染性疾病：包括血液系统疾病、变态反应及结缔组织病、肿瘤、理化损伤、神经源性发热等。

1）血液系统疾病：①溶血性贫血可致低或中度发热，罕见高热。机制可能与红细胞破坏及引起溶血的原发病（如结缔组织病等）有关。常见发热的溶血性贫血有血栓性血小板减少性紫癜、溶血尿毒综合征、其他血管内溶血及自身免疫性溶血性贫血等。②恶性组织细胞增生症（恶组）多伴高热，可持续，可不规则。抗生素控制无效，部分病例对肾上腺皮质激素有反应。恶组致高热的机制不详。此类高热有恶组的表现，如肝脾淋巴结大、黄疸、消瘦、腹水、血细胞减少、骨髓出现恶组细胞。③反应性噬血细胞综合征，该病所致的发热与恶组类似。但在本质上属良性病。一般支持治疗适当，疾病呈自限性，发热可随血象改善而消失；若是感染引起的反应性噬血细胞增多，发热往往与感染有关。控制感染，则可以控制发热。④淋巴瘤可致高热、不规则热，对抗生素无反应。对肾上腺皮质激素治疗和化疗效佳。⑤急性非淋巴细胞白血病M7型，该型白血病以原始、幼稚巨核细胞恶性增生为主，可合并急性骨髓纤维化，伴高热，用抗生素无效，外周血及骨髓内可出现大量原始幼稚巨核细胞和纤维组织，预后差；化疗后，体温可有一定程度改善。完全缓解患者，体温可正常。⑥出血性疾病，各类血液病合并脑出血，可致中枢性发热，深部血肿可有吸收热。⑦嗜酸粒细胞性增多症，良性和恶性嗜酸粒细胞性增多症均可合并发热，机制不清。多对肾上腺皮质激素反应好。⑧骨髓坏死，无论何种原因导致的骨髓坏死，均可引起发热，甚至高热。可能与引起骨髓坏死的原发病有关，也与异常免疫及坏死组织吸收热有关。该类发热很难控制。多预后不良。⑨血液病治疗相关性发热，恶性血液病化疗，特别是中枢神经系统白血病防治，可引起化疗刺激性血管炎和脑脊膜炎，进而发热；输血及血液制品、生物制品的应用，可因热源而致免疫性发热。⑩血液病合并感染性发热很常见，控制感染使用抗生素也可致"抗生素热"。

2）结缔组织疾病：弥漫性结缔组织病的临床表现多种多样，其中，发热是有些结缔组织病的常见症状。容易出现发热的结缔组织病有系统性红斑狼疮（SLE）、类风湿关节炎、成人型 Still 病、多发性肌炎、皮肌炎、系统性血管炎、干燥综合征，以及以痛风为代表的结晶性关节炎等。这些弥漫性结缔组织病和结晶性关节炎的发热可轻可重，持续时间可长可短，可能是结缔组织病的首发临床表现，亦可能是在病程中出现。当结缔组织病患者出现发热时，必须加以分析，从总体上说，有以下 3 种可能性：①发热是结缔组织病本身的一种临床表现，这类发热往往是结缔组织病病情加重、疾病处于活动的一种征象，需引起重视；②结缔组织病患者常常接受肾上腺皮质激素或（和）免疫抑制剂的治疗，机体的免疫功能低下，容易并发微生物感染，所以，不少患者的发热原因属于继发性感染；③少数患者也可能由于合并其他疾病而引起的发热，所以，对发热病因的鉴别是极其重要的，不同病因所引起的发热，必然要采取截然不同的治疗措施，否则，不仅治疗无效，还会耽误病情。

3）恶性肿瘤：恶性肿瘤患者发热见于两种情况：恶性肿瘤本身引起的发热和恶性肿瘤伴发感染所引起的发热。后者是指恶性肿瘤本身和治疗所致的机体免疫功能损伤（immuno-compromised host）或免疫抑制所致机会感染引起的发热。引起发热常见恶性肿瘤有：淋巴瘤、霍奇金病、非霍奇金病、急性和慢性骨髓性白血病、急性淋巴细胞白血病、原发性或继发性肝癌、肺癌、肾细胞癌、甲状腺转移癌。通常不引起发热的恶性肿瘤有慢性淋巴细胞白血病，结肠、卵巢、前列腺、乳腺、直肠、胰腺（无转移）和大脑恶性肿瘤等。罕见引起发热的恶性肿瘤为嗜铬细胞瘤。此外，心房黏液瘤和胃、小肠平滑肌瘤等是引起发热的良性肿瘤。临床上，大多数恶性肿瘤引起的发热≤38.9℃，原因尚不明了，如果超过此水平，一般提示感染性因素所致。表 9－1 列出了常见引起发热的疾病总体分类。

表 9－1  常见引起发热的疾病总体分类

| 发热性质 | 病因 | 疾病 |
| --- | --- | --- |
| 感染性发热 | 各种病原体（细菌、病毒、支原体、衣原体、螺旋体、立克次体和寄生虫等） | 急性和慢性全身或局灶感染 |
| 非感染性发热 | 血液病 | 淋巴瘤、恶组、噬血细胞综合征、白血病等 |
|  | 变态反应及结缔组织病 | 风湿热、药物热、SLE、皮肌炎、多肌炎、结节性多动脉炎、结节性脂膜炎、成人 Still 病等 |
|  | 实体肿瘤 | 肾癌、肾上腺癌、肝癌、肺癌等 |
|  | 理化损伤 | 热射病、大手术、创伤及烧伤等 |
|  | 神经源性发热 | 脑出血、脑干伤、自主神经功能紊乱等 |
|  | 其他 | 甲亢、内脏血管梗死、组织坏死、痛风 |

4）内分泌系统疾病：内分泌系统疾病中常伴有发热现象，在疾病的不同阶段和过程中，发热的形式和程度均有其不同的规律和特点，往往在以发热为主要临床表现的内分泌疾病中，掌握这一阶段发热的特点与规律，就可以早期对其病因做出诊断。包括下丘脑综合征、甲状腺疾病、肾上腺疾病、痛风性关节炎、更年期综合征等。

5）理化损伤：一些理化损伤，如热射病、大手术、创伤以及烧伤等也可引起发热。

6）中枢性发热：指因中枢神经系统病变引起体温调节中枢异常所产生的发热。中枢性发热在发热的各种病因中较为少见，其表现及处置也与常见的各种感染性及其他原因引起的发热不同。因此临床上在确定中枢性发热时，应首先除外各种感染性、药物性及其他原因引起的发热。对于难以解释的中度体温升高不能轻易认为是中枢性发热。

## 三、发热的诊断方法

不同原因导致的发热，诊断方法各异。总的原则为把握常见病的"非特征"表现，注意发现"定位"线索，对可疑诊断作出初步分类。对发热进行诊断时应注意以下3个方面。

1. 采集病史与体格检查　应谨记有的放矢及重复的原则。询问病史和查体时，带有明确的目的性，以"我希望发现什么？哪里可能有线索会帮助我明确诊断？"为中心进行病史询问，剔除无用的信息。在入院初期，询问病史和检查时不可避免地会有所遗漏，包括医生遗漏、忽视或患者遗忘、忽视，甚至隐瞒等，通过反复的询问及确认可以获得详尽且精确的病史，为诊断提供有力的参考和依据。首先应注意患者起病情况，一般感染性疾病起病较急，尤其是细菌、病毒感染，但典型伤寒、结核等除外，非感染性疾病发病相对较慢，但恶组、淋巴瘤、噬血细胞综合征等可以表现为急骤起病，且病情凶险，因此发病情况可以提供一定的诊断参考，但注意不能以发病的急缓作为重要的鉴别诊断依据。大多数病例发热的高低、热型和间歇时间与诊断无关，动态观察热型的变化可能对诊断更有帮助，因此体温单和医嘱记录单中往往隐藏着重要的诊断线索。注意不要滥用退热药，影响热型表现，给诊断带来困难。需注意的是许多患者常常在病程中曾经使用过不止一种抗生素，此时详细了解用药时间与体温曲线变化情况可能发现重要的诊断线索。还应该注意伴随症状，如发热伴寒战以某些细菌感染和疟疾最为常见，而结核病、伤寒、立克次体病、病毒感染，风湿热的这种情况比较罕见，同时还需将感染性疾病引起的寒战与输液反应相鉴别。发热伴口唇疱疹，多见于大叶性肺炎、间日疟、流行性脑膜炎等；一般不见于小叶性肺炎、干酪性肺炎、恶性疟和结核性脑膜炎。发热可伴有皮疹，一些特征性皮疹可作为诊断的参考依据，如莱姆病的慢性移行性红斑、皮肌炎的淡紫色眼睑、结节性脂膜炎的特征性皮下结节等。发热可伴有淋巴结大。全身性淋巴结大可见于传染性单核细胞增多症、结核病、兔热病、弓形虫病、HIV 感染，以及白血病、恶性淋巴瘤、结缔组织病等；而局部淋巴结大主要见于局限性感染、恶性淋巴瘤、恶性肿瘤的转移等。对疑诊结缔组织病者，应特别注意了解皮肤、关节、肌肉等部位的表现。详细的流行病学史对诊断也有参考意义，特别是一些感染性疾病，接触史有时可提供有力的诊断依据。

2. 实验室检查项目的选择　发热患者的实验室检查包括常规检查及有指向性及针对性的检查。常规的检查包括血、尿、粪常规，胸片，B 超，红细胞沉降率等，主要指向性检查见表9-2。

表9-2　发热诊断时主要的指向性实验室检查

| 疾病 | 主要检查项目 |
| --- | --- |
| 感染性疾病 | 血、中段尿、粪、骨髓及痰等病原体培养；冷凝集试验、嗜异凝集反应、肥达反应、外斐反应、结核菌素试验等；NAP 积分，C-反应蛋白；咽拭子、痰、尿、粪涂片查真菌；痰、粪涂片查寄生虫卵；影像学检查感染病灶等 |
| 结缔组织病 | 自身抗体、类风湿因子、狼疮细胞等；蛋白电泳、免疫球蛋白定量；皮肤肌肉或肾组织活检；肌电图等 |
| 恶性肿瘤 | CT、MRI、放射性核素扫描等影像学检查；支气管镜、胃镜、肠镜等内镜检查；骨髓、淋巴结及相应组织穿刺活检或手术探查、AFP、本-周蛋白等 |

血象检查时应注意嗜酸性粒细胞计数的变化，轻度增多可见于猩红热、霍奇金病、结节

性多动脉炎及药热等，明显增多常见于寄生虫病或过敏性疾病，嗜酸性粒细胞缺失是诊断伤寒或副伤寒的有力证据。红细胞沉降率检查特异性不强，不能单纯依据红细胞沉降率的快慢来诊断结核等疾病。有时骨髓穿刺应多部位、多次复查，必要时需进行骨髓活检。需要重点强调的是血培养标本采集需注意以下几点：①应尽可能在应用抗生素治疗前，于畏寒、寒战期多次采血；②采血量应 >8ml，兼顾厌氧菌及 L - 型细菌；③已接受抗生素治疗的患者，必要时可停药 48～72h 后采血培养或取血凝块培养；④对疑诊感染性心内膜炎者，采动脉血培养可提高检出率。

3. 诊断性治疗　在发热的患者中有 15%～20% 虽然经过反复检查仍未能明确诊断的，可以考虑进行诊断性治疗。诊断性治疗的适应证为通过治疗印证未能证实的假设诊断或患者病情严重，不能延误治疗，此时可考虑进行诊断性治疗。在进行诊断性治疗时也需要有一定的诊断依据，而且所选药物作用范围应集中，疗程要充足，否则就失去了诊断性治疗的意义。当然诊断性治疗也存在风险，如可能降低诊断性培养的检出率、改变感染形式而非治愈以及治疗不良反应等，特别是应用激素进行诊断性治疗时可降低免疫学试验阳性率或诱发感染而无炎症征象，因此在进行诊断性治疗前需要征得患者家属的知情同意，而且要注意以下几点：一是不能单纯根据治疗结果来肯定或排除所怀疑的疾病；就诊断价值而言，一般否定的意义较肯定的意义为大。二是要符合治疗方案要求：①药物特异性强、疗效确切、安全性高；②剂量充足并完成整个疗程；③使用糖皮质激素时应该避免无原则地或在未经严格观察的情况下应用于无明确适应证的发热患者；选用抗生素时应尽量选用针对所怀疑的病原菌有特效的药物，注意兼顾厌氧菌。

## 四、发热的诊断流程图

1. 诊断流程图　见图 9 - 4。

2. 鉴别诊断

（1）感染性疾病

1）结核病：结核病一般起病缓慢，以长期低热为主，每于午后或傍晚开始低热，次晨体温可降至正常；可伴乏力、盗汗及消瘦等症状。或无明显不适，但体温不稳，常于活动后出现低热。部分患者可有间歇性高热，或病情进展时出现高热，呈稽留热或弛张热型。尽管患者高热，但一般情况相对良好，有别于一般细菌性感染或恶性病变发热患者的消耗和极度衰弱。患者周围血白细胞计数可正常，γ - 球蛋白比例增高，红细胞沉降率常增快，结核菌素（PPD）试验可呈强阳性反应。然而，PPD 试验阴性并不能排除结核，特别是血行播散性肺结核。肺结核及颈淋巴结核一般不难诊断，可经 X 线胸片、痰查抗酸杆菌及淋巴结活检确诊。脊柱结核好发于下胸腰椎，患者常诉腰痛或髋部疼痛，活动后加重，平卧位亦不减轻，下胸腰椎正侧位相可发现椎体呈楔形变，若阴性，高度疑及本病者应作下胸腰椎 CT 扫描以助诊断。肝脾结核很难诊断，一般需要病理证实，试验性抗结核治疗很难短期奏效。临床上遇不明原因长期发热伴进行性肝脾大，持续性肝区疼痛、压痛者应警惕肝结核的可能性；如伴贫血、球蛋白增加、碱性磷酸酶增高及红细胞沉降率增快者，应行肝穿刺活组织检查；必要时在腹腔镜直视下作活检。对经皮肝穿刺和（或）腹腔镜检查阴性不能确诊的肝占位，且患者一般状态较好、乙肝标志阴性者，应及早剖腹探查确诊。脾结核可以 FUO 及脾大为主要表现，发热伴左上腹不适者应作腹部 B 超或 CT 扫描，有时可发现脾内占位病变，因脾结核或脾型淋巴瘤单凭临床表现和影像学鉴别有一定困难，12 个月试验性抗结核治疗亦难奏效，及时剖腹探查有助诊断，对脾大者尚有治疗意义。总之，FUO 并腹内肿块者应及早剖腹探查。值得注意的是，结核病尚可有变态反应性表现，可有游走性多发性关节炎或关节痛、下肢结节红斑和发热，水杨酸制剂无效，仔细检查或询问既往有结核病病史、胸片发现结核灶或 PPD 试验强阳性提示结核，给予试验性抗结核治疗可奏效。无反应性结核常见于严重免疫抑制患者，可出现高热、骨髓抑制或类白血病反应，应予重视。对可疑患者应及早行肝、脾、淋巴结活检。

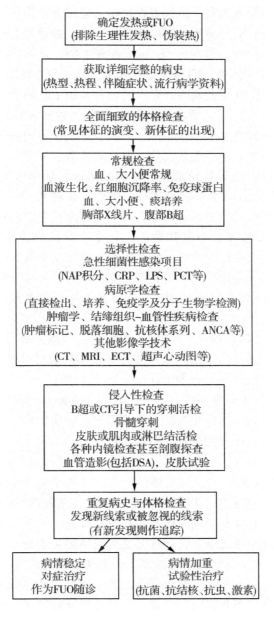

图 9-4 发热的诊断流程图

2）伤寒：长期发热而白细胞计数正常或减少，特别是夏秋季节发热、脾大伴肝功能异常和腹泻、腹胀者应多次做血培养检查，如血、骨髓、粪便分离到伤寒杆菌可确诊伤寒。病程中动态观察肥达反应的"O"抗体和"H"抗体的凝集效价，恢复期有4倍以上升高者有辅助诊断意义。

3）感染性心内膜炎：典型者诊断多无困难。但对原无基础心脏病又无明显心脏杂音者诊断较为困难。临床上反复短期用抗生素，反复发热，用药后热退者应警惕本病的可能性。应仔细听诊心脏有无杂音及杂音的动态变化，注意患者有无不能解释的进行性贫血、脾大、镜下血尿及瘀点、瘀斑等栓塞现象。拟诊者在抗生素应用前应多次抽血行血培养。及时作经体表二维超声心动图检查，对探测赘生物的部位、大小、数目及形态均具诊断意义。必要时经食管作二维超声心动图检查，能检出11.5mm的赘生物，且不受机械瓣回声的影响，其检出赘生物的阳性率达90%~95%，明显优于经体表二维超声心动图。

4）腹腔内脓肿：是FUO常见病因，尤以肝脓肿和膈下脓肿最为多见。肝脓肿如脓肿位于深部，肝大不明显，局部体征轻微或缺如而以FUO为主要表现时，易误诊。患者多有血清碱性磷酸酶增高、肝酶异常和胆红素增高，仔细查体仍可发现肝区扣压痛。细菌性肝脓肿患者毒血症状重，多表现为寒战、弛张高热、肝区胀痛等，易并发中毒性休克，周围血白细胞总数及中性粒细胞增高，腹部B超可见多发液性暗区，早期可见低回声区内有点状回声增强。腹部CT扫描对肝脓肿的诊断率达90%~97%。B超或CT指导下诊断性穿刺获脓液可确诊。此外，本病可继发于败血症，血培养可分离到金黄色葡萄球菌或大肠埃希菌及其他革兰阴性杆菌。阿米巴肝脓肿以单发脓肿居多，毒血症较轻，穿刺抽出巧克力色脓液和ELISA法检测血清阿米巴抗体有助诊断。膈下脓肿往往继发于溃疡病或阑尾炎穿孔基础上或腹腔手术后，患者有高热等毒血症状，下胸或上腹部疼痛，可有胸腔积液或下叶肺不张等表现，胸腹部联合CT扫描是诊断膈下脓肿较好的诊断方法，在B超或CT引导下行穿刺获脓液可确诊。

5）病毒性疾病：一般病程自限，EB病毒和巨细胞病毒感染可作为FUO的病因，诊断主要依据为分离到病毒，或血清学相应抗原或特异性IgM抗体检测。AIDS患者并发机会感染时也可表现为FUO，重视病史并检测HIV抗体有助诊断。

6）深部真菌感染：对于长期应用广谱抗生素或免疫抑制剂的患者若出现不明原因长期发热时尚应除外深部真菌病，如合并黏膜念珠菌病时更应注意检查心脏和肺部，根据相关临床症状采集痰、尿或血标本作真菌培养以助诊断。

（2）结缔组织病

1）系统性红斑狼疮（SLE）：是弥漫性结缔组织病的原型，免疫复合物性血管炎是其基本病理改变。在早期SLE患者中，以发热为主要临床表现者占60%左右。起病时可能仅以发热为主要临床症状，或者发热的同时伴有浆膜炎、肾炎、关节炎的临床表现。因此，容易误诊为结核性胸膜炎、泌尿系感染、肾小球肾炎或类风湿关节炎。

2）肌炎：发热也常常是炎性肌病包括多发肌炎和皮肌炎的首发症状，且多呈持续性高热，有时伴有肌痛和肌无力，人们考虑肌痛或肌无力可能是由于发热所致，没有引起重视。其实，此时作有关肌酶谱检测和肌电图检查，或许会有异常发现，有助于炎性肌病的诊断。

3）成人型Still病：亦常常以发热为主要临床表现，但同时多伴外周血中白细胞数增多、皮疹、关节炎等征象。

4）类风湿关节炎、风湿性多肌痛：可以表现为低热，偶尔亦可高热，这类患者在发热的同时，也会有关节炎或肌痛的症状。

5）系统性血管炎：如大动脉炎初期常有发热，与此同时，患者伴有因相关的血管炎症而引起血流障碍的症状和体征。例如，大动脉炎患者病变部位的动脉搏动减弱和呈现血管性杂音；颞动脉炎多发见于老年人，伴有颞部疼痛，咀嚼时颞部痛加重。

6）干燥综合征：患者多呈慢性起病，有时可有发热，多有口干、眼干的症状，眼泪和唾液减少的临床表现，腮腺常常肿大。

7）痛风：因病变部位受到尿酸的化学性刺激，局部常有红肿热痛等炎症症状，在急性发作时可以发热，此时须与丹毒相鉴别。

（3）血液系统疾病

1）溶血性贫血：可致低或中度发热，罕见高热。可能与红细胞破坏及引起溶血的原发病（如结缔组织疾患等）有关。常见发热的溶血性贫血有血栓性血小板减少性紫癜、溶血尿毒综合征、其他血管内溶血及自身免疫性溶血性贫血等。溶血性贫血引起的发热有合并贫血及溶血表现，且随着溶血被控制体温逐渐恢复正常。疟疾引起的溶血性贫血可致高热（>39℃）、寒战、大汗等。

2）恶性组织细胞增生症（恶组）：该病多伴可持续高热，可不规则。恶组致高热的机制不详。抗生素控制无效，部分病例对肾上腺皮质激素有反应。此类高热有恶组的表现，如肝脾淋巴结大、黄疸、消瘦、腹水、血细胞减少，骨髓出现恶组细胞。

反应性噬血细胞综合征：该病致发热与恶组类似。但在本质上属良性病。一般支持治疗适当，疾病可呈自限性，发热可随血象改善而消失；若是感染引起的反应性噬血细胞增多，发热往往与感染有关。控制感染，发热则可消退。

3）淋巴瘤：淋巴瘤可致高热、不规则热，对抗生素无反应。肾上腺皮质激素和化疗效佳。此类发热可合并淋巴瘤的表现，如浅表或深部淋巴结大、纵隔增宽、肝脾大或胃肠和皮肤浸润表现，可通过病理查到淋巴瘤细胞。部分患者发展为淋巴瘤白血病期，检查外周血和骨髓可见瘤细胞。

4）急性非淋巴细胞白血病 M7 型：该型白血病以原始、幼稚巨核细胞恶性增生为主，可合并急性骨髓纤维化，伴高热，用抗生素治疗无效，外周血及骨髓内可出现大量原始幼稚巨核细胞和纤维组织，预后差；化疗后，体温可有一定程度改善。完全缓解患者，体温可正常。

5）出血性疾病：各类血液病合并脑出血，可致中枢性发热，深部血肿可有吸收热。

6）嗜酸粒细胞增多症：良性恶性嗜酸粒细胞增多症均可合并发热，机制不清。多对肾上腺皮质激素反应好。

7）骨髓坏死：无论何种原因导致的骨髓坏死，均可引起发热，甚至高热。原因可能与引起骨髓坏死的原发病有关，也与异常免疫及坏死组织吸收热有关。该类发热很难控制，多预后不良。

8）血液病治疗相关性发热：恶性血液病化疗，特别是中枢神经系统白血病防治，可引起化疗刺激性血管炎和脑脊膜炎，进而发热；输血及血液制品、生物制品的应用，可因热源而致免疫性发热。

（4）恶性肿瘤

1）晚期和侵袭性组织学类型淋巴瘤：发热是最常见表现，部分患者可出现以 B 组症状为主的临床表现，如发热、盗汗和消瘦。淋巴结大、脾大、原因不明性贫血或血小板减少和血清乳酸脱氢酶极度增高提示诊断。通常细致的查体，胸、腹和盆腔 CT 检查和骨髓穿刺可发现病变累及的部位，组织活检则可确诊。

2）肾细胞癌：是恶性肿瘤引起发热的经典例证，通常仅表现为发热，无其他表现，有时伴乏力和消瘦，15% 病例呈间歇性发热，促红细胞生成素增多引起的镜下血尿或红细胞增多，可提示诊断。如在除外肝脏和骨骼病变前提下，出现血清碱性磷酸酶水平增高则提示该病的诊断。

3）嗜铬细胞瘤：发热常见于发作性高血压病例，血压升高时体温增高，血压正常时体温降至正常。

4）位于丘脑附近的大脑肿瘤：可产生高热（39℃）。

5）心房黏液瘤：表现为发热、晕厥、充血性心力衰竭、外周或肺栓塞、消瘦、肌痛、关节痛和皮疹。心脏杂音可呈现间歇性、体位性或缺如。红细胞沉降率增快和贫血常见，超声心动图可确诊。

（5）内分泌疾病

1）下丘脑综合征：下丘脑体积小，功能复杂，由先天和后天器质性和功能性的多种病因造成。下丘脑具有分泌释放促激素和抑制激素功能，对内分泌各个腺体具有调控作用，因此当病变累及下丘脑局部细胞核群，或多个生理调节中枢时，可引起复杂的临床症状，故将其称为下丘脑综合征。临床表现为多饮多尿、嗜睡、多食肥胖、厌食消瘦、月经减少、过早闭经，男性有性功能减退、发育延迟、侏儒、性早熟、发热等症状。下丘脑综合征发热一般为 37.5℃ 左右的低热，但亦可有弛张性、不规则性高热，一天之中体温多变，高热时肢体冰冷，而且对一般退热药无效。在中脑或脑桥病变时，也可出现高热。引起下丘脑综合征的病因甚多，临床表现非常复杂和多样性，因此诊断较难，必须详细询问病史，联系下丘脑的生理功能，结合有关下丘脑靶腺反馈机制、头颅 CT 和磁共振等影像学特征作出诊断，拟定病因与对症治疗方案。

2）甲状腺疾病：包括甲状腺功能亢进、甲亢危象、桥本病、亚急性甲状腺炎、甲状腺癌等，是内分泌系统常见病。甲状腺激素是能量代谢主要激素之一，甲状腺激素增多，会使蛋白、脂肪和糖的能量代谢加速，产热过多，常有不同程度发热和出汗症状；此外甲状腺激素又可加强 5-羟色胺活性，使交感神经兴奋，引起兴奋、震颤和心动过速，甚至出现心律失常，其中甲亢最为典型。桥本病、慢性淋巴性甲状腺炎患者中约有 76% 发展为甲状腺功能减低，也有少数患者表现为亚急性甲状腺炎或甲亢，两者均系自身免疫性疾病，在不同免疫阶段，可以互相转变或交替出现。在甲状腺滤泡细胞遭受自身免疫抗体攻击，出现细胞功能增强或细胞破坏时，甲状腺激素合成与分泌增多或细胞破坏缺陷，反流入血增多，可引起高甲状腺素血症，造成高代谢综合征。桥本病甲亢期表现与甲亢相似；亚急性甲状腺炎则体温升高较为普遍，且常常是首诊主要症状。这类患者发热同时多有高代谢综合征。亚急性甲状腺炎，多有甲状腺局部结节，自发痛与触痛，测定血浆甲状腺激素 $T_3$、$T_4$、$FT_3$、$FT_4$ 增高，TSH 降低，TG、TM 不同程度增高；此外，亚急性甲状腺炎还伴有甲状腺吸[131]碘率降低的分离现象，以及红细胞沉降率增快、白细胞增高等特点，在确定病因诊断中均有特征性变化，因而诊断比较容易。甲状腺癌中滤泡细胞型者常有外周转移灶，也具有吸碘功能，偶尔可出现甲亢症状和发热，其他类型甲状腺癌中多无此功能，因此对此类疾病，可借助其肿瘤质地坚硬如石，对邻近组织浸润而粘连固定，以及远处转移灶等特点，进行细针甲状腺细胞学检查时阳性所见，病因诊断也较容易。

3）肾上腺疾病：常有发热症状者为嗜铬细胞瘤，本病具有邻苯二酚胺分泌增多特点，可通过肾上腺素能受体对血管、平滑肌和神经内分泌兴奋，引起阵发性高血压为特征，同时可出现低热症状。库欣综合征易诱发感染，引起毒血症和败血症。慢性肾上腺皮质功能减退由于合并感染、创伤、失盐、失水过多等应激情况，诱发危象，可有发热表现。这类肾上腺疾病中，特别需要提出的是，嗜铬细胞瘤儿童患者可因邻苯二酚胺大量释放，使平滑肌张力减弱，出现麻痹性肠梗阻；或周围动脉痉挛，引致发作性下肢跛行。肾上腺疾病因为具有各个病种的特有体型，如向心性肥胖、满月脸、皮肤紫纹、痤疮、毛发增生、男性化或有皮肤、黏膜色素沉着，以及阵发性高血压、剧烈头痛、神经紧张、焦虑、烦躁和瞳孔散大等特征不难与其他发热疾病相鉴别。

4）痛风性关节炎：由嘌呤代谢异常，尿酸盐在关节及其周围组织沉积所引起的炎症性反应，急性发作可在数小时或数天内发生，起病急剧，半数以上患者发生一侧足部拇指关节红肿痛热急性炎症表现。剧烈疼痛伴有全身症状、发热、白细胞增多、红细胞沉降率增快，易误诊为蜂窝织炎或丹毒。未经治疗者，尿酸盐沉积增多，进入慢性痛风阶段。多次急性发作，受累部位可扩展至其他关节，最终以骨质破坏、周围组织纤维化而使关节强直变形为特征，在漫长的反复发作病程中，除关节疼痛和反复受侵关节急性炎症外，伴随而来的发热等全身症状也较明显。此类发热患者，由于原发病具有特征性表现，不难作出诊断。需要指出的是，患者多为男性，男女性之比为 2 ∶ 1，是由于睾酮对尿酸盐诱导的细胞质溶解反应敏感；而雌二醇对这溶解反应有抵抗性，但妇女绝经以后易患此病，在病因诊断时应加以注意。

5）更年期综合征：更年期是指发生卵巢功能衰减的生理阶段，更年期开始的信号是月经周期紊乱或出现血管运动性症状。绝经指最后一次月经，表明以周期性月经为表现的周期性卵巢功能的终止，绝经的平均年龄大约是 51 岁。更年期症状和体征均与雌激素水平下降有关，常有的症状为阵发性潮红，尤其面颈部皮肤多见，可持续数年，其次为发热和出汗，也多有阵发性规律，感觉异常、手脚发凉、头晕头痛、失眠健忘、精力不集中、精神紧张、焦虑、神经质等更为多见，血浆雌二醇及黄体酮降低，促卵刺激素（FSH）升高，促黄体生成素（LH）多为正常，结合年龄和闭经史诊断较易。

发热是最常见的临床症状之一，建立准确的诊断是进行有针对性治疗的关键。现在越来越多的实验室诊断工具可以为诊断提供辅助，如通过多重 PCR 技术同时检测多种病原体、各种病原体更加特征性的抗原及抗体检测等。但最重要的还是要依靠临床医生的勤勉和智慧，勤勉包括详尽的病史采集和体格检查、准确选择实验室检查，智慧则是指运用合理的推理和逻辑思维进行疾病诊断。

（桑纯利）

## 第二节 咳嗽

咳嗽是机体的防御反射，有利于清除呼吸道的分泌物、吸入的有害物质和异物，但频繁剧烈的咳嗽对患者的工作、生活和社会活动造成严重的影响。临床上，咳嗽是呼吸内科就诊患者最常见的症状，患者经常会担心咳嗽的病因而焦虑，如担心咳嗽是否具有传染性，是否患有肺癌；还有患者因为咳嗽的并发症如肋间肌的疼痛、甚至是肋骨骨折的剧痛来就诊；此外，还有患者因为咳嗽所致的大小便失禁而困扰。很多患者长期被误诊为"咽喉炎"或"支气管炎"，长期使用抗生素治疗无效，或者因诊断不明确反复进行各种检查，不仅增加了患者的痛苦，也加重了患者的经济负担。

## 一、发病机制

引起咳嗽的感觉神经末梢主要分布于咽部和第二级气管之间的气管和支气管黏膜。其他尚有鼻部、鼻窦、咽部、肺组织、心包、胸膜甚至外耳道。分布于上呼吸道的神经末梢对异物敏感，属于机械感受器；分布于较小气道内的神经末梢对化学物质敏感，属于化学感受器。分布于气管、支气管树中的神经上皮细胞可以延伸至细支气管和肺泡，但一般认为肺泡中分布的神经感受器不会引起咳嗽。当肺泡中产生的分泌物到达较小的支气管时才引起咳嗽。引起咳嗽的神经传导通路：刺激源—迷走神经、舌咽神经、三叉神经等传入延髓的咳嗽中枢→激动后→通过舌下神经、膈神经和脊神经下传，其中喉返神经引起声门闭合，膈神经和脊神经引起膈肌及其他呼吸肌的收缩，产生肺内高压，相互配合引起咳嗽的产生。咳嗽的经典过程：吸气→声门紧闭→呼吸机快速强烈的收缩产生肺内高压→声门突然开放→气体快速从气道中爆发性呼出。通过此过程可带出气道内的物质。

咳嗽可以是有意识的也可以是无意识的，当患者试图控制无意识的咳嗽时这两种情况可以同时存在。通常无意识咳嗽的刺激因素可以分为3类：机械性的、炎症性的和心理性的。吸入刺激性的烟雾或粉尘以及由于肺纤维化或者肺不张所导致的气道变形是引起咳嗽的化学性和机械性因素。吸烟者因为存在慢性咽喉、气管支气管炎症，当吸入刺激性的颗粒或气体时更容易引起咳嗽。通常情况下，咳嗽是器质性疾病的表现。但在偶然情况下焦虑等精神性因素也可以引起干咳。此外，精神因素也可加重器质性疾病所致的咳嗽症状。

## 二、临床表现

根据有无痰液可以分为干性咳嗽和湿性咳嗽。干性咳嗽往往是上、下呼吸道感染的早期，也可以见于刺激性物质的吸入。比较有意义的干咳见于咽炎、咳嗽变异性哮喘、支气管内结核及肿瘤、肺淤血、ACEI 类降压药物、鼻后滴流综合征等。咳嗽伴有咳痰为湿性咳嗽，脓痰往往是气管、支气管、肺部的感染的可靠证据。铁锈色痰见于肺炎链球菌肺炎；砖红色胶冻样痰见于肺炎克雷伯杆菌感染；带有臭味的脓痰常提示厌氧菌感染；慢支为黏液性、白色痰，合并感染时多出现黄绿色痰；粉红色泡沫样痰见于急性左心衰竭；大量白色泡沫痰日咳数百毫升的是一种少见的但有特征性的，称为支气管黏液溢，见于肺泡癌；黄绿色或翠绿色痰见于铜绿假单胞菌（绿脓杆菌）感染；大量稀薄浆液性痰中含有粉皮样物见于包虫病；痰液静置分层现象上层为泡沫、二层为浆液、三层为脓性物、四层为坏死物质，常见于支气管扩张（支扩）、肺脓肿、支气管胸膜瘘；痰液牵拉成丝见于真菌感染。但由于抗生素的普遍广泛应用及病情等原因，临床上上述情况有时不典型出现。

根据咳嗽的病程，可分为急性、亚急性、慢性咳嗽。急性咳嗽时间 <3 周，亚急性咳嗽为 3~8 周，慢性咳嗽 >8 周。急性咳嗽的病因相对简单，普通感冒、急性气管 - 支气管炎、气管异物是急性咳嗽常见的病因。亚急性咳嗽最常见的原因是感染后咳嗽，其次为上气道咳嗽综合征（upper airway cough syndrome，UACS）、咳嗽变异性哮喘（cough variant asthma，CVA）等。慢性咳嗽病因较多，通常根据胸部 X 线检查有无异常分为两类：一类为 X 线检查有明确病变者，如肺炎、肺结核、支气管扩张、支气管肺癌等；另一类为 X 线检查无明显异常，以咳嗽为主或唯一症状者，即通常所说的不明原因慢性咳嗽（简称慢性咳嗽）。慢性咳嗽的常见病因包括：变异性哮喘（CVA）、鼻后滴流综合征（postnasal drip syndrome，PNDS）、嗜酸粒细胞性支气管炎（eosinophilic bronchitis，EB）和胃食管反流性咳嗽（GERC），这些病因占呼吸内科门诊慢性咳嗽病因的 70%～95%。此外，服用 ACEI 类降压药物，发生率在 10%～30%，占慢性咳嗽病因的 1%～3%。停药 4 周后咳嗽消失或明显减轻。

从咳嗽的伴随症状及体征往往可以提示咳嗽的病因和病变部位。例如，急性支气管炎所致的咳嗽常常伴有胸骨后的烧灼感；急性咽喉炎往往是咽喉肿痛、声音嘶哑伴咳嗽；犬吠样或鸡鸣样咳嗽常见于会厌、喉头疾病或气管受压；咳嗽音低常见于重度肺气肿、呼吸肌麻痹、寂静胸、极度衰竭或声带麻痹；咳嗽伴发热见于急性上、下呼吸道感染及肺结核、胸膜炎等。咳嗽伴胸痛见于肺炎、胸膜炎、肿瘤、肺梗死、肺栓塞、自发性气胸等。咳嗽伴呼吸困难见于喉头水肿、喉癌、哮喘、肺癌、重症肺炎、肺淤血、肺水肿、支气管异物等。咳嗽伴喘鸣见于哮喘、喘吸性支气管炎（喘支）、弥漫性泛细支气管炎、气管异物。咳嗽伴脓痰见于支扩、肺脓肿、肺囊肿、支气管胸膜瘘等。咳嗽伴杵状指见于慢性疾病如支扩、肺脓肿、肺癌等。咳嗽呈现金属音常提示纵隔肿瘤、主动脉瘤或支气管癌等直接压迫气管所致。咳嗽伴咯血见于干性支扩、肺结核、二尖瓣狭窄、支气管结石、肺含铁血黄素沉着症等。

类似叹气样的咳嗽及清嗓往往见于神经官能症、咽易感症等心理疾患。应当注意的是当疾病的病理进程发生改变时，例如肺炎或肺部肿瘤，咳嗽的特点也会发生改变。

### 三、诊断

1. 病史　咳嗽的诊断，询问病史非常重要。明确咳嗽的临床意义很大程度上依赖于对患者咳嗽特点的掌握。采集病史要注意询问咳嗽是急性还是慢性？持续时间？是否伴有咳痰？痰的性状？咳嗽出现的时间？患者身体一般状况如何？咳嗽的诱因？身体其他伴随症状？是否服用 ACEI 类降压药物？既往病史及吸烟史的询问。例如一个急性起病的阵发性干咳伴有流涕、打喷嚏、咽喉痛、乏力、发热、出汗通常提示患者为病毒性上呼吸道感染；患者有冠心病、心肌梗死病史，夜间平卧睡眠时发生咳嗽，伴白色泡沫样痰往往提示肺淤血。长期吸烟史不但有助于慢性支气管炎的诊断，还应注意排除肺癌的可能性。有过敏性疾病史和家族史者应注意排除过敏性鼻炎和哮喘相关的咳嗽。

2. 体格检查　包括鼻、咽、气管、肺部等，如气管的位置、颈静脉充盈、咽喉鼻腔情况，双肺呼吸音及有无哮鸣音和爆裂音。查体如闻及呼气期哮鸣音，提示支气管哮喘；如闻及吸气期哮鸣音，要警惕中心性肺癌或支气管结核，同时也要注意心界是否扩大、瓣膜区有无器质性杂音等心脏体征。

3. 辅助检查

（1）诱导痰检查：最早用于支气管肺癌的脱落细胞学诊断。诱导痰检查嗜酸粒细胞增高是诊断嗜酸粒细胞性支气管炎（eosinophilic bronchitis，EB）的主要指标，常采用超声雾化吸入高渗盐水的方法进行痰液的诱导。

（2）影像学检查：建议将 X 线胸片作为慢性咳嗽的常规检查，如发现明显病变，根据病变特征选择相关检查。X 线胸片如无明显病变，则按慢性咳嗽诊断程序进行检查。胸部 CT 检查有助于发现纵隔前后肺部病变、肺内小结节、纵隔肿大淋巴结，特别是胸部 X 线检查不易发现的病变，对一些少见的慢性咳嗽病因如支气管结石、支气管异物等具有重要诊断价值。高分辨率 CT 有助于诊断早期间质性肺疾病和非典型支气管扩张。

（3）肺功能检查：通气功能和支气管舒张试验可帮助诊断和鉴别气道阻塞性疾病，如支气管哮喘、慢性阻塞性肺疾病和大气道肿瘤等。支气管激发试验是诊断 CVA 的关键方法。

（4）纤维支气管镜检查：可有效诊断气管腔内的病变，如支气管肺癌、异物、结核等。

（5）24h 食管 pH 值监测：这是目前判断胃食管反流的最常用和最有效的方法，但不能检测非酸性反流。非酸性反流采用食管腔内阻抗或胆红素监测。

（6）咳嗽敏感性检查：通过雾化方式使受试者吸入一定量的刺激物气雾溶胶颗粒，刺激相应的咳嗽感受器而诱发咳嗽，并以吸入物浓度作为咳嗽敏感性的指标。常用辣椒素吸入进行咳嗽激发试验。咳嗽敏感性增高常见于变应性咳嗽（atopic cough，AC）、感染后咳嗽（post-infectious cough，PIC）、GERC 等。

（7）其他检查：外周血检查嗜酸粒细胞增高提示寄生虫感染及变应性疾病。变应原皮试和血清特异性 IgE 测定有助于诊断变应性疾病和确定变应原类型。

## 四、治疗

1. 病因治疗　根据不同的病因采取相应的治疗措施，如 CVA 吸入小剂量糖皮质激素联合支气管舒张剂（$\beta_2$-受体激动剂或氨茶碱等），必要时可短期口服小剂量糖皮质激素治疗。GERC 选用质子泵抑制剂（如奥美拉唑、兰索拉唑、雷贝拉唑及埃索美拉唑等）或 $H_2$-受体拮抗剂（雷尼替丁或其他类似药物），同时加用促胃动力药多潘立酮。

2. 对症治疗　干性咳嗽者可给予镇咳药。如患者咳嗽有痰且严重影响睡眠或易并发其他病症的时候也可以考虑适当镇咳。

（1）镇咳药：用于干咳或严重咳嗽痰较少者。

中枢性镇咳药：①依赖性镇咳药，代表药物可待因，另有羟蒂巴酚（羟甲吗啡）、福尔可定、二氢可待因。②非依赖性镇咳药，有右美沙芬、二甲吗南、喷托维林（咳必清）、咳平等。

外周性镇咳药：退咳、那可定、苯丙哌林、普诺地嗪、甘草流浸膏、镇咳药的复方制剂、奥亭糖浆、菲迪克糖浆、棕色合剂等。

（2）祛痰药：祛痰治疗可提高咳嗽对气道分泌物的清除率。常见祛痰药物如下。①愈创酊睡木酚甘油醚（guaifenesin）。②氨溴索（ambroxol）和溴己新（bromhexine）。③稀化黏素（myrtol）。④乙酰半胱氨酸（N-acetycysteine）。⑤羧甲司坦（carbocistein）、厄多司坦（erdosteine）。⑥其他：高渗盐水及甘露醇可提高气道黏液分泌的水合作用，改善黏液的生物流变学，从而促进黏液清除。联合应用支气管舒张剂可提高部分患者的咳嗽清除能力。

（桑纯利）

## 第三节 咯血

### 一、定义及概况

咯血（hemoptysis）是指肺、气管－支气管或喉部的出血，经口腔排出者。通过详细的病史询问可以判断咯血的量，并鉴别咯血、假性咯血（pseudohemoptysis）和呕血。咯血的量可以少至痰中带少量血丝，多至咳出大量鲜血。咯血量的判断对于咯血的治疗至关重要，大量咯血可危及患者生命，需要立即给予评估和治疗。诊断方面，支气管镜和高分辨CT是最重要的两种检查手段。

患者主诉咳出血液时，首先需要鉴别是咯血还是呕血，即出血来自呼吸道还是消化道。血样物质的外观有助于鉴别咯血和呕血：呼吸道来源的血液通常为鲜红色，混有泡沫痰，呈碱性，含有含铁血黄素沉积的肺泡巨噬细胞；而消化道来源的血液通常为暗红色，呈酸性，含有食物颗粒，常发生于有长期腹部症状的患者（表9－3）。其次，需鉴别咯血和假性咯血，即出血来源于肺及下呼吸道还是来自其他部位。呼吸道任何部位均可能是出血的来源，包括肺、气管－支气管、喉、咽、鼻。有时口腔、鼻、咽部的出血会被患者吸入后再咳出，引起假性咯血。可通过伴随症状（鼻出血、刷牙时牙龈出血等）及鼻咽镜检查协助判断。

表9－3 咯血与呕血的鉴别诊断

| | 咯血 | 呕血 |
|---|---|---|
| 病史 | 无恶心、呕吐<br>肺部疾病史<br>可能存在窒息 | 有恶心、呕吐<br>胃或肝病史<br>罕有窒息 |
| 痰检 | 泡沫丰富<br>液体或凝块状<br>鲜红或粉红色 | 罕见泡沫<br>咖啡样<br>棕色至黑色 |
| 实验室检查 | pH呈碱性<br>混有巨噬细胞和中性粒细胞 | pH呈酸性<br>混有食物微粒 |

肺的血供由肺动脉系统和支气管动脉系统两部分构成，肺动脉系统压力较低，而支气管动脉系统压力较高。由于其高灌注压，支气管动脉来源的出血量常较多，严重时可能危及生命。例如，支扩患者由于支气管动脉扭曲而易破裂致大咯血。

### 二、咯血的病因

下呼吸道感染和异物吸入是儿童咯血最常见的原因。支气管炎、支气管肺癌、肺炎是成人咯血最常见的原因（表9－4）。即使经过详细问诊及检查，仍有7%~34%的患者咯血原因不明。

表 9 – 4　咯血的病因

| 非下呼吸道来源的出血 | 气管 - 支气管来源的出血 | 肺实质来源的出血 | 原发性血管来源的出血 | 其他及罕见原因的出血 |
|---|---|---|---|---|
| 上呼吸道（鼻、咽）出血 | 肿瘤（支气管肺癌、支气管内转移性肿瘤、卡波西肉瘤、支气管类癌）<br>支气管炎（急性或慢性）<br>支气管扩张症<br>支气管结石病<br>气道创伤<br>异物 | 肺脓肿<br>肺炎<br>结核<br>肺出血肾炎综合征<br>特发性肺含铁血黄素沉着症<br>韦格纳肉芽肿<br>狼疮性肺炎<br>肺挫伤 | 动静脉畸形<br>肺栓塞<br>肺静脉压升高（尤其二尖瓣狭窄、左心衰竭）<br>继发于肺动脉导管操作的肺动脉破裂 | 肺子宫内膜异位症<br>全身凝血功能障碍或应用抗凝或溶栓药物 |

1. 感染　感染是咯血最常见的原因，占所有病例的 60% ~ 70%。呼吸道任何部位的严重感染均可伴有咯血。通常普通细菌、病毒感染多不伴有咯血。而肿瘤引起的阻塞性肺炎，金黄色葡萄球菌、肺炎克雷伯杆菌、流感病毒等感染引起的肺炎常常伴有咯血。

感染可导致呼吸道浅表黏膜的炎症和水肿，进而导致浅表血管的破裂。一项回顾性研究显示咯血患者中 26% 由支气管炎引起，10% 为肺炎，8% 为结核。侵袭性细菌（如金黄色葡萄球菌、铜绿假单胞菌）和真菌（如曲霉）是引起感染性咯血的最常见的病原体。流感病毒亦可引起大量咯血。HIV 感染者患肺卡波西肉瘤（Kaposi sarcoma）同样可引起咯血。

感染的病原体和病理改变很大程度上影响了咯出物的外观和组分。肺炎链球菌大叶性肺炎患者的痰在起病阶段常呈铁锈色。金黄色葡萄球菌肺炎患者血痰中常混有脓液。克雷伯菌肺炎患者血痰常呈砖红色胶冻样。肺脓肿伴活动性出血较常见，血中常混有大量污臭的脓液。肺坏疽患者血痰中常有坏死的肺组织。

支气管扩张症出血较为常见。由于其出血通常源自支气管动脉，因而出血常较为活跃。尽管多数情况下出血可自发停止，但易于再发和威胁生命。

真菌感染可引起咯血。与结核病相似，真菌感染引起的咯血是导致坏死和溃疡的持续性炎症过程的结果，或是支气管扩张的结果。最常见的引起咯血的真菌性疾病是位于陈旧的结核灶、支气管扩张区域，或结节病的囊性残留病灶中的"真菌球"。曲霉是常见病原体，其他真菌（如毛霉菌）亦可致病。

在结核病中，过去最常见的咯血来源是活动性结核空洞。但目前作为咯血的原因，结核性肺炎比活动性空洞更常见。近年来，尽管结核的患病率逐渐增长，但基于有效的抗结核治疗，咯血已不太常见。一旦结核进展到广泛纤维化和干酪样的程度，或伴发支气管扩张，咯血可能呈持续性并较难治愈。Rasmussen 动脉瘤（Rasmussen aneurysm）系中小肺动脉被附近的结核空洞侵蚀所形成的假性动脉瘤，其破裂引起的咯血可表现为反复少量咯血或突发大量咯血。

右中叶综合征（right middle lobe syndrome）常伴有咯血。这是由于右中肺支气管部分或完全阻塞，导致右中肺不张及肺炎。阻塞多由瘢痕、炎症引起，少数由肿大的淋巴结压迫所致。咯血的病因多为感染，包括结核。

在某些地区流行阿米巴病，咯血通常由于阿米巴肺脓肿穿孔破入气道，痰呈咖啡色果酱样。

2. 肿瘤　研究显示，肺原发性肿瘤占咯血病因的23%，其中以支气管肺癌为主。肿瘤导致咯血的发生率在吸烟人群中明显升高。咯血发生的基础是病灶必须与气道相通。多数情况下，出血是生长迅速的肿瘤发生溃疡的结果，有时是由于肿瘤阻塞引起的肺炎或脓肿所致。同时，出血可继发于肿瘤侵犯浅表黏膜，侵蚀血管；或继发于严重的血管病变。支气管肺癌引起的咯血量一般不大，但少数情况可引起大量咯血，例如肿瘤侵蚀大血管。

乳腺癌、肾癌和结肠癌易发生肺转移，但咯血很少见于肺转移性肿瘤，因为通常这些肿瘤只有在终末期才侵犯气道。

除恶性肿瘤，良性肿瘤亦可导致出血，典型的例子是支气管类癌，常引起难以控制的出血。

3. 心血管疾病　心血管疾病引起的肺静脉高压和肺动脉栓塞可导致咯血。最常见的是左心室收缩性心力衰竭，此外还有重度二尖瓣狭窄等。

左心功能不全引起肺淤血和肺泡性肺水肿，有时可产生淡血色痰，严重时痰常为粉红色泡沫样。继发于左心衰竭或二尖瓣疾病的慢性肺淤血，痰中的肺泡巨噬细胞常有含铁血黄素沉积，称为心衰细胞。

严重的二尖瓣狭窄可首发表现为难以控制的活动性鲜红色咯血。出血的来源是大量增生的黏膜下支气管静脉。二尖瓣狭窄引起的大量咯血是医学急症，有手术干预缓解二尖瓣梗阻的指征。

肺血栓栓塞症伴有梗死可引起咯血。由于肺梗死位于外周部，肺梗死的咯血常伴有胸膜疼痛和少量胸腔积液。

其他循环系统疾病引起的咯血比较少见。偶有主动脉瘤破入气管、支气管树，导致失血和窒息死亡。极少见的情况有动静脉瘘与小气道交通，导致极难控制的出血。

4. 创伤　多种胸部创伤可引起咯血。刺伤或枪伤常撕裂肺或气道，包括骨折的肋骨刺入肺脏。胸部严重钝器伤可引起肺挫伤。撞车时胸部撞击方向盘引起的钝器伤可导致气管、支气管树撕裂或破裂。有时剧烈咳嗽致黏膜撕裂可引起咯血。吸入气体或烟雾致气管－支气管内膜坏死引起咯血。

全肺切除或肺叶切除术后早期，偶有大量血胸并从气道排出，往往提示预后不良，发作性咳嗽后咯出血色痰是其前兆。血胸必须立即进行评估，并手术修复。全肺切除术后数周或数月发生的咯血则有不同的意义，如肿瘤复发等。立即进行支气管镜检查对于准确评估病情非常必要。

5. 其他　咯血的其他原因有很多，其严重程度、紧急程度、预后都不尽相同。有时，病因是隐匿的，正如某种少见的咯血与月经伴行，即经期咯血（catamenialhemoptysis），是由于气管－支气管或肺实质的子宫内膜异位症引起。吸入的异物可撞击损伤黏膜造成出血，如果异物保持原位不动，可造成支气管扩张而引起出血。肺内位于肺实质或淋巴结的钙化灶，有时会破溃进入支气管引起咯血。

血液系统疾病，尤其是血小板减少性紫癜和血友病，以及抗凝药物的使用，有时可引起咯血。

肺出血肾炎综合征（Goodpasture syndrome）和特发性肺含铁血黄素沉着症引起的咯血是致命性的，需要积极的治疗措施，包括血浆置换和免疫抑制剂。

咯血也可以是医源性的，例如肺活检术后，骨髓移植前化疗诱发的弥漫性肺泡出血等。

有部分咯血患者（7%~34%）经过全面检查仍原因不明，称为特发性咯血，其预后通常较好，多数患者6个月内出血吸收。研究显示，>40岁吸烟的特发性咯血患者肺癌的发生率较高，提示这部分患者需要密切随访。

### 三、病史询问

病史线索对于鉴别咯血和呕血（表9-5）、咯血和假性咯血，判断出血的解剖部位，缩小鉴别诊断范围（见表9-5）均有重要意义。此外，年龄、营养状况、并存疾病等可帮助诊断和治疗。

表9-5　咯血的诊断线索——病史

| 病史线索 | 诊断提示 |
| --- | --- |
| 抗凝药物应用 | 药物作用，凝血障碍 |
| 与月经有关 | 经期咯血（子宫内膜异位症） |
| 活动后气促、乏力、端坐呼吸、夜间阵发性呼吸困难、粉红色泡沫痰 | 充血性心力衰竭、左心功能障碍、二尖瓣狭窄 |
| 发热，咳痰 | 上呼吸道感染，急性鼻窦炎，急性支气管炎，肺炎，肺脓肿 |
| 乳腺癌，结肠癌，肾癌病史 | 肺转移性肿瘤 |
| 慢性肺病，反复下呼吸道感染，咳嗽伴大量脓痰史 | 支气管扩张症，肺脓肿 |
| HIV，免疫抑制状态 | 肿瘤，结核病，卡波西肉瘤 |
| 恶心，呕吐，黑便，酗酒，NSAIDS类药物长期使用史 | 胃炎，消化性溃疡，食管静脉曲张 |
| 胸膜炎性胸痛，腓肠肌压痛 | 肺栓塞或梗死 |
| 吸烟 | 急性支气管炎，慢性支气管炎，肺癌，肺炎 |
| 旅游史 | 结核，寄生虫（如肺吸虫、血吸虫、阿米巴、钩端螺旋体病），其他微生物（如鼠疫、兔热病、T2真菌毒素） |
| 体重减轻 | 肺气肿，肺癌，结核，支气管扩张症，肺脓肿，HIV |

一旦确定咯血，检查就集中于呼吸系统。支气管树下部的出血通常会引起咳嗽，而鼻出血或无咳嗽的咯血可能与上呼吸道来源有关。

临床上对咯血量的判断比较困难，失血量通常会被患者和医生高估。评估出血量和速度的方法包括观察患者症状体征变化和使用有刻度的容器测量。

既往咯血史以及既往检查结果对于诊断有所帮助。吸烟是咯血重要的危险因素，患有慢性支气管炎间断合并急性支气管炎的吸烟者，常见反复自发的轻度咯血；吸烟者是肺癌的高危人群，而支气管肺癌是咯血的常见病因。慢性阻塞性肺病也是咯血的独立危险因素。

支气管腺瘤尽管是恶性的，但因生长缓慢，可表现为偶发出血。恶性肿瘤，尤其是腺癌，可导致高凝状态，增加肺栓塞风险。慢性脓痰和频发肺炎，包括结核感染，可能提示支气管扩张症。与月经有关的咯血（经期咯血）可能是胸腔内子宫内膜异位症。石棉、砷、铬、镍及某些醚类的环境暴露增加咯血的风险。

旅游史也有助于提供诊断线索。某些疾病可在特定疫区流行，例如寄生虫病、结核等。在某些饮用泉水的地区，有病例报道蚂蟥吸附于上呼吸道黏膜引起咯血。此外，鼠疫也可导致咯血。

## 四、体格检查

病史线索可缩小鉴别诊断范围，并帮助集中体格检查关注点（表9-6）。医生需要记录生命体征，包括脉搏和氧饱和度，记录发热、心动过速、呼吸过速、体重变化、低氧情况。体质征象如恶病质、窘迫情况也需要注意。观察皮肤和黏膜，注意是否有发绀、苍白、瘀斑、毛细血管扩张、齿龈炎，以及口腔或鼻黏膜出血的证据。

**表9-6 咯血的诊断思路——体格检查**

| 体格检查线索 | 诊断提示 |
| --- | --- |
| 恶病质，杵状指，声音嘶哑，Cushings综合征，色素沉着，Horner综合征 | 支气管肺癌，小细胞肺癌，原发性肺癌 |
| 杵状指 | 原发性肺癌，支气管扩张症，肺脓肿，严重慢性肺病，继发性肺转移瘤 |
| 叩诊浊音，发热，单侧湿性啰音 | 肺炎 |
| 面部压痛，发热，黏液脓性鼻涕，鼻后滴漏 | 急性上呼吸道感染，急性鼻窦炎 |
| 发热，气促，低氧，桶状胸，缩唇呼吸，干性啰音，哮鸣音，叩诊鼓音，心音遥远 | 慢性支气管炎急性加重，原发性肺癌，肺炎 |
| 牙龈肥厚，增殖性牙龈炎，马鞍鼻，鼻中隔穿孔 | 韦格纳肉芽肿 |
| 心脏杂音，漏斗胸 | 二尖瓣狭窄 |
| 淋巴结大，恶病质，皮肤紫色瘤 | 继发于HIV感染的卡波西肉瘤 |
| 颌面和黏膜毛细血管扩张，鼻出血 | 遗传性出血性毛细血管扩张症 |
| 心动过速，气促，低氧，颈静脉怒张，S3奔马率，呼吸音减弱，双肺湿性啰音，下肺叩诊浊音 | 左心室功能障碍或重度二尖瓣狭窄引起的充血性心力衰竭 |
| 气促，心动过速，呼吸困难，S2固定分裂，胸膜摩擦音，单侧下肢疼痛和水肿 | 肺血栓栓塞性疾病 |
| 肺尖部叩诊鼓音，恶病质 | 结核 |

淋巴结大的检查必须包括颈部、锁骨上区域、腋窝。心血管检查包括颈静脉怒张、腹部心音、水肿。检查胸部和肺，是否有实变、哮鸣音、啰音，以及创伤。腹部检查需要关注肝淤血或肿块，观察四肢是否有水肿、发绀、杵状指（趾）。

## 五、辅助检查

仔细询问病史和查体后，可先进行胸片检查（表9-7）。如果诊断仍不明确，进一步行CT或支气管镜检查。影像学检查正常的高危患者需要行支气管镜检查以排除恶性肿瘤。相关危险因素包括男性，年龄>40岁，>400支年的吸烟史，咯血持续1周以上。

表 9 - 7　咯血的诊断思路——胸片

| 胸片发现 | 诊断提示 |
| --- | --- |
| 心影增大，肺血管分布增加 | 慢性心力衰竭，二尖瓣狭窄 |
| 空洞性病变 | 肺脓肿，结核，肿瘤坏死 |
| 弥漫性肺泡浸润 | 慢性心力衰竭，肺水肿，吸入，毒性损伤 |
| 肺门淋巴结大或肿块 | 肿瘤，转移性肿瘤，感染性疾病，结节病 |
| 过度充气 | 慢性阻塞性肺病 |
| 肺叶或肺段浸润影 | 肺炎，血栓栓塞症，阻塞性肿瘤 |
| 肿块性病变，结节，肉芽肿 | 肿瘤，转移性肿瘤，韦格纳肉芽肿，脓毒性栓塞，血管炎 |
| 正常或与基线相比无变化 | 支气管炎，上呼吸道感染，鼻窦炎，肺栓塞 |
| 斑片状肺泡浸润影（多发出血部位） | 出血性疾病，特发性含铁血黄素沉着症，肺出血肾炎综合征 |

　　纤维支气管镜适用于疑似肿瘤的诊断，对于近端支气管内病变诊断具有重要价值。可直视出血部位，还可行组织活检，支气管肺泡灌洗，刷检病理诊断。对于持续出血的病例，纤维支气管镜可以提供直接的治疗。硬质支气管镜有更好的吸引和气道维持特性，适用于大量出血。

　　高分辨 CT 在咯血的初始评估中越来越重要，尤其在怀疑肺实质病变时。高分辨 CT 和支气管镜的互补应用大大提高了病变的阳性检出率，对高危患者恶性肿瘤的排除具有重要价值。

　　反复咯血或无法解释的咯血患者需要进一步实验室检查以明确病因（表 9 - 8）。

表 9 - 8　咯血的诊断思路——实验室检查

| 实验室检查 | 诊断提示 |
| --- | --- |
| 白细胞计数与分类 | 白细胞计数升高和分类迁移存在于上下呼吸道感染 |
| 血红蛋白、红细胞比容 | 贫血时降低 |
| 血小板计数 | 血小板减少症时降低 |
| 凝血酶原时间、INR、活化部分凝血活酶时间 | 抗凝药物使用，凝血障碍时升高 |
| 动脉血气 | 低氧，二氧化碳潴留 |
| D - 二聚体 | 肺栓塞时升高 |
| 痰涂片革兰染色、培养、抗酸染色和培养 | 肺炎，肺脓肿，结核病，真菌感染 |
| 痰细胞学检查 | 肿瘤 |
| PPD 试验 | 阳性结果提示结核病风险增加 |
| HIV 检测 | 阳性结果提示结核病、卡波西肉瘤风险增加 |
| 红细胞沉降率，C - 反应蛋白 | 感染，自身免疫性疾病（如韦格纳肉芽肿、系统性红斑狼疮、结节病、肺出血肾炎综合征）升高，肿瘤亦可升高 |
| 血清降钙素原 | 细菌感染时升高 |

## 六、治疗

　　咯血治疗的总体原则：止血、防止窒息、治疗原发病。第一步是评估"ABCs"，即气道

（airway）、呼吸（breathing）、循环（circulation）。

最常见的病例是支气管炎引起的急性少量咯血。低危患者胸片正常，可门诊治疗，密切随访，适当给予口服抗生素。若咯血持续存在或原因无法解释，则需要进一步评估（图9-5）。

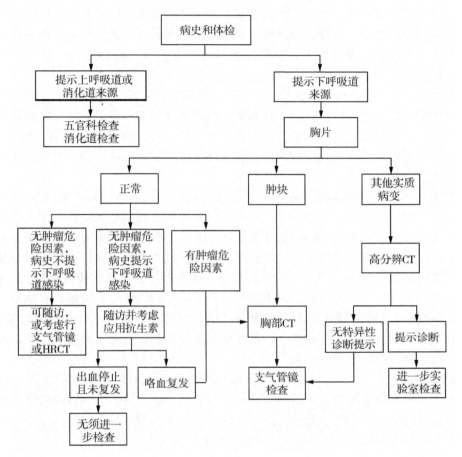

**图9-5 非大量咯血的诊疗思路**

咯血的具体治疗如下。

1. 病因治疗 如原发疾病或病因明确，应积极给予相应治疗。影响凝血的药物如阿司匹林、华法林应停用。

2. 一般治疗 休息，如咯血量较大，应严格卧床休息，可取患侧卧位，保持气道开放。排出肺泡及气道内的血液，咳嗽是最有效的方法。必须鼓励患者咳嗽，并指导患者在咳嗽前稍稍延长声门关闭时间以轻柔地清除分泌物。温水蒸气或雾化吸入有助于减少喉部刺激，便于防止突然爆破性咳嗽。如果出血速度很快，体位引流可能有益，应鼓励患者轻柔地移动，使出血一侧位于下方。监测休克指标，如有早期休克征象，应积极抗休克治疗，必要时予输血治疗。

可适当给予吸氧，加强护理，保持大便通畅。尽可能消除患者恐惧、焦虑、紧张心理。少量咯血可适当应用止咳、镇静药物。但大咯血一般不用镇咳药和强镇静剂，因其抑制咳嗽反射，可导致血液不能及时咳出而发生窒息。

3. 止血药物应用

（1）垂体后叶素：垂体后叶素 5～10U 加于 20～30ml 生理盐水或葡萄糖溶液中缓慢静脉推注（15～20min），然后以 10～20U 加于 5% 葡萄糖溶液 500ml 中静脉滴注。该药含两种不同的激素，即缩宫素和加压素，前者能刺激子宫平滑肌收缩，后者能直接收缩小动脉及毛细血管，尤其对内脏血管，可降低门静脉压和肺循环压力，有利于血管破裂处血栓形成而止血。故高血压病、冠心病及妊娠患者忌用。注射过快可引起恶心、胃肠不适、心悸等不良反应。

（2）酚妥拉明：10～20mg 加于 5% 葡萄糖溶液 500ml 中缓慢静脉滴注。支气管静脉一部分汇入上腔静脉，入右心房；另一部分回流入肺静脉，入左心房。酚妥拉明为肾上腺能 α 受体阻滞剂，有直接舒张血管平滑肌作用，它的止血作用可能在于舒张血管，降低肺动脉、肺静脉压力，从而降低肺内支气管静脉压，它也降低主动脉压，从而降低支气管动脉压，进而使咯血停止或减少。

（3）普鲁卡因：在应用垂体后叶素治疗无效、患者不能耐受，以及有禁忌时可选用普鲁卡因。0.5% 普鲁卡因 10ml（50mg），用生理盐水或葡萄糖溶液 40ml 稀释后缓慢静脉推注，每日 1～2 次。或以 150～300mg 溶于 5% 葡萄糖溶液 500ml 中静脉滴注。普鲁卡因能抑制血管运动中枢，兴奋迷走神经中枢，扩张外周血管，减少肺循环血量，降低肺动脉压及肺楔压；同时体循环血管阻力下降，回心血量减少，肺内血液分流到其他内脏和四肢循环中，结果使肺动脉和支气管动脉的压力同时下降，达到止血目的。普鲁卡因还具有镇静、麻醉作用，可消除咯血患者紧张情绪及减轻其刺激性咳嗽。用药前应行皮试，有该药过敏者禁用。用药量不宜过大，输注速度不宜过快，否则可引起颜面潮红、谵妄、兴奋、惊厥。如出现惊厥可用异戊巴比妥或苯巴比妥钠解救。

（4）糖皮质激素：经一般治疗及应用垂体后叶素无效者可加用糖皮质激素，对浸润性肺结核、肺炎所致咯血效果较好。但必须结合有效的抗结核、抗感染等对因治疗。糖皮质激素具有抗非特异性炎症、稳定细胞膜、降低体内肝素水平、缩短凝血时间等作用。如无禁忌证，可用泼尼松每日 30mg 口服，见效后减量，疗程一般不超过 2 周。

（5）其他药物：巴曲酶（立止血）、卡巴克络（安络血）、酚磺乙胺（止血敏）、氨甲苯酸、维生素 K、口服凝血酶、口服云南白药等主要适用于因凝血功能障碍所致的咯血，对其他病因引起的咯血亦可应用，但疗效不确切。

4. 局部治疗　大量咯血药物治疗效果不佳者，在积极支持治疗的同时，可考虑应用支气管镜止血，可局部用肾上腺素或去甲肾上腺素滴注，或用冰生理盐水灌洗，或用支气管镜放置气囊导管堵塞出血部位止血。位于支气管近端的肿瘤引起的咯血可用激光止血治疗，但可能复发。如发生支气管被血块阻塞，或有肺不张迹象，或由于血凝块的阀门作用导致进行性过度充气，应立即经支气管镜清除血凝块及分泌物，以保持气道通畅。

5. 手术治疗　反复大量咯血经内科方法治疗无效者，可行手术治疗。源自支气管动脉的大量咯血可选择性支气管动脉造影行动脉栓塞止血治疗。如患者一般情况允许，可在明确出血部位情况下考虑行肺叶、肺段切除术。

6. 抗感染治疗　应用抗感染药物以防治肺部感染，并防止感染播散，特别是针对结核病。如果怀疑结核病是出血的原因，应立即开始给予包括至少两种有效药物（包括异烟肼和利福平）的抗结核治疗。如果怀疑吸入性肺脓肿，应立即给予有效抗生素，如青霉素、克林霉素。

7. 大量咯血的治疗 大量咯血的死亡率取决于出血的速度和病因。24h 内出血 >1 000ml，并存在恶性肿瘤，其死亡率约80%。因此大量出血需要更加积极和及时的治疗措施。供氧、液体复苏非常重要。

治疗致命性咯血患者的首要原则是保护气道和预防窒息。立即行气管插管，考虑选择性单肺插管以防止血液从另一侧肺溢入。如果出血点已知，可将患侧肺置于低位以保护健侧肺。应立即行支气管镜检查以明确病因。支气管镜可以同时进行干预，如置入气囊导管以隔离受累节段，冰生理盐水灌洗，局部应用肾上腺素。支气管镜定位亦可帮助指导血管造影栓塞止血治疗。如果上述手段均无效，可能需要手术探查，但急诊手术死亡率较高。上述方法均未进行严格验证，其选择常常取决于紧急程度、医生经验以及支气管镜是否可用。

（阮　莉）

# 第四节　胸痛

## 一、概述

胸痛是指胸部的疼痛感，主要由胸部疾病引起。胸廓或胸壁疾病以及胸腔内脏器病变均可引起胸痛，此外，少数其他部位的病变，如腹部病变等也可引起胸痛。各种病变和理化因素，如炎症、缺氧、肌张力改变、异物、肿瘤和外伤等刺激了分布在该部位的感觉神经纤维产生痛觉冲动，并传导至大脑皮质的痛觉中枢，从而引起胸痛。有时脏器与体表某一部位由进入脊髓同一节段的传入神经支配，故来自内脏的刺激在大脑皮质可产生相应体表区域的痛感，即放射痛。因痛阈个体差异性大，胸痛的程度与原发疾病的病情严重程度并不完全一致。

## 二、病因和临床表现

胸痛不仅见于呼吸系统、心血管系统疾病，也可见于神经系统、消化系统以及胸壁组织的病变。不同脏器、器官的疾病引起胸痛的性质、程度、持续时间及伴随症状不尽相同。

1. 心血管疾病

（1）心肌缺血：由于高血压病、高血脂、糖尿病、吸烟、炎症、精神高度紧张等原因可造成供应心脏本身血液的冠状动脉粥样硬化，致使冠状动脉管腔狭窄，心肌缺血缺氧，局部产生的代谢致痛物质刺激心脏感受器，引发痛觉神经冲动，产生疼痛。疼痛部位一般位于胸骨后、心前区，疼痛性质为压痛、闷痛、隐痛、绞榨样痛等，疼痛程度轻重不一，轻者仅稍感疼痛，重者疼痛难忍，可放射至背部、左上肢内侧、颈部等处，持续时间数分钟不等，诱因为劳累、饱餐、运动、情绪激动等。多数经休息或口服（舌下含）硝酸甘油等硝酸酯类药物能迅速缓解。冠状动脉粥样硬化发展到严重阶段则引起急性心肌梗死，心肌梗死时的表现为疼痛部位和心绞痛相似，但疼痛程度较重，时间较长，超过半小时，硝酸甘油效果欠佳，有的患者疼痛时大汗淋漓，有的尚伴有恶心、呕吐。另外一些患者由于在冠状动脉狭窄的基础上，发生血管痉挛，引起变异型心绞痛，也会引起胸痛。

（2）心包炎：急性心包炎为心包脏层和壁层的急性炎症，病因大多继发于全身性疾病，临床上以非特异性、结核性、风湿性，以及心肌梗死、尿毒症和肿瘤等引起者较为多见。非特异性心包炎的病因尚不十分清楚，病毒感染及感染后发生过敏反应可能是病因之一。一般多见于青壮年，男性多于女性，起病前常有上呼吸道感染，起病急骤，最突出症状为心前区胸骨后剧烈疼痛，咳嗽，呼吸时加剧，疼痛可持续数天，伴有发热、心包摩擦音、心包积液等。另外，结核性、风湿性、肿瘤性、系统性红斑狼疮性心包炎均可有胸痛发作。

（3）主动脉壁夹层分离：主动脉夹层常为动脉内壁一长段不规则的剥离，病变初常由于主动脉内壁破口，血流从破口冲击中间层隙，使之分离，形成血肿，又称主动脉夹层动脉瘤。急性主动脉夹层对生命威胁较大，特别是当撕裂口位于升主动脉，容易并发心包填塞、主动脉反流及心肌梗死等并发症而死亡。其最常见的病因是高血压病。胸痛为高血压病开始时最常见的症状，见于85%的患者。疼痛剧烈，为持续性撕裂样疼痛，多位于前胸部靠近胸骨并扩展到背部，特别是两肩胛间区域，沿着夹层的方向可到头部、腹部或下肢。

2. 肺脏疾病

（1）气胸：各种原因导致肺组织及脏层胸膜突然破裂而引起的胸腔积气，分为创伤性气胸和自发性气胸。自发性气胸又包括特发性和继发性两种，常由于胸膜下气肿泡破裂引起，也见于胸膜下病灶或空洞破溃，胸膜粘连带撕裂等原因引起。胸膜下气肿泡可为先天性，也可继发于慢性支气管炎、肺结核、肺炎、肺脓肿、肺癌等，在咳嗽或肺内压增高时破裂（如突然用力、排便或打喷等，剧烈动作使气管内压力突然增高所致）。其典型症状表现为突发胸痛，继有胸闷或呼吸困难，刺激性咳嗽，张力性气胸时有气促、窒息感、烦躁不安、发绀、出汗、休克等，X线检查可确诊。

（2）肺栓塞：各种栓子阻塞肺动脉或其分支引起肺循环障碍所致一组疾病和临床综合征的总称，包括肺血栓栓塞症、脂肪栓塞综合征、羊水栓塞、空气栓塞等。其中，肺血栓栓塞症为最常见类型，引起肺血栓栓塞症的血栓主要来源于深静脉血栓形成。下肢血管静脉炎、静脉曲张、房颤伴心力衰竭形成血栓，长期卧床患者、怀孕妇女均为危险因素。症状和栓塞面积大小有关，可有胸痛、气短、咯血、呼吸困难、发绀、晕厥、多汗，甚至猝死。

（3）肺炎：肺部细菌、真菌或病毒感染，由于病变累及壁层胸膜而发生胸痛，常伴有发热、咳嗽、咳痰等。胸透或胸片即可明确诊断。

（4）肺癌：肿瘤侵犯支气管壁或壁层胸膜可引起持续性和进行性胸痛，胸片或胸部CT可确诊。

（5）其他：气管－支气管炎、肺动脉高压、哮喘等也可引起胸痛。

3. 胸膜疾病

（1）胸膜炎症：如结核性胸膜炎等，炎症波及脏层与壁层胸膜发生摩擦而致胸痛，病初起时常为刺激性剧痛，剧烈尖锐如针刺，咳嗽和深呼吸时加剧，待胸腔积液较多时胸痛即消失，可伴有发热、盗汗、消瘦、纳差等症状。

（2）胸膜间皮瘤：为原发于胸膜间皮组织或胸膜下间质组织的一种少见肿瘤，分为局限性及弥漫性两类。早期多无明显症状，肿瘤增大或伴有胸腔积液则有胸部持续钝痛、气促、咳嗽、乏力、消瘦、发热等症状。

4. 胸壁疾病　主要由胸壁肌肉、肋骨和肋间神经的病变引起。其疼痛特点为固定于病变部位，且局部多有明显压痛。如肋骨骨折引起的胸痛，有明显的外伤史或长期剧烈咳嗽的病史，疼痛局部有明显压痛，挤压时更明显；肋软骨炎多位于第3、4肋骨与肋软骨交界处，呈针刺样或持续性急痛，局部可见轻微隆起并有压痛，发作持续时间长短不等，大多在 3 ~ 4 周自行消失，但可反复发作；肋间神经痛则为沿肋间神经走向的阵发性灼痛或刺痛，咳嗽、呼吸时均会加重；带状疱疹引起的胸痛相当剧烈，局部可以出现多个疱疹，并可融合成片，胸痛与呼吸、咳嗽关系一般不大。

5. 消化系统疾病

（1）反流性食管炎：因胃食管反流所致反流物（胃酸、胃蛋白酶、胆汁、胰液）进入食管引起的食管黏膜炎症。临床上主要表现为位于胸骨后的烧灼样不适或疼痛，可向剑突下、肩胛区或颈、耳部放射，有时放射至臂，常伴有吞咽困难。症状多发生于餐后，尤其取平卧位、弯腰俯拾位，服用制酸剂后多可缓解或消失。

（2）胆囊炎、胆石症：胆囊炎、胆石症引起的胸痛以右下胸或右背、胸、腹为主，疼痛性质以绞痛为多见，伴有恶心、呕吐和腹胀、腹痛。

（3）急性胰腺炎：可引起心窝部、左胸壁、上腹及腰部疼痛，伴消化道症状。疼痛剧烈呈持续钝痛、钻痛、刀割痛或绞痛，可向腰背部呈带状放射，取弯腰屈腿体位疼痛可减轻。

（4）胃和十二指肠疾病：可引起前胸下部疼痛，但一般均有胃肠道症状，如嗳气、反酸、恶心、呕吐等。

（5）其他：食管裂孔疝、食管癌等的胸痛表现为胸骨后烧灼样痛，与进食关系密切而与体力活动关系不大，应用硝酸酯类药物多无效。食管裂孔疝可伴有反胃、咽下困难或消化道出血，胸痛多发生于饱餐后、平卧位，坐起或行走时疼痛可缓解。食管癌可有渐进性吞咽困难、异物感等。另外，食管 - 贲门失弛缓症等亦可引起胸痛。

### 三、诊断方法的选择

1. 询问病史和体格检查　询问病史对胸痛的病因诊断具有重要作用，能缩小胸痛的诊断范围。问诊时应注意患者发病年龄、起病缓急、胸痛部位、胸痛范围和有无放射痛，以及胸痛性质、轻重及持续时间、发生疼痛的诱因、加重与缓解的方式和伴随症状等。胸壁疾病的疼痛部位多局限伴有局部压痛；心绞痛和心肌梗死的疼痛多在心前区、胸骨后或剑突下并放射到左肩臂处或左颈部与颊部；带状疱疹引起的胸痛则常沿一侧肋间神经分布并可见成簇水疱；而自发性气胸、胸膜炎和肺栓塞的胸痛多位于患侧腋前线与腋中线附近，若累及肺底、膈胸膜，则疼痛也可放射到同侧肩部等。胸痛的性质及程度表现多样，带状疱疹呈刀割样痛或灼痛；食管炎则为烧灼痛；心绞痛呈绞榨样并有重压窒息感；心肌梗死则疼痛更为剧烈并有恐惧感、濒死感；干性胸膜炎常呈尖锐刺痛或撕裂痛等。胸痛阵发性常为平滑肌痉挛或血管狭窄缺血所致；炎症、肿瘤、栓塞所致疼痛常呈持续性。胸痛患者伴吞咽困难，提示食管疾病；伴呼吸困难者，多见于大叶性肺炎、自发性气胸、渗出性胸膜炎和肺栓塞等；伴苍白、大汗、血压下降或休克时，多考虑心肌梗死、主动脉夹层动脉瘤、破裂和大块肺栓塞等。

2. 相关辅助检查

（1）血常规及血 D - 二聚体检查：血常规检查有助于确定是否存在急性细菌性炎症，而肺血栓栓塞时，D - 二聚体水平多显著增高。

（2）心电图检查：是冠心病诊断中最早、最常用和最基本的诊断方法。对诊断心肌梗死、冠状动脉供血不足、心肌炎及心包炎、心律失常等均很有价值。对心肌梗死，不仅可明确诊断还可判定梗死的部位和范围，以及了解病情的急性、亚急性或陈旧性。疑有心绞痛者，应在发作时做心电图，或在缓解后做心电图运动试验，如平板试验，给心脏以负荷，诱发心肌缺血，进而证实心绞痛的存在。与其他诊断方法相比，心电图使用方便，易于普及，但有其局限性，例如不能判定心脏病病因和病变部位；此外，心电图正常也不能排除心脏病。心电图检查必须与临床结合，才能作出正确诊断。对患者进行 24h 心电图连续监测，可提高在单次心电图记录时未能发现的 ST 段变化和心律失常的检出。

（3）心肌酶谱检查：是急性心肌梗死的诊断和鉴别诊断的重要手段之一。临床上根据血清酶浓度的序列变化和特异性同工酶的升高等肯定性酶学改变便可明确诊断为急性心肌梗死。

（4）影像学检查：胸部平片或胸部 CT 是首选的放射学检查方法，可诊断引起胸痛的一些疾病，如骨折、气胸、纵隔气肿、食管破裂、肺炎、纵隔肿块、夹层动脉瘤等。疑脊柱或脊神经病变者，应做颈、胸椎摄片和 CT 检查。对常规胸片异常，疑肺、纵隔和胸膜肿瘤者，应做胸部 CT 检查，观察有无肿块及形态特征。疑诊肺动脉栓塞者，建议行肺动脉 CT 以明确诊断。对临床怀疑冠心病、心绞痛而无发作时心电图 ST 段改变的患者可行螺旋 CT 冠状动脉造影，对心电图正常的胸痛患者具有良好的诊断价值，并可对冠状动脉形态学进行良好的评价。

（5）心脏超声检查：疑有心脏血管疾病者，应做心脏超声，观察心脏各腔室大小、心脏收缩与舒张功能、有无反流以及肺动脉压力等。对室壁瘤、心腔内血栓、心脏破裂、乳头肌功能等有重要的诊断价值。血管内超声可以明确冠状动脉内的管壁形态及狭窄程度，是一项很有发展前景的新技术。

（6）冠状动脉造影：是目前冠心病诊断的"金标准"。可以明确冠状动脉有无狭窄及狭窄的部位、程度、范围等，并可据此指导进一步治疗所应采取的措施。同时，进行左心室造影，可以对心功能进行评价。对胸痛似心绞痛而不能确诊者，可选择性冠状动脉造影以明确冠状动脉狭窄的程度和部位，为决定治疗方案提供依据。

（7）肺通气和灌注核素扫描：疑肺梗死者可行肺灌注扫描及肺通气扫描。肺通气和灌注扫描均正常，肺部 X 线片亦正常，可以除外肺栓塞。胸片正常，肺通气扫描正常，而肺灌注扫描有明显段缺损，临床表现典型，则可诊断肺栓塞。任何局限性或多发性的肺通气扫描和灌注扫描异常缺损均不能诊断为肺栓塞（相匹配），但是如果临床怀疑肺栓塞，同时肺扫描有局限性相匹配，这时肺血管造影是有价值的，可缩短造影检查的时间。

（8）肺动脉造影：肺血管造影对肺栓塞的诊断具有很高的特异性，血管管腔内充盈缺损是肺动脉内栓子造成的直接征象，对诊断最有意义。肺动脉完全阻塞造成的截断现象则为诊断肺栓塞的可靠依据。由于该检查具有一定损伤性，可出现并发症，故须慎重选择。

（9）B 超检查：疑有胸腔积液或腹部病变者可行相应部位 B 超检查以明确诊断。

（10）胃镜检查：是诊断反流性食管炎最准确的方法并能判断反流性食管炎的严重程度和有无并发症，结合活检可与其他原因引起的食管炎和其他食管病变（如食管癌等）及胃、十二指肠病变相鉴别。需指出的是，内镜检查下无反流性食管炎不能排除胃食管反流病。

（11）食管钡餐检查：对不愿接受或不能耐受内镜检查而疑食管病变者可行该检查，对诊断反流性食管炎敏感性不高，其目的主要是排除食管癌等其他食管疾病。可发现严重反流性食管炎阳性 X 线征。

（12）食管 24h pH 监测：正常情况下食管 pH >4，而胃内 pH <3，所以放置电极在食管内，若食管内 pH <4，提示有胃酸反流入食管。正常人也会有生理性的酸反流，达到一定的程度可以诊断为胃食管反流。24h 食管 pH 监测，目前已被公认为诊断胃食管反流病的重要诊断方法。应用便携式 pH 记录仪在生理状态下对患者进行 24h 食管 pH 连续监测，可提供食管是否存在过度酸反流的客观证据，有助于鉴别胸痛与反流的关系。

### 四、解析诊断和鉴别诊断

1. 冠心病　冠心病诊断依据如下。

（1）有典型的心绞痛发作或心肌梗死，而无重度主动脉瓣狭窄、关闭不全、心肌病等证据。

（2）休息时心电图有明显的心肌缺血表现或心电图运动试验阳性，而无其他原因（如各种心脏病、显著贫血、阻塞性肺气肿、自主神经功能紊乱、应用洋地黄药物及电解质紊乱等）。如患者仅有心电图的缺血表现，而无心绞痛者可诊断为无症状性心肌缺血。

（3）年龄 >40 岁，有心脏增大、心力衰竭，以及乳头肌功能失调，而不能用心肌疾病或其他原因解释，并有下列 3 项中的 2 项者：①高血压病；②高胆固醇血症；③糖尿病。胸痛时心电图变化或心肌酶增高可作为主要鉴别诊断依据。经休息或口服（舌下含）硝酸甘油等硝酸酯类药物能迅速缓解胸痛可协助诊断。螺旋 CT 冠状动脉造影可确诊，而经皮选择性冠状动脉造影仍是目前冠心病诊断的"金标准"。

2. 急性心包炎　早期感染时有寒战、发热，以后出现心包炎症，有心前区疼痛，疼痛局限于心前区和胸骨下部，放射至左肩和背部，伴呼吸困难。在心前区听到心包摩擦音，则心包炎的诊断即可确立。在可能并发心包炎的疾病过程中，如出现胸痛、呼吸困难、心动过速和原因不明的体循环静脉淤血或心影扩大，应考虑为心包炎伴有渗液的可能。X 线检查示心脏正常轮廓消失、搏动微弱；心电图示低电压、ST – T 段的改变而 QT 间期不延长等。进一步可作超声波、放射性核素和磁共振显像等检查，心包穿刺和心包活检则有助于确诊。

3. 主动脉夹层动脉瘤　早年对于夹层动脉瘤的认识不足，相应的检查手段不多，因而诊断率不高，常易与急性心肌梗死相混淆。随着无创性检查技术不断发展，人们对心血管病认识逐渐加深，主动脉夹层动脉瘤的诊出率也进一步提高。诊断依据：①突发剧烈的胸痛，呈撕裂或刀割样，患者表现为烦躁不安、焦虑、恐惧和濒死感觉，且为持续性，镇痛药物难以缓解。②胸部 X 线平片后前位和侧位以及 CT 显示胸部动脉瘤阴影。部分患者在胸主动脉瘤走行区域可见钙化斑点或片状钙化阴影，并在透视下显示扩张性搏动。③心超检查能够显示出瘤体的部位、大小、范围、搏动以及并发症。如合并夹层动脉瘤，超声心动图能显示分离的内膜、真腔、假腔以及附壁血栓。如为假性动脉瘤，则可以显示假性动脉瘤的破口、瘤腔以及附壁血栓。④磁共振是目前快速诊断夹层动脉瘤的重要检查手段。现阶段该检查是诊断主动脉夹层的"金标准"。

4. 气胸　突发一侧胸痛，继有胸闷或呼吸困难，刺激性咳嗽，并有气胸体征，X 线显示气胸征即可做出诊断。需与可引起胸痛的纵隔气肿、肺栓塞、急性心肌梗死等疾病相鉴别，必要时胸部 CT 检查，一般均可明确诊断，鉴别诊断并不困难。

5. 肺血栓栓塞症　诊断依据：①存在产生静脉血栓栓塞的危险因素，特别是下肢深静脉血栓形成（DVT）；②突然出现的呼吸困难、胸痛、咯血或晕厥；③肺泡与动脉血氧分压差异常增大；④肺通气灌注显像显示 PTE 高度可疑；⑤肺血管造影或其他影像诊断技术，特别是螺旋 CT 有 PTE 影像改变。肺栓塞的症状多种多样，以肺部表现为主者需与其他肺部疾病，如肺炎、胸膜炎、支气管炎等相鉴别，以肺动脉高压和肺心病为主者需与冠心病、夹层动脉瘤等相鉴别。

6. 肺炎　多有发热、咳嗽、咳痰等急性炎症表现，白细胞计数增高，痰细菌学检查阳性。胸透或胸片显示片状、斑片状浸润性阴影即可明确诊断。

7. 肺癌　肿瘤侵犯支气管壁或壁层胸膜可引起持续性和进行性胸痛，胸片或胸部 CT 可确诊。

8. 急性胸膜炎　诊断要点：①干咳、胸痛和发热等临床表现。②体格检查时患侧可闻及胸膜摩擦音；积液增多时，患侧胸廓饱满，肋间隙增宽，呼吸运动减弱，气管和纵隔移向健侧，叩诊呈浊音，呼吸音减弱或消失。③X 线检查少量积液时肋膈角消失；积液较多时膈面可被掩盖，积液区呈高密度阴影。④超声检查可显示液平面。⑤胸穿抽液可做定性检查。鉴别诊断需与大叶性肺炎、胸膜肥厚等相鉴别。大叶性肺炎起病急、寒战、高热、咳嗽、咯铁锈色痰，病变区有肺实变体征，X 线检查可助诊断。胸膜肥厚患者胸部可呈大片浊音，但多有患侧胸廓萎缩，气管及纵隔向患侧移位。

9. 胸膜间皮瘤　对患有持续胸痛和气促，特别有石棉接触史者，应高度怀疑恶性间皮瘤的可能。胸腔镜检查是诊断间皮瘤最好的方法，能窥视整个胸膜腔，观察间皮瘤的形态、分布及邻近组织累及情况，可在直视下多部位取到足够的活检标本，因此诊断率高。

10. 胸壁疾病　根据胸痛部位固定，局部压痛明显或疼痛局部有皮疹等临床特点，必要时结合影像学检查一般都能明确。

11. 反流性食管炎　诊断标准：①典型的胃食管反流病症状，如出现明显胃灼热、反酸、胸骨后灼痛等；②内镜检查可见食管黏膜病变（点状或条状发红，糜烂，融合或溃疡）；③食管 24h pH 监测的有关参数测算酸反流 >15 分；④质子泵抑制剂（PPI）试验，如奥美拉唑（losec）20mg，每日 2 次，共 7 天，患者症状消失或显著好转，提示为明显的酸相关性疾病，在除外消化性溃疡等疾病后，考虑反流性食管炎的诊断。

12. 食管裂孔疝　有典型的症状，如胃灼热及反酸，结合 X 线检查及内镜检查多能明确诊断。

（王庆华）

# 第五节　呼吸困难

呼吸困难指主观上所经历的各种各样的呼吸不适感，不同于体格检查时所发现的客观体征，如呼吸频率增快等。这种主观感觉的性质和强度可不同，受生理、心理、社会和环境诸多因素的影响，呼吸困难只是临床术语，患者可用"气短"、"气不够用"、"胸部发闷、窒息感"、"胸部紧缩感"、"呼吸费力及呼吸闭塞感"等多种语言来描述，这些不适成为促使患者主动就诊的主要原因之一，当呼吸困难在一定低水平的劳力下发生时具有显著的临床意义。

没有精确的数据表明呼吸困难的发生率。最近的 Meta 分析显示全世界范围内 >40 岁慢性阻塞性肺疾病（COPD）患者尤其是老年人大约有 10% 出现呼吸困难，是 COPD 致残的主要原因。由于所有疾病所致的呼吸困难发生率大约为 27.2%，其中 12.5% 与 COPD 有关。住院患者中约 49% 主诉呼吸困难。目前呼吸困难成为评估疾病治疗结果和预后的指标之一。例如，对于 COPD、心力衰竭和晚期肿瘤，呼吸困难本质上讲是不可逆的，改善生活质量成为治疗目标；呼吸困难对于 COPD 和心力衰竭的死亡预后具有很强的独立预测价值。

## 一、发生机制

人体存在精细的呼吸自我调节功能，有许多感受器参与调节，如气道、肺、胸壁的机械感受器；中枢或周围化学感受器以及一些迷走神经感受器，如肺牵张感受器；支气管上皮细胞周围的易激惹感受器；肺间质里的 J 感受器以及呼吸肌中的本体感受器都参与呼吸的自我调节功能。来自这些感受器的传入信息传递到脑干呼吸调节中枢从而调节呼吸，使机体产生恰当的通气量，以维持机体氧、二氧化碳分压以及酸碱的平衡，同时还将呼吸驱动命令传递到大脑感觉皮质产生呼吸感觉。呼吸困难是种模糊的内脏感觉，没有共同的周边感受器受刺激类型，真正发生机制还不清楚。较为一致的理论是 Campbell 和 Howell 提出的"神经－机械"或"传入－传出不一致"理论。当来自各种感受器的传入信息和脑干呼吸中枢产生的呼吸驱动命令不一致，或呼吸驱动力和实际达到的通气量不匹配即可发生呼吸困难，这时呼吸中枢往往被激活。

1. 呼吸力学的改变　通气时要克服胸壁和肺组织的弹性阻力和呼吸道气流摩擦阻力为主的非弹性阻力。呼吸系统疾病常使弹性阻力或非弹性阻力增加，为了克服这些阻力达到一定的通气量，呼吸中枢驱动力输出增加，呼吸肌做功增加，当呼吸消耗的呼吸做功与最终的通气不匹配时就会发生呼吸困难。

（1）弹性阻力：弹性阻力可用肺的顺应性表示，顺应性小表示弹性阻力大；顺应性大表示弹性阻力小。临床上常见的是肺顺应性减弱，如在肺间质纤维化、广泛炎症、肺充血、肺水肿等，肺组织变硬，弹性阻力增大，顺应性减低，吸气时用力增加，出现吸气呼吸困难。肥胖、胸廓畸形、腹压增加等都可因胸廓的顺应性下降而产生呼吸困难。

（2）非弹性阻力：主要包括气道摩擦阻力和在呼吸运动中呼吸器官变形遇到的黏性阻力。呼吸运动速度越快，非弹性阻力越大。非弹性阻力所消耗的呼吸能量约占总能量消耗的 30%，其中主要是呼吸道的气流阻力部分。如哮喘、COPD 气道非弹性阻力增加，患者表现为深慢的呼吸，以减少非弹性阻力。

2. 化学感受器反射　动脉血氧分压降低、二氧化碳分压增高和 pH 值降低都可通过化学感受器反射作用刺激呼吸中枢，加强呼吸运动、增加通气量、呼吸运动加强是机体的代偿机制，但超过一定程度就可出现呼吸困难。动脉血氧分压过低时，颈动脉体和主动脉体外周化学感受器的传入神经末梢即发生兴奋，冲动传入呼吸中枢，反射地增强呼吸运动，增加通气量从而增加氧的摄入。动脉血二氧化碳分压过高也可刺激外周化学感受器，但主要通过延髓的中枢化学感受器反射加强呼吸运动。但中枢化学感受器对缺氧不产生兴奋反射。

中枢化学感受器对游离 $H^+$ 比对 $CO_2$ 更为敏感，但 $H^+$ 不易通过血－脑屏障，而 $CO_2$ 易于通过。$CO_2$ 分压增高时，$CO_2$ 从脑血管扩散进入脑脊液与水结合释出 $H^+$，刺激中枢化学感受器反射加强呼吸运动以增加 $CO_2$ 的排除。

3. 肺内感受器的反射　肺扩张时引起肺牵张感受器刺激，通过迷走神经传导至大脑，使机体从吸气转向呼气。在任何肺顺应性下降的病理状态下，如肺炎、肺水肿等，肺牵张感受器刺激增强，减弱吸气深度，加快呼吸频率出现呼吸困难。呼吸肌负荷增加使本体感受器肌梭的传入冲动增加，呼吸肌活动增强，超过一定程度可出现呼吸困难。肺间质水肿时的呼吸困难可能由于激活间质里的 J 感受器所致。

4. 呼吸肌功能障碍　影响呼吸肌作功的神经肌肉疾病和呼吸肌疲劳、机械效率低的患者也存在呼吸中枢动力输出和相应获得的通气不匹配而发生呼吸困难。例如 COPD 患者肺过度充气，导致功能残气量增加，吸气肌缩短。根据长度－张力曲线，吸气肌的缩短可使产生的张力减低，通气量减少而发生呼吸困难，肺减容术后呼吸困难的缓解至少一部分可由胸廓大小和形状的改变，吸气肌的长度增加来解释。

5. 呼吸困难与心理情感因素　两者相互影响。一方面焦虑、生气、悲观、绝望能增加呼吸困难的症状，且和心肺功能不成比例。另一方面有呼吸困难的慢性心肺疾病患者经常表现为焦虑、悲观和失望。呼吸时受大脑皮质和皮质下中枢控制，呼吸困难的性质和强度受患者的经历、期望值、行为方式、情感状态影响，焦虑、生气、绝望可能使中枢驱动增加，呼吸困难加重，这可以部分解释呼吸困难与肺功能损失程度不一致的关系。对通气负荷已适应、独立性强的患者，则呼吸困难的症状相对较轻；焦虑和依赖性强的患者则和他们的健康状况不一致，即使通气阻力只有少量的增加，也可能出现严重的呼吸困难。

## 二、呼吸困难的诊断

呼吸困难作为一常见症状，寻找其原因对下一步的治疗十分重要。首先要全面详细地询问病史，包括呼吸困难的特征、起病时间、持续时间、诱发因素、加重或恶化因素（活动、体位、接触史、饮食史等）、缓解因素（药物、体位、活动等）以及伴随症状、过去史等等，再进行体格检查和恰当的辅助检查通常可为诊断提供线索。一般先根据起病的急缓将呼吸困难分为急性和慢性呼吸困难。

1. 急性呼吸困难　急性呼吸困难起病突然，往往可危及生命，需要立即诊断和处理。病史询问中要注意几个问题：患者是否在休息状态下就有呼吸困难，如有，说明生理功能已受损；是否伴胸痛及疼痛的部位，如胸骨下胸痛，提示可能有缺血性心脏病或心肌梗死，它们引起肺间质水肿从而导致呼吸困难；呼吸困难起病之前有无蚊虫的叮咬、过敏原的接触，吃的食物和药物等可能引起对此过敏患者喉头水肿、支气管痉挛，导致急性呼吸困难；长期卧床，手术后患者易出现血栓性静脉炎，进一步导致肺栓塞；过去史的询问，例如哮喘史提示可能有支气管痉挛；COPD 史提示可能有气胸从而导致急性呼吸困难；精神病史或最近遭受过情感上的打击可能存在高频通气综合征。这些病史可使诊断线索范围缩小，加上体格检查及心电图和 X 线检查可基本明确病因。临床上急性呼吸困难的常见原因是心肺疾病。

（1）心脏病：许多心脏病可引起急性呼吸困难，最常见的是心率失常和可导致左心室功能不全的急性冠状动脉缺血。此时询问是否有心脏病病史是十分重要的。体格检查注意胸部和心脏的听诊，颈静脉压和肝颈反流征，做心电图和胸部 X 线检查对诊断十分有帮助的。

（2）呼吸系统原因：主要见于上、下呼吸道的阻塞和肺泡出血、高通气、吸入性肺损伤、肺炎、气胸、肺栓塞和外伤。

1）气道阻塞：急性上气道阻塞通常由于食物、异物的误吸，吸入性损伤，过敏性水肿，会厌炎，喉炎等引起。患者表情异常痛苦，主要体征为"三凹征"，以吸气困难为主，可闻及吸气性喘鸣，多在颈部明显，用力吸气时喘鸣加重。儿童出现犬吠样咳嗽，特别在夜间出现，多提示喉支气管炎，而流涎、吞咽困难、发热而无咳嗽多见于急性会厌炎。支气管阻塞是另一常见原因。患者常有哮喘、COPD病史。气道感染，空气中过敏原、刺激物的接触，冷空气的刺激，食入过敏食物和药物，情感的挫折及其他因素往往能激发急性支气管平滑肌收缩。查体可见患者面色发绀、有辅助呼吸肌的参与，呼吸音减弱、呼气延长，严重情况下喘鸣音消失。

2）肺泡出血：弥漫性肺泡出血是急性呼吸困难不常见的原因，但可危及生命。如肺出血肾炎综合征（Goodpastures syndrome）、韦格纳肉芽肿（Wegenersgranulomatosis）、系统性红斑狼疮、特发性肺含铁血黄素沉积征及类风湿关节炎、皮肌炎、混合结缔组织病等均可引起弥漫性肺泡出血导致严重呼吸困难，根据过去史、咯血史、胸部X线检查提示的弥漫性肺泡浸润及特异性抗体检查可帮助诊断。

3）高通气综合征：高通气综合征患者可有焦虑心情，女性多见，以20~40岁多发，多为慢性过程，伴急性发作，急性发作时间多为10~30min，严重的可达1h，多自然缓解，严重发作可有濒死感。患者的呼吸困难在休息时发作，与劳累无关，可伴有胸痛、心悸、手足和上下肢麻木、头痛、头晕、失眠等症状。诊断需除外其他器质性疾病，经过系统体格检查、心电图、胸部X线、肺功能、动脉血氧、超声心动图等实验室检查没有发现明显异常时，可考虑高通气综合征。$PaCO_2$降低表明患者正处在急性发作期。

4）吸入性肺损伤：吸入化学性刺激物或毒物后可引起急性肺损伤导致呼吸困难，根据病史很容易作出诊断。

5）气胸：气胸可分为创伤性和自发性气胸。自发性气胸可以是原发或是继发。原发气胸多见于体型瘦高的年轻男性，主要症状是胸痛和呼吸困难。继发气胸多由COPD、哮喘、间质性肺疾病、肿瘤等疾病引起。轻至中度气胸胸部检查可以是正常的，严重的则呼吸音消失，气管向健侧移位。X线检查可作出诊断。

6）肺栓塞：急性呼吸困难是肺栓塞的主要症状，可能由于肺血管和右心上的受体受刺激引起的。对于高危患者，如长期卧床、手术后以及肿瘤患者突发呼吸困难，应警惕发生肺栓塞，需进行相关的诊断性检查，如肺的通气-灌注显像、双下肢血管超声，必要时行肺动脉造影。

2. 慢性呼吸困难 慢性呼吸困难开始往往被患者忽视，等发展到影响日常活动时才来就诊。通常通过病史、体格检查和实验室检查可寻找出诊断线索。

（1）原因

1）气道阻塞性疾病：从胸腔外气道到周边小气道都可阻塞。胸腔外气道阻塞如异物的气道阻塞、肿瘤外压性狭窄、肿瘤的气道阻塞、气管切开和长期气管内插管等引起的气管纤维性狭窄可使呼吸困难慢性发作。间断性发作伴有喘鸣常见于哮喘，患者通常主诉胸部紧缩、发闷感。伴有咳嗽、咯痰者常见于慢性支气管炎和支气管扩张，合并感染时咳嗽加重、痰量增加、呼吸困难加重。轻者在体力活动时由于需氧增加才出现呼吸困难，发展到肺气肿时在静息状态下也会出现呼吸困难。

2）肺脏疾病：是最常见的呼吸困难的原因。慢性阻塞性肺气肿、各种肺炎、重症肺结核、支气管扩张、呼吸窘迫综合征、肺水肿及各种肺间质疾病等都会影响呼吸力学或通过化学感受器的反射机制而引起呼吸困难。

3）胸膜疾病：大量胸腔积液、胸膜广泛增厚压迫肺组织可引起呼吸困难，良性胸膜肿瘤少见且呼吸困难也少发生，恶性胸膜肿瘤以间皮瘤多见，可引起大量胸腔积液和广泛胸膜增厚而致呼吸困难。转移性胸膜肿瘤也可产生大量胸腔积液发生呼吸困难。

4）纵隔疾病：纵隔炎症、气肿、肿瘤等可压迫气管引起呼吸困难。

5）影响呼吸运动的疾病：脊柱后侧突、强直性脊柱炎、膈肌麻痹、重症肌无力、重度腹胀、大量腹水、腹部巨大肿瘤、膈下脓肿等使胸廓呼吸运动受限。

6）心脏疾病：呼吸困难是心功能不全的重要症状之一。心脏瓣膜病、高血压性心脏病、冠状动脉性心脏病、心肌病、肺心病、心包积液、缩窄性心包心、先天性心脏病等均可有呼吸困难症状。左心室功能障碍导致肺毛细血管压增加，肺血管床流体静压增加则液体进入间质，肺的顺应性下降，间质里J受体刺激可使患者感到呼吸困难。端坐呼吸和夜间阵发性呼吸困难是心力衰竭较特征的表现。卧位时重力改变使胸腔内血容量增加，肺静脉和毛细血管压进一步增加，一般情况下已经熟睡的患者可较好地耐受，只有发展至急性肺水肿出现窒息感和喘息性呼吸时才被惊醒，坐起后回心血量下降，肺淤血减轻，膈肌下降，呼吸困难随之好转。除上述机制外，还有肺泡弥散功能的严重下降造成显著的低氧血症也加重呼吸困难。

7）神经疾病：脑肿瘤、脑炎、脑血管意外、颅脑损伤以及睡眠呼吸暂停综合征、原发性肺泡低通气征等可影响呼吸中枢的调节而出现呼吸困难。

8）结缔组织疾病：类风湿关节炎、系统性红斑狼疮、硬皮病、皮肌炎、干燥综合征、结节性多动脉炎、韦格纳肉芽肿等都会累及肺组织而出现呼吸困难。

9）神经官能症：如在急性呼吸困难中的高通气综合征。

10）其他：移植肺指肾移植后受肾者出现的一种综合征。一般在手术后 40～100 天发病，表现为突然发热、咳嗽、呼吸困难、发绀，肺功能以弥散为主，X 线胸片呈现广泛的片状至结节状阴影。本病与免疫机制有关，血冷凝试验和嗜异性抗体阳性。

（2）病史：慢性呼吸困难询问病史时应包括症状持续时间及其变化、加重或恶化因素（活动、体位、接触史、饮食等）、缓解因素（药物、活动、体位等）。例如间断性呼吸困难可能是由于可逆性疾病引起，如哮喘、心力衰竭、胸腔积液、高通气综合征等，而持续性或进行性更可能是慢性疾病，如 COPD、间质纤维化、慢性肺栓塞、膈肌或胸壁功能障碍。夜间呼吸困难可能由哮喘、心力衰竭、胃食管反流或鼻腔阻塞引起。卧位性呼吸困难通常与左心衰竭有关，但有可能与腹部疾病，如腹水或膈肌功能障碍有关。活动时通常加重有病理基础疾病的呼吸困难，当呼吸困难不依赖于生理活动量，可能是由于化学性即胃食管反流、精神问题引起。肥胖因为代谢需求增加和胸壁运动负荷使呼吸困难加重。恶病质患者因呼吸肌衰弱呼吸困难加重。尽管人的情感状态可影响任何原因引起的呼吸困难，当呼吸困难是以小时或天发生变化，且与劳累无关时，则应怀疑精神性呼吸困难。家族史、职业、爱好都对诊断有帮助。

（3）体格检查：仔细的查体能提供重要的线索，尤其要注意颈部、胸廓、肺脏、心脏及肢体末端的检查。如颈静脉充盈、肝颈反流征阳性提示充血性心力衰竭。桶状胸提示COPD，胸廓畸形对肌肉骨骼疾病诊断特别有帮助。呼吸频率增加、辅助呼吸肌的参与与严重的气道阻塞有关。呼吸音减弱、呼气延长提示可能为 COPD，呼吸快速表浅、中晚期的啰音及膈肌抬高提示可能为限制性肺疾病。心脏注意其心界大小、瓣膜的杂音、附加音。杵状指（趾）可能是肺癌或存在慢性呼吸系统疾病，双下肢水肿往往提示充血性心力衰竭。COPD 的患者可能有啰音，但它出现在吸气一开始到吸气的中期结束，一般由气道分泌物引起，而弥漫性间质性肺病的啰音通常要持续到吸气末，首先在两下肺，随病情进展才在肺的上野和中野闻及，但在结节病，啰音不常见。

（4）实验室检查：通过病史和体格检查一般可提供一些诊断线索，这时进一步对可能的原因做相关的诊断性检查从而作出诊断。对怀疑是呼吸系统疾病可做肺功能，$FEV_1/FVC < 80\%$ 提示为阻塞性气道病，$FEV_1/FVC > 80\%$ 提示为限制性气道疾病。气道激发试验对支气管哮喘的诊断十分有意义。流速容量环对上气道阻塞很特异，如声带麻痹、上气道肿瘤和气道受压等。弥散降低说明气体交换受损，可能由于肺水肿、间质性肺疾病或肺血管疾病、贫血引起。肺容量流速正常而弥散降低应高度怀疑肺血管疾病。怀疑由运动频繁引起咳嗽、喘鸣和胸部发紧是运动诱导的哮喘疾病，则运动试验十分有用。胸部影像学、心电图、心脏超声，在必要时作必要的创伤检查可帮助明确诊断心肺疾病。

### 三、呼吸困难的康复治疗

呼吸困难是呼吸系统疾病最常见症状，是影响患者生活质量的重要因素。目前许多治疗仍以生理指标如肺功能来评价，而忽视对患者生活质量的提高。治疗原发病及其并发症后，呼吸困难可有效缓解。但有时尽管积极治疗原发病，呼吸困难仍持续存在，这时治疗的目的主要是改善症状和提高活动耐量，而不仅仅是治疗原发病改善肺功能。

1. 减低呼吸做功和提高呼吸肌功能  缓慢行走减少能量消耗可降低生理做功。呼吸方式如吸唇式呼吸或可通过减慢呼吸、降低过度充气、改善氧饱和度从而减轻呼吸不适感。如果通气功能下降限制患者的活动，增加呼吸肌肌力的呼吸训练可改善吸气肌的力量，增加最大通气量和活动量，从而改善呼吸困难，尽管一项 Meta 分析指出，对于呼吸肌肌力弱的患者进行吸气训练会改善呼吸困难，但是对于呼吸肌肌力的训练仍存有争议。尽管没有得到临床疗效的验证，恶病质患者充分营养支持治疗或许能提高呼吸肌肌力，改善呼吸困难。目前越来越多的证据支持通过机械通气让慢性疲劳的呼吸肌得到休息以减轻患者的呼吸困难。

2. 减低呼吸驱动  因为呼吸困难和呼吸驱动密切相关，减低呼吸驱动应当能改善呼吸困难。辅助性氧疗能减低颈动脉体的刺激，降低运动时的通气需要和减少过度充气，从而改善呼吸困难。其他的获益可能包括改善呼吸肌功能、刺激左心室收缩和降低肺动脉的压力。氧气吸入量应该以维持血氧饱和度不低于 90% 为佳。目前氧疗是肺康复治疗内容之一。

3. 改变中枢的认知  呼吸困难受许多因素的影响，包括教育文化背景、知识水平、情感状况、职业和以前的经历。通过帮助患者了解他们的疾病，鼓励他们经常相互沟通，从而养成主观克服疾病的心理，这些或许能减低呼吸困难的强度。

目前关于作用于中枢，能改善呼吸困难认知的药物最常被讨论的是阿片。阿片的药理作用应该能减轻呼吸困难的严重性，也能降低通气。然而，由于害怕它的不良反应，尤其是呼吸抑制，往往不被建议用于 COPD 患者。不过，经阿片治疗后，对 COPD 患者的实验室研究显示运动量和呼吸评分得到增加，仅有轻微的不良反应，这种获益与一定劳动负荷下的通气需要减少和其呼吸困难的认知减轻有关。然而，门诊患者的安慰剂对照研究显示出不一样的结果和频繁出现的不良反应，例如在一项针对 16 例严重 COPD 患者 14 周的对照研究中，通过测量慢性呼吸疾病评分（chronic respiratory disease questionnaire，CRQ）和 6min 步行距离并没有显示吗啡能缓解呼吸困难，相反 CRQ 和 6min 步行距离减少了，几乎所有受试者都出现了尽管不是威胁生命的症状和体征，但有很明显的不良反应。在终末期的恶性肿瘤和慢性呼吸衰竭的患者应用阿片没有太大的争议，尽管这种情况下阿片可能缩短生命，但是治疗目的主要是减轻痛苦，最近的 Meta 分析清晰地显示在治疗顽固性呼吸困难的姑息治疗中这一方法是有效的。

根据呼吸道存在阿片受体这一理论，我们有了阿片的吸入制剂。早期的研究认为吸入阿片没有系统应用时出现的显著不良反应，同时能缓解呼吸困难。但是最近的以对照研究为基础的系统性回顾分析认为吸入阿片没有任何真正的益处。

作用于中枢的药物对治疗呼吸困难的作用是有限的。研究显示 COPD 患者服用抗焦虑药没有缓解呼吸困难。目前很少有实验室证据支持应用抗抑郁药来治疗呼吸困难。尽管缺乏证据，呼吸困难与焦虑和抑郁之间有着很清晰的相关性，因此以改变精神活动为靶点的合适治疗可能会使呼吸困难患者受益的。

## 四、小结

呼吸困难是一病因及机制非常复杂的症状，至今仍不十分清楚是否存在一个最后的共同神经通路产生呼吸不适的感觉。任何系统的疾病只要影响呼吸系统或引起通气的需求增加或呼吸泵衰竭都可能产生呼吸困难。呼吸困难的病因诊断需要全面的临床资料，当原因隐匿不容易发现时，需要进行全面的检查和分析，包括心脏、气道、肺血管、肺实质甚至食管的检查也是必要的。治疗原发病大多数呼吸困难可缓解，在原发病治疗不能缓解时，治疗主要为了缓解症状，要联合教育、体质锻炼、氧疗等。

（朱海玲）

# 第十章

# 呼吸危重症的监护

## 第一节　危重患者的监护技术

### 一、昏迷患者鼻饲

鼻饲法是将胃管从鼻腔插入胃中，然后通过该管将流质食物、液体或药物注入胃内，以供给营养和水分，达到治疗目的。

1. 操作方法　将胃管自鼻孔插至 14～16cm 处，再以左手将患者头部托起，使下颌靠近胸骨柄，以加大咽部通道的弧度，便于管端沿咽后壁滑行，然后徐徐插入至所需长度。昏迷患者因吞咽及咳嗽反射消失，不能合作，给插胃管带来一定的难度，反复插管可致声带损伤与声门水肿。昏迷患者插入鼻饲管时，应反复确定导管的确切位置，以免插入呼吸道。

如患者出现呛咳、呼吸急促、发绀，胃管可能误入气管，须立即拔出，稍休息后，再行插入。当导管插入 50cm 将听诊器放于胃部，注气于管内，胃中有气过水声；或置导管开口端于水碗内，水中有气泡都表明已插入胃中，先注入少量温开水，试验导管在胃内是否通畅，然后徐徐将溶液注入。

2. 注意事项

（1）鼻饲前，应检查并清除胃内潴留物，当回抽胃内容物 >100mL 时应该停止鼻饲 2h。

（2）鼻饲时及鼻饲后，使患者床头抬高 30°～45°并至少保持 1h 为佳，以尽量减少误吸的可能性。

（3）使用人工气道的患者进行鼻饲时，应将导管气囊充盈，减少反流造成误吸的机会。

（4）必要时可用气管插管或喉镜引导，为昏迷患者插管。

（5）长期用导管喂患者，可每周一次将导管取出以减少对黏膜的刺激。取出导管动作宜迅速，以免引起恶心，用手捏紧导管，防止管内溶液流入气管。

### 二、导尿的护理

导尿术是将无菌导尿管自尿道插入膀胱引出尿液的方法。它用于各种原因引起的尿潴留；手术留置尿管保持膀胱排空，防止术中误伤膀胱；休克及疑有肾功能不全和其他需密切注意每日尿量者。

1. 正确选择导尿管

（1）普通导尿管：常用于经尿道插入膀胱导尿，如多种原因引起的尿潴留。此类导尿管常用型号，男性为 F12~F14，女性为 F14~F16（"F"为法制号码，号数为管腔直径 3 倍的毫米数），可根据患者及需要而定。

（2）前列腺导尿管：前列腺肥大的患者发生尿潴留时，尿道前列腺膜部及膀胱颈部往往狭窄，普通导尿管不能插进，应选用末端弯曲且较硬挺的单弯导尿管。

（3）蕈状导尿管：导尿管腔大，末端呈蕈状，有数个较大的孔，便于尿液及血块的引流，头端膨大可起固定作用。常用于耻骨上腹腔造瘘及肾造瘘。

（4）输尿管支架：以 F8~F10 号管为宜，适用于肾盂成形术、输尿管吻合术、肾移植术后、膀胱扩大术中输尿管和肠道吻合，既可以起支架作用，防止吻合口狭窄，又可以引流尿液。

（5）气囊导尿管：有三腔和双腔之分。双腔气囊导尿管末端有一气囊，可以充无菌盐水 5mL 起固定作用，不易滑脱，常用于保留导尿。三腔气囊导尿管气囊内注入 10mL 无菌生理盐水后起压迫止血作用，其中一腔要在术后持续膀胱冲洗时接进水管，中间较大的一腔接出水管，三腔管适用于经尿道前列腺电切术。

2. 弗来尿管的应用　导尿管有数种改良的大小及形状，软的红色橡皮管最常用于一次或不保留的导尿；弗来（Foley）尿管通常用于保留一段时间的导尿；单弯导尿管用于男性老年患者或疑有前列腺肥大者，以防伤及前列腺。选择尿管的依据主要视留置尿管时间的长短及尿液的外观。如尿液混浊、有沉淀或凝块时，应选择直径大的导尿管，这样既不给患者带来不适，也不使管子脱出，又有最佳的导尿效果。用于留置的尿管一般选择具有弹性的橡胶制成品，有一个 5mL（正常使用）或 30mL（用于需止血时）的球囊，当导尿管放入膀胱后用无菌生理盐水充满球囊。选用套囊时，应选用容积较小套囊的导尿管，套囊容积过大可能增加对膀胱的刺激引起痉挛，以致形成尿液沿尿管外壁"溢出"。

使用弗来尿管要注意导尿管插入的深度应从水囊下段计算，见尿后再插入 4~5cm，将 5~10mL 的生理盐水注入气囊后，轻轻回拉，有阻力时是最佳深度，严防深度不够水囊压迫尿道或膀胱颈部，如患者主诉尿道疼痛时应警惕尿管插入深度不够或脱出，应及时给予处理。

导尿前应洗手，注意摆好患者体位，导尿过程中要鼓励患者在插管时做深呼吸，转移患者的注意力，使膀胱括约肌松弛，插管时如发现导尿管的通路有阻力时，不能强行用力，因创伤性的导尿易导致泌尿系统感染及形成尿路狭窄，尿管插入后应妥善固定防止滑动和尿道牵扯。

导尿的目的是促进尿液的引流，所以应确保其通畅。如尿中有血者应每小时检查导尿管一次，其余患者也应经常检查，如引流不畅应及时分析原因，是内在还是外在的原因造成，出血会使膀胱内形成血块而堵塞尿管，感染会增加尿液内的沉淀物而导致堵塞。检查引流系统内有无沉淀，可用手指揉动导尿管以检查尿中沉淀物的堆积，并注意尿管有无扭转，或轻轻转动导尿管，改变其在膀胱中的位置以免导管开口贴于黏膜壁。要注意观察尿液的颜色、透明度、气味，应记录并及时报告医生。

3. 尿液的引流　持续引流者将导尿管接到尿液收集器，通常利用重力引流（尿袋在膀胱以下）。引流管密封式地与收集管相接的方式称密闭式引流，此法可减少泌尿道的感染。

对其护理注意以下几点：

（1）使用一次性密闭式引流器的患者，除因阻塞需冲洗外，不进行冲洗。必要时给予重新插管。

（2）集尿系统的接头不应打开，当需要少量新鲜尿液标本时，应以无菌的方法，用小针头自导尿管远端插入引流管抽取尿液。若需要膀胱冲洗，最好选用三腔管，也可用双腔导尿管连接三通管以便无菌冲洗。

（3）引流袋的下面不可有扭结或下垂的管子，以免影响引流，过长的管子可盘在床上，每次患者变换卧位之后即应检查所有管道的通畅性。

（4）每日需检查收集系统有无沉淀及漏尿的现象，若接头脱开破坏了无菌状态，应消毒接口处，以无菌技术复原或更换集尿系统。

4. 预防尿路感染　行导尿或尿路器械操作的患者中20%～30%有尿路感染，其中80%与导尿有关。使用密闭式引流者感染率可降低，因此，不主张进行膀胱冲洗，尤其对短期留置者更无必要。

要严格各项无菌操作，严防感染，保证患者安全。密闭式引流袋可3d更换一次。应鼓励患者多饮水，使大量尿液排出。认真检查无菌包装的导管、引流袋的有效期。引流袋不可提至患者的膀胱或引流部位以上的高度，防止尿液逆流，若接头脱开必须以无菌技术复原。尿道口有分泌物时，应用手按摩使之排出，再行消毒。造瘘口周围每日用碘酒消毒一次，并更换无菌敷料。

5. 固定　各种导管均应妥善固定，外接的引流管应固定床旁，防止引流袋过重牵引尿管而脱出。尿道修补术后，留置的尿管妥善固定尤为重要，特别是吻合口不满意时。随时检查引流管是否通畅，如发现引流不畅或完全无尿流出，应仔细检查及时处理，防止扭曲受压。

6. 观察引流的尿色、尿量、性状并准确记录　应鼓励患者增加饮水量，以稀释尿液、减少沉淀，排出废物，维持尿量在1 500～2 500mL/d。

7. 膀胱冲洗

（1）留置导尿者最安全有效的冲洗是在病情允许的情况下增加患者的液体摄取量，每日要鼓励患者饮水3 000mL以上或通过静脉注射取得。

（2）如需进行冲洗，要执行严格的无菌技术，注意动作轻柔，避免损伤器官或引起感染。每次冲洗量30～60mL，灌注冲洗后应借重力再流出。

（3）间歇性冲洗法，此法可用密闭式输液器将冲洗液与尿管相通，减少细菌进入膀胱的机会。冲洗液要挂在比患者位置高的地方，灌注到膀胱后，再让它自由地流到尿袋中。

8. 间歇性插管　长期插管的患者易发生感染，临床经验表明，多次间断性导尿比长期留置尿管的尿路感染可减少50%，即使在非无菌的方式下间断性插管的患者也比长期插管感染率低。

### 三、中心静脉穿刺置管术的护理

经皮穿刺中心静脉置管术，有颈内静脉、锁骨下静脉和股静脉等入路。由于股静脉穿刺部位清洁度差，护理观察困难，且下腔静脉易受腹压的影响，CVP值不能正确反映右心房压力和血栓形成的机会多，因此，一般优先选用颈内静脉和锁骨下静脉。

（一）并发症的观察及护理

（1）动脉损伤：后果取决于穿刺部位，误伤颈内动脉的危险性较大，巨大颈部血肿可压迫气管，造成呼吸困难。因此，对该类患者严密观察呼吸变化，并严禁再在对侧穿刺。

（2）血气胸、失血性休克：主要发生在锁骨下静脉穿刺，术后要严密观察血压、脉搏、呼吸、呼吸音变化及有无胸痛等。

（3）空气栓塞：中心静脉开放后，受胸内压和右心舒张期影响，静脉压与大气压存在着压力差，吸气时呈负压，尤其在低血压时更应严防空气漏入。在置管操作期间，凡有空腔器械留滞在静脉内时，均应用拇指堵住开口，并嘱患者暂停呼吸，以防气体进入。如穿刺结束后有严重咳嗽、气急，应警惕可能动脉栓塞，应立即置患者于左侧卧位，叩击胸背，使气泡变细，并给予吸氧。

（4）颈内静脉右侧基本垂直注入上腔静脉右心房，因此，切忌快速滴入氯化钾、葡萄糖酸钙等对心肌活动有直接影响的药物，防止心律失常及心脏骤停。

（5）妥善固定好静脉置管，避免脱出，密切观察液平面，防止空气进入发生空气栓塞。

（6）注意导管管柄与管身衔接处易折断或脱管。连续输液要保持一定速度，一旦发生堵塞，忌冲洗，应更换。

（二）预防感染

静脉置管感染较多见，其发生率与许多因素有关，如静脉的选择、置管技术、患者的体质、导管的材料及各项无菌技术等。

1. 导管感染的临床表现

（1）疏松结缔组织炎：以导管插入部位最多见，周围皮肤出现红、肿、热、痛。

（2）静脉炎：局部或全身发热，局部红斑，沿静脉走向触诊有压痛和发硬，淋巴结肿大和触痛。

（3）化脓性血栓静脉炎：静脉腔内可找到肉眼或镜下的化脓病灶，脓液有时可从插管的伤口流出或挤出，往往导致脓毒血症。

2. 预防　中心静脉留置导管便于静脉给药、输液和进行监测，因此可提高抢救成功率。但随着导管留置时间的延长，感染的危险明显增加。最重要的感染途径是皮肤微生物沿导管外周或密封输液系统的破损处侵入或污染导管内部。因此，任何破坏输注系统严密性的做法均应尽量避免。

（1）保持病室清洁：每日需紫外线照射，早晚均用消毒液拖地。导管护理必须严格各项无菌原则，操作前彻底洗手，戴口罩、手套等。

（2）用质量分数为1%～2%碘酊消毒插管处的效果可靠，也可用洗必泰及0.5%碘伏等消毒，能防止细菌沿导管旁隧道侵入。

（3）插管后妥善固定导管，防止移动、滑出及刺激损伤血管内壁。

（4）在置管周围皮肤上涂抗生素软膏，再用无菌纱布或新型透明半渗透性聚氯酸敷料覆盖，每隔72h更换一次，并注意保持皮肤干燥。

（5）血栓易成为细菌繁殖灶，定时用肝素稀释液冲洗可减少顶端细菌生长，这在长期置管中能明显降低感染率。

（6）凡通过中心静脉输液者，最好采用输液袋，并24h更换一次输液装置。更换输液器时应先消毒连接部分，卸开后重新消毒，然后接上新的输液管。

（7）输液管道的各连接部分均可成为微生物侵入途径，最好使用无连接部一体化的、带有无菌过滤器的输液管道。三通的污染机会也非常多，因此，最好不装入三通。

## 四、有创动脉血压监测的护理

在动脉内置管连接一换能器便使血压数值直接显示在监护仪上，该方法简便、准确，能连续测出每瞬间的动脉压力变化，可随时采取动脉血样做血气分析，因此特别适用于危重患者心血管和其他复杂手术的术中、术后血压监护。

### （一）插管的动脉选择

（1）插管所用的动脉应有充分的侧支循环。

（2）有较大的血管管径，能精确测量血压又不易发生动脉阻塞或血栓形成。

（3）不影响手术和其他操作，易于进行护理和固定。

（4）避免易感染部位。

### （二）常用于插管的动脉

桡动脉常作为插管的首选动脉，因其位置表浅，有良好的平行血流灌注，易于护理、固定、观察，只要能证实有动脉的侧支循环，很少发生手部的缺血性损害。其次是足背动脉，如能证实胫后动脉有良好的侧支循环，选此动脉也无明显危害。股动脉在周围的动脉搏动消失时，可以考虑使用，但若有下肢动脉病灶，应避免使用。肱动脉插管较易引起血栓形成而产生明显的前臂及手部缺血性损害，一般不作常规使用。本节将主要介绍桡动脉测压的方法及护理。

### （三）桡动脉穿刺测压

手部的血流靠尺、桡两动脉供给，以尺动脉为主，尺、桡两动脉在掌部形成掌动脉弓。由于桡动脉置管常有血栓形成，此时手的血液供给主要靠浅掌动脉弓的侧支循环，如侧支血流少或无，则可发生缺血性损伤。因此，施行桡动脉穿刺置管前应先做 Allen 试验，以观察尺动脉能否充分供应手的血运。

1. Allen 试验　令患者伸屈手指数次后令其上举过头再握紧拳。术者以左右手指分别压紧腕部桡、尺动脉，令患者手放下松拳，应避免手腕过分伸展。术者放松对尺侧动脉的压迫以观察手部血液循环恢复情况。如果掌弓完整，尺动脉能充分供应手部血液循环，在 6s 内则全手变红，表明可行桡动脉置管，若手掌颜色延迟至 7~15s 恢复，说明侧支循环血流少，应慎重选择该桡动脉置管。

2. 置管用品　20~24 号聚四氯乙烯套针 1 枚，要求管长 3~5cm，管腔粗细一致，三通 2 个，输液管 1 根，普鲁卡因 5mL，5mL 注射器及 7 号针头 1 套，无菌手套 1 副及敷料，消毒物品，换能器及监护仪。

3. 操作步骤

（1）患者平卧，手臂外展，腕伸 60°，腕下可垫绷带卷。

（2）摸清桡动脉搏动。

（3）术前消毒，铺无菌巾，戴无菌手套。

（4）局部皮肤麻醉。

（5）按住桡动脉搏动线与皮肤呈30°角刺入套针，进入动脉后针尾出现回血。固定穿刺针，向动脉内送入套管。抽出穿刺针，套管外接三通、延伸管及换能器，腕部呈自然位，固定套管及延伸管，穿刺部位用无菌敷料包扎。

（四）测压装置的连接

与三通相连，共有3个开口，一端接动脉套管、延伸管、冲洗装置换能器，一端可备作抽血标本用。

（五）动脉导管的维护与并发症的预防

（1）妥善固定导管及延伸管，防止摆动、扭曲。

（2）保持通畅，除通过冲洗自动装置冲洗外，如发现波形顿挫或失真可随时冲洗。

（3）测压系统无气泡，各衔接处不漏液、无回血。

（4）怀疑套管针内有血栓时，应用注射器抽吸，切勿向血管内推注。

（5）出血、血肿多发生在反复穿刺或拔管后，力求穿刺一次成功。如穿刺点出血应予压迫止血，拔除动脉导管后，局部至少压迫10min。

（6）感染。动脉置管后发生感染的主要因素是导管在血管内留置时间过长，多数感染发生在置管72h后，因此要求适时拔管，穿刺局部每日执行无菌换药，回抽的管道液应弃去。

（7）置管期间应密切观察远端肢体血供，如发现肢体缺血迹象应立即拔管。

## 五、动脉穿刺及护理

在危重患者的救治中，及时、安全、正确地进行动脉穿刺，可以保证动脉输液、输血的畅通和获得动脉血标本。

（一）穿刺部位和方法

穿刺部位可根据不同需要进行选择，头颈部可用颈总动脉，躯干和上肢用锁骨下动脉或肱动脉，下肢则采用股动脉。但临床上最常用的穿刺部位则是桡动脉和股动脉。

1.股动脉穿刺

（1）定位方法：股动脉位于股鞘内，在腹股沟韧带下方紧靠股静脉外侧。体表定位在髂前上棘和耻骨结节之间划一连线，连线中点能扪及动脉搏动处即为股动脉穿刺点。

（2）穿刺方法：在髂前上棘和耻骨结节之间连线的中点、动脉搏动的明显处，消毒局部皮肤和操作者的中指、食指，在两指间垂直穿刺。

2.桡动脉穿刺

（1）定位方法：前臂桡侧腕关节上2cm处扪及桡动脉搏动最明显处为穿刺点。

（2）穿刺方法：掌侧向上，在腕关节上2cm桡侧搏动明显处消毒皮肤及操作者的中指、食指，在两指间垂直穿刺。

（二）注意事项

（1）动脉穿刺必须严格无菌技术，尤其是穿刺的局部皮肤消毒。

（2）如抽出压力较低的暗红色血表示可能误入静脉，可重新穿刺。

（3）反复穿刺易形成局部血肿，故穿刺后须持续压迫5min以上。

## 六、胃肠外营养的护理

胃肠外液体治疗和全胃肠外营养（TPN）是经静脉输入大量的基础营养物质以维持机体的合成代谢与生长发育。全胃肠外营养液浓度高，须经中心静脉内置管输入，在这一治疗中护士参与整个治疗的全过程，因此，护士起着十分重要的作用。这就要求护士要了解治疗目的及使用过程中的禁忌证、并发症，了解输注液体的组成，以及治疗过程中患者的反应。此外，还要学会营养状态的判断和病情的预测。

### （一）导管的护理

胃肠外液体输注途径以中心静脉插管为主，临床上可选用上腔静脉或下腔静脉，因下腔静脉比上腔静脉管径细，血流量少，导管入口邻近下肢根部，易被污染，而且护理也不方便，故多选用上腔静脉途径。

1. 置管前的护理　置管前应做好心理护理，解除患者恐惧心理，并教会患者做好吸气与憋气动作，以取得良好的配合。备好局部皮肤及器械，病房地面用高效消毒剂消毒，紫外线照射房间。

2. 置管后的护理　静脉置管为病菌进入机体提供了渠道，而营养液则是其生长、繁殖的良好的培养基，因此，采取积极有效的措施预防感染很重要。对输液操作、导管管理必须严格无菌操作，穿刺点每日碘伏消毒并用无菌敷料覆盖，每8h检查导管插入部位有无红肿、化脓，并注意导管有无断裂、打折、血块或液体渗出。每24h更换输液器，严格防止空气进入体内。

### （二）并发症的观察与护理

1. 高血糖及高渗综合征的观察与护理　如果输液速度过快可出现高渗综合征，患者表现为前额疼痛，皮肤干燥，舌面纵向纹增多并加深，多尿，尿量 >500mL/h，意识紊乱、昏迷，甚至死亡。为预防高血糖及高渗综合征的发生，在开始胃肠外营养治疗时应从慢速度开始，然后逐渐增加，最好使用输液泵控制滴速。应准确地记录出入量，每8h统计一次，以发现出入量的变化。如尿量较多，应每小时测定尿量，每日测量体重。每日体重增长 >0.45kg，提示体液潴留，每日体重下降 >0.45kg，提示体液丢失。根据病情及时测定尿糖及尿酮体含量，尿糖在（＋＋＋）时应立即测定血糖。要重视突然出现的前额疼痛及意识紊乱。严密监测患者的生命体征，观察皮肤及舌的皱纹情况，尤其是严重感染、外伤、隐性糖尿病的患者。

2. 输液后低血糖的观察护理　输入全胃肠外营养液后发生低血糖是由于突然终止输入该液，而体内胰岛素分泌仍处于高水平所引起，因此，胃肠外营养必须逐渐地终止，从而使胰腺有足够的时间适应血糖浓度的改变。一旦胃肠外营养突然终止，必须给任何一种含糖溶液过渡。在停止胃肠外营养后注意观察有无头枕部疼痛、皮肤湿冷、头昏、脉搏快速、肢端麻木感、神经敏感。如有上述表现应立即测定血糖，备好静脉注射葡萄糖。

3. 电解质紊乱的观察　实行胃肠外营养的过程中，如果不注意补充钾、磷、镁，可导致这些元素的不足。一般全胃肠外营养持续1个月以上很可能出现微量元素不足，尤其是钙、锌的不足。因此，为防止出现电解质的紊乱，应每日对患者做电解质测定，并密切观察病情。

（1）低血钾的主要表现是肌肉乏力，心律失常。

（2）低血磷的主要表现是嗜睡、语言不清，以致意识不清。

（3）低血镁的主要表现是肢端及口周围针刺样麻木感，焦虑不安。

（4）锌缺乏的主要表现是腹泻、腹部疼痛、味觉或嗅觉受损、脱发、伤口愈合延迟。

（5）高血糖也是感染的突出表现，血糖突然增高也常提示感染的存在。

4. 补钾过程中的护理　必须在尿量适当的情况下才能输入钾盐溶液，严重低血钾时，可在心电图持续监护及严密观察血钾浓度下，给大剂量钾盐（最好每小时不超过20mmol/L）。补钾时要缓慢输入，以减轻患者的不适感或避免造成静脉炎，还要注意避免因钾溶液的皮下渗出而损伤组织。

5. 补钙过程中的护理　经静脉输入钙盐时应注意，忌将钙盐加入碳酸氢钠溶液，以免形成碳酸钙盐沉淀物。使用洋地黄的患者慎用钙盐，静脉补钙过量或过快可导致心动过缓以至心跳骤停。输入前将其加热至人体温度，并严防液体渗出导致局部组织坏死。

6. 输蛋白质和脂肪溶液时注意事项　蛋白质溶液很容易变质，在输入前应严格质量检查，一经启封，就必须使用。输入开始时滴速要慢，警惕过敏反应的发生。输入脂肪乳时，需认真检查质量，注意有无脂肪分离，出现油状物，一旦出现即不可使用。脂肪乳中不可加入电解质或其他营养液，在启封后需在 12h 内输完。开始输入时应速度缓慢，以观察有无不良反应。脂肪乳应保存在 25～30℃ 的室温中。

7. 胃肠外营养时感染的预防　感染是胃肠外营养致命的并发症，所以采取积极有效的措施预防感染是重要的。对输液操作、导管的管理必须严格执行无菌操作和无菌技术。除要检查穿刺局部有无感染外，还应严密注意体温的变化，每日测量体温、脉搏 4 次。如出现不明原因的发热，首先应停止胃肠外营养。

## 七、静脉留置针的应用及护理

静脉输液是治疗危重患者的主要手段。建立良好的静脉通路，才能在救治过程中使患者得到迅速、快捷的补液及给药。为了避免静脉的反复穿刺给患者造成痛苦，使用静脉留置针可以有效地解决这一问题。

1. 穿刺方法　静脉穿刺选择四肢浅表静脉及颈外静脉，常规消毒，绷紧穿刺点远端皮肤使静脉固定，取 15°～30° 的角度，针尖斜面朝上穿刺进针。确认有回血时，降低持针角度沿血管方向再进 1.5cm，固定针芯慢慢将塑料套管送入静脉内，拔出针芯并立即将套管与输液装置连接，用胶布固定留置套管于穿刺部位。

2. 静脉帽的使用　对需要每日进行静脉输液的患者，第一次静脉输液结束后，即可将消毒后静脉帽与末端接口旋紧，并用注射器从静脉帽末端的橡皮刺入，向套管针内推入稀释的肝素溶液，以防局部血液凝固，保证套管的通畅，用纱布保护套管针及静脉帽。患者再次输液时只需将静脉输液针从静脉帽末端的橡皮处刺入即可。

3. 静脉留置针的优点

（1）放置静脉套管针等于保留一条开放的静脉通路，这对于需要随时做静脉输液的危重患者很有意义。

（2）减少穿刺局部的渗漏和静脉炎的发生。

（3）套管针套管可以在浅静脉中保留 5～7d，减少了静脉穿刺的次数，保护了患者的浅表静脉。

（4）减轻了护士工作。

（5）留置针套的管壁薄、内径大，液体流速快，适用于危重患者的抢救，躁动患者使用更佳。

4. 使用注意事项

（1）使用留置针前应严格检查包装和有效期。

（2）留置针的穿刺应选择在非关节部位、血管弹性好的地方。

（3）留置针固定要牢固，防止因患者的活动而脱落，并嘱患者注意保护。

（4）要经常观察穿刺局部的情况，注意有无渗漏及炎性反应，如有反应及时拔出。套管有堵塞时，要查明原因，必要时可拔管。切忌用力推注液体，避免血块进入而引起栓塞。

（5）重新输液或给药，均要先确认套管内无血块阻塞后再接液体，以免发生栓塞。在接液体时，注意防止空气进入血管。

（6）操作过程要严格按无菌技术要求，穿刺部位必须保持清洁。

## 八、静脉滴注药液外渗观察及处理

静脉输入药液外渗到血管周围的软组织中，轻则肿胀，重则引起组织坏死，造成功能障碍。发生药液外渗的后果与外渗物的性质、患者个体的状况有密切关系。另外，输注量、速度、持续时间、压力、药物浓度、组织压等也有影响。在危重患者、小儿及老人、糖尿病及血管病患者，一旦液体外渗，更易导致损伤。

### （一）一般发生原因

穿刺不当致穿破血管，使药液漏出血管；患者躁动针头固定不牢，危重患者休克，组织缺血、缺氧，致使毛细血管通透性增高，特别是在肢体末端循环不良部位，如手背、足背、内踝处等。

### （二）不同药物外渗的处理

1. 外渗性损伤以血管收缩药物多见　此类药物外渗引起毛细血管平滑肌收缩，致药液不能向近心端流入，而逆流毛细血管，从而引起毛细血管的强烈收缩，造成局部肿胀、苍白、缺血、缺氧。处理措施如下：

（1）用肾上腺素能拮抗剂酚妥拉明 $5 \sim 10mg$ 溶于 $20mL$ 生理盐水中注射于渗液周围，以扩张血管。

（2）用复方利多卡因（$2g/L\%$ 利多卡因 $20mL$、地塞米松 $2mg$、阿托品 $0.5mg$）在穿刺部位及肿胀范围做环形或点状封闭。

2. 高渗药物外渗　加 $200g/L$ 甘露醇液、质量分数 $50\%$ 葡萄糖高渗溶液进入皮下间隙后，使细胞膜内外渗透压失去平衡，细胞外液渗透压高将细胞内水分吸出，使细胞严重脱水而坏死。处理措施如下：

（1）发现药物外渗，应立即停止该部位输液。

（2）用 $2.5g/L$ 奴夫卡因 $5 \sim 20mL$ 溶解透明质酸酶 $50 \sim 250IU$，注射于渗液局部周围，透明质酸酶有促进药物扩散、稀释和吸收作用。

3. 抗肿瘤药物外渗　局部疼痛、肿胀，可使细胞中毒死亡，致组织坏死。处理措施如下：

（1）抬高患肢，局部冰敷，使血管收缩、减少药物吸收。

（2）如形成水肿，局部常规消毒后用无菌空针将液体抽干，再用质量分数为75%乙醇纱布加压包扎。

### （三）静脉滴注药液外渗的预防

引起药物外渗性损伤的原因复杂，而且难以完全杜绝，但只要思想上高度重视并注意以下几个方面，就可将其减少到最低限度。

（1）处理液体外渗的原则是：处理越早，恢复越快；处理越迟，组织坏死的机会越多。所以，要密切观察注射部位，尤其危重患者意识不清时更应仔细监护，尽早发现，及时处理。

（2）熟练穿刺技术，尽可能一针见血。若为化疗药物，宜先滴注生理盐水，如局部无肿胀，确定针头在血管内，再注入化疗药物，注射完化疗药再推注5~10mL生理盐水。

（3）熟悉静脉注射药物的药理作用，浓度配制要适当。

（4）避免同一静脉多次穿刺、重复或长时间输液。

（5）对躁动不安的患者肢体妥加固定，以免针尖刺破血管造成外渗。

## 九、常用引流管的护理

外科引流是将人体组织或体腔中积聚的脓、血、液体或气体引导至体外或其他空腔脏器的技术。

1. 引流管的共同护理要点　在使用各种引流管时，都会引起患者心理和身体上的不适，操作前要向患者说明放置引流管的必要性和注意事项，针对患者的恐惧、不安等情绪进行心理疏导，使之有思想准备，主动配合治疗。

（1）在插管、更换敷料、换瓶或拔管等步骤中，均应严格执行无菌技术操作规程，以防感染。

（2）应保持管道通畅：各种引流管的固定必须稳妥、不受压、不扭曲。管子的长度要适当，足够患者翻身和坐起，防止管子脱出和引流不畅。

（3）体外引流管、引流瓶应每日更换一次。管、瓶、塞使用后浸泡消毒，擦去污迹和胶布迹。引流管应用探针疏通管腔使沉着物脱落，然后用水洗净。临床推广的一次性使用无菌引流袋符合无菌要求，使用方便。

（4）观察记录：在引流过程中，密切观察引出物的颜色、性状及量，并准确记录，如发现异常及时向医生汇报。

（5）防止逆流：引流瓶的位置不能高于患者插管口的平面，搬动患者时，应先夹住引流管。

2. 各种引流管的准备　引流管的作用方式主要是吸附、导流和虹吸。各种引流管的规格、质量和使用方法可以直接影响引流效果。管腔内径大，引流量多；管子越长，引流量越小；引流管的光洁度影响引流速度，因此在准备各种引流管时应注意：

（1）使用前要认真检查引流管的质量，符合要求后再使用。管子的软硬度要合适；质地过硬会压迫周围组织、血管、神经和脏器，导致出血或形成瘘管等并发症；质地过软，管腔易被压扁，影响引流。引流管的粗细、长度也要适宜。

（2）导管要配套，对双套管引流的导管，外套管、内套管、管芯、导丝等均应配套。用后注意保管，防止丢失。

（3）对带有气囊的管子，应事先检查气囊的质量，了解气囊的容积，使用时按气囊的容积注入相应的气体或液体。

（4）如在导管上开孔，两孔之间应保持一定的距离，开孔斜面不能超过周径的1/3，防止管腔断裂，并注意边缘要光滑，避免损伤血管或内脏组织。

## 十、胸腔闭式引流的护理

胸部手术或创伤所造成的血胸、气胸和脓胸等都要放置胸腔闭式引流管，目的是使气体、液体或脓液从胸腔排出，减轻胸内压力，重建胸腔负压，使肺组织充分扩张。

正常的胸膜腔内负压相当于 $3\sim10cmH_2O$（$0.3\sim1.0kPa$），吸气时负压增大，呼气时负压减小。两侧胸膜腔压力保持平衡，使纵隔保持在正中位置。胸膜腔负压的存在，使肺保持向心回流。胸部损伤后，首先应恢复和保持胸腔内的负压，紧急做胸腔减压术排出气体和液体，促使肺脏早期膨胀，如果不及时处理，可迅速造成心肺功能衰竭。

### （一）水封瓶的管理

1. 水封瓶的使用　是利用半卧位达到顺位引流及虹吸原理，当肺组织本身扩张及患者有效咳嗽时，利用压力差，使胸部引流通过水封瓶排出气液。

2. 水封瓶的种类　水封瓶装置有一、二或三瓶方法，目前使用的不同装置，其原理基本相似。通常在手术室安置闭式引流管，但在某些紧急情况下，也可在急诊或病床旁进行，排气从第2肋间锁骨中线，排液从6~8肋间腋中线置胸腔引流管。

3. 水封瓶的观察与护理

（1）水柱波动的观察：吸气时胸部扩张，胸腔负压增大，瓶内液体就会被吸入玻璃管内，致使液面上升；当呼气时胸廓缩小，胸腔负压减小，液面就下降，所以，随着呼吸运动，玻璃管内的水柱就上下动荡，表明引流管是通畅的。①负压高的原因：水封瓶漏气；术后胸膜腔漏气；肺不张等；②无波动原因：有负压无波动，术后肺不张；血块堵塞；引流管位置不当；末端顶住无波动；③停在水平面无波动的原因：水封瓶与大气压相等；胸腔引流管脱落；④正压无波动，正好在呼气时血块堵塞；⑤管子脱落时无波动，结合临床症状听呼吸音。

（2）水封瓶的检查：①水封柱上升时用止血钳夹住，如有漏气，则水柱的水平面相等；②检查引流管是否通畅，如玻璃管内水平面随呼吸升降，或咳嗽时玻璃管内有微动，均说明引流管是通畅的。

### （二）引流管的护理及管理

（1）患者取半坐位，使胸腔引流管保持低位引流，水封瓶放置患者胸部水平下60~100cm处，绝对不能高于患者胸部。

（2）手术后护送回病室或移动患者时，需用两把止血钳夹闭胸腔引流管，搬动时动作要轻柔，慎防引流管拔出。

（3）保持引流管通畅，术后初期每30~60min就要向水封瓶方向挤压引流管一次。引流管要避免受压、折曲、滑脱、堵塞。水封瓶长玻璃管水柱应随呼吸上下波动，正常的波动范围为 4～6cm。

（4）维持引流系统的密封性：为避免空气进入胸膜腔，水封瓶的长管应置在液面下 2～3cm 并保持直立位。胸壁引流管切口周围要用油纱布严密覆盖。如水封瓶打破应立即夹住引流管，但若水封瓶被打破时胸腔引流管正不断排出大量气体，则不应夹闭胸管，而应立即更换水封瓶，以免造成张力性气胸。

（5）密切观察引流液的颜色、性质、单位时间引流量。

（6）如引流量过多或肺泡漏气严重，根据程度可适当减小胸引流瓶负压，以防影响肺泡裂隙的愈合。

（7）预防感染：一切操作应坚持无菌原则，护理前要洗手，水封瓶内要装消毒水，每日更换水封瓶一次。

（8）拔管前须证实引流管内不再有气体、液体流出，胸部透视肺已完全扩张，听诊时呼吸音清晰，方可拔除引流管。拔管时先准备好换药敷料，在 7～8 层厚的纱布上放 4 层凡士林纱布，然后剪断固定引流管的缝线，嘱患者深吸气后屏气，在一手迅速拔除引流管的同时，另一手同时将准备好的敷料紧敷在伤口上，并用胶布贴牢，包紧多头带，以防空气进入胸腔。拔管后应经常注意比较两侧呼吸音，是否有渗血和漏气现象、气管有无移位等，并鼓励患者做深呼吸及肢体活动。

### 十一、脑室持续引流的护理

脑室引流是脑外科疾患治疗中的重要手段之一，可以起到调节颅内压、排放因颅内感染或出血所致的积脓或积血，以及通过脑室达到给药等目的。

1. 脑室引流的观察　正常脑脊液为无色透明、无沉淀的液体，颅脑术后 1～7d 脑脊液可略带血性，以后转为橙黄色，脑室引流要注意引流液量、性状，引流情况等。

（1）观察记录 24h 引流量及脑脊液的性状，如出血、凝血块、混浊等情况。如术后有大量鲜血或血性脑脊液的颜色逐渐加深，常提示脑室内出血。如术后发生颅内感染，则脑脊液混浊，呈毛玻璃状或有絮状物。

（2）经常检查连接系统有无漏液的现象，要确保连接系统的密闭性。

（3）脑脊液引流是否通畅：引流通畅时，液平面有与心跳一致的波动；压迫双侧颈静脉时液平面上升，解除压迫时，液平面应回降。

（4）防止引流管脱落：应向患者说明固定的重要性，对意识障碍或理解力极差的患者，可以在头皮上以缝线将导管结扎固定，并适当对患者胸部或四肢加以束缚。

2. 保持设定压稳定　脑室压的控制是根据基准点来设定的，即仰卧位时外耳的高度与控制回路的流出点高度差来设定。成人正常颅内压为 8～18cmH$_2$O（0.78～1.7kPa）。颅内压不可过高或过低，过高会出现颅内高压危象，甚至发生脑疝；过低会导致颅内低压综合征。脑室引流瓶悬挂于床头，引流管的最高点应比侧脑室水平高出 10～15cm，以维持正常颅内压。如颅内压超过此水平，脑脊液即流出，从而使颅内压降低。为保持设定压稳定应注意：

（1）患者应保持安静。

（2）护士绝对不可自行抬高病床床头、调整头部高度及水封瓶高度。

（3）如抬高床头可不用枕头，同时要相应地提高引流瓶的高度。

（4）为预防设定压大幅度变化，在移动或抬高床头时先用止血钳将引流管夹住，这时切勿弄破引流管，事后注意立即解除关闭。

（5）变换体位或移动病床时，注意切勿使引流管折曲或夹在床栏杆之间。

3. 预防感染

（1）脑室感染的后果严重，而脑室导管是引起感染的途径，因此，在各操作环节中都必须在严格的无菌条件下进行，并注意保持室内空气的清洁。

（2）如发现纱布被脑脊液或血污染，应立即查明原因并及时处理，给予更换敷料或缝合。

（3）注意排出液的液面切莫超过引流管柱的顶端，如贮液瓶已满应报告医生，更换时注意无菌操作。

（4）注意引流管连接部切勿脱落、松弛或污染。引流管的连接管以稍长些为好，使患者头部有适当的活动范围。

（5）连接管如已脱落，切不可原样插回，应在无菌操作下予以更换。

（6）如引流管堵塞，只能用抽吸方法疏通，严禁向脑室内冲洗。

4. 并发症的预防

（1）急性硬膜下水肿：颅内压高的患者钻洞后装上引流瓶，滴速不宜过快，特别是原脑室扩大明显时极易形成硬膜下水肿、血肿而出现神经症状。

（2）脑损伤、出血：可由于插入的引流管刺激而发生。

（3）脑疝：颅后窝脑压增高时（幕下肿瘤），容易产生逆行性脑疝，而出现意识障碍等脑干症状，因此，在脑室引流过程中，一定不能让脑脊液过快流出，脑室引流管要置于脑室穿刺点上方 25～30cm 的高度。

（4）感染：脑室炎、脑膜炎。

（5）血清电解质异常：控制脑脊液引流量，脑脊液的总量成人为 100～150mL。脑脊液由脑室内脉络丛分泌，每分钟分泌 0.3mL，每日分泌 400～500mL，每 6～8h 更新一次，每日分泌的量为全部脑脊液量的 3 倍，因此，每日引流量以不超过 500mL 为宜，如引流量过多可引起电解质紊乱。脑脊液含氯化物、蛋白质等电解质，如每日排出 150～200mL 脑脊液，电解质就可能失调。

5. 拔管指征及步骤

（1）脑室引流一般为 3～5d，放置 10d 是最高时限，不能再继续留管。

（2）将引流管瓶吊高到 20～25cmH_2O，也可将引流管夹闭 1～2d，以了解脑脊液循环是否通畅及有无颅内压增高现象，也可开放引流管测量脑压，如不超过 20cmH_2O（1.96kPa），可拔除脑室引流装置。如引流时间长不能拔除可从对侧做钻孔引流，如患者无不适，可先放出 1～20mL 脑室液，然后拔管。拔管时应严格消毒引流管周围的皮肤，拔管后用无菌纱布压迫引流口数分钟，或将头皮创口缝合 1 针。拔管后，要注意观察有无颅内压增高或局部有无脑脊液漏的现象。

## 十二、胃肠减压的护理

胃肠减压是胃管经鼻孔插入胃内，在其末端接上负压吸引装置，进行持续吸引，不断抽出胃肠内积液、积气以达到降低胃肠道内压力的目的的方法。

　　胃肠减压对某些手术的术前准备、术后处理都有益处。有时在术中应用，可利于手术操作顺利进行。胃肠减压必须保持通畅，才能达到预期目的。

　　1. 胃肠减压管的选择

　　（1）单腔管：由橡胶管或硅胶管制成，长 1.27m，管的顶端密闭，近顶端处每距 4～5cm 有一孔，共 4 个，各孔不在一条线上。管上于 45cm，55cm，65cm，75cm 处各有一刻度。管径粗细不等，常用的有 12，14，16，18 等型号。

　　（2）带有侧管的胃肠减压管：一般选用 F18 号管，其管径较粗，侧孔大。侧管的端孔可用于抽气或注水，抽吸作用柔和，不致损伤胃黏膜而导致胃肠道出血，气体可通过侧管的孔反复进出，防止胃黏膜贴向减压管孔造成堵塞，因此能连续不断地吸引。

　　2. 插管的技巧　昏迷患者无吞咽动作，胃管易盘在口腔。神志清醒的患者，虽然可以指导吞咽，但如气管切开，会厌不能随吞咽封盖喉口，而易使胃管插入气管内。反复插管会使黏膜充血、肿胀、甚至出血。

　　气管切开的患者下胃管时，应选择新的或者比较硬的中号胃管。也可将管子放入冰箱内 20～30min，稍硬后便于插入。

　　插入胃肠减压管之前，应检查患者的鼻孔，避开鼻息肉，注意有无鼻中隔偏曲。插管时抬高患者鼻尖直接将管插入咽后壁，患者头部稍微向前倾斜。当患者感到管子到咽部就做吞咽动作，每次吞咽时将管子向前插入一部分。如出现咳嗽，则张口呼吸暂停插入。一般成人胃管插入 50～55cm 即应到达胃腔，并可通过抽胃液和注入空气证实。

　　3. 胃肠减压注意事项

　　（1）要了解所用减压器的结构，接管要准确，气箱式减压器的进气阀不能漏气，否则使空气或液体反流入胃肠道，造成严重后果。

　　（2）减压过程中要严密观察减压效果，并要保持减压通畅和连续性。胃管如有堵塞，可用注射器吸少量盐水冲洗管腔，使之恢复通畅。

　　（3）仔细观察引流液的量及性质。胃肠道手术后 24h 内，胃液多呈暗红色。如有鲜血持续吸出，说明胃肠道内有活动性出血存在，应及时采取止血措施。

　　（4）胃肠减压期间禁食、禁水，必要的口服药必须研碎后注入，夹管半小时，并且用温盐水冲洗胃管，防止阻塞管腔。

　　（5）为了了解患者体液是否平衡，应准确地记录出入量，供补液参考。在计算时，注意将冲洗管腔所用的液量计算在内。

　　（6）胃肠减压管的刺激和摩擦可导致咽喉部发生溃疡。要注意做口腔护理，经常更换固定管子的橡胶膏，胃管上涂以软膏，以免损伤患者鼻黏膜。

　　（7）鼓励患者深呼吸、吸痰，预防肺部并发症。

　　4. 拔管指征

　　（1）肛门排气。

　　（2）肠鸣音恢复。

　　（3）胃肠引流液逐渐减少。

　　（4）拔管前可先夹管试验，如无恶心、呕吐或腹胀方可考虑拔管。

（王　威）

# 第二节　危重患者的监护要求

## 一、危重患者的护理特色

危重患者身体虚弱，病情重且变化迅速，随时有危及生命的可能；同时患者还常预感不测，充满恐惧和焦虑，求治心切；清醒患者常因置于生疏的环境，复杂仪器监测和治疗，会造成严重的心理失衡，疾病发展到后期可有神志改变和大小便失禁，因此，应为患者提供优质服务，最大限度地发挥设备效率，提高抢救水平，维护机体功能，提供安全有效的护理。在危重患者的急救工作中，护理人员不仅要观察患者生命体征，还要对其心理需求、生理反应作出合理的分析、判断，进行解释和应急处理。

1. 心理护理　危重患者面对"死亡威胁"，十分惊恐不安。周围生疏环境中医务人员的紧张气氛，抢救性有创操作带来的痛苦，各种监护、治疗措施造成的感觉阻断，以及不能接触亲人、与社会隔绝等因素加重了患者沉重的绝望心情。这时生存的需要、安全的需要高于一切。抢救工作中要忙而不乱，动作敏捷轻巧，以增加患者的安全感。要注意保护性医疗，不能用语言或非语言形式流露无法抢救的信息，尽量守护在患者床旁，减轻或消除患者的心理压力。伸手相握，低语安慰、鼓励能给患者很好的精神支持，有利于提高抢救的成功率。

2. 全力抢救　危重患者的抢救需要集中优势的诊疗护理力量及有系统的监护设备，在病情发展的随机处理中，大量信息来源于护士，所以，必须熟悉有关仪器设备的性能、操作程序，还要注意各种监测项目的数据，分析检验指标的临床意义。这样才能不失时机地作出正确判断，随时与医生联系，采取针对性措施，并建立严格的病情记录与交接班，以利于连续抢救工作。

3. 认真记录　在危重患者的护理中应对病情详细记录，重点在以下几个方面：
（1）意识状态、瞳孔直径及对光反射、肢体活动状况等。
（2）血压，脉搏，心电图，周围循环，皮肤色泽、温度。
（3）呼吸状态，吸入氧条件，呼吸频率，血液气体分析。
（4）血糖、电解质等其他重要检验最近一次检查的结果，现有静脉通路及输入液体种类、滴入速度和所使用的药物。
（5）各种引流管是否通畅，引流液的量及颜色，注意单位时间内的变化。
（6）体温，药物过敏史，专科护理要求。

4. 减少病痛，提高患者的适应能力　危重患者常承受抢救性有创操作及固定于监护仪下而失去自控能力之苦，护理工作能填补其体力不足，改善躯体不适，减轻患者痛苦，如协助肢体松动或给予按摩、使用便器不紧张费力、保持床垫的清洁及躯体的舒适度等，均是危重患者的时刻需要。患者的抵抗力降低，护理人员必须严格各项无菌操作规程，严防交叉感染和并发症，注意室内空气的消毒和器械、机械的消毒都是保护患者安全的重要措施。

5. 重视全身营养，防止脏器衰竭及并发症　患者在应激状态下，机体代谢亢进，必须及时补充所耗能量，防止负氮平衡和病情恶化。不能进食者尽量以鼻饲代替胃肠外营养，并注意维持电解质平衡。此外，应针对病情给予对症处理，如皮肤的完整性、舒适体位、排痰、吸痰、保持气道通畅、促进排泄等，尽一切可能减轻脏器负荷，维护机体功能。

## 二、计划护理和护理计划的制订

新的医学模式要求扩展护理工作的范围，强调根据患者的需要去解决患者的问题。由于患者是个体和心理、个体和环境因素相互联系的一个统一体，因此必须用整体的观点来指导对患者的护理工作。就重症患者而言，对器质性疾病的监测护理十分重要，但同时还要关心患者对疾病的反应，因为他们比轻症患者更易受到家庭、社会、经济等方面的影响。当这些因素严重影响了患者的心理状态时就会促使病情恶化，应该引起护理工作者的高度重视。为帮助危重患者解决健康问题，护士必须对患者的情况进行全面观察、分析，找出问题的原因，并制订相应的计划以达到解决问题的目的。为不断提高危重患者护理质量，达到较理想的护理目标，必须通过有次序、有系统的护理程序来实施。

### （一）护理程序

护理程序是现代护理学中新的概念之一。护理程序的学说认为，对患者的护理活动应是一个完整的、综合的、动态的、具有决策和反馈功能的过程。具体分下面五个步骤实施。

1. 估价    估价阶段是护理程序的起点和基础，它通过与患者交谈及护理体检等，从各方面有步骤、有计划地收集资料以评估患者的健康情况及对疾病的反应，为作出护理诊断和护理科研提供客观的、有价值的资料。

2. 诊断    把估价中的各项资料进行分析与解释，由此得出关于患者的需要、存在的问题及对疾病反应的综合性结论。护理诊断的内容通常包括三个组成部分：健康问题（problem）；产生问题的原因（etiology）；症状和体征（signs and symptoms）。归纳为 PES 公式。

3. 计划    这阶段的工作是采取各种措施来预防、减轻或解决护理诊断中的各项问题，包括确定护理目标、建立护嘱、写出书面护理计划等。

4. 实施    实施是按护理计划将各项措施落实于护理工作中的过程。在实施中进一步鉴定护理诊断的准确性、可行性。

5. 评价    评价是对上述护理过程的客观效果进行分析、总结。它不是护理过程的结束，而应贯穿在整个护理过程之中。在实践中，常集中表现为某一阶段或某一重要护理措施的小结。

以上五个阶段在实际工作中，是互相作用、彼此依赖、不可分割的。

### （二）计划的制订

计划是护理程序的第三个步骤，是对患者进行护理活动的指南，它是以护理诊断为依据，设计如何使患者尽快地恢复健康的计划。

计划是护士对于如何护理每个患者进行交流的一种方法。它以共同的目标、集体的努力来代替不协调和分散的活动，用协调一致的工作程序，用深思熟虑的决策代替随机、零星护理活动的步骤，从而有效地利用人力、财力、物力和时间，取得护理工作的最大效益。

1. 确定护理重点    现代护理学的发展要求按新医学模式来考虑疾病的发生、发展和转归。心理学家 Maslaw 研究提出的人的基本需要已成为护理程序的重要理论基础之一。马斯洛认为，人的身心健康取决于人的一些基本需要是否得到满足，而这些基本需要是相互联系的，从最基本的生理需要，到进一步的安全需要、爱与有所归属、尊重与自尊等，最后达到高层次的自我实现，呈由低到高的层次状态，一般在满足低层次需要后才考虑高层次需要。

根据 Maslow 的需要层次学说，分轻、重、缓、急，确定先后顺序，是制订护理计划的一个指导思想。

（1）患者的生理需要：在确定护理重点时对于危重患者首先要注意其基本的生理需要问题。其次注意可能造成对健康有害的情况，然后确定只需要护士稍帮助即能解决的问题。

（2）患者急需帮助解决的问题：有些问题对护士并不重要，但对患者却关系极大，应尽量地予以解决。

（3）与患者的总体治疗计划一致：医疗和护理的总和组成了治疗的整个过程，护理计划必须和总体治疗计划一致，才能协同增强疗效，促进患者的康复。

2. 建立护理目标 所谓护理目标是指通过护理活动所要达到的最理想的结果，一个明确的目标可增加护理的连续性。目标须以患者为中心，清楚、简洁、可观察及测量，有时间限度。

3. 制订护理措施 护理措施是落实计划的具体过程，一个理想的护理计划能为护理患者的具体行为提供科学的、详细的、明确的指导。

（1）根据病情体现个体化护理：护理计划应根据每个患者病情的特殊生理和心理需要而制订。要注意围绕护理诊断和目标，考虑病情的严重程度及患者家庭的有利因素和不利因素，使每份护理计划都有鲜明的针对性。

（2）护理措施的组成部分：要达到确立的目标，护理措施须写得尽可能清晰、简洁。为保证能正确执行，护理措施应包括：应做什么？怎么做？谁去执行？什么时间？使执行者一看就能明白。总之，护理计划的制订必须能促进个体化的护理，使护理保证连续性，便于交流及评价护理质量。

（3）计划的指导性：实用性很重要，应及时评价、及时反馈、及时修改修订计划，必须对患者情况进行重新估价，提出新的护理问题，制订新的护理目标，采取新的措施，才能使护理计划真正成为护理活动的指南。

（4）计划的书写：在实际工作中，对危重患者的护理往往在书面计划尚未完成前即已开始实施，即使有一个较完整的护理计划时，也只是系统护理的一个基础框架。为使计划成为指导护理人员达到目标的蓝图，它必须拥有患者最新、最多的信息，并要随着病情的演变和转归而不断地修订。护理计划的制订必须深入临床了解患者，制订切实有效的护理措施，满足患者的需要，通过护理计划的制订，确保计划护理的连续性和有效性。护理计划必须有书面内容，书写时主要包括病理诊断、各种护理措施（即护嘱）、各项护理活动的具体时间安排、护理目标及完成目标的时间，还有护理结果评价等项目。为使护理计划简洁明了，便于统一评价和修改，将其制成表格是一个较好的方法。

### 三、重症患者护理记录

重症护理记录是记录危重患者的病情变化，以帮助诊断和治疗。这些危重患者及大手术后患者，多有语言障碍和意识障碍、生活不能自理、大小便不能控制、肢体活动不便等情况，再加上这些患者的病情变化快而复杂，因此需要在临床护理工作中认真观察并详细填写各项记录，如患者的神志与生命体征、饮食及大小便、对特殊治疗的反应及效果、液体平衡状态等。

1. 重症护理记录的内容

（1）体温、脉搏、呼吸、血压：测量的次数和时间可按重症护理常规的要求或根据病情需要进行测量，并给予记录。

（2）临床所观察到的客观体征、病情变化及患者的主诉、感情的状态等。

（3）给药的方法：如口服、皮内、皮下、肌肉或静脉注射、输液、输血，以及特殊用药和特殊护理等。

（4）输入量及排出量：输入量包括进食、进水及静脉补液量，排出量包括大小便、呕吐物与引流物量。

（5）要记录患者失常情况，以及所有的侵入性治疗。例如：深静脉穿刺、有创性动脉测压、插胃管、插尿管等都要有详细记录。

2. 重症护理记录的要求

（1）真实性：护理记录单是医疗文件的一部分，是治疗和科研、临床教学、护理工作经验积累的可靠资料；也是法律上的参考依据，在发生医疗纠纷时要依靠其中的记载判断是非，所以，记录要保持整洁，不可污染或缺残。护士在填写时，要如实地记载所观察到的病情变化及对病情进行客观检查和处理的各种结果。记录的措辞必须正确、简洁、具体，字迹必须端正、清晰、易于识别。记录后应签名，不准任意涂改。

（2）及时性：重症护理记录用于危重患者，他们的病情变化快，护理人员在进行抢救或观察治疗的同时应及时进行记录，严禁补记和追记。护理记录是分析病情变化的重要依据，因此，要依据治疗进展情况及时进行小结，至少每班小结一次。如及时、准确小结液体出入量和各项排出量，对了解心脏病、肾脏病、胃肠道病、手术后及大出血等患者的体液平衡情况有重要意义，医生可借以及时考虑增加或减少液体的输入量。护士通过小结能了解各种治疗完成情况，有助于及时给予调整，使全天的治疗能按医嘱完成。

（3）准确性：各种治疗完成时间，病情变化的时间，给药的浓度、时间、部位、方法及病情变化的程度、液体的出入量等均应使用标准、具体、准确的语言。能用度量衡表示的不用"很多""大量"这种含混不清的形容词。对患者的行为表现应列举事实而不用判断。例如，不要记录"患者不合作"，而要记录"患者拒绝改变体位"或"患者拒绝进早餐"。对药名、治疗或护理操作等要写清楚，不要有错别字以免发生差错。对患者服药或患者进食的情况要待患者真正服完后再记录，而不可先记录后执行。

## 四、危重患者的护理安全

为患者创造安全的环境，提供优质服务是每个护理人员的职责。因此，树立安全护理人的责任意识，使患者在医院得到最好的服务，是护理工作性质决定的护理行为宗旨。护理质量的形成是一个复杂的过程，在这个过程中，有许多相联系相制约的因素，其中安全问题是一个重要环节，没有安全就谈不上质量。因此，护理队伍中每一个成员均应牢固树立安全的质量意识，从各方面保证患者的安全，随时用这种高度的责任感指导一切护理活动。

为了达到这一目的，一方面，护士要凭借自己的业务知识和护理技术操作能力，自觉履行职责，遵守规章制度和操作规程等来保障；另一方面，还必须加强安全服务的意识教育，抓高危事物的重点管理，强调持之以恒、毫不放松，并辅以科学的督促、检查、考核程序，使调控机制连贯，保证其经常性和权威性，形成高度戒备、井然有序的良好气氛，为安全护理提供基本条件。

1. 患者生活环境的安全　当患者离开他们熟悉的环境进入一个陌生甚至惧怕的环境中

时，特别需要得到帮助。护理人员要认真分析病情和患者心理，给予相应的护理。

意识程度是决定患者需要的护理等级和护理量的重要依据。重患者或老年患者反应迟钝，判断力、听力、视力减退，定向力障碍，常常出现反常行为；神经损伤患者的保护性反射下降；瘫痪患者肢体或全身活动受限，感觉功能障碍等，这些患者的环境适应性明显下降，在患者接受治疗期间，尤其服用镇静药后，往往不能正确认识所处环境。

根据护理活动的实践经验，列举与护士有关的安全问题。

（1）对神志不清或丧失意识的重患者的贵重物品、钱财注意保管并有交接手续。

（2）对所有昏迷或危重患者应加床档。

（3）危重患者应选用低床或护理人员离开患者时将床降到低位。

（4）患者的呼叫器状态良好，并放置到最容易取到的位置。

（5）危重患者，尤其神志障碍患者床单位的物品应简单、清洁、整齐。锐利的物品、暖瓶应远离患者，床旁氧气筒应固定牢固。

2. 预防患者发生意外的重点

（1）重患者要特别注意防止发生意外，如坠床、摔伤、烫伤、义齿的吞入、拔除管道等，必要时给予制动。要根据病情确定应采取的方式，保证被捆绑的部位或周围仍可活动，并要经常检查肢体循环、感觉及运动情况。

（2）重患者受疼痛、焦虑、疾病的折磨在心理和生理上都使之很难适应环境，而易产生恐惧、悲观心理，这就需要护理人员的心理支持和鼓励。要摸准心理变化，防止自伤、自杀、坠楼等意外。

（3）患者接受治疗后尤其服用镇静药后，不能正确地认识环境；患者突发疾病造成身体部分的功能障碍尚未适应，对自己能力的错误估价，可产生意外的损伤，因此要告诉患者，有困难或下床前应寻求护士的帮助。

3. 护理活动中的安全服务　在护理活动的整个环境中，常存在多种不安全因素，稍有失误，即可能造成严重的不可挽回的损失，因此要特别注意。

（1）护士单独值班期间，要负责整个病区的治安问题，如防火、防盗、防一切人为破坏和犯罪活动。

（2）掌握监护仪、呼吸机、吸引器等的正确应用。

（3）具备常用电器设备电源安全及用电常识。

（王　威）

# 第三节　危重患者的心理监护

## 一、危重患者一般心理特点及心理护理

### （一）危重患者一般心理特点

危重患者病情险恶，心理反应强烈而且复杂。心理反应的强弱和持续时间的长短，不但取决于疾病的性质、严重的程度、对症状的改善以及对治愈的预期，也受到患者对自身疾病的认识，以及患者的心理素质、个性特征、文化水平、家庭经济状况等多种因素的影响。此外，个体对疾病信息的敏感性，以及对疾病所造成痛苦的耐受性和社会因素的影响，也会使

其对疾病产生不同的心理状态。强烈的心理反应，表现为有明显的情绪反应或同时伴有行为反应，如喊叫、呼救、躁动等。还可见到极端的负性情绪反应，如木僵状态。有的患者还采用不良心理自卫机制，如迁怒于护理人员。有些患者不仅有情绪反应、行为反应和自我防御反应，还有因疾病引起的精神障碍，如烧伤后的患者，可出现幻听、幻视和罪恶妄想，精神活动减退的抑制状态。危重患者常见的心理特征如下：

1. 紧张与恐惧　危重患者多是突然起病，或突然遭受意外，或者在原来疾病的基础上，病情加重，往往生命危在旦夕，常表现出紧张与恐惧，心理反应强烈。由于致病原因不同，所以表现出不同的特点。

（1）事故导致意外的患者。因责任事故、技术事故或过失导致意外受伤者，往往表现急性心理创伤后的"情绪休克"状态，不言不语、无呻吟、表情淡漠、木僵、缄默、紧张、惧怕面容，有的拒绝救治。

（2）急性创伤致残、意外事故毁容或脏器损伤的患者，由于对疼痛、死亡和病情恶化的惧怕和对日后残废、生活能力丧失的担心，常表现出惊慌和恐惧的心理，他们对医护人员提出过急过高的要求，迫切希望得到最好的救治，达到他们所理想的治疗效果。

（3）急性心力衰竭、急性心肌梗死和肺梗死的患者，发病时由于心前区、胸前区疼痛，患者往往手捂胸前、面色苍白、出冷汗、屏气、闭眼，不敢抬手抬腿，更不敢翻身，这种濒死的体验，使患者陷入极度的恐惧而难以自拔。

（4）休克患者往往面色苍白，大汗淋漓，四肢冰凉，表情呆滞，严重者濒临死亡，患者可有烦躁不安，甚至超限抑制。

（5）昏迷患者一旦抢救脱险，神志逐渐清醒，多种心理问题随之而来，如怕留有后遗症，怕再度昏迷陷入险境，心理负担较重。

（6）急性感染患者，如大叶性肺炎，常表现高热、胸痛、咳嗽和咳血痰等症状，患者可紧张恐惧，拒绝说话，不敢深呼吸及咳嗽。

（7）大量呕血、咯血，如食管静脉曲张破裂出血、支气管扩张破裂出血等患者，精神常高度紧张和极度恐惧。

2. 焦虑　焦虑常发生于患者对病因、疾病转归和治疗效果不明确的情况下。危重患者只要神志清楚，均有不同程度的焦虑。常表现为烦躁不安，敏感多疑，激怒性增高。焦虑心理主要是对自己伤病转归担心，如大出血患者对立即手术缺乏心理准备，惧怕手术与求生欲望的矛盾，使之产生严重的内心冲突而焦虑不安；急症住院患者，突然与家人和工作单位隔离，一时难以适应医院环境，出现分离性焦虑；事故导致意外而致，外伤和烧伤患者，自我完整性破坏，有时需要截肢或整容时，患者则产生阉割性焦虑，担心将来可能影响工作和家庭生活，以致忧虑忡忡而不能自拔。在临床治疗过程中，患者表现出的最常见的心理反应形式是抑郁，轻者对外界事物的兴趣下降，重者则常放弃治疗，甚至自杀。

3. 孤独与抑郁　危重患者多数是急诊入院，对离开家庭和工作、入院后的陌生环境缺乏心理上的准备。尤其是 ICU，与外界隔离，家属探视时受到病情和时间限制，医护人员与患者谈心的时间不多，在这种环境里病情稍有好转，患者就会产生孤独感。加之病房内各种抢救器材，如氧气、吸痰器、呼吸机、急救车等，也容易使患者触景生情，感到自己病情严重，担心病情是否能好转，忧虑工作、家庭、生活，思绪万千，从而产生抑郁，严重者可萌发轻生念头。冠状动脉循环障碍者，偶可出现幻听，也可出现妄想状态，这就更增加了心理问题的复杂性。

4. 愤怒与抗治　有些患者尤其是意外伤害者，多面带怒容，双眉紧锁，由于愤怒可表现尖叫，迁怒于医护人员，服毒自杀未遂者常更暴躁、易怒，可喊叫不止，因委屈和挫折而失去自制能力。自感救治无望和自杀未遂的患者，常产生抗拒治疗的心理。

5. 期待与依赖　危重患者由于身体的衰弱，生活自理能力差，又渴望生存，期望迅速康复，患者角色强化，往往一切以自我为中心，对医护人员、家属、朋友依赖性增强，期待得到更多的照顾。

6. 冲突　长期慢性疾病，如风湿性心脏病、冠心病、慢性阻塞性肺气肿等，病情反复发作而住院，在急性发作时，既惧怕死亡，又怕麻烦他人，而产生求生不能、求死不成的动机冲突。伤残、毁容、生殖器损伤或截肢的患者，"自我概念"受到威胁，怕失去生活自理能力，怕失去自己心爱的工作，怕失去被爱的权利，产生既盼望早治疗、又怕终生残废连累他人，既想接触社会、又羞于见人的种种冲突心理。

### （二）危重患者的一般心理护理

危重患者的心理护理是在护理人员与患者相互交往中进行的。通过护理人员的心理护理知识与技术，改善患者的心理状态与行为，使之有利于康复。

1. 稳定情绪　对于危重患者，时间就是生命，必须分秒必争，尽快救治。同时也应牢记，这类患者情绪反应强烈，而情绪对疾病又有直接影响，因此稳定患者的情绪是不可忽视的工作。

护理人员要富有责任心、同情心，要熟知危重患者的心理特点。得到紧急信息应立即前往探询患者，切记要礼貌、诚恳和自然地询问患者或家属的有关情况；要沉着、稳重、严肃、有序地进行抢救护理，这样可以稳定患者的情绪。应特别指出，在患者面前不可说"这么重"、"怎么办"之类语言，也不可搓手顿足，面带难色。

对患者和家属要关怀尊重，从举止言谈上给患者及亲属以适当安慰和必要的心理指导，减轻和消除他们的紧张。要严密观察患者的生命体征，沉着、熟练地与医生密切配合。对于生命体征不平稳、生命危在旦夕的患者，切不可在患者面前谈论病情，只能单独向家属作交代，并提醒他们不可在患者面前流露，做好保护性医疗工作。

2. 理解支持　对危重患者要理解，并能谅解其过激行为。对于自杀未遂者不能训斥、嘲讽、讥笑，更不能迁怒。在抢救的恢复期，要对其进行认知疗法，改变错误认识，树立正确的人生观，改善其心理状况。对伤残患者可进行疏导心理疗法，从而调动患者的主观能动性，积极配合治疗护理，以达到身心两方面的康复。对身心疾病患者，要进行双重治疗，在进行积极的生物学治疗同时，也要进行心理治疗。患者亲属的言行举止直接影响着患者的情绪，所以还要指导患者家属如何配合医疗护理工作，如何支持鼓励患者，提高患者战胜疾病的信心。要求他们及时向医护人员反映患者的心理问题，对患者的合理要求，应尽量给予满足，以利康复。

3. 优化治疗环境　尽力创造优美、舒适的治疗环境，如室内色调应是使人情绪安静、平稳而舒适的冷色，如蓝色、绿色。要保持室内安静，创造一个安全、可靠、和谐的气氛和环境。

## 二、ICU中患者的心理问题及心理护理

ICU是收治各类重症患者的专科，它以现代的仪器设备、先进的医疗护理技术对患者实施严密的监护和集中的治疗护理，在有利于提高抢救成功率的同时，也提出了心理护理学中的新问题。

### （一）监护病房中影响心理反应的因素

住进ICU的患者都是危重病者，尽管患者在这里有最全面的治疗及护理照顾，但同时也最容易发生不良的心理反应，这些心理反应受到多方面因素的影响。

1. 疾病因素  疾病显然与躯体及精神两方面因素有关。心脏科与神经外科的危重症患者所引起的精神反应发生率较高，主要由于心脏疾患时心功能代偿不良而继发脑供血不足及脑缺氧之故，临床上可发生不同程度的谵妄等表现。电解质紊乱以及有毒的中间产物蓄积也能引起类神经症症状，如情绪不稳、抑郁、疲倦、委靡、乏力等。精神方面，主要因对疾病本身过度担忧而引起心理负担，表现为焦虑、恐惧、情绪反应、睡眠障碍等，这与患者的精神创伤或个性特征也有一定关系。

2. 治疗及环境因素  治疗时某些药物可以影响脑功能，而产生不良的心理反应，例如用利多卡因治疗心律失常，静脉滴注速度达4mg/min时，大部分患者可出现谵妄。还有一些治疗，如气管插管、使用呼吸器、鼻饲管、固定的体位、持续的静脉注射等都会给患者带来一定的痛苦。这些常造成患者的感觉阻断，从而成为不良心理反应的诱发因素。

ICU对患者来说往往是相当陌生的，这里有各种医疗设备，医务人员频繁走动，呻吟声嘈杂，昼夜光线通明，使患者很难维持生物节律，呻吟嘈杂声中，极易失眠。加之高度隔离，也增加了患者的不安全感及孤独的情绪。目睹其他患者死亡，特别是濒死者的挣扎，更加重了焦虑、紧张心理。

3. 人际关系因素  监护病房气氛十分严肃，医护人员彼此很少说话，也很少与患者交谈，患者与家属亲友的心理交流已减少到最低限度，因此患者的精神负担很重。

### （二）ICU患者的心理反应征

1. 初期焦虑  为初期的心理反应，发生在入病房后1～2d，呈现不同程度的焦虑状态，多数来自疾病本身、家庭、社会、经济因素的影响。有的患者因持续剧痛产生濒死感，有的因面临新的人际关系和环境而引起心理障碍，还有些患者不理解检查、治疗意义和安全系数，思想准备不足，这些因素都会使患者产生不同程度的焦虑。

2. 否认反应  约有半数以上患者产生心理否认反应，多数患者在入住后第2d开始出现，第3、4d达高峰。否认是患者对疾病的心理防御反应。这类患者经抢救后病情好转，急性症状初步控制，患者表现为否认有病，或认为自己的病很轻，不需住院监护治疗。

3. 中期抑郁  抑郁症状一般在第5d后再现，可见于30%的患者。这是心理损伤感的反应，患者感到失去了工作、生活处理和社交能力，不愿病友和同事知道病因及患病，对探视、治疗和护理多采取回避态度。

4. 撤离时的焦虑  由于患者对ICU的适应和心理方面的要求，对离开ICU缺乏充分心理准备，或已对监护病房产生依赖，结果患者在离开监护室时产生焦虑反应。常表现出行为幼稚退化，希望得到全面照顾的倾向。

5. 急躁、消极与绝望　患者对家庭、工作的担忧不能消除，往往会迁怒于他人，或压抑在心底而表现消沉，表现对诊断治疗无动于衷。

（三）护理

1. 一般的心理护理　监护病房的患者受很多因素的影响，这些因素常掺杂在一起，使患者心理活动复杂化，并可相互转化。要抓住患者的心理活动，必须通过多种渠道探索患者的心理状况。首先要理解、同情患者，掌握 ICU 中常见的心理反应问题，以及常见的心理特征。要善于观察患者行为和情绪反应，根据具体情况有的放矢，对他们加以安慰、解释和开导，以消除心理障碍，并且切实地帮助患者解决一些问题。如患者在护理人员的温暖和关怀下表现出积极的反应，预示着心理护理的成功。

2. 环境心理护理法　环境心理护理的方法是改善 ICU 的环境，逐步缓解患者对 ICU 的陌生感。具体的方法是主动向患者介绍监护病房的基本情况。说明各仪器设备及其在应用中出现的声响，使患者明白仪器是为检测病情而使用，并非意味是病危，让患者坦然对待自己的病情，尽快适应新环境。

为避免仪器监测和特殊治疗对患者的心理刺激，在不影响诊疗规程的情况下，尽量将特殊诊疗操作集中一次完成，例如对需要做血气分析者，给予桡动脉穿刺置管，不仅可以持续监测血压，还可以通过三通开关随时采血，以减轻患者痛苦及心理负担。

设法缓和监护室的紧张气氛，如张贴振奋情绪的壁画，室内放置花卉、盆景，唤起患者乐观情绪。每日清晨拉开窗帘时，主动向患者报告气象、室内悬挂日历和时钟，增加患者的时空感，减轻患者紧张和恐惧情绪。

3. 语言心理护理法　语言心理护理法是通过护患交流中的语言技巧，改善患者心理状态的一种护理方法。重症患者住在 ICU，与周围的语言交流减少，加之对自身病情的猜疑和忧虑，易于出现抑郁和孤独感，对信息的需求，尤其对诊疗及其他信息需求十分迫切。护理人员要加强以提供信息、沟通感情为主的语言护理，及时向患者解释其诊疗情况。除对患者心理上难以承受的信息保密外，一般应如实告诉患者，使其对诊疗情况心中有数，减少不必要的猜测和恐惧，主动配合治疗。另外要主动热情地与患者进行其他方面的交谈，通过交谈不但了解患者的思想状况，还可以融洽护患关系，减少其紧张和恐惧感。

4. 遵医行为护理法　患者的遵医行为是保证治疗、护理措施得以实现的重要条件。心理否认反应对患者的精神具有保护作用，是一种心理防御反应，但否认反应可使患者对严重疾病存有侥幸心理，使患者对治疗缺乏充分思想准备，有的拒绝住在 ICU。通过遵医行为护理法可以转化患者的心理状态，要以认真、科学的态度向患者解释病情及诊疗方案，并注意方式、方法。由于患者是因恐惧而产生否认心理，突然的、过重的刺激会使患者心理难以承受，故需根据患者的心理承受能力，逐步地使其认识到自己的病情及其治疗措施，以充分的信心配合医护完成治疗工作。但是遇到病前即有心理缺陷的患者，往往有长期持续的心理否认，患者常拒绝执行医嘱。此时，要采取与患者协商的办法，尊重他们的合理要求，帮助他们恢复自制能力，防止对立情绪发生。

5. 支持性心理护理法　是护士通过以心理学的原则与方法和患者交谈，提高患者对精神刺激的防御能力，建立心理平衡的一种护理方法。ICU 的患者中期忧郁所产生的强烈心理损失感可表现烦躁、易怒、抑郁、自卑、情绪低沉，甚至出现自杀念头。这些心理损伤感是影响患者康复的重要因素，尤其是高血压病、心脏疾患等，情绪是诱发病情恶化的一个常见原因。所以此时的心理护理应列为监护的重要内容之一。对焦虑与抑郁所造成的心理损伤感可采用支持性心理护理疗法。支持性心理护理法的原则：接受、支持和保证。接受就是护理者要以同情、关心、亲切的态度，耐心听取患者意见、想法和自我感受，切忌以武断和轻率否定态度和患者讲话。护士不能机械地听取患者叙述，要深入了解其内心世界，注意言谈和态度所表达的心理症结所在，引导患者倾吐内心的损失感受。这种方法本身就有宣泄治疗作用。支持原则是通过以上"接受"，掌握患者的损失感受，然后给予患者精神上的支持，尤其对消极悲观的患者，应反复予以鼓励。支持原则不是信口开河，必须有科学依据，有一定的文学修养，懂得社会心理学等。支持语调要坚定慎重，充满信心，使患者感受到极大的心理安慰。保证原则是进一步对患者的身心症状、客观存在的病情加以说明，以劝导或启发等方式消除患者的疑虑或错误概念，指出其存在的价值和能力，以缓解或减轻患者的精神压力。保证原则要求护士必须切合实际，缺乏根据的语言常使患者失去对护士的信赖而使治疗失败。保证的目的是为患者创立一种希望和积极的气氛，切忌任何方式的欺骗和愚弄。

总之，支持心理护理法是以同情体贴的态度给予患者心理支持，以科学的态度向患者保证使之树立征服病魔的决心，唤起患者抗御疾病的信心。同时还要动员社会、家庭各方面的力量，为患者解决生活上、工作上、学习上的后顾之忧，使患者安心治病，战胜疾苦。

6. 心理调节护理法　心理调节护理主要调动患者自身不断地进行内部协调，以适应客观现实和环境，最终达到恢复心理平衡的目的。对于心理矛盾冲突严重的患者，可针对病情采取治疗性心理护理，以调动患者心理调节机制，恢复心理平衡。如以宣泄法使患者发泄压抑的情绪；以升华法转移其心理矛盾；以调查法使患者正视自己的病情，正确对待疾病、对待生活。

7. 消除依赖心理　有些患者在病情恢复、即将离开 ICU 时，却又产生抑郁和依赖心理，担心以后病情复发而产生抑郁感及依赖心理。对这类患者，护士一方面要做好说服解释工作，使患者既明确自身疾病已经缓解，又要明确树立战胜疾病的信心，增强自身抗病能力。另一方面，对原治疗方案不能突然停用，要制订强化治疗和预防复发的治疗措施，以解除患者后顾之忧。

### 三、危重症护理和护士应具备的心理品质

人们在社会生活中，对社会都承担着一定责任和从事一项专门业务，其特定的专业和工作，规定着人们应具备相应的心理品质和行为规范。心理品质是一个人认识活动、情感活动和意志活动的有机结合。危重患者护理责任重大，分分秒秒都决定着患者的生命，哪点疏忽都可造成不可挽回的损失。敏锐的观察力可以获得珍贵的诊断依据；积极稳定的情绪可以安抚患者的心境，唤起患者治病的信心。所以，做好危重患者的护理，必须要求护士具备相应的心理品质。

1. 高尚的道德感　道德感是关于人的言论、行为、思想及意图是否符合人的道德需要而产生的情感，是对于自我行为从理智和情感两方面所进行的统一评价。道德感的具体体现就是职业道德，其突出特点是利他精神和无私的奉献。做危重患者的护理，必须视患者的痛苦和生命高于一切。道德感是驱动人们道德行为的强大动力，具有高尚道德的护士会竭尽全力、千方百计解除患者痛苦；会设身处地为患者着想，和患者"角色互换"，视患者如亲人，以患者之忧而忧，以患者之乐而乐。

2. 良好的能力技巧 所谓能力，就是直接影响人们顺利而有效地完成某项活动的个性心理特征。所谓技巧就是在能力素质的基础上，通过练习形成的熟练活动，技巧与某项专业结合就形成了专业技术。救治危重患者仅具备良好的动机，而缺乏相应的能力就不可能取得良好的效果，甚至会延误抢救的时机。所以，必须具备良好的能力素质，经过勤奋的训练，娴熟地掌握护理技术。①稳：动作轻柔、协调、灵巧、稳定及富有条理；②准：熟悉患者，了解病情，处置操作做到规范化，准确无误；③快：动作熟练，眼疾手快，干净利落，用较少的时间高质量地完成操作任务；④好：技术质量高，效果好，举止行为美，自己满意，患者也满意。

娴熟的技术往往能赢得时间，赢得安全，挽救生命。在临床实践中时间就是生命，比如颅脑外伤，从接诊、测血压、量体温、数脉搏、记录瞳孔变化及意识情况，到采血、验血型、备血、做药物过敏试验、理发，直到送进手术室，这一系列工作要求护士在15min内准确、无误地全部完成，如果不是一个训练有素的护士是很难办到的。

3. 积极而稳定的情绪 情绪是人对客观世界的一种特殊反映形式，即人对客观事物是否符合自己需要的内在体验。在医院这个特殊的环境里，特别是在ICU，面对的是与死神抗争的患者，还有充满忧、悲、愁的患者亲属。对此，护士要有真挚的同情心和高尚的道德情操，但又不能在这复杂的情感漩涡里随波逐流，产生情绪波动。

生活中，人人都会受挫折，时时事事都可能有不顺心、不愉快的时候，护士自己也在所难免，这就要求护士对自己的情绪、情感要有一定的调节控制能力，做到急事不慌，纠缠不怒，悲喜有节，沉着冷静，以保持病房和治疗环境稳定。

护士的情绪变化，尤其是面部表情，对患者及家属都有直接感染作用。在一个危重患者治疗护理中，如果护士面孔紧张，动作惊慌，即会使患者感到自己处于险境之中，必定加重心理负担。所以，护士积极的情绪、和善可亲的表情和举止、热爱生活的愉快态度，不仅能调节病房和治疗环境气氛，而且能转换患者不良的心境，唤起患者治病的信心，增强安全感。

4. 敏锐的观察能力 观察是知觉的一种特殊形式，即有目的和有计划的主动的知觉过程。观察力是护理危重患者必备的能力和衡量其心理品质的一个重要标志。护士首先运用视、听、触、嗅等感觉直观地去得到患者资料，再判断患者的需要，帮助医生诊断、评价治疗和护理效果，以及预测可能发生的问题。

观察必须有科学性和系统性。护士除观察患者生命体征外，还应观察患者的面部表情、举止行为、患者睡态和进食情况等。对患者的哭泣声、叹息声、呻吟声等应有敏锐的察觉。护士从这些细微的外表行为、躯体动作语言中，可以了解一些患者的内心活动和躯体的情况。

护士的观察力实际上是广泛的知识、熟练的技巧和高尚情感的结合。如何培养自己的观察力，可以从以下几个方面入手。①观察目的明确：这是良好观察能力的前提。否则易被一些非本质的表象所迷惑，获得一堆杂乱无章的材料；②丰富的专业知识：这样才能抓住现象本质，使观察结果全面而且精确；③制订周密的计划：有的病情或生理变化迅速，如果不明确观察顺序，就会手忙脚乱；④观察中多思考：观察不能被动地收集、罗列印象，而是边观察边思考，不断地通过分析、综合、比较，主动地获取资料；⑤良好的记录习惯：有条理地详细记录，及时总结、不断提高。

5. 独立的思维能力　危重症患者抢救过程中，病情时刻呈现动态的变化，这就要求护士迅速执行医嘱。但是如果护士机械地执行医嘱，不假思索，也可能会在盲目执行中出现医疗差错或事故。有独立思维能力的护士并不把医嘱当作金科玉律，而是先按医生的思路去认真思考，再在病情的动态变化中发现问题，运用科学的思维方式去独立分析，然后提出自己的观点。这一点在危重症患者抢救护理中尤其重要，因为病情经常变化，不能机械地执行医嘱，要密切观察病情，给医生提出治疗的依据。

良好的独立思维能力，还表现在制订全面的护理计划中。当前所推行的责任制护理，要求护士充分发挥护理的相对独立功能，制定出有针对性的护理计划。一般说来，凡是善于独立思考的护士，抢救配合中多能正确理解医嘱，工作起来心中有数，有较强的应变能力；而缺乏独立思维能力的护士则往往手忙脚乱，遇到紧急情况更是不知所措，所以独立的思维能力是护士做好危重症护理的一个重要的心理品质。

6. 具备良好的沟通技巧　所谓沟通，就是人与人之间的信息传递和交流。日常护理活动中时时处处有着护士与患者之间的沟通，而在危重患者的护理中往往被护士忽略。常以为对危重患者只是救命而已，忽略了沟通的重要，不利于调动患者自身与疾病斗争的能力。

沟通可分为语言沟通和非语言沟通两种方式。语言沟通是指使用语言交流的沟通方式。做好危重患者的护理要有良好的语言沟通技巧，护理人员美好的语言，对患者可产生积极作用。在紧张繁忙的护理工作中，要抓住时机对患者说些安慰性、鼓励性、积极暗示性和健康指令性语言，这样就会改善患者的心理状况，有利调动患者自身抗病能力。

非语言沟通是指举止、行为和表情动作的沟通方式。据分析，在一个信息传递和交流（即沟通）的反应中，词语占7%，语调占38%，面部表情占55%，可见非语言沟通更为重要。因此，要求护士在紧张的气氛中，要注意保持面部表情的平和。在表情中，微笑是最美的语言。

护士在危重患者救治中，扮演着举足轻重的重要角色，护士与患者接触的时间多，与患者家属的联系也多于医生。护士与患者有效地沟通，增加了患者与疾病斗争的信心，有助于医疗护理计划顺利进行。护士与家属有效地沟通，就能更深入地了解患者的心理情况，并可以发挥家属的积极性，更好地解除患者的心理问题。因此，护士的沟通技巧不仅是文明礼貌问题，也不只是涉及人际关系的问题，而是直接影响着危重患者心理护理是否成功的问题，因此，做好危重症患者护理，护士必须具备良好的沟通技巧。

（王　威）

# 第四节　机械呼吸的监护及人工气道的管理

机械呼吸是抢救呼吸衰竭的一项应急措施，是支持呼吸、改善通气和氧合的一种手段。它的应用在危重患者的急救中争取了宝贵的时间和条件；但是这些作用只有在全面有效的医疗护理措施的保障下，才有实现的可能，因此，它是ICU护理的重要内容。

## 一、机械呼吸及护理

### （一）机械呼吸的病情观察及护理

机械呼吸应设专人护理，严格遵守操作规程，密切观察患者，并做好记录。

1. **意识水平**　脑组织对缺氧的耐受性很差，机械呼吸的患者若通气不足或氧合不良，缺氧和二氧化碳潴留加剧，可表现为意识状态的改变，甚至昏迷。若呼吸机调节适当，可逐步纠正缺氧和二氧化碳潴留，神志转为清醒，各种反射逐渐恢复。

2. **血压**　由于正压通气回心血量减少，因此可以出现低血压及心率增快，特别是吸气压力过高，吸气时间过长或 PEEP 过大且同时伴有低血容量症时。此时应适当调整以上指标，并积极补足血容量。

3. **呼吸**　对呼吸的频率、幅度及呼吸肌运动的观察有助于判断治疗效果。使用呼吸机后如调节恰当，则患者安静，自主呼吸与呼吸机同步；如出现烦躁不安、自主呼吸与呼吸机不同步，则应重新调整呼吸机参数，或检查气道有无阻塞或泄漏。机械通气时，两肺呼吸音强弱应相等，若胸部两侧起伏不等或一侧呼吸音减弱，应排除插管固定不牢、在患者躁动时滑入一侧支气管等原因，并给予相应处理。

4. **皮肤**　皮肤潮红或表浅静脉充盈，经治疗后减退，提示二氧化碳潴留缓解，肤色苍白、四肢末端湿冷，可能是低血压、休克或酸中毒的表现。

5. **体温**　体温升高通常是感染的表现。至少每 4h 测一次体温，必要时给予物理降温等措施，并应降低电热蒸发器的温度，改善呼吸道的散热作用。体温下降伴皮肤苍白、湿冷，则应注意发生休克，并找出原因。

6. **尿量**　长期机械通气影响肾功能，常伴有少尿。一般随着低氧血症和高碳酸血症的缓解，肾功能的改善，尿量增多，水肿随之逐渐减退。每日应记录出入量。

7. **口腔护理**　机械通气患者绝大部分不能经口进食，又由于患者抵抗力减弱，口腔内微生物大量繁殖。口腔内黏液又可流入气管内，从而诱发肺部感染，所以做好口腔护理很重要。为预防感染，每日需做 2~3 次口腔护理，并注意观察黏膜的变化，必要时将气囊充气后用凉开水进行口腔冲洗。

8. **血气监测**　血气分析是判断肺通气和氧合情况的重要依据，是使用机械呼吸治疗监测的重要手段，所以要经常进行动态观察，尤其是在开始机械呼吸、重新调节参数或病情变化时，均必须检查。在抽取血标本时，如此前曾进行吸引呼吸道分泌物，或调整通气参数的操作，则应 20min 后再抽取血标本。采血后应立即进行测定，如标本不能及时送检，应放在冰水中保存。采血及保存过程中谨防标本与空气接触。抽血前注射器内的肝素应推尽，以免影响 pH 的测定结果。

9. **通气过度**　每分钟通气量过大可导致通气过度，而造成呼吸性碱中毒。此时患者出现兴奋、谵妄、抽搐、肌痉挛，甚至低血压昏迷。对此应减少通气量，或适当增加管道无效腔或封闭部分呼气口。

10. **通气不足**　主要由于各种原因引起通气量过低，如气源压力不足、气路漏气或气道梗阻等。临床上常表现心率增快、血压升高、自主呼吸频率减慢或增快、呼吸同呼吸机拮抗、胸廓运动幅度减小等。

11. **气胸**　肺的压力损伤通常是由于潮气量过大或压力过高造成，多发生在有肺大泡、严重肺气肿等慢性肺部疾患病史者及肺部手术后。表现为气胸、纵隔气肿、肺间质气肿等。临床上，气道压力较高时患者如又出现憋气、发绀、心率增快、血压下降、呼吸困难等症状时要给予高度重视，警惕肺压力损伤的发生。

12. **心理护理**　机械呼吸的患者，人工气道造成的咽喉不适是清醒患者难以接受的；加之语言交流的障碍及医务人员对非致命后果交代得不够清楚，造成患者很多的心理障碍，影响配合治疗。因此，需要护理人员在患者神志清醒，但有表达障碍的情况下，对各阶段的治疗耐心解释。护士要经常主动到床旁，认真观察病情变化，把床头呼叫器放到患者身边使他们有安全感，从而减少心理上的压力，增加治愈的信心。

（二）呼吸机的监测

密切观察机器运转的情况，及时观察它的各项指标，严密监视机械工作状态，确保患者的安全是护理人员的责任。不能完全依赖报警装置，如呼吸器报警失灵或关闭就不能发现可能发生的问题。因此，除注意报警外，还要密切观察各种指示仪表和显示。一旦发生故障要镇静，按顺序检查，如故障不能立即排除，首先应使患者脱离呼吸机。如果患者无自主呼吸，可使用简易呼吸器维持通气及给氧，保证患者安全，脱机在断电、停电和吸呼转换障碍时非常重要。

1. 检查故障的一般规律

（1）可按报警系统所提出的问题进行检查。

（2）如无报警可先检查电源，注意稳压器有无保护或故障，电源是否接紧。

（3）查气源，注意中心供氧压力或氧气瓶压力的变化，并注意空气压缩机的工作压力变化。

（4）空氧混合器是否通畅。

（5）查看连接部分是否衔接紧密，尤其是机器与人工气道、各管道的连接是否漏气。

2. 对气囊的检查　听：有无漏气声；看：口鼻有无"烟雾状"湿化的气体漏出；试：气囊放气量与充气量是否相等；查：套管位置有无改变致使漏气。

3. 气道压力的监测　气道压力表上的数值直接反映了通气道的状态，其数值的变化往往有很重要的临床意义。气道压力报警是最常见的，其原因很多。

（1）吸气压力增高的因素。呼吸道有痰液滞留；患者气管痉挛，或并发气胸；气道异物阻塞或套囊脱落；输入气体的管道打折或被压于患者身下；输入气体管道内的水逆流入呼吸道，发生呛咳；人工设置气道压力"上限报警限"太低；胸部顺应性降低等。

（2）气道压力降低的因素。各部位管道衔接不紧；气囊漏气或充盈不足；供气不足等。如果排除气道梗阻和气胸，则气道压力过高通常提示肺顺应性下降。在这种情况下，绝不应使气道内压力 > 60mmHg（8kPa），否则有导致肺泡破裂的可能。

4. 通气量的监测　呼吸机的作用主要是维持有效的通气量，通气量的设置要视病情、年龄、体重而定。为保证恰当的通气量，应经常监测每分钟实际呼出气量表的变化并与设置的通气量比较。通气量下降的原因有：①气囊漏气；②管道衔接不紧；③气源不足。

5. 氧浓度的监测　氧浓度要根据病情和血气结果来调节，一般不超过 40%。如浓度 > 50%，则不应持续超过 1～2d，以免发生中毒。一般情况下，$Pa（O_2）$ 维持在 70～80mmHg（9.3～10.6kPa）即可，不必为追求过高的 $Pa（O_2）$ 而给予过高的氧浓度。

6. 监听呼吸机运转的声音　不同类型的呼吸机有不同的监测重点，监听呼吸机节奏或声响的改变是判断呼吸机是否正常运转的重要方面之一。比如定压型呼吸机，要监听呼吸机送气声音的变化，送气声音延长或不切换，可能有管道系统漏气或气源不足。吸气声变短，提示呼吸道阻力增大。多功能呼吸机报警说明有异常情况，必须立即处理，不能擅自关掉报警装置。

7. 检查呼吸道湿化效果 注意湿化瓶内耗水量，及时补充液体，螺纹管内及积水器中的积水要及时倾倒，以免误吸。

## 二、人工气道管理

1. 气管内吸痰 机械呼吸时由于人工气道的建立，使呼吸道纤毛运动失效；又因患者多数神志不清、反射迟钝，或即使神志清楚，也因声门失去作用，不能形成肺内足够的压力，因此，咳嗽反射减弱甚至消失。有鉴于此类患者自身难以清除瘀积的分泌物，故正确、及时地吸痰，保持气道通畅是防止严重并发症的重要措施之一。

（1）一般采用 40~50cm 表面光滑、柔韧适度、头端有侧孔的吸痰管，其管径不宜过粗，外径应小于套管内径的一半以上，防止负压过大造成肺泡萎陷。

（2）吸痰动作要稳、准、快，避免损伤黏膜。将吸痰管下到底后，再踩吸引器，将痰管轻轻提出，一次吸痰便可完成。切忌将吸痰管在气道内反复长时间地抽插，因为这样易造成黏膜损伤。吸痰管插入不宜过深，因强烈刺激支气管隆突部可引起反射性心跳、呼吸骤停。

（3）每次吸痰时间不要超过 15s，以免吸痰后出现低氧血症。危重患者吸痰前后要充分吸氧，痰多者不宜一次吸净，应与吸氧交替进行。

（4）痰少或"无痰"常是痰液过于黏稠或由于某些原因未能有效地将痰吸出。为保持呼吸道通畅，应每隔 0.5~1h 吸痰一次，防止分泌物阻塞。

（5）吸痰时痰管进入人工气道可引起呼吸困难，故吸痰前最好将气囊内气体放尽。

（6）对严重肺部感染伴有痰液潴留的患者，可行气道洗涤术，成人可向气道内注入 2% 碳酸氢钠溶液或质量分数为 0.9% 氯化钠溶液 5~10mL。操作前提高氧浓度及通气量，吸痰动作要迅速，吸痰管在气道内停留应 <20s。操作全过程最好同步心电监护，出现明显心电图改变及发绀应立即停止操作并给予吸氧。

进行有效的翻身、叩背是机械通气患者不可忽视的问题，它可改善通气/灌注比例，预防褥疮，促进痰液的引流。

在翻身的同时，应给予叩背，叩背时手掬起呈杯状，在胸背部进行有力的叩击。翻身时注意头部与人工气道及机械送气管道保持在一条水平线上，并注意固定人工气道防止脱出。

2. 气道湿化 正常的气管黏膜分泌黏液，呼吸道纤毛使黏液向上移动并排出体外，起到自净作用。这种黏液在温度 37℃、湿度 100% 的情况下，方可保持适当的黏度而易于清除。机械通气的患者由于人工气道的应用，失去了鼻腔的过滤、加温、湿化功能，同时每日由呼吸道丢失的水分达 450mL，若得不到有效的加温、湿化，可导致气管黏膜干燥，降低纤毛的保护功能，增加分泌物的黏稠度，使之结痂更不易吸出。因此，患者必须吸入相当于体温的、经过水蒸气充分湿化的气体，才有利于呼吸道的净化。机械通气的气道湿化效果受气流量、室温及输气管道长短等因素的影响。

（1）电热蒸发器湿化吸入。①电热蒸发器一般要求每小时蒸发 20mL 左右；②温度以 35~38℃ 为宜。使用电热蒸发器加温时要监测患者吸气入口的温度并以其温度作调节指标。此时加热器内的水温可达 40~45℃；③蒸发器与呼吸道的连接管不能过长，否则会降低吸入气温度；④对发热患者应降低加湿温度。加入湿化罐的水应是蒸馏水，切忌加入生理盐水，以免损坏湿化器。

（2）雾化吸入。超声雾化器是目前临床上使用最普遍的湿化装置。这种雾化方法对于使用人工气道，尤其对停机过程的患者更有意义。护理人员在做雾化治疗时将气雾对准气道开口，教会患者在呼气末缓缓吸气，在吸气末再屏气10s以增加雾粒沉降的机会。某些型号的呼吸机具有雾化装置，可在机械通气的同时进行雾化吸入。

（3）气管内直接滴入。在没有超声雾化器及其他加湿装置，或呼吸机无良好的加温湿化装置时，可用气管内直接滴注的方法，一般湿化液在200~400mL/d。痰液的黏稠程度和吸引是否通畅，是衡量湿化效果的可靠指标。如果痰液稀薄无痰痂说明湿化满意，患者出现频繁咳嗽，分泌物稀薄、量多，提示湿化过度。在间断停机或停机观察阶段的气道湿化也不能忽视。此时吸入气体无鼻腔及上呼吸道的加湿作用，要特别注意室内的空气湿化及气道内湿化液的滴注，或进行雾化吸入治疗，并要及时吸痰，以保持呼吸道通畅。

3. 防止气道阻塞

（1）气囊脱落。国产导管气囊滑脱可堵塞导管出气口形成活瓣，机械正压进入肺的气体不能呼出，可很快导致患者窒息死亡。因此，选择套囊时应与套管型号相符，并在套囊外留部分测量长度做好标记，以判断套囊有无移位。

（2）管道扭曲。聚氯乙烯一次性套管可发生扭曲，因此，插管前要注意充气用的侧细管位置，并做好标志（一般在9点处），以此位置判断有无扭转。

（3）管腔内异物造成管腔内部分或完全阻塞。气道分泌物形成痰液堵塞是最常见的原因。气管切开时，如用金属套管，要注意清洗内套管。最好准备有同型号管芯两个，交替使用，管芯采用流水冲洗法清洗较为安全。

4. 防止气道压伤　人工气道和气囊的压迫可引起声带或气管的水肿、溃疡、肉芽肿形成以至狭窄。气管黏膜溃疡可发生于导管气囊压迫部位及导管头端摩擦气管壁的部位，对此患者可诉疼痛。因此机械呼吸时，最好选择高容积低压套囊，或双囊套囊。当套囊压力在30mmHg（4kPa）时，相应部位气管黏膜血流减少，压力在50mmHg（6.7kPa）时血流完全中断，尤其在低血压时对患者的危害更大。所以，充气量大而压力低的气囊，可在使单位气囊壁承受压力最小的情况下，有效地封住气道。气道力宜维持在低于毛细血管充盈压的水平，即<25mmHg（3.3kPa）。现多认为气囊充气量掌握在以允许少量漏气的水平为佳，即在吸气高峰时允许50~100mL的气体自气道溢出，这时气管壁受压部位的缺血最轻。插管或气管切开前，要检查气囊是否完整、漏气，气囊与套管是否相符，并先注入气体，了解气量和压力，以减少盲目性。在使用橡胶套管时必须注意每4h放气囊一次。不使用呼吸机时气囊则不必充气，但进食时气囊应无气，以防吞咽时食物或液体误入气管。

5. 气管切开护理　气管切开是较理想的人工气道，使用机械呼吸时，气道阻力小，解剖无效腔也小。切开早期要注意局部出血及皮下气肿、纵隔气肿等发生。后期注意伤口感染、气道阻塞、气管食管瘘、气管肉芽肿等并发症。对此，护理上要求做到：

（1）带橡胶套囊的套管要每4h放气一次。并将充气细管的位置做标记，随时观察其深浅度，防止套囊脱落。

（2）内套管应每日煮沸消毒2次。最好备同型号内套管在消毒时交替使用。

（3）保持套管外清洁，每日应对切口周围皮肤进行清洁消毒。外套管至少要2周更换一次。

（4）及时进行痰液的吸引及充分湿化，保持气道畅通。

（5）床旁应备急救物品，尤其在切开早期。

6. 气管插管的护理　气管插管多用于临床危及生命的通气障碍患者，一般维持 6~7d，否则，过久地压迫声门和气管黏膜可致缺血、水肿、糜烂、出血或坏死，因此，护理上要求做到以下几点：

（1）为减轻插管对咽后壁的压迫，头部宜稍后仰，并定时轻轻左右转动头部。

（2）为保持插管深浅适度，可在其入口处做一标记，便于发现导管移位。

（3）为防止气囊长期压迫黏膜，应每 4h 放气囊一次，要采取小容量充气。

（4）吸入气体应注意充分湿化。

（5）口腔护理每日 3 次，必要时做口腔冲洗，冲洗时将气囊充满。

（6）吸痰管宜选用长约 50cm，质地适宜的塑料管，以便充分吸痰。

（7）经鼻孔插管口径小，痰痂极易阻塞管道，对此充分地湿化与吸痰更为重要。

7. 拔除人工气道　决定拔管时应向患者讲清程序及要求，并在拔管前充分湿化、叩背和吸痰。气管插管的拔管过程如下：

（1）先吸净气道内痰液，然后吸净口腔、鼻腔内分泌物。

（2）提高吸入氧浓度。

（3）放气囊，再次吸净气管内及气囊上可能存留的分泌物。

（4）令患者深呼吸后，在吸气时轻轻将管子拔出。

（5）继续从口腔或鼻腔吸痰，并给予吸氧，鼓励患者深呼吸和咳嗽。

（6）拔管后的监护。①喉痉挛：是一种较常见的随拔管而出现的问题。因声带痉挛导致气道梗阻，因此应备好插管急救设备；②拔管后因声门水肿可出现声音嘶哑、咽喉疼痛，要给予蒸汽吸入、激素和抗生素等药雾化治疗；③注意吸入气体的湿化和加温，掌握好给氧浓度，必要时配合面罩给氧。拔管并不代表治疗的结束，而是新阶段治疗和护理的开始，只有正确的治疗和严密地观察护理，才能帮助患者进一步康复。拔除气管切开套管与拔除气管插管有所不同，拔除气管切开套管前，先试行部分堵管，再予完全堵塞，只有患者完全能够耐受时，才能拔管。拔管后局部伤口用油纱敷料覆盖。

### 三、机械呼吸感染的预防

对机械呼吸过程中呼吸机及其配件的消毒，在操作过程中严格执行无菌技术，是预防发生肺内感染的重要环节，也是取得机械呼吸治疗成功的保证。

1. 加强消毒隔离工作　气管切开时，应做好房间消毒，术中、术后应尽量减少人员流动，严格控制探视人员。术后每日做好房间、空气及地面消毒或采用空气净化器等洁净措施。

对接受机械通气治疗的患者，医护人员要严格无菌操作，每次操作或接触导管前后均应洗手或戴手套。

2. 吸痰的无菌技术操作

（1）每位患者应单独地准备一套吸痰用盘，其所有用物均应 24h 更换、消毒一次，并专人专用。

（2）吸痰管要高压灭菌或煮沸消毒，一根管只能吸引一次。口腔吸引后的痰管切忌再用于气管内吸引，痰管用完在消毒液中浸泡后清洗。

3. 套管的清洗及消毒

（1）每日更换和煮沸消毒内套管 1~2 次，煮沸前应在流水下清洗表面附着物。

（2）导管口在停机时应盖双层盐水纱布，防止空气中的细菌、灰尘及异物吸入气道。敷料及周围皮肤应保持清洁、干燥并经常更换敷料。

（3）长期使用机械呼吸、气管切开的患者应定期更换气管外套管，进行彻底清洗消毒。

4. 湿化器及湿化液

（1）用于湿化的液体，必须保持无菌，药液应在 24h 更换，湿化液要注意保存方法并注意失效日期。

（2）每日加湿化液或雾化液前要倒掉残存的药液。湿化器每日要冲洗，保持湿化器装置的无菌状态。管道及积水器中的积水要及时倒掉，防止逆流入气道。

5. 机械及配件的更换与消毒

（1）停止使用的呼吸机必须将其气路系统进行彻底的终末消毒，即将所有管道（包括主机内部管道系统）逐一拆下彻底消毒后再装好备用。

（2）持续应用呼吸机治疗时，应每 24h 更换一套呼吸管路，尤其是连接导管开口处的短管更应注意消毒。

（3）按要求定时更换或消毒呼吸机中的空气细菌过滤器、传感器和吸入气体过滤气体管道等。

6. 防止误吸　因气管套压迫食管，胃管的插入阻止了食管下段括约肌的收缩关闭和气管切开后声门关闭受到干扰等原因，机械通气患者常有误吸现象发生。为了减少食物反流和误吸的机会，尤其在进食时床头最好抬高 30°~45°。

（张红梅）

# 第十一章

# 呼吸危重症患者常用抢救技术

## 第一节 气管内插管

### 一、喉部解剖

图 11 - 1 至 11 - 5 列出了喉镜窥视和气管内插管中重要解剖标志。上切牙如果异常突出，喉镜窥视中有可能阻挡到声带的视线。舌是较大的肌肉组织，必须用窥视片将其向下推至下颌间隙。会厌和舌间的空隙是会厌谷，是弯型窥视片顶端所置位置。弯型窥视片将会厌谷上挑，使韧带伸展，间接将会厌提至视野以外，暴露声带（图 11 - 2）。会厌位于喉的前上方，在吞咽时保护喉的入口。直型喉镜窥视片的顶端放在会厌上，直接将其提出视野（图 11 - 4）。真声带和假声带构成喉的开口。甲状软骨为 - U 型环，在其下方是环状软骨，它环绕整个气管。将环状软骨向后压迫于椎体上可阻塞食管，可减小胃内容物反流至气道的危险性（图 11 - 5）。甲状软骨和环状软骨之间是环甲膜，当患者无法插管或通气时，可于此处穿刺获得紧急气道。杓状软骨是真声带后方附着的软骨结构。在一些患者喉镜窥视中，杓状软骨是唯一可见的结构。气管内插管应放置于杓状软骨之前。

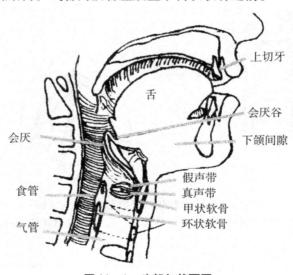

**图 11 - 1 头部矢状面图**

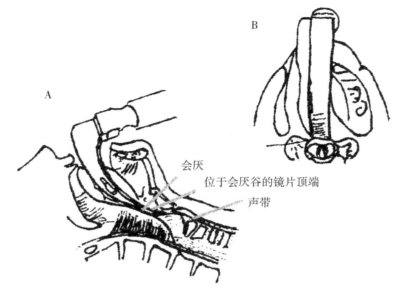

图 11-2　置入弯喉镜片（MacIntosh）上呼吸道矢状图（A）和喉镜窥视者所见（B），舌由喉镜片侧面推向侧方，镜片顶部置于会厌谷，从而暴露声门

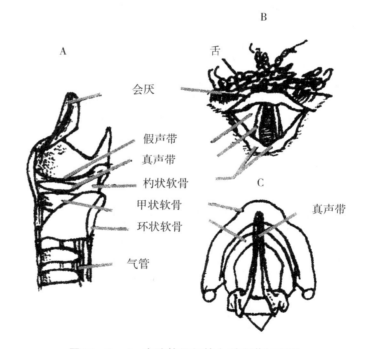

图 11-3　A. 去除软组织的上呼吸道矢面图；
B. 在喉镜窥视时理想的咽喉显露图；C. 去除了软组织的喉部图

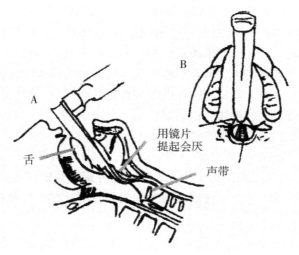

图 11-4 置入弯喉镜片后上呼吸道矢状图（A）和喉镜窥视者所见（B），由喉镜片将舌推向侧方，镜片顶部将会厌提起，暴露声门

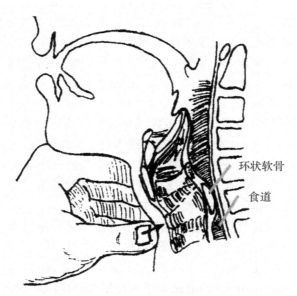

图 11-5 Sellion 手法直接压迫环状软骨前部，引起食管受压，防止反流

## 二、插管器械

### （一）喉镜手柄

喉镜手柄配有照明灯光电源。应备用外手柄，窥视片与手柄以-铰链相连，铰链上有供窥视片照明的电接触点。右利者和左利者都应以左手握持手柄。

### （二）喉镜

窥视片插入口中后，应将口腔和咽部的结构固定于适当位置，以便直接看到喉部。窥视片有两种类型：弯型（图 11-2）和直型（图 11-4），并根据其大小编号（编号越大，窥视片越大）。

1. 弯型窥视片　最常用的弯型窥视片是 Maclntosh 窥视片，它便于初学者使用。这种窥视片表面较大，易于控制舌，在口腔形成更大的空间，以利气管内插管经口咽进入气管。一般身材的成年人最常用 3 号窥视片，但舌很长的成年人可能需用 4 号窥视片。弯型窥视片主要缺点是只能暴露出部分声带。弯型窥视片的顶端放置在会厌谷，会厌位于窥视片背面的右方。会厌有可能部分阻挡医生的视线，以至只能看到杓状软骨（图 11－2B）。这种情况下，气管内插管应从杓状软骨的上方进入气管。

2. 直型窥视片　直型窥视片有几种（如 Miller，Flagg，和 Wis－Forogger），如果使用 Miller 窥视片，一般身材的成年人需用 2 号或 3 号。这种窥视片的优点是直接将会厌提出视野（图 11－4B），声带暴露好。由于直型窥视片的表面较窄，与弯型窥视片相比，将舌固定于视线以外的技术要求更高。

### （三）气管导管

气管导管经喉插入气管，将气体导入及导出气管。在临床应用时要注意合理选择导管的直径、长度和套囊。

1. 直径　特定患者气管导管选择取决于导管内径。内径范围由 2.5～10mm，变化幅度 0.5mm。内径决定气道阻力（内径较小时则阻力较大）。阻力大小对有自主呼吸的患者是非常重要的，而对于接受机械通气患者重要性相对较小。成年女性的气管可用内径 7～8m 的导管，男性可用 8～9mm 的导管。如果插管困难，可以尝试用内径较小的导管（6～7mm）再行插管，通常会更容易地通过口腔和声带。再次插管完成后，如果气道阻力较大和分泌物较多，则应更换内径较大导管。

2. 长度　厂家生产的气管导管比绝大多数成年人经口插管的解剖长度长。插管前应估计所需的插管深度，以防插入过深进入支气管或插入过浅意外脱出。正常成年人，导管顶端至门齿的长度通常为 18～24cm。正确鼻插管长度应在此基础上增加 3～4cm。插管后，应通过听诊、观察双侧胸廓运动、胸部 X 线或支气管镜检查来判断插管深度。当患者头部平伸时，胸部 X 线检查应显示导管顶端位于气管的中三分之一处。

3. 套囊　气管导管套囊充气后将气管封闭，形成正压通气密闭系统。但这种密封不能消除口咽部和胃内容物误吸的危险。过去气管内插管常用低容量、高压力套囊，后来发现这种套囊易引起气管壁严重缺血性损伤。后逐步应用高容量、低压力套囊，保持腔内压低于毛细血管静水压 2.67kPa（20mmHg），因而减少了气管缺血性损伤。套囊充气后，在每单位区域的气管黏膜形成较小的压力以达到密闭。应常规监测套囊压力，使其压力保持在 2.67～4.0kPa（20～30mmHg）以下。在特殊情况下还可使用泡沫套囊，在更低压力下密闭。

### （四）其他特殊器械

随着近年来插管器械及用具发展，特别是纤维光学技术应用，为较困难的气管内插管提供方便。这些器械及用具使用前应反复进行练习，熟练掌握。

1. 带光源导丝　经口插管和经鼻插管可通过带光源导丝进行。在可弯曲的细棒远端装有光源，由导丝手柄中电池提供电源。患者头中立位或轻度伸展位置下进行插管。将气管导管和带光源导丝涂上润滑剂。在接近导管套囊处将导丝－气管内插管一起弯成 90°。由非优势手打开口腔并提起下颌，同时由优势手将导丝及气管导管经口插入，使其与咽的弯曲度一致。轻轻操纵导丝直至颈部甲状软骨处看到透照，提示成功地插入气管。然后将光源导丝和气管内插管继续推进。当看到胸骨切迹透照时，证实插管位于气管内。光源导丝原理简单，实践中使用方便，透照可以确认插管位置。因为这是一种盲插技术，对已知或怀疑上气道肿物或异物者不宜使用。另外，由于不能在直视下进行，咽喉部结构可能被损伤。最近一项研究将患者分为已知插管困难（n=206）和意料之外插管困难（n=59）两组，使用带光源导丝插管的平均插管时间小于1mm，且两组相近。

2. Bullard 喉镜　在紧急情况下，越来越普遍使用 Bullard 喉镜，可以对声带进行纤维光学成像。它适用于需要保持头部、颈部中立位（如：不稳定型颈椎骨折）或张口度小（先天畸形或创伤所致）的患者。喉镜包括三部分：电源（即常规喉镜手柄）、窥视片和接目镜。后两者为弯曲的直角形，能经此给予表面麻醉药、氧气和导丝，接目镜用来将气管导管对准气管。准备使用喉镜时，将气管导管安装在导丝上，这样它的顶端就可以通过 Murphy眼突出来。这是一个必要的步骤，否则，气管导管的顶端将擦过左声带而不能进入气管。将导丝安装到喉镜上，连有导丝的窥视片由中线进入口腔，窥视片的弯度与口咽腔一致。当手柄与患者垂直时，轻轻提起手柄，操作者可经接目镜观察到声门，将气管导管从导丝穿出，进入气管。它最适用于张口度小、颈椎骨折患者、任何已知或疑有困难气道患者。使用 Bullard 喉镜前需要练习，与常规喉镜操作不同。分泌物和出血常妨碍纤维光束的视野。

3. 食管气管双腔插管　食管气管双腔插管（combitube），见图 11-6，最初是为战地急救医疗队设计，因容易使用，并且可以不用喉镜，在院内复苏时，也可由护士或其他医生使用。这种双腔管具有两个气囊，一个阻塞咽部，一个密封气管。插管经口腔盲插至近端画的两条同心黑线与牙槽的边缘相齐。插管顶端或进入气管或进入食管，以后者最常见。近侧气囊充入100ml空气，远侧气囊充入15ml空气。如果顶端进入气管，则该管腔就像标准气管内插管一样使用。如果进入食管，则通气由另一管腔完成，胃内分泌物可经管腔顶端吸出。虽然食管气管双腔插管可用于正压通气，并可防止胃内容物误吸，当其位于食管时，却不能清理气道分泌物或行支气管镜检查。因此在特定情况下，应将此管更换为标准气管内插管或行气管造口术。

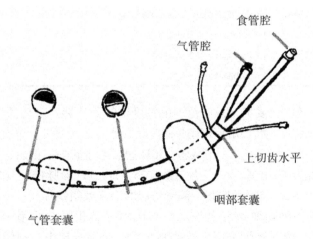

图 11-6　食管气管双腔管示意图，如导管置入气管则用
气管腔通气，如导管置入食管则用食管腔通气。

### 三、气管内插管时用药

下列药物可用于清醒或镇静后插管患者，有镇痛、遗忘、减轻焦虑及黏膜表面麻醉作用。表 11 - 1 为插管镇静时用于消除伤害性刺激的药物。

表 11 - 1　气管内插管时用药

| | 药物 | 应用 |
|---|---|---|
| 激动药 | 芬太尼 | 25 ~ 100μg/次，每 1 ~ 2min，静脉推注 1 次，达到镇痛满意水平 |
| | 咪唑安定 | 0. 25 ~ 1mg/次，每 2 ~ 5min 静脉推注 1 次，达到镇静满意水平 |
| | 利多卡因 | 4% ~ 10% 溶液表面麻醉 |
| 阻滞药 | 纳洛酮 | 0. 04 ~ 2mg 逆转阿片约效应 |
| | 氟马泽尼 | 0. 2mg/次，每 1min1 次，最大量 1mg，逆转苯二氮䓬效应 |

#### （一）激动药

1. 芬太尼　是一种麻醉性镇痛药，较吗啡脂溶性好，能更快进入 CNS，作用时间比吗啡短，不会引起明显的组胺释放，心血管反应较小。

2. 咪唑安定　是一种短效的苯二氮䓬类药，具有镇静、抗焦虑和遗忘作用。与其他苯二氮䓬类药和麻醉性镇痛药类似，可出现呼吸抑制和低血压。

#### （二）催眠药

见表 11 - 2。硫喷妥钠、依托咪酯和氯胺酮有 CNS 抑制作用，能降低患者的意识水平，在快速插管时用来诱导睡眠。

表 11 - 2　催眠药和肌松药

| | 药物 | 应用 |
|---|---|---|
| 催眠药 | 硫喷妥钠 | 3 ~ 4mg/kg 静脉推注。由血流动力学不稳定患者减至 0. 25 ~ 1mg/kg |
| | 依托咪酯 | 0. 3 ~ 0. 4mg/kg 静脉推注 |
| | 氯胺酮 | 1 ~ 2mg/kg 静脉推注，或 4 ~ 10mg/kg 肌肉注射 |
| 肌松药 | 琥珀酰胆碱 | 1 ~ 1. 5mg/kg 静脉推注 |
| | 维库溴铵 | 0. 1 ~ 0. 3mg/kg 静脉推注 |
| | 罗库溴铵 | 0. 6 ~ 1. 2mg/kg 静脉推注 |

1. 硫喷妥钠　短效巴比妥类，效应范围由轻度镇静到昏迷。平均插管剂量为 3 ~ 4mg/kg，静脉一次推入。如果患者心血管功能受损或血容量不足，必须减量。单次注药后起效快（30 ~ 50s）、作用时间短、（10 ~ 15min）作用减弱。ICH 患者给予硫喷妥钠后，气管内插管不会引起 ICP 明显升高。对于危重症患者，可用小剂量（25 ~ 50mg）静脉推注（1 ~ 2min），直至获得预期镇静水平。该药可以引起呼吸抑制，静脉外渗时会导致组织坏死。

2. 依托咪酯　是一种短效镇静催眠药，与硫喷妥钠相同，适用于 ICU 患者全麻诱导。与硫喷妥钠不同的是，依托咪酯引起心肌抑制和低血压反应较小。副作用包括注射部位不适和短时间肌阵挛。在依托咪酯麻醉诱导前使用小剂量芬太尼（50μg），可消除此副作用。应用依托咪酯持续输注达到长时间镇静，会抑制糖皮质激素合成，不影响插管时使用。

3. 氯胺酮 属于致幻药（苯环已哌啶），小剂量即具有镇痛作用。插管剂量为 1～2mg/kg，静脉推注（或 4～10mg/kg，肌肉注射），起效快（30～40s）、作用时间短（10～15min）。可深度镇痛、维持血压，适用于低血容量、低血压对危重症患者进行短时间医疗干预（如气管内插管）。对于高血压、脑血管病或颅内压升高患者禁用。氯胺酮另一个缺点是它的分离效应，患者从麻醉中清醒时会出现幻觉，有精神病史者慎用。

（三）局麻药

利多卡因：可用于表面麻醉、皮下或神经周围阻滞。口咽部表面麻醉可选 4%～10% 利多卡因。治疗剂量能引起轻微心肌抑制，但对呼吸影响较小。其毒性主要与其全身吸收有关，剂量过大可引起癫痫样发作。成年人表面麻醉剂量超过 500mg 时，可以引起癫痫样发作。应用镇静药（如安定、硫喷妥钠）可以减少癫痫样发作。

（四）肌松药

见表 11-2。可逆性松弛骨骼肌，使喉镜窥视和插管易于进行。这些药物在快速插管时是必需的。如果插管时用面罩正压通气和处理呼吸道阻塞的经验、技术不足，则使用肌松药有很大危险性。因此，只有对危重症患者的气管内插管和面罩通气有足够经验的医生才可使用肌松药。

1. 琥珀酰胆碱 为去极化肌松药，是神经肌肉接头和其他组织中乙酰胆碱受体的激动药。由于它的清除比乙酰胆碱慢，终板持续除极，使肌肉无法兴奋。琥珀酰胆碱起效快，作用时间短，是 ICU 快速插管时的理想用药。琥珀酰胆碱有如下副作用：①严重高钾血症该药通常能使血钾升高 0.5～1mmol/L，而在一些临床情况下（如肌肉病变）会升高得更多；②琥珀酰胆碱在肌肉松弛以前会引起肌颤，在使用琥珀酰胆碱前 3min 给予小剂量（去颤剂量）的非去极化肌松药（如箭毒 3mg 或泮库溴铵 1mg）可以防止肌颤的发生。但在一些患者，这一去颤剂量即可引起显著的肌肉松弛和呼吸抑制。因此使用任何剂量的非去极化肌松药之后都应连续观察患者；③神经节刺激尤其多见于第二次给药时，表现为心动过速和高血压，在儿童则表现为心动过缓；④升高眼压和颅内压该药通常不用于开放性眼外伤和颅压高的患者；⑤恶性高热因此应避免用于有类似家族史的敏感患者。

2. 维库溴铵和罗库溴铵 见表 11-2。比琥珀胆碱作用时间长、起效慢，可用于琥珀胆碱禁忌的患者。插管时使用的单次剂量，除产生肌松外，几乎无严重副作用。它们在神经肌肉接头与乙酰胆碱受体竞争性结合，因而减少乙酰胆碱的结合。当这些药物从其作用部位扩散并被排出后，其肌松效应可以自行逆转。而使用胆碱酯酶抑制剂则增加乙酰胆碱在结合部位与肌松药的竞争，可以加速这种逆转。

## 四、气管内插管准备

（一）气道检查

ICU 中导致患者死亡的重要原因是插管困难，特别是喉镜窥视前未被认识的插管困难。插管准备工作应包括病史和体格检查，以帮助医生确定哪一个患者会出现插管困难。有插管困难史者再次发生插管困难的可能性大。咽部分级、颏-甲状软骨距离和头伸展度是三项重要的体格检查。

麻醉师在喉镜窥视前最常使用的咽部分级法称为 Mallampati 分级，分级的根据是患者坐位、口张大、舌完全伸出时口咽部可见的结构。通常分为 4 级：Ⅰ级软腭、咽柱、悬壅垂都可以清楚地看到；Ⅱ级悬壅垂部分可见；Ⅲ级只能见到软腭；Ⅳ级看不到软腭。Ⅳ级甚至Ⅲ级患者应该考虑到有插管困难的危险。颏－甲状软骨距离是对患者下颌间隙进行充分定量。用尺子测量颏和甲状软骨骨性突起间的距离，少于 7cm 预示插管困难。第三项指标是确定头伸展难易程度。测试时患者仰卧，保持头中立位（既不伸也不屈），确定口与耳屏连线和水平线间的夹角，这一角度 <80° 时，认为气管内插管困难。头伸展度不足常与类风湿性关节炎、强直性脊椎炎、骨关节炎和颈椎骨折有关。

上述测试方法都不精确。有人对 471 名患者进行前瞻性研究，同时使用三项测试，阳性率只有 38%，而单独使用和合用时阴性预测率较高，说明这种测试更适于预测容易插管而不是困难插管。另外，需要紧急插管危重症患者可能无法进行这些测试。即使如此，如果有时间、有可能，使用一种或全部方法对患者进行评估，将有助于对困难气道的充分准备。

（二）核对准备的用具

气管内插管时应准备以下用具：

1. 用具　准备好氧源、面罩和人工通气用的气囊。

2. 合适的病床　将患者安置于 Trendelenburg 体位（是德国外科医师 Trendelenberg 发明的头低足高位）以减少误吸、治疗低血压。

3. 保持静脉通路通畅　当患者出现低血压时，可用来快速补液。

4. 监测　插管时，应连续监测心率（律）、血压和 $SaO_2$。危重症患者还需进行有创性动脉和血流动力学监测。监测 $PetCO_2$，确认气管内插管正确性。

5. 吸引器和大孔的吸痰管　吸引器可能需要用来清理气道或胃分泌物。如果不能有效地吸出分泌物，可能会阻挡喉镜窥视的视野，口腔和胃内容物也可能溢入气管。

6. 一套完整的气管内插管用具　包括型号大小不同的气管导管，导丝、润滑剂、口咽、鼻咽通气道、具有可使用光源的喉镜和可供选择的喉镜片（直型和弯型）。所有用具应事先检查以确定其功能正常，检查气管导管的套囊是否漏气及所需的容量。

7. 必备药物　对于血压异常者，应给予相应的血管活性药和液体。喉镜窥视、插管、正压通气可引起以下一些心血管反应：①喉镜窥视引起交感张力增加；②血管迷走反应（低血压、心动过缓）；③药物引起的交感张力减低；④正压通气时静脉回流减少以至 CO 减少。

因此，尚应备有电复律装置、起搏器及静脉切开包。

气管内插管时应配备两名助手，一个人观察监测仪、控制床的升降，另一人站于操作者后方，帮助控制气道、压迫环状软骨（图 11－5），提供需要的器械、帮助吸痰。

**五、喉镜窥视方法**

直接喉镜检查包括摆放患者头位、插入喉镜、将会厌顶端向前提起。

（一）摆放头位

为获得声带的最佳视野，应使由口至喉的路径形成一条直线（图 11－7）。这样的视野是通过颈部头屈曲、寰枕关节处头伸展（即"Sniffing"体位）形成的。对于成人，这一体位可以用小枕垫抬高头部获得。儿童的枕骨相对较大，为正确地摆放头位，需将枕垫放在肩下。

在成年人，当用小枕垫抬高头部2~4英寸，寰枕关节伸展时，口腔、口咽和喉通常形成一条直线。此图显示舌和会厌已由喉镜固定于喉的视线以外。

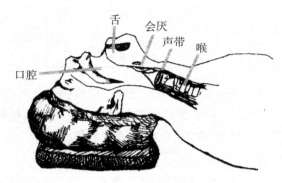

图 11 - 7　"Sniffing"体位

### （二）插入喉镜

以左手握持喉镜手柄，如果患者意识不清，用右手打开患者的嘴，分开双唇，镜片经口右侧由上下齿之间插入，沿舌的右侧向中线前进，直至看到会厌。

### （三）固定会厌

仰卧位时，患者会厌的顶端向后悬垂，因而阻挡了喉的视野。窥视片的顶端用来将会厌提向前方。弯型镜片的顶端放在会厌前面，会厌位于镜片背面的后方（图 11 - 2）。对于大多数患者，这种方法可以通过牵拉舌骨会厌韧带间接将会厌向前提拉。直型镜片的顶端直接将会厌提出视线以外，为操作者提供声带的良好视野（图 11 - 4）。沿它的轴线，将手柄向上、向前提起。注意不要损伤牙齿，操作者将舌推至下颌骨的基底部，获得喉部的最佳视野。如果这种方法不能很好地暴露声带，助手可将喉向下推（压迫环状软骨），这样就可以使喉进入视野。

## 六、其他插管方法

对危重症患者必须进行气道评估，以选择最适宜、危险性最小的插管方法。选择插管方法时，首先要考虑到误吸和气道失控的危险（表 11 - 3）。选择药物和剂量应基于可获得的气管内插管时间、患者的合并证和是否能减少因用药和正压通气所致的心血管功能不全（表 11 - 4）。

表 11 - 3　气道评估及插管方法

| 估计气管内插管 | 无吸入危险 | 有吸入危险 |
| --- | --- | --- |
| 容易 | 镇静，依患者情况给予麻醉药和肌松药 | 快速插管或清醒插管 |
| 困难 | 在有拮抗药准备的前提下用镇静药表面麻醉 | 清醒、表面麻醉、维持气道反射 |

表 11 - 4　有合并证患者的气管内插管

| 合并证 | 措施 |
| --- | --- |
| 凝血功能障碍 | 避免经鼻气管内插管 |
| 不合作患者 | 不宜选择清醒或半清醒插管 |
| 不稳定性心绞痛或可疑 AMI | 维持血流动力学稳定，避免交感神经兴奋 |
| 低血容量和低血压 | 气管内插管和正压通气前用适量液体补充及血管活性药进行复苏 |
| 高钾血症、神经肌肉疾患、恶性高热家族史 | 避免应用琥珀酰胆碱 |

对肠梗阻患者，应注意误吸危险。为减少误吸，应行快速插管或清醒插管。后者可以保留自主通气和完好的咳嗽反射（如果预料到插管有困难）。无肠梗阻患者（8h 内未进食）可以使用镇静药来消除喉镜操作和插管产生的伤害性刺激。

（一）盲探经鼻插管

称为"盲探"经鼻插管，此法不使用喉镜，常用于清醒和有自主呼吸的患者。如果这一过程不能很快完成，可用经口插管（使用喉镜）代替。

1. 方法　插管前鼻咽部表面麻醉，加用血管收缩药。较大的鼻咽气道可以使用利多卡因。由于利多卡因没有收缩血管的作用，使用前应予以表面血管收缩药，以防止黏膜出血。润滑过的鼻插管经鼻腔插入咽后部，在吸气时向前推进，通过声带。当插管沿气道向下运动时，医生通过呼气时听插管内空气运动及观察管壁凝结的水蒸气来监测插管是否成功。

2. 优点　盲探经鼻插管允许患者保留自主呼吸，并且可以在不同体位下进行。例如，肺水肿患者在坐位时可应用这种方法插管。该方法表面麻醉理想，几乎不需要其他药物，可避免麻醉药、麻醉性镇痛药和镇静药的副作用（低血压、呼吸抑制），也不影响患者意识状态。该方法能使患者保持清醒状态，并能保护气道，减少饱食的患者胃内容物误吸的危险。

3. 缺点　这种方法比其他方法费时，不宜用于需立即插管的患者。盲探经鼻插管主要的危险是鼻黏膜和咽黏膜损伤（特别是有凝血机制障碍的患者）。广泛出血会引起呼吸功能进一步受损，并且给气道结构的直接显露带来困难。鼻窦炎是长期经鼻插管的常见并发症。另外，这种方法需要的导管通常比经口插管的直径要小。

（二）快速诱导气管内插管

快速诱导气管内插管是减少胃内容物误吸的插管方法。插管前应充分准备。饱食者使用镇痛药、镇静药、麻醉药后会大大增加误吸危险。这些药物能降低患者意识水平，使气道反应迟钝，易发生误吸。另外，这些药物本身就有引起呕吐的危险。

1. 方法　如果时间允许，患者应预先以面罩吸纯氧 5 ~ 6min。药物经静脉快速给入，肌松药（如琥珀酰胆碱）可以快速静脉给予。根据患者情况（如意识水平、心血管状态）还可使用镇痛药（吗啡或芬太尼）、镇静药（依托咪酯和硫喷妥钠）或麻醉药（氯胺酮）。肌松药与其他药物同时使用，可缩短肌松前患者反流和误吸危险期时间。给药后，床旁助手压迫环状软骨以防止被动反流所导致的误吸。此阶段，应避免面罩通气，因其会引起胃膨胀和突然发生反流。肌松药起效后再进行喉镜操作和气管内插管，导管套囊充气，开始机械通气，松开环状软骨。

2. 优点　快速插管的主要优点是：①缩短患者处于胃内容物误吸的危险时间；②可以

快速完成操作；③可以直接看到声带，减少气道损伤。

3. 缺点　可能因使用药物和患者体位不当（如让肺水肿的患者仰卧位增加静脉回流）引起心肺功能损害。使用肌松药都有潜在危险（如气道失控）。第一次插管不成功时，应对患者进行面罩通气。

### （三）清醒者经口插管

1. 方法　给清醒的患者进行经口插管需要联合使用表面麻醉药（如利多卡因喷雾剂）、轻度镇静药（咪唑安定）和镇痛药（芬太尼），一些患者还可以使用神经阻滞药。达到口咽部充分麻醉需要一定时间，需要患者密切配合。给药后进行喉镜操作、放置导管、确定导管位置。插管后需要追加镇痛药和镇静药剂量。

2. 优点　不能顺利进行插管（特别是饱食的患者）或气道不能维持时，可以选用这种方法。这可以保持患者清醒和自主呼吸。此种方法也适用于对使用麻醉药和肌松药经验不足的医生。

3. 缺点　喉镜片对咽后壁具有很强的刺激。表面麻醉不充分时，喉镜片可以突然引起呕吐、剧烈的疼痛和高血压及心肌缺血。饱食的患者采用这种方法应当引起注意，因为过多使用镇静药和麻醉药可以使气道反应迟钝，抑制神志状态，使患者不能保护气道，容易发生胃内容物误吸。

### （四）昏迷者经口插管

昏迷者或在心脏、呼吸骤停时行经口插管，不需要使用药物。压迫环状软骨、喉镜窥视、插管和通气即能完成。CPR 时，可能出现呕吐和误吸。

### （五）纤维光学喉镜引导插管

1. 方法　使用纤维喉镜找到喉，进入气管后，气管导管可以通过喉镜引导插入气管。更换气管导管时，医生首先将新的导管放在喉镜上，然后将喉镜的顶端放在原有导管的旁边。拔去原插导管，新管以喉镜为引导，向前插入气管。

2. 优点　纤维喉镜（或支气管镜）用于气管内插管有困难者及使用呼吸机的危重症患者。更换气管导管时，也不会使气管失控。

3. 缺点　使用纤维喉镜需要经验丰富。当患者有出血或分泌物多时，医生可能难以看清气道结构。如果患者没有自主呼吸或肌肉已经松弛（口腔结构塌陷），会厌和声带可能不易找到。

## 七、插管后注意事项

### （一）确认导管位置

插管后，确认气管导管正确位置很重要，这对于肥胖患者可能有困难，因为没有一种方法准确无误。临床上可使用以下几种方法来确定插管位置：

（1）如果操作者看到插管从声带间通过，导管位置很可能是正确的。

（2）$PetCO_2$ 监测可以确定导管位置是否正确。

（3）插管后胸廓上部应随通气运动。

（4）应于两侧腋顶听诊双侧呼吸音。通气时检查腹部（胃）是否膨胀，并进行听诊，腹部膨胀提示导管位置不正确。

（5）每当呼气时水蒸气凝结在导管壁说明插管位置正确。

（6）还可以向套囊中多充入几毫升空气，在胸骨切迹处探触气囊。这一位置可以确定导管位于声带以下、隆突以上。胸部 X 线检查可证实插管顶端到隆突的距离。

（7）插管后再用喉镜窥视也是确认正确位置的一个方法。

## （二）导管的保护与固定

在患者牙齿之间应放置牙垫以防止患者咬断或阻塞经口导管管腔。导管应与患者牢固固定（将管用胶带固定在面部皮肤上或使用非粘着性导管固定装置），以防止导管意外脱出或前进。

## （三）用导管更换器更换气管导管

气管导管有时需要更换，最常见的原因是气囊漏气，不能密封气道。危重症患者常有气道结构水肿，给常规喉镜检查带来困难和危险。导管更换器是最近出现的一项创新，为一根细而硬的管，可以作为气道的引导线插入气管导管内。当旧管取出，新管在其引导下插入时，可以保持气道的通畅。

虽然理论上似乎很简单，但仍有一些重要问题应当考虑到。首先，如果操作者把更换器插得太深，有发生气管或支气管出血及穿孔的危险。导管更换器硬度很高，这样易于控制气管导管进入正确的位置。在导管更换器上印上厘米标志，与插入导管的深度一致，有可能减少并发症。操作时保持牙槽处更换器的厘米刻度不变，就可以保证更换器不会插入过深。其次，好的更换器应当是中空的，配有常规的呼吸通路和呼吸机接头，可以用来吸氧或通气。再者，更换器应能润滑，使气管导管通过顺利。

（陈永彪）

# 第二节 气管造口

## 一、适应证

气管造口适用于某些不宜行气管内插管的患者，如颈椎或咽喉损伤者。具体指征如下：

## （一）为跨越梗阻的上呼吸道

（1）咽喉功能异常、声带麻痹，尤其是喉返神经损伤造成的上呼吸道梗阻。

（2）由外伤造成咽喉部出血、水肿或破裂、颌面部严重外伤或颈椎损伤，使经口或经鼻气管内插管困难。

（3）烧伤和气道受腐蚀。

（4）气道异物。

（5）先天性异常，如新生儿声门及声门下狭窄。

（6）咽喉部细菌或病毒感染引起的呼吸道严重阻塞。

（7）新生物。

（8）术后气道梗阻（如舌根部或咽部手术）。

（9）睡眠呼吸暂停综合征。

## （二）为清除气道分泌物

由于高龄、衰弱或神经肌肉疾病而不能自行清除气道分泌物，需经常吸引。气管造口可提供通往下呼吸道的捷径。

## （三）呼吸支持

首选气管内插管，需长时间呼吸支持者可行气管造口，能减少通气死腔，对脱机的耐受性较气管内插管好，且较舒适。气管造口患者可正常进食。此外，气道保护较气管内插管好，有利于患者运送。

## 二、禁忌证

有凝血功能障碍的患者禁用。

## 三、气管造口时机

对气管内插管过渡到气管造口的时间存在不同看法，3d～3周不等，应根据所需人工气道时间长短确定。早期气管造口（外伤后3d内）可以减少肺炎的发病率。

### （一）紧急气管造口

紧急气管造口并发症较选择性造口高2～5倍。幼儿气管小不易辨认，因此最好由有经验医师操作。适应证包括气管横断、颈前外伤伴咽喉受压等。

### （二）ICU中气管造口

气管造口术最好在手术室中进行。在ICU中对已行气管内插管的患者行气管造口，并发症为5%～6%。

## 四、操作步骤

患者体位为肩垫一枕，头颈充分后仰，下颌至锁骨下方给予无菌消毒、铺单。在切口处注射加有肾上腺素的局麻药，在胸骨上窝以上一横指处横行切开约4～5cm的切口（图11-8、11-9），切开皮下组织并充分止血后，继续沿中线分离，牵拉开纵行肌肉。甲状腺峡部位于2～4气管环前，将之牵拉开或切断结扎，暴露出气管。清理完气管前筋膜后，将局麻药利多卡因注入气管以抑制咳嗽反射。一般主张在气管前壁行十字型切口，注意勿损伤气管后壁和食管。对预计放置气管套管时间较长的患者可将气管环前壁切除椭圆形一小块，其大小以气管导管口径为标准。在婴儿及儿童，不主张切除气管壁，而是在气管前壁行纵行切开。在放置气管导管后，用布带绕颈固定。对于儿童或神经外科术后患者，主张将气管导管缝合与皮肤固定。如造口处伤口较大，可行部分缝合，但应避免缝合过紧，以免造成气体进入皮下组织。最后，盖以无菌敷料。在紧急气管造口时，可行纵行切口，中线处分离，直至暴露气管，置入气管导管（图11-10）。

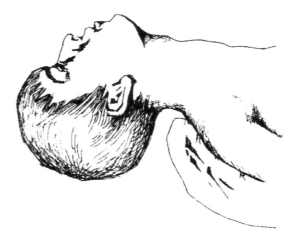

图 11 - 8　气管造口的正确体位

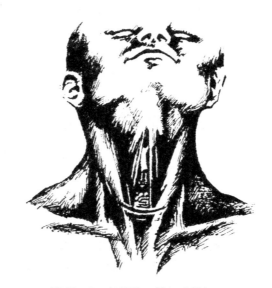

图 11 - 9　气管造口的标准横切口

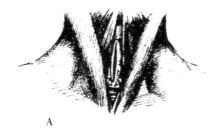

A

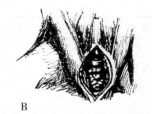

B

**图 11 - 10　紧急气管造口的方法**

A. 行纵行切口分离至气管前壁；

B. 作气管切口

## 五、气管套管

16 世纪，Fabricins 首先描述气管造口导管。后发展成金属（银或不锈钢）制成，含有内套管可以取出清洁消毒。较好的导管适合于不同患者的解剖情况。此种导管用惰性材料制成，内径较大，外径尽可能小，表面光滑以利放置和取出，有足够长度有利于安全固定，但又不侵及隆突和气管的其他部分。20 世纪 60 年代，开始试用硅胶及其他合成材料。硅胶管的缺点是管壁的厚度增加，减小了有效内径。硅胶管可带有或不带有套囊，套囊用于使气道密闭，可用于正压通气。但套囊可使气管黏膜因缺血坏死增加狭窄的发生率，目前应用的高容量低张力的套囊可减少其发生。如果气管导管的放置目的是为吸引分泌物，或保护气道（睡眠呼吸暂停），可用不含套囊的导管。

## 六、术后护理

气管造口的术后护理十分重要，首次更换气管导管应由手术医生负责进行，并且最好在 7 ~ 10d 等待窦道形成后。与金属套管不同，硅胶管不需经常更换，一般可维持数个月。气管吸引的频率取决于分泌物的量，分泌物多时常需 5 ~ 10min 吸引一次。金属内套管应定期在无菌条件下取出清洁。气道湿化十分重要，可预防导管堵塞。

## 七、并发症

气管造口的并发症见表 11 - 5，其发生率为 60% ~ 50%，严重并发症包括出血、感染、导管脱出和堵塞。神经外科手术后患者气管造口的并发症较其他患者高。

**表 11 - 5　气管造口并发症**

| 并发症 | | 原因 | 处理 |
|---|---|---|---|
| 导管梗阻 | | 分泌物阻塞 | 换导管、清洁导管 |
| 导管脱出 | | 固定带松脱，患者活动造成，解剖方面问题 | 换导管或经口插管 |
| 出血 | 小量（早期） | 皮肤、皮下 - 组织、肌肉出血 | 包扎/止血 |
| | 中等量（后期）大出血 | 甲状腺峡部，前/横颈静脉，肉芽组织 | 激光/电凝，同手术室止血，抬高床头 |
| | （后期） | 气管动脉瘘 | 套囊充气、手术 |
| 大量分泌物 | | 气管受刺激 | 增加吸引 |

| 并发症 | 原因 | 处理 |
|---|---|---|
| 口腔感染 | 气管受刺激 | 抗生素、口腔护理 |
| 皮下气肿 | 伤口缝合太紧 | 打开伤口 |
| 喉部神经损伤 | 医源性 | 延迟恢复 |
| 气胸 | 导管位置错误，伤口缝合过紧，空气进入胸膜腔 | 放置胸腔引流管 |
| 肺不张 | 通气不当或血流进入气管 | 吸引 |
| 气管食管瘘 | 医源性<br>导管活动或成角压迫 | 手术修补 |
| 腹胀 | 导管刺激、吞咽 | 放置胃管、松套囊 |
| 声门下水肿狭窄 | 气管切开位置过高，喉部感染 | 手术纠正 |
| 吞咽困难 | 导管或套囊压迫 | 纠正套囊位置或松套囊 |
| 气管皮肤瘘 | 气管切开瘘道形成 | 手术关闭 |
| 拔管困难 | 肉芽形成狭窄，心理依赖 | 激光手术，逐渐减小导管型号 |

## （一）导管堵塞

导管常因血块或分泌物而堵塞，此时应立即取出内套管，并给予吸引。导管堵塞还可因导管的远端与气管的前壁或后壁成角，这种情况的特征是呼气性呼吸困难（哮喘）。正确放置导管位置有助于预防这种导管成角堵塞。

## （二）导管脱出

在气管切开 2 周后，导管脱出的处理只需将其重新置入，如果不能马上置入或置入后不能通气表明导管不在气管内，应行经口气管内插管。气管切开后 2 周内导管脱出是很危险的。避免气管导管脱出的措施包括：①如有指征，手术时横断甲状腺峡部；②气管造口位置要适当；③避免颈部过度后展；④固定足够紧；⑤对短脖患者将气管造口处与皮肤相缝，一旦导管脱出，可以重新放置。

## （三）出血

有 37% 患者气管切开后可发生少量出血，术后咳嗽可引起血凝块或结扎处脱落，造成静脉出血。可采用抬高床头，压迫伤口和/或应用止血药控制。约 5% 患者出血量较大，主要来自甲状腺峡部或静脉止血不彻底引起，持续出血则需手术控制。减少气管造口出血的措施包括：①应用纵行切口；②仔细分离中线；③尽可能结扎止血，少用电凝；④仔细分离缝合甲状腺峡部。

后期出血常由于肉芽组织所致。有报告认为，气管造口 48h 后出血的患者有 50% 是由于气管导管尖部或套囊造成无名动脉破裂。自从应用低张套囊后，这种并发症明显减少。

约 85% 的气管无名动脉瘘发生于气管切开后的第 1 个月内，有发生于术后 7 个月的报道。延迟性出血还可见于颈总动脉、甲状腺上下动脉、主动脉、无名静脉破裂。套囊压力过高或导管顶端对气管前壁压力造成腐蚀、破裂和瘘形成。感染和其他引起局部组织脆弱的原因（如营养不良、应用糖皮质激素等）也对出血造成重要影响。无名动脉约在第六气管环水平，因此气管导管放置位置过低也可对出血产生影响。如出血量大，应行纤维气管镜检查诊断原因，并回手术室止血。对于突然大出血也可增加导管套囊的压力，或经气管造口处换置气管导管，将充气套囊压迫在瘘道口止血。

## （四）导管放置错误

由于手术中技术错误，或在新鲜切口更换导管不当引起。如不能及时发现，可造成纵隔气肿和张力性气胸，同时引起肺通气不足。还可损伤神经、血管。处理应重新经造口处置管或经口气管内插管。气管造口术后还应将气管造口设施备于床旁，以备紧急情况出现。

## （五）感染

发生率为 8% ~ 12%，应强调造口处导管的护理和早期应用抗生素。

## （六）皮下气肿

发生率为 5%，主要原因为皮下组织游离太广泛和/或伤口关闭太紧。皮下气肿约在造口术后 48h 缓解。但如皮肤缝合过紧，患者咳嗽或行正压通气，可造成纵隔气肿和/或张力性气胸。

## （七）喉部神经损伤

气管造口时引起喉部神经损伤而产生声带麻痹是较少见的并发症，多发生于紧急情况下行气管造口术。通过喉部检查可作出诊断，有的需要手术修复。

## （八）肺不张

常由于通气不足造成，或气管造口术时较多血液进入气管，或导管进入过深，导致某一支气管阻塞。治疗为增加吸引和/或更换长度更加适宜的导管。

## （九）气管食管瘘

由气管后壁损伤所致，发生率小于 1%，多见于儿童。术后早期瘘多为医源性。可在第 2 和第 3 气管环之间作横行切口，避免气管软骨环上切口来减少该并发症。后期瘘是由于导管活动、颈部过度后展或导管套囊压力过大引起气管壁坏死。对于套囊漏气、腹胀、吸入性肺炎、胃液通过气管造口处反流患者应怀疑气管食管瘘。用内镜可作出诊断，治疗需外科手术。

## （十）胃胀

由于导管刺激使患者反复吞咽，试图清除咽、喉部分泌物，从而导致胃胀。处理为留置胃肠减压管。

## （十一）声门下水肿和狭窄

如气管造口的位置接近声门或在第一气管软骨环水平，可引起声门下水肿和狭窄，在以前因气管内插管产生黏膜损伤和/或造口部位感染的患者更易发生。预防措施为加强造口处护理和控制上呼吸道感染。在成人造口手术时，可以去除部分气管软骨，但对婴儿和小孩，则有产生声门下水肿和狭窄的危险。

## （十二）吞咽困难和误吸

有患者主诉气管造口后下颈部有一肿物感，可引起吞咽困难。尤其是当患者进食时导管套囊仍处于充气状态则更明显。

处理：在吃东西时将导管套囊放气，或经胃管给予鼻饲。一般在去除气管导管后该症状可以改善。

### （十三）气管皮肤瘘

虽然一般在拔管后，气管造口处可以很快关闭，但对长时间气管造口的患者，可以产生持久性造口处瘘。

处理：在局麻下行瘘管切除，关闭伤口。

### （十四）拔管困难

常见原因为造口处肉芽肿或水肿，或造口处上方的气管前壁塌陷。有的肉芽组织需在内镜下激光切除，声门下狭窄造成拔管困难常需手术治疗。对于有些儿童患者往往对导管产生依赖而不愿意拔除导管。可以逐渐更换细的导管，堵塞24h后再拔管。

（陈永彪）

# 第三节　动脉穿刺术及动脉插管术

## 一、动脉穿刺术

### （一）适应证

动脉血气分析、动脉血细菌培养、动脉冲击性注射疗法、动脉测压。

### （二）禁忌证

尺动脉供血不足，应避免做动脉穿刺。有出血倾向、周围血管硬化以及老年患者应慎用。

### （三）操作步骤

（1）充分暴露穿刺部位，常选的穿刺动脉有：颈总动脉、桡动脉、足背动脉、股动脉等。

（2）以股动脉为例：术者戴无菌手套，穿刺部位常规消毒，采用局麻。在腹股沟处扪到股动脉搏动后，用左手食指和中指分开压在动脉两侧固定，两指中间进针，垂直刺入，同时回抽注射器，有鲜红色血液表示穿刺成功。

（3）尽快注射药物和采血，操作完毕迅速拔针，局部用无菌纱布加压10min固定。

### （四）注意事项

（1）在动脉搏动最明显处穿刺，严格无菌操作。

（2）做血气分析时，血标本中不得混入空气，应加入肝素。

（3）操作完毕，局部压迫10min左右，直到无出血为止。

## 二、动脉插管术

### （一）适应证

连续监测每次心搏的收缩压、舒张压以及平均压，随时采动脉血标本做血气分析和酸碱测定，注射药物，测心排出量以了解心脏功能。

### （二）操作步骤

可选桡动脉、股动脉、足背动脉、肱动脉等。以股动脉为例：

（1）穿刺工具 16G 或 18G 长 10～20cm 套管针，国产 18G 长 16cm 套管针，导引钢丝长 30～40cm。J 型导引钢丝的优点是可使导管容易通过动脉弯曲处。事先用肝素盐水冲洗防止血凝。

（2）常规消毒，2% 利多卡因局麻，戴无菌手套。在腹股沟处摸到股动脉搏动后，左手食指和中指固定于动脉两侧，右手持针与皮肤成 45°进针，有搏动性回血即插入导引钢丝，缓慢退针，经导引钢丝用扩张鞘扩张后即可插入塑料导管。若用套管针，针尾有血溢出，即可边退针边放入导管。术毕用敷料、胶布固定。

### （三）注意事项

（1）严格无菌操作，尽可能减轻动脉损伤，导管经常用肝素盐水冲洗。

（2）动脉穿刺插管并发症有血栓形成、栓塞、出血、感染等，长时间置管血栓形成率在 25%～50%，故应尽量短期置管。

（张红梅）

# 第十二章

## 呼吸重症疾病各论

### 第一节　呼吸衰竭

呼吸衰竭是由于肺通气不足、弥散功能障碍和肺通气/血流比例失调等因素，使静息状态下呼吸时出现低氧血症伴或不伴二氧化碳潴留，从而引起一系列生理功能和代谢紊乱的临床综合征。其诊断标准为：在海平面大气压下，于静息条件下呼吸室内空气，并排除心内解剖分流和原发于心排血量降低等情况后，动脉血氧分压（$PaO_2$）<8kPa（60mmHg），或伴有二氧化碳分压（$P_ACO_2$）>6.65kPa（50mmHg），即为呼吸衰竭。呼吸衰竭可分两型。Ⅰ型（缺氧型呼吸衰竭）：$PaO_2$ 降低，$P_ACO_2$ 正常或降低；Ⅱ型（高碳酸型呼吸衰竭）：$PaO_2$ 降低，同时 $P_ACO_2$ 增高。根据呼吸衰竭发生的急缓，又可分为急性呼吸衰竭与慢性呼吸衰竭。战时以急性呼吸衰竭为主。急慢性呼吸衰竭除了在病因、起病的急缓、病程的长短上有较大的差别外，在发病机制、病理生理、临床特点、诊断和治疗原则上大同小异。

#### 一、急性呼吸衰竭

（一）概念

急性呼吸衰竭是指患者由于某种原因在短期内呼吸功能迅速失去代偿，出现严重缺氧和（或）呼吸性酸中毒。其原因多为溺水、电击、创伤、药物中毒等，起病急骤，病情发展迅速，须及时抢救才能挽救生命。

（二）病因

呼吸系统疾病，如严重呼吸系统感染、急性呼吸道阻塞性病变、重度或危重哮喘、各种原因引起的急性肺水肿、肺血管疾病、胸廓畸形、外伤或手术损伤、自发性气胸和急剧增加的胸腔积液导致肺通气和（或）换气障碍；急性颅内感染、颅脑外伤、脑血管病变（脑出血、脑梗死）等直接或间接抑制呼吸中枢；脊髓灰质炎、重症肌无力、有机磷中毒及颈椎外伤等可损伤神经-肌肉传导系统，引起通气不足。上述各种原因均可造成急性呼吸衰竭。

（三）临床表现

急性呼吸衰竭的临床表现主要是低氧血症所致的呼吸困难和多器官功能障碍。

1. 呼吸困难　呼吸困难（dyspnea）时患者主观感到空气不足，客观表现为呼吸用力，伴有呼吸频率、深度与节律的改变。有时可见鼻翼扇动，端坐呼吸。上呼吸道疾患常表现为吸气性呼吸困难，可有三凹征。呼气性呼吸困难多见于下呼吸道不完全阻塞，如支气管哮喘等。胸廓疾患、重症肺炎等表现为混合性呼吸困难。中枢性呼吸衰竭多表现为呼吸节律不规则，如潮式呼吸等。出现呼吸肌疲劳者，表现为呼吸浅快、腹式反常呼吸，如吸气时腹壁内陷。呼吸衰竭并不一定有呼吸困难，如镇静药中毒，可表现为呼吸匀缓、表情淡漠或昏睡。

2. 发绀　发绀是缺氧的典型表现，当动脉血氧饱和度 <90% 时，动脉血还原型血红蛋白增加，可在血流较大的耳垂、口唇、口腔黏膜、指甲等部位呈现青紫色的现象。另外应注意，因发绀的程度与还原型血红蛋白含量相关，所以红细胞增多者发绀更明显，贫血者则发绀不明显或不出现；严重休克等原因引起末梢循环障碍的患者，即使动脉血氧分压尚正常，也可出现发绀，称为外周性发绀。由于动脉血氧饱和度降低引起的发绀，称为中央性发绀。发绀还受皮肤色素及心脏功能的影响。

3. 精神神经症状　急性呼吸衰竭的精神症状较慢性呼吸衰竭明显，可出现精神错乱、躁狂、昏迷、抽搐等。如合并急性二氧化碳潴留，pH <7.3 时，可出现嗜睡、淡漠、扑翼样震颤，以致呼吸骤停。严重 $CO_2$ 潴留可出现腱反射减弱或消失，锥体束征阳性等。

4. 血液循环系统症状　一般患者会有心动过速、肺动脉高压，可发生右心衰竭，伴有体循环瘀血体征。严重缺 $O_2$ 和 $CO_2$ 潴留可引起心肌损害，亦可引起周围循环衰竭、血压下降、心律失常、心搏停止。

5. 消化和泌尿系统表现　严重呼吸衰竭对肝肾功能都有影响，部分病例可出现丙氨酸氨基转移酶与血浆尿素氮升高；个别病例可出现尿蛋白、红细胞和管型。因胃肠道黏膜屏障功能损伤，导致胃肠道黏膜充血水肿、糜烂渗血或应激性溃疡，引起上消化道出血。

6. 酸碱失衡和水、电解质紊乱表现　因缺氧而通气过度可发生呼吸性碱中毒。$CO_2$ 潴留则表现为呼吸性酸中毒。严重缺氧多伴有代谢性酸中毒及电解质紊乱。

（四）诊断

除原发性疾病、低氧血症及 $CO_2$ 潴留导致的临床表现外，呼吸衰竭的诊断主要依靠血气分析。结合肺功能、胸部影像学和纤维支气管镜等检查有助于明确呼吸衰竭的原因。

1. 动脉血气分析　动脉血气分析（arterial bloodgas analysis）对于判断呼吸衰竭和酸碱失衡的严重程度及指导治疗具有重要意义。pH 可反映机体的代偿状况，有助于对急性或慢性呼吸衰竭加以鉴别。当 $P_ACO_2$ 升高、pH 正常时，称为代偿性呼吸性酸中毒；而 $PaO_2$ 升高、pH <7.35，则称为失代偿性呼吸性酸中毒。需要指出，由于血气受年龄、海拔高度、氧疗等多种因素的影响，在具体分析时一定要结合临床症状。

2. 肺功能检测　尽管在某些重症患者，肺功能检测受到限制，但通过肺功能的检测能判断通气功能障碍的性质（阻塞性、限制性或混合性）及是否合并换气功能障碍，并可对通气和换气功能障碍的严重程度进行判断。呼吸肌功能测试能够提示呼吸肌无力的原因和严重程度。

3. 胸部影像学检查　包括普通 X 线胸片、胸部 CT、放射性核素肺通气/灌注扫描、肺血管造影等。

4. 纤维支气管镜检查　对于明确大气道情况和取得病理学证据具有重要意义。

（五）治疗

现代医学对呼吸衰竭的一般治疗原则是加强呼吸支持，包括保持呼吸道通畅、纠正缺氧和改善通气等；呼吸衰竭病因和诱发因素的治疗；加强一般支持治疗和对其他重要脏器功能的监测与支持。

1. 保持呼吸道通畅　对任何类型的呼吸衰竭，保持呼吸道通畅是最基本、最重要的治疗措施。气道不畅使呼吸阻力增加，呼吸功消耗增多，会加重呼吸肌疲劳；气道阻塞致分泌物排出困难将加重感染，同时也可能发生肺不张，使气体交换面积减少；气道如发生急性完全阻塞，会发生窒息，在短时间内导致患者死亡。

保持气道通畅的方法主要有：①若患者昏迷，应使其处于仰卧位，头后仰，托起下颌并将口打开；②清除气道内分泌物及异物；③若以上方法不能奏效，必要时应建立人工气道。人工气道的建立一般有 3 种方法，即简便人工气道、气管内插管及气管切开，后两者属气管内导管。简便人工气道主要有口咽通气道、鼻咽通气道和喉罩，是气管内导管的临时替代方式，在病情危重不具备插管条件时应用，待病情允许后再行气管内插管或切开。气管内导管是重建呼吸通道最可靠的方法。若患者有支气管痉挛，需积极使用支气管扩张药物，可选用 $\beta_2$ 肾上腺素受体激动剂、抗胆碱药、糖皮质激素或茶碱类药物等。在发生急性呼吸衰竭时，主要经静脉给药。

2. 氧疗　通过增加吸入氧浓度来纠正患者缺氧状态的治疗方法即为氧疗。对于急性呼吸衰竭患者，应给予氧疗。

（1）吸氧浓度的确定：吸氧浓度确定的原则是在保证 $PaO_2$ 迅速提高到 60mmHg 或脉搏容积血氧饱和度（$SPO_2$）达 90% 以上的前提下，尽量降低吸氧浓度。Ⅰ 型呼吸衰竭的主要问题为氧合功能障碍而通气功能基本正常，较高浓度（>35%）给氧可迅速缓解低氧血症而不会引起 $CO_2$ 潴留。对于伴有高碳酸血症的急性呼吸衰竭，往往需要低浓度给氧。

（2）吸氧装置

1）鼻导管或鼻塞：主要优点为简单、方便；不影响患者咳痰、进食。缺点为氧浓度不恒定，易受患者呼吸的影响；高流量时对局部黏膜有刺激，氧流量不能大于 7L/min。吸入氧浓度与氧流量的关系：吸入氧浓度（%）=21+4×氧流量（L/min）。

2）面罩：主要包括简单面罩、带储气囊无重复呼吸面罩和文丘里（Venturi）面罩，主要优点为吸氧浓度相对稳定，可按需调节，该方法对鼻黏膜刺激小；缺点为在一定程度上影响患者咳痰、进食。

3. 增加通气量、改善 $CO_2$ 潴留

（1）呼吸兴奋剂：呼吸兴奋剂的使用原则：必须保持气道通畅，否则会促发呼吸肌疲劳，进而加重 $CO_2$ 潴留；脑缺氧、脑水肿未纠正而出现频繁抽搐者慎用；患者的呼吸肌功能基本正常；不可突然停药。主要适用于以中枢抑制为主、通气量不足引起的呼吸衰竭，以肺换气功能障碍为主所导致的呼吸衰竭患者不宜使用。常用的药物有尼可刹米和洛贝林，用量过大可引起不良反应。近年来这两种药物在西方国家几乎已被淘汰，取而代之的是多沙普仑（doxapram），该药对于镇静催眠药过量引起的呼吸抑制和 COPD 并发急性呼吸衰竭有显著的呼吸兴奋效果。

（2）机械通气：当机体出现严重的通气和（或）换气功能障碍时，以人工辅助通气装置（呼吸机）来改善通气和（或）换气功能，即为机械通气。呼吸衰竭时应用机械通气能维持必要的肺泡通气量，降低 $P_ACO_2$；改善肺的气体交换效能；使呼吸肌得以休息，有利于恢复呼吸肌功能。

气管内插管的指征因病而异。急性呼吸衰竭患者昏迷逐渐加深、呼吸不规则或出现暂停、呼吸道分泌物增多、咳嗽和吞咽反射明显减弱或消失时，应行气管内插管机械通气。机械通气过程中应根据血气分析和临床资料调整呼吸机参数。机械通气的主要并发症为通气过度，造成呼吸性碱中毒；通气不足，加重原有的呼吸性酸中毒和低氧血症；出现血压下降、心排血量下降、脉搏增快等循环功能障碍；气道压力过高或潮气量过大可致气压伤，如气胸、纵隔气肿或间质性肺气肿；人工气道长期存在，可并发呼吸机相关性肺炎（ventilator associated pneumonia，VAP）。

近年来，无创正压通气（non-invasive positive pressure ventilation，NIP-PV）用于急性呼吸衰竭的治疗已取得了良好效果。经鼻/面罩行无创正压通气，无须建立有创人工气道，简便易行，与机械通气相关的严重并发症的发生率低。但患者应具备以下基本条件：①清醒能够合作；②血流动力学稳定；③不需要气管内插管保护（即患者无误吸、严重消化道出血、气道分泌物过多且排痰不利等情况）；④无影响使用鼻/面罩的面部创伤；⑤能够耐受鼻/面罩。

4. 控制感染　主要是对感染途径的严格控制，如手、呼吸机、操作过程等，若患者伴有感染，则通过药敏试验选择最敏感的药物，采取各种手段以预防为先，防治结合，最优方案为理念控制病情。

5. 病因治疗　如前所述，引起急性呼吸衰竭的原发疾病多种多样，在解决呼吸衰竭本身造成危害的前提下，针对不同病因采取适当的治疗措施十分必要，也是治疗呼吸衰竭的根本所在。

6. 一般支持疗法　电解质紊乱和酸碱平衡失调的存在可以进一步加重呼吸系统乃至其他系统器官的功能障碍，并可干扰呼吸衰竭的治疗效果，因此应及时纠正。加强液体管理、防止血容量不足和液体负荷过大、保证血细胞比容（hematocrit，Hct）在一定水平，对于维持氧输送能力和防止肺水过多具有重要意义。呼吸衰竭患者由于摄入不足或代谢失衡，往往存在营养不良，需保证充足的营养及热量供给。

7. 改善微循环、肾等重要系统和脏器的功能　如果 $SaO_2$ 无明显改善，则要视病情变化进行鼻/面罩通气，或进行气管内插管通气。一般健康人体内存氧量约 1.0L，平静时每分钟氧耗量为 200～250ml。一旦呼吸停止，如果机体能保持血循环，仍能借肺泡与混合静脉血 $O_2$ 和 $CO_2$ 分压差继续进行气体交换，这称为弥散呼吸。然而，由于 $O_2$ 储存量有限，所以呼吸完全停止 8 分钟左右，机体内会出现严重的缺氧，导致脑细胞不可逆性损害。因此应加强对重要脏器功能的监测与支持，及时将重症患者转入 ICU，特别要注意防治多器官功能障碍综合征（MODS），预防和治疗肺动脉高压、肺源性心脏病、肺性脑病、肾功能不全、消化道功能障碍和弥散性血管内凝血（DIC）等。

## 二、慢性呼吸衰竭

### （一）病因

1. 支气管-肺疾病　包括：①慢性阻塞性肺疾病（COPD）（慢性支气管炎、阻塞性肺气肿、哮喘）；②重症肺结核；③广泛肺间质纤维化；④肺尘埃沉着病等。

2. 胸廓病变　包括：①胸部手术、外伤、大量胸腔积液、气胸等；②广泛胸膜增厚等。

3. 其他　如①脊柱严重侧凸、后凸等畸形；②肺血管病变等。

（二）分类

1. 低氧血症型（Ⅰ型呼吸衰竭）　当 $PaO_2 < 60mmHg$，$P_ACO_2$ 正常或低于正常时为Ⅰ型呼吸衰竭。低氧血症型主要见于静动脉分流、通气/血流比例失调或弥散功能障碍。

2. 低氧血症伴高碳酸血症型（Ⅱ型呼吸衰竭）　当 $PaO_2 < 60mmHg$，$P_ACO_2 > 50mmHg$ 时为Ⅱ型呼吸衰竭。由于肺泡的有效通气量不足，使肺泡氧分压下降，二氧化碳分压增高，因而肺泡－毛细血管的氧和二氧化碳分压差均减小，影响氧和二氧化碳的交换量。

（三）诊断要点

对于呼吸衰竭的诊断，血气分析固然重要，但也要结合病史、缺氧和二氧化碳潴留的临床表现来进行判断。

1. 临床表现　慢性呼吸衰竭的临床表现包括原发疾病原有的临床表现和缺氧、二氧化碳潴留所致的各脏器损害。缺氧和二氧化碳潴留对机体的危害不仅取决于缺氧和二氧化碳潴留的程度，更取决于缺氧和二氧化碳潴留发生的速度和持续时间，因此当慢性呼吸衰竭急性加剧时，因缺氧和二氧化碳潴留急剧发生，临床表现往往尤为严重。缺氧和二氧化碳潴留对机体损害不尽相同，但有不少重叠，对于一个呼吸衰竭患者来讲，所显示的临床表现往往是缺氧和二氧化碳潴留共同作用的结果。因此下面将缺氧和二氧化碳潴留引起的临床表现综合在一起加以阐述。

（1）呼吸困难：缺氧和二氧化碳潴留均可导致呼吸困难。呼吸困难和呼吸频率增快往往是临床上最早出现的重要症状。表现为呼吸费力，伴有呼吸频率加快、呼吸表浅、鼻翼扇动、辅助肌参与呼吸活动，特别是 COPD 患者存在气道阻塞、呼吸泵衰竭的因素，呼吸困难更为明显。有时也可出现呼吸节律紊乱，表现为陈－施呼吸、叹息样呼吸等，主要见于呼吸中枢受抑制时。呼吸衰竭并不一定有呼吸困难，严重时也出现呼吸抑制。

（2）发绀：发绀是一项可靠的低氧血症的体征，但不够敏感。以往认为还原型血红蛋白超过 50g/L 就有发绀的观点已被否定。实际上当 $PaO_2$ 50mmHg、血氧饱和度（$SaO_2$）80% 时，即可出现发绀。舌色发绀较口唇、甲床显现得更早、更明显。发绀主要取决于缺氧的程度，也受血红蛋白量、皮肤色素及心功能状态的影响。

（3）神经精神症状：轻度缺氧可出现注意力不集中、定向障碍。严重缺氧者，特别是伴有二氧化碳潴留时，可出现头痛、兴奋、抑制、嗜睡、抽搐、意识丧失，甚至昏迷等症状。慢性胸肺疾患引起的呼吸衰竭急性加剧，低氧血症和二氧化碳潴留发生迅速，因此可出现明显的神经精神症状，此时称为肺性脑病。

（4）心血管功能障碍：严重的二氧化碳潴留和缺氧可引起心悸、球结膜充血水肿、心律失常、肺动脉高压、右心衰竭、低血压等。

（5）消化系统症状：包括：①溃疡病症状；②上消化道出血；③肝功能异常。上述变化与二氧化碳潴留、严重低氧有关。

（6）肾脏并发症：可出现肾功能不全，但多见功能性肾功能不全、严重二氧化碳潴留，缺氧晚期可出现肾衰竭。

（7）酸碱失衡和电解质紊乱：呼吸衰竭时常因缺氧和（或）二氧化碳潴留、临床上应用糖皮质激素和利尿剂、食欲减退等因素存在而并发酸碱失衡和电解质紊乱。常见的异常动脉血气及酸碱失衡类型是：①严重缺氧伴呼吸性酸中毒；②严重缺氧伴呼吸性酸中毒合并代谢性碱中毒；③严重缺氧伴呼吸性酸中毒合并代谢性酸中毒；④缺氧伴呼吸性碱中毒；⑤缺氧伴呼吸性碱中毒并代谢性碱中毒；⑥缺氧伴三重酸碱失衡（triple acid - base disorders with respiratory alkalosis，TABD）。

2. 血气分析

（1）判断呼吸功能：动脉血气分析是判断呼吸衰竭最客观的指标，根据动脉血气分析可以将呼吸衰竭分为Ⅰ型和Ⅱ型。Ⅰ型呼吸衰竭的标准为海平面平静呼吸空气的条件下 $P_ACO_2$ 正常或下降，$PaO_2 < 60mmHg$。Ⅱ型呼吸衰竭的标准为海平面平静呼吸空气的条件下 $P_ACO_2 > 50mmHg$，$PaO_2 < 60mmHg$。在吸 $O_2$ 条件下，需计算氧合指数，氧合指数：$PaO_2 / FiO_2 < 300mmHg$，提示存在呼吸衰竭。

（2）判断酸碱失衡：常用的考核酸碱失衡的指标有：①pH：动脉血 pH 正常值为 7.35 ~ 7.45，平均值7.40。pH < 7.35 时为酸血症；pH > 7.45 时为碱血症。②$PCO_2$：动脉血 $PCO_2$ 正常值为 35 ~ 45mmHg，平均值40mmHg。静脉血较动脉血高 5 ~ 7mmHg。它是酸碱平衡呼吸因素的唯一指标。当 $PCO_2 > 45mmHg$ 时，应考虑为呼吸性酸中毒或代谢性碱中毒的呼吸代偿；当 $PCO_2 < 35mmHg$ 时，应考虑为呼吸性碱中毒或代谢性酸中毒的呼吸代偿。③$HCO_2$：$HCO_2$，即实际碳酸氢盐（actual bicarbonate，AB），正常值 22 ~ 27mmol/L，平均值 24mmol/L，动、静脉血 $HCO_2$ 大致相等。它是反映酸碱平衡代谢因素的指标。$HCO_2 \leqslant 22mmol/L$，可见于代谢性酸中毒或呼吸性碱中毒代偿；$HCO_2 \geqslant 27mmol/L$，可见于代谢性碱中毒或呼吸性酸中毒代偿。另外，标准碳酸氢盐（standard bicarbonate，SB）、缓冲碱（buffer base，BB）、碱剩余（base excess，BE）、总 $CO_2$ 量（$TCO_2$）和二氧化碳结合力（$CO_2 - CP$）等指标在判断酸碱失衡时可供参考。

（四）治疗

慢性呼吸衰竭的治疗原则是治疗病因，去除诱因，保持呼吸道通畅，纠正缺氧，解除二氧化碳潴留，治疗与防止缺氧和二氧化碳潴留所引起的各种症状。

1. 保持气道通畅、增加通气量　在氧疗和改善通气之前，应采取各种措施，使呼吸道保持通畅。要注意清除口咽部分泌物或胃内反流物。口腔护理和鼓励患者咳嗽对通畅气道很重要。在有效抗生素治疗的基础上常采用支气管扩张剂治疗和雾化吸入治疗，必要时可采用气管内插管或切开以及机械通气治疗。

（1）支气管扩张剂：支气管扩张剂能够舒张气道平滑肌，对慢性呼吸衰竭患者通畅气道、改善缺氧和二氧化碳潴留是非常有益的。所以，正确使用支气管扩张剂对呼吸衰竭患者将是有益的。

1）抗胆碱药物：应首选抗胆碱能药物，如异丙托溴铵，因 COPD 患者气流阻塞的可逆成分是由副交感神经介导的。可通过吸入给药，很少吸入血循环，副作用极小。起效时间稍慢于 $\beta_2$ 受体激动剂，30 ~ 90 分钟达作用高峰，疗效维持 4 ~ 6 小时。新一代的抗胆碱能药物后马托品疗效延长，可维持 6 ~ 8 小时。对 COPD 并发呼吸衰竭的患者可以单独使用，也可以与 $\beta_2$ 受体激动剂联合使用。非急性期的患者长期使用有改善肺功能的作用。抗胆碱能药物的最大优点是其安全性。目前被认为是治疗 COPD 患者气道阻塞的较为理想的药物。

2）$\beta_2$ 受体激动剂：$\beta_2$ 受体激动剂具有迅速和确切的支气管扩张作用。由于大多慢性呼吸衰竭患者气道阻塞的可逆性极小，因此，使用 $\beta_2$ 受体激动剂的疗效较差。但对 COPD 合并哮喘或慢性呼吸衰竭急性加重期的患者仍是有效的，可以选用。

β₂受体激动剂可以经吸入、口服、皮下和静脉途径用药，但是最好通过吸入方式给药。吸入与口服、静脉给药相比，有用药量小、见效快和副作用小的优点。吸入用药的剂量是口服剂量的 1/20～1/10。而且见效快，通常用药后几分钟开始见效，15～30 分钟达作用高峰。口服给药最常见的副作用有肌肉震颤，但吸入用药引起肌肉震颤十分罕见。另外，吸入用药导致心血管系统的副作用也明显少于全身用药。对大多数患者来说，吸入给药和静脉给药同样有效。而且静脉给药对心血管系统的副作用发生率较高，所以，一般主张吸入给药。对有明显呼吸困难、吸入给药有困难或吸入给药无效的患者可采用口服、静脉或皮下注射给药。

临床常用 0.5%沙丁胺醇（万托林）溶液 1～5mg 或特布他林 2.5～10mg 加入超声雾化器，将药物雾化后患者吸入。有夜间喘息症状的患者可以使用长效 β₂ 受体激动剂，如沙美特罗，其优点是使用一次，其作用可持续 12 小时。

3）茶碱：近年研究发现，茶碱除有扩张支气管的作用外，还有一定的抗气道非特异性炎症的作用，COPD 患者长期服用小剂量茶碱可以改善患者的肺功能。茶碱可分为普通剂型和缓释剂型。口服和静脉使用普通剂型适用于急性加重期患者的治疗。由于茶碱的治疗剂量和安全剂量很接近，血中浓度的个体差异较大，故每日剂量不应超过 0.8mg，静脉使用时输液速度不宜过快。一般开始剂量为 2.5～5mg/kg（负荷量），30 分钟内给完。维持剂量为 0.5mg/（kg·h），并根据患者症状和血药浓度进行调整。

需要注意的是，许多因素可以影响茶碱在体内的代谢和血药浓度，吸烟、饮酒、抗惊厥药物、利福平可降低茶碱半衰期。喹诺酮类药物、西咪替丁等可增加血药浓度。所以，有条件应随时监测血中茶碱浓度，防止茶碱过量发生副作用。

（2）呼吸道的湿化和雾化治疗：可采用湿化或雾化装置将药物（溶液或粉末）分散成微小的雾滴或雾粒，使其悬浮于气体中，并进入呼吸道及肺内，达到洁净气道、湿化气道，起局部治疗（解痉、祛痰、抗感染等）作用。这对于慢性呼吸衰竭患者起到较好的解痉、祛痰、通畅气道作用。常用湿化及雾化的药物有：①祛痰药：如乙酰半胱氨酸、α 糜蛋白酶等；②支气管扩张剂：如 β₂ 受体激动剂沙丁胺醇、特布他林和抗胆碱类药物（异丙托溴铵）；③抗生素：如常用氨基糖苷类药物；④糖皮质激素等。

（3）祛痰：对于痰多、黏稠而难以咳出的患者，要鼓励其咳嗽。多翻身拍背可协助痰液排出。而且可常规给予化痰药物，如盐酸氨溴索每次 30mg，每日 3 次；厄多司坦每次 0.3g，每日 2 次。

（4）呼吸中枢兴奋剂：呼吸兴奋剂不仅可以起到兴奋呼吸中枢的作用，而且可以起到清醒意识、利于祛痰的作用。Ⅱ型呼吸衰竭患者当 $P_ACO_2 > 75mmHg$ 时，即使无意识障碍也可酌情使用呼吸中枢兴奋剂。

对于慢性呼吸衰竭患者需要用呼吸中枢兴奋剂治疗时，剂量不宜偏大，最常用的为 5%葡萄糖液或 0.9%生理盐水 500ml 加洛贝林 25mg 或尼可刹米 1.875mg，按每分钟 25～30 滴静滴。若经 4～12 小时未见效，或出现肌肉抽搐等严重副作用，则应停用。使用时应注意保持呼吸道通畅，必要时可加大吸氧浓度。因为呼吸中枢兴奋剂的使用会使机体氧耗量增大。都可喜是口服的呼吸兴奋剂。主要通过刺激颈动脉窦和主动脉体化学感受器来兴奋呼吸中枢，增加通气量。常用剂量为 50～100mg，每日 1～2 次，适合于较轻的呼吸衰竭患者。

（5）机械通气治疗：机械通气是借助于人工装置的机械力量产生或增强患者的呼吸动力和呼吸功能。机械通气是治疗急性呼吸衰竭和慢性呼吸衰竭急性加重最有效的手段。对于急慢性呼吸衰竭患者，正确使用机械通气治疗能十分有效地纠正缺氧和二氧化碳潴留，并能为原发支气管－肺部感染的治疗赢得时间，减少和避免缺氧、二氧化碳潴留对其他脏器造成的损害。

1）适应证：目前尚没有明确生命指征或生理参数能作为机械通气治疗的绝对标准，出现以下状况可考虑机械通气治疗：①缺氧或二氧化碳潴留进行性加重：慢性呼吸衰竭患者因某种因素造成缺氧或二氧化碳潴留加重，以一般方法无法缓解，并随时有危及患者生命的情况，应及时应用机械通气治疗。如在合理氧疗的情况下，$PaO_2 < 35 \sim 40mmHg$，$P_ACO_2 > 70 \sim 80mmHg$。②并发肺性脑病：肺源性心脏病患者一旦并发肺性脑病，应用呼吸兴奋剂治疗效果欠佳，且原发病因在短时间内无法去除时，也应考虑及时应用机械通气治疗。

2）人工气道选择：人工气道的类型很多，如口或鼻面罩、经口或鼻气管内插管及气管切开等。不同类型人工气道对人体的损害各有不同，患者的耐受程度也各不相同，依据患者的具体情况选择合适的人工气道，是合理应用机械通气的主要环节之一。慢性呼吸衰竭患者肺部感染和病情恶化有可能反复发作，也可能需要多次应用机械通气治疗，人工气道应尽可能选择无损伤性方法。

A. 口、鼻、喉面罩：属于无创性人工气道，可以反复应用，十分适合于慢性呼吸衰竭患者。面罩式人工气道只能选择性地应用于部分病情不是十分严重的患者，如慢性肺功能不全缓解期的治疗。急性发作期病情均较严重，相当一部分患者合并意识障碍，因此一般不适合应用面罩的方式连接机械通气。

B. 经口或鼻气管内插管：两者各有利弊。对慢性呼吸衰竭患者来说，经鼻气管内插管较经口气管内插管利多于弊，应该是最理想的途径。其优点是：①保留时间长：一般至少能保留7～10天，主要取决于气道护理的质量；②不影响口腔护理；③容易固定；④容易耐受；⑤与经口气管内插管相比，经鼻气管内插管容易被患者所耐受。

C. 气管切开：慢性呼吸衰竭需要应用机械通气治疗时，一般不考虑做气管切开，除非应用机械通气治疗的时间太长，患者已经出现呼吸机依赖时，为便于气道护理和患者耐受。

3）机械通气机类型的选择：慢性呼吸衰竭患者缺氧和二氧化碳潴留主要由通气功能障碍所致，这类患者主要的病理生理特点是气道阻力增加。选择机械通气机类型时，应选择定容型呼吸机，以确保通气量不受气道阻力增加而降低。也可应用双水平正压（BiPAP）通气机，这种类型机械通气机用于慢性呼吸衰竭的主要不利点是，纠正二氧化碳潴留的效果远不如定容型呼吸机恒定。但对部分轻中度二氧化碳潴留的患者应用BiPAP通气机也可获得较好的效果。

4）呼吸模式和功能选择：通气功能障碍的患者不需要特殊的呼吸模式和功能，一般间歇正压通气（IPPV）呼吸模式已足以纠正患者的缺氧和二氧化碳潴留。但在脱机之前，需要借助同步间隙指令通气（SIMV）与压力支持通气（PSV）模式或功能。因此，在选择呼吸机时，除了选择定容型呼吸机外，最好能兼顾有上述两种功能或模式的呼吸机。

5）机械通气参数设置：是合理应用机械通气的重要环节。正常人呼吸频率为16～24次/分，慢性呼吸衰竭患者可选择11～18次/分。最初进行机械通气时，呼吸频率可适当增加，以迅速纠正缺氧和二氧化碳潴留，使自主呼吸频率降低，有利于与机械通气机同步。慢性呼吸衰竭患者首次设置潮气量时，以8ml/kg计算为妥，以后根据动脉血气分析结果随时调整。调节吸呼比时，若以缺氧为主时，应适当延长吸气时间；相反，以二氧化碳潴留为主者，应适当延长呼气时间。慢性呼吸衰竭患者多同时具有缺氧与二氧化碳潴留，但多数患者的缺氧容易被氧疗和机械通气纠正。为便于纠正二氧化碳潴留，吸呼比设置应 > 1：1.5；二氧化碳潴留严重时，吸呼比可设置在 1：2.0 ~ 1：2.5。$FiO_2$ 通常设置在 40% ~ 50% 水平即可。只有当肺源性心脏病晚期或合并严重感染，在原有的通气功能障碍基础上，又同时存在换气功能障碍时，才需要酌情提高 $FiO_2$ 水平。

6）特殊呼吸模式或功能：随着机械通气技术的发展，各种呼吸模式和功能不断出现，适用于各种不同类型的呼吸功能障碍。应用于慢性呼吸衰竭患者的呼吸模式或功能有如下几种：

A. 间歇正压通气（intermittent positlve pressure ventilation，IPPV）：是临床应用最早、最普遍的通气方式，也是目前机械通气最基本的通气模式，很多通气模式均是在此基础上的改良和进一步完善。它在吸气相是正压，呼气相压力降为零。临床上泛指的机械通气就是 IP-PV。IPPV 通气机可以配置同步或非同步、控制或辅助等装置，也可配置各种特殊的呼吸模式。IPPV 主要应用于各种以通气功能障碍为主的呼吸衰竭患者，肺源性心脏病是其最合适的应用对象。

B. 压力支持通气（pressure support ventilation，PSV）：是一种辅助通气方式，即在自主呼吸的前提下，每次吸气都接受一定水平的压力支持，以辅助和增强患者的吸气能力，增加患者的吸气幅度和吸入气量，PSV 既可以作为一种独立的通气模式单独应用，也可以作为一种通气功能与其他的通气模式同时使用。PSV 的压力可以自行设置和任意调节。吸气压力随患者的吸气动作开始，并随吸气流速减少到一定程度或患者有呼气努力而结束。它与 IPPV 有类似之处，但支持的压力恒定，受吸气流速的反馈调节。应用此种通气功能时，事先只需设定吸气压力和触发灵敏度，患者可独立控制吸、呼气时间，并与支持压力共同调节吸气流量和潮气量。COPD 并发慢性呼吸衰竭患者通常在脱机过程中应用 PSV，以训练呼吸肌力量，为正式脱机做好准备。

C. 同步间歇指令通气和间歇指令通气（synchronlzed intermittent mandatory ventilation/intermittent mandatory ventilation，SIMV/IMV）：IMV/SIMV 的工作原理大致相同，均是在每分钟内按操作者在通气机上设置的呼吸参数给予患者指令性呼吸，唯一不同点是：IMV 没有同步装置，供气不需患者自主呼吸触发，但易与患者自主呼吸产生对抗。SIMV 设有同步装置，即使是由通气机提供的指令性通气，也由患者的自主呼吸触发，故可达到同步呼吸的目的，更好地保证患者的有效通气量。SIMV/IMV 主要用于慢性呼吸衰竭患者脱机前的训练和过渡，但并非所有脱机的患者均要经过 IMV/SIMV 阶段，这主要取决于脱机的难易程度。脱机前，可将 IMV/SIMV 的呼吸次数由正常水平逐渐减少，直至完全脱机。一般当指令呼吸次数降至 5 次/分，患者仍可保持较好的氧合状态时，即可考虑脱机。应用常规通气时，多与 PSV 同时使用（IMV/SIMV + PSV），以避免或加重呼吸肌疲劳。另外，由于 COPD 患者存在内源性呼气末正压（PEEPi），为减少 PEEPi 所致的吸气功耗增加和人机对抗，常常需加用外源性 PEEP，其水平相当于 70% ~ 80% 的 PEEPi。

2. 抗感染治疗　反复的支气管 - 肺部感染是引起慢性呼吸衰竭的重要因素，又是呼吸衰竭加重的关键所在。据文献报道，90% 左右 COPD 急性发作是由支气管 - 肺部感染所诱发的，正是严重支气管 - 肺部感染加重气道阻塞，导致了呼吸衰竭。慢性呼吸衰竭，特别是在使用呼吸机治疗时，更容易加重支气管 - 肺部感染。因此，积极防治支气管 - 肺部感染是成功治疗慢性呼吸衰竭的关键。其抗感染治疗的原则和方法为：

（1）抗生素的选择：慢性呼吸衰竭患者的特点为年老体弱，反复住院治疗，较多使用雾化吸入、气管内插管或切开以及机械通气等治疗，经常使用抗生素治疗，因此发生院内获得性支气管 - 肺部感染机会多。病原菌大多为革兰阴性杆菌、耐甲氧西林金黄色葡萄球菌（MRSA）和厌氧菌，并且细菌的耐药性明显增高。因此经验性治疗时应首先选用喹诺酮类或氨基糖苷类联合下列药物之一：①抗假单孢菌 β - 内酰胺类抗生素，如头孢他啶、头孢哌酮、哌拉西林、替卡西林、美洛西林等；②广谱 β - 内酰胺类／β - 内酰胺酶抑制剂，如替卡西林 - 克拉维酸、头孢哌酮 - 舒巴坦钠、哌拉西林 - 他唑巴坦；③碳青霉烯类，如亚胺培南；④必要时联合万古霉素（针对 MRSA）；⑤当估计真菌感染可能性较大时应选用有效的抗真菌药物。有条件者应尽快行痰培养及药物敏感试验，明确致病菌和选用敏感有效的抗生素。但是必须明确痰培养的结果并不完全代表肺部感染病原菌。因此对于痰培养的结果，一定要结合病史、临床表现综合分析判断。

（2）关于联合用药：慢性呼吸衰竭多有混合感染，常需联合应用抗生素治疗。兼顾革兰阳性、革兰阴性和厌氧菌感染，一般用两类即可。常将第二代、第三代头孢菌素与氨基糖苷类药物或喹诺酮类药物联合应用，青霉素过敏者选用氟喹诺酮类与克林霉素或大环内酯类联合应用。

3. 氧气治疗　氧气治疗（oxygen therapy）是应用氧气吸入纠正缺氧的一种治疗方法，简称氧疗。

（1）适应证：理论上只要 $PaO_2$ 低于正常就可给予氧疗，但实际应用中更严格一些，允许临床医师根据患者情况灵活掌握。但是慢性呼吸衰竭患者 $PaO_2 < 60mmHg$ 是氧疗的绝对适应证。氧疗的目的也是要使 $PaO_2 > 60mmHg$。

（2）方法：慢性呼吸衰竭患者临床上最常用、简便的方法是应用鼻导管吸氧，氧流量 $1 \sim 3L/min$，其吸氧浓度（$FiO_2$）$= 21\% + 4\% \times$ 氧流量（$L/min$）。有条件者也可用面罩吸氧。

（3）吸氧浓度：对于慢性呼吸衰竭患者应采用控制性氧疗，其吸氧浓度通常为 25% ～ 33%。对于 I 型呼吸衰竭患者吸氧浓度可适当提高，尽快使 $PaO_2 > 60mmHg$，但吸氧浓度一般也不超过40%。对于 II 型呼吸衰竭患者，宜从低吸氧浓度开始，逐渐加大吸氧浓度，一般不超过33%。其最终目标是使 $PaO_2$ 达到 $55 \sim 60mmHg$，对升高的 $P_ACO_2$ 没有明显加重趋势。

4. 酸碱失衡及电解质紊乱的治疗

（1）酸碱失衡的治疗：慢性呼吸衰竭大部分是由于支气管 - 肺部感染加重而引起气道阻塞加重，导致二氧化碳潴留和严重缺氧，随之出现酸碱失衡和电解质紊乱。因此在治疗上首先要积极治疗支气管肺部感染，解痉祛痰，通畅气道，解除二氧化碳潴留。强调尽快通畅气道，解除二氧化碳潴留，随着气道通畅，二氧化碳潴留解除，呼吸性酸中毒及低氧血症随之纠正。因此原则上不需要补碱性药物。但是当 pH < 7.20 时，为了减轻酸血症对机体的损害，可以适当补 5% 碳酸氢钠，一次量为 40 ~ 60ml，以后再根据动脉血气分析结果酌情补充。只要将 pH 升至 7.20 以上即可。当呼吸性酸中毒并代谢性酸中毒时，补碱量可适当加大，在 pH < 7.20 时，一次补 5% 碳酸氢钠量可控制在 80 ~ 100ml，以后再根据动脉血气分析结果酌情处理。对于伴有严重低氧血症的呼吸性碱中毒，只要治疗肺部感染，通畅气道，吸

氧纠正低氧血症即可，随着上述治疗低氧血症好转，呼吸性碱中毒随之也好转。要注意预防碱中毒的发生。慢性呼吸衰竭患者的碱中毒可见于呼吸性酸中毒并代谢性碱中毒、呼吸性碱中毒、呼吸性碱中毒并代谢性碱中毒、二氧化碳排出后碱中毒（post – hypercapnic alkalosis）和呼吸性碱中毒型三重酸碱失衡。其中并发的代谢性碱中毒大部分是医源性引起的，临床上应注意预防，只要患者每日尿量大于 500m，常规补氯化钾每日 3.0 ~ 4.5g，牢记见"见尿补钾，多尿多补，少尿少补，无尿不补"的原则。应注意二氧化碳不要排出过快，特别是机械通气治疗时，避免二氧化碳排出后碱中毒的发生。

（2）水、电解质紊乱的纠正：慢性呼吸衰竭患者酸碱失衡常同时合并严重水和电解质紊乱。其中，水、钠异常较为常见；$HCO_3^-$ 和 $Cl^-$ 变化常与二氧化碳变化有关；电解质紊乱特别是 $K^+$、$Cl^-$ 和酸碱失衡互为因果。例如低氯、低钾可引起碱中毒，而代谢性碱中毒又可引起低钾和低氯。注意针对不同情况进行相应的预防与治疗。

5. 合理使用利尿剂和强心剂　慢性呼吸衰竭患者常常合并心功能不全，需要使用利尿剂和强心剂。利尿剂的使用原则：小量、联合（排钾和保钾利尿剂联合）、间歇使用，注意补钾。每日尿量在 500ml 以上时应常规补钾，多尿多补，少尿少补，无尿不补。

合并心功能不全时可酌情使用强心剂，但要慎用。因缺氧患者对洋地黄类药物的疗效较差，且易出现中毒。洋地黄类药物使用原则：①剂量要小，是常用剂量的 1/3 ~ 1/2；②使用快速洋地黄类药物，如毛花苷丙、地高辛等；③不能以心率减慢作为洋地黄类药物有效的指标，因为呼吸衰竭患者缺氧时心率较快，常在 110 次/分左右。

6. 糖皮质激素的应用　激素对 COPD 的作用仍有争议。但在慢性呼吸衰竭急性加重期口服和静脉使用糖皮质激素通常是有效的。其目的是减轻气道炎症、通畅气道和提高患者的应激能力，减轻脑水肿，但应避免使用时间过长，以防止发生副作用。可静脉滴注甲泼尼龙 40 ~ 80mg，每 12 小时 1 次，连用 3 天；或泼尼松 60mg 口服，逐渐减量，持续 10 天。

7. 消化道出血的防治　慢性呼吸衰竭患者由于缺氧、二氧化碳潴留以及使用糖皮质激素和氨茶碱等因素，常可并发消化道出血。其防治原则为病因治疗和对症治疗：①尽快纠正缺氧和解除二氧化碳潴留；②应慎用或禁用对胃肠道有刺激的药物或食物；③预防性应用制酸剂，如氢氧化铝凝胶、H 受体拮抗剂，如西咪替丁或雷尼替丁以控制胃液酸度，减少出血机会；④对有消化道出血先兆者，及早安置胃管，先抽尽胃内容物，胃内注入去甲肾上腺素或凝血酶；⑤如无 DIC 并存，消化道出血可用酚磺乙胺、6 – 氨基己酸等；⑥如合并 DIC，应用抗凝剂肝素及低分子右旋糖酐等；⑦出血明显、发生严重贫血者，应补充血容量，纠正贫血。

8. 营养支持　慢性呼吸衰竭患者因能量代谢增高，蛋白分解加速，摄入不足，机体处于负代谢状态。长时间营养不良会降低机体的免疫功能，感染不易控制，呼吸肌疲劳，以致发生呼吸泵功能衰竭，不利于患者的救治和康复。故在慢性呼吸衰竭救治中需注意对患者的营养支持。抢救时应常规给予鼻饲高蛋白、高脂肪、低碳水化合物，以及适量多种维生素和微量元素的饮食。必要时需要静脉高营养治疗。营养支持应达到基础能量消耗值。

（桑纯利）

# 第二节　慢性阻塞性肺疾病急性加重

　　慢性阻塞性肺疾病（chronic obstructive pulmonary disease，COPD）是一种可以预防和治疗的常见疾病，其特征是持续存在的气流受限。气流受限呈进行性发展，伴有气道和肺对有害颗粒或气体所致慢性炎症反应的增加。COPD病程分期中的急性加重期（AECOPD），是指在疾病的过程中，短期内咳嗽、咳痰、气短和（或）喘息加重，痰量增多，呈脓性或黏液脓性，可伴发热等症状。此病患病人数多，死亡率高，社会经济负担重，已成为影响人类健康的重要的公共卫生问题。

## 一、临床表现

　　慢性阻塞性肺疾病在漫长的病程中，反复发作、急性加重，病情逐渐恶化，呼吸功能不断下降，最终导致呼吸衰竭，以致死亡，因此加强对COPD急性加重期（AECOPD）的判定与治疗是治疗和控制COPD进展的关键。AECOPD指COPD患者出现病情变化、加重，患者短期内咳嗽、咳痰、气短和（或）喘息加重，痰量增多，呈脓性或黏脓性，痰的颜色发生改变，可伴发热、白细胞升高等感染征象。此外亦可出现全身不适、下肢水肿、失眠、嗜睡、日常活动受限、疲乏、抑郁和精神紊乱等症状。

## 二、辅助检查

　　诊断COPD急性加重须注意排除其他具有类似临床表现的疾病，如肺炎、气胸、胸腔积液、心肌梗死、心力衰竭（肺源性心脏病以外的原因所致）、肺栓塞、肺部肿瘤等。因此当COPD患者病情突然加重，必须详细询问病史，进行体格检查，并做相应的实验室及其他检查，如胸部X线、肺CT、肺功能测定、心电图、动脉血气分析、痰液细菌学检查等。

### （一）肺功能测定

　　急性加重期患者，常难以满意地完成肺功能检查。当$FEV_1 < 50\%$预计值时，提示为严重发作。

### （二）动脉血气分析

　　静息状态下在海平面呼吸空气条件下，$PaO_2 < 60mmHg$和（或）$SaO_2 < 90\%$，提示呼吸衰竭。如$PaO_2 < 50mmHg$，$PaCO_2 > 70mmHg$，$pH < 7.30$提示病情危重，需进行严密监护或入住ICU行无创或有创机械通气治疗。

### （三）胸部X线、心电图

　　胸部X线检查有助于COPD加重与其他具有类似症状的疾病相鉴别。心电图（ECG）对心律失常、心肌缺血及右心室肥厚的诊断有帮助。

### （四）血液分析

　　血红细胞计数及血细胞比容有助了解有无红细胞增多症或出血。部分患者血白细胞计数增高及中性粒细胞核左移可为感染提供佐证。

### （五）其他实验室检查

　　对COPD急性加重、有脓性痰者，在给予抗生素治疗的同时，应进行痰培养及细菌药物敏感试验，若患者对初始抗生素治疗反应不佳时，可根据痰培养结果和药敏试验及时换用敏感的抗菌药物。

### 三、治疗

COPD 患者在急性加重期的治疗，需在缓解期治疗的基础上有所加强，如加用抗胆碱药物与 $\beta_2$ 受体激动剂雾化治疗，以尽快缓解症状，常用药物有异丙托溴铵及沙丁胺醇。对呼吸困难、喘息症状明显者，全身应用糖皮质激素，可使症状缓解，病情改善。由于细菌感染是 COPD 急性加重的常见原因，尤其是病情较重者，痰量增加及痰的性状改变为脓性者，合理使用抗菌药物对其预后至关重要。

由于 COPD 急性加重反复发作的患者常常应用抗菌药物治疗，加之细菌培养影响因素较多，痰培养阳性率既不高，又难以及时获得结果，初始经验治疗显得尤为重要。因此应根据患者的临床情况、痰液性状、当地病原菌感染趋势及细菌耐药情况选用合适的抗菌药物，除非病原菌明确，否则选择药物的抗菌谱（不宜太窄）应予以覆盖。对伴有呼吸衰竭的患者，早期应用无创正压通气可以改善缺氧，降低动脉血二氧化碳分压，减少有创呼吸机的应用。对于痰液黏稠、气道分泌物多、容易误吸等不适合进行无创通气者，可根据病情考虑气管内插管进行机械通气。

### （一）氧疗

氧疗是 AECOPD 住院患者的基础治疗。COPD 患者给予低浓度吸氧，吸入氧浓度一般不超过 30%。吸入氧浓度过高，可能降低低氧对呼吸中枢的刺激，加重 $CO_2$ 潴留。低流量吸氧的前提是患者无缺氧的证据。给氧途径包括鼻导管或 Venturi 面罩，其中 Venturi 面罩能更精确地调节吸入氧浓度。氧疗 30 分钟后应复查动脉血气，以确认氧合是否达标（目标：$PaO_2 > 60mmHg$ 或 $SaO_2 > 90\%$）、是否引起 $CO_2$ 潴留。

### （二）抗感染治疗

COPD 急性加重多由细菌感染诱发，故抗生素治疗在 AECOPD 治疗中具有重要地位。当患者呼吸困难加重、咳嗽伴有痰量增多及脓性痰时，应根据 COPD 严重程度及相应的细菌分布情况，结合当地常见致病菌类型及耐药流行趋势和药物敏感情况尽早选择敏感抗生素。如对初始治疗方案反应欠佳，应及时根据细菌培养及药敏试验结果调整抗生素。AECOPD 患者因长期应用广谱抗生素和糖皮质激素，是侵袭性真菌感染的高危人群，应密切关注。

### （三）支气管舒张剂的应用

短效 $\beta_2$ 受体激动剂较适用于 AECOPD 的治疗，若效果不显著，可加用抗胆碱能药物，如异丙托溴铵、噻托溴铵等。对于较严重的 COPD 急性加重者，可考虑静脉滴注茶碱类药物。由于茶碱类药物血药浓度个体差异较大，治疗窗较窄，监测血清茶碱浓度对于评估疗效和避免不良反应的发生都有一定意义。$\beta_2$ 受体激动剂、抗胆碱能药物及茶碱类药物由于作用机制不同，药代学及药动学特点不同，且分别作用于不同大小的气道，所以联合应用可获得最优的支气管舒张作用，但联合应用 $\beta_2$ 受体激动剂和茶碱类时，应注意心脏方面的副作用。

### （四）糖皮质激素的应用

AECOPD 住院患者宜在应用支气管舒张剂的基础上口服或静脉滴注糖皮质激素，激素的剂量要权衡疗效及安全性，建议口服泼尼松 30～40mg/d，连续 7～10 天后逐渐减量停药；也可以静脉给予甲泼尼龙 40mg，每日 1～2 次，3～5 天后改为口服。延长给药时间或加大激素用量不能增加疗效，反而会增加不良反应。

### （五）机械通气治疗

无创通气（NPPV）与有创机械通气通过提供正压通气，都能有效地增加肺泡通气量，排出潴留的 $CO_2$。在慢性阻塞性肺疾病急性加重期（AECOPD）的早期，患者神志清楚，咳痰能力尚可，痰液引流问题并不十分突出，而呼吸肌疲劳可能是导致呼吸衰竭的主要原因。此时，予以 NPPV 早期干预可减少呼吸功耗，缓解呼吸肌疲劳；若痰液引流障碍或有效通气不能保障，则需建立人工气道行有创通气，可以有效地引流痰液和提供较 NPPV 更有效的正压通气；一旦支气管–肺部感染或其他诱发急性加重的因素有所控制，自主呼吸功能有所恢复，自主咳痰能力部分恢复后，可撤离有创通气，改用 NPPV，可进一步缓解呼吸肌疲劳。

1. 无创通气　AECOPD 患者应用无创通气（NPPV）可增加潮气量，提高 $PaO_2$，降低 $P_ACO_2$，减轻呼吸困难，从而降低气管内插管和有创机械通气的使用，缩短住院天数，降低患者病死率。使用 NPPV 要注意掌握适宜的操作方法，提高患者的依从性，避免管路漏气，从低压力开始，逐渐增加压力支持水平。

（1）适应证：至少符合其中两项：①中至重度呼吸困难，伴辅助呼吸肌参与呼吸，并出现胸腹矛盾运动；②中至重度酸中毒（pH 7.30～7.35）和高碳酸血症（$P_ACO_2$ 45～60mmHg）；③呼吸频率 >25 次/分。

（2）禁忌：符合下列条件之一：①误吸危险性高及气道保护能力差；②气道分泌物多且排出障碍；③心跳或呼吸停止；④面部、颈部和口咽腔创伤、烧伤、畸形或近期手术；⑤上呼吸道梗阻；⑥血流动力学明显不稳定；⑦危及生命的低氧血症；⑧合并严重的上消化道出血或频繁剧烈呕吐。

（3）临床应用要点

1）呼吸机的选择：要求能提供双水平正压通气（BiPAP）模式，提供的吸气相气道压力（IPAP）可达 20～30$cmH_2O$，能满足患者吸气需求的高流量气体（ >100L/min）。

2）通气模式：持续气道正压通气（CPAP）和 BiPAP 是最常用的两种通气模式，后者最为常用。BiPAP 有两种工作方式：自主呼吸通气模式［S 模式，相当于压力支持通气（PSV） + PEEP］和后备控制通气模式（T 模式，相当于 PCV + PEEP）。

3）参数调节：IPAP、EPAP 均从较低水平开始，患者耐受后再逐渐上调，直到达到满意的通气和氧合水平。IPAP 10～25$cmH_2O$；EPAP 3～5$cmH_2O$；吸气时间 0.8～1.2 秒；后备控制通气频率（T 模式）10～20 次/分。

4）无创通气改为有创通气时机：应用 NPPV 1～2 小时，动脉血气和病情不能改善应及时转为有创通气。

2. 有创机械通气　在积极药物和 NPPV 治疗后，患者呼吸衰竭仍进行性恶化，出现危及生命的酸碱失衡和（或）神志改变时，宜用有创机械通气治疗。

（1）应用指征：包括：①严重呼吸困难，辅助呼吸肌参与呼吸，并出现胸腹矛盾运动；②呼吸频率 >35 次/分；③危及生命的低氧血症（$PaO_2$ < 40mmHg 或 $PaO_2/FiO_2$ < 200）；④严重的呼吸性酸中毒（pH <7.25）及高碳酸血症；⑤呼吸抑制或停止；⑥嗜睡、神志障碍；⑦严重心血管系统并发症（低血压、心律失常、心力衰竭）；⑧其他并发症，如代谢紊

乱、脓毒血症、肺炎、肺血栓栓塞症、气压伤、大量胸腔积液等；⑨无创通气失败或存在无创通气的禁忌证。

（2）有创机械通气的撤离：有创机械通气的撤离条件：①呼吸衰竭的诱发因素得到有效控制；②神志清楚；③自主呼吸能力恢复；④通气及氧合功能良好，血流动力学稳定。拔出气管内插管后，根据情况可采用无创机械通气进行序贯治疗。

（六）其他治疗措施

在严密监测出入量和血电解质的情况下，适当补充液体和电解质，注意维持液体和电解质平衡；注意补充营养，对不能进食者需经胃肠补充要素饮食或给予静脉高营养；对卧床、红细胞增多症或脱水的患者，无论是否有血栓栓塞性疾病史，均需考虑使用肝素或低分子肝素，预防深静脉血栓形成和肺栓塞；注意痰液引流，采用物理方法排痰和应用化痰排痰药物，积极排痰治疗；识别并治疗冠心病、糖尿病、高血压等伴随疾病和其他并发症，如休克、弥散性血管内凝血、上消化道出血、胃肠功能不全等。

（阮　莉）

# 第三节　重症肺炎

重症肺炎又称中毒性肺炎或暴发性肺炎，是由各种病原体所致的肺实质性炎症，可造成严重菌血症或毒血症，进而引起血压下降、休克、神志模糊、烦躁不安、谵妄和昏迷。

## 一、病因

重症肺炎最常见的致病菌为肺炎双球菌，其次为化脓性链球菌、金黄色葡萄球菌、铜绿假单胞菌、流感嗜血杆菌、厌氧菌等，还有少见的病毒，如流感病毒、鼻病毒等，这些病原体所分泌的内毒素造成血管舒缩功能障碍，并引起神经反射调节异常，引起中毒性血液循环障碍，导致周围循环衰竭，引起血压下降，并发休克，造成细胞损伤和重要脏器功能损害。

## 二、临床表现

（一）呼吸系统表现

重症肺炎起病急骤，进展快，早期主要为寒战、高热，体温在39～40℃，呈稽留热，伴咳嗽、咳痰、咯血、胸痛、呼吸困难，常有发绀，肺部语颤增强，叩诊浊音，可闻及支气管呼吸音及湿啰音。

（二）休克表现

患者可在发病24～72小时内，也有在24小时内突然血压下降，血压低于10.7/6.67kPa（80/50mmHg）或测不出，伴四肢厥冷、面色苍白、出汗、口唇发绀、神志模糊、烦躁不安、嗜睡、昏迷、尿少或无尿。

（三）其他临床表现

患者可出现心率增快、心律失常、奔马律等心肌损害表现；有恶心、呕吐、腹痛、腹泻、乏力等胃肠道表现，严重者出现水、电解质紊乱，如低钠、低钾，以及代谢性酸中毒和呼吸性酸中毒。老年患者体温可轻度升高或低于正常。

## 三、相关检查

### （一）血常规

血白细胞高达（$10 \sim 20$）$\times 10^9/L$，中性粒细胞占 80% 以上，有核左移，并且出现中毒颗粒及核变性，甚至可有类白血病反应。

### （二）X 线表现

重症肺炎患者 X 线早期表现为肺纹理增多，或局限性一个肺段的淡薄、较均匀阴影，以后迅速发展为肺段、肺叶炎症。不同类型的肺炎有不同的 X 线表现，应注意区别。

支气管肺炎 X 线表现为病变多发生在两肺中下野的内中带。支气管及周围间质的炎症表现为肺纹理增多、增粗和模糊。小叶性渗出与实变则表现为沿肺纹理分布的斑片状模糊致密影，密度不均。密集的病变可融合成较大的片状。病变广泛，可累及多个肺叶。小儿患者常见肺门影增大、模糊并常伴有局限性肺气肿。

大叶性肺炎的早期，即充血期，X 线检查可无阳性发现，或只表现为病变区肺纹理增多，透明度略低或呈密度稍高的模糊影。病变进展至实变期（包括红肝样变期及灰肝样变期），X 线表现为密度均匀的致密影，如病变仅累及肺叶的一部分则边缘模糊。由于实变的肺组织与含气的支气管相衬托，有时在实变区中可见透明的支气管影，即支气管气象。炎症累及肺段表现为片状或三角形致密影，如累及肺叶，轮廓一致。不同肺叶的大叶性实变形状各不相同。消散期表现为实变区的密度逐渐减低，先从边缘开始。由于病变的消散是不均匀的，病变多表现为散在、大小不等和分布不规则的斑片状致密影。此时易被误认为肺结核，应予注意。炎症进一步吸收可只遗留少量条索状影或完全消散。临床上，症状减轻常较肺内病变吸收为早，病变多在 2 周内吸收。少数患者可延迟吸收达 $1 \sim 2$ 个月，偶可机化而演变为机化性肺炎。

间质性肺炎的 X 线表现与以肺泡渗出为主的肺炎不同。病变较广泛，常同时累及两肺，以肺门区及中下肺野显著，但也可局限于一侧。表现为肺纹理增粗、模糊，可交织成网状，并伴有小点状影。由于肺门周围间质内炎性浸润，而使肺门轮廓模糊、密度增高、结构不清并有轻度增大。发生于婴幼儿的急性间质性肺炎，由于细支气管炎引起部分阻塞，则以弥漫性肺气肿为主要表现。可见肺野透亮度增加，膈下降且动度减小，呼气与吸气相肺野透亮度差别不大。

### （三）痰液检查

使用抗生素前应当争取做痰培养，一般连续送 3 次。留痰时应注意晨起漱口、刷牙、用力咳嗽，使深部支气管的分泌物能够咳出，以保证痰的质量。咳出的痰应立即送检，不应超过 2 小时。

### （四）动脉血气分析

由于肺部广泛炎症引起通气与血流比例失调，血气分析主要表现为动脉低氧血症和代谢性酸中毒，过度通气的患者可出现呼吸性碱中毒，肺部病变进展迅速，造成通气量下降也可出现呼吸性酸中毒。

临床上凡出现以下表现，提示病情危重。

（1）全身中毒症状重，表现为持续高热，呈稽留热，体温 39～40℃，起病急，寒战、高热、胸痛、呼吸困难、发绀。

（2）在发病 24 小时内出现休克表现。

（3）合并心肌损害的表现，心率增快、心律失常、奔马律。

（4）查血白细胞增高，有类白血病反应。

（5）血气分析提示有呼吸性酸中毒和代谢性酸中毒。

### 四、诊断标准

诊断重症肺炎的主要标准为：①需要创伤性机械通气；②需要应用升压药物的脓毒血症性休克。

次要标准包括：①呼吸频率 > 30 次/分；②氧合指数（$PaO_2/FiO_2$）< 250；③多肺叶受累；④意识障碍；⑤尿毒症（BUN > 20mg/dl）；⑥白细胞减少症（WBC 计数 < $4 \times 10^9$/L）；⑦血小板减少症（血小板计数 < $100 \times 10^9$/L）；⑧体温降低（中心体温 < 36℃）；⑨低血压需要液体复苏。

符合 1 条主要标准或至少 3 项次要标准可诊断为重症肺炎。

### 五、治疗

1. 一般支持疗法　卧床休息，注意保暖，发热者用冰袋敷前额，或物理降温，有气急、发绀等缺氧者给予吸氧，咳嗽剧烈者可用镇咳祛痰药。

2. 抗感染治疗　尽早控制感染可预防休克发生，在未查清病原体前，要根据临床表现判断最可能的病原，选择 2～3 种抗生素联合应用，然后根据痰培养和药敏结果选用敏感抗生素，有针对性治疗。控制感染的原则是早期、足量和联合应用抗生素。尽可能用静脉用药途径，使血液迅速达到药物的有效浓度。若为肺炎链球菌感染，要选用大剂量青霉素，每日 1 200 万～2 400 万 U 静脉点滴。应用 1 周左右病变可有明显吸收，病情严重者可适当延长用药时间或换用氨基苷类、喹诺酮类抗生素。金黄色葡萄球菌对普通青霉素高度耐药，可选用苯唑西林 2～3g，每 6 小时 1 次静脉滴注，或用头孢唑林 4～6g/d 静脉滴注。也可加用红霉素、利福平等。如果为革兰阴性杆菌或混合感染可选用下列抗生素：①第三代头孢菌素，如头孢噻肟、头孢曲松、头孢哌酮等；②新型青霉素类，如氨苄西林 - 舒巴坦、特美汀等；③氟喹诺酮类，如环丙沙星、氧氟沙星等；④也可以选用广谱抗生素亚胺培南 - 西司他汀钠，目前该药抗菌谱最广；⑤耐甲氧西林金黄色葡萄球菌（MRSA）感染，首选万古霉素，2.0g/d，分 2 次静脉滴注，使用时注意其肾毒性。

3. 补充血容量　休克的最主要病理生理变化是有效循环容量不足，因此补充有效血容量是治疗的关键。一般选用低分子右旋糖酐、林格液、葡萄糖生理盐水以及胶体液，最初的 1～2 小时可输液 800～1 000ml，以晶体液为主，一般 12 小时内输液 2 000ml，24 小时总输液量 2 500～3 500ml，中心静脉压的测定可指导输液量，一般以 0.58～0.98kPa（6～10cmH_2O）为界限。年老体弱及肾功能减退者避免输液过快。

4. 纠正酸碱平衡紊乱　酸中毒的患者首选 5% 碳酸氢钠静脉滴注，一般轻度酸中毒者静脉滴注 250ml，中度至重度酸中毒者 500～900ml。使用中应根据血气情况灵活应用。

5. 应用血管活性药物　经过补充血容量、吸氧、纠正酸中毒等综合治疗后，如果血压仍未回升，而且症状未见好转者可以应用血管活性药物。一般认为，若患者有皮肤湿冷、四肢温暖、冷汗少、尿量少等症状时以血管舒张为主，可选用收缩血管药物。可以使用间羟胺 10~40mg 加入 5% GS250ml 静脉滴注，也可加入多巴胺 40~80mg 以改善血液量的重新分布，如果患者全身发冷，面色苍白、少尿或无尿等以血管痉挛占优势时，可首选 α 受体阻滞剂酚妥拉明 5~10mg 加入 5% GS 250ml 中静脉滴注。

近年来，国内外用钠络酮治疗休克取得一定效果，该药为吗啡拮抗剂，可以阻滞 β－内啡肽等物质产生降压作用，还有稳定溶酶体，保护心肌等作用，在休克状态下一般使用 0.4~0.8mg 静脉注射，也可置于 500ml 液体中静脉滴注。

6. 抗胆碱能药物　常用的有山莨菪碱，其作用主要有抑制交感神经活动，解除血管痉挛，改善微循环灌流，稳定溶酶体膜，减少溶酶体酶的释放，解除支气管痉挛，减少支气管分泌物，保持呼吸道通畅，一般用量为 10~20mg 静脉注射，每半小时至 1 小时静推 1 次，病情好转后逐渐延长给药时间。

7. 糖皮质激素的应用　糖皮质激素应用越早越好，在有效抗感染的基础上可以大量、短期应用，可用氢化可的松 3mg/kg，每 6 小时静推 1 次，或地塞米松 5~10mg/d，一般用量 1~3 天，情况好转后迅速撤停。

8. 并发症的治疗　及时发现并发症，如脓胸、中毒性心肌炎、肺水肿、呼吸衰竭、肾衰竭，应积极进行相应的治疗。

（阮　莉）

# 第四节　急性肺损伤和急性呼吸窘迫综合征

急性肺损伤（acute lung injury，ALI）与急性呼吸窘迫综合征（acute respiratory distress syndrome，ARDS）是指由心源性以外的各种肺内、外致病因素导致的急性、进行性呼吸衰竭。急性肺损伤是指机体遭受严重损伤出现以弥漫性肺泡毛细血管膜为主要损伤部位，导致以肺水肿和微小肺不张为病理特征，呼吸窘迫和顽固性低氧血症为突出表现的全身炎症反应综合征。ALI 严重到一定程度，达到诊断标准时即为呼吸窘迫综合征（ARDS）。ALI/ARDS 是在严重感染、休克、创伤及烧伤等非心源性疾病过程中，肺毛细血管内皮细胞和肺泡上皮细胞损伤，造成弥漫性肺间质及肺泡水肿，导致的急性低氧性呼吸功能不全或衰竭。以肺容积减少、肺顺应性降低、严重的通气/血流比例失调为病理生理特征，临床上表现为进行性低氧血症和呼吸窘迫，肺部影像学上表现为非均一性的渗出性病变。

## 一、病因

引起 ALI/ARDS 的原因或高危因素很多，可以分为肺内因素（直接因素）和肺外因素（间接因素）。肺内因素是指对肺的直接损伤，包括：①化学性因素：如吸入毒气、烟尘、胃内容物及氧中毒等；②物理性因素：如肺挫伤、放射性损伤等；③生物性因素：如重症肺炎。肺外因素包括严重休克、感染中毒症、严重非胸部创伤、大面积烧伤、大量输血、急性胰腺炎、药物或麻醉品中毒等。在导致直接肺损伤的原因中，国外报道吸入胃内容物占首位，而国内以重症肺炎为主要原因。若同时存在一种以上的危险因素，对 ALI/ARDS 的发生具有叠加作用。

## 二、辅助检查

除有关相应发病征象外，在肺部刚受损的数小时内，患者可无呼吸系统症状。随后呼吸频率加快，气促逐渐加重，肺部体征无异常发现，或可听到吸气时细小湿啰音。X线胸片显示清晰肺野，或仅有肺纹理增多模糊，提示血管周围液体聚集。动脉血气分析示 $PaO_2$ 和 $PaCO_2$ 偏低。随着病情进展，患者呼吸窘迫，感胸部紧束，吸气费力、发绀，常伴有烦躁、焦虑不安，两肺广泛间质浸润，可伴奇静脉扩张，胸膜反应或有少量积液。由于明显低氧血症引起过度通气，$P_ACO_2$ 降低，出现呼吸性碱中毒。呼吸窘迫不能用通常的氧疗使之改善。如上述病情继续恶化，呼吸窘迫和发绀继续加重，胸片显示肺部浸润阴影大片融合，甚至发展成"白肺"。呼吸肌疲劳导致通气不足，二氧化碳潴留，产生混合性酸中毒，心脏停搏。部分患者出现多器官衰竭。

### （一）X线胸片

ALL/ARDS 早期 X 线胸片可无异常，或呈轻度间质改变，表现为边缘模糊的肺纹理增多。继之出现斑片状以致融合成大片状的浸润阴影，大片阴影中可见支气管充气征。其演变过程符合肺水肿的特点，快速多变；后期可出现肺间质纤维化改变。

### （二）CT

与正位胸片相比，CT 能更准确地反映病变肺区域的大小。通过病变范围可较准确地判定气体交换和肺顺应性病变的程度。另外，CT 还可发现气压伤及小灶性的肺部感染。

### （三）动脉血气分析

ALL/ARDS 时典型的动脉血气分析改变为 $PaO_2$ 降低、$P_ACO_2$ 降低、pH 升高。根据动脉血气分析和吸入氧浓度可计算肺氧合功能指标，如肺泡-动脉氧分压差 [P（A-a）$O_2$]、肺内分流（Qs/Qr）、呼吸指数 [P（A-a）$O_2/PaO_2$]、$PaO_2/FiO_2$ 等指标，对建立诊断、严重性分级和疗效评价等均有重要意义。目前在临床上以 $PaO_2/FiO_2$ 最为常用。其具体计算方法为 $PaO_2$ 的 mmHg 值除以吸入氧比例（$FiO_2$，吸入氧的分数值），如某位患者在吸入40% 氧（吸入氧比例为0.4）的条件下，$PaO_2$ 为 80mmHg，则 $PaO_2/FiO_2$ 为 $80 \div 0.4 = 200$。$PaO_2/FiO_2$ 降低是诊断 ARDS 的必要条件。正常值为 $400 \sim 500$，在 ALI 时 $\leqslant 300$，ARDS 时 $\leqslant 200$。在早期，由于过度通气而出现呼吸性碱中毒，pH 可高于正常，$P_ACO_2$ 低于正常。在后期，如果出现呼吸肌疲劳或合并代谢性酸中毒，则 pH 可低于正常，甚至出现 $P_ACO_2$ 高于正常。

### （四）床边肺功能监测

ARDS 时肺顺应性降低，无效腔通气量比例（VD/VT）增加，但无呼气流速受限。顺应性的改变对严重性评价和疗效判断有一定的意义。

### （五）心脏超声和 Swan-Ganz 导管检查

心脏超声和 Swan-Ganz 导管检查有助于明确心脏情况和指导治疗。通过置入 Swan-Ganz 导管可测定肺动脉楔压（PAWP），这是反映左心房压较可靠的指标。PAWP 一般小于 12mmHg，若大于 18mmHg，则支持左心衰竭的诊断。

## （六）血流动力学监测

血流动力学监测对 ARDS 的诊断和治疗具有重要意义。ARDS 的血流动力学常表现为 PAWP 正常或降低。监测 PAWP，有助于鉴别心源性肺水肿；同时，可直接指导 ARDS 的液体治疗，避免输液过多或容量不足。

## 三、诊断

中华医学会呼吸病学分会 1999 年制订的诊断标准如下：

（1）有 ALI/ARDS 的高危因素。

（2）急性起病、呼吸频数和（或）呼吸窘迫。

（3）低氧血症：ALI 时动脉血氧分压（$PaO_2$）/吸入氧分数值（$FiO_2$）≤300；ARDS 时 $PaO_2/FiO_2$≤200。

（4）胸部 X 线检查显示两肺浸润阴影。

（5）PAWP≤18mmHg 或临床上能除外心源性肺水肿。

同时符合以上 5 项条件者，可以诊断 ALI 或 ARDS。

本病须与大片肺不张、自发性气胸、上呼吸气道阻塞、急性肺栓塞和心源性肺水肿相鉴别，通过询问病史、体检和胸部 X 线检查等可做出鉴别。心源性肺水肿患者卧位时呼吸困难加重。咳粉红色泡沫样痰，双肺底有湿啰音，对强心、利尿等治疗效果较好；若有困难，可通过测定 PAWP、超声心动图检查来鉴别。

## 四、治疗

治疗原则与一般急性呼吸衰竭相同。主要治疗措施包括：积极治疗原发病、氧疗、机械通气以及调节液体平衡等。

### （一）病因治疗

全身性感染、创伤、休克、烧伤、急性重症胰腺炎等是导致 ALI/ARDS 的常见病因。有 25%~50% 的严重感染患者发生 ALI/ARDS，而且在感染、创伤等导致的多器官功能障碍（MODS）中，肺往往也是最早发生衰竭的器官。目前认为，感染、创伤后的全身炎症反应是导致 ARDS 的根本原因。控制原发病，遏制其诱导的全身失控性炎症反应，是预防和治疗 ALI/ARDS 的必要措施。

### （二）氧疗

纠正缺氧刻不容缓，可采用经面罩持续气道正压（CPAP）吸氧，但大多需要借助机械通气吸入氧气。一般认为 $FiO_2>0.6$，$PaO_2$ 仍 <8kPa（60mmHg），$SaO_2<90\%$ 时，应对患者采用呼气末正压通气 PEEP 为主的综合治疗。

### （三）机械通气

尽管 ARDS 机械通气的指征尚无统一的标准，多数学者认为一旦诊断为 ARDS，应尽早进行机械通气。ALI 阶段的患者可试用无创正压通气，无效或病情加重时尽快气管内插管或切开行有创机械通气。机械通气的目的是提供充分的通气和氧合，以支持器官功能。如前所述，由于 ARDS 肺病变具有"不均一性"和"小肺"的特点，当采用较大潮气量通气时，气体容易进入顺应性较好、位于非重力依赖区的肺泡，使这些肺泡过度扩张，造成肺泡上皮和血管内皮损伤，加重肺损伤；而萎陷的肺泡在通气过程中仍维持于萎陷状态，在局部扩张肺泡和萎陷肺泡之间产生剪切力，也可引起严重肺损伤。因此 ARDS 机械通气的关键在于：复张萎陷的肺泡并使其维持在开放状态，以增加肺容积和改善氧合，同时避免肺泡随呼吸周期反复开闭所造成的损伤。目前，ARDS 的机械通气推荐采用肺保护性通气策略，主要措施包括给予合适水平的呼气末正压（PEEP）和小潮气量。

1. 呼气末正压的调节　适当水平的呼气末正压（PEEP）可使萎陷的小气道和肺泡再开放，防止肺泡随呼吸周期反复开闭，使呼气末肺容量增加，并可减轻肺损伤和肺泡水肿，从而改善肺泡弥散功能和通气/血流比例，减少肺内分流，达到改善氧合和肺顺应性的目的。但 PEEP 可增加胸内正压，减少回心血量，从而降低心排血量，并有加重肺损伤的潜在危险。因此在应用 PEEP 时应注意：①对血容量不足的患者，应补充足够的血容量以代偿回心血量的不足，同时不能过量，以免加重肺水肿；②从低水平开始，先用 $5cmH_2O$，逐渐增加至合适的水平，争取维持 $PaO_2 > 60mmHg$ 而 $FiO_2 < 0.6$。一般情况下，PEEP 水平为 $8 \sim 18cmH_2O$。

2. 小潮气量　ARDS 机械通气采用小潮气量，即 $6 \sim 8ml/kg$，旨在将吸气平台压控制在 $30 \sim 35cmH_2O$ 以下，防止肺泡过度扩张。为保证小潮气量，可允许一定程度的 $CO_2$ 潴留和呼吸性酸中毒（pH7.25~7.30）。合并代谢性酸中毒时需适当补碱。

迄今为止，对 ARDS 患者机械通气时如何选择通气模式尚无统一的标准，压力控制通气可以保证气道吸气压不超过预设水平，避免呼吸机相关肺损伤，较容量控制通气，因而更常用。其他可选的通气模式包括双相气道正压通气、反比通气、压力释放通气等，并可联用肺复张法（recruitment maneuver）、俯卧位通气等以进一步改善氧合。

（四）药物治疗

1. 液体管理　高通透性肺水肿是 ALI/ARDS 的病理生理特征，肺水肿的程度与 ALI/ARDS 的预后呈正相关，因此，通过积极的液体管理，改善 ALI/ARDS 患者的肺水肿具有重要的临床意义。研究显示，液体负平衡与感染性休克患者病死率的降低显著相关，且对于创伤导致的 ALI/ARDS 患者，液体正平衡可使患者的病死率明显增加。应用利尿剂减轻肺水肿可能改善肺部病理情况，缩短机械通气时间，进而减少呼吸机相关性肺炎等并发症的发生。但是利尿减轻肺水肿的过程可能会导致心排血量下降，器官灌注不足。因此，ALI/ARDS 患者的液体管理必须考虑到两者的平衡，必须在保证脏器灌注的前提下进行。

2. 糖皮质激素　全身和局部的炎症反应是 ALI/ARDS 发生和发展的重要机制，研究显示，血浆和肺泡灌洗液中的炎症因子浓度升高与 ARDS 病死率呈正相关。长期以来，大量的研究试图应用糖皮质激素控制炎症反应，预防和治疗 ARDS。早期的 3 项多中心 RCT 研究观察了大剂量糖皮质激素对 ARDS 的预防和早期治疗作用，结果糖皮质激素既不能预防 ARDS 的发生，对早期 ARDS 也没有治疗作用。但对于过敏原因导致的 ARDS 患者，早期应用糖皮质激素经验性治疗可能有效。此外，感染性休克并发 ARDS 的患者，如合并肾上腺皮质功能不全，可考虑应用替代剂量的糖皮质激素。

（五）营养支持与监护

ARDS 时，机体处于高代谢状态，应补充足够的营养。静脉营养可引起感染和血栓形成等并发症，应提倡全胃肠营养，不仅可避免静脉营养的不足，而且能够保护胃肠黏膜，防止肠道菌群异位。ARDS 患者应入住 ICU，动态监测呼吸、循环，水、电解质及酸碱平衡和其他重要脏器的功能，以便及时调整治疗方案。

（陈永彪）

# 第五节　大咯血

咯血是指喉以下的呼吸道，包括口腔、气管、支气管以及肺组织的出血，经由咳嗽动作从口腔排出。咯血常由毛细血管破裂，或炎症、瘀血导致毛细血管通透性增加，引起红细胞进入肺泡内与痰液混合所致，常表现为痰中带血丝、血块或全血。咯血为呼吸系统常见症状，亦为全身疾病表现的一部分。按咯血量可分为：①少量咯血：即每日咯血量少于 100ml；②中量咯血：即每日咯血量在 100~400ml；③大咯血：即一次咯血量超过 100ml 或一日咯血总量超过 400ml。在所有咯血患者中，大咯血所占比例不足 5%，但死亡率却高达 12%~30%，应引起足够重视。

## 一、病因

1. 支气管疾病　支气管扩张、慢性支气管炎、支气管肺癌等。
2. 肺部疾病　肺结核。常见其他原因包括肺炎 – 肺脓肿、肺梗死、肺寄生虫病等。
3. 心血管疾病　心脏疾病，如二尖瓣狭窄、房间隔缺损、动脉导管未闭等；血液系统疾病，如血小板减少性紫癜、白血病、血友病、再生障碍性贫血等。
4. 其他疾病　流行性出血热、白塞病、结节性多动脉炎、肾综合征出血热、钩端螺旋体病、肺出血肾炎综合征、子宫内膜异位症等。

对咯血患者虽然应用了各种方法进行检查，仍有 5%~15% 的患者咯血原因不明，称隐匿性咯血。部分隐匿性咯血可能由于气管、支气管非特异性溃疡、静脉曲张、早期腺瘤、支气管小结石等病变引起。

## 二、临床表现

（一）咯血伴发热

可见于肺炎、肺结核、流行性钩端螺旋体病、流行性出血热、肺脓肿、支气管肺癌等。

（二）咯血伴胸痛

可见于大叶性肺炎、肺结核、肺梗死、支气管肺癌等。

（三）咯血伴大量脓痰

可见于肺脓肿、空洞型肺结核、支气管扩张等。

（四）咯血伴皮肤黏膜出血

可见于血液系统疾病、流行性出血热、钩端螺旋体病等。

（五）咯血伴心悸、发绀

多见于心血管疾病等。

### 三、实验室检查

**(一) 血、尿、便常规检查**

血红蛋白、红细胞计数、血细胞比容、白细胞计数及分类、血小板计数；尿检中有无红、白细胞；大便有无潜血等。

**(二) 凝血功能检查**

包括出血时间、凝血时间、凝血酶原时间、纤维蛋白原等。

**(三) 痰液检查**

痰液抗酸杆菌、肿瘤细胞、寄生虫卵、真菌等检查，痰细菌培养。

**(四) X 线检查**

进行胸部后前位及侧位摄影，必要时进行高分辨率计算机体层 X 线摄影（HRCT）检查。

**(五) 纤维支气管镜检查**

纤维支气管镜检查可找到出血部位，明确病变性质，也可进行局部止血治疗。

**(六) 支气管动脉造影**

如怀疑支气管动脉出血（如支气管扩张等），为明确出血部位和进行治疗，可考虑此项检查。

**(七) 肺动脉造影**

怀疑肺动脉出血，如肺栓塞、肺动静脉瘘时，可考虑此项检查。

**(八) 其他**

包括超声心动图、骨髓检查、免疫系统检查等。

### 四、诊断

（1）注意与呕血鉴别。
（2）确定咯血量。
（3）初步确定出血部位：可以根据病史、体检、X 线胸部检查结果初步判断咯血来源。
（4）进一步做出病因诊断：综合病史、体检、实验室检查和特殊检查结果，明确咯血的病因。

### 五、治疗

**(一) 一般处理**

对大咯血患者要求绝对卧床休息。医护人员应指导患者取患侧卧位，并做好解释工作，消除患者的紧张和恐惧心理。咯血期间，应尽可能减少一些不必要的搬动，以免途中因颠簸加重出血，窒息致死。同时，还应鼓励患者咳出滞留在呼吸道的陈血，以免造成呼吸道阻塞和肺不张。如患者精神过度紧张，可用小剂量镇静剂，如地西泮 2.5mg，口服，每日 2 次，或地西泮针剂 10mg 肌注。对频发或剧烈咳嗽者，可给予镇咳药，如喷托维林 25mg，口服，每日3次；或依普拉酮40mg，口服，每日3次。必要时可给予可待因15~30mg，口服，每日3次。但对年老体弱患者，不宜服用镇咳药。对肺功能不全者，禁用吗啡、哌替啶，以免抑制咳嗽反射，造成窒息。

（二）止血治疗

1. 药物止血

（1）垂体后叶素：可直接作用于血管平滑肌，具有强烈的血管收缩作用。用药后由于肺小动脉的收缩，肺内血流量锐减，肺循环压力降低，从而有利于肺血管破裂处血凝块的形成，达到止血的目的。具体用法：垂体后叶素5~10U及25%葡萄糖液20~40ml，缓慢静注（10~15分钟注毕）；或垂体后叶素10~20U及5%葡萄糖液250~500ml，静滴。必要时6~8小时重复1次。用药过程中，若患者出现头痛、面色苍白、出汗、心悸、胸闷、腹痛、便意及血压升高等副反应，应注意减慢静注或静滴速度。对患有高血压、冠心病、动脉硬化、肺源性心脏病、心力衰竭以及妊娠患者，均应慎用或不用垂体后叶素。

（2）血管扩张剂：通过扩张肺血管，降低肺动脉压、肺楔压及肺楔嵌压，同时体循环血管阻力下降，回心血量减少，肺内血液分流到四肢及内脏循环当中，起到"内放血"的作用。继而肺动脉和支气管动脉压力降低，达到止血目的。对于使用垂体后叶素禁忌的高血压、冠心病、肺源性心脏病及妊娠等患者尤为适用。常用的有以下几种：

1）酚妥拉明：为α受体阻滞剂，一般用量为酚妥拉明10~20mg及5%葡萄糖液250~500ml，静滴，每日1次，连用5~7天。国内外均有报道，采用此方法治疗大咯血，有效率在80%左右。治疗中副作用少，但为了防止直立性低血压及血压下降的发生，用药期间应卧床休息。对血容量不足的患者，应在补足血容量的基础上再用此药。

2）普鲁卡因：常用剂量为普鲁卡因50mg加25%葡萄糖液，20~40ml，静脉注射4~6小时；或300~500mg普鲁卡因加入5%葡萄糖液500ml中，静滴，每日1次。首次用此药者应进行皮试。

（3）阿托品、山莨菪碱：阿托品1mg或山莨菪碱10mg，肌注或皮下注射，对大咯血患者亦有较好的止血效果。此外亦有采用异山梨酯及氯丙嗪等治疗大咯血，并取得一定疗效。

（4）一般止血药：主要通过改善凝血机制、加强毛细血管及血小板功能而起作用。如以下药物：

1）氨基己酸及氨甲苯酸：均通过抑制纤维蛋白的溶解起到止血作用。具体用法：氨基己酸6.0g加入5%葡萄糖液250ml，静滴，每日2次；或氨甲苯酸0.1~0.2g加入25%葡萄糖液20~40ml中，缓慢静注，每日2次，或氨甲苯酸0.2g加入5%葡萄糖液250ml中，静滴，每日1~2次。

2）酚磺乙胺：具有增强血小板功能和黏合力、减少血管渗透的作用，从而达到止血效果。具体用法：酚磺乙胺0.25g加入25%葡萄糖液40ml中，静注，每日1~2次；或酚磺乙胺0.75g加入5%葡萄糖液500ml中，静滴，每日1次。

3）巴曲酶：由巴西蛇的毒液经过分离和提纯而制备的一种凝血酶。每安瓿含1个克氏单位（KU）的巴曲酶。注射1KU的巴曲酶20分钟后，健康成人的出血时间会缩短至原来的1/3或1/2，其效果可保持2~3天。巴曲酶仅具有止血功效，血液的凝血酶原数量并不因此而增高，因此一般无血栓形成的危险。可供静脉或肌内注射，也可供局部使用。成人每日用量1.0~2.0KU，儿童0.3~1.0KU，注意用药过量会使其功效下降。

一此外，止血药还包括减少毛细血管渗漏的卡巴克络、参与凝血酶原合成的维生素 K、对抗肝素的鱼精蛋白以及中药云南白药、各种止血粉等。鉴于临床大咯血多是由于支气管或肺血管破裂所致，故上述药物一般只作为大咯血的辅助治疗药物。

2. 支气管镜在大咯血治疗中的应用　对采用药物治疗效果不佳的顽固性大咯血患者，应及时进行纤维支气管镜检查。其目的：①明确出血部位；②清除气道内的陈血；③配合血管收缩剂、凝血酶、气囊填塞等方法进行有效止血。出血较多时，一般先采用硬质支气管镜清除积血，然后通过硬质支气管镜，应用纤维支气管镜找到出血部位进行止血。目前借助支气管镜采用的常用止血措施有：

（1）支气管灌洗：采用 4℃冰生理盐水 50ml，通过纤维支气管镜注入出血的肺段，留置 1 分钟后吸出，连续数次。一般每个患者所需的灌洗液总量以 500ml 为宜。国外曾报道，1 组 23 例大咯血患者采用此方法治疗后，所有患者的咯血均得到了控制，其中 2 例患者在灌洗后几天再度出血，但第 2 次采用同样方法灌洗后出血停止。笔者亦曾多次采用此法治疗大咯血患者，收效甚佳。推测冰盐水灌洗使得局部血管收缩，血流减慢，从而促进了凝血。

（2）局部用药：通过纤维支气管镜将（1：20 000）肾上腺素溶液 1～2ml，或（40U/ml）凝血酶溶液 5～10ml 滴注到出血部位，可起到收缩血管和促进凝血的作用，止血效果肯定。另外还有人报道，在 40U/ml 的凝血酶溶液 5～10ml 中，加入 2% 的纤维蛋白原溶液 5～10ml，混匀后滴注在出血部位，其止血效果更好。

（3）气囊填塞：经纤维支气管镜将 Fogarty 气囊导管送至出血部位的肺段或亚段支气管后，通过导管向气囊内充气或充水，致使出血部位的支气管填塞，达到止血的目的。同时还可防止因出血过多导致的血液溢入健侧肺，从而有效地保护了健侧肺的气体交换功能。一般气囊留置 24～48 小时以后，放松气囊，观察几小时后未见进一步出血即可拔管。在 1 组 14 例经气囊填塞技术治疗的大咯血患者中，10 例患者的出血得到控制，经 6 周到 9 个月的随访，无再出血发生。另外，气囊填塞技术还常被用于动脉栓塞及外科手术患者的术前支持。操作过程中，应注意防止因气囊充气过度及留置时间过长而引起的支气管黏膜缺血性损伤和阻塞性肺炎的发生。

3. 选择性支气管动脉栓塞术　肺部受支气管动脉和肺动脉的双重血供，两套循环系统间常存在潜在交通管道，并具有时相调节或相互补偿的功能。当支气管动脉栓塞后，一般不会引起支气管与肺组织的坏死，这就为支气管动脉栓塞术治疗大咯血提供了客观依据。近20 年来，动脉栓塞术已被广泛应用于大咯血患者的治疗。尤其是对于双侧病变或多部位出血；心、肺功能较差不能耐受手术或晚期肺癌侵及纵隔和大血管者，动脉栓塞治疗是一种较好的替代手术治疗的方法。栓塞治疗通常在选择性支气管动脉造影、确定出血部位的同时进行。但当患者 X 线胸片阴性、双侧均有病变或一侧病变不能解释出血来源时，选择性支气管动脉造影将无法进行。这时先行纤维支气管镜检查，常能帮助明确大咯血的原因及出血部位，从而为选择性支气管动脉造影和支气管动脉栓塞术创造条件。一旦出血部位明确以后，即可采用吸收性明胶海绵、氧化纤维素、聚氨基甲酸乙酯或无水酒精等栓塞材料，将可疑病变的动脉尽可能全部栓塞。如果在支气管及附属系统动脉栓塞以后，出血仍持续存在，需考虑到肺动脉出血的可能。最常见的是侵蚀性假性动脉瘤、肺脓肿、肺动脉畸形和肺动脉破裂。此时还应对肺动脉进行血管造影检查，一旦明确病变存在，主张同时做相应的肺动脉栓塞。支气管动脉栓塞术治疗大咯血的近期效果肯定，文献报道有效率可达 80% 左右。但这毕竟只是一种姑息疗法，不能代替手术、抗炎、抗结核等病因治疗。需要注意，当造影显示脊髓动脉是从出血的支气管动脉发出时，栓塞是禁忌的，因为这有造成脊髓损伤和截瘫的危险。

4. 放射治疗　有文献报道，对不适合手术及支气管动脉栓塞的晚期肺癌及部分肺部曲菌感染引起大咯血患者，局限性放射治疗可能有效。推测放疗引起照射局部的血管外组织水肿，血管肿胀和坏死，造成血管栓塞和闭锁，起到止血效果。

（三）手术治疗

绝大部分大咯血患者经过上述各项措施的处理后出血都可得到控制。然而，对部分虽经积极保守治疗仍难以止血，且其咯血量之大直接威胁生命的患者，应考虑外科手术治疗。

1. 手术适应证

（1）24小时咯血量超过1 500ml，或24小时内1次咯血量达500ml，经内科治疗无止血趋势。

（2）反复大咯血，有引起窒息先兆时。

（3）一叶肺或一侧肺有明确的慢性不可逆性病变（如支气管扩张、空洞性肺结核、肺脓肿、肺曲菌球等）。

2. 手术禁忌证

（1）两肺广泛的弥漫性病变（如两肺广泛支气管扩张、多发性支气管肺囊肿等）。

（2）全身情况差，心、肺功能代偿不全。

（3）非原发性肺部病变引起的咯血。

3. 手术时机的选择　手术之前应对患者进行胸片、纤维支气管镜等检查，明确出血部位。同时应对患者的全身健康状况及心、肺功能有一个全面的评价。对无法接受心、肺功能测试的患者，应根据病史、体检等进行综合判断。尤其是肺切除后肺功能的估计，力求准确。手术时机以选择在咯血的间隙期为好。此期手术并发症少，成功率高。据国外的1组资料显示，在活动性大咯血期间施行手术，死亡率可高达37%，其中绝大部分患者的直接死亡原因是由于手术期间的血液吸入所致。相反在咯血间隙期手术，死亡率仅为8%。可见，手术选择在大咯血间隙期进行，可明显降低死亡率。

（四）并发症的处理

1. 窒息　大咯血患者的主要危险在于窒息，这是导致患者死亡的最主要原因。因此，在大咯血的救治过程中，应时刻警惕窒息的发生。一旦发现患者有明显胸闷、烦躁、喉部作响、呼吸浅快、大汗淋漓、一侧（或双侧）呼吸音消失，甚至神志不清等窒息的临床表现时，应立即采取以下措施，全力以赴地进行抢救。

（1）尽快清除堵塞气道的积血，保持气道通畅：迅速将患者抱起，使其头朝下，上身与床沿成45°～90°角。助手轻托患者的头中使其向背部屈曲，以减少气道的弯曲。并拍击患者背部，尽可能倒出滞留在气道内的积血。同时将口撬开（注意义齿），清理口咽部的积血，然后用粗导管（或纤维支气管镜）经鼻插入气管内吸出积血。

（2）吸氧：立即给予高流量的氧气吸入。

（3）迅速建立静脉通道：最好建立两条静脉通道，并根据需要给予呼吸兴奋剂、止血药物及补充血容量。

（4）绝对卧床：窒息解除后，使患者保持头低足高位，以利体位引流。胸部可放置冰袋，并鼓励患者将气道内积血咯出。

（5）加强生命体征监测，防止再度窒息发生：注意血压、心率、心电图、呼吸及血氧饱和度等的监测，准备好气管内插管及呼吸机等设施，以防再窒息。

2. 失血性休克　若患者因大量咯血而出现脉搏细速、四肢湿冷、血压下降、脉压减少，甚至意识障碍等失血性休克的临床表现时，应按照失血性休克的救治原则进行抢救。

3. 吸入性肺炎　咯血后，患者常因血液被吸收而出现发热，体温38℃左右或持续不退，咳嗽剧烈，白细胞总数升高、核左移、胸片显示病变较前增多，常提示并发吸入性肺炎或结核病灶播散，应给予充分的抗生素或抗结核药物治疗。

4. 肺不张　由于大量咯血，血块堵塞支气管；或因患者极度虚弱，镇静剂、镇咳剂的用量过度，妨碍了支气管内分泌物和血液排出，易造成肺不张。肺不张的处理，首先是引流排血或排痰，并鼓励和帮助患者咳嗽。若肺不张时间不长，可试用氨茶碱、α-糜蛋白酶等，雾化吸入，湿化气道，以利于堵塞物的排出。当然消除肺不张最有效的办法是在纤维支气管镜下进行局部支气管冲洗，清除气道内的堵塞物。

（陈永彪）

# 第六节　急性肺水肿

急性肺水肿是由不同原因引起肺组织血管外液体异常增多，液体由间质进入肺泡，甚至呼吸道出现泡沫状分泌物。表现为急性呼吸困难、发绀，呼吸做功增加，两肺布满湿性啰音，甚至从气道涌出大量泡沫样痰液。人类可发生下列两类性质完全不同的肺水肿：心源性肺水肿（亦称流体静力学或血流动力学肺水肿）和非心源性肺水肿（亦称通透性增高肺水肿、急性肺损伤或急性呼吸窘迫综合征）。

## 一、发病机制

### （一）肺毛细血管静水压

肺毛细血管静水压（Pmv）是使液体从毛细血管流向间质的驱动力，正常情况下，Pmv约8mmHg，有时易与PCWP相混淆。PCWP反映肺毛细血管床的压力，可估计左心房压（LAP），正常情况下较Pmv高约1~2mmHg。肺水肿时PCWP和Pmv并非呈直接相关，两者的关系取决于总肺血管阻力（肺静脉阻力）。

### （二）肺间质静水压

肺毛细血管周围间质的静水压即肺间质静水压（Ppmv），与Pmv相对抗，两者差别越大，则毛细血管内液体流出越多。肺间质静水压为负值，正常值为-17~-8mmHg，可能与肺组织的机械活动、弹性回缩以及大量淋巴液回流对肺间质的吸引有关。理论上Ppmv的下降亦可使静水压梯度升高，当肺不张进行性再扩张时，出现复张性肺水肿可能与Ppmv骤降有关。

### （三）肺毛细血管胶体渗透压

肺毛细血管胶体渗透压（πmv）由血浆蛋白形成，正常值约为25~28mmHg，但随个体的营养状态和输液量不同而有所差异。πmv 是对抗 Pmv 的主要力量，单纯的 πmv 下降能使毛细血管内液体外流增加。但在临床上并不意味着血液稀释后的患者会出现肺水肿，经血液稀释后血浆蛋白浓度下降，但过滤至肺组织间隙的蛋白也不断地被淋巴系统所转移，Pmv 的下降可与 πmv 的降低相平行，故 πmv 与 Pmv 间梯度即使发挥净渗透压的效应，也可保持相对的稳定。

πmv 和 PCWP 间的梯度与血管外肺水压呈非线性关系。当 Pmv < 15mmHg、毛细血管通透性正常时，πmv − PCWP ≤ 9mmHg 可作为出现肺水肿的界限，也可作为治疗肺水肿疗效观察的动态指标。

### （四）肺间质胶体渗透压

肺间质胶体渗透压（πpmv）取决于间质中渗透性、活动的蛋白质浓度，它受反应系数（δf）和毛细血管内液体流出率（Qf）的影响，是调节毛细血管内液体流出的重要因素。πpmv 正常值为 12 ~ 14mmHg，难以直接测定。临床上可通过测定支气管液的胶体渗透压鉴别肺水肿的类型，如支气管液与血浆蛋白的胶体渗透压比值 < 60%，则为血流动力学改变所致的肺水肿，如比值 > 75%，则为毛细血管渗透增加所致的肺水肿，称为肺毛细血管渗漏综合征。

### （五）毛细血管通透性

资料表明，越过内皮细胞屏障时，通透性肺水肿透过的蛋白多于压力性水肿，仅越过上皮细胞屏障时，两者没有明显差别。毛细血管通透性增加，使 δ 从正常的 0.8 降至 0.3 ~ 0.5，表明血管内蛋白，尤其是白蛋白大量外渗，使 πmv 与 πpmv 梯度下降。

## 二、病理与病理生理

### （一）心源性急性肺水肿

正常情况下，两侧心腔的排血量相对恒定，当心肌严重受损和左心负荷过重而引起心排血量降低和肺瘀血时，过多的液体从肺泡毛细血管进入肺间质甚至肺泡内，则产生急性肺水肿，实际上是左心衰竭最严重的表现，多见于急性左心衰竭和二尖瓣狭窄患者。

有以下并发症的患者术中易发生左心衰竭：①左心室心肌病变，如冠心病、心肌炎等；②左心室压力负荷过度，如高血压、主动脉狭窄等；③左心室容量负荷过重，如主动脉瓣关闭不全、左向右分流的先天性心脏病等。

当左心室舒张末压 > 12mmHg，毛细血管平均压 > 35mmHg，肺静脉平均压 > 30mmHg时，肺毛细血管静水压超过血管内胶体渗透压及肺间质静水压，可导致急性肺水肿，若同时有肺淋巴管回流受阻，更易发生急性肺水肿。其病理生理表现为肺顺应性减退、气道阻力和呼吸作用增强、缺氧、呼吸性酸中毒，间质静水压增高压迫肺毛细血管、升高肺动脉压，从而增加右心负荷，导致右心功能不全。

### （二）神经源性肺水肿

中枢神经系统损伤后，颅内压急剧升高，脑血流量减少，造成下丘脑功能紊乱，解除了对视前核水平和下丘脑尾部"水肿中枢"的抑制，引起交感神经系统兴奋，释放大量儿茶酚胺，使周围血管强烈收缩，血流阻力加大，大量血液由阻力较高的体循环转至阻力较低的肺循环，引起肺静脉高压，肺毛细血管压随之升高，跨肺毛细血管 Starling 力不平衡，液体由血管渗入至肺间质和肺泡内，最终形成急性肺水肿。延髓是发生神经源性肺水肿的关键神经中枢，交感神经的激发是产生肺高压及肺水肿的基本因素，而肺高压是神经源性肺水肿发生的重要机制。通过给予交感神经阻断剂和肾上腺素 α 受体阻断剂均可降低或避免神经源性肺水肿的发生。

### （三）液体负荷过重

围术期输血补液过快或输液过量，使右心负荷增加。当输入胶体液达血浆容量的 25% 时，心排血量可增多至 300%。若患者伴有急性心力衰竭，虽通过交感神经兴奋维持心排血量，但神经性静脉舒张作用减弱，对肺血管压力和容量的骤增已经起不到有效的调节作用，导致肺组织间隙水肿。

大量输注晶体液，使血管内胶体渗透压下降，增加液体从血管的滤出，聚集到肺组织间隙中，易致心、肾功能不全、静脉压增高或淋巴循环障碍患者发生肺水肿。

### （四）复张性肺水肿

复张性肺水肿是各种原因所致肺萎陷后，在肺复张时或复张后 24 小时内发生的急性肺水肿。一般认为与多种因素有关，如负压抽吸迅速排出大量胸膜积液、大量气胸所致的突然肺复张，均可造成单侧性肺水肿。

临床上多见于气胸或胸腔积液 3 个月后出现进行性快速肺复张，1 小时后可表现为肺水肿的临床症状，50% 的肺水肿发生在。50 岁以上老年人。水肿液的形成遵循 Starling 公式。复张性肺水肿发生时，肺动脉压和 PCWP 正常，水肿液蛋白浓度与血浆蛋白浓度的比值 > 0.7，说明存在肺毛细血管通透性增加。肺萎陷越久，复张速度越快，胸膜腔负压越大，越易发生肺水肿。

肺复张性肺水肿的病理生理机制可能为：①肺泡长期萎缩，使 Ⅱ 型肺细胞代谢障碍，肺泡表面活性物质减少，肺泡表面张力增加，使肺毛细血管内液体向肺泡内滤出。②肺组织长期缺氧，使肺毛细血管内皮和肺泡上皮的、完整性受损，通透性增加。③使用负压吸引设备，突然增加胸内负压，使复张肺的毛细血管压力与血流量增加，作用于已受损的毛细血管，使管壁内外的压力差增大；机械性力量使肺毛细血管内皮间隙孔变形，间隙增大，促使血管内液和血浆蛋白流入肺组织间隙。④在声门紧闭的情况下用力吸气，负压峰值可超 −50cmH$_2$O，如负的胸膜腔内压传至肺间质，增加肺毛细血管和肺间质静水压之差，则增加肺循环液体的渗出。⑤肺的快速复张引起胸膜腔内压急剧改变，肺血流增加而压力升高，并产生高的直线血流速度，加大了血管内和间质的压差。当其超过一定阈值时，液体进入间质和肺泡形成肺水肿。

### （五）高原性肺水肿

高原性肺水肿是一种由低地急速进入海拔 3 000m 以上地区的常见病，主要表现为发绀、心率增快、心排血量增多或减少、体循环阻力增加和心肌受损。其发病因素是多方面的，如缺氧性肺血管收缩、肺动脉高压、高原性脑水肿、全身和肺组织生化改变。肺代偿功能异常和心功能减退是造成重度低氧血症的直接原因。高原性肺水肿为高蛋白渗出性肺水肿，炎性介质是毛细血管增加的主要原因。

### （六）通透性肺水肿

通透性肺水肿指肺水和血浆蛋白均通过肺毛细血管内间隙进入肺间质，肺淋巴液回流量增加，且淋巴液内蛋白含量亦明显增加，表明肺毛细血管内皮细胞功能失常。

1. **感染性肺水肿**　感染性肺水肿指继发于全身感染和（或）肺部感染的肺水肿，如革兰阴性杆菌感染所致的败血症和肺炎球菌性肺炎均可引起肺水肿，主要是通过增加肺毛细血管壁通透性所致。肺水肿亦可继发于病毒感染。流感病毒、水痘－带状疱疹病毒所致的病毒性肺炎均可引起肺水肿。

2. **毒素吸入性肺水肿**　毒素吸入性肺水肿指吸入有害性气体或毒物所致的肺水肿。有害性气体包括二氧化氮、氯、光气、氨、氟化物、二氧化硫等，毒物以有机磷农药最为常见。其病理生理为：①有害性气体引起过敏反应或直接损害，使肺毛细血管通透性增加，减少肺泡表面活性物质，并通过神经体液因素引起肺静脉收缩和淋巴管痉挛，使肺组织水分增加；②有机磷通过皮肤、呼吸道和消化道进入人体，与胆碱酯酶结合，抑制该酶的作用，使乙酰胆碱在体内积聚，导致支气管痉挛、分泌物增加、呼吸肌麻痹和呼吸中枢抑制，导致缺氧和肺毛细血管通透性增加。

3. **淹溺性肺水肿**　淹溺性肺水肿指淡水和海水淹溺所致的肺水肿。淡水为低渗性，被大量吸入后，很快通过肺泡－毛细血管膜进入血循环，导致肺组织的组织学损伤和全身血容量增加，肺泡－毛细血管膜损伤较重或左心代偿功能障碍时，诱发急性肺水肿。高渗性海水进入肺泡后，使得血管内大量水分进入肺泡引起肺水肿。肺水肿引起缺氧可加重肺泡上皮、毛细血管内皮细胞损害，增加毛细血管通透性，进一步加重肺水肿。

4. **尿毒症性肺水肿**　肾衰竭患者常伴肺水肿和纤维蛋白性胸膜炎。主要发病因素有：①高血压所致左心衰竭；②少尿患者循环血容量增多；③血浆蛋白减少，血管内胶体渗透压降低，肺毛细血管静水压与胶体渗透压差距增大，促进肺水肿形成。

5. **氧中毒性肺水肿**　氧中毒性肺水肿指长时间吸入高浓度（＞60%）氧引起肺组织损害所致的肺水肿。一般在常压下吸入纯氧12～24小时，高压下3～4小时即可发生氧中毒。氧中毒的损害以肺组织为主，表现为上皮细胞损害、肺泡表面活性物质减少、肺泡透明膜形成，引起肺泡和间质水肿，以及肺不张。其毒性作用是由于氧分子还原成水时所产生的中间产物自由基（如超氧阴离子、过氧化氢、羟自由基和单线态氧等）所致。正常时氧自由基为组织内抗氧化系统，如超氧化物歧化酶（SOD）、过氧化氢酶、谷胱甘肽氧化酶所清除。吸入高浓度氧，氧自由基形成加速，当其量超过组织抗氧化系统清除能力时，即可造成肺组织损伤，形成肺损伤。

**（七）与麻醉相关的肺水肿**

1. **麻醉药过量**　麻醉药过量引起肺水肿，可见于吗啡、美沙酮、急性巴比妥酸盐和海洛因中毒。发病机制可能与下列因素有关：①抑制呼吸中枢，引起严重缺氧，使肺毛细血管通透性增加，同时伴有肺动脉高压，产生急性肺水肿；②缺氧刺激下丘脑引起周围血管收缩，血液重新分布而致肺血容量增加；③海洛因所致肺水肿可能与神经源性发病机制有关；④个别患者的易感性或过敏反应。

2. **呼吸道梗阻**　围术期喉痉挛常见于麻醉诱导期插管强烈刺激，亦见于术中神经牵拉反应，以及甲状腺手术因神经阻滞不全对气道的刺激。气道通畅时，胸腔内压对肺组织间隙压力的影响不大，但急性上呼吸道梗死时，用力吸气造成胸膜腔负压增加，几乎全部传导至血管周围间隙，促进血管内液进入肺组织间隙。上呼吸道梗阻时，患者处于挣扎状态，缺氧和交感神经活性极度亢进，可导致肺小动脉痉挛性收缩、肺小静脉收缩、肺毛细血管通透性增加。酸中毒又可增加对心脏做功的抑制，除非呼吸道梗阻解除，否则将形成恶性循环，加速肺水肿的发展。

3. 误吸　围术期呕吐或胃内容物反流可引起吸入性肺炎和支气管痉挛，肺表面活性物质灭活和肺毛细血管内皮细胞受损，从而使液体渗出至肺组织间隙内，发生肺水肿。患者表现为发绀、心动过速、支气管痉挛和呼吸困难。肺组织损害的程度与胃内容物的 pH 直接相关，pH > 2.5 的胃液所致的损害要比 pH < 2.5 者轻微得多。

4. 肺过度膨胀　一侧肺不张使单肺通气，全部潮气量进入一侧肺内，导致肺过度充气膨胀，随之出现肺水肿，其机制可能与肺容量增加有关。

### 三、临床表现

发病早期，均先有肺间质性水肿，肺泡毛细血管间隔内的胶原纤维肿胀，刺激附近的肺毛细血管旁"J"感受器，反射性引起呼吸频率增快，促进肺淋巴液回流，同时表现为过度通气。

水肿液在肺泡周围积聚后，沿着肺动脉、静脉和小气道鞘延伸，在支气管堆积到一定程度，引起支气管狭窄，可出现呼气性啰音。患者常主诉胸闷、咳嗽，有呼吸困难、颈静脉怒张，听诊可闻及哮鸣音和少量湿啰音。若不及时发现和治疗，则继发为肺泡性肺水肿。

肺泡性肺水肿时，水肿液进入末梢细支气管和肺泡，当水肿液溢满肺泡后，出现典型的粉红色泡沫痰，液体充满肺泡后不能参与气体交换，通气/血流比值下降，引起低氧血症。插管患者可表现呼吸道阻力增大和发绀，经气管导管喷出或涌出大量的粉红色泡沫痰。

### 四、辅助检查

#### （一）X 线

早期肺上部血管扩张和瘀血，肺纹理显著增加。间质性肺水肿时，肺血管纹理模糊，肺门阴影不清楚，肺小叶间隔加宽，形成 Kerley A 线和 B 线。Kerley A 线少见，在肺野中央区，呈弧形斜向肺门，较 B 线为长。

Kerley B 线常见于二尖瓣狭窄患者，在两侧下肺野肋膈角区最清楚，呈横行走向，而在膈上部呈纵行走向，与胸膜垂直。间质内积液，肺野密度普遍增多。肺泡性肺水肿时，出现肺泡状增密阴影，形状大小不一，可融合成片状，弥散分布或局限于一叶，肺门两侧由内向外逐渐变淡，形成"蝴蝶状"典型表现。虽肺水肿多表现为两侧，但单侧肺水肿也常可见。

#### （二）实验室检查

血气分析在肺水肿发展过程中表现不一。肺间质水肿时，$P_ACO_2$ 下降，pH 增高，呈呼吸性碱中毒；肺泡性肺水肿时，$P_ACO_2$ 升高和（或）$PaO_2$ 下降，pH 下降，表现为低氧血症和呼吸性酸中毒。

### 五、诊断

肺水肿发病早期多为间质性肺水肿，若未及时发现和治疗，可继发为肺泡性肺水肿，加重心肺功能紊乱，故应重视早期诊断和治疗。

肺水肿的诊断主要根据症状、体征和 X 线表现，一般并不困难。临床上同时测定 PCWP

和 πmv，πmv - PCWP 正常值为 （1.20±0.2）kPa ［（9.7±1.7）mmHg］，当 πmv - PCWP ≤ 0.533kPa（4mmHg）时，提示肺内肺水增多，有助于早期诊断。复张性肺水肿常伴有复张性低血压。

## 六、鉴别诊断

心源性肺水肿在肺间质和肺泡腔的渗出以红细胞为主。左心衰竭导致肺瘀血。非心源性肺水肿在肺间质和肺泡腔的渗出以血浆内的一些蛋白、体液为主。肺泡 - 毛细血管膜的通透性增加，为漏出性肺水肿。

### （一）心源性肺水肿

1. 主要表现　常突然发作、高度气急、呼吸浅速、端坐呼吸、咳嗽、咳白色或粉红色泡沫痰、面色灰白、口唇及肢端发绀、大汗、烦躁不安、心悸、乏力等。

2. 体征　包括双肺广泛水泡音和（或）哮鸣音、心率增快、心尖区奔马律及收缩期杂音、心界向左扩大，可有心律失常和交替脉，不同心脏病尚有相应体征和状。

急性心源性肺水肿是一种严重的重症，必须分秒必争进行抢救，以免危及患者生命。具体急救措施包括：①非特异性治疗；②查出肺水肿的诱因并加以治疗；③识别及治疗肺水肿的基础心脏病变。

### （二）非心源性肺水肿

1. 主要表现　进行性加重的呼吸困难、端坐呼吸、大汗、发绀、咳粉红色泡沫痰。

2. 体征　双肺可闻及广泛湿啰音，可先出现在双肺中下部，然后波及全肺。

3. X 线　早期可出现 Kerley 线，提示间质性肺水肿，进一步发展可出现肺泡肺水肿的表现。

肺毛细血管楔压（PCWP）用于鉴别心源性及非心源性肺水肿。前者 PCWP > 12mmHg，后者 PCWP ≤ 12mmHg。

## 七、治疗

治疗原则为病因治疗，是缓解和根本消除肺水肿的基本措施；维持气道通畅，充分供氧和机械通气治疗，纠正低氧血症；降低肺血管静水压，提高血浆胶体渗透压，改善肺毛细血管通透性；保持患者镇静，预防和控制感染。

### （一）充分供氧和机械通气治疗

1. 维持气道通畅　水肿液进入肺泡和细支气管后汇集至气管，使呼吸道阻塞，增加气道压，从气管喷出大量粉红色泡沫痰，即便用吸引器抽吸，水肿液仍大量涌出。采用去泡沫剂能提高水肿液清除效果。

2. 充分供氧　轻度缺氧患者可用鼻导管给氧，每分钟 6~8L；重度低氧血症患者，行气管内插管，进行机械通气，同时保证呼吸道通畅。约 85% 的急性肺水肿患者须行短时间气管内插管。

3. 间歇性正压通气　间歇性正压通气（IPPV）通过增加肺泡压和肺组织间隙压力，阻止肺毛细血管内液滤出；降低右心房充盈压，减少肺内血容量，缓解呼吸肌疲劳，降低组织氧耗量。常用的参数是：潮气量 8~10ml/kg，呼吸频率 12~14 次/分，吸气峰值压力应小于 30mmH。

4. 持续正压通气或呼气末正压通气　应用 IPPV，$FiO_2 > 0.6$ 仍不能提高 $PaO_2$，可用持续正压通气（CPAP）或呼气末正压通气（PEEP）。通过开放气道、扩张肺泡，增加功能残气量，改善肺顺应性以及通气/血流比值。合适的 PEEP 通常先从 $5cmH_2O$ 开始，逐步增加到 $10 \sim 15cmH_2O$，其前提是对患者心排血量无明显影响。

（二）降低肺毛细血管静水压

1. 增强心肌收缩力　急性肺水肿合并低血压时，病情更为险恶。应用适当的正性变力药物使左心室能在较低的充盈压下维持或增加心排血量，包括速效强心苷、拟肾上腺素药和能量合剂等。

强心苷药物表现为剂量相关性的心肌收缩力增强，同时可以降低房颤时的心率、延长舒张期充盈时间，使肺毛细血管平均压下降。强心药对高血压性心脏病、冠心病引起的左心衰竭所造成的急性肺水肿疗效明显。氨茶碱除增加心肌收缩力、降低后负荷外，还可舒张支气管平滑肌。

2. 降低心脏前后负荷　当 CVP 为 $15cmH_2O$，PCWP 增高达 15mmHg 以上时，应限制输液，同时静注利尿药，如呋塞米、依他尼酸等。若不见效，可加倍剂量重复给药，尤其对心源性或输液过多引起的急性肺水肿，可迅速有效地从肾脏将液体排出体外，使肺毛细血管静水压下降，减少气道水肿液。使用利尿药时应注意补充氯化钾，并避免血容量过低。

吗啡解除焦虑、松弛呼吸道平滑肌，有利于改善通气，同时具有降低外周静脉张力、扩张小动脉的作用，减少回心血量，降低肺毛细血管静水压。一般静注吗啡 5mg，起效迅速，对高血压、二尖瓣狭窄等引起的肺水肿效果良好，应早期使用。在没有呼吸支持的患者，应严密监测呼吸功能，防止吗啡抑制呼吸。休克患者禁用吗啡。

东莨菪碱、山莨菪碱及阿托品对中毒性急性肺水肿疗效满意，该类药物具有较强的解除阻力血管及容量血管痉挛的作用，可降低心脏前后负荷，增加肺组织灌注量及冠状动脉血流，增加动脉血氧分压，同时还具有解除支气管痉挛、抑制支气管分泌过多液体、兴奋呼吸中枢及抑制大脑皮质活动的作用。

患者体位对回心血量有明显影响，取坐位或头高位有助于减少静脉回心血量、减轻肺瘀血、降低呼吸做功和增加肺活量，但低血压和休克患者应取平卧位。

α 受体阻滞剂可使全身及内脏血管扩张、回心血量减少，改善肺水肿。可用酚妥拉明 10mg 加入 5% 葡萄糖溶液 $100 \sim 200ml$ 静脉滴注。硝普钠通过降低心脏后负荷改善肺水肿，但对二尖瓣狭窄引起者要慎用。

（三）镇静及感染的防治

1. 镇静药物　咪达唑仑、丙泊酚具有较强的镇静作用，可减少患者的惊恐和焦虑，减轻呼吸急促，将急促而无效的呼吸调整为均匀有效的呼吸，减少呼吸做功。有利于通气治疗患者的呼吸与呼吸机同步，以改善通气。

2. 预防和控制感染　感染性肺水肿继发于全身感染和（或）肺部感染所致的肺水肿，革兰阴性杆菌所致的败血症是引起肺水肿的主要原因。各种原因引起的肺水肿均应预防肺部感染，除加强护理外，应常规给予抗生素以预防肺部感染。常用的抗生素有氨基苷类抗生素、头孢菌素和氯霉素。

给予抗生素的同时，应用肾上腺皮质激素，可以预防毛细血管通透性增加，减轻炎症反应，促使水肿消退，并能刺激细胞代谢，促进肺泡表面活性物质产生，增强心肌收缩，降低外周血管阻力。

临床常用的药物有氢化可的松、地塞米松和泼尼松龙，通常在发病 24～48 小时内用大剂量皮质激素。氢化可的松首次静注 200～300mg，24 小时用量可达 19 以上；地塞米松首次用量可静注 30～40mg，随后每 6 小时静注 10～20mg，甲泼尼龙的剂量为 30mg/kg 静注，用药不宜超过 72 小时。

### （四）复张性肺水肿的防治

防止跨肺泡压的急剧增大是预防肺复张性肺水肿的关键。行胸腔穿刺或引流复张时，应逐步减少胸内液气量，复张过程应在数小时以上，负压吸引不应超过 $10cmH_2O$，每次抽液量不应超过 1 000ml。

若患者出现持续性咳嗽，应立即停止抽吸或钳闭引流管，术中膨胀肺时，应注意潮气量和压力适中，主张采用双腔插管以免健侧肺过度扩张，肺复张后持续做一段时间的 PEEP，以保证复张过程中跨肺泡压差不致过大，防止复张后肺毛细血管渗漏的增加。

肺复张性肺水肿治疗的目的是维持患者足够的氧合和血流动力学的稳定。无症状者无须特殊处理，低氧血症较轻者予以吸氧，较重者则需气管内插管，应用 PEEP 及强心利尿剂和激素。向胸内注入 50～100ml 气体、做肺动脉栓塞术均是可取的方法。在肺复张期间要避免输液过多、过快。

（陈永彪）

# 第七节　肺动脉高压

肺动脉高压（hypertension pulmonary，PH）是一种临床常见病症，病因复杂，可由多种心、肺或肺血管疾病引起。PH 时因肺循环阻力增加，右心负荷增大，最终导致右心衰竭，从而引起一系列临床表现，病程中 PH 常呈进行性发展。

## 一、病因

有很多原因可以导致肺动脉高压，如左心疾病、先天性心脏病、缺氧性病变、肺血栓栓塞症等，这些明确原因导致的肺动脉高压，占肺动脉高压患者的主体，甚至达 99% 以上。

### （一）左心疾病相关性肺动脉高压

约占全部肺动脉高压的 78.8%。高血压、糖尿病、冠心病等疾病的后期经常会并发心功能不全，在中重度患者中会引起肺循环血流动力学改变和肺血管重构，进一步导致肺动脉高压。

### （二）先天性心脏病相关性肺动脉高压

先天性心脏病相关性肺动脉高压主要由心内分流引起。未经手术治疗的先天性心脏病患者合并肺动脉高压的发生率为 30%，而经手术治疗的患者合并肺动脉高压的发生率约为 15%。

（三）结缔组织疾病相关的肺动脉高压

结缔组织疾病包括各种风湿、类风湿性疾病，如干燥综合征、系统性红斑狼疮、硬皮病、血管炎、类风湿关节炎等，在我国患者很多。这一类疾病并发肺动脉高压比例很高，且能显著影响预后，因而原发病的识别与处理至关重要。

（四）缺氧性肺动脉高压

我国是烟草大国，由此导致慢性支气管炎、肺气肿、慢性阻塞性肺疾病（COPD）等慢性肺部疾病高发。支气管扩张、肺结核等这些疾病最后也会导致肺动脉高压，引起右心衰竭。睡眠呼吸障碍患者也会发生肺血管阻力增加，引起肺动脉高压，因此慢性阻塞性肺疾病导致的缺氧是一个值得关注的问题。另一方面，高原性肺动脉高压是国外少有而我国常见的一种疾病，此类患者由于肺泡缺氧，继而发生低氧性肺血管收缩，肺动脉压升高。

（五）慢性血栓栓塞性肺动脉高压

深静脉血栓形成和肺栓塞在临床工作中经常遇到，发病率、致死率、致残率都很高，由此而诱发的慢性血栓栓塞性肺动脉高压也有很高的发生率，临床上也很常见。

（六）其他疾病

其他疾病，如代谢性疾病、血液系统疾病、肿瘤性疾病、血吸虫病、人类免疫缺陷病毒感染等均可引起肺动脉高压。

按照国际上最新分类，以上各种病因导致的肺动脉高压划归为5大类，可以由几十种疾病引起，包括以上提到的各种原因，如特发性肺动脉高压、先天性心脏病、呼吸系统疾病、结缔组织疾病（如硬皮病、系统性红斑狼疮）等。

## 二、肺动脉高压的分类

肺动脉高压曾经被习惯性地分为"原发性"和"继发性"两类，随着对PH认识的逐步深入，2003年世界卫生组织（WHO）"肺动脉高压会议"按照病因、病理生理、治疗方法及预后特点将PH分为5个大类，每一大类根据病因及损伤部位的不同又可分为多个亚类，该分类方法对于制订PH患者的治疗方案具有重要的指导意义。美国胸科医师学院（ACCP）和欧洲心血管病学会（ESC）2004年又对此分类法进行了修订，PH的分类命名（根据WHO 2003、ACCP 2004、ESC 2004综合修订）如下：

（一）动脉性肺动脉高压

动脉性肺动脉高压（PAH）包括特发性PAH（IPAH）、家族性PAH（FPAH）、相关疾病（因素）所致PAH（APAH）、广泛肺静脉或毛细血管受累疾病相关性PAH和新生儿持续性PH。其中，相关疾病（因素）所致PAH的疾病（因素）包括胶原血管病、先天性体－肺分流、静脉高压、HIV感染、药物或毒素、甲状腺功能异常、糖原贮积症、戈谢病、遗传性出血性毛细血管扩张症、血红蛋白病、骨髓增生异常及脾切除术等。广泛肺静脉或毛细血管受累疾病包括肺静脉闭塞病及肺毛细血管瘤。

（二）静脉性肺动脉高压

静脉性肺动脉高压又称左心系统疾病伴发PH，包括左心房（室）性心脏病及左心瓣膜性心脏病伴发的肺动脉高压。

## （三）低氧血症相关性肺动脉高压

低氧血症相关性肺动脉高压包括慢性阻塞性肺疾病（COPD）、间质性肺疾病、睡眠呼吸障碍、肺泡低通气病变、高原环境下慢性缺氧及肺发育异常所致的肺动脉高压。

## （四）慢性血栓和（或）栓塞性肺动脉高压

可导致慢性血栓性和（或）栓塞性肺动脉高压的疾病包括肺动脉近端血栓栓塞、肺动脉远端血栓栓塞及非血栓性（肿瘤、寄生虫、异物等）肺栓塞。

## （五）其他原因所致肺动脉高压

可导致肺动脉高压的其他疾病或原因包括结节病、肺朗格汉斯细胞组织细胞增生症、淋巴管肌瘤病及肺血管受压（淋巴结肿大、肿瘤、纤维素性纵隔炎）等。

## 三、病理解剖

肺动脉高压患者的各级肺动脉均可发生结构重建，且严重程度和患者的预后有一定的相关性。肌型和弹性肺动脉、微细肺动脉的主要病理改变是中膜肥厚、弹性肺动脉扩张及内膜粥样硬化。各级肺小叶前或小叶内肺动脉主要表现为狭窄型动脉病变和复合型动脉病变，狭窄型病变包括肺动脉中膜平滑肌肥厚、内膜及外膜增厚；复合病变则包括丛样病变、扩张性病变和动脉炎性病变。对临床表现复杂、诊断困难的肺动脉高压患者，尽量争取行肺动脉病理解剖学检查。

肺动脉高压（PH），尤其是动脉性肺动脉高压（PAH）具有潜在致命性，早期明确诊断、及时规范治疗是获得最佳疗效的关键，否则患者预后极差。国外研究结果表明，特发性动脉性肺动脉高压（IPAH）多在患者出现症状后 2 年左右才能确诊，而确诊后的自然病程仅 2.5～3.4 年。

## 四、诊断

### （一）病史

1. 症状　肺动脉高压本身没有特异性临床表现。最常见的首发症状是活动后气短、乏力，其他症状有胸痛、咯血、眩晕或晕厥、干咳。气短往往标志肺动脉高压患者出现右心功能不全。当发生晕厥或眩晕时，则往往标志患者心排血量已经明显下降。需要强调，肺动脉高压患者首次出现症状至确诊的时间间距与预后有明确的相关性，因此病历采集时应准确记录首次出现症状的时间。

2. 危险因素

（1）既往史：先天性心脏病、结缔组织病、HIV 感染史、减肥药物治疗史、肝病及贫血等都是肺动脉高压病因分类的重要线索，故需要全面采集患者的既往史，这样既有助于明确诊断分类，也有助于发现新的危险因素。

（2）个人史：需要注意患者有无危险因素接触史，如印刷厂和加油站工人接触油类物品、HIV 感染、同性恋、吸毒及染发剂等特殊接触史。

（3）婚育史：女性要注意有无习惯性流产史，男性要注意其母亲、姐妹等直系亲属有无习惯性流产史等。

（4）家族史：家族有无肺动脉高压患者至关重要，有无其他家族遗传性病史对于发现新的危险因素、帮助诊断分类亦具有重要意义。

3. 体格检查　肺动脉高压的体征包括：①因肺动脉压力升高而出现 $P_2$ 亢进；②肺动脉瓣开放突然受阻，出现收缩早期喷射性喀喇音；③三尖瓣关闭不全引起三尖瓣区的收缩期反流杂音；④晚期右心功能不全时出现颈静脉充盈或怒张；⑤下肢水肿；⑥发绀；⑦右心室充盈压升高，可出现颈静脉巨大"a"波；⑧右心室肥厚可导致剑突下出现抬举性搏动；⑨出现 $S_3$ 表示右心室舒张充盈压增高及右心功能不全，约38%的患者可闻及右心室 $S_4$ 奔马律。

颈静脉检查有助于帮助判断右心房压力。患者采取45°半卧位，尽量取颈静脉搏动最高点至胸骨柄之间的距离，用厘米表示，再加上5cm（代表右心房到胸骨柄的距离）即为估测的右心房压力。右心房压力是判断患者预后的重要指标。

与肺动脉高压相关疾病的特殊体征往往可提示诊断。左向右分流的先天性心脏病出现发绀和杵状指（趾），往往提示艾森门格综合征；差异性发绀和杵状趾（无杵状指）是动脉导管未闭合并阻力型肺高压（艾森门格综合征）的特征性表现；反复自发性鼻出血、特异性体表皮肤毛细血管扩张往往提示遗传性出血性毛细血管扩张症；皮疹、面部红斑、黏膜溃疡、关节肿胀畸形、外周血管杂音等是提示结缔组织病的征象。

（二）辅助检查

1. 心电图　肺动脉高压患者的心电图表现缺乏特异性，但有助于评价病情严重程度、治疗是否有效及肺动脉高压分类。

有以下心电图改变时往往提示存在肺动脉高压：①电轴右偏；②I 导联出现 S 波；③右心室高电压；④右胸前导联出现 ST 段压低、T 波低平或倒置。其发生机制是由于肺动脉高压造成右心室肥厚，继而心包心肌张力增加，影响心肌供血。肺动脉阻力越高，增加的速度越快（所用时间越短），心电图反映心肌缺血的敏感性越高。需要强调的是，心电图正常不能排除肺动脉高压。

2. 胸部 X 线　肺动脉高压患者胸部 X 线检查征象可能有：①肺动脉段凸出及右下肺动脉扩张，伴外周肺血管稀疏——"截断现象"；②右心房和右心室扩大。胸部 X 线检查还助于发现原发性肺部疾病、胸膜疾病、心包钙化或者心内分流性畸形。胸部 X 线检查对于中重度肺动脉高压患者有更

3. 超声心动图　超声心动图是筛查肺动脉高压最重要的无创性检查方法，在不合并肺动脉口狭窄、肺动脉闭锁及右心室流出道梗阻时，肺动脉收缩压（PASP）等于右心室收缩压（RVSP）。可通过多普勒超声心动图测量收缩期右心室与右心房压差来估测 RVSP。按照改良柏努力公式，右心房、右心室压差大约等于 $4V^2$，V 是三尖瓣最大反流速度（m/s）。$RVSP = 4V^2 + RAP$（右心房压），右心房压可以用标准右心房压 $5 \sim 10mmHg$ 计算，也可以用吸气末下腔静脉塌陷程度估测值。目前国际推荐超声心动图拟诊肺动脉高压的标准为：肺动脉收缩压≥40mmHg。有些患者只有运动时才会出现肺动脉压升高，因此有必要对有危险因素的患者进行运动负荷或者药物负荷超声心动图检查（常用中心静脉泵入腺苷注射液），进行肺动脉高压的早期筛查。超声心动图在肺动脉高压诊断中的重要价值有：

（1）估测肺动脉收缩压。

（2）评估病情严重程度和预后：包括右心房压、左右心室大小、Tei 指数以及有无心包积液等。

（3）病因诊断：发现心内畸形、大血管畸形等，并可排除左心病变所致的被动性肺动

脉压力升高。

4. 肺功能评价　肺功能评价是鉴别诊断常规检查方法之一，如无禁忌，所有肺动脉高压患者均应进行肺功能检查和动脉血气分析，了解患者有无通气障碍及弥散障碍。

5. 睡眠监测　约有15%的阻塞性睡眠呼吸障碍患者合并肺动脉高压，肺动脉高压患者应常规进行睡眠监测。

6. 胸部CT　胸部CT主要目的是了解有无肺间质病变及其程度、肺及胸腔有无占位病变、肺动脉内有无占位病变、血管壁有无增厚、主肺动脉及左右肺动脉有无淋巴结挤压等。进行CT肺动脉造影可使大多数慢性血栓栓塞性肺动脉高压确诊，从而避免风险更大的肺动脉造影检查。

7. 肺通气灌注扫描　肺动脉高压患者的肺通气灌注扫描可以完全正常，也可在外周发现一些小的非节段性缺损。由于肺动脉高压通气功能一般正常，所以往往会呈现V/Q比例失调。肺通气灌注扫描对于诊断慢性血栓栓塞性肺高压（CTEPH）有比较重要的价值。

8. 右心导管检查　右心导管检查不仅是确诊肺动脉高压的金标准，也是指导确定科学治疗方案必不可少的手段。对病情稳定、WHO肺动脉高压功能分级Ⅰ～Ⅲ级、没有明确禁忌证的患者均应积极开展标准的右心导管检查。一般认为以下指标是右心导管检查过程中所必须获得的参数：①心率和体循环血压；②上下腔静脉压力、血氧饱和度和氧分压；③右心房、右心室压力和血氧饱和度；④肺动脉压力、血氧饱和度；⑤心排血量、心搏指数；⑥肺循环阻力；⑦肺动脉阻力；⑧体循环阻力；⑨PCWP。

临床诊断肺动脉高压时，PCWP必须≤15mmHg。为测量PCWP和心排血量，推荐使用带有气囊的四腔或者六腔漂浮导管进行右心导管检查。心导管室工作站应该配备心排血量测量相应插件与导线，或者单独配备血流动力学监测设备。

9. 急性肺血管扩张试验　部分肺动脉高压，尤其是特发性肺动脉高压，发病机制可能与肺血管痉挛有关，肺血管扩张试验是筛选这些患者的有效手段。急性肺血管扩张试验阳性提示肺循环内有相当多的小肺动脉处于痉挛状态。研究证实，采用钙拮抗剂治疗可显著改善试验结果阳性患者的预后。另外，首次急性肺血管扩张试验总肺阻力指数下降>50%的患者预后优于反应相对较低的患者。因此，患者首次行右心导管检查时，行急性肺血管扩张试验尤为重要。

（1）试验药物：目前国际上公认可用于急性肺血管扩张试验的药物有3种：依前列醇、腺苷和一氧化氮。在国内主要有2种药物：吸入用伊洛前列素液和腺苷注射液。

（2）急性肺血管扩张试验阳性标准：①平均肺动脉压下降到40mmHg之下；②平均肺动脉压下降幅度超过10mmHg；③心排血量增加或至少不变。必须满足此3项标准，才可将患者诊断为试验结果阳性。阳性患者可以口服钙拮抗剂治疗。但在治疗12个月后需复查急性肺血管扩张试验，以判断患者对钙拮抗剂是否持续敏感。国外研究表明，初次急性肺血管扩张试验阳性患者中仅54%能够从钙拮抗剂治疗中长期获益，另约46%的患者则变为阴性。因此建议初次检查阳性的患者接受钙拮抗剂治疗1年后再次行急性肺血管扩张试验，结果仍阳性则表示该患者持续敏感，可继续给予钙拮抗剂治疗。

特发性肺动脉高压患者中仅约10%急性肺血管扩张试验呈阳性，其他类型患者阳性率更低。

10. 肺动脉造影检查指征

（1）临床怀疑有慢性血栓栓塞性肺高压而无创检查不能提供充分证据。

（2）慢性血栓栓塞性肺高压术前评价。

（3）临床诊断为肺血管炎，需要了解肺血管受累程度。

（4）诊断肺动脉内肿瘤。

需要注意的是，肺动脉造影并非肺动脉高压常规的检查项目。血流动力学不稳定的肺动脉高压患者进行肺动脉造影可能会导致右心功能衰竭加重，甚至猝死。

11. 心肺功能评价　进行心肺功能评价可进行 6 分钟步行距离试验。6 分钟步行距离试验是评价肺动脉高压患者活动耐量最重要的检查方法。

12. WHO 肺动脉高压功能评级　首次入院肺动脉高压功能 Ⅱ 级的患者预后远好于 Ⅲ 级或 Ⅳ 级的患者。建议对每例肺动脉高压患者都应该进行准确的功能评级。治疗之后功能评级的变化，是疗效评价重要指标。

WHO 肺动脉高压患者功能分级评价标准：

Ⅰ 级　患者体力活动不受限，日常体力活动不会导致气短、乏力、胸痛。

Ⅱ 级　患者体力活动轻度受限，休息时无不适，但日常活动会出现气短、乏力、胸痛或近乎晕厥。

Ⅲ 级　患者体力活动明显受限，休息时无不适，但低于日常活动量时即出现气短、乏力、胸痛或近乎晕厥。

Ⅳ 级　患者不能进行任何体力活动，有右心衰竭的征象，休息时可有气短和（或）乏力，任何体力活动都可加重症状。

## 五、治疗

### （一）肺动脉高压的传统治疗

传统内科治疗包括吸氧、利尿、强心和抗凝。主要是针对右心功能不全和肺动脉原位血栓形成。先天性心脏病患者应尽早行介入封堵或外科修补矫治术。

1. 氧疗　肺动脉高压患者吸氧治疗的指征是血氧饱和度低于 90%，先天性体 - 肺分流性心脏病引起的肺动脉高压则无此限制。

2. 利尿剂　对于合并右心功能不全的肺动脉高压患者，初始治疗应给予利尿剂。治疗期间应密切监测血钾，使血钾维持在正常水平。

3. 地高辛　心排血量低于 4L/min 是应用地高辛的绝对指征。另外，右心室明显扩张、基础心率大于 100 次/分、心室率偏快的心房颤动等均是应用地高辛的指征。

4. 华法林　为了对抗肺动脉原位血栓形成，一般使 INR 控制在 1.5～2.0 之间。

5. 多巴胺　多巴胺是重度右心衰竭（心功能 Ⅳ 级）和急性右心衰竭患者首选的正性肌力药物。

### （二）肺血管扩张剂

目前临床上应用的血管扩张剂有：钙拮抗剂、前列环素及其结构类似物、内皮素受体拮抗剂和 5 型磷酸二酯酶抑制剂。

1. 钙拮抗剂　只有急性肺血管扩张试验结果阳性的患者才能从钙拮抗剂治疗中获益。由于钙拮抗剂有导致体循环血压下降、矛盾性肺动脉压力升高、心功能衰竭加重、诱发肺水肿等危险，故对尚未进行急性肺血管扩张试验的患者不能盲目应用钙拮抗剂。对正在服用且疗效不佳的患者应逐渐减量至停用。

对急性肺血管扩张试验结果阳性的患者应根据心率情况选择钙拮抗剂，基础心率较慢的患者选择二氢吡啶类；基础心率较快的患者则选择地尔硫革。为避免并发症的发生，推荐使用短效药物，并从小剂量开始应用，在体循环没有明显变化的情况下，逐渐递增剂量，争取数周内增加到最大耐受剂量，然后维持应用。应用 1 年，还应再次行急性肺血管扩张试验，重新评价患者是否持续敏感，只有长期敏感者才能继续应用。

2. 前列环素类药物　静脉依前列醇是一个在欧洲上市的前列环素类药物，对各类肺动脉高压患者都有明显疗效。后来依次有伊洛前列素、曲前列素、贝前列素等药物相继在欧洲、美国、日本等国家上市用于治疗肺动脉高压。除了贝前列环素之外，其他前列环素类药物均取得较好疗效。

该药可选择性作用于肺血管，其化学性质较依前列醇明显稳定。国内已经有不同类型肺动脉高压患者在使用吸入用伊洛前列素，疗程长短不一。对于大部分肺动脉高压患者，该药可以快速降低肺血管阻力，增加心排血量。该药静脉注射表现为双相消除的特点，平均半衰期分别为 3 ~ 5 分钟以及 15 ~ 30 分钟，起效迅速，但作用时间较短。因此，建议每日吸入治疗次数为 6 ~ 9 次。每次吸入的剂量应该因人而异，具体需要急性肺血管扩张试验确定。根据目前国内的经验，每次吸入剂量至少在 5 ~ 20μg，每日吸入 6 次。长期应用该药，可降低肺动脉压力和肺血管阻力，提高运动耐量，改善生活质量。应强调，使用该药吸入治疗的肺动脉高压患者需接受雾化器使用培训，以避免不恰当应用而浪费药品，并确保达到最佳疗效。

3. 内皮素受体拮抗剂　目前，已有双重内皮素受体拮抗剂波生坦和选择性内皮素 A 受体拮抗剂西他生坦在国外上市。两者都是口服治疗肺动脉高压的药物。该药可改善肺动脉高压患者的临床症状和血流动力学指标，提高运动耐量，改善生活质量和生存率，推迟临床恶化的时间。

4. 5 型磷酸二酯酶抑制剂　目前国外治疗肺动脉高压的 5 型磷酸二酯酶抑制剂只有西地那非。

5. 联合药物治疗　联合药物治疗肺动脉高压能够增强疗效，减轻单一药物剂量过大引起的不良反应。

6. 其他　因无法监测吸入浓度，不便长期应用 NO 吸入治疗。精氨酸是合成 NO 的底物，补充 L - 精氨酸能增加 NO 的合成，降低肺动脉压，是一种辅助性治疗。

（三）房间隔造口术

经充分上述内科治疗之后，患者症状仍无明显好转，即可推荐患者进行房间隔造口。入选标准：①重度肺动脉高压（重度肺动脉高压的标准为肺动脉收缩压 > 70mmHg）患者；②经过充分的内科治疗仍然反复发生晕厥和（或）右心衰竭、等待肺移植或心肺联合移植患者；③静息状态下动脉血氧饱和度 > 90%，血细胞比容 > 35%，确保术后能维持足够的体循环血氧运输；④患者及家属同意进行治疗并签署知情同意书。排除标准：①超声心动图或右心导管证实存在解剖上的房间交通；②右心房压 > 20mmHg。

目前房间隔造口术国内报道较少，对于没有条件使用前列环素的发展中国家和地区，WHO 推荐开展此项技术。主要目的是减轻右心负荷，增加左心搏出量而改善症状。

### （四）肺移植

在国外，单侧肺移植、双肺移植、活体肺叶移植及心肺移植已较广泛应用于肺动脉高压患者的治疗，一主要指征为经充分内科治疗而无明显疗效的患者。肺移植术明显延长了这些患者的寿命和生活质量，术后患者可以停止使用治疗肺动脉高压的药物。

我国已有肺移植治疗肺动脉高压的报道，建议有条件的单位，在严格掌握手术指征的前提下积极开展此项技术治疗终末期肺动脉高压。

### （五）基因治疗

国外已有基因治疗的成功报道，但距离临床推广使用尚需时日。

**附：特发性肺动脉高压**

世界卫生组织将原发性肺动脉高压（PPH）改称为特发性肺动脉高压（IPH），是一种不明原因的肺动脉高压。在病理上主要表现为"致丛性肺动脉病"，即由动脉中层肥厚、向心或偏心性内膜增生及丛状损害和坏死性动脉炎等构成的疾病。

## 一、流行病学

美国和欧洲普通人群中发病率约为（2~3）/100万，大约每年有300~1000名患者。非选择性尸检中检出率为0.08‰~1.3‰。目前我国尚无发病率的确切统计资料。IPH可发生于任何年龄，多见于育龄妇女，平均患病年龄为36岁。

## 二、病因与发病机制

特发性肺动脉高压迄今病因不明，目前认为其发病与遗传因素、自身免疫及肺血管收缩等因素有关。

### （一）遗传因素

家族性IPH至少占所有IPH的6%，家系研究表明其遗传类型为常染色体显性遗传。

### （二）免疫因素

免疫调节作用可能参与IPH的病理过程。有29%的IPH患者抗核抗体水平明显升高，但却缺乏结缔组织病的特异性抗体。

### （三）肺血管内皮功能障碍

肺血管收缩和舒张由肺血管内皮分泌的收缩和舒张因子共同调控，前者主要为血栓素$A_2$（$TXA_2$）和内皮素-1（ET-1），后者主要是前列环素和一氧化氮（NO）。由于上述因子表达的不平衡，导致肺血管处于收缩状态，从而引起肺动脉高压。

### （四）血管壁平滑肌细胞钾离子通道缺陷

IPH患者存在电压依赖性钾离子（$K^+$）通道（Kv）功能缺陷，$K^+$外流减少，细胞膜处于除极状态，使$Ca^{2+}$进入细胞内，从而使血管处于收缩状态。

## 三、临床表现

1. 症状　IPH早期通常无症状，仅在剧烈活动时感到不适。随着肺动脉压力的升高，可逐渐出现全身症状。

（1）呼吸困难：大多数 IPH 患者以活动后呼吸困难为首发症状，与心排血量减少、肺通气/血流比例失调等因素有关。

（2）胸痛：由于右心后负荷增加、氧耗量增多及冠状动脉供血减少等引起心肌缺血所致，常于活动或情绪激动时发生。

（3）头晕或晕厥：由于心排血量减少，脑组织供血突然减少所致。常在活动时出现，有时休息时也可以发生。

（4）咯血：咯血量通常较少，有时也可因大咯血而死亡

其他症状还包括疲乏、无力，10% 的患者出现雷诺现象，增粗的肺动脉压迫喉返神经引起声音嘶哑。

2. 体征　IPH 的体征均与肺动脉高压和右心室负荷增加有关（请参考有关章节）。

## 四、实验室和其他检查

对患者进行实验室检查的目的是为了排除肺动脉高压的继发性因素并判断疾病的严重程度。

1. 血液检查　包括肝功能试验和 HIV 抗体检测及血清学检查，以除外肝硬化、HIV 感染和隐匿的结缔组织病。

2. 心电图　心电图不能直接反映肺动脉压升高，只能提示右心室增大或肥厚。

3. 胸部 X 线检查

4. 超声心动图和多普勒超声检查　可反映肺动脉高压及其相关的表现。

5. 肺功能测定　可有轻度限制性通气障碍与弥散功能减低，部分重症患者可出现残气量增加及最大通气量降低。

6. 血气分析　几乎所有的患者均存在呼吸性碱中毒。早期血氧分压可以正常，随着病程延长多数患者有轻、中度低氧血症，系由通气/血流比例失衡所致，重度低氧血症可能与心排血量下降、合并肺动脉血栓或卵圆孔开放有关。

7. 放射性核素肺通气/灌注扫描　放射性核素肺通气/灌注扫描是排除慢性栓塞性肺动脉高压的重要手段。IPH 患者可呈弥漫性稀疏或基本正常。

8. 右心导管术　右心导管术是能够准确测定肺血管血流动力学状态的唯一方法。IPH 的血流动力学诊断标准为静息 PAPm >20mmHg，或运动 PAPm >30mmHg，PAwP 正常（静息时为 12～5mmHg）。

9. 肺活检　对拟诊为 IPH 的患者，肺活检有相当大的益处，但对心功能差的患者应避免肺活检术。

## 五、诊断与鉴别诊断

IPH 必须在除外各种引起肺动脉高压的病因后方可做出诊断，凡能引起肺动脉高压的疾病均应与 IPH 进行鉴别。

## 六、治疗

因特发性肺动脉高压的病因不明，治疗主要针对血管收缩、内膜损伤、血栓形成及心功能不全等方面进行，旨在恢复肺血管的张力、阻力和压力，改善心功能，增加心排血量，提

高生活质量。鉴于肺动脉高压患者治疗方法的复杂性，建议肺动脉高压患者到专科医疗机构接受治疗。非肺血管病专业医师在接诊肺动脉高压患者后，建议尽量将患者转送到专科医师处进行治疗。如因病情危重不宜转诊，应及时请专科医师会诊。

**（一）药物治疗**

1. 血管舒张药

（1）钙拮抗剂：钙拮抗剂仅对大约 20% 的 IPH 患者有效，使用剂量通常较大，如硝苯地平 150mg/d，应用时要特别注意药物的不良反应。急性血管扩张药物试验结果阳性是应用钙拮抗剂治疗的指征。

（2）前列环素：不仅能扩张血管降低肺动脉压，长期应用尚可逆转肺血管改建。但常用的前列环素如依前列醇半衰期很短，须持续静脉滴注。现在已有半衰期长能皮下注射的曲前列尼尔，口服的贝前列素，口服和吸入的伊洛前列素。

（3）一氧化氮：NO 吸入是一种仅选择性地扩张肺动脉而不作用于体循环的治疗方法。但是由于 NO 的作用时间短，加上外源性 NO 的毒性问题，从而限制了其在临床上的使用。

（4）内皮素受体拮抗剂：多项临床试验结果都证实了该药可改善肺动脉高压患者的临床症状和血流动力学指标，提高运动耐量，改善生活质量和存活率，常用非选择性内皮素受体拮抗剂波生坦 62.5～125mg，每日 2 次。

2. 抗凝治疗　抗凝治疗并不能改善患者的症状，但在某些方面可延缓疾病的进程，从而改善患者的预后。华法林作为首选的抗凝药。

3. 其他治疗　当出现右心衰竭、肝瘀血及腹腔积液时，可用强心、利尿药治疗。使用地高辛，对抗钙拮抗剂引起心肌收缩力降低的不良反应。

**（二）肺或心肺移植**

疾病晚期可以行肺或心肺移植治疗。

（陈永彪）

# 第八节　胸膜疾病

## 一、胸腔积液

胸膜腔是位于肺和胸壁之间的一个潜在的腔隙。在正常情况下，脏胸膜和壁胸膜表面上有一层很薄的液体，在呼吸运动时起润滑作用。胸膜腔和其中的液体并非处于静止状态，在每一次呼吸周期中，胸膜腔形状和压力均有很大变化，使胸腔内液体持续滤出和吸收，并处于动态平衡。任何因素使胸膜腔内液体形成过快或吸收过缓，即产生胸腔积液。以往认为，胸腔积液的交换完全取决于流体静水压和胶体渗透压之间的压力差，脏胸膜薄的动物（如兔），其壁胸膜主要由肋间动脉供血，毛细血管压高；而脏胸膜由肺动脉供血，毛细血管压低，所以受压力的驱动，液体从壁胸膜滤过进入胸膜腔，脏胸膜以相仿的压力将胸腔积液回吸收。但是，自从 20 世纪 80 年代以后，由于发现脏胸膜厚的动物（包括人类）其壁胸膜间皮细胞间存在淋巴管微孔（stomas），脏胸膜由体循环的支气管动脉和肺循环供血，对胸腔积液的产生和吸收的机制达成共识，即胸腔积液从壁胸膜和脏胸膜的体循环血管由于压力梯度通过有渗漏性的胸膜进入胸膜腔，然后通过壁胸膜的淋巴管微孔经淋巴管回吸收，这一形式类似于机体的任何间质腔。正常情况下脏胸膜对胸腔积液循环的作用较小。

壁胸膜的流体静水压约 $30cmH_2O$，而胸腔内压约 $-5cmH_2O$，其流体静水压差等于 $30-(-5)=35cmH_2O$，故液体从壁胸膜的毛细血管向胸腔内移动。与流体静水压相反的压力是胶体渗透压，血浆胶体渗透压约 $34cmH_2O$。胸腔积液含有少量蛋白质，其胶体渗透压约 $5cmH_2O$，产生的胶体渗透压梯度为 $34-5=29cmH_2O$。因此，流体静水压与胶体渗透压的梯度差为 $35-29=6cmH_2O$，故液体从壁胸膜的毛细血管进入胸腔。由于脏胸膜液体移动的净梯度接近零，故胸腔积液主要由壁层淋巴管微孔重吸收。胸腔积液滤过胸腔上部大于下部，吸收则主要在横膈和胸腔下部纵隔胸膜。

（一）病因和发病机制

胸腔积液是常见的内科问题，肺、胸膜和肺外疾病均可引起。临床上常见的病因和发病机制有以下几个：

1. 胸膜毛细血管内静水压增高　充血性心力衰竭、缩窄性心包炎、血容量增加、上腔静脉或奇静脉受阻可使胸膜毛细血管内静水压增高，产生胸腔漏出液。

2. 胸膜通透性增加　胸膜炎症（肺结核、肺炎）、结缔组织病（系统性红斑狼疮、类风湿关节炎）、胸膜肿瘤（恶性肿瘤转移、间皮瘤）、肺梗死、膈下炎症（膈下脓肿、肝脓肿、急性胰腺炎）等可使胸膜通透性增加，产生胸腔渗出液。

3. 胸膜毛细血管内胶体渗透压降低　低蛋白血症、肝硬化、肾病综合征、急性肾小球肾炎、黏液性水肿等可使胸膜毛细血管内胶体渗透压降低，产生胸腔漏出液。

4. 壁胸膜淋巴引流障碍　癌症淋巴管阻塞、发育性淋巴管引流异常等产生壁胸膜淋巴引流障碍，产生胸腔渗出液。

5. 损伤　主动脉瘤破裂、食管破裂、胸导管破裂等，产生血胸、脓胸和乳糜胸。

6. 医源性　药物、放疗、消化内镜检查和治疗、支气管动脉栓塞术、卵巢过度刺激综合征、液体负荷过大、冠状动脉搭桥手术、骨髓移植、中心静脉置管穿破和腹膜透析等，都可以引起渗出性或漏出性胸腔积液。

（二）临床表现

1. 症状　呼吸困难是最常见的症状，多伴有胸痛和咳嗽。呼吸困难与胸廓顺应性下降、患侧膈肌受压、纵隔移位、肺容量下降刺激神经反射有关。病因不同，其症状有所差别。结核性胸膜炎多见于青年人，常有发热、干咳、胸痛，随着胸腔积液量的增加胸痛可缓解，但可出现胸闷、气促。恶性胸腔积液多见于中年以上患者，一般无发热，胸部隐痛，伴有消瘦和呼吸道或原发部位肿瘤的症状。炎性积液多为渗出性，常伴有咳嗽、咳痰、胸痛及发热。心力衰竭所致胸腔积液为漏出液，有心功能不全的其他表现。肝脓肿所伴右侧胸腔积液可为反应性胸膜炎，亦可为脓胸，多有发热和肝区疼痛。症状也和积液量有关，积液量少于 $0.3\sim0.5L$ 时症状多不明显，大量积液时心悸及呼吸困难更加明显。

2. 体征　与积液量有关。少量积液时，可无明显体征，或可触及胸膜摩擦感及闻及胸膜摩擦音。中至大量积液时，患侧胸廓饱满，触觉语颤减弱，局部叩诊浊音，呼吸音减低或消失。可伴有气管、纵隔向健侧移位。肺外疾病，如胰腺炎和类风湿关节炎等，引起的胸腔积液多有原发病的体征。

（三）辅助检查

1. 诊断性胸腔穿刺和胸腔积液检查　诊断性胸腔穿刺和胸腔积液检查对明确积液性质及病因诊断均至关重要，大多数积液的原因通过胸腔积液分析可确定。疑为渗出液必须进行胸腔穿刺，如有漏出液病因则避免胸腔穿刺。不能确定时也应进行胸腔穿刺抽液检查。

（1）外观：漏出液透明清亮，静置不凝固，比重 < 1.016 ~ 1.018。渗出液多呈草黄色，稍混浊，易有凝块，比重 > 1.018。血性胸腔积液呈洗肉水样或静脉血样，多见于肿瘤、结核和肺栓塞；乳状胸腔积液多为乳糜胸；巧克力色胸腔积液考虑阿米巴肝脓肿破溃入胸腔的可能；黑色胸腔积液可能为曲霉感染；黄绿色胸腔积液见于类风湿关节炎；厌氧菌感染胸腔积液常有臭味。

（2）细胞：胸膜炎症时，胸腔积液中可见各种炎症细胞及增生与退化的间皮细胞。漏出液细胞数常少于 $100 \times 10^6/L$，以淋巴细胞与间皮细胞为主。渗出液的白细胞常超过 $500 \times 10^6/L$。脓胸时白细胞多达 $10\,000 \times 10^6/L$ 以上。中性粒细胞增多时提示为急性炎症；淋巴细胞为主则多为结核性或肿瘤性；寄生虫感染或结缔组织病时嗜酸性粒细胞常增多。胸腔积液中红细胞超过 $5 \times 10^6/L$ 时，可呈淡红色，多由恶性肿瘤或结核所致。胸腔穿刺损伤血管亦可引起血性胸腔积液，应谨慎鉴别。红细胞超过 $100 \times 10^6/L$ 时应考虑创伤、肿瘤或肺梗死。血细胞比容大于外周血血细胞比容50%以上时为血胸。

恶性胸腔积液中约有40% ~ 90%可查到恶性肿瘤细胞，反复多次检查可提高检出率。胸腔积液标本有凝块应固定，切片行组织学检查。胸腔积液中恶性肿瘤细胞常有核增大且大小不一、核畸变、核深染、核浆比例失常及异常有丝核分裂等特点，应注意鉴别。胸腔积液中间皮细胞常有变形，易误认为肿瘤细胞。结核性胸腔积液中间皮细胞常低于5%。

（3）pH和葡萄糖：正常胸腔积液 pH 接近 7.60，pH 降低可见于不同原因的胸腔积液，脓胸、食管破裂、类风湿性积液 pH 常降低；pH < 7.0 仅见于脓胸以及食管破裂所致胸腔积液。结核性和恶性积液也可降低。

正常胸腔积液中葡萄糖含量与血中含量相近。漏出液与大多数渗出液葡萄糖含量正常；而脓胸、类风湿关节炎、系统性红斑狼疮、结核和恶性胸腔积液中含量可 < 3.3mmol/L。若胸膜病变范围较广，使葡萄糖及酸性代谢产物难以透过胸膜，葡萄糖和 pH 均较低，提示肿瘤广泛浸润，其胸腔积液肿瘤细胞发现率高，胸膜活检阳性率高，胸膜固定术效果差，患者存活时间亦短。

（4）病原体：胸腔积液涂片查找细菌及培养，有助于病原诊断。结核性胸膜炎胸腔积液沉淀后做结核分枝杆菌培养，阳性率仅20%，巧克力色胸腔积液应镜检阿米巴滋养体。

（5）蛋白质：渗出液的蛋白含量较高（ > 30g/L），胸腔积液/血清比值 > 0.5。漏出液蛋白含量较低（ < 30g/L），以清蛋白为主，黏蛋白试验（Rivalta 试验）阴性。

（6）类脂：乳糜胸的胸腔积液呈乳状混浊，离心后不沉淀，苏丹Ⅲ染成红色；甘油三酯含量 > 1.24mmol/L，胆固醇不高，脂蛋白电泳可显示乳糜微粒，多见于胸导管破裂。假性乳糜胸的胸腔积液呈淡黄或暗褐色，含有胆固醇结晶及大量退变细胞（淋巴细胞、红细胞），胆固醇多大于 5.18mmol/L，甘油三酯含量正常。与陈旧性积液胆固醇积聚有关，见于陈旧性结核性胸膜炎、恶性胸腔积液、肝硬化和类风湿关节炎胸腔积液等。

（7）酶

1）渗出液乳酸脱氢酶（LDH）含量增高， > 200U/L，且胸腔积液/血清 LDH 比值 >

0.6。LDH活性是反映胸膜炎症程度的指标，其值越高，表明炎症越明显。LDH > 500U/L常提示为恶性肿瘤或胸腔积液已并发细菌感染。

2）胸腔积液淀粉酶升高可见于急性胰腺炎、恶性肿瘤等。急性胰腺炎伴胸腔积液时，淀粉酶溢漏致使该酶在胸腔积液中含量高于血清中含量。部分患者胸痛剧烈、呼吸困难，可能掩盖其腹部症状，此时胸腔积液淀粉酶已升高，临床诊断应予注意。淀粉酶同工酶测定有助于肿瘤的诊断，如唾液型淀粉酶升高而非食管破裂，则恶性肿瘤可能性极大。

3）腺苷脱氨酶（ADA）在淋巴细胞内含量较高。结核性胸膜炎时，因细胞免疫受刺激，淋巴细胞明显增多，故胸腔积液中ADA多高于45U/L。其诊断结核性胸膜炎的敏感度较高。HIV合并结核患者ADA不升高。

（8）免疫学检查：结核性胸膜炎胸腔积液 $\gamma$ 干扰素多大于200pg/ml。系统性红斑狼疮及类风湿关节炎引起的胸腔积液中补体 $C_3$、$C_4$ 成分降低，且免疫复合物含量增高。系统性红斑狼疮胸腔积液中抗核抗体滴度可达1：160以上。

（9）肿瘤标志物：癌胚抗原（CEA）在恶性胸腔积液中早期即可升高，且比血清更显著。若胸腔积液CEA > 20μg/L或胸腔积液/血清CEA > 1，常提示为恶性胸腔积液，其敏感性为40%~60%，特异性为70%~88%。胸腔积液端粒酶测定与CEA相比，其敏感性和特异性均大于90%。近年还开展了许多肿瘤标志物检测，如糖链肿瘤相关抗原、细胞角蛋白19片段、神经元特异烯醇酶等，可作为鉴别诊断的参考。联合检测多种标志物可提高阳性检出率。

2. X线检查　X线改变与积液量和是否有包裹或粘连有关。极小量的游离性胸腔积液，胸部X线仅见肋膈角变钝；积液量增多时显示有向外侧、向上的弧形上缘的积液影。平卧时积液散开，使整个肺野透亮度降低。大量积液时患侧胸部致密影，气管和纵隔推向健侧。液气胸时有气液平面。积液时常遮盖肺内原发病灶，故复查胸片应在抽液后，可发现肺部肿瘤或其他病变。包裹性积液不随体位改变而变动，边缘光滑饱满，多局限于叶间或肺与膈之间。肺底积液可仅有膈肌升高或形状的改变。

3. CT检查　CT检查可显示少量的胸腔积液、肺内病变、胸膜间皮瘤、胸内转移性肿瘤、纵隔和气管旁淋巴结等病变，有助于病因诊断。CT扫描诊断胸腔积液的准确性，在于能正确鉴别支气管肺癌的胸膜侵犯或广泛转移，良性或恶性胸膜增厚，对恶性胸腔积液的病因诊断、肺癌分期与选择治疗方案至关重要。

4. 超声检查　超声探测胸腔积液的灵敏度高，定位准确。临床用于估计胸腔积液的深度和积液量，协助胸腔穿刺定位。B超引导下胸腔穿刺用于包裹性和少量的胸腔积液。

5. 胸膜活检　经皮闭式胸膜活检对胸腔积液病因诊断有重要意义，可发现肿瘤、结核和其他胸膜肉芽肿性病变。拟诊结核病时，活检标本除做病理检查外，还应做结核分枝杆菌培养。胸膜针刺活检具有简单、易行、损伤性较小的优点，阳性诊断率为40%~75%。CT或B超引导下活检可提高成功率。脓胸或有出血倾向者不宜做胸膜活检。如活检证实为恶性胸膜间皮瘤，1个月内应对活检部位行放射治疗。

6. 胸腔镜或开胸活检　经上述检查不能确诊者，必要时可经胸腔镜或剖胸直视下活检。由于胸膜转移性肿瘤87%在脏层，47%在壁层，故此项检查有积极的意义。胸腔镜检查对恶性胸腔积液的病因诊断率最高，可达70%~100%，为拟订治疗方案提供依据。通过胸腔镜能全面检查胸膜腔，观察病变形态特征、分布范围及邻近器官受累情况，且可在直视下多处活检,故诊断率较高,肿瘤临床分期亦较准确。临床上有少数胸腔积液的病因虽经上述诸种检查仍难以确定,如无特殊禁忌,可考虑剖胸探查。

7. 支气管镜 对有咯血或疑有气道阻塞者可行此支气管镜检查。

(四) 诊断与鉴别诊断

胸腔积液的诊断和鉴别诊断分 3 个步骤。

1. 确定有无胸腔积液 中量以上的胸腔积液诊断不难,症状和体征均较明显。少量积液(0.3L)仅表现为肋膈角变钝,有时易与胸膜粘连混淆,可行患侧卧位胸片,液体可散开于肺外带。体征上需与胸膜增厚鉴别,胸膜增厚叩诊浊音,听诊呼吸音减弱,但往往伴有胸廓扁平或塌陷、肋间隙变窄、气管向患侧移位、语音传导增强等体征。B 超、CT 等检查可确定有无胸腔积液。

2. 区别漏出液和渗出液 诊断性胸腔穿刺可区别积液的性质。漏出液外观清澈透明,无色或浅黄色,不凝固;而渗出液外观颜色深,呈透明或混浊的草黄色或棕黄色,或血性,可自行凝固。两者划分标准多根据比重(以 1.018 为界)、蛋白质含量(以 30g/L 为界)、细胞数(以 $500 \times 10^6$/L 为界)界定,小于以上界限为漏出液,反之为渗出液,但其诊断的敏感性和特异性较差。目前多根据 Light 标准,尤其对蛋白质浓度在 25～35g/L 者,符合以下任何 1 条可诊断为渗出液;①胸腔积液/血清蛋白比例 >0.5;②胸腔积液/血清 LDH 比例 >0.6;③胸腔积液 LDH 水平大于血清正常值高限的 2/3。此外,诊断渗出液的指标还有胸腔积液胆固醇浓度 >1.56mmol/L,胸腔积液/血清胆红素比例 >0.6,血清－胸腔积液清蛋白梯度 <12g/L。有些积液难以确切地划入漏出液或渗出液,见于恶性胸腔积液,系由于多种机制参与积液的形成。

3. 寻找胸腔积液的病因 漏出液常见病因是充血性心力衰竭,多为双侧胸腔积液,积液量右侧多于左侧。强烈利尿可引起假性渗出液。肝硬化胸腔积液多伴有腹腔积液。肾病综合征胸腔积液多为双侧,可表现为肺底积液。低蛋白血症的胸腔积液多伴有全身水肿。腹膜透析胸腔积液类似于腹透液,葡萄糖高,蛋白质 <1.0g/L。如不符合以上特点,或伴有发热、胸痛等症状,应行诊断性胸腔穿刺。

在我国渗出液最常见的病因为结核性胸膜炎,多见于青壮年,胸痛(积液增多后胸痛减轻或消失,但出现气急),并常伴有干咳、潮热、盗汗、消瘦等结核中毒症状,胸腔积液检查以淋巴细胞为主,间皮细胞 <5%,蛋白质多大于 40g/L,ADA 及 γ－干扰素增高,沉渣找结核分枝杆菌或培养可呈阳性,但阳性率仅约 20%。胸膜活检阳性率达 60%～80%,皮试强阳性。老年患者可无发热,结核菌素试验亦常阴性,应予注意。

类肺炎性胸腔积液系指肺炎、肺脓肿和支气管扩张感染引起的胸腔积液,如积液呈脓性则称为脓胸。患者多有发热、咳嗽、咳痰、胸痛等症状,血白细胞升高,中性粒细胞增加伴核左移。先有肺实质的浸润影,或肺脓肿和支气管扩张的表现,然后出现胸腔积液,积液量一般不多。胸腔积液呈草黄色甚或脓性,白细胞明显升高,以中性粒细胞为主,葡萄糖和 pH 降低,诊断不难。脓胸系胸腔内致病菌感染造成积脓,多与未能有效控制肺部感染,致病菌直接侵袭胸腔有关,常见细菌为金黄色葡萄球菌、肺炎链球菌、化脓性链球菌以及大肠埃希菌、肺炎克雷伯杆菌和假单胞菌等,且多合并厌氧菌感染,少数可由结核分枝杆菌或真菌、放线菌、诺卡菌等所致。急性脓胸常表现为高热、胸痛等;慢性脓胸有胸膜增厚、胸廓塌陷、慢性消耗和杵状指(趾)等。胸腔积液呈脓性、黏稠;涂片革兰染色找到细菌或脓液细菌培养阳性。

恶性肿瘤侵犯胸膜引起恶性胸腔积液，常由肺癌、乳腺癌和淋巴瘤直接侵犯或转移至胸膜所致，其他部位肿瘤包括胃肠道和泌尿生殖系统肿瘤。以 45 岁以上中老年人多见，有胸部钝痛、咳血丝痰和消瘦等症状，胸腔积液多呈血性、量大、增长迅速，CEA $> 20\mu g/L$，LDH $>500U/L$，胸腔积液脱落细胞检查、胸膜活检、胸部影像学、纤维支气管镜及胸腔镜等检查，有助于进一步诊断和鉴别。疑为其他器官肿瘤需进行相应检查。

（五）治疗

胸腔积液为胸部或全身疾病的一部分，病因治疗尤为重要。漏出液常在纠正病因后可吸收。

1. 结核性胸膜炎

（1）一般治疗：包括休息、营养支持和对症治疗。

（2）抽液治疗：由于结核性胸膜炎胸腔积液蛋白含量高，容易引起胸膜粘连，原则上应尽快抽尽胸腔内积液或肋间插细管引流。可解除肺及心、血管受压，改善呼吸，使肺功能免受损伤。抽液后可减轻毒性症状，体温下降，有助于使被压迫的肺迅速复张。大量胸腔积液者每周抽液 2～3 次，直至胸腔积液完全消失。首次抽液不要超过 700ml，以后每次抽液量不应超过 1 000ml，过快、过多抽液可使胸腔压力骤降，发生复张后肺水肿或循环衰竭。表现为剧咳、气促、咳大量泡沫状痰，双肺满布湿啰音，$PaO_2$ 下降，X 线显示肺水肿征。应立即吸氧，酌情应用糖皮质激素及利尿剂，控制液体入量，严密监测病情与酸碱平衡，有时需气管内插管机械通气。若抽液时发生头晕、冷汗、心悸、面色苍白、脉细等表现，应考虑"胸膜反应"，应立即停止抽液，使患者平卧，必要时皮下注射 0.1% 肾上腺素 0.5ml，密切观察病情，注意血压变化，防止休克。一般情况下，抽胸腔积液后，没必要胸腔内注入抗结核药物，但可注入链激酶等防止胸膜粘连。

（3）抗结核治疗。

（4）糖皮质激素：糖皮质激素的疗效不肯定。有全身毒性症状严重、大量胸腔积液者，在抗结核药物治疗的同时，可尝试加用泼尼松 30mg/d，分 3 次口服。待体温正常、全身毒性症状减轻、胸腔积液量明显减少时，即应逐渐减量直至停用。停药速度不宜过快，否则易出现反跳现象，一般疗程约 4～6 周。注意不良反应或结核播散，应慎重掌握适应证。

2. 类肺炎性胸腔积液和脓胸 类肺炎性胸腔积液一般积液量少，经有效的抗生素治疗后可吸收，积液多者应胸腔穿刺抽液，胸腔积液 pH $<7.2$ 应肋间插管引流。

脓胸治疗原则是控制感染、引流胸腔积液及促使肺复张，恢复肺功能。抗菌药物要足量，体温恢复正常后再持续用药 2 周以上，防止脓胸复发，急性期联合抗厌氧菌药物，全身及胸腔内给药。引流是脓胸最基本的治疗方法，反复抽脓或闭式引流。可用 2% 碳酸氢钠或生理盐水反复冲洗胸腔，然后注入适量抗生素及链激酶，使脓液变稀，便于引流。少数脓胸可采用肋间插管闭式引流。对有支气管胸膜瘘者不宜冲洗胸腔，以免引起细菌播散。慢性脓胸应改进原有的脓腔引流，也可考虑外科胸膜剥脱术等治疗。此外，一般支持治疗亦相当重要，应给予高能量、高蛋白及富含维生素的食物，纠正水、电解质紊乱及维持酸碱平衡。

3. 恶性胸腔积液 包括对原发病和胸腔积液的治疗。如部分小细胞肺癌所致胸腔积液全身化疗有一定疗效，纵隔淋巴结有转移者可行局部放射治疗。胸腔积液多为晚期恶性肿瘤常见并发症，其胸腔积液生长迅速，常因大量积液的压迫引起严重呼吸困难，甚至导致死亡。常需反复胸腔穿刺抽液，但反复抽液可使蛋白丢失太多，效果不理想。可选择化学性胸膜固定术，在抽吸胸腔积液或胸腔插管引流后，胸腔内注入博来霉素、顺铂、丝裂霉素等抗肿瘤药物或胸膜粘连剂、（如滑石粉等），可减缓胸腔积液的产生。也可胸腔内注入生物免疫调节剂，如短小棒状杆菌疫苗、白介素－2、干扰素、淋巴因子激活的杀伤细胞、肿瘤浸润性淋巴细胞等，可抑制恶性肿瘤细胞、增强淋巴细胞局部浸润及活性，并使胸膜粘连。此外，可胸腔内插管持续引流，目前多选用细管引流，具有创伤小、易固定、效果好、可随时胸腔内注入药物等优点。对插管引流后肺仍不复张者，可行胸－腹腔分流术或胸膜切除术。虽经上述多种治疗，恶性胸腔积液的预后不良。

## 二、气胸

胸膜腔是不含气体的密闭的潜在性腔隙。当气体进入胸膜腔造成积气状态时，称为气胸。气胸可分成自发性、外伤性和医源性三类。自发性气胸又可分成原发性和继发性，前者发生在无基础肺疾病的健康人，后者常发生在有基础肺疾病的患者，如慢性阻塞性肺疾病（COPD）。外伤性气胸系胸壁的直接或间接损伤引起，医源性气胸由诊断和治疗操作所致。气胸是常见的内科急症，男性多于女性，原发性气胸的发病率男性为（18～28）/10 万人口，女性为（1.2～6）/10 万人口。发生气胸后，胸膜腔内负压可变成正压，致使静脉回心血流受阻，产生程度不同的心、肺功能障碍。本节主要叙述自发性气胸。

### （一）病因和发病机制

正常情况下胸膜腔内没有气体，这是因为毛细血管血中各种气体分压的总和仅为 706mmHg，比大气压低 54mmHg。呼吸周期胸腔内压均为负压，系胸廓向外扩张、肺向内弹性回缩对抗产生的。胸腔内出现气体仅在 3 种情况下发生：①肺泡与胸腔之间产生破口，气体将从肺泡进入胸腔直到压力差消失或破口闭合；②胸壁创伤产生与胸腔的交通，也出现同样的结果；③胸腔内有产气的微生物。临床上主要见前两种情况。气胸时失去了负压对肺的牵引作用，甚至因正压对肺产生压迫，使肺失去膨胀能力，表现为肺容积缩小、肺活量减低、最大通气量降低的限制性通气功能障碍。由于肺容积缩小，初期血流量并不减少，产生通气/血流比例下降，导致动静脉分流，出现低氧血症。大量气胸时，由于失去负压吸引静脉血回心，甚至胸膜腔内正压对血管和心脏的压迫，使心脏充盈减少，心搏出量降低，引起心率加快、血压降低，甚至休克。张力性气胸可引起纵隔移位，致循环障碍，甚至窒息死亡。

原发性自发性气胸多见于瘦高体型的男性青壮年，常规 X 线检查肺部无显著病变，但可有胸膜下肺大疱，多在肺尖部，此种胸膜下肺大疱的原因尚不清楚，可能与吸烟、身高和小气道炎症有关，也可能与非特异性炎症瘢痕或弹性纤维先天性发育不良有关。

继发性自发性气胸多见于有基础肺部病变者，由于病变引起细支气管不完全阻塞，导致肺大疱破裂，如肺结核、COPD、肺癌、肺脓肿、肺尘埃沉着症及淋巴管平滑肌瘤病等。月经性气胸仅在月经来潮前后 24～72 小时内发生，病理机制尚不清楚，可能是胸膜上有异位子宫内膜破裂所致。妊娠期气胸可因每次妊娠而发生，可能与激素变化和胸廓顺应性改变有关。

脏胸膜破裂或胸膜粘连带撕裂，如其中的血管破裂可形成自发性血气胸。航空、潜水作业而无适当防护措施时，从高压环境突然进入低压环境，以及机械通气压力过高时，均可发生气胸。抬举重物用力过猛、剧咳、屏气、大笑等，都可能是促使气胸发生的诱因。

（二）临床类型

根据脏胸膜破裂情况不同及其发生后对胸腔内压力的影响，自发性气胸通常分为以下3种类型。

1. 闭合性（单纯性）气胸　胸膜破裂口较小，随肺萎缩而闭合，空气不再继续进入胸膜腔。胸膜腔内压接近或略超过大气压，测定时可为正压亦可为负压，视气体量多少而定。抽气后压力下降而不复升，表明其破裂口不再漏气。

2. 交通性（开放性）气胸　破裂口较大或因两层胸膜间有粘连或牵拉，使破口持续开放，吸气与呼气时空气自由进出胸膜腔。胸膜腔内压在 $0cmH_2O$ 上下波动；抽气后可呈负压，但观察数分钟，压力又复升至抽气前水平。

3. 张力性（高压性）气胸　破裂口呈单向活瓣或活塞作用，吸气时胸廓扩大，胸膜腔内压变小，空气进入胸膜腔；呼气时胸膜腔内压升高，压迫活瓣使之关闭，致使胸膜腔内空气越积越多，内压持续升高，使肺脏受压，纵隔向健侧移位，影响心脏血液回流（图 12 - 1）。此型气胸胸膜腔内压测定常超过 $10cmH_2O$，甚至高达 $20cmH_2O$，抽气后胸膜腔内压可下降，但又迅速复升，对机体呼吸循环功能的影响最大，必须紧急抢救处理。

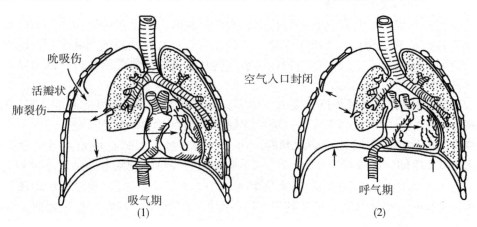

图 12 - 1　气胸机制示意图

（三）临床表现

气胸症状的轻重与有无肺基础疾病及功能状态、气胸发生的速度、胸膜腔内积气量及其压力大小三个因素有关。若原已存在严重肺功能减退，即使气胸量小，也可有明显的呼吸困难；年轻人即使肺压缩80%以上，有的症状亦可以很轻。

1. 症状　发病前，部分患者可能有持重物、屏气、剧烈体力活动等诱因，但多数患者在正常活动或安静休息时发生，偶有在睡眠中发病者。大多数起病急骤，患者突感一侧胸痛，针刺样或刀割样，持续时间短暂，继之胸闷和呼吸困难，可伴有刺激性咳嗽，系气体刺激胸膜所致。少数患者可发生双侧气胸，以呼吸困难为突出表现。积气量大或原已有较严重的慢性肺疾病者，呼吸困难明显，患者不能平卧。如果侧卧，则被迫使气胸侧在上，以减轻呼吸困难。

张力性气胸时胸膜腔内压骤然升高，肺被压缩，纵隔移位，迅速出现严重呼吸循环障碍。患者表情紧张、胸闷、挣扎坐起、烦躁不安、发绀、冷汗、脉速、虚脱、心律失常，甚至发生意识不清、呼吸衰竭。

2. 体征　取决于积气量的多少和是否伴有胸腔积液。少量气胸体征不明显，尤其在肺气肿患者更难确定，听诊呼吸音减弱具有重要意义。大量气胸时，气管向健侧移位，患侧胸部隆起，呼吸运动与触觉语颤减弱，叩诊呈过清音或鼓音，心或肝浊音界缩小或消失，听诊呼吸音减弱或消失。左侧少量气胸或纵隔气肿时，有时可在左心缘处听到与心跳一致的气泡破裂音，称 Hamman 征。液气胸时，胸内有震水声。血气胸如失血量过多，可使血压下降，甚至发生失血性休克。

为了便于临床观察和处理，根据临床表现把自发性气胸分成稳定型和不稳定型，符合下列所有表现者为稳定型，否则为不稳定型：①呼吸频率 <24 次/分；②心率 60～120 次/分；③血压正常；④呼吸室内空气时 $SaO_2 > 90\%$；⑤两次呼吸间说话成句。

3. 影像学检查　X 线胸片检查是诊断气胸的重要方法，可显示肺受压程度，肺内病变情况以及有无胸膜粘连、胸腔积液及纵隔移位等。气胸的典型 X 线表现为外凸弧形的细线条形阴影，称为气胸线，线外透亮度增高，无肺纹理，线内为压缩的肺组织。大量气胸时，肺向肺门回缩，呈圆球形阴影。大量气胸或张力性气胸常显示纵隔及心脏移向健侧。合并纵隔气肿在纵隔旁和心缘旁可见透光带。

肺结核或肺部慢性炎症使胸膜多处粘连，发生气胸时，多呈局限性包裹，有时气胸互相通连。气胸若延及下部胸腔，肋膈角变锐利。合并胸腔积液时，显示气液平面，透视下变动体位可见液面亦随之移动。局限性气胸在后前位胸片易遗漏，侧位胸片可协助诊断，或在 X 线透视下转动体位可发现气胸。

CT 表现为胸膜腔内出现极低密度的气体影，伴有肺组织不同程度的萎缩改变。CT 对于小量气胸、局限性气胸以及肺大疱与气胸的鉴别比 X 线胸片更敏感和准确。

气胸容量的大小可依据 X 线胸片判断。由于气胸容量近似肺直径立方与单侧胸腔直径立方的比率〔（单侧胸腔直径$^3$－肺直径$^3$）/单侧胸腔直径$^3$〕，侧胸壁至肺边缘的距离为 1cm 及 2cm 时，分别占单侧胸腔容量的 25% 及 50% 左右。故从侧胸壁与肺边缘的距离≥2cm 为大量气胸，<2cm 为小量气胸。如从肺尖气胸线至胸腔顶部估计气胸大小，距离≥3cm 为大量气胸，<3cm 为小量气胸。

（四）诊断和鉴别诊断

根据临床症状、体征及影像学表现，气胸的诊断通常并不困难。X 线或 CT 显示气胸线是确诊依据，若病情十分危重，无法搬动进行 X 线检查时，应当机立断在患侧胸腔体征最明显处试验穿刺，如抽出气体，可证实气胸的诊断。

自发性气胸患者，尤其是老年人和原有心、肺慢性疾病基础患者，临床表现酷似其他心、肺急症，必须认真鉴别。

1. 支气管哮喘与慢性阻塞性肺疾病　支气管哮喘与慢性阻塞性肺疾病均有不同程度的气促及呼吸困难，体征亦与自发性气胸相似，但支气管哮喘患者常有反复哮喘阵发性发作史，COPD 患者的呼吸困难多呈长期缓慢进行性加重。当哮喘及 COPD 患者突发严重呼吸困难、冷汗、烦躁，支气管舒张剂、抗感染药物等治疗效果不好，且症状加剧，应考虑并发气胸的可能，X 线检查有助鉴别。

2. 急性心肌梗死　急性心肌梗死患者亦有突然胸痛、胸闷，甚至呼吸困难、休克等临床表现，但常有高血压、冠状动脉粥样硬化性心脏病史。体征、心电图、X线检查、血清酶学检查有助于诊断。

3. 肺血栓栓塞症 大面积肺栓塞也可突发起病，呼吸困难、胸痛、烦躁不安，惊恐甚或濒死感，临床上酷似自发性气胸。但患者可有咯血、低热和晕厥，并常有下肢或盆腔血栓性静脉炎、骨折、手术后、脑卒中、心房颤动等病史，或发生于长期卧床的老年患者。体检、胸部X线检查可鉴别。

4. 肺大疱 位于肺周边的肺大疱，尤其是巨型肺大疱易被误认为气胸。肺大疱通常起病缓慢，呼吸困难并不严重，而气胸症状多突然发生。影像学上，肺大疱气腔呈圆形或卵圆形，疱内有细小的条纹理，为肺小叶或血管的残遗物。肺大疱向周围膨胀，将肺压向肺尖区、肋膈角及心膈角。而气胸则呈胸外侧的透光带，其中无肺纹理可见。从不同角度做胸部透视，可见肺大疱为圆形透光区，在大疱的边缘看不到发丝状气胸线，肺大疱内压力与大气压相仿，抽气后，大疱容积无明显改变。如误对肺大疱抽气测压，甚易引起气胸，须认真鉴别。

5. 其他 消化性溃疡穿孔、胸膜炎、肺癌、膈疝等，偶可有急起的胸痛、上腹痛及气促等，亦应注意与自发性气胸鉴别。

**（五）治疗**

自发性气胸的治疗目的是促进患侧肺复张、消除病因及减少复发。治疗具体措施有保守治疗、胸腔减压、经胸腔镜手术或开胸手术等。应根据气胸的类型与病因、发生频次、肺压缩程度、病情状态及有无并发症等适当选择。部分轻症者可经保守治疗治愈，但多数需做胸腔减压以助患侧肺复张，少数患者（约10%~20%）需手术治疗。

影响肺复张的因素包括患者年龄、基础肺疾病、气胸类型、肺萎陷时间长短以及治疗措施等。老年人肺复张时间通常较长；交通性气胸较闭合性气胸需时长；有基础肺疾病、肺萎陷时间长者肺复张时间亦长；单纯卧床休息肺复张时间显然较胸腔闭式引流或胸腔穿刺抽气为长。有支气管胸膜瘘、脏胸膜增厚、支气管阻塞者，均可妨碍肺复张，并易导致慢性持续性气胸。

1. 保守治疗 保守治疗主要适用于稳定型小量气胸、首次发生的症状较轻的闭合性气胸。应严格卧床休息，酌情予镇静、镇痛等药物。由于胸腔内气体分压和肺毛细血管内气体分压存在压力差，每日可自行吸收胸腔内气体容积（胸片的气胸面积）的1.25%~1.8%。高浓度吸氧可加快胸腔内气体的吸收，经鼻导管或面罩吸入10L/min的氧，可达到比较满意的疗效。保守治疗需密切监测病情改变，尤其在气胸发生后24~48小时内。如患者年龄偏大，并有肺基础疾病，如COPD，其胸膜破裂口愈合慢，呼吸困难等症状严重，即使气胸量较小，原则上不主张采取保守治疗。

此外，不可忽视肺基础疾病的治疗。如明确因肺结核并发气胸，应予抗结核药物；由肺部肿瘤所致气胸者，可先做胸腔闭式引流，待明确肿瘤的病理学类型及有无转移等情况后，再进一步做针对性治疗；COPD合并气胸者应注意积极控制肺部感染，解除气道痉挛等。

2. 排气疗法

（1）胸腔穿刺抽气：适用于小量气胸、呼吸困难较轻、心肺功能尚好的闭合性气胸患者。抽气可加速肺复张，迅速缓解症状。通常选择患侧胸部锁骨中线第2肋间为穿刺点，局限性气胸则要选择相应的穿刺部位。皮肤消毒后用气胸针或细导管直接穿刺入胸腔，随后连接于 50ml 或 100ml 注射器或气胸机抽气并测压，直到患者呼吸困难缓解为止。一次抽气量不宜超过 1 000ml，每日或隔日抽气 1 次。张力性气胸病情危急，应迅速解除胸腔内正压以避免发生严重并发症，紧急时亦需立即胸腔穿刺排气。无其他抽气设备时，为了抢救患者生命，可用粗针头迅速刺入胸膜腔以达到暂时减压的目的，亦可用粗注射针头在其尾部扎上橡皮指套，指套末端剪一小裂缝，插入胸腔做临时排气，高压气体从小裂缝排出，待胸腔内压减至负压时，套囊即行塌陷，小裂缝关闭，外界空气即不能进入胸膜腔。

（2）胸腔闭式引流：适用于不稳定型气胸、呼吸困难明显、肺压缩程度较重的交通性或张力性气胸。反复发生气胸的患者，无论其气胸容量多少，均应尽早行胸腔闭式引流。插管部位一般多取锁骨中线外侧第 2 肋间，或腋前线第 4 ~ 5 肋间，如为局限性气胸或需引流胸腔积液，则应根据 X 线胸片或在 X 线透视下选择适当部位进行插管排气引流。插管前，在选定部位先用气胸箱测压以了解气胸类型，然后在局麻下沿肋骨上缘平行做 1.5 ~ 2cm 皮肤切口，用套管针穿刺进入胸膜腔，拔去针芯，通过套管将灭菌胶管插入胸腔。亦可在切开皮肤后，经钝性分离肋间组织达胸膜，再穿破胸膜将导管直接送入胸膜腔。一般选用胸腔引流专用硅胶管或外科胸腔引流管。16 ~ 22F 导管适用于大多数患者，如有支气管胸膜瘘或机械通气的患者，应选择 24 ~ 28F 的大导管。导管固定后，另端可连接 Heimlich 单向活瓣或置于水封瓶的水面下 1 ~ 2cm，使胸膜腔内压力保持在 1 ~ 2cmH$_2$O 以下，插管成功则导管持续逸出气泡，呼吸困难迅速缓解，压缩的肺可在几小时至数天内复张。对肺压缩严重、时间较长的患者，插管后应夹住引流管分次引流，避免胸腔内压力骤降产生肺复张后肺水肿。如未见气泡溢出 1 ~ 2 天，患者气急症状消失、经透视或摄片见肺已全部复张时，可以拔除导管。有时虽未见气泡冒出水面，但患者症状缓解不明显，应考虑为导管不通畅，或部分滑出胸膜腔，需及时更换导管或做其他处理。

原发性自发性气胸经导管引流后，即可使肺完全复张。继发性者常因气胸分隔，单导管引流效果不佳，有时需在患侧胸腔插入多根导管。两侧同时发生气胸者，可在双侧胸腔做插管引流。若经水封瓶引流后未能使胸膜破口愈合，肺持久不能复张，可在引流管加用负压吸引装置。可用低负压可调节吸引机，如吸引机形成负压过大，可用调压瓶调节，一般负压为 −20 ~ −10cmH$_2$O，如果负压超过设置值，则空气由压办调节管进入调压瓶，因此胸腔所承受的吸引负压不会超过设置值，可避免过大的负压吸引对肺的损伤。

闭式负压吸引宜连续开动吸引机，如经 12 小时后肺仍未复张，应查找原因。如无气泡冒出，表示肺已复张，停止负压吸引，观察 2 ~ 3 天，经透视或胸片证实气胸未再复发后，即可拔除引流管，用凡士林纱布覆盖手术切口。

水封瓶应放在低于患者胸部的地方（如患者床下），以免瓶内的水反流进入胸腔。应用各式插管引流排气过程中，应注意严格消毒，防止发生感染。

3. 化学性胸膜固定术　由于气胸复发率高，为了预防复发，可胸腔内注入硬化剂，产生无菌性胸膜炎症，使脏胸膜和壁胸膜粘连，从而消灭胸膜腔间隙。主要适用于不宜手术或拒绝手术的下列患者：①持续性或复发性气胸者；②双侧气胸者；③合并肺大疱者；④肺功能不全，不能耐受手术者。常用硬化剂有多西环素、滑石粉等，用生理盐水 60 ~ 100ml 稀释后经胸腔导管注入，夹管 1 ~ 2 小时后引流；或经胸腔镜直视下喷洒粉剂。胸腔注入硬化剂前，尽可能使肺完全复张。为避免药物引起的局部剧痛，先注入适量利多卡因，让患者转动体位，充分麻醉胸膜，15 ~ 20 分钟后注入硬化剂。若一次无效，可重复注药。观察 1 ~ 3

天，经 X 线透视或摄片证实气胸已吸收，可拔除引流管。此法成功率高，主要不良反应为胸痛、发热。滑石粉可引起急性呼吸窘迫综合征，应用时应予注意。

4. 手术治疗 经内科治疗无效的气胸可为手术的适应证，主要适用于长期气胸、血气胸、双侧气胸、复发性气胸、张力性气胸引流失败者，胸膜增厚致肺膨胀不全或影像学有多发性肺大疱者。手术治疗成功率高，复发率低。

（1）胸腔镜：直视下粘连带烙断术促使破口关闭；对肺大疱或破裂口喷涂纤维蛋白胶或医用 ZT 胶；或用 Nd – YAG 激光或二氧化碳激光烧灼 <20cm 的肺大疱。电视辅助胸腔镜手术（VATS）可行肺大疱结扎、肺段或肺叶切除，具有微创、安全等优点。

（2）开胸手术：如无禁忌，亦可考虑开胸修补破口，肺大疱结扎，手术过程中用纱布擦拭胸腔上部壁胸膜，有助于促进术后胸膜粘连。若肺内原有明显病变，可考虑将肺叶或肺段切除。

5. 并发症及其处理

（1）脓气胸：由金黄色葡萄球菌、肺炎克雷伯杆菌、铜绿假单胞菌、结核分枝杆菌以及多种厌氧菌引起的坏死性肺炎、肺脓肿以及干酪样肺炎可并发脓气胸，也可因胸穿或肋间插管引流所致。病情多危重，常有支气管胸膜瘘形成。脓液中可查到病原菌。除积极使用抗生素外，应插管引流，胸腔内生理盐水冲洗，必要时尚应根据具体情况考虑手术。

（2）血气胸：自发性气胸伴有胸膜腔内出血常与胸膜粘连带内血管断裂有关，肺完全复张后，出血多能自行停止，若继续出血不止，除抽气排液及适当输血外，应考虑开胸结扎出血的血管。

（3）纵隔气肿与皮下气肿：由于肺泡破裂逸出的气体进入肺间质，形成间质性肺气肿。肺间质内的气体沿血管鞘可进入纵隔，甚至进入胸部或腹部皮下组织，导致皮下气肿。张力性气胸抽气或闭式引流后，亦可沿针孔或切口出现胸壁皮下气肿，或全身皮下气肿及纵隔气肿。大多数患者并无症状，但颈部可因皮下积气而变粗。气体积聚在纵隔间隙可压迫纵隔大血管，出现干咳、呼吸困难、呕吐及胸骨后疼痛，并向双肩或双臂放射。疼痛常因呼吸运动及吞咽动作而加剧。患者发绀、颈静脉怒张、脉速、低血压、心浊音界缩小或消失、心音遥远、心尖部可听到清晰的与心跳同步的"咔嗒"声（Hamman 征）。X 线检查于纵隔旁或心缘旁（主要为左心缘）可见透明带。皮下气肿及纵隔气肿随胸腔内气体排出减压而自行吸收。吸入浓度较高的氧可增加纵隔内氧浓度，有利于气肿消散。若纵隔气肿张力过高影响呼吸及循环，可做胸骨上窝切开排气。

（陈永彪）

# 第九节　心肺复苏

心肺复苏（cardiac pulmonary resuscitation，CPR）是指针对心跳呼吸骤停采取的抢救措施。随着技术的进步，许多患者往往能够恢复自主呼吸和循环，但是长时间心搏骤停后导致缺血缺氧性脑病，却成为影响预后的严重障碍。故有学者提出心肺脑复苏（cardiac pulmonary cerebral resuscitation，CPCR）的概念，旨在强调脑保护和脑复苏的重要性。目前多数文献中 CPR 和 CPCR 是通用的。

现代 CPR 的基本框架形成于 20 世纪 50—60 年代，其标志是确立了 CPR 的四大基本技术，即口对口人工呼吸、胸外心脏按压、体表电除颤和肾上腺素等药物的应用。经过近半个世纪的发展，CPR 技术日臻完善。

## 一、定义

明确心搏骤停的定义，对掌握复苏术的适应证有重要的参考价值。从不同的临床角度看，对心搏骤停的定义不完全相同。

（1）世界卫生组织于 1975 年在日内瓦召开会议，对心搏骤停做出如下定义：发病或受伤后 24 小时内心脏停搏。

（2）1980 年，根据美国每年约有 500 000 人死于冠状动脉硬化性心脏病，其中约 60% 死于发病后 1 小时内。美国心脏病学会为冠心病患者心搏骤停所作定义是：冠心病发病后 1 小时内心脏停搏，为心搏骤停。

任何慢性病患者在死亡时，心脏都要停搏，这应称为"心脏停搏"，而非"骤停"。这两个名词有本质上的不同。晚期癌症患者消耗殆尽，终至死亡，心脏停搏，是必然的结果。这类死亡应归于"生物死亡"；而由于心搏骤停，患者处于"临床死亡"。前者无法挽救，而后者应积极组织抢救，并有可能复苏成功。

## 二、病因

引起心搏骤停的病因主要为心脏本身原因，也可是非心脏病因。

### （一）易致心搏骤停的疾病

1. 心脏病　心脏病中以冠心病最易引起心搏骤停，其他，如瓣膜病变、心肌病、高度房室传导阻滞、某些先天性心脏病等也可以引起心搏骤停。

2. 非心脏病　引起心搏骤停的原因，如触电、溺水、某些药物中毒等。

### （二）引起心搏骤停的直接原因

最常见的是心室颤动。文献上报道可高达 60% ~ 80%。80% 较可靠，因为不少心搏骤停患者的心律往往要等 8 ~ 10 分钟才明确。例如心电监视屏上为一条直线，但如果是由于综合心电向量波与监护电极轴成 90°，投影就是直线，即所谓"隐性室颤"，变动监护电极轴，可以显示出室颤。其他直接使心室骤停的为室性自搏心律、心电 – 机械分离等。

## 三、临床表现和诊断

心搏骤停后，最突出的是深度昏迷和扪不到大动脉搏动。其他如瞳孔散大也是重要的表征，但是有其他因素可以影响它的舒缩，如吞服大量有机磷杀虫剂，虽已心搏骤停，但瞳孔并不立即散大。相反如已用了大量阿托品抢救，心脏并未停搏，瞳孔可以散大到边缘。呼吸在心脏停搏后，尚能维持奋力呼吸数秒，甚至数十秒，这是由于中脑部分尚存有含氧血液，所以还可以短时间刺激呼吸中枢。发绀是心脏、呼吸骤停后出现的体征。

判断心脏是否已突然停搏，凭深度昏迷和扪不到大动脉搏动两个特征就可以下结论，立即开始抢救。切勿依靠听诊器反复听，更不应用心电示波器来判断。因为心搏骤停后，复苏术开始的迟早与成活率的关系至关重要，必须分秒必争。

### 四、复苏程序

早在 1960 年前后，Safar 就将心肺复苏程序归纳为三阶段，目前仍得到普遍认可。三阶段即基本生命支持（basic life support，BLS）、进一步生命支持（advanced life support，ALS）和复苏后处理（post – resuscitation care）。基本生命支持阶段指心搏骤停发生后就地进行的抢救，基本目的是在尽可能短的时间里进行有效的人工循环和人工呼吸，为心脑提供最低限度的血流灌注和氧供。BLS 大多在没有任何设备的情况下进行，即所谓徒手心肺复苏。

进一步生命支持阶段指由专业医务人员在心跳呼吸骤停现场，或在向医疗机构转送途中进行的抢救。此阶段已有可能借助一些仪器设备和药品实施更有效的抢救，例如进行电击除颤、建立人工气道和实施人工通气、开通静脉通路和应用复苏药物等。

复苏后处理阶段指自主循环恢复后，在 ICU 等场所实施的进一步综合治疗措施，主要内容是以脑复苏或脑保护为中心的全身支持疗法。

#### （一）基本生命支持

1. 心跳呼吸停止的判断　心跳呼吸停止的判断越迅速越好，只需进行患者有无应答反应、呼吸及心跳三方面的判断。院内急救可能略有区别（如监测下的心搏骤停），但也应避免不必要的延误，如找听诊器听心音、量血压、接 ECG、检查瞳孔等。

（1）判断患者有无反应：循环停止 10 秒钟，大脑因缺氧而发生昏迷，故意识消失是心搏骤停的首要表现。判断意识消失的方法是拍打或摇动患者，并大声呼唤。

（2）判断有无呼吸：心跳停止者大多呼吸停止，偶尔也可有叹息样或不规则呼吸，有些患者则有明显气道梗阻表现。判断的方法是，用眼睛观察胸廓有无隆起的同时，施救者将自己的耳面部靠近患者口鼻，感觉和倾听有无气息。判断时间不应超过 10 秒钟。若不能肯定，应视为呼吸不正常，立即采取复苏措施。

（3）判断有无心跳：徒手判断心跳停止的方法是触摸颈总动脉搏动，首先用示指和中指触摸到甲状软骨，向外侧滑到甲状旁沟即可。也应在 10 秒钟内完成。

近年来，触摸颈动脉搏动判断心跳的方法受到质疑，原因在于即使是受过训练的医务人员，也很难在短时间内准确判断脉搏，从而导致复苏的延误甚至放弃。2005 年指南协调会议的意见是，对于非医疗专业的公众进行心肺复苏训练时，可教导他们只要发现患者无反应，即可视为心跳停止，立即开始复苏步骤。专业医务人员施救时，可先检查脉搏，但时间不超过 10 秒钟；若 10 秒钟内不能确定存在脉搏与否，立即进行胸外按压。

2. 胸外按压　胸外按压通过提高胸腔内压力和直接压迫心脏产生血流。按压产生的血流可为心肌和脑组织提供一定水平的血流灌注，对于恢复自主循环和减轻脑缺氧损害至关重要。尤其在停跳倒地时间超过 5 分钟以上的患者，有效胸外按压可增加电除颤成功的可能性。目前认为，高质量的胸外按压是复苏成功的关键。其要点如下：①按压部位为胸骨下半部分的中间，直接将手掌置于胸部中央相当于双乳头连线水平即可；②按压手法是施救者用一只手的掌根置于按压点，另一手掌重叠于其上，手指交叉并翘起，双肘关节与胸骨垂直，利用上身的重力快速下压胸壁；③按压的频率 >100 次/分，深度必须 >5cm；④按压和放松时间大致相当，放松时手掌不离开胸壁，但必须让胸廓充分回弹；⑤按压/通气比在单人施救时统一为 30 : 2，适于对从小儿（除新生儿外）到成人的所有停跳者进行 CPR。因小儿停跳多系窒息所致，故专业急救人员对婴儿及青春期前儿童进行双人 CPR 时，可采用 15 :

2 的按压/通气比。新生儿 CPR 时，对氧合和通气的要求远远高于胸外按压，故保留 3∶1 按压/通气比；⑥不要依赖颈动脉或股动脉搏动来评估按压是否有效。为了保障高质量的胸外按压，除用力和快速按压以外，必须最大限度地减少按压中断的次数和时间。正确的胸外按压极易疲劳，多人施救应尽可能轮换进行，以免影响按压质量。一般约 2 分钟应轮换 1 次，可利用轮换时间进行心律检查。

3. 开放气道　心搏骤停后，昏迷的患者舌根、软腭及会厌等口咽软组织松弛后坠，必然导致上呼吸道梗阻。解除上呼吸道梗阻的基本手法有：

（1）仰头抬颏法：施救者一手置于患者额头，轻轻使头部后仰，另一手置于其颏下，轻轻抬起使颈部前伸。

（2）托颌法：施救者的示指及其他手指置于下颌角后方，向上和向前用力托起，并利用拇指轻轻向前推动颏部使口张开。托颌法适用于怀疑存在颈椎损伤（如高处坠落伤、头颈部创伤、浅池跳水受伤等）患者。

绝大多数口腔软组织导致的气道梗阻，通过以上手法便可解除。效果不佳时，应查找其他导致梗阻的原因。若口腔内可见固体异物，应立即用手指清除。患者若戴有义齿，已经破损或不能恰当固位者，应该取出，但固定良好的完好义齿可保留，以维持口腔的整体外形，便于面罩加压通气时的有效密闭。

4. 人工呼吸　包括口对口和口对鼻人工通气。

（1）口对口和口对鼻人工通气：口对口人工通气是 CPR 的基本技术之一，施救者一手捏住患者的鼻子，另一手推起患者颏部保持气道开放，眼睛观察胸部运动。平静吸气（不必深吸气）后，用口包住患者口腔向里吹气。吹气时间 1 秒钟左右，观察到胸部隆起即可。对口腔严重创伤而不能张开者、口对口通气无法密闭者或溺水者在水中施救等，可采用口对鼻通气。无论采取何种方式通气，均要求连续进行 2 次后立即进行胸外按压。

（2）应用气囊 - 面罩进行人工通气：院内 CPR 时一般用气囊 - 面罩进行人工通气。单人进行气囊 - 面罩通气时，施救者一只手用拇指和示指扣压面罩，中指及其他手指抬起下颌，另一只手捏气囊，技术要求颇高，且容易疲劳。双人操作则容易保障有效地开放气道和通气。无论单人还是双人操作，通气量只需使胸廓隆起即可，频率保持在 8 ~ 10 次/分，避免快速和过分用力加压通气。

（二）进一步心脏生命支持

1. 体表电除颤

（1）早期体表电除颤是心搏骤停后存活的关键，其理由如下：①目击下心搏骤停最常见的初始心律是室颤；②电击除颤是治疗室颤的有效手段；③除颤成功的可能性随时间推移而迅速降低（从患者倒地至首次电击的时间每延迟 1 分钟，死亡率增加 7% ~ 10%）；④若不能及时终止室颤，有可能在数分钟内转变为心室停顿等更加难治的心律失常。

（2）除颤器的类型：除颤机制是以一定能量电流瞬间通过心肌，使绝大部分心肌细胞发生同步去极化，从而恢复窦性节律。目前用于心搏骤停抢救的除颤器均为非同步体表除颤器，有手动除颤器和自动体表除颤器（automated external defibrillators，AEDs）两大类，按所输出的除颤电流特征又可分为单相波除颤器和双相波除颤器。双相波除颤是近年来应用日益广泛的技术，其优点是除颤成功率高、除颤电能小，从而造成的心肌损害轻微，已逐渐取代单相波除颤。AEDs 是专门为非急救专业人员设计的一种小型便携式除颤器，适用于公众场所或家庭，近年来也有主张在医院的普通医疗区域广泛配置。

（3）电除颤的适应证：室颤/无脉搏的室速（可电击性心律）是电除颤治疗的适应证。没有证据表明电除颤对治疗心室停顿等（非可电击性心律）有益。相反，重复电击可能导致心肌损害。目前除颤器一般具有快速监测和诊断功能，确定是否存在室颤，不必进行盲目除颤。

（4）电击除颤的技术要领

1）除颤电极：有手柄式和粘贴式两种，一般手动式除颤器多用手柄式电极，使用前需涂导电胶以减少与胸壁的电阻抗。AEDs 多用粘贴式电极。两个电极并无左右正负之分。最常用的电击安放部位是胸骨心尖位（sternalapical position），电极分别置于胸骨右缘第 2 肋间和左缘第 5 肋间腋中线。AEDs 的粘贴式电极常用前后位，电极位置分别为左侧心前区和背部左肩胛骨下角处。

2）除颤剂量（电击能量）：不同除颤仪和除颤波形所需要的电能不同，双相切角指数波用 150～200J，双相直线波用 120J，单相波初始及后续电击均采用 360J（先前建议由 200J、300J 到 360J 依次递增）。一般除颤器均在显著位置标明有效除颤电能，不了解所使用设备的有效剂量范围时，首次电击用 200J，其后选用相同或更大剂量。若电击成功除颤后室颤复发，再次电击采用先前成功除颤的电能进行。

3）电击前的 CPR：对倒地时间 5 分钟以上的患者，或所有非目击下的心搏骤停患者，均先进行 2 分钟（5 个 30：2 周期）的 CPR，再进行电除颤。院内停跳一般发生于监测下或目击下，可考虑首先进行电除颤。

4）电击次数：对所有室颤/无脉搏的室速电除颤治疗时，均采用单次电击策略。单次电除颤完毕立即恢复 CPR，首先行胸外心脏按压，完成 5 个 30：2 周期（约 2 分钟）的 CPR 后，再停止 CPR 检查是否恢复自主心律及脉搏。

2. 呼吸管理　在 ACLS 阶段，控制呼吸道和保障充分通气仍然是重要的任务。可利用辅助器械开放气道。常用辅助器械分为基本气道设备和高级气道设备两种。①基本气道设备：指口咽通气道和鼻咽通气道，分别经口和鼻孔放置，深入到咽部，将后坠的舌根等软组织推开，从而解除梗阻。怀疑颅底骨折时，应避免选用鼻咽通气道设备。②高级气道设备：包括气管内导管、食管气管联合导管（combitube）和喉罩（laryngeal mask）三种。一般认为，气管内导管是心搏骤停时管理气道的最佳方法，后两者可作为有效的替代措施。但进行气管内插管等操作时必须中断胸外按压，应尽可能缩短按压中断时间。究竟选用何种方法；取决于心搏骤停现场的条件，以及施救者的经验和能力。放置高级气道后便可连接呼吸机或呼吸囊进行辅助或控制通气。通气频率保持在 8～10 次/分，不必考虑通气/按压比，也无须中断胸外按压。呼吸兴奋剂的应用并不重要，因为多数情况下呼吸停止的原因是大脑血流灌注中断，只要及时重新建立自主循环和大脑血流灌注，自主呼吸常常最先恢复。

3. 建立复苏用药途径　抢救心搏骤停的用药途径有 3 种：静脉途径、骨髓腔途径、气管途径。一般优先采用静脉途径，静脉通路难以建立或根本无法建立时，考虑采用后两者。

（1）静脉途径：又分为外周静脉和中心静脉 2 种。与外周静脉比较，经中心静脉用药血浆药物峰浓度高、循环时间短。但中心静脉置管操作需要中断 CPR，并且有许多并发症。外周静脉置管快捷简便，一般作为首选。为了促进药物尽快进入中心循环，经外周静脉用药须推注 20ml 生理盐水，并抬高肢体 10～20 秒钟。

（2）骨髓腔途径：过去一般认为骨髓腔途径仅适用于无法建立血管通路的儿童患者，现已证明在成人也同样有效。经骨髓腔用药达到充分血浆浓度的时间与中心静脉相当。目前国外已有用于成人骨髓腔穿刺置管的套针上市。此外，骨髓腔途径也可以用于抽取骨髓进行静脉血气分析、电解质和血红蛋白浓度等检测。

（3）气管途径：某些抢救药物可通过气管给予。但是通过气管给药所达到的血浆药物浓度难以准确预知，最佳用药剂量也不完全明了。已证明CPR时气管内应用肾上腺素的剂量，是静脉用药剂量的3~10倍。故肾上腺素气管内给药时，单次剂量为3mg，用至少10ml的注射用水稀释后应用。已经证明，用注射用水稀释较生理盐水吸收更佳。

4. 心肺复苏期间的静脉输液　如果心搏骤停与大量液体丧失导致的低血容量有关，应及时补液以迅速恢复血容量。对正常血容量的心搏骤停患者是否需要常规输液，尚无人类研究的资料。实验性VF动物的研究结果既不能支持也不拒绝常规静脉输液。无低血容量存在时，过量输注液体似乎并无益处。复苏期间建立静脉通路的主要目的是用药。除非明确存在低血糖，一般应避免输注含葡萄糖溶液。输注含糖液体容易引起高血糖，从而加重停跳后的神经学不良。

5. 复苏药物

（1）肾上腺素：目前仍被推荐作为心搏骤停的标准缩血管药首选使用。其α肾上腺能受体活性导致体循环血管收缩，从而提高冠状动脉和脑灌注压，增加心脑血流量，有利于自主循环恢复和保护脑功能。肾上腺素的用法是1mg静脉或骨髓腔内注射，每3~5分钟重复1次。若静脉通路未能及时建立，可通过气管导管使用肾上腺素，剂量为2~2.5mg。一般不推荐大剂量应用肾上腺素，特殊情况下考虑使用更高剂量（如β肾上腺素受体阻滞药或钙拮抗剂中毒等）。有时自主循环恢复后仍然需要用肾上腺素输注维持血压，应细心调节输注速率，以达到合适的血压水平，剂量过大可能导致心动过速和加重心肌缺血，并可能诱发VF和VT。

（2）血管加压素：是天然的抗利尿激素，大剂量时刺激血管平滑肌上的V1受体，产生强效缩血管作用。目前没有足够证据支持将血管加压素常规作为肾上腺素的替代，或与肾上腺素联合使用。在1mg肾上腺素不能恢复自主循环时，可考虑应用血管加压素40U静脉注射，也可以用血管加压素40U代替首剂肾上腺素使用。血管加压素可能在心室停顿的治疗时更有效果。

（3）胺碘酮：是作用于心肌细胞膜的抗心律失常药，通过对钠、钾和钙等离子通道的影响发挥作用。与安慰剂和利多卡因比较，胺碘酮应用于3次电击后仍持续VF的患者，可提高存活入院率。用于人类或动物VF和（或）血流动力学不稳定的VT时，可能改善对电击除颤的反应。因此，胺碘酮可用于对CPR、电击除颤和缩血管药等治疗无反应的VF或无脉搏VT患者，初始剂量为300mg，用5%葡萄糖液稀释到20ml静脉或骨髓腔内注射，随后可追加150mg。

（4）利多卡因：是一种相对安全的抗心律失常药，但用于心搏骤停的抢救治疗，其短期或长期效果均没有得到证实。近年来的研究发现，利多卡因用于心搏骤停，自主循环恢复率低于胺碘酮，而心室停顿的发生率高于后者。故目前仅推荐在没有胺碘酮时应用利多卡因抢救心搏骤停。顽固性VF/VT而无胺碘酮可供使用时，可考虑静脉注射利多卡因100mg，1~1.5mgVF/VT持续存在，每隔5~10分钟追加0.5~0.75mg/kg，第1小时的总剂量不超过 3mg/kg。

（5）硫酸镁：镁缺乏时补充镁剂是有益的，但心搏骤停时常规使用镁剂的价值没有得到肯定。对院外成人心搏骤停患者的研究也未证实 CPR 时常规应用镁剂能够增加自主循环恢复。有一些证据显示，顽固性 VF 时应用镁剂有益。镁剂使用的指征包括：①对电击无效的顽固性 VF 并可能有低镁血症；②快速室性心律失常并可能有低镁血症；③尖端扭转型室性心动过速；④洋地黄中毒。对电击无效的顽固性 VF，静脉注射硫酸镁的初始剂量为 2g（8mmol），1～2 分钟注射完毕，10～15 分钟后可酌情重复。镁离子抑制血管平滑肌收缩，引起血管扩张和与剂量相关的低血压，通常时间短暂，对输液和缩血管药等治疗反应良好。

（6）阿托品：阿托品是 M 型胆碱能受体拮抗剂，可阻断迷走神经对窦房结和房室结的作用，增加窦房结自主节律性，促进房室结传导。没有资料证实院外院内心搏骤停时使用阿托品有无益处，但有应用阿托品后成功治疗心室停顿的报道。其应用指征为：①心室停顿；②节律＜60 次/分的无脉搏电活动；③血流动力学不稳定的窦性、房性或交界性心动过缓。成人心室停顿和节律＜60 次/分无脉搏电活动时，用阿托品 3mg 静脉注射 1 次。

（7）钙剂：钙离子在心肌细胞收缩机制中有重要作用，但是极少有资料支持心搏骤停后应用钙剂能够提供任何益处。注射钙剂后的高血钙对于缺血心肌和受损脑细胞的恢复反而可能有害。仅在一些特殊情况下需及时补钙：①高钾血症；②低钙血症；③钙拮抗剂中毒。初始剂量为 10% 氯化钙 10ml（含 $Ca^{2+}$ 6.8mmol）静脉注射，必要时可重复。静脉推注过快可减慢心律，导致心律失常，心搏骤停时可加快推注速度。不宜与碳酸氢钠经同一通路输注。

（8）碳酸氢钠：心搏骤停后可出现混合性酸中毒，既有呼吸性因素，又有代谢性因素。恢复酸碱平衡的最有效方法是通过良好的胸外按压以支持组织灌注和心排血量，争取迅速恢复自主循环，同时进行恰当的人工通气。

很少有资料支持心搏骤停期间应用碱剂治疗，应用碳酸氢钠反而有许多副作用。仅在严重代谢性酸中毒时才进行纠正酸中毒治疗，而在心搏骤停和 CPR（尤其院外停跳）期间，或自主循环恢复后阶段，均建议常规应用碳酸氢钠。复苏后动脉血气分析显示 pH＜7.1（BE－10mmol/L 以下）时可考虑应用碳酸氢钠。有以下情况时可考虑积极应用：①存在危及生命的高钾血症或高血钾引起的停跳；②原有严重的代谢性酸中毒；③三环类抗抑郁药中毒。

应用碳酸氢钠的初始剂量为 1mmol/kg 静脉滴注，是否需要重复应根据血气分析的结果决定。也不必要完全纠正酸中毒，以免发生医源性碱中毒。

（三）复苏后处理

复苏后处理是指自主循环恢复后采取的进一步治疗措施，应该在 ICU 进行。近年来提出心搏骤停后综合征（post-cardiac arrest syndrome）的概念，强调以脑为中心的综合性加强治疗。严格意义上讲，脑保护（brain protection）和脑复苏（brain resuscitation）是两个不同的概念。前者指缺血前应用药物或采取措施预防脑损害发生，后者则是已发生全脑缺血后采取措施来预防和治疗缺血性脑损害。但目前在临床实践中，两者的具体措施并无大的差别。尽管脑保护和脑复苏是当前的研究热点，提出了不少假说和措施，效果肯定者不多。迄今为止，尚无任何具有循证医学证据支持的特定脑复苏药物正式投入临床应用。而治疗性轻度低温疗法是唯一得到证实并获得推荐的有效措施。复苏后处理的主要内容有：体温管理

（包括高热的控制和轻度低温疗法）、呼吸支持、循环支持、抽搐和肌阵挛的处理及血糖控制。

1. 心搏骤停对脑血流灌注及脑功能的影响　全脑停循环后的血流灌注分为3个阶段：①心搏骤停时为无血流灌注（no flow）期（5分钟以上停跳，即使自主血流恢复，仍有血流灌注障碍）；②短暂的脑充血期（30分钟左右）；③延迟性的全脑或多灶性低灌注（low-flow）期。

在无灌注期发生的病理生理改变包括：①ATP依赖性 $Na^+$-$K^+$泵功能障碍，细胞膜去极化；②谷氨酸释放；③经N-methyl-D-aspartate（NIN/IDA）受体介导，造成兴奋性损伤；④导致钙内流，细胞内钙水平升高；⑤激活一系列第二信使，增加钙通透性和谷氨酸释放，从而放大损伤；⑥通过与线粒体呼吸链相互作用而增加氧自由基形成；⑦多种酶类的激活（脂酶、蛋白酶和核酸酶等）。

在心脏复跳、恢复脑血流灌注后，损害仍在继续。重新获得氧作为酶促氧化反应的底物，因线粒体功能障碍，产生再氧合损伤。再氧合损伤是一系列的瀑布样生化反应，包括铁离子、氧自由基、NO、儿茶酚胺、氨基酸等释放以及钙移位等。最终结果是线粒体损伤和DNA断裂，易受损脑部位的易受损神经元死亡（凋亡），形成缺血缺氧性脑病。

一般而言，最容易受累的部位包括大脑皮质的大投射神经元、小脑的Purkinje细胞和海马的CA-1区域，大脑皮质下区域（如脑干和下丘脑）则更能耐受缺氧。

2. 体温管理

（1）低温脑保护的可能机制：实验研究表明，低温治疗可以作用于缺血缺氧性脑损害病理生理进程的多个靶点，主要包括：①延缓最初的ATP消耗速率；②降低兴奋性神经递质的释放；③改变细胞内信使的活性；④减轻血脑屏障的破坏；⑤减轻炎症反应；⑥改变基因表达和蛋白质合成；⑦降低细胞内钙浓度；⑧改变谷氨酸受体调节。

（2）高热的治疗：对复苏后72小时内的体温升高均应进行积极的治疗。心搏骤停后最初24小时内发生高热甚为常见。研究表明，体温在37℃以上时，每升高1℃，不良神经学结局的风险便增加。故应该采用药物或主动性降温等方法将体温控制在正常范围。对于复跳后血流动力学稳定、自发出现的轻度低温（>34℃），也不必主动升温。

（3）治疗性轻度低温疗法：是指对心搏骤停后恢复自主循环而仍然昏迷的患者采取的一种轻度降温措施。大型随机临床试验证实，对于初始心律为室颤的院外停跳、复苏后仍处于昏迷状态的成人患者，数分钟或数小时内开始，将体温控制在32~34℃，持续12~24小时，可以改善神经学结局和提高存活率。另有证据显示，对初始心律为PEA/心室停顿的患者实施治疗性低温，也能够改善治疗终点指标（血乳酸水平及氧摄取等）和神经学功能，而不增加并发症发生率。轻度治疗性低温的实施要点如下：

1）适应证：院外室颤性停跳、恢复自主循环后仍无意识的成人患者，院外非可电击性（PEA/心室停顿）停跳、复苏后仍昏迷的成人患者，低温治疗也可能有益。

2）目标温度和时间：中心体温控制在32~34℃，降温开始时间越早越好，至少持续12~24小时。

3）降温方法：体表降温一般利用降温毯或降温头盔等设备进行，方法简便无创，但达到目标体温时间长，有时甚至难以达到。静脉输注冷液体降温可以更快地将中心体温精确控制在目标体温。研究较多的是采用静脉快速输注冷却的晶体溶液（生理盐水或乳酸林格液）。文献报道，输注 2L 冷却到 4℃ 的生理盐水 30 分钟后，可以使体温平均下降 1.5℃。

4）并发症：低温治疗可能增加感染的发病率、心血管功能不稳定、凝血功能障碍、血糖升高及电解质紊乱（低磷血症和低镁血症等），应做相应处理。低温过程中容易发生寒战，可酌情应用镇静剂进行处理。

5）复温：低温治疗期（12～24 小时）应使体温逐渐恢复到正常水平，每小时回升 0.25～0.5℃ 为宜。复温过程中应始终避免出现高热。

3. 自主循环恢复后的呼吸支持　自主循环恢复后缺氧和高碳酸血症均可能增加再次停跳或继发性脑损伤的风险，故保障充分的氧供和维持正常 $P_ACO_2$ 水平是复苏后呼吸管理的基本目标。心跳停止时间短暂的患者，若自主呼吸功能完善，不需要进行气管内插管和机械通气，但短时间内应继续经面罩或鼻导管给氧。对复跳后存在任何程度脑功能障碍的患者，均应进行气管内插管，以保障气道通畅及便于机械通气。已插管者应予保留，并检查导管位置是否正确。完全无自主呼吸或自主呼吸恢复不完善者应该实施机械通气。已有资料证明，心跳停止后过度通气引起的低碳酸血症，可导致脑血管收缩，降低脑血流量，从而加重脑缺血。过度通气还升高气道压，增加内源性 PEEP，导致脑静脉压和颅内压升高，进而降低脑血流。应使 $P_ACO_2$ 维持在正常水平，并同时调节吸氧浓度以达到充分的动脉氧合。

4. 自主循环恢复后的循环支持　自主循环复苏后的早期阶段大多仍然需要应用缩血管药维持血压，应该加强血流动力学监测，一般应该进行动静脉穿刺置管以便监测直接动脉压和中心静脉压，必要时采用有创性或无创性心排血量检测。

目前尚无确切资料提示应将复苏后血压和血流动力学参数控制在何种水平，能够获得最佳的存活结局。但有资料证明，自主循环恢复后最初 2 小时，平均动脉压水平高于 100mmHg 的患者，与低于 100mm 者比较，神经学功能恢复更佳。考虑到全脑缺血后可能发生脑水肿，需要更高的脑灌注压才能维持充分的脑血流，适当提高血压水平是合理的，至少不应低于患者平时的血压水平。

5. 控制抽搐/肌阵挛　成人心搏骤停自主循环恢复后，抽搐/肌阵挛发生率为 5%～15%，其中 40% 的患者处于昏迷状态。抽搐时脑代谢增加 4 倍，癫痫发作时颅内压升高，均加重脑损伤。故复苏期间任何时候发生的抽搐/肌阵挛均应积极控制。可选用苯二氮䓬类、苯妥英钠、丙泊酚或巴比妥类药，近年来较多应用丙泊酚持续静脉输注。上述药物均可导致低血压，须恰当应用，并加强循环监测。不主张常规使用肌肉松弛剂。

6. 自主循环恢复后的血糖控制　复苏后高血糖与不良的神经学预后之间有强烈相关性。成人危重患者应用胰岛素将血糖严格控制在 4.4～6.1mmol/L（80～110mg/dl）的范围，具有显著降低住院死亡率等多种益处。目前还没有专门就心搏骤停后患者的血糖控制进行随机对照的临床研究。故尚不能肯定将此类患者血糖控制在何种目标水平最为恰当。值得注意的是，复苏后的昏迷患者存在发生低血糖后不容易被及时发现的风险。一般认为，可参考普通危重患者的强化胰岛素治疗策略，用胰岛素将血糖控制在 <8.3mmol/L（150mg/dl）水平是合理的。

7. 脑复苏的转归（结局）　根据格拉斯哥 - 匹兹堡脑功能表现计分（CPC）将脑复苏的转归划分为 5 级。

（1）脑功能完好：患者清醒警觉，有工作和正常生活能力；可能有轻度心理及神经功能缺陷、轻度语言障碍、不影响功能的轻度偏瘫或轻微脑神经功能异常。

（2）中度脑功能残障：患者清醒，可在特定环境中部分时间工作或独立完成日常活动，可能存在偏瘫、癫痫发作、共济失调、构音困难、语言障碍、永久性记忆或心理改变。

（3）严重脑功能残障：患者清醒，因脑功能损害依赖他人的日常帮助，至少存在有限的认知力，脑功能异常的表现各不相同，或可以行动、严重记忆紊乱或痴呆，或瘫痪而仅依赖眼睛交流，如闭锁综合征。

（4）昏迷及植物性状态：无知觉，对环境无意识，无认知力，不存在与周边环境的语言或心理的相互作用。

1）植物性状态：是指具有睡眠－觉醒周期、丧失自我和环境意识、但保留部分或全部下丘脑－脑干自主功能一种临床状态。该状态可以是急慢性脑损害的恢复过程中的暂时表现，也可能是脑损害的不可逆永久性结局。植物性状态持续1个月以上称为持续植物性状态。

2）植物性状态的诊断标准包括：①没有自我和环境意识的任何表现，不能与他人交流；②对视觉、听觉、触觉或伤害性刺激不能发生持续的、可重复的、有目的或自发的行为反应；③没有语言理解或表达的证据；④存在具有睡眠觉醒周期的间断觉醒状态；⑤下丘脑－脑干自主功能保留充分，足以保障在医疗和护理下生存；⑥大小便失禁；⑦不同程度的存在脑神经反射（瞳孔对光反射、头－眼反射、角膜反射、前庭－眼反射和呕吐反射）和脊髓反射。

（5）死亡：确认的脑死亡或传统标准认定的死亡。其中脑功能完好和中度脑功能残障被认定为良好的神经学结局。

脑死亡：是全脑（包括脑干）功能不可逆性丧失的状态。其诊断包括先决条件、临床判定、确认试验和观察时间4个方面。①先决条件（昏迷原因明确、排除各种原因的可逆性昏迷）；②临床判定（深昏迷、脑干反射全部消失和无自主呼吸）；③确认试验（脑电图呈电静息、经颅多普勒超声无脑血流灌注或体感诱发电位P36以上波形消失）至少一项阳性；④观察时间原则为：首次判定后12小时复查无变化，方可判定。

（张红梅）

# 第十节　休克

休克是指由多种强烈的致病因素作用于机体引起的急性循环功能衰竭，以生命器官缺血缺氧或组织氧及营养物质利用障碍、进行性发展的病理生理过程为特征，以微循环灌注不足和细胞功能代谢障碍为主要表现的临床综合征，是最常见的重症。

## 一、休克的分型病因和发病机制

### （一）休克的分型

休克有多种分类方法，以按病因分类最为简明实用。包括：①低血容量性休克：主要包括创伤、烧伤、出血、失液等原因引起的休克；②分布性休克：主要包括感染性、神经源性、过敏性休克；③心源性休克：主要病因为心肌梗死、心律失常，在前负荷正常状态下，心脏泵功能减弱或衰竭引起的心排血量减少；④梗阻性休克：主要病因为腔静脉梗阻、心脏压塞、张力性气胸引起心脏内外流出道的梗阻引起心排血量减少。

1. 低血容量性休克 低血容量性休克是指各种原因引起的外源性和（或）内源性容量丢失而导致的有效循环血量减少、组织灌注不足、细胞代谢紊乱和功能受损的病理生理过程。主要发生在创伤引起的大血管损伤和肝、脾破裂，股骨干、骨盆骨折，以及胃、十二指肠溃疡、门脉高压食管静脉曲张、宫外孕破裂等引起的大出血。也见于不适当地使用脱水、利尿剂和高热造成超常情况的体液丢失，以及创伤、感染后坏死组织的分解产物、组胺、蛋白酶等造成的毛细血管通透性增加，使血浆渗漏至组织间隙等。低血容量性休克临床主要表现为中心静脉压、肺动脉嵌压降低，由于回心血量减少、心排血量下降所造成的低血压，以及通过神经体液调节引起外周血管收缩、血管阻力增加和心率加快以维持血压和保证组织灌注，血流动力学表现为"低排高阻"的低动力型循环。

2. 分布性休克 分布性休克的基本机制是由于血管收缩舒张调节功能异常，容量血管扩张，循环血容量相对不足导致的组织低灌注。主要包括感染性、神经源性和过敏性休克。其中感染性休克是临床最多见、发病机制最复杂、病情变化最凶险、死亡率最高的一类休克，是脓毒症进一步发展的结果。脓毒性休克的血流动力学有"高动力型"和"低动力型"两种表现。

3. 心源性休克 心源性休克的基本机制为心泵功能衰竭，心排血量下降导致的组织低灌注。该型休克主要的直接原因为心肌损害，如心肌梗死、心力衰竭等，也可在脓毒性休克后期与脓毒性休克并存，此外，心脏前后负荷过重、心脏机械性障碍、心外原因等均可导致心源性休克。

4. 梗阻性休克 梗阻性休克基本机制为血流的主要通道受阻，如腔静脉梗阻、心包缩窄或填塞、心瓣膜狭窄、肺动脉栓塞及主动脉夹层动脉瘤等。根据梗阻部位的不同再将其分为心内梗阻型和心外梗阻型休克，使临床治疗范围更加明确。

（二）病因和发病机制

1. 低血容量性休克 低血容量性休克的基本机制为循环容量的丢失，是由创伤性大出血、内脏破裂出血、感染、烧伤、呕吐、腹泻、利尿、大量抽腹腔积液或胸腔积液等原因，'使循环容量转移到体外所致的水和电解质丢失。

2. 分布性休克 分布性休克的基本机制为血管收缩舒张调节功能异常，其中以体循环阻力正常或增高为主要表现者；主要是由于容量血管扩张、循环血量相对不足所致。可见于脊髓损伤或麻醉药物过量等；而以体循环阻力降低为主要表现者，主要由感染因素所致，导致血液重新分布，也就是临床上所称的感染性休克。

3. 心源性休克 心源性休克的基本机制为泵功能衰竭，由于心脏泵功能衰竭而导致心排血量下降，引起的循环灌注不良、组织细胞缺血缺氧。绝对多数心源性休克既可以发生于心脏疾病进展恶化之后，也可以发生于急性心脏不良事件之后，导致心源性休克的原因主要有终末期心肌病、心力衰竭、急性心肌梗死和严重心律失常等。

4. 梗阻性休克 梗阻性休克的基本机制为血流的主要通道受阻，导致心排血量减少，氧输送下降而引起循环灌注不良、组织缺血缺氧。根据梗阻部位的不同，对回心血量和心排血量分别产生影响。其中腔静脉的梗阻、肺动脉栓塞、张力性气胸、机械通气应用PEEP时使上腔静脉和下腔静脉受压、心瓣膜狭窄和心室流出道的梗阻（如主动脉夹层动脉瘤）等原因可以使心排血量下降。

## 二、休克的病理生理

虽然引起休克的原因不同，不同类型休克也各有其特点，但生命器官组织微循环灌流量不足是多数休克共同的发病学基础。休克时持续的低灌流状态必将导致重要器官的功能、代谢紊乱，引起细胞膜功能失常，细胞代谢障碍，最终导致细胞死亡。由生理学上决定组织器官血液灌流的因素可知，休克时组织器官低灌流的基本环节不外乎影响灌注和流出两大方面。①灌注不足，组织器官的血液灌流首先取决于灌注压，即体循环动脉压，因为这是促使血流通过一切脏器的动力。灌注压又受血容量、心排血量和外周血管阻力的影响。因此，凡是使血容量锐减、心排血量严重不足以及外周血管阻力突然降低（即血管容积增加）的情况，就会使灌注压降低而引起休克，而血容量减少、心排血量严重不足、外周血管容积扩大这三个因素也正是休克发生的始动环节。②流通不畅，组织器官良好的血液供应除灌注压正常外，还取决于毛细血管的舒缩状态以及微血流的流态。由于微循环是微动脉与微静脉之间微血管的血液循环，是循环系统中最基本的结构和功能单位，其在全身组织器官中数量多、分布广、容量大，毛细血管内表面积达 6 000m$^2$ 以上。正常时，在神经体液的调节下，毛细血管是交替开放的，大部分处于关闭状态，毛细血管血量仅占总血量的 6% 左右，如果全部开放，仅肝毛细血管就可以容纳全身血量。因此，该处毛细血管的功能状态会更多地影响到组织细胞处的血流供给和回心血量。

### （一）微循环改变

休克早期，在交感－肾上腺轴、肾素－血管紧张素系统作用下，外周血管收缩，因此，此阶段微循环血流特点是"少灌少流"。临床表现为四肢厥冷、黏膜和肤色苍白、冷汗、脉细速、脉压小、尿少。机体代偿特点是：①增，加心率以维持心排血量；②内脏器官血管选择性收缩以维持重要生命器官的灌注；③小动脉和静脉收缩，前者增加外周阻力，后者缩小静脉容积增加回心血量。

由于毛细血管前括约肌收缩，后括约肌相对开放，使毛细血管内流体静水压力下降，而有助于组织液回吸收以补充血容量。在休克初期，代偿的回吸收液每小时可达 50～120ml。在此阶段，如能及时去除病因、积极复苏，休克可较容易被纠正。随休克的进展，组织缺氧加重，大量酸性代谢产物堆积，舒血管物质如组胺、激肽、乳酸，特别是肌酐增多，使毛细血管前括约肌舒张。但由于微循环后括约肌对这些物质敏感性较低，处于相对收缩状态；或是由于微血栓形成，或血流滞缓、层流消失，使血液成分析出聚集，从而使后阻力增加，形成"多灌少流"的特点。结果是微循环内血流较前瘀缓，静水压和通透性也有所增加，血浆外渗、血液浓缩，加剧了组织细胞缺血缺氧，并使回心血量和心排血量进一步下降。临床主要表现是血压进行性下降、意识障碍、发绀、酸中毒。如果休克仍得不到纠正，上述损害不但进一步加剧，而且变成不可逆。此时细胞变性坏死，微循环内几乎完全被微血栓所填塞，血液"不流不灌"。此为休克晚期，即"DIC 期"。

### （二）代谢变化

首先是代谢异常，由于组织灌注不足和细胞缺氧，体内的无氧糖酵解成为能量的主要途径。其次是代谢性酸中毒，此时因微循环障碍而不能及时清除酸性代谢性产物，肝对乳酸的代谢能力也下降，使乳酸盐不断堆积，可致心率减慢、血管扩张和心排血量降低，呼吸加深、加快以及意识障碍。代谢性酸中毒和能量不足还影响细胞膜、核膜、线粒体膜等质膜的稳定及跨膜转导、运输和细胞吞饮及吞噬等功能。

（三）内脏器官的继发性损害

1. 肺　休克时，缺氧可使肺毛细血管内皮细胞和肺泡上皮受损，表面活性物质减少。复苏过程中，如大量使用库存血，则所含较多的微聚物可造成肺微循环栓塞。这些损害导致的结果将是部分肺泡萎陷和不张或被水肿液浸没、部分肺血管嵌闭或灌注不足，因此引起肺分流和无效腔通气增加。基于这些变化，临床上可表现出一系列呼吸困难的症状，如呼吸浅促、过度通气，严重时将出现急性呼吸衰竭和 ARDS。上述情况可以发生在休克期间或稳定后的 48～72 小时内。一旦发生 ARDS，后果极为严重，死亡率很高。

2. 肾　由于有效循环容量减少，血压下降，儿茶酚胺分泌增加，使肾的入球血管痉挛和肾滤过率明显下降而发生少尿。如平均压 <50mmHg（6.65kPa）则肾的滤过停止，并出现无尿。在生理情况下，肾血流量的 85% 灌注肾皮质的肾单位。休克时，肾内血流重新分布并转向髓质，因此不但尿量减少，而且可导致皮质区的肾小管缺血坏死，即发生急性肾衰竭。

3. 心　由于冠状动脉灌流的 80% 发生于舒张期，因此当心率过快而致舒张期过短或舒张期压力下降时，冠状动脉血流减少，由此导致的缺氧和酸中毒可造成心肌损害。当心肌微循环内血栓形成时，还可引起心肌的局灶性坏死。心肌含有较丰富的黄嘌呤氧化酶系统，是易遭受缺血 - 再灌注损伤的器官之一。此外，心肌对电解质的变化也相当敏感，钾、钠、钙均是心肌细胞动作电位发生中所必须依赖的电解质，电解质异常无疑将影响心肌的收缩功能。

4. 脑　脑组织灌流的基本条件是足够的灌注压和灌流量。脑血管平滑肌的舒缩功能主要受 $PCO_2$ 和 pH 影响，当 $PCO_2$ 增加和 pH 下降时，脑血管表现为扩张，使灌注量增加。另外，在低血压状态下，灌注压的维持主要依靠身体其他部位血管收缩，脑血管则被动受益。如果全身血压下降，则脑灌注压也难以维持。休克时，由于脑灌注压和血流量下降，将导致脑缺氧。缺氧、$CO_2$ 潴留和酸中毒会引起脑细胞肿胀、血管通透性增加而导致脑水肿和颅内压升高。临床上患者可出现各种意识障碍，轻者烦躁不安或淡漠；严重者可发生脑疝，患者陷入昏迷。

5. 胃肠道　在发生低血压和低灌注时，机体为了保证心、脑等重要生命器官的灌注，首先牺牲内脏和皮肤等部位的灌注而表现该部血管收缩。肠黏膜细胞也富含黄嘌呤氧化酶系统，在遭受缺血再灌流后，极易产生自由基损伤。缺血和再灌注损伤可导致胃肠道黏膜的糜烂、溃疡、出血、坏死和细菌、毒素移位。

6. 肝　休克时，当心排血量下降至基础值的 50% 时，肝动脉和门静脉的血流量分别减少 30%。这种变化主要是由于肝前血管阻力增加的结果。肝脏作为体内最重要的物质代谢场所、门脉系统总的接收器官和体内最大的单核 - 吞噬细胞系统，除受缺血和缺氧的损害，还会被当作来自胃肠道有害物质（如细菌、毒素）首当其冲被攻击的靶器官。在此过程中，网状内皮细胞（库普弗细胞）可被大量激活，由此所释放的炎性介质对脓毒症的形成有重要影响。组织学方面改变的主要表现是肝小叶中央出血、肝细胞坏死。生化方面的改变则是谷丙转氨酶、血氨升高和一系列反映代谢功能的指标下降。

### 三、休克的诊断和治疗

#### （一）临床表现

休克的临床表现和程度详见表 12-1。

表 12-1 休克的临床表现和程度

| 分期 | 程度 | 神志 | 口渴 | 皮肤色泽 | 皮肤温度 | 脉搏 | 血压 | 体表血管 | 尿量 |
|------|------|------|------|----------|----------|------|------|----------|------|
| 休克代偿期 | 轻度 | 清楚，痛苦表情 | 口渴 | 开始苍白 | 发凉 | >100次/分 | 收缩压正常或稍升高，脉压缩小 | 正常 | 正常 |
| 休克抑制期 | 中度 | 尚清，表情淡漠 | 很口渴 | 苍白 | 发冷 | 100~200次/分 | 收缩压为90~70mmHg脉压小 | 表浅静脉塌陷，毛细血管充盈迟缓 | 尿少 |
|  | 重度 | 意识模糊，甚至昏迷 | 非常口渴，可能无主诉 | 显著苍白，肢体青紫 | 厥冷 | 速而弱或摸不清 | 收缩压在70mmHg以下或测不到 | 毛细血管充盈非常迟缓 | 尿少或无尿 |

#### （二）诊断

作为临床综合征，休克的诊断常以低血压、微循环灌注不良、交感神经代偿性亢进等方面的临床表现为依据。

诊断条件：①有发生休克的病因；②意识异常；③脉搏快，＞100次/分，细或不能触及；④四肢湿冷，胸骨部位皮肤指压阳性，黏膜苍白或发绀，尿量＜17ml/h 或无尿；⑤收缩压＜80mmHg；⑥脉压＜20mmHg；⑦原有高血压者收缩压较原有水平下降30%以上。

凡符合①，以及②、③、④中的两项，和⑤、⑥、⑦中的一项者，休克的诊断即可成立。

#### （三）治疗

对于休克这个由不同原因引起、但有共同临床表现的综合征，应当针对引起休克的原因和休克不同发展阶段的重要生理紊乱采取相应的治疗。治疗休克的重点是恢复灌注和对组织提供足够的氧。治疗包括一般紧急治疗、补充血容量、积极处理原发病、纠正酸碱平衡失调、血管活性药物的应用、治疗 DIC 改善微循环、皮质类固醇和其他药物的应用等。

1. 低血容量性休克

（1）病因：主要发生在创伤引起的大血管损伤和肝、脾破裂，股骨干、骨盆骨折，以及胃、十二指肠溃疡、门脉高压食管静脉曲张、宫外孕破裂等引起的大出血。通常在迅速失血超过全身总血量的 20% 时，即出现休克。

（2）临床表现：精神状态改变，皮肤湿冷，尿量＜0.5ml/（kg·h），心率＞100次/分，收缩压下降（＜90mmHg 或较基础血压下降＞40mmHg）或脉压减少（＜20mmHg）。血流动力学指标：中心静脉压（CVP）＜5mmHg 或肺动脉楔压（PAWP）＜8mmHg 等指标。

（3）诊断

1）病史：容量丢失病史。

2）症状与体征：精神状态改变，皮肤湿冷，尿量＜0.5ml/（kg·h），心率＞100次/

分，收缩压下降（<90mmHg或较基础血压下降>40mmHg）或脉压减少（<20mmHg）。

3）血流动力学指标：中心静脉压（CVP）<5mmHg或肺动脉楔压（PAWP）<8mmHg等指标。

4）鉴别诊断：需与分布性休克、心源性休克等鉴别。

（4）治疗

1）病因治疗：尽快纠正引起容量丢失的病因是治疗低血容量性休克的基本措施。对于出血部位明确、存在活动性失血的休克患者，应尽快进行手术或介入止血。应迅速利用包括超声和CT手段在内的各种必要方法，检查与评估出血部位不明确、存在活动性失血的患者。

2）液体复苏：液体复苏治疗时可以选择晶体溶液（如生理盐水和等张平衡盐溶液）和胶体溶液（如白蛋白和人工胶体）。由于5%葡萄糖溶液很快分布到细胞内间隙，因此不推荐用于液体复苏治疗。①晶体液：液体复苏治疗常用的晶体液为生理盐水和乳酸林格液。生理盐水的特点是等渗，但含氯高，大量输注可引起高氯性代谢性酸中毒；乳酸林格液的特点在于电解质组成接近生理，含有少量的乳酸。一般情况下，其所含乳酸可在肝脏迅速代谢，大量输注乳酸林格液应该考虑到其对血乳酸水平的影响。②胶体液：临床上低血容量性休克复苏治疗中应用的胶体液主要有羟乙基淀粉和白蛋白、明胶和右旋糖苷，都可以达到容量复苏的目的。由于理化性质以及生理学特性不同，在应用安全性方面，包括凝血功能的影响、肾脏功能负担等方面，均需要密切关注。③复苏治疗时液体的选择：目前，尚无足够的证据表明晶体液与胶体液用于低血容量性休克液体复苏的疗效与安全性方面有明显差异。

3）输血治疗：输血及输注血制品在低血容量性休克中应用广泛。失血性休克时，丧失的主要是血液。但是，在补充血液容量的同时，并非需要全部补充血细胞成分，必须考虑到凝血因子的补充。浓缩红细胞临床输血指征为血红蛋白≤70g/L；血小板输注主要适用于血小板数量减少或功能异常伴有出血倾向的患者，血小板计数<50×10⁹/L，或确定血小板功能低下可考虑输注；输注新鲜冰冻血浆的目的是为了补充凝血因子的不足，大量失血时输注红细胞的同时应注意使用新鲜冰冻血浆；冷沉淀内含凝血因子V、Ⅷ、Ⅻ、纤维蛋白原等，适用于特定凝血因子缺乏所引起的疾病以及肝移植围术期肝硬化、食管静脉曲张等出血。对大量输血后并发凝血异常的患者及时输注冷沉淀可提高血循环中凝血因子及纤维蛋白原等凝血物质的含量，缩短凝血时间、纠正凝血异常。

4）血管活性药与正性肌力药：低血容量性休克的患者一般不常规使用血管活性药。临床通常仅对于足够的液体复苏后仍存在低血压或者输液还未开始的严重低血压患者才考虑应用血管活性药，首选多巴胺。

5）肠黏膜屏障功能的保护：肠黏膜屏障功能的保护包括循环稳定、尽早肠内营养、肠道特需营养支持，如谷氨酰胺的使用、微生物内稳态调整等。

6）体温控制：严重失血性休克合并低体温是一种疾病严重的临床征象，低体温（<35℃）可影响血小板的功能、降低凝血因子的活性、影响纤维蛋白的形成，增加创伤患者严重出血的危险性，是出血和病死率增加的独立危险因素。但是，合并颅脑损伤的患者控制性降温有一定的积极效果。

7）复苏评估指标：传统临床指标对于指导低血容量性休克治疗有一定的临床意义，但是不能作为复苏的终点目标。①氧输送与氧消耗：心脏指数>4.5L/（min·m²）、氧输送>

600ml/（min·m²）及氧消耗＞170ml/（min·m²）可作为包括低血容量性休克在内的损伤。②混合静脉氧饱和度（SvO₂）：SvO₂≥65%的变化可反映全身氧摄取，在理论上能表达氧供和氧摄取的平衡状态。③血乳酸：持续48小时以上的高水平血乳酸（＞4mmol/L）预示患者的预后不佳。血乳酸清除率比单纯的血乳酸值能更好地反映患者的预后。以达到血乳酸浓度正常（≤2mmol/L）为标准，复苏的第1个24小时血乳酸浓度恢复正常（≤2mmol/L）极为关键。④碱缺失：碱缺失可反映全身组织酸中毒的程度。碱缺失加重与进行性出血大多有关。对于碱缺失增加而似乎病情平稳的患者须细心检查是否存在进行性出血。⑤胃黏膜内pH（pHi）和胃黏膜内$CO_2$分压（PgCO₂）：PgCO₂正常值＜6.5kPa，P（g-a）$CO_2$正常值＜1.5kPa，PgCO₂或P（g-a）$CO_2$值越大，表示组织缺血越严重。

8）未控制出血的失血性休克复苏：未控制出血的失血性休克是低血容量性休克的一种特殊类型，对此类患者早期采用控制性复苏，收缩压维持在80~90mmHg，以保证重要脏器的基本灌注，并尽快止血；出血控制后再进行积极容量复苏。对合并颅脑损伤的多发伤患者、老年患者及高血压患者应避免控制性复苏。

2. 感染性休克

（1）病因：感染性休克由致病微生物引起，可继发于释放内毒素的革兰阴性杆菌为主的感染，如急性腹膜炎、胆道感染、急性肠梗阻及呼吸道或泌尿系感染等。

（2）发病机制：在感染所致的脓毒性休克中，起作用的主要是内毒素而并非细菌。内毒素在体内出现主要通过以下3个途径：①创伤导致单核-吞噬细胞系统功能损害和免疫功能下降；②胃肠黏膜屏障破坏，导致细菌和内毒素移位。③组织、器官感染。内毒素参与休克病理过程的主要机制是：①通过内毒素的主要成分类质A直接损伤组织细胞和脏器功能；②内毒素具有活化补体，刺激巨噬细胞释放TNF、IL-1、PGs等多种体液介质的能力，因此导致全身剧烈的炎症反应；③激活凝血系统、损伤血管内皮，加上微循环血流缓慢、黏滞度高，因此极易促使微血栓形成；④内毒素可以刺激交感神经和肾上腺髓质释放肾上腺素和去甲肾上腺素，并提高心血管系统对儿茶酚胺的敏感性和易损性。

（3）临床表现：感染性休克的临床表现见表12-2。

表12-2 感染性休克的临床表现

| 临床表现 | 冷休克（低动力型） | 暖休克（高动力型） |
| --- | --- | --- |
| 神志 | 躁动、淡漠或嗜睡 | 清醒 |
| 皮肤色泽 | 苍白、发绀或花斑样发绀 | 淡红或潮红 |
| 皮肤温度 | 湿冷或冷汗 | 比较温暖、干燥 |
| 毛细血管充盈时间 | 延长 | 1~2秒 |
| 脉搏 | 细速 | 慢、搏动清楚 |
| 脉（次/分） | ＜30 | ＞30 |
| 尿量（每小时） | ＜25ml | ＞30ml |

（4）诊断

1）全身炎症反应综合征（SIRS）：如出现两种或两种以上的下列表现，可以认为有这种反应的存在：①体温＞38℃或＜36℃；②心率＞90次/分；③呼吸频率＞20次/分，或$PaCO_2$＜32mmHg（4.3kPa）；④血白细胞＞10×10⁹/L，＜4×10⁹/L，或幼稚型细胞＞10%。

2）感染综合征（sepsis）：系由致病微生物所引起的 SIRS。

3）严重感染综合征（severe sepsis）：是指感染综合征伴有器官功能不全、组织灌注不良或低血压。

4）感染性休克（septic shock）：可以被认为是严重感染综合征的一种特殊类型。感染性休克的标准：①临床上有明确的感染；②有 SIRS 的存在；③收缩压 <90mmHg 或较原基础值下降的幅度超过 40mmHg 至少 1 小时，或血压依赖输液或药物维持；④有组织灌注不良的表现，如少尿（<30ml/h）超过 1 小时，或有急性神志障碍。

（5）治疗

1）早期液体复苏：一旦临床诊断严重感染或感染性休克，应尽快积极液体复苏，6 小时内达到复苏目标：①中心静脉压（CVP）8～12mmHg；②平均动脉压 >65mmHg；③尿量 >0.5ml/（kg·h）；④ScVO$_2$ 或 SvO$_2$ >70%。若液体复苏后 CVP 达 8～12mmHg，而 ScVO$_2$ 或 SvO$_2$ 仍未达到 70%，需输注浓缩红细胞使血细胞比容达到 30% 以上，或输注多巴酚丁胺以争取达到复苏目标。

2）应对所有严重脓毒症患者进行评估，确定是否有可控制的感染源存在。控制手段包括引流脓肿或局部感染灶、感染后坏死组织清创、摘除可引起感染的医疗器具或对仍存在微生物感染的源头控制。在确认脓毒性休克或严重脓毒症尚未出现脓毒性休克时，在 1 小时内尽早静脉使用抗生素治疗。在应用抗生素之前留取合适的标本，但不能为留取标本而延误抗生素的使用。

3）用天然/人工胶体或晶体液进行液体复苏：目前没有证据支持某种液体优于其他液体。液体复苏的初始治疗目标是使 CVP 至少达到 8mmHg（机械通气患者需达到 12mmHg），之后通常还需要进一步的液体治疗。

4）血管活性药物的使用：常用的药物包括去甲肾上腺素、多巴胺、血管加压素和多巴酚丁胺。去甲肾上腺素的常用剂量为 0.03～1.5μg/（kg·min）。但剂量超过 1.0μg/（kg·min），可由于对 β 受体的兴奋加强而增加心肌做功与氧耗。多巴胺作为感染性休克治疗的一线血管活性药物，多巴胺兼具多巴胺能与肾上腺素能 α 和 β 受体的兴奋效应，在不同的剂量下表现出不同的受体效应。小剂量［<5μg/（kg·min）］多巴胺主要作用于多巴胺受体，具有轻度的血管扩张作用。小剂量多巴胺有时有利尿作用，但并未显示出肾脏保护作用。中等剂量［5～10μg/（kg·min）］以 β$_1$ 受体兴奋为主，可以增加心肌收缩力及心率，从而增加心肌的做功与氧耗。大剂量多巴胺［10～20μg/（kg·min）］则以 α$_1$ 受体兴奋为主，出现显著的血管收缩。多巴酚丁胺既可以增加氧输送，同时也增加（特别是心肌的）氧消耗，因此在感染性休克治疗中一般用于经过充分液体复苏后心脏功能仍未见改善的患者；对于合并低血压者，宜联合应用血管收缩药物。其常用剂量为 2～20μg/（kg·min）。肾上腺素目前不推荐作为感染中毒性休克的一线治疗药物，仅在其他治疗手段无效时才可考虑尝试应用。

5）糖皮质激素：严重感染和感染性休克患者可考虑应用小剂量糖皮质激素。一般宜选择氢化可的松，每日补充量不超过 300mg，分为 3～4 次给予，持续输注不超过 3～5 天，当患者不再需要血管升压药时，建议停用糖皮质激素治疗。

6）血糖控制：对进入 ICU 后已初步稳定的重症脓毒症合并高血糖患者，推荐使用静脉胰岛素治疗控制血糖，使血糖控制在 8mmol/L 以下。

7）其他治疗：包括：①持续血液净化治疗；②预防应激性溃疡；③机械通气患者采用保护性通气策略；④预防深静脉血栓形成。

3．心源性休克

（1）诊断

1）有急性心肌梗死、急性心肌炎、原发或继发性心肌病、严重恶性心律失常、具有心肌毒性的药物中毒、急性心脏压塞以及心脏手术等病史。

2）早期患者烦躁不安、面色苍白、诉口干、出汗，但神志尚清；后逐渐出现表情淡漠、意识模糊、神志不清直至昏迷。

3）体检心率增快，常 > 120 次/分。收缩压 < 10.64kPa（80mmHg），脉压 < 2.67kPa（20mmHg），以后逐渐降低，严重时血压测不到。脉搏细弱，四肢厥冷，肢端发绀，皮肤出现花斑样改变。心音低纯，严重者呈单音律。尿量 < 17ml/h，甚至无尿。休克晚期出现广泛性皮肤、黏膜及内脏出血，即弥散性血管内凝血（DIC）的表现，以及多器官功能不全（MODS）。

4）血流动力学监测提示心脏指数（CI）降低、左心室舒张末压（LVEDP）升高等相应的血流动力学异常。

（2）治疗

1）一般治疗：①绝对卧床休息，胸痛由急性心肌梗死所致者，应有效止痛，如吗啡3 ~ 5mg，静注或皮下注射，可同时予地西泮、苯巴比妥。②建立有效的静脉通道，必要时行 Swan - Ganz 导管。持续心电、血压、血氧饱和度监测。留置导尿管监测尿量。③氧疗：持续鼻导管或面罩吸氧，一般为 4 ~ 6L/min，必要时气管内插管或气管切开，人工呼吸机辅助呼吸。

2）补充血容量：首选低分子右旋糖酐 250 ~ 500ml 静滴，或 0.9% 氯化钠液、平衡液500ml 静滴，最好在血流动力学监护下补液，前 20 分钟内快速补液 100ml，如中心静脉压上升不超过 0.2kPa（1.5mmHg），可继续补液直至休克改善，或输液总量达 500 ~ 750ml。无血流动力学监护条件者可参照以下指标进行判断：主诉口渴，外周静脉充盈不良，尿量 < 30ml/h，尿比重 > 1.02，中心静脉压（CVP）< 0.8kPa（6mmHg），则表明血容量不足。

3）血管活性药物的应用：在心源性休克时，应静脉滴注多巴胺 5 ~ 15μg/（kg·min），使血压升至 90mmHg 以上。大剂量多巴胺无效时，也可静脉滴注去甲肾上腺素 2 ~ 8μg/min。在此基础上根据血流动力学参数选择血管扩张剂。①肺充血而心排出量正常，肺动脉楔压（PAWP）> 2.4kPa（18mmHg），而心脏指数（CI）> 2.2L/（min·m²）时，宜选用静脉扩张剂，如硝酸甘油 15 ~ 30μg/min 静滴或泵入，并可适当利尿。②心排出量低且周围灌注不足，但无肺充血，即心脏指数（CI）< 2.2L/（min·m²），肺动脉楔压（PAWP）< 2.4kPa（18mmHg）而肢端湿冷时，宜选用动脉扩张剂，如酚妥拉明 0.1 ~ 0.3mg/min 静滴或泵入，必要时增至 1.0 ~ 2.0mg/min。③心排出量低且有肺充血及外周血管痉挛，即心脏指数 < 2.2L/（min·m²），肺动脉楔压（PAWP）> 2.4kPa（18mmHg）而肢端湿冷时，宜选用硝普钠，10μg/min 开始，每 5 分钟增加 5 ~ 10μg/min，常用量为 40 ~ 160μg/min，也有高达430μg/min 才有效者。急性冠状动脉综合征者慎用。

4）正性肌力药物的应用　①洋地黄制剂：一般在急性心肌梗死 24 小时内，尤其是 6 小时内应尽量避免使用洋地黄制剂，在经上述处理休克无改善时可酌情使用西地兰 0.2 ~

0.4mg，稀释后静注。②拟交感胺类药物：心排出量低、肺动脉楔压（PAWP）不高、体循环阻力正常或低下、合并低血压时，选用多巴胺，用量同前；而心排出量、肺动脉楔压（PAWP）高、体循环血管阻力和动脉压在正常范围者，宜选用多巴酚丁胺 5~10μg/（kg·min）。③磷酸二酯酶抑制剂：常用氨力农 0.5~2mg/kg，稀释后静注或静滴，或米力农 2~8mg 静滴。

5）其他治疗：①纠正酸中毒：常用 5% 碳酸氢钠或分子乳酸钠，根据血气分析结果计算补碱量。②机械性辅助循环：经上述处理后休克无法纠正者，可考虑主动脉内气囊反搏（IABP）、左心室辅助泵等机械性辅助循环。③原发疾病治疗：如急性心肌梗死患者应尽早进行再灌注治疗，溶栓失败或有禁忌证者应在 IABP 支持下进行急诊冠状动脉成形术（PCI）；急性心脏压塞者应立即心包穿刺减压；乳头肌断裂或室间隔穿孔者应尽早进行外科修补等。④心肌保护：1，6-二磷酸果糖 5~10g/d，或磷酸肌酸 2~4g/d，静脉滴注。酌情使用血管紧张素转换酶抑制剂（ACEI）等。

6）防治并发症：①呼吸衰竭：包括持续氧疗，必要时人工呼吸机辅助呼吸；保持呼吸道通畅，定期吸痰，加强感染预防和控制等。②急性肾衰竭：注意纠正水、电解质紊乱及酸碱失衡，及时补充血容量，酌情使用利尿剂，如呋塞米 20~40mg 静注。必要时可进行血液透析、血液滤过或腹膜透析。③保护脑功能：酌情使用脱水剂及糖皮质激素，合理使用镇静剂。④防治弥散性血管内凝血（DIC）：休克早期应积极应用低分子右旋糖酐等抗血小板及改善微循环的药物，有 DIC 早期征象时应尽早使用肝素抗凝，后期适当补充消耗的凝血因子。

（张红梅）

# 第十一节　多脏器功能障碍综合征

多脏器功能障碍综合征（multiple organ dysfunction syndrome，MODS）曾被命名为多系统脏器功能衰竭（MSOF），指在休克、脓毒症、严重创伤、大手术、大面积烧伤、长时间心肺复苏及病理产科发病 24 小时后出现的 2 个或 2 个以上脏器功能失常以致衰竭的临床综合征。不包括上述疾病发病 24 小时内死亡的患者，这类患者属复苏失败。一些慢性疾病终末期出现的脏器衰竭、一些在病因学上互不相关的疾病、同时发生脏器功能衰竭，虽也涉及多个脏器，但均不属于 MODS 范围。1991 年，美国胸科医师学会（ACCP）与危重病急救医学学会（SCCM）联合召开学术讨论会，提出了全身炎症反应综合征（SIRS）的新概念，并明确 MODS 是脓毒症和，SIRS 的最终结局，其概念为"急性病患者中出现器官功能改变，患者在未经治疗的条件下不能维持机体内环境平衡"。这一观点提出后，很快得到世界各国学者的认可。1995 年我国在庐山召开了"1995 全国危重病急救医学学术会"，并讨论通过了"多脏器功能失常综合征（MODS）病情分期诊断及严重程度评分标准"。

## 一、发病机制

正常情况下，感染和组织损伤时，局部炎症反应对细菌清除和损伤组织修复都是必要的，具有保护性作用。当炎症反应异常放大或失控时，炎症反应对机体的作用从保护性转变为损害性，导致自身组织细胞死亡和器官衰竭。无论是感染性疾病（如严重感染、重症肺炎、重症急性胰腺炎后期），还是非感染性疾病（如创伤、烧伤、休克、重症急性胰腺炎早期），均可导致 MODS。可见任何能够导致机体免疫炎症反应紊乱的疾病均可以引起 MODS。从本质上看，MODS 是机体炎症反应失控的结果。

感染、创伤是机体炎症反应的促发因素，而机体炎症反应的失控最终导致机体自身性破坏，是 MODS 的根本原因。炎症细胞激活和炎症介质的异常释放、组织缺氧和自由基、肠道屏障功能破坏和细菌和（或）毒素移位均是机体炎症反应失控的表现，构成了 MODS 的炎症发病机制。

（一）炎症反应学说

炎症反应学说是 MODS 发病机制的基石。研究表明，感染或创伤引起的毒素释放和组织损伤并不是导致器官功能衰竭的直接原因，细菌和（或）毒素和组织损伤所诱导的全身性炎症反应是导致器官功能衰竭的根本原因。但是机体受细菌毒素、损伤刺激后，不断释放炎症介质引起 SIRS，同时释放大量内源性抗炎介质。后者可能是导致机体免疫功能损害的主要原因。1996 年 Bone 针对感染和创伤时导致的机体免疫功能降低的内源性抗炎反应，提出了代偿性抗炎反应综合征（compensatory antiinflammatory response syndrome，CARS）的概念。CARS 作为 SIRS 的对立面，两者常常是不平衡的。如保持平衡，则内环境得以维持，不会引起器官功能损伤。一旦发生 SIRS 和 CARS 失衡，将引起内环境失去稳定性，导致组织器官损伤，发生 MODS。因此就其本质而言，MODS 是 SIRS 和 CARS 免疫失衡的严重后果。SIRS 和 CARS 失衡导致 MODS 的发展过程可分为 3 个阶段：①局限性炎症反应阶段：局部损伤或感染导致炎症介质在组织局部释放，诱导炎症细胞向局部聚集，促进病原微生物清除和组织修复，对机体发挥保护性作用；②有限全身炎症反应阶段：少量炎症介质进入循环诱导 SIRS，诱导巨噬细胞和血小板向局部聚集，同时，由于内源性抗炎介质释放增加导致 CARS，使 SIRS 与 CARS 处于平衡状态，炎症反应仍属生理性，目的在于增强局部防御作用；③SIRS 和 CARS 失衡阶段：表现为两个极端，一个大量炎症介质释放入循环，刺激炎症介质瀑布样释放，而内源性抗炎介质又不足以抵消其作用，导致 SIRS；另一个极端是内源性抗炎介质释放过多而导致 CARS。SIRS 和 CARS 失衡的后果是炎症反应失控，使其由保护性作用转变为自身破坏性作用，不但损伤局部组织，同时打击远隔器官，导致 MODS。

（二）缺血再灌注和自由基学说

缺血再灌注和自由基学说也是导致 MODS 的重要机制之一。MODS 的自由基学说主要包括 3 方面：①氧输送不足导致组织细胞直接的缺血缺氧性损害；②缺血再灌注促发自由基大量释放；③白细胞与内皮细胞的互相作用，导致组织和器官损伤，最终发生 MODS。从根本上来看，自由基学说也是炎症反应学说的重要组成部分。

（三）肠道动力学说

肠道是机体最大的细菌和毒素库，肠道有可能是 MODS 患者菌血症的来源。另外，MODS 患者菌血症的细菌往往与肠道菌群一致。在感染、创伤或休克时，即使没有细菌的移位，肠道毒素的移位也将激活肠道及相关的免疫炎症细胞，导致大量炎症介质的释放，参与 MODS 的发病。因此，肠道是炎症细胞激活、炎症介质释放的重要场地之一，也是炎症反应的策源地之一。从这一点来看，肠道动力学说实际上是炎症反应学说的一部分。MODS 往往是多元性和序贯性损伤的结果，而不是单一打击的结果。1985 年 Dietch 提出 MODS 的二次打击学说，将创伤、感染、烧伤、休克等早期直接损伤作为第一次打击，第一次打击所造成的组织器官损伤是轻微的，虽不足以引起明显的临床症状，但最为重要的是，早期损伤激活了机体免疫系统。尽管炎症反应的程度轻微，但炎症细胞已经动员起来，处于预激活状态。此后如病情稳定，则炎症反应逐渐缓解，损伤组织得以修复。如病情进展恶化或继发感染、休克等情况，则构成第二次或第三次打击。第二次打击使已经处于预激活状态的机体免疫系统爆发性激活，大量炎症细胞活化、炎症介质释放，结果炎症反应失控，导致组织器官的致命性损害。第二次打击强度本身可能不如第一次打击，但导致炎症反应的爆发性激活，往往是致命的。当第一次打击强度足够大时，可直接强烈激活机体炎症反应，导致 MODS，属于原发性 MODS。但大多数 MODS 是多元性和序贯性损伤的结果，并不是单一打击的结果，这类 MODS 属于继发性 MODS。

危重患者的病情往往是复杂的，机体遭受打击次数可能是两次，也可能是多次。多次反复打击将使机体炎症反应放大和失控更易发生，使患者更易发生 MODS。另外，不仅机体免疫系统参与多次打击导致 MODS 的病理生理过程，凝血、纤溶、补体、激肽等多个系统均参与或累及。

## 二、临床表现

尽管 MODS 的临床表现很复杂，但在很大程度上取决于器官受累的范围及损伤是由一次打击还是多次打击所致。MODS 临床表现的个体差异很大，一般情况下，MODS 病程大约为 14~21 天，并经历 4 个阶段。每个阶段都有其典型的临床特征（表 12-3），且发展速度极快，患者可能死于 MODS 的任何一个阶段。

表 12-3　MODS 的临床分期和特征

| | 第 1 阶段 | 第 2 阶段 | 第 3 阶段 | 第 4 阶段 |
|---|---|---|---|---|
| 一般情况 | 正常或轻度烦躁 | 急性病容，烦躁 | 一般情况差 | 濒死感 |
| 循环系统 | 容量需要增加 | 高动力状态，容量依赖 | 休克，心排血量下降，水肿 | 血管活性药物维持血压，水肿，$SvO_2$ 下降 |
| 呼吸系统 | 轻度呼吸性碱中毒 ↓ | 呼吸急促，呼吸性碱中毒，低氧血症 | 严重低氧血症，ARDS | 高碳酸血症，气压伤 |
| 肾脏 | 少尿，利尿剂反应差 | 肌酐清除率下降，轻度氮质血症 | 氮质血症，有血液透析指征 | 少尿，血透时循环不稳定 |
| 胃肠道 | 胃肠胀气 | 不能耐受食物 | 肠梗阻，应激性溃疡 | 腹泻，缺血性肠炎 |
| 肝脏 | 正常或轻度胆汁淤积 | 高胆红素血症，PT 延长 | 临床黄疸 | 转氨酶升高，严重黄疸 |
| 代谢 | 高血糖，胰岛素需要量增加 | 高分解代谢 | 代谢性酸中毒，高血糖 | 骨骼肌萎缩，乳酸性酸中毒 |
| 中枢神经系统 | 意识模糊 | 嗜睡 | 昏迷 | 昏迷 |
| 血液系统 | 正常或轻度异常 | 血小板降低，白细胞增多或减少 | 凝血功能异常 | 不能纠正的凝血障碍 |

### 三、诊断

目前对多脏器功能障碍综合征的诊断尚未完全统一，但多数临床医师根据患者各器官功能指标进行临床诊断及分级。

### 四、治疗与预防

多器官功能障碍综合征一旦发生，不易控制，而且死亡率相当高。当有 3 个系统或器官功能损害时死亡率可高达80%，因此预防更显得重要，预防措施主要着重以下几点：

（1）在处理各种急症时应有整体观念，尽早做到全面的诊断和处理。

1）依据严重创伤、感染、大手术等致病因素的分析。

2）临床表现：有的器官功能障碍临床表现比较明显，如心、肺、肾、脑功能障碍。有的临床表现不明显，如肝、胃肠和凝血系统。

3）辅助检查：利用有关化验或监测，对发现多器官功能障碍甚为重要，尤其临床症状在早期不明显的病症更为重要。如测尿比重、血肌酐可以显示肾功能，测血小板计数、凝血酶原时间可显示凝血功能等。

（2）特别关注中枢循环和呼吸的改变，尽早发现和处理低血容量、组织低灌流和缺氧，要注意时间性，从现场急救即重视，而且贯穿在整个治疗过程。

（3）防治感染是预防多器官功能障碍综合征的重要措施。包括原发病，即严重感染的治疗，其中有抗生素的合理使用和必要的手术引流，同时也包括某严重创伤、大手术的并发感染的防治。

（4）尽可能改善全身情况，如营养状况，水、电解质的平衡等。

（5）及早发现和治疗首先发生的器官功能衰竭，阻断其病理的连锁反应，防止多系统器官功能受损。

（张红梅）

# 第十二节　呼吸机相关性肺炎

应用呼吸机和建立人工通道时，呼吸系统并发症比较普遍，其中肺部感染是比较普遍的。机械通气和建立人工通道的患者，肺部感染发病率高是不言而喻的，在呼吸机的并发症中，或许能排在第 1 或第 2 位。这类患者肺部感染的病原学特征是多种细菌和真菌同时存在的混合感染。呼吸机相关性肺炎（Ventilator associated pneumonia，VAP）是指机械通气（MV）48 小时后至拔管后 48 小时内出现的肺炎，是医院获得性肺炎（hospital – acquired pneumonia，HAP）的重要类型，其中 MV≤4 天内发生的肺炎为早发性 VAP，≥5 天者为晚发性 VAP。

### 一、原因和诱发因素

促使机械通气和建立人工气道的患者易发生肺部感染的原因和诱发因素很多，诸如气道开放时的空气和环境因素、患者抵抗力下降、医疗器械污染等，大致可归纳为以下 3 个方面。

## （一）空气和环境因素

尤其是在气道开放的情况下，空气和环境因素显得极为重要，此点对气管切开造口的患者更为突出。

## （二）患者本身的因素

接受呼吸机治疗和建立人工气道的患者，本身就具备很多肺部感染的易发因素。

1. 呼吸道自然防护能力下降　人工气道的建立，剥夺了正常情况下上呼吸道对肺部感染的自然防护能力；应用呼吸机时过多水分蒸发和消耗，又有可能使呼吸道黏膜变得十分干燥，严重妨碍了支气管黏膜中纤毛柱状上皮细胞的呼吸道清除功能；这些均可使患者局部抵抗呼吸道感染的能力下降。

2. 全身抵抗力下降　接受呼吸机治疗的患者，一般病情均相对严重，全身抵抗力可能明显下降，尤其是病情重、病程长的患者。有些患者已经合并肺部或其他部位的感染，这些均可从各方面降低患者预防疾病的能力。

3. 胃肠道反流和误吸　大量临床研究和调查表明，医院获得性肺炎的病原菌主要来源于3个部位：空气和环境、鼻咽部寄居菌、胃肠道反流和误吸，这是呼吸机患者肺部感染病原菌的主要来源。

4. 菌群失调　引起菌群失调的常见原因有3个，全身抵抗力下降、大剂量应用广谱抗生素和激素的应用。接受呼吸机治疗的患者，这3个因素均可能存在，故很容易引起菌群失调，造成多种细菌的混合感染和细菌与真菌的二重感染。

## （三）医源性因素

对接受呼吸机治疗和建立人工气道的患者来说，医源性因素在肺部感染中所起的作用不能忽视。最常见的是医疗器械和医护人员的手消毒不彻底、不完善，很容易引起患者的交叉感染，其次是医疗护理的质量，如气道湿化和吸引的好坏、局部换药是否及时、抗生素的应用和调整是否合理等。

## 二、临床表现

接受呼吸机治疗患者肺部感染的临床表现与普通肺部感染患者相同，这类患者不能说话，故可能不会有咳嗽、咳痰的主诉。肺部感染主要是通过对呼吸道分泌物外观颜色、黏稠度等方面的观察，结合体温、血象、胸片及分泌物的病原学检查等。必须强调，在上述诸方面的临床表现中，分泌物的外观改变可能是最常见的临床表现，如黄、绿色浓痰等，均是肺部感染的象征；其次才是血象、胸片和体温的变化。有的患者抵抗力差，反应性也差，即使可能有严重感染存在，体温和血象也不一定增高。

## （一）症状变化不定

激素、免疫抑制剂等药物使医院获得性肺炎的症状被干扰或掩盖。尚有患者因严重的基础疾病而削弱机体反应性，故医院获得性肺炎起病较隐匿，发热和呼吸道症状常不典型。在机械通气患者可以仅表现为发绀加重、气道阻力上升或肺顺应性下降等。但也有部分患者突发起病，呈暴发进程，使原已处于呼吸衰竭状态患者的病程迅速进展且难以逆转。

## （二）X线表现多变

呼吸机相关性肺炎一般表现为支气管肺炎，但常常变化多端。严重脱水、粒细胞缺乏并发肺炎和艾滋病并发卡氏肺孢子虫肺炎患者，X线片可以无异常发现。在机械通气患者可以仅显示肺不张，或者因为肺过度充气使浸润和实变阴影难以辨认。也有的因为合并存在的药物性肺损伤、肺水肿、肺栓塞等而使肺炎无法鉴别。

### （三）并发症多

呼吸机相关性肺炎极易并发肺损伤（包括气压伤）、左心衰竭、肺栓塞等。

## 三、诊断

不少国家（包括我国）都制订有下呼吸道医院感染或医院获得性肺炎的诊断标准。但出发点或目的不完全相同，诊断标准可以差异很大，譬如为控制耐药菌传播，在ICU气管内插管患者只要气管吸引物出现病原菌，特别是肠道革兰阴性杆菌，即使临床尚未肯定肺炎，就应按呼吸机相关性肺炎处理，采取控制措施；若为统计呼吸机相关性肺炎的比较发病率，则需要在较长时期内保持相对稳定、适用于所有患者，并能使监控人员根据通常的临床表现和实验室所见便可做出诊断的诊断标准；倘若以治疗为目的，则要求诊断标准具有高度特异性。

一般确立肺部感染需要临床表现、体征、体温、血象、胸片及分泌物的病原学检查等。应用呼吸机治疗的患者主要强调两方面依据：①分泌物的肉眼观察改变和病原学检查；②胸部X线改变。只要具备这两方面依据，不论患者的体温和血象是否有相应的变化，肺部感染均可确立。对单纯病原学检查阳性，但胸部X线改变、体温、血象均没有明显变化的患者，肺部感染的诊断不能确立，这种细菌被看成呼吸道的寄生菌。

肺部感染的病原学诊断主要依据微生物的病原学检查。一般强调2或3次以上的病原学检查均是同一菌种，即可确认是这种病原菌引起的肺部感染。

### （一）临床诊断

（1）患者出现咳嗽、痰黏稠，肺部出现湿啰音，并有下列情况之一：①发热；②白细胞总数和（或）中性粒细胞比例增高；③X线显示肺部有炎性浸润性病变。

（2）慢性气道疾患患者稳定期（慢性支气管炎伴或不伴阻塞性肺气肿、哮喘、支气管扩张症）继发急性感染，并有病原学改变或X线胸片显示与入院时比较有明显改变或新病变。

### （二）病原学诊断

临床诊断基础上，符合下述6条之一即可诊断。

（1）经筛选的痰液，连续两次分离到相同病原体。

（2）痰细菌定量培养分离病原菌数 $\geqslant 10^6$ CFU/ml。

（3）血培养或并发胸腔积液者的胸腔积液分离到病原体。

（4）经纤维支气管镜或人工气道吸引采集的下呼吸道分泌物病原菌数 $\geqslant 10^6$ CFU/ml；经BAL分离到病原菌数多 $\geqslant 10^6$ CFU/ml；或经PSB、PBAL采集的下呼吸道分泌物分离到病原菌，而原有慢性阻塞性肺疾病，包括支气管扩张者病原菌数必须 $\geqslant 10^6$ CFU/ml。

（5）痰或下呼吸道采样标本中分离到通常非呼吸道定植的细菌或其他特殊病原体。

（6）免疫血清学、组织病理学的病原学诊断证据。

#### 四、治疗

采取积极有效的措施治疗患者，既是治疗需要，也是预防（控制细菌，特别是耐药菌传播）的重要环节。呼吸机相关性肺炎的治疗包括抗感染治疗、支持治疗、免疫治疗、痰液引流等综合措施。成功的治疗取决于感染病原体的种类、宿主免疫功能状态、基础疾病种类及严重程度。

##### （一）抗感染治疗的选择

细菌是呼吸机相关性肺炎最常见的病原体，目前仍以革兰阴性杆菌占主导地位，但与20世纪70年代至80年代早期比较，近10年来革兰阴性杆菌耐药率显著增加，因此对于呼吸机相关性肺炎的抗菌药物选择显得日益困难。

$\beta$-内酰胺类抗生素抗菌活性强，虽然呼吸道浓度大多不足血清浓度的10%，但其MIC极低，故仍具有很强的抗菌作用，且药物毒副作用相对较少，因此是治疗呼吸系统感染（包括呼吸机相关性肺炎）的最常用的药物之一。第三代头孢菌素对$\beta$-内酰胺酶相对稳定。头孢曲松和头孢塞肟对耐青霉素肺炎链球菌甚为敏感，对大多数肠杆菌科细菌亦保持较好的抗菌活性，适用于早发性和轻中度呼吸机相关性肺炎。头孢他啶和头孢哌酮对铜绿假单胞菌有良好的抗菌作用，后者对$\beta$-内酰胺酶不稳定，但与酶抑制剂制成的复合制剂（头孢哌酮-舒巴坦钠）具有明显的抗菌活性，是晚发性和重症呼吸机相关性肺炎的联合治疗药物之一。青霉素类，如替卡西林（特别是替卡西林-克拉维酸复合制剂）、美洛西林、哌拉西林都具有抗假单胞菌的活性，亦适用于中重症呼吸机相关性肺炎。哌拉西林-三唑巴坦对超广谱酶也有抑制作用，被推荐用于重症医院获得性肺炎，取得良效，并且可以减少第三代头孢菌素的用量，避免MR-SA的形成。替卡西林-克拉维酸对嗜麦芽窄食单胞菌有效。在已经或正在接受抗生素治疗的患者，呼吸道标本培养结果更缺少诊断价值。临床医师对实验室培养结果要根据理论知识结合临床病情做出诊断，既重视实验室结果，又不要为之所困，被一些无意义的培养结果牵着鼻子跑而频繁地更换药物。作者主张：①在充分评估临床和实验室资料的基础上，对重症感染要做到治疗方案"到位"；②除非原方案明显错误或不合理，更改治疗一般应在治疗72小时后；③联合治疗要保持完整性，不要只更换其中一种药物，过几日再改另一种药物，要更改则整个方案都更改。

##### （二）加强气道护理

加强人工气道的护理，对肺部感染的治疗作用超过抗生素的应用。临床上有相当一分患者，虽然人工气道建立后，肺部感染不可避免，有的甚至十分严重。但只要气道护理工作做得好，患者排痰能力强，肺部感染几乎均能得到较好的控制，除非有其他肺外因素参与，如肾移植患者的全身抵抗力下降、原发病未控制或去除、年迈体衰等。反之，倘若气道处理不得当，即使应用大剂量、高效率的广谱抗生素，肺部感染仍无法控制。

#### 五、预防与控制

呼吸机相关性肺炎发病率高，病死率居高不下，治疗困难。加强预防是控制其发病、降低病死率的重要途径。目前预防措施主要是针对易感危险因素，即发病机制而提出的。尽管现有医疗条件下许多易感因素难以避免，但许多研究已证实，部分呼吸机相关性肺炎通过相应的预防措施是可以预防的。预防措施可分抗生素方法（如 SDD）和非抗生素方法（如体位）。下面从呼吸机相关性肺炎发病原理分别叙述。

### （一）减少或消除口咽部和胃肠病原菌的定植与吸入

1. 改进营养支持治疗方法　营养不良是呼吸机相关性肺炎发病的危险因素之一，营养支持治疗亦是危重患者常规治疗的一部分。从预防呼吸机相关性肺炎发病的角度来看，胃肠道喂养方法优于全胃肠外营养。在应激状态下，胃肠道并不是一个休眠器官，尽管在外伤后一段时间内结肠蠕动受到抑制，胃肠减压是必要的，但小肠运动及其他功能仍保持完整。小肠喂养可最大限度地减少细菌通过肠黏膜向外移行，并可维持正常肠道菌群平衡，因而胃肠道喂养可预防感染。喂养应注意以下几个问题，以减少呼吸机相关性肺炎的发病：①喂养过程中尽量减少误吸危险因素，提倡半卧位。②用小号胃管，少量持续喂养。当然这样会使胃 pH 升高，可在喂养过程中监测胃内 pH，使 pH 保持在 3.5 以下，也可用酸化的喂养食物。③可将导管直接插入空肠，以避免对胃液的碱化作用。

2. 控制胃内容物的反流（体位）　胃内细菌是呼吸机相关性肺炎病原菌的重要来源。这些患者中胃液反流很常见。当患者处于平卧位、胃中含有大量内容物时，反流更易发生。因此对机械通气患者采用半卧位姿势是减少胃内容物吸入下呼吸道的简单、有效的方法。

3. 改进应激性溃疡的防治方法　正常胃内 pH 保持在 1～2，当胃内 pH > 4 时，胃内革兰阴性杆菌过度生长。许多研究证实，定植于下呼吸道的革兰阴性杆菌 20%～40% 源于胃。预防和治疗应激性溃疡消化道出血，常用药物，如抗酸剂、$H_2$ 受体持抗剂均有提高胃液 pH 的作用，而硫糖铝无比作用。一般认为此三类药物防止应激性溃疡效果无差别。许多研究提示，硫糖铝与 $H_2$ 受体拮抗剂、抗酸剂的效果相仿，但可显著降低呼吸机相关性肺炎的发病率。这方面仍有争议，可能与肺炎诊断标准及研究对象不同有关。目前对呼吸机相关性肺炎的高危人群，若需要防治应激性溃疡，通常首选硫糖铝。

4. 声门下分泌物的引流　气管内插管患者的声门下与气管导管气囊之间的间隙常有严重污染的积液存在，其量为 3～15ml 不等。声门下分泌物误吸入下呼吸道是呼吸机相关性肺炎病原菌的重要来源。研究证明，应用声门下可吸引气管导管可降低由原发性内源性感染菌群（革兰阳性球菌及流感嗜血杆菌等）引起呼吸机相关性肺炎的发病率，吸引组呼吸机相关性肺炎为 23%，而非吸引组为 45%（P < 0.05）。但不能降低继发性内源性感染菌群（主要为肠杆菌属菌群和铜绿假单胞菌）引起的呼吸机相关性肺炎的发病率。

5. 气管导管表面生物被膜的清除　尽早拔管或改进导管的生物材料可减少或消除导管表面生物被膜的形成。有报道，大环内酯类药（如阿奇霉素、克拉霉素）可减少生物被膜的形成，增加生物被膜对其他抗生素的通透性，减少细菌在生物被膜内定植，可望减少呼吸机相关性肺炎的发病率。

6. 选择性消化道脱污染　选择性消化道脱污染（SDD）是通过局部使用抗生素杀灭口咽部和胃肠道的条件致病需氧微生物，避免其移行和易位，切断医院感染的内源性感染途径，从而预防呼吸机相关性肺炎的发生。理想 SDD 用抗生素应具备下列特点：①抗菌谱覆盖肠杆菌属、假单胞菌属和不动杆菌属细菌；②鼓膜不吸收或很少吸收，应保证管腔内有较高的抗生素浓度；③必须是杀菌剂；④具有选择性抗菌活性，即不影响厌氧菌群；⑤药物不易被胃肠道内容物灭活。目前常用的 SDD 药物包括三种不吸收抗生素（妥布霉素、多部菌素 E、两性霉素 B）。一般认为 SDD 可降低呼吸机相关性肺炎的发病率，但能否降低病死率仍有争议。对 SDD 持谨慎态度的另一个原因是有研究显示 SDD 使耐妥布霉素的肠杆菌比例增高，同时 MRSA 引起的呼吸机相关性肺炎发生率高于对照组。所以目前 SDD 不作常规应用，仅仅用于特殊群体的预防（如外伤、高危外科手术和器官移植的患者）。

7. 合理使用抗生素　抗生素是引起口咽部菌群失调和病原菌特别是革兰阴性杆菌和真菌在口咽部定植的主要原因。广谱或超广谱抗生素的应用给多重耐药致病菌所致呼吸机相关性肺炎的治疗带来了困难，也是该病病死率居高不下的原因之一。因此，临床上应合理使用抗生素。

### （二）切断（外源性）传播途径

切断病原体传播途径是控制呼吸机相关性肺炎的有效方法。1 个世纪前推行的消毒隔离和无菌技术曾有效地预防了医院感染的发生。近年来各类抗生素的使用非但没有使医院感染率（包括呼吸机相关性肺炎）下降，反而使发生率有所上升，并出现了许多多重耐药菌株。这除了与宿主因素、各种新诊疗技术而致的易感性增加有关外，与医务人员忽视消毒隔离和无菌技术不无关系。所以医务人员应增强无菌意识，要特别注意以下几点。

1. 洗手　医务人员的手是传播呼吸机相关性肺炎病原菌的重要途径。调查发现不少医务人员的手常有革兰阴性杆菌和葡萄球菌的定植。医务人员在护理、检查重症感染患者时能导致病原菌在患者之间传播、定植，还可通过吸痰或其他操作致使细菌直接进入下呼吸道引起呼吸机相关性肺炎。医院应提供方便的自来水装置及洗手设备，并指导医务人员正确洗手。

2. 公用器械的消毒灭菌　污染器械如呼吸机、纤维支气管镜、雾化器是呼吸机相关性肺炎发生的又一重要途径。纤维支气管镜检查后并发肺部感染的发生率为 0.5% ~ 3%，部分与纤维支气管镜消毒不彻底及污染有关。近年亦有纤维支气管镜检查导致肺结核交叉感染的报道。我国是结核病高发区，所以纤维支气管镜的消毒方法应保证有效地杀灭结核分枝杆菌。呼吸机管道是呼吸机相关性肺炎病原体的又一重要来源，这主要是由于医务人员在常规更换呼吸机管道时污染了管道系统。传统方法是每 24 小时更换 1 次管道。最近美国医院感染控制顾问委员会（HICPAC）推荐至少 48 小时以上更换 1 次管道，以减少管道被污染的机会。Hess 等发现，延长至 7 天更换五次管道并不增加、甚至可能减少呼吸机相关性肺炎的发病率。目前认为呼吸机管道以 2 ~ 7 天更换 1 次为宜。我们在对慢性阻塞性肺疾病呼吸衰竭接受机械通气患者呼吸及气路细菌监测时发现，超过 24 小时更换呼吸机导管，其污染发生率和程度均显著增加，其病原菌与患者下呼吸道菌群有高度一致性，故主张感染相关呼吸衰竭接受机械通气患者，呼吸机管道仍以每 24 小时更换 1 次为宜，并严格避免更换过程中的污染。呼吸机雾化器及氧气湿化瓶的污染也是一个重要的感染源。呼吸机湿化器是通过加温气化原理，温度在 50℃ 左右可防止几乎所有病原菌在湿化液中的定植及生长。但许多单位使用湿化器时温度调节较低，会增加污染的机会。

3. 患者及病原体携带者的隔离　呼吸道合胞病毒传播可引起暴发流行，易殃及患者、医务人员，且较难以控制。该病毒感染者应予隔离。由于某些致病菌、特别是多重耐药菌给治疗带来困难，病死率高，故有人建议在有条件时，对 MRSA、铜绿假单胞菌感染、产 ES-BL 菌感染及携带者在积极治疗的同时予以隔离，耐万古霉素肠球菌感染则必须隔离。

4. 保护性隔离　将高危人群与外界充满各种微生物的医院环境进行保护性隔离，可有效地防止呼吸机相关性肺炎的发生。通常是将患者置于层流室，医务人员进入时必须戴口罩、帽子及穿无菌隔离衣，此法可有效阻止部分外源性病原菌所致的呼吸机相关性肺炎，目前主要用于器官移植、粒细胞缺乏症等严重免疫功能抑制者。

### （三）提高机体免疫防御功能

全身或局部免疫防御功能受损是住院患者易发生肺炎的原因之一。加强重症患者的营养支持、积极维护内环境平衡、合理使用糖皮质激素及细胞毒药物、给建立人工气道患者创造条件尽早拔管、采用免疫调节剂等均有助于减少呼吸机相关性肺炎的发生。近年来，使用免疫调节剂预防医院感染包括呼吸机相关性肺炎的研究较多，现作简介。

1. 免疫球蛋白　有人对一组外科疾病患者静脉使用丙种球蛋白，对照研究发现，该治疗方法可使革兰阴性杆菌医院获得性肺炎的发病率下降。

2. 集落刺激因子（CSF）　该制剂增加外周血中粒细胞数量并提高其功能，可显著降低粒细胞减少或缺乏患者医院获得性肺炎的发病率。动物实验证实 G－CSF 能促进中性粒细胞再循环、降低医院获得性肺炎的病死率。

3. γ干扰素　气道雾化 γ 干扰素可激活肺泡巨噬细胞，对细菌性或非细菌性肺部感染有潜在治疗和预防作用。局部给予优于全身用药。

4. 其他　抗脂多糖抗体 ES 和某些细胞因子受体拮抗剂等正在被研究或已被证明在预防和治疗呼吸机相关性肺炎中有一定效果。

呼吸机相关性肺炎的危险因素甚多，发病机制复杂，这就决定了难以采用一种或某几种防治措施来控制目标。全体医务人员的重视、综合防治可能是控制呼吸机相关性肺炎的最佳策略。

（张红梅）

# 第十三节　肺性脑病

肺性脑病是慢性支气管炎并发肺气肿、肺源性心脏病及肺功能衰竭引起的脑组织损害及脑循环障碍。主要依据有慢性肺部疾病伴肺功能衰竭；临床表现有意识障碍、神经、精神症状和定位神经体征；血气分析有肺功能不全及高碳酸血症之表现；排除其他原因引起的神经、精神障碍而诊断。

## 一、病因与发病机制

引起肺性脑病的机制还不完全清楚，可能是多种因素综合作用的结果。

### （一）主要因素

1. 二氧化碳潴留（高碳酸血症）

（1）二氧化碳是强有力的血管扩张剂，可引起脑血流量增加、颅内压升高、间质性脑水肿。临床可相继出现头晕、头痛、定向力差、血压升高、球结膜水肿、视盘水肿等症状。

（2）$PaCO_2$ 明显增高后，可通过直接抑制大脑皮质，产生意识障碍。

（3）$PaCO_2$ 升高后可抑制呼吸中枢，产生通气障碍，加重缺氧和高碳酸血症，并因此产生恶性循环。临床上，$PaCO_2$ 升高的程度与肺性脑病的发生率不成正比，有报道 $PaCO_2$ 升高达 120mmHg 者，神志仍十分清楚。反之，也有 $PaCO_2$ 稍升高达 70～80mmHg 时，临床即出现意识障碍，如瞳孔缩小，嗜睡，甚至昏迷。原因可能是缺氧。

2. 缺氧（低氧血症）　严格地讲，肺性脑病主要为二氧化碳潴留所致，由于肺性脑病患者常合并不同程度的低氧血症，尤其在接受治疗以前。因此，在分析肺性脑病的发病机制时，就很难排除缺氧对意识状况的影响。

（1）脑血管通透性增高：缺氧能破坏血管基底膜的正常结构，使血管通透性增加，脑组织间质水肿。由于血脑屏障通透性也增加，故正常不能透入脑组织的水分物质易进入脑组织，致脑组织内液体增加，脑组织水肿。

（2）脑血管代谢功能障碍：严重缺氧使脑细胞线粒体代谢障碍，乳酸堆积，ATP 能量消耗，脑的能量供给不足，产生功能障碍。

（3）pH 下降：主要表现为脑组织内酸中毒。正常脑脊液内 $P_ACO_2$ 比血液高 8mmHg，且由于 $HCO_3^-$ 透入血脑屏障的速度缓慢，故脑脊液缓冲能力低于血液。当二氧化碳急剧潴留时，脑组织内酸中毒得不到缓冲，酸中毒较血液明显。

（二）次要原因

除缺氧和二氧化碳潴留以外，有些次要因素也可能参与和促进肺性脑病的发生。

1. 肝肾功能障碍　继发于低氧血症之后，肝肾功能障碍所致的去氨作用障碍，血氨升高，在肺性脑病发病中占一定地位。另外，当二氧化碳潴留所致细胞中酸中毒时，$NH_3$ 为嗜酸性，细胞内酸中毒，$NH_3$ 易于进入细胞内，这也有益于血氨潴留，但血氨并不一定升高，机制不详。

酸碱平衡失调：肺性脑病的酸碱平衡失调最常见有两种类型：

1）呼吸性酸中毒：发病机制同前述，临床表现以大脑皮质抑制型多见；

2）呼吸性酸中毒合并代谢性碱中毒：多见于经治疗后，如利尿、补碱、吸氧、激素、呼吸兴奋剂、呼吸机治疗等，对患者的主要危害在于代谢性碱中毒所致的 pH 上升。①碱中毒时，脑血管收缩，脑组织缺氧加重；②碱中毒能抑制呼吸；③碱中毒时氧离曲线左移，氧与 Hb 亲和力增强，脑组织缺氧加重；④碱中毒时游离钙降低，低钙时肌张力增强，肌肉兴奋性升高，抽搐和震颤使氧耗量增高，加重组织缺氧。

2. 水、电解质紊乱　肺性脑病治疗过程中的脱水、利尿、激素应用，加之患者长期进食障碍，很容易导致低钠、低钾、低氯、低钙。其中低钠可以引起患者表情淡漠、倦怠、反应性差、全身无力，甚至嗜睡、昏迷抽搐；低钾和低氯很容易造成碱中毒，并发精神症状。

对于上述原因引起的神经、精神症状是否归于肺性脑病尚有争论，有人主张这类患者精神神经障碍，并非与二氧化碳潴留有关，故应另当别论。我们认为，这类疾病在肺源性心脏病并发肺性脑病病例中占一定比例，故值得重视。

（三）诱发因素

1. 病原性

（1）感染：呼吸道感染加重时，支气管黏膜充血、水肿和分泌物增加、通气功能下降能加重缺氧和 $CO_2$ 潴留，80% 甚至 90% 以上病例肺性脑病发病为感染造成。

（2）呼吸道阻塞：COPD 患者除原有的小气道阻塞构成了缺氧和 $CO_2$ 潴留发生的病理基础，有时晚期患者长期卧床，咳嗽和排痰能力降低所致的呼吸道分泌物阻塞和消化液反流或误吸造成的窒息，也可能成为肺性脑病发病和加重的诱因。

2. 医源性

（1）不适当应用镇静剂：诱发肺性脑病的镇静剂有很多如异丙嗪、苯巴比妥、氯氮䓬、地西泮等。镇静剂能抑制大脑皮质，抑制呼吸中枢，呼吸抑制，诱发肺性脑病。

（2）高浓度吸氧：有慢性二氧化碳潴留的 COPD 患者，呼吸中枢对二氧化碳浓度增高引起的兴奋性敏感度减低。如给患者吸入较高浓度的氧气，在纠正缺氧的同时可能引起嗜睡、意识障碍等。因此，有二氧化碳潴留的患者，应避免吸入高浓度氧。

（3）不适当应用利尿剂：大剂量快速应用利尿剂，能造成大量钾和氯的丢失，易诱发低钾、低氯性碱中毒，造成脑血管收缩，脑血流量下降，脑水肿形成，最终形成脑疝。

（4）二氧化碳排出过快：常见于应用大剂量呼吸兴奋剂及人工呼吸后。又称二氧化碳排出过快综合征，原理目前不清，可能是二氧化碳排出过快造成脑血管收缩，脑血流量下降，加重脑缺氧。

## 二、临床表现与分级

除原发肺部疾病和肺功能衰竭的临床表现外，肺性脑病因发病程度不同，部位不同，临床表现也多种多样。

### （一）临床表现

1. 神经精神系统　根据临床神经精神系统的表现特征不同，可分为 3 种类型。

（1）抑制型：此种类型意识障碍依据程度分为嗜睡、浅昏迷、昏迷。早期可能仅表现为表情淡漠、记忆力减退、头晕或头痛、动作欠灵活，晚期则发展为嗜睡、谵妄、甚至昏迷。抑制型出现在酸中毒的患者中多，死亡率相对较低，为 36%。

（2）兴奋型：表现为谵妄、多语、躁动、动作离奇重复（如抓空，搔头）、打人、失定向力、迫害妄想症等。兴奋型肺性脑病在合并碱中毒时多见，死亡率高，约为 80%。

（3）混合型：明显的意识障碍和兴奋症状，甚至精神错乱交替出现，死亡率为 50%。这类患者中，医源性因素诱发的多见，可能与治疗方案不够恰当有关。

2. 运动性神经系统表现

（1）面部及肌体肌肉颤动、肢体抽搐、癫痫样发作、牙关紧闭、颈强直、肌张力增加、面瘫、二便失禁或潴留、腱反射消失或亢进、踝阵挛、各种病理反射阳性等。

（2）颅内压升高：肺性脑病患者也可以出现颅内压升高的症状和体征，如剧烈疼痛、呕吐、血压升高等，但多数患者的症状和体征并不明显。

3. 眼部征象

（1）球结合膜充血、水肿：往往与二氧化碳潴留使脑血管扩张、脑血流增加和颅内压增高、静脉回流障碍等因素有关。

（2）瞳孔改变：多以瞳孔缩小最为常见，是肺性脑病的早期表现，一旦出现瞳孔忽大忽小或两侧瞳孔不对称，多提示有脑水肿并发脑疝形成的可能。

（3）眼底改变：观察眼底，可能发现部分患者可能出现不同程度的眼底视网膜静脉曲张、视神经盘水肿、甚至眼底出血。

### （二）动脉血气分析

血气分析对患者的诊断十分重要，是肺性脑病的主要实验室检查依据。常见酸碱平衡失调有以下几种：

1. 呼吸性酸中毒　在未经治疗的肺性脑病中，呼吸性酸中毒最为多见。主要表现是 $PaCO_2$ 升高，pH 下降或正常，BE ≥ +2.5mmol/L。

2. 呼吸性酸中毒合并代谢性碱中毒　主要表现是 $P_ACO_2$ 升高，pH 升高或正常，BE > +2.5mmol/L，多见于经过治疗的肺性脑病患者，如脱水、利尿、机械通气后等。

3. 呼吸性酸中毒合并代谢性碱中毒　是肺性脑病中较严重的一种酸碱平衡失调类型，经常出现在肾功能不全或严重缺氧的患者中。主要表现 $P_ACO_2$ 升高，pH 下降，BE < -2.5mmol/L。

（三）临床分级

肺性脑病可分为轻、中、重三型。

1. 轻度　临床仅出现神志恍惚、表情淡漠、嗜睡、精神轻度异常和兴奋、多语等表现，无神经系统异常体征。

2. 中度　临床出现浅昏迷、谵妄、躁动、肌肉轻度抽动或语无伦次等神经系统症状，伴有球结膜充血、水肿、瞳孔缩小、对光反射迟钝或消失，但尚无消化道应激性溃疡和弥散性血管内凝血等并发症。

3. 重度　昏迷、抽搐或癫痫样发作同时伴有球结膜充血、水肿瞳孔扩大、对光反射消失，眼底视神经盘水肿，对各种刺激无反应或出现神经系统异常体征，可合并消化道应激性溃疡和弥散性血管内凝血等。

## 三、诊断

根据第三次全国肺源性心脏病专业会议修订的肺性脑病诊断标准：

（1）慢性肺、胸膜疾患，有呼吸功能衰竭，出现缺氧、二氧化碳潴留的临床表现。

（2）具有意识障碍、神经精神症状或体征，临床上根据病情的轻重将肺性脑病分成三型。

（3）动脉血气分析 $PaO_2$ < 6.0kPa（45mmHg），$PaCO_2$ > 9.33kPa（70mmHg）并除外其他原因引起的神经精神症状。

## 四、治疗

1. 积极控制呼吸道感染　目前多主张中西药并用，早期、足量、两种以上抗生素联合应用，静脉注射或静脉滴注为原则，以后根据痰培养及药物敏感性测定结果，结合临床疗效，调整使用抗生素。

2. 正确供氧　纠正缺氧多采用低流量持续鼻导管给氧法（每分钟 1~1.5ml），按病情每日吸氧 10~15 小时以上，尤其晚间供氧不可忽视。

3. 保持呼吸道通畅，改善呼吸功能　对于痰液黏稠者，适当补液以降低痰液黏稠度而易于咳出，或予以雾化吸入以稀释痰液。昏迷患者应按时翻身、拍打后胸背以利于排痰。对有嗜睡、神志模糊、意识障碍、$PaCO_2$ > 78mmHg 者，可使用肺性脑病合剂（含尼可刹米 5~10 支或利他灵 2~3 支、氨茶碱 0.25~0.5g、地塞米松 5~10mg，也可加入酚妥拉明 5mg 或东莨菪碱 0.3~0.9mg，溶于 5% 葡萄糖注射液 250~500ml 中）静脉缓慢滴注，每日 1~2

次，有较好的改善神经精神症状的作用。对于气道壅塞经上述治疗无效，而 pH < 7.3、$PaO_2$ < 50mmHg、$PaCO_2$ > 70mmHg 者，应考虑气管内插管或气管切开，必要时应用呼吸机以改善通气。

4. 纠正电解质及酸碱平衡失调

5. 治疗各种并发症、伴发症 如心力衰竭、心律失常、消化道出血、DIC、休克、肝肾功能损害等。

6. 呼吸衰竭的处理

（1）合理氧疗：应立即给予持续低流量吸氧 1 ~ 3 升/分，氧浓度 25 ~ 33%。吸氧方式可使用单鼻导管、双鼻导管、氧气面罩等。

（2）积极控制呼吸道感染：肺性脑病的发生常在多年慢性肺源性心脏病的基础上，此类患者几乎均使用过多种抗生素，对抗生素耐药情况多见，故应首选青霉素800万 U + 哌拉西林12.0g，每日1次静点，对青霉素过敏患者可首选红霉素1.25g + 氯霉素1.0g，每日1次静点，并尽快做痰培养，寻找对病原菌敏感的抗生素。如痰培养为金黄色葡萄球菌，应首选万古霉素0.8 ~ 1.6g，每日1次静点，并监测肾功能。如痰培养以革兰阴性杆菌为主，应选用喹诺酮类药物或第三代头孢菌素。

（3）保持呼吸道通畅

1）支气管扩张剂

A. 氨茶碱0.5g放在5%葡萄糖液250 ~ 500ml中静点，并口服氨茶碱控释片（舒弗美）0.2g，每日2次。使血中茶碱浓度达到最有效浓度。但要注意氨茶碱胃肠道反应的副作用。

B. $\beta_2$ 受体激动剂：可使用特布他林2.5mg，每日3次；全特宁4 ~ 8mg，每日2次；丙卡特罗50μg，每日2次。

C. 肾上腺皮质激素：激素可降低细胞膜和毛细血管的通透性，减轻支气管黏膜炎症与水肿，减轻脑水肿，可每日使用琥珀酸氢化可的松200 ~ 400mg，也可每日使用地塞米松10 ~ 20mg，疗程3 ~ 5天。注意霉菌感染和激素的副作用。

D. 其他：肝素具有非特异性抗炎、抗过敏作用，缓解支气管痉挛，增加通气量。可将肝素50mg加入5%葡萄糖250 ~ 500ml静点，每日1次，疗程7 ~ 10天。使用前后应检查血小板、出凝血时间。有出血性疾病应避免使用。

2）祛痰剂：可使用化痰片0.5g，每日3次，溴己新16mg，每日3次；氨溴索60mg，每日3次，必要时可每日静脉使用60 ~ 90mg。

（4）呼吸兴奋剂的应用：可兴奋呼吸中枢、增加通气量，使二氧化碳潴留状态得以改善。尼可刹米0.75g + 5%葡萄糖100ml静点，洛贝林100ml液体中3 ~ 9mg。使用24小时无效时，呼吸兴奋剂应停止使用。

（5）机械通气：经上述治疗，呼吸衰竭仍得不到纠正，应考虑机械通气。无创通气无效时，可考虑气管内插管行有创机械通气，这是治疗肺性脑病最有效的措施。

7. 营养支持疗法 肺源性心脏病患者绝大多数因长期缺氧、酸中毒，导致胃肠道功能减退、呼吸肌营养不良、通气量不足，造成呼吸衰竭，并发肺性脑病。为提高其呼吸功能，改善呼吸肌疲劳，提高其机体免疫功能，应每日使用血浆200ml、20%脂肪乳500ml、复方氨基酸250ml及白蛋白10 ~ 20g。

（桑纯利）

# 第十四节 重症禽流感

人感染高致病性禽流感（以下称"人禽流感"）是由禽甲型流感病毒某些亚型中的一些毒株引起的急性呼吸道传染病。早在 1981 年，美国即有禽流感病毒 H7N7 感染人类引起结膜炎的报道。1997 年，我国香港特别行政区发生 H5N1 型人禽流感，导致 6 人死亡，在世界范围内引起了广泛关注。近年来，人们又先后获得了 H9N2、H7N2、H7N3 亚型禽流感病毒感染人类的证据，荷兰、越南、泰国、柬埔寨、印尼及我国相继出现了人禽流感病例。尽管目前人禽流感只是在局部地区出现，但是，考虑到人类对禽流感病毒普遍缺乏免疫力、人类感染 H5N1 型禽流感病毒后的高病死率以及可能出现的病毒变异等，世界卫生组织认为该疾病可能是对人类存在潜在威胁最大的疾病之一。

重症禽流感是禽流感的急危重症，主要表现为高热、咳嗽、流涕、肌痛等，多数伴有严重的肺炎，严重者心、肾等多种脏器衰竭导致死亡，死亡率很高，通常人感染禽流感死亡率约为 33%。此病可通过消化道、呼吸道、皮肤损伤和眼结膜等多种途径传播，区域间的人员和车辆往来是传播本病的重要途径。

## 一、病原学

禽流感病毒属正黏病毒科甲型流感病毒属。禽甲型流感病毒颗粒呈多形性，其中球形直径 80~120nm，有囊膜。基因组为分节段单股负链 RNA。依据其外膜血凝素（H）和神经氨酸酶（N）蛋白抗原性不同，目前可分为 16 个 H 亚型（H1~H16）和 9 个 N 亚型（N1~N9）。禽甲型流感病毒除感染禽外，还可感染人、猪、马、水貂和海洋哺乳动物。"可感染人的禽流感病毒亚型为 H5N1、H9N2、H7N7、H7N2、H7N3，此次报道的为 H7N9 禽流感病毒。该病毒为新型重配病毒，其内部基因来自于 H9N2 禽流感病毒。

禽流感病毒普遍对热敏感，对低温抵抗力较强，65℃加热 30 分钟或煮沸（100℃）2 分钟以上可灭活。病毒在较低温度粪便中可存活 1 周，在 4℃水中可存活 1 个月，对酸性环境有一定抵抗力，在 pH 4.0 的条件下也具有一定的存活能力。在有甘油存在的情况下可保持活力 1 年以上。

## 二、流行病学

### （一）传染源

目前已经在禽类及其分泌物或排泄物分离出 H7N9 禽流感病毒，与人感染 H7N9 禽流感病毒高度同源。传染源可能为携带 H7N9 禽流感病毒的禽类。现尚无人际传播的确切证据。

### （二）传播途径

经呼吸道传播，也可通过密切接触感染的禽类分泌物或排泄物或直接接触病毒感染。

### （三）高危人群

高危人群为在发病前 1 周内接触过禽类者，例如从事禽类养殖、贩运、销售、宰杀、加工业等人员。

### 三、临床表现

重症禽流感有普通禽流感的一般症状，但是也有自身诊断要点。

#### （一）症状、体征和临床特点

表现为高热持续不退，病情发展迅速，可有明显肺炎表现，可出现急性肺损伤、急性窘迫呼吸综合征、肺出血、胸腔积液、全血细胞减少、多脏器功能衰竭、休克等多种并发症。并可继发细菌感染、发生败血症。

1. 心血管系统　心肌酶谱升高，心率快，心排出量低，低血压休克。
2. 呼吸系统　呼吸窘迫，呼吸衰竭。
3. 泌尿系统　肾功能受损，血肌酐升高。
4. 神经系统　意识障碍，昏迷。
5. 消化系统　肝功受损，黄疸升高。
6. 血液系统　白细胞升高或降低，血小板下降，贫血，脓毒血症。

#### （二）实验室检查

1. 血常规　白细胞总数一般不高或降低。重症患者多有白细胞总数及淋巴细胞减少，可有血小板降低。

2. 血生化检查　多有肌酸激酶、乳酸脱氢酶、天门冬氨酸氨基转移酶。丙氨酸氨基转移酶升高，C 反应蛋白升高，肌红蛋白可升高。

3. 病原学及相关检测　抗病毒治疗之前必须采集呼吸道标本送检（如鼻咽分泌物、口腔含漱液、气管吸出物或呼吸道上皮细胞）。有病原学检测条件的医疗机构应尽快检测，无病原学检测条件的医疗机构应留取标本送指定机构检测。

（1）甲型流感病毒抗原筛查：呼吸道标本甲型流感病毒抗原快速检测阳性。但仅可作为初筛实验。

（2）核酸检测：对患者呼吸道标本采用 real time PCR（或 RT - PCR）检测 H7N9 禽流感病毒核酸。

（3）病毒分离：从患者呼吸道标本中分离 H7N9 禽流感病毒。

（4）血清抗体检测：动态检测双份血清 H7N9 禽流感病毒特异性抗体水平呈 4 倍或以上升高。

#### （三）胸部影像学检查

发生肺炎的患者肺内出现片状影像。重症患者病变进展迅速，呈双肺多发磨玻璃影及肺实变影像，可合并少量胸腔积液。发生 ARDS 时，病变分布广泛。

### 四、诊断与鉴别诊断

#### （一）诊断

根据流行病学接触史、临床表现及实验室检查结果，可做出人禽流感的诊断。

1. 流行病学接触史

（1）发病前 1 周内曾到过疫点。

（2）有病死禽接触史。

（3）与被感染的禽或其分泌物，排泄物等有密切接触。

（4）与禽流感患者有密切接触。

（5）实验室从事有关禽流感病毒研究。

2. 诊断标准

（1）医学观察病例：有流行病学接触史，1 周内出现流感样临床表现者。对于被诊断为医学观察病例者，医疗机构应当及时报告当地疾病预防控制机构，并对其进行 7 天医学观察。

（2）疑似病例：有流行病学接触史和临床表现，呼吸道分泌物或相关组织标本甲型流感病毒 M1 或 NP 抗原检测阳性或编码它们的核酸检测阳性者。

（3）临床诊断病例：被诊断为疑似病例，但无法进一步取得临床检验标本或实验室检查证据，而与其有共同接触史的人被诊断为确诊病例，并能够排除其他诊断者。

（4）确诊病例：有流行病学接触史和临床表现，从患者呼吸道分泌物标本或相关组织标本中分离出特定病毒，或采用其他方法，禽流感病毒亚型特异抗原或核酸检查阳性，或发病初期和恢复期双份血清禽流感病毒亚型毒株抗体滴度 4 倍或以上升高者。

流行病学史不详的情况下，根据临床表现、辅助检查和实验室检查结果，特别是从患者呼吸道分泌物或相关组织标本中分离出特定病毒，或采用其他方法，禽流感病毒亚型特异抗原或核酸检查阳性，或发病初期和恢复期双份血清禽流感病毒亚型毒株抗体滴度 4 倍或以上升高，可以诊断确诊病例。

（二）鉴别诊断

临床上应注意与流感、普通感冒、细菌性肺炎、传染性非典型肺炎（SARS）、传染性单核细胞增多症、巨细胞病毒感染、衣原体肺炎、支原体肺炎、军团菌病、肺炎型流行性出血热等疾病进行鉴别诊断。鉴别诊断主要依靠病原学检查。

## 五、治疗

1. 及时治疗 重症禽流感患者的首要任务是避免死亡。也强调早发现、早预防、早治疗。

2. 对症治疗 重症患者，应给予相应对症治疗。对出现呼吸功能障碍者，给予吸氧及其他相应呼吸支持。呼吸衰竭者应给予呼吸机辅助呼吸治疗，重症患者应进入 ICU 进行全天监护。

3. 呼吸功能支持 呼吸功能支持主要为机械通气。重症患者病情严重可迅速发展为急性窘迫呼吸综合征（ARDS），在需要机械通气的重症病例，可参照 ARDS 机械通气的原则进行。呼吸支持的第一步是监测，及时发现呼吸困难和加重过程，包括心率血压监测、经皮氧饱和度监测、血气分析监测、肺水和血乳酸监测。

4. 预防肺炎加重

（1）注意胃排空的监测。

（2）低氧血症时不急于喂养。

（3）预防胃内容物反流误吸。

（4）高度重视药物浓度引起的消化道症状。

（5）床头抬高超过 30 度。

5. 氧疗　双鼻导管吸氧（$FiO_2 < 0.3$），可重吸式面罩吸氧（$FiO_2 < 0.5$），不可重吸式储氧袋面罩吸氧（$FiO_2 = 0.5 \sim 1.0$）。

## 六、预防

（1）尽可能减少人（特别是少年儿童）与禽、鸟类的不必要的接触，尤其是与病、死禽类的接触。

（2）因职业关系必须接触者，工作期间应戴口罩、穿工作服。

（3）加强禽类疾病的监测。动物防疫部门一旦发现疑似禽流感疫情，应立即通报当地疾病预防控制机构，指导职业暴露人员做好防护工作。

（4）加强对密切接触禽类人员的监测。与家禽或人禽流感患者有密切接触史者，一旦出现流感样症状，应立即进行流行病学调查，采集患者标本并送至指定实验室检测，以进一步明确病原，同时应采取相应的防治措施。有条件者可在 48 小时以内口服神经氨酸酶抑制剂。

（5）严格规范收治人禽流感患者医疗单位的院内感染控制措施。接触人禽流感患者应戴口罩、戴手套、戴防护镜、穿隔离衣。接触后应洗手。具体的消毒隔离措施和专门病房的设置应参照执行卫生部《传染性非典型肺炎（SARS）诊疗方案》的相关规定。

（6）加强检测标本和实验室禽流感病毒毒株的管理，严格执行操作规范，防止实验室的感染及传播。

（7）注意饮食卫生，不喝生水，不吃未熟的肉类及蛋类等食品；勤洗手，养成良好的个人卫生习惯。

（8）可采用中医药方法辨证施防。应用中药预防本病的基本原则：益气解毒，宣肺化湿。适用于高危人群，应在医师指导下使用。

（桑纯利）

# 第十五节　肺脓肿

肺脓肿（lung abscess）是肺组织坏死形成的脓腔。临床特征为高热、咳嗽和咳大量脓臭痰。胸部 X 线显示一个或多发的含气液平的空洞，如多个直径小于 2cm 的空洞则称为坏死性肺炎。本病男性多于女性。自抗菌药物广泛使用以来，发病率已明显降低。

## 一、病因和发病机制

病原体常为上呼吸道、口腔的定植菌，包括需氧、厌氧和兼性厌氧菌。90% 肺脓肿患者合并厌氧菌感染，毒力较强的厌氧菌在部分患者可单独致病。常见的其他病原体包括金黄色葡萄球菌、化脓性链球菌、肺炎克雷伯杆菌和铜绿假单胞菌。大肠埃希菌和流感嗜血杆菌也可引起坏死性肺炎。根据感染途径，肺脓肿可分为以下类型：

### （一）吸入性肺脓肿

病原体经口、鼻、咽腔吸入致病。正常情况下，吸入物经气道黏液－纤毛运载系统、咳嗽反射和肺巨噬细胞可迅速清除。但当有意识障碍如在麻醉、醉酒、药物过量、癫痫、脑血管意外时，或由于受寒、极度疲劳等诱因，全身免疫力与气道防御清除功能降低，吸入的病原菌可致病。此外，还可由于鼻窦炎、牙槽脓肿等脓性分泌物被吸入致病。脓肿常为单发，其部位与支气管解剖和体位有关。由于右主支气管较陡直，且管径较粗大，吸入物易进入右肺。仰卧位时，好发于上叶后段或下叶背段；坐位时好发于下叶后基底段；右侧卧位时，则好发于右上叶前段或后段。病原体多为厌氧菌。

### （二）继发性肺脓肿

某些细菌性肺炎，如金黄色葡萄球菌、铜绿假单胞菌和肺炎克雷伯杆菌肺炎等，以及支气管扩张、支气管囊肿、支气管肺癌、肺结核空洞等继发感染可导致继发性肺脓肿。支气管异物阻塞，也是导致肺脓肿特别是小儿肺脓肿的重要因素。肺部邻近器官化脓性病变，如膈下脓肿、肾周围脓肿、脊柱脓肿或食管穿孔等波及到肺，也可引起肺脓肿。阿米巴肝脓肿好发于右肝顶部，易穿破膈肌至右肺下叶，形成阿米巴肺脓肿。

### （三）血源性肺脓肿

因皮肤外伤感染、疖、痈、中耳炎或骨髓炎等所致的菌血症，菌栓经血行播散到肺，引起小血管栓塞、炎症和坏死而形成肺脓肿。静脉吸毒者如有右心细菌性心内膜炎，三尖瓣赘生物脱落阻塞肺小血管形成肺脓肿，常为两肺外野的多发性脓肿。致病菌以金黄色葡萄球菌、表皮葡萄球菌及链球菌为常见。

## 二、临床表现

### （一）症状

吸入性肺脓肿患者多有齿、口、咽喉的感染灶，或手术、醉酒、劳累、受凉和脑血管病等病史。急性起病，畏寒、高热，体温达 $39 \sim 40℃$，伴有咳嗽、咳黏液痰或黏液脓性痰。炎症累及壁胸膜可引起胸痛，且与呼吸有关。病变范围大时可出现气促。此外还有精神不振、全身乏力、食欲减退等全身中毒症状。如感染不能及时控制，可于发病的 $10 \sim 14$ 天，突然咳出大量脓臭痰及坏死组织，每日可达 $300 \sim 500ml$，静置后可分成 3 层。约有 1/3 患者有不同程度的咯血，偶有中、大量咯血而突然窒息致死。一般在咳出大量脓痰后，体温明显下降，全身毒性症状随之减轻，数周内一般情况逐渐恢复正常。肺脓肿破溃到胸膜腔，可出现突发性胸痛、气急，出现脓气胸。部分患者缓慢发病，仅有一般的呼吸道感染症状。

血源性肺脓肿多先有原发病灶引起的畏寒、高热等全身脓毒症的表现。经数日或数周后才出现咳嗽、咳痰，痰量不多，极少咯血。

慢性肺脓肿患者常有咳嗽、咳脓痰、反复发热和咯血，持续数周到数月。可有贫血、消瘦等慢性中毒症状。

### （二）体征

肺部体征与肺脓肿的大小和部位有关。初起时肺部可无阳性体征，或患侧可闻及湿啰音；病变继续发展，可出现肺实变体征，可闻及支气管呼吸音；肺脓腔增大时，可出现空瓮音；病变累及胸膜可闻及胸膜摩擦音或呈现胸腔积液体征。血源性肺脓肿大多无阳性体征。慢性肺脓肿常有杵状指（趾）。

## 三、实验室和其他检查

急性肺脓肿血白细胞总数达 $(20 \sim 30) \times 10^9 /L$，中性粒细胞在 90% 以上，核明显左移，常有毒性颗粒。慢性患者的血白细胞可稍升高或正常，红细胞和血红蛋白减少。

## （一）细菌学检查

痰涂片革兰染色，痰、胸腔积液和血培养包括需氧和厌氧培养，以及抗菌药物敏感试验，有助于确定病原体和选择有效的抗菌药物。尤其是胸腔积液和血培养阳性时对病原体的诊断价值更大。

## （二）X线检查

早期的炎症在X线表现为大片浓密模糊浸润阴影，边缘不清，或为团片状浓密阴影，分布在一个或数个肺段。在肺组织坏死、肺脓肿形成后，脓液经支气管排出，脓腔出现圆形透亮区及气液平面，其四周被浓密炎症浸润所环绕。脓腔内壁光整或略有不规则。经脓液引流和抗菌药物治疗后，肺脓肿周围炎症先吸收，逐渐缩小至脓腔消失，最后仅残留纤维条索阴影。慢性肺脓肿脓腔壁增厚，内壁不规则，有时呈多房性，周围有纤维组织增生及邻近胸膜增厚，肺叶收缩，纵隔可向患侧移位。并发脓胸时，患侧胸部呈大片浓密阴影。若伴发气胸可见气液平面。结合侧位X线检查可明确肺脓肿的部位及范围大小。

血源性肺脓肿，病灶分布在一侧或两侧，呈散在局限炎症，或边缘整齐的球形病灶，中央有小脓腔和气液平。炎症吸收后，亦可能有局灶性纤维化或小气囊后遗阴影。

CT则能更准确定位及区别肺脓肿和有气液平的局限性脓胸，发现体积较小的脓肿和葡萄球菌肺炎引起的肺气囊，并有助于作体位引流和外科手术治疗。

## （三）纤维支气管镜检查

有助于明确病因和病原学诊断，并可用于治疗。如有气道内异物，可取出异物使气道引流通畅。疑为肿瘤阻塞，则可取病理标本。还可取痰液标本行需氧和厌氧菌培养。可经纤维支气管镜插入导管，尽量接近或进入脓腔，吸引脓液、冲洗支气管及注入抗菌药物，以提高疗效与缩短病程。

## 四、诊断和鉴别诊断

对有口腔手术、昏迷呕吐或异物吸入后，突发畏寒、高热、咳嗽和咳大量脓臭痰等病史的患者，其血白细胞总数及中性粒细胞显著增高，X线示浓密的炎性阴影中有空腔、气液平面，做出急性肺脓肿的诊断并不困难。有皮肤创伤感染、疖、痈等化脓性病灶，或静脉吸毒者患心内膜炎，出现发热不退、咳嗽、咳痰等症状，X线胸片示两肺多发性肺脓肿，可诊断为血源性肺脓肿。痰、血培养，包括厌氧菌培养以及抗菌药物敏感试验，对确定病因诊断和抗菌药物的选用有重要价值。肺脓肿应与下列疾病相鉴别。

## （一）细菌性肺炎

早期肺脓肿与细菌性肺炎在症状和X线胸片表现很相似，但常见的肺炎链球菌肺炎多伴有口唇疱疹、铁锈色痰而无大量脓臭痰，X线胸片示肺叶或段性实变或呈片状淡薄炎症病变，边缘模糊不清，没有空洞形成。当用抗菌药物治疗后仍高热不退，咳嗽、咳痰加剧并咳出大量脓痰时应考虑为肺脓肿。

## （二）空洞性肺结核继发感染

空洞性肺结核是一种慢性病，起病缓慢，病程长，可有长期咳嗽、午后低热、乏力、盗汗，食欲减退或有反复咯血。X 线胸片显示空洞壁较厚，一般无气液平面，空洞周围炎性病变较少，常伴有条索、斑点及结节状病灶，或肺内其他部位的结核播散灶；痰中可找到结核分枝杆菌。当合并肺部感染时，可出现急性感染症状和咳大量脓臭痰，且由于化脓性细菌大量繁殖，痰中难以找到结核分枝杆菌，此时要详细询问病史。如一时不能鉴别，可按急性肺脓肿治疗，控制急性感染后，胸片可显示纤维空洞及周围多形性的结核病变，痰结核分枝杆菌可阳转。

### （三）支气管肺癌

支气管肺癌阻塞支气管常引起远端肺化脓性感染，但形成肺脓肿的病程相对较长，因有一个逐渐阻塞的过程，毒性症状多不明显，脓痰量亦较少。阻塞性感染由于支气管引流不畅，抗菌药物效果不佳。因此对 40 岁以上出现肺同一部位反复感染，且抗菌药物疗效差的患者，要考虑支气管肺癌引起阻塞性肺炎的可能，可送痰液找癌细胞和纤维支气管镜检查，以明确诊断。肺鳞癌也可发生坏死液化，形成空洞，但一般无毒性或急性感染症状，X 线胸片示空洞壁较厚，多呈偏心空洞，残留的肿瘤组织使内壁凹凸不平，空洞周围有少许炎症浸润，肺门淋巴结可有肿大，故不难与肺脓肿区分。

### （四）肺囊肿继发感染

肺囊肿继发感染时，囊肿内可见气液平，周围炎症反应轻，无明显中毒症状和脓痰。如有以往的 X 线胸片作对照，更容易鉴别。

## 五、治疗

治疗原则是抗菌药物治疗和脓液引流。

### （一）抗菌药物治疗

吸入性肺脓肿多为厌氧菌感染，一般均对青霉素敏感，仅脆弱拟杆菌对青霉素不敏感，但对林可霉素、克林霉素和甲硝唑敏感。可根据病情严重程度决定青霉素剂量，轻度者 120 万 ~ 240 万 U/d，病情严重者可用 1 000 万 U/d 分次静脉滴注，以提高坏死组织中的药物浓度。体温一般在治疗 3 ~ 10 天内降至正常，然后可改为肌注。如青霉素疗效不佳，可用林可霉素 1.8 ~ 3.0g/d 分次静脉滴注，或克林霉素 0.6 ~ 1.8g/d，或甲硝唑 0.4g，每日 3 次口服或静脉滴注。

血源性肺脓肿多为葡萄球菌和链球菌感染，可选用耐 β - 内酰胺酶的青霉素或头孢菌素。如为耐甲氧西林的葡萄球菌，应选用万古霉素或替考拉宁。

如为阿米巴原虫感染，则用甲硝唑治疗。如为革兰阴性杆菌，则可选用第二代或第三代头孢菌素、氟喹诺酮类，可联用氨基糖苷类抗菌药物。

抗菌药物疗程 8 ~ 12 周，直至 X 线胸片脓腔和炎症消失，或仅有少量的残留纤维化。

### （二）脓液引流

是提高疗效的有效措施。痰黏稠不易咳出者可用祛痰药或雾化吸入生理盐水、祛痰药或支气管舒张剂以利痰液引流。身体状况较好者可采取体位引流排痰，引流的体位应使脓肿处于最高位，每日 2 ~ 3 次，每次 10 ~ 15 分钟。经纤维支气管镜冲洗及吸引也是引流的有效方法。

## （三）手术治疗

适应证为：①肺脓肿病程超过 3 个月，经内科治疗脓腔不缩小，或脓腔过大（5cm 以上）估计不易闭合者；②大咯血经内科治疗无效或危及生命；③伴有支气管胸膜瘘或脓胸经抽吸、引流和冲洗疗效不佳者；④支气管阻塞限制了气道引流，如肺癌。对病情重不能耐受手术者，可经胸壁插入导管到脓腔进行引流。术前应评价患者一般情况和肺功能。

（阮　莉）

# 呼吸科
# 急症与常见病治疗学

（下）

李　钊等◎主编

吉林科学技术出版社

# 第十三章

# 呼吸系统感染性疾病

## 第一节 普通感冒

普通感冒（common cold）是最常见的上呼吸道病毒感染，主要病原体是病毒，临床表现为急性鼻炎和上呼吸道卡他。

### 一、病因

根据抗原分型感冒病毒有上百种，主要病原体为鼻病毒，其他为流感病毒、副流感病毒（1，3 型）、呼吸道合胞病毒、腺病毒、冠状病毒和肠道病毒中的柯萨奇病毒 $A_7$ 和 $A_{21}$ 型、埃可病毒（Ⅴ型），此外，尚有 5～10 种是由肺炎霉浆菌引起。

### 二、流行病学

主要是通过飞沫传播，也可由手接触病毒而传染。1/3 的鼻病毒和 2/3 的冠状病毒的感染者无临床症状。鼻病毒感染后病毒复制 48 小时达到高峰浓度，传播期则持续 3 周。个体易感性与营养健康状况和上呼吸道异常（如扁桃体肿大）及吸烟等因素有关，发病以冬季多见，与气候变化、空气湿度和污染及年龄、环境有关。但寒冷本身并不会引起感冒，而寒冷季节多见的部分原因与病毒类型有关，也可能因寒冷导致室内家庭成员或人群聚集增加及拥挤有关。感染症状受宿主生理状况影响，过劳、抑郁、鼻咽过敏性疾病、月经期等均可加重症状。

### 三、发病机制

（一）基本发病机制

普通感冒的病原体主要是鼻病毒，以鼻病毒为例，鼻腔或眼部是其进入机体的门户，鼻咽部是最先感染的部位。腺体淋巴上皮区域的 M 细胞含有鼻病毒细胞间黏附分子－1（ICAM－1）受体，病毒首先在此黏附，并借鼻腔的黏液纤毛活动到达后鼻咽部。此时病毒迅速复制，并向前扩散到鼻道。鼻腔上皮细胞活检及鼻腔分泌物的研究表明炎症介质（缓激肽、前列腺素）、白介素－1 和白介素－8 等分泌增加，可能与感冒的部分临床症状有关。组胺的作用尚不清楚，尽管组胺鼻内滴入可引起感冒症状，但抗组胺药治疗感冒的效果并不肯定。副交感神经阻滞药对解除感冒症状有效，表明神经反射机制在感冒发病机制中可能也存在着一定的作用。免疫反应（IgA、干扰素产生）通常是短暂的，加上病毒抗原的多样性及漂移，所以一生中可反复多次感冒。

### （二）非典型发病机制

感冒病毒侵入鼻旁窦、中耳、支气管、消化道可引起相应部位的炎症反应，而出现非典型的感冒症状。

## 四、病理和病理生理

细胞的病理变化与病毒的毒力及鼻腔的感染范围有关。呼吸道黏膜水肿、充血，出现大量的漏出液和渗出液，但细胞群并未发生任何重要变化，修复较为迅速，并不造成组织损伤。不同病毒可引起不同程度的细胞增殖及变性，鼻病毒及肠道病毒较黏液性病毒更为严重。当感染严重时，连接呼吸道的鼻旁窦、中耳管道可能被阻塞，发生继发感染。

机体的抵抗力，生理状态如疲乏，全身状况，血管舒张神经的反应性，有否鼻炎等都影响机体的免疫力。鼻分泌液是第一道保护屏障，黏液的流动对呼吸道上皮有一定的保护作用，同时鼻分泌液含有 IgG、IgA，IgA 是主要的局部免疫球蛋白。受呼吸道病毒感染后，细胞能产生干扰素，从而抑制病毒的繁殖。

## 五、临床表现

### （一）症状

1. 常见症状　起病急骤，潜伏期短，临床表现个体差异很大。早期有咽部干燥、喷嚏，继以畏寒、流涕、鼻塞、低热。咳嗽、鼻分泌是普通感冒的一特征性症状，开始为清水样，以后变厚，黄脓样，黏稠。鼻塞约 4～5 天。如病变向下发展，侵入喉部、气管、支气管，则可出现声音嘶哑，咳嗽加剧或有小量黏液痰，1～2 周消失。全身症状短暂，可出现全身酸痛、头痛、乏力、胃纳差、腹胀、便秘或腹泻等，部分患者可伴发单纯性疱疹。

2. 非典型症状　从病原分型发现感冒病毒有上百种，不同病毒感染，必然引起不同的临床表现，包括病程长短及程度轻重，但从临床上很难区分，加之个体的易感性不同，使得这些不同的微生物不可能引起固有的或特异的临床表现。因此在诊断方面应对非典型的临床表现加以重视，以防漏诊或误诊。以下列举几种类型的不典型表现。

（1）流行性胸痛：潜伏期为 2～5 天，主要表现为发热和阵发性胸痛，本病有自限性。

（2）急性阻塞性喉－气管－支气管炎（哮吼）：儿童多见，可出现痉挛性咳嗽，有大量分泌物，以致造成不同程度的呼吸道阻塞、哮喘和呼吸困难。呼吸道合胞病毒感染在幼儿中常表现为发热、咳嗽、气促、发绀和呼吸困难，需及时进行抢救，病死率为 1%～5%。

### （二）常见体征

体检鼻和咽部的黏膜充血水肿。

### （三）并发症

1. 鼻窦炎及中耳炎　在鼻旁窦及中耳液中可发现鼻病毒。但在治疗中应注意合并细菌感染所起的作用。

2. 急性心肌炎　流感病毒、柯萨奇病毒和埃可病毒的感染可损伤心肌，或进入人体繁殖而间接作用于心肌，引起心肌局限性或弥漫性炎症。一般在感冒 1~4 周内出现心悸、气急、呼吸困难、心前区闷痛、心律失常，于活动时加剧。

## 六、实验室检查

白细胞计数正常或稍增，淋巴细胞稍升高。必要时进行病毒分离。

## 七、器械检查

鼻旁窦及中耳、胸部 X 线摄片可协助诊断。心电图检查可出现心动过速、期前收缩、房室传导阻滞等。

## 八、诊断

根据病史及临床症状，并排除其他疾病如过敏性鼻炎、癌性感染、急性传染病前驱期的上呼吸道炎症症状，如脑炎、流行性脑膜炎、伤寒、斑疹伤寒等，进行密切观察辅以必要的化验，诊断并不困难。病原的确定需进行病毒分离，由于病毒培养和免疫血清学诊断需要一定的设备，费时耗材，因此在临床工作当中，分离出特异性病毒并不实际，只有在确定流行病因和鉴别继发性细菌感染和真菌感染，才做病毒分离。

## 九、鉴别诊断

（一）常见表现鉴别诊断

1. 流行性感冒

2. 鼻炎

（1）过敏性鼻炎：临床上很像伤风，所不同的是起病急骤，持续时间短，常突然痊愈。主要表现为喷嚏频作，鼻涕多，呈清水样，鼻腔水肿，苍白，分泌物中有较多嗜酸粒细胞，经常发作，常伴有其他过敏性疾病如荨麻疹等。

（2）血管舒缩性鼻炎：无过敏史，以鼻黏膜间歇性血管充盈、打喷嚏和流清涕为特点，干燥空气能使症状加重。根据病史以及无脓涕和痂皮等可与病毒性或细菌性相鉴别。

（3）萎缩性鼻炎：鼻腔异常通畅，黏膜固有层变薄且血管减少，嗅觉减退并有痂皮形成及臭味，容易鉴别。

（4）鼻中隔偏曲、鼻息肉：鼻镜检查可明确诊断。

3. 急性传染病前驱期　麻疹、脊髓灰质炎、流行性脑膜炎、伤寒、斑疹伤寒、人类免疫缺陷病毒（HIV）等在患病初期常有上呼吸道炎症症状。在这些病的流行区及流行季节应密切观察，并进行必要的化验检查以资鉴别。

（二）非典型表现的鉴别诊断

1. 白喉　起病较缓，咽部有灰白色伪膜，不易拭去，剥离后易出血，但局部疼痛不剧烈。咽拭纸培养与锡克试验、亚碲酸钾快速诊断结合流行季节病学资料等可协助诊断。

2. 樊尚咽峡炎（奋森咽峡炎）　咽部有污灰色坏死组织形成的假膜，剥离后可见出血和溃疡。全身症状一般不重，可有中度发热，但局部疼痛较重。伪膜涂片检查可见梭形杆菌与樊尚螺旋体。

3. 支气管哮喘 急性喉－气管－支气管炎主要表现为吸气性呼吸困难和特征性哮吼声。而支气管哮喘患儿可有家族过敏史，主要表现为发作性呼气性呼吸困难，典型体征为呼气哮鸣音，与呼吸困难同时出现与消失。$β_2$－受体激动药和氨茶碱治疗后可迅速缓解，借此得以鉴别。

4. 其他 在感冒期间出现急性心肌炎并发症时，应除外甲状腺功能亢进症、二尖瓣脱垂综合征及影响心肌的其他疾病如风湿性心肌炎、中毒性心肌炎、冠心病、结缔组织病、代谢性疾病以及克山病（克山病地区）等。如有条件必须进行上述任何一项病原学检查。

## 十、治疗

（一）常用对症治疗药物

1. 抗感冒药 各种抗感冒药大多含有下述几种成分，但不同品种所含成分或剂量有差别，应根据临床症状特点选用相应品种。

（1）伪麻黄碱：作用于呼吸道黏膜 α－肾上腺素能受体，缓解鼻黏膜充血，对心脏和其他外周血管 α－受体作用甚微。可减轻鼻塞，改善睡眠。

（2）抗组胺药：第一代抗组胺药物如马来酸氯苯那敏（扑尔敏）对减少打喷嚏和鼻溢有效，非镇静作用的抗组胺药缺少抗胆碱能作用，效果不肯定。

（3）解热镇痛药：在发热和肌肉酸痛、头痛患者可选用。阿司匹林反复运用增加病毒排出量，而改善症状轻微，不予推荐。

（4）镇咳药：为保护咳嗽反射一般不主张应用，但剧咳影响休息时可酌情应用，以右美沙芬应用较多。

2. 治疗矛盾 运用感冒药对症治疗旨在控制症状，防止疾病进一步的发展。但抗感冒药中所含成分的不良反应对各种不同人群有着不同的影响，如伪麻黄碱在收缩鼻黏膜血管、减轻鼻塞的同时有可能出现较轻的兴奋、失眠、头痛。抗组胺药如氯苯那敏在减轻打喷嚏及鼻溢的同时有引起嗜睡的作用，最近研究还发现有影响血液系统的改变如血小板减少性紫癜等。解热镇痛药如对乙酰氨基酚（扑热息痛），长期使用或超量使用存在肾功能损害及慢性肾衰竭的风险。镇咳药如美沙芬在止咳的同时也使痰不易咳出。有吸烟、支气管哮喘、慢性阻塞性肺疾病等基础疾病者往往痰多黏稠，使用含有美沙芬成分的感冒药，有可能引起痰液阻塞。

3. 对策 选用感冒药应因人因症而异，即根据感冒的症状、抗感冒药的组成、感冒患者的年龄、生理特征、职业、并发症、基础病、伴随用药等多方面因素综合考虑。凡驾驶机动车船或其他机械操作、高空作业者在工作期间均应禁用含氯苯那敏的抗感冒药。以免引起嗜睡、头昏而肇事。小儿、老年人、有出血疾病的人，应慎用感冒通。高血压、心脏病、甲亢、青光眼、糖尿病、前列腺肥大患者，慎用含有伪麻黄碱成分的酚麻美敏（泰诺）、白加黑等感冒药。哺乳期妇女慎用速效伤风胶囊，以免引起闭乳，孕期头 3 个月禁用抗感冒药，全程避免使用速效伤风胶囊。有溃疡病的患者不宜选用含有阿司匹林、双氯芬酸等成分的药物，以免引起或加重溃疡出血。痰多不易咳出者可采取多饮水，使呼吸道炎性分泌物黏稠度降低，易于痰液的咳出，并注意室内温度和湿度；也可蒸汽吸入或超声雾化吸入，湿化痰液，有利于排痰；使用祛痰药，如氨溴索（沐舒坦）等稀释痰液。

## （二）抗病毒药物的治疗

1. 利巴韦林（病毒唑）　其对流感和副流感病毒、呼吸道合胞病毒有一定的抑制作用，临床应用仅限于儿童下呼吸道感染呼吸道合胞病毒时。对鼻病毒和其他呼吸道病毒目前尚无有效的抗病毒药物。

2. 治疗矛盾　利巴韦林最主要的毒性是溶血性贫血，在口服治疗后最初 1～2 周内出现血红蛋白下降，其中约 10% 的患者可能伴随心肺方面不良反应。已经有报道伴随有贫血的患者服用利巴韦林可引起致命或非致命的心肌损害，并对肝、肾功能有影响，对胎儿有致畸作用。药物少量经乳汁排泄，对乳儿有潜在的危险。

3. 对策　定期进行血常规（血红蛋白水平、白细胞计数、血小板计数）、血液生化（肝功能、甲状腺雌激素）检查，尤其血红蛋白检查（包括在开始前、治疗第 2 周、第 4 周）。对可能怀孕的妇女每月进行怀孕测试。不推荐哺乳期妇女服用利巴韦林。

严重贫血患者慎用，有珠蛋白生成障碍性贫血（地中海贫血）、镰刀细胞性贫血患者不推荐使用利巴韦林。有胰腺炎症状或明确有胰腺炎患者不可使用利巴韦林。具有心脏病史或明显心脏病症状患者不可使用利巴韦林。如使用利巴韦林出现任何心脏病恶化症状，应立即停药给予相应治疗。

肝肾功能异常者慎用。肌酐清除率 < 50ml/min 的患者，不推荐使用利巴韦林。老年人肾功能多有下降，容易导致蓄积，应慎用。

利巴韦林对诊断有一定干扰，可引起血胆红素增高（可高达 25%），大剂量可引起血红蛋白降低。

## （三）抗细菌治疗

1. 抗生素的应用　一般不应该用、也不需要用抗生素，但婴幼儿患者、年老伴有慢性疾病患者或有继发细菌感染时，则可考虑选用适当的抗菌药物治疗。一项安慰剂对照的研究表明鼻喉冲洗物培养有肺炎链球菌、流感嗜血杆菌或卡他莫拉菌生长。因此在有细菌定植、呼吸道分泌物中粒细胞增加、出现鼻窦炎、中耳炎等并发症，慢性阻塞性肺病（COPD）基础疾病和病程超 1 周者可适当选用针对肺炎链球菌、流感嗜血杆菌、卡他莫拉菌的药物治疗。

2. 治疗矛盾　强调积极用药的必要性的同时带来不少不良用药甚至抗生素滥用之间的矛盾。造成抗生素滥用的原因在于对病原学的研究重视不够，盲目的经验性用药或对抗生素的应用缺乏必要的知识和训练。呼吸道吸入抗生素治疗虽可提高局部药物浓度，克服血液支气管肺屏障造成的呼吸道药物浓度不足，但局部应用易诱导耐药。

3. 对策　使用抗生素应参考流行病学和临床资料，推测可能的病原体，有针对地选择抗生素，不主张不加区别地普遍采取联合用药和无选择地应用"高级别"的抗生素。联合用药旨在通过药物的协同或相加作用，增强抗菌能力。根据药代学及药动学（PK/PD）的原理制订治疗方案。不推荐呼吸道局部吸入抗生素。

（朱海玲）

# 第二节 流行性感冒

## 一、定义及概况

流行性感冒（infuenza，简称流感）是由流感病毒引起的急性呼吸道传染病，病原体为甲、乙、丙三型流行性感冒病毒，通过飞沫传播，临床上有急起高热，乏力、全身肌肉酸痛和轻度呼吸道症状，病程短，有自限性，老年人和伴有慢性呼吸道疾病或心脏病患者易并发肺炎。流感病毒，尤以甲型极易变异，往往造成暴发、流行或大流行。自20世纪以来已有五次世界性大流行记载，分别发生于1900年、1918年、1957年、1968年和1977年，其中以1918年的一次流行最为严重，死亡人数达2 000万人之多。我国从1953—1976年已有12次中等或中等以上的流行，每次流行均由甲型流感病毒所引起。20世纪80年代以后流感的疫情以散发与小暴发为主，没有明显的大流行发生。

## 二、病因

流感病毒属正黏病毒科，系RNA病毒，病毒颗粒呈球形或细长形，直径为80～120nm，有一层脂质囊膜，膜上有糖蛋白纤突，是由血凝素（H）、神经氨酸酶（N）所构成，均具有抗原性。血凝素促使病毒吸附到细胞上，故其抗体能中和病毒，免疫学上起主要作用；神经氨酸酶作用点在于细胞释放病毒，故其抗体不能中和病毒，但能限制病毒释放，缩短感染过程。

流感病毒的核酸是8个片段的单股RNA，核蛋白质具有特异性，可用补体结合试验将其区分为甲、乙、丙三型。抗核蛋白质的抗体对病毒感染无保护作用。除核蛋白质外，核心内还有三个多聚酶蛋白（$P_1$、$P_2$、$P_3$），其性质不明。核心外有膜蛋白（$M_1$、$M_2$）和脂质囊膜包围。

甲型流感病毒变异是常见的自然现象，主要是血凝素（H）和神经氨酸酶（N）的变异。血凝素有$H_1$、$H_2$、$H_3$，而神经氨酸酶仅有$N_1$、$N_2$，有时只有一种抗原发生变异，有时两种抗原同时发生变异，例如1946—1957年甲型流行株为（$H_1N_1$），1957～1968年的流行株为（$H_2N_2$）。1968年7月发生的一次流感流行是由甲型（$H_3N_2$）毒株引起，自1972年以来历次流感流行均由甲型（$H_3N_2$）所致，与以往的流行株相比，抗原特性仅有细微变化，但均属（$H_3N_2$）株。自1976年以来旧株（$H_1N_1$）又起，称为"俄国株"（$H_1N_1$），在年轻人中（尤其是学生）引起流行。甲型流感病毒的变异，系由于两株不同毒株同时感染单个细胞，造成病毒基因重新组合，使血凝素或/与神经氨酸酶同时发生变化，导致新型的出现，称为抗原性转变（antigenic shift），例如在人群中流行株的血凝素基因与鸟型流感病毒基因重新组合；另一种称为抗原性漂移（antigenic drift），在免疫系统压力下流感病毒通过变异与选择而成的流行株，主要的改变在血凝素上氨基酸的替代，1968年以来的$H_3N_2$各流行株都是如此。近年来又出现甲型流感病毒$H_1N_1$株、$H_3N_2$亚型的O相变异，即病毒株只能在麦丁达比犬肾（MDCK）细胞中复制，而难以在鸡胚中复制。由于MDCK的传代细胞有致癌性，这给疫苗的产生带来了困难。

Webster RG等1993年报道，根据8株甲型流感病毒RNA片段的核苷酸科研序列种系分析，人类宿主的甲型流感病毒来自鸟类流感病毒基因库，有学者对意大利猪群中循环的经典

$H_1N_1$ 株、鸟型 $H_1N_1$ 株和人类 $H_3N_2$ 株进行种系分析发现基因重组是在欧洲猪群中鸟类与人类病毒间进行。这些学者认为欧洲猪群可能作为人类与鸟类宿主的水磨石病毒基因重新组合的混合场所，因此提出下一次世界大流行可能从欧洲开始。

### 三、发病机制

#### （一）流行病学

1. 流行特点　发病率高，起病急且迅速蔓延，流行过程短但可反复多次。

2. 流行环节

（1）传染源：患者是主要传染源，自潜伏期末即可传染，病初 2~3 天传染性最强，体温正常后很少带毒，排毒时间可至病后 7 天。病毒可存在于患者的鼻涕、口涎及痰液中，并随咳嗽、喷嚏排出体外。由于部分免疫，感染后可不发病，成为隐性感染。带毒时间虽短，但在人群中易引起传播，迄今尚未证实有长期带毒。

（2）传播途径：主要通过空气飞沫传播，病毒存在于患者或隐性感染者的呼吸道分泌物中，通过说话、咳嗽、喷嚏等方式散播至空气中，并可保持 30 分钟，易感者吸入后即能感染。其传播速度取决于人群的密度，通过污染食具或玩具的接触也可引起传播。

（3）易感人群：人群对流感病毒普遍易感，与年龄、性别、职业等均无关。抗体于感染后 1 周出现，2~3 周达高峰，1~2 个月后开始下降，1 年左右降到最低水平，抗体存在于血液和鼻分泌物中，但分泌物中的抗体仅为血液中的 5% 左右。流感病毒三个型别之间无交叉免疫，感染后免疫维持时间不长，据临床观察，感染 5 个月后虽然血中有抗体存在，但仍能再次感染同一病毒。呼吸道所产生的分泌型抗体，能阻止病毒的侵入，但当局部黏膜上皮细胞脱落后，即失去其保护作用，故局部抗体比血液中的抗体更为重要。

#### （二）基本发病机制

带有流感病毒颗粒的飞沫（直径一般小于 $10\mu m$）吸入呼吸道后，病毒的神经氨酸酶破坏神经氨酸，使黏蛋白水解，糖蛋白受体暴露，糖蛋白受体乃与血凝素（含糖蛋白成分）结合，这是一种专一性吸附。具有特异性，它能被血凝素抗体所抑制，在人的呼吸道分泌物中有一种可溶性黏液蛋白，具有流感病毒受体且能与血凝素结合，从而抑制病毒侵入细胞，但只有在流感症状出现后，呼吸道黏液分泌增多时，才有一定的防护作用。病毒穿入细胞时，其包膜丢失在细胞外。在感染早期，流感病毒 RNA 被转运到细胞核内，在病毒转录酶和细胞 RNA 多聚酶 Ⅱ 的参与下，病毒 RNA 被转录完成后，形成互补 RNA 及病毒 RNA 合成的换板。互补 RNA 迅速与核蛋白体结合，构成信息 RNA，在复制酶的参与下，复制出病毒 RNA，再移行到细胞质中参加装配。核蛋白在细胞壁内合成后，很快转移到细胞核，与病毒 RNA 结合成核衣壳，然后再移行到细胞膜部位进行装配。病毒成熟前，各种病毒成分已结合在细胞表面，最后的装配称为芽生，局部的细胞膜向外隆起，包围住结合在细胞膜上的核衣壳，成为新合成的有感染性的病毒体。此时神经氨酸酶可水解细胞表面的糖蛋白，释放 N-乙酰神经氨酸，促使复制病毒由细胞释放出。一个复制过程的周期为 4~6 小时，排出的病毒扩散感染到附近细胞，并使大量呼吸道纤毛上皮细胞受染、变性、坏死和脱落，产生炎症反应。

#### （三）非典型表现发病机制

流感病毒感染是通过患者污染的呼吸道分泌物传染给易感者而获得。小颗粒气溶胶

（直径小于 10μm）在这种人与人传播的过程中十分重要。一旦病毒停留在呼吸道上皮，除非有特异性分泌抗体，非特异性黏液蛋白或黏液纤毛层机械运动保护，否则病毒将黏附其上通过胞饮作用穿透柱状上皮细胞。导致疾病的主要机制是病毒复制引起细胞死亡。病毒感染后血清和气管分泌物中特异性 IgG 和 IgE 上升，并出现气道反应性增高。

### 四、病理和病理生理

#### （一）典型表现病理和病理生理

单纯性流感的病理变化主要是流感病毒入侵呼吸道黏膜上皮细胞，在上皮细胞内繁殖，损害柱状上皮细胞、杯状细胞和分泌腺体，纤毛上皮细胞变性、坏死和脱落，黏膜局部充血、水肿和表浅溃疡等卡他性病变。起病 4～5 天后，基底细胞层开始增生，形成未分化的上皮细胞，2 周后纤毛上皮细胞重新出现和修复。

#### （二）非典型表现病理和病理生理

流感病毒肺炎型则有肺脏充血和水肿，切面呈暗红色，气管和支气管内有血性分泌物，黏膜下层有灶性出血、水肿和细胞浸润，肺泡腔内含有纤维蛋白和渗出液，呈现浆液性出血性支气管肺炎，应用荧光抗体技术可检出流感病毒。若合并金黄色葡萄球菌感染，则肺炎呈片状实变或有脓肿形成，易发生脓胸、气胸。如并发肺炎球菌感染，可呈大叶或小叶实变，继发链球菌、肺炎杆菌感染时，则多表现为间质性肺炎。当合并中毒性休克时，肺部可出现肺水肿、肺不张、微血管阻塞，从而导致肺顺应性下降、生理分流及生理无效腔增加。如并发 Reye 综合征，可出现脑水肿和缺氧性神经细胞退行性变，肝细胞脂肪浸润。严重细菌感染的漫延可引起严重的后遗症如骨髓炎，海绵体血栓性静脉炎，硬脑膜外或硬脑膜下脓肿，脑膜炎或脑脓肿。但这种并发症极其少见。

### 五、临床表现

#### （一）症状

1. 常见症状　本病的潜伏期一般为 1～3 天（数小时至 4 天），临床上可出现发热、肌肉痛和白细胞减低等全身毒血症样表现但不发生病毒血症。也可有急起高热，全身症状较重而呼吸道症状并不严重，表现为畏寒、发热、头痛、乏力、全身酸痛等，体温可达 39～40℃，一般持续 2～3 天后渐退。全身症状逐渐好转，但鼻塞、流涕、咽痛、干咳等上呼吸道症状较显著，少数患者可有鼻衄、食欲不振、恶心、便秘或腹泻等轻度胃肠道症状。

2. 非典型症状

（1）肺部症状：可有以下三种类型：

1）原发性病毒性肺炎：本病较少见，是 1918—1919 年大流行时死亡的主要原因。多见于原有心肺疾病患者（特别是风湿性心脏病、二尖瓣狭窄）或孕妇。肺部疾病以浆液性出血性支气管肺炎为主，有红细胞外渗、纤维渗出物和透明膜形成。临床上有高热持续不退、气急、发绀、阵咳、咯血等症状。

2）继发性细菌性肺炎：以单纯型流感起病，2～4 天后病情加重，热度增高并有寒战，全身中毒症状明显，咳嗽增剧，咳脓痰，伴有胸痛。

3）病毒与细菌混合性肺炎：流感病毒与细菌性肺炎同时并存，起病急，高热持续不退，病情较重，可呈支气管肺炎或大叶性肺炎，除流感抗体上升外，也可找到病原菌。

（2）肺外症状

1）Reye 综合征：系甲型和乙型流感的肝脏、神经系统并发症，也可见于带状疱疹病毒感染。本病限于 2~6 岁的儿童，因与流感有关，可呈暴发流行。临床上在急性呼吸道感染热退数日后出现恶心、呕吐，继而嗜睡、昏迷、惊厥等神经系统症状，但脑脊液检查正常。

2）中毒性休克综合征：多在流感后出现，伴有呼吸衰竭。

3）横纹肌溶解（Rhabdomyolysis）：系局部或全身骨骼肌坏死，表现为肌痛和肌弱。

（二）体征

1. 常见体征　体检发热是最常见的体征，患者呈急病容，面颊潮红，眼结膜轻度充血和眼球压痛，咽充血，口腔黏膜可有疱疹，肺部听诊仅有粗糙呼吸，偶闻胸膜摩擦音。症状消失后，仍感软弱无力，精神较差，体力恢复缓慢。

2. 非典型体征　发生病毒性肺炎时，体检双肺呼吸音低，满布哮鸣音，但无实变体征。病程可长达 3~4 周，患者可因心力衰竭或周围循环衰竭而死亡。抗菌药物治疗无效，病死率较高。继发细菌性肺炎时，体检可见患者呼吸困难、发绀、肺部满布啰音，有实变或局灶性肺炎征。

发生 Reye 综合征时，有肝大，但无黄疸、无脑炎征，病理变化脑部仅有脑水肿和缺氧性神经细胞退行性变，肝细胞有脂肪浸润。病因不明，近年来认为与服用阿司匹林有关。

## 六、实验室检查

（一）常见表现

1. 血象　白细胞总数减少，淋巴细胞相对增加，嗜酸粒细胞消失。合并细菌感染时，白细胞总数和中性粒细胞增多。

2. 免疫荧光或免疫酶染法检测抗原　取患者鼻洗液中黏膜上皮细胞的涂片标本，用荧光或酶标记的流感病毒免疫血染色检出抗原，出结果快、灵敏度高，有助于早期诊断，如应用单克隆抗体检测抗原则能鉴定甲、乙、丙型流感。

3. 多聚酶链反应（PCR）测定流感病毒 RNA　它可直接从患者分泌物中检测病毒 RNA，是个快速、直接、敏感的方法。目前改进应用 PCR - 细胞免疫（PCR - EIA）直接检测流感病毒 RNA，它比病毒培养敏感得多，且测定快速、直接。

4. 病毒分离　将急性期患者的含漱液接种于鸡胚羊膜囊或尿囊液中，进行病毒分离。

5. 血清学检查　应用血凝抑制试验、补体结合试验等测定急性期和恢复期血清中的抗体，如有 4 倍以上增长，则为阳性。应用中和免疫酶学试验测定中和滴度，可检测中和抗体，这些都有助于回顾性诊断和流行病学调查。

（二）非典型表现

血清肌酸磷酸酶（creatine phosphokinase）升高和电解质紊乱，可有急性肾衰竭，表现为血肌酐、尿素氮升高。血液中可有流感抗体上升，气管分泌物可找到病菌，以金黄色葡萄球菌为多见。中毒性休克综合征患者血气分析可出现 I 型呼吸衰竭。

## 七、器械检查

### （一）常见表现

单纯型流行性感冒胸部摄片无异常发现。

### （二）非典型表现

流感肺炎型患者，X线检查双侧肺部呈散在性絮状阴影。中毒性休克综合征患者胸片可显示急性呼吸窘迫综合征，但肺炎病变不明显。Reye综合征者，腹部B超检查可见肝脏肿大，并有脂肪浸润。

## 八、诊断

当流感流行时诊断较易，可根据：①接触史和集体发病史；②典型的症状和体征。散发病例则不易诊断，如单位在短期内出现较多的上呼吸道感染患者，则应考虑流感的可能，应做进一步检查，予以确定。

## 九、鉴别诊断

### （一）常见表现鉴别诊断

1. 呼吸道感染　起病较缓慢，症状较轻，无明显中毒症状，因而局部症状较全身症状明显，血清学和免疫荧光学等检查可明确诊断。

2. 流行性脑脊膜炎（流脑）　流脑早期症状往往类似流感，但流感有明确的季节性，儿童多见。早期有剧烈的头痛、脑膜刺激征、瘀点、口唇疱疹等均可与流感相鉴别。脑脊液检查可明确诊断。

### （二）非典型表现鉴别诊断

1. 军团菌肺炎　本病多见于夏秋季，临床上表现为重症肺炎，白细胞总数增高，并有肝肾并发症，但轻型病例类似流感。红霉素、利福平等抗生素对本病有效，确诊有助于病原学检查。

2. 支原体肺炎　支原体肺炎与原发性病毒性肺炎的X线表现相似，但前者的病情较轻，冷凝集试验和MG链球菌凝集试验可呈阳性。

3. 其他　在诊断Reye综合征时，必须排除其他原因引起的急性脑病及肝功能不全，如病毒性肝炎、肝性昏迷及其他遗传代谢性疾病如先天性高氨血症等。可根据其显著的肝功能异常，脑脊液无明显变化等，与化脓性、结核性或病毒性脑膜炎、脑炎区别；又根据本病肝功能虽异常但无黄疸，与重症肝炎、肝性脑病鉴别。某些遗传代谢病如尿素循环酶缺陷，有机酸尿症可酷似Reye综合征表现，可通过详细病史，针对代谢病的尿液筛查以及遗传学诊断进行鉴别。

## 十、治疗

### （一）基本原则

1. 尽早应用抗流感病毒药物治疗　现有流感药物有两类，即金刚烷胺（Amantadine）

及其衍生物金刚乙胺（Rimantadine）和神经氨酸抑制剂类（neuraminidase inhibitors）。前者阻止病毒进入宿主细胞内，后者抑制流感病毒表面的神经氨酸酶，从而防止新的病毒颗粒自感染细胞释放，限制感染扩散。因此抗病毒药物治疗只有早期（起病 1~2 天内）使用，才能取得疗效。

2. 加强支持治疗和预防并发症　休息，多饮水，注意营养，饮食要易于消化，特别在儿童和老年患者应予充分强调。密切观察和监测并发症，抗生素仅在明确或有充分证据提示继发细菌感染时才有应用指征。

3. 谨慎和合理应用对症治疗药物　早期应用抗流感病毒药物大多能改善症状。必要时联合应用缓解鼻黏膜充血药物（喷雾剂、滴剂或口服剂型，前两者使用不应超过 3 天）、止咳祛痰药物。儿童和少年（<20 岁）忌用阿司匹林药物以及其他水杨酸制剂，因为该类药物与流感的肝脏和神经系统并发症即 Reye 综合征存在相关，偶可致死。

（二）抗流感病毒药物治疗

1. 金刚烷胺和金刚乙胺

（1）用药方法：金刚烷胺特异性地抑制甲型流感病毒，阻止病毒进入细胞内，抑制病毒脱壳和释放其核酸，并能改变血凝素构型而抑制病毒装配。盐酸金刚烷胺对于成年人的推荐剂量为 100mg（1 片），每日 2 次。对于严重肝功能不全、肾衰竭（Clcr ≤ 10ml/min）和老年人家庭护理患者，推荐剂量为每日 100mg（1 片）。金刚乙胺的用药剂量与金刚烷胺相同，但其活性比金刚烷胺强 4~10 倍，且毒性低。早期应用此类药物半数以上患者能使症状减轻，症状持续时间缩短 1~2 天，并减少排毒量。在高危患者能否减少流感相关并发症尚无定论。在出现 A 型流行性感冒的症状和体征时，服用本品越早越好，在 48 小时内服用本品治疗效果更好，从症状开始连续治疗约 7 天。

（2）治疗矛盾：在应用金刚烷胺和金刚乙胺治疗的同时可发生不良反应，如，消化系统：腹泻、消化不良等；神经系统：注意力下降、运动失调、嗜睡、急躁不安、抑郁等；有的还会出现如步态反常、精神愉快、运动过度、震颤、幻觉、意识模糊、惊厥等；心血管系统：心悸、高血压、脑血管功能紊乱、心脏衰竭、下肢水肿、心脏神经传导阻滞、心动过速、晕厥等；以及呼吸困难、非产后泌乳、皮疹、耳鸣等。目前还没有多剂量的数据可以证实对于肾或肝损伤的受试者是安全的。因为在多剂量期，金刚乙胺的代谢物有可能会积累。据报道，有癫痫病史的患者服用盐酸金刚烷胺后，癫痫发作的发病率增加。

（3）对策：虽然一般而论金刚烷胺的不良反应为轻度和一过性的，但在应用时必须根据患者年龄、体重、肾功能和基础疾病等情况，慎重用药和密切观察。对任何肾功能不全患者应监视其不良反应，必要时调整剂量。如有脑血管病或病史者、有反复发作的湿疹样皮疹病史、末梢性水肿、充血性心力衰竭、精神病或严重神经官能症、有癫痫病史者可增加发作。尤其对有癫痫发作史的患者，发现癫痫样发作仍有活动以及出现中枢神经系统功能失常应立即停药。由于有轻度嗜睡，故高空作业、驾车、机械操作者工作时不宜使用。

2. 神经氨酸酶抑制药

（1）用药方法：神经氨酸酶抑制药目前有两个品种即扎那韦尔和奥司托维尔（商品名为达菲）被批准临床使用，目前在中国仅有奥司托维尔。神经氨酸酶抑制剂仅用于流感病毒，而对宿主、其他病毒和细菌的神经氨酸酶很少或者无作用。口服奥司托维尔 100mg，3.7 小时后血清峰浓度达 250μg/L，12 小时后为峰浓度的 35%。与金刚烷胺相比，奥司托维尔发生耐药甚少，而且耐药速度产生缓慢，耐药突变株毒力显著降低。推荐剂量和疗程：成人奥司托维尔（胶囊）75mg，2 次/天，应用 5 天，儿童参照表 13-1。

表 13-1　奥司托维尔用于儿童的推荐剂量

| 体重/kg | 年龄/岁 | 剂量/mg | 体重/kg | 年龄/岁 | 剂量/mg |
|---|---|---|---|---|---|
| ≤15 | 1~3 | 30（混悬剂） | 24~40 | 8~12 | 60（混悬剂） |
| 16~23 | 4~7 | 45（混悬剂） | >40 | >13 | 75（胶囊） |

（2）治疗矛盾：奥司托维尔在治疗的同时可出现恶心、呕吐等消化道反应。腹痛、头痛、头晕、失眠、咳嗽、乏力等服药后症状在试验组与安慰剂组的发生率无差异。

（3）对策：对奥司托维尔或药物的任何成分过敏者禁用。对肌酐清除率小于 30ml/min 的患者建议做剂量调整。目前尚缺乏足够数据评价怀孕妇女服用奥司托维尔后导致胎儿畸形或药物有胎儿毒性的潜在可能性。同时也尚不知奥司托维尔及其代谢产物两者会不会从人乳中排出。因此肾功能不全患者及孕妇、哺乳期妇女用药应慎重。

3. 利巴韦林　利巴韦林在组织培养中显示对甲型、乙型流感病毒有抑制作用，但临床不能肯定其治疗作用。

## 十一、预防

1. 早期发现和迅速诊断流感　及时报告，隔离和治疗患者，凡遇到以下情况，应疑有本病流行，及时上报疫情：①门诊上呼吸道患者连续 3 天持续增加，并有直线上升趋势；②连续出现临床典型病例；③有发热感冒患者 2 例以上的家庭连续增多。遇上述情况，应采取措施，早期就地隔离，采集急性期患者标本进行病毒分离和抗原检测，以早期确诊和早期治疗，减少传播，降低发病率，控制流行期间应减少大型集会和集体活动，接触者应戴口罩。

2. 药物预防　金刚脘胺与金刚乙胺预防甲型流感有一定效果，乙型流感则无效，因此，在流行早期必须及时确定流行株的型别，对无保护的人群和养老院人员进行药物预防。也可试用中草药预防。

3. 疫苗预防　流感疫苗可分为减毒活疫苗和灭活疫苗两种，接种后在血清和分泌物中出现抗血凝素抗体和抗神经氨酸抗体或 T 细胞毒反应，前两者能阻止病毒入侵，后者可降低疾病的严重度和加速复原。减毒活疫苗经鼻喷入可在局部产生抗体，阻止病毒吸附，接种后半年至 1 年后可预防同型流感病毒作用，发病率可降低 50%~70%。灭活疫苗采用三价疫苗皮下注射法，在中、小流行中对重点人群使用。

由于流感病毒经常变异，疫苗使用中的主要问题是毒种的选择，制造疫苗的毒株力求接近流行株，根据美国 CDC 实施免疫专家委员会的推荐，1994—1995 年度的三价流感疫苗包括 A/德克斯/36/1（$H_1N_1$）、A/山东/9/93（$H_2N_2$）和 B 巴拿马/45/90（乙型）三种毒株为宜。老年人除应用流感疫苗外，还应接种肺炎球菌疫苗，以防止下呼吸道并发症。Mader R 等曾报道有 3 例接种流感疫苗后发生系统性脉管炎，虽属少见，但大范围接种应注意。

（董贤明）

# 第三节 急性气管 – 支气管炎

急性气管 – 支气管炎（acute tracheobronchitis）是由生物、物理、化学刺激或过敏等因素引起的气管 – 支气管黏膜的急性炎症。临床主要症状有咳嗽和咳痰。常见于寒冷季节或气候突变时。也可由急性上呼吸道感染蔓延而来。

## 一、病因

1. 微生物 可由病毒、细菌感染致病。常见病毒为腺病毒、流感病毒（甲、乙）、冠状病毒、鼻病毒、单纯疱疹病毒、呼吸道合胞病毒和副流感病毒。常见细菌为流感嗜血杆菌、肺炎链球菌、卡他莫拉菌等，衣原体和支原体感染有所增加。也可在病毒感染的基础上继发细菌感染。

2. 物理、化学因素 过冷空气、粉尘、刺激性气体或烟雾（如二氧化硫、二氧化氮、氨气、氯气等）的吸入，对气管 – 支气管黏膜引起急性刺激和损伤。

3. 过敏反应 常见的吸入致敏原包括花粉、有机粉尘、真菌孢子等；或对细菌蛋白质的过敏，引起气管 – 支气管炎症反应。

## 二、发病机制

气管、支气管的黏膜有纤毛并分泌黏液，具有清除异物的功能。气道分泌物中尚有非特异性的酶，如干扰素，能抑制病毒的复制。乳铁蛋白有抑菌作用。气管黏膜的浆细胞和淋巴细胞还能分泌型 IgA，在补体和溶酶体存在下，有灭菌和中和病毒的作用。

当人体遇寒、受凉和过度疲劳时，可削弱呼吸道的生理性防御功能和机体的免疫功能而发病。

近年来有人注意到急性支气管炎与气道高反应性之间的关系。在复发性急性支气管炎的患者其哮喘轻度发作较正常人群为多。反之，急性支气管炎患者既往亦多有支气管哮喘或特异质病史，提示支气管痉挛可能是急性支气管炎患者咳嗽迁延不愈的原因。

## 三、病理

气管、支气管黏膜发生急性炎症，黏膜充血、水肿、黏液腺体肥大，分泌物增加并有淋巴细胞、中性粒细胞浸润，纤毛上皮细胞损伤、脱落，炎症消退后，气管、支气管黏膜的结构和功能可恢复正常。

## 四、临床表现

1. 常见表现 起病较急，常先有急性上呼吸道感染症状。

（1）症状：全身症状一般较轻，可有发热，38℃左右，多于 3~5 天降至正常。咳嗽、咳痰，先为干咳或少量黏液性痰，随后可转为黏液脓性或脓性，痰量增多，咳嗽加剧。咳嗽、咳痰可延续 2~3 周才消失，如迁延不愈，可演变成慢性支气管炎。

（2）体征：体征不多，呼吸音常正常，可以在两肺听到散在干、湿性啰音。啰音部位不固定，咳嗽后可减少或消失。

2. 非典型表现

（1）咯血：少部分患者可以出现痰中带血。

（2）如支气管发生痉挛，可出现程度不等的气促，伴胸骨后发紧感，肺部可闻及哮鸣音。

## 五、诊断

### （一）实验室检查及器械检查

周围血中白细胞计数和分类多无明显改变。细菌感染较重时，白细胞总数和中性粒细胞增高，痰培养可发现致病菌。X 线胸片检查，大多数表现正常或仅有肺纹理增粗。

### （二）诊断与鉴别诊断

根据病史、咳嗽和咳痰等呼吸道症状以及两肺散在于、湿性啰音等体征，结合血象和 X 线胸片检查，可做出临床诊断，进行病毒和细菌检查，可确定病因诊断。本病需与流行性感冒、其他急性上呼吸道感染、支气管肺炎、肺结核、肺癌、肺脓肿、麻疹、百日咳等多种疾病鉴别。

（1）流行性感冒：起病急，有流行病史，除呼吸道症状外，全身症状如发热、头痛明显，病毒分离和补体结合试验阳性可鉴别。

（2）上呼吸道感染：鼻塞、流涕、咽痛等症状明显，无咳嗽、咳痰，肺部无异常体征。

（3）支气管哮喘：急性支气管炎患者如伴有支气管痉挛时，可出现吼喘，应与支气管哮喘相鉴别，后者有发作性呼吸困难、呼气费力、喘鸣及满肺哮鸣音及端坐呼吸等症状和体征。

## 六、治疗

1. 一般治疗　休息、保暖、多饮水、补充足够的热量。

（1）注意保证充足的睡眠和适当的休息，发病时应增加日间卧床休息时间，调整好饮食，保证足够的能量摄入。

（2）注意大量的饮水，水是痰液的最好的生理稀释剂，每日最少饮水 2.0L。如有发热，在此基础上还需增加。

（3）保持居室的温、湿度适宜，空气新鲜，避免呼吸道的理化性刺激（如冷空气、灰尘、刺激性气味等）。

2. 抗菌药物治疗　无明确细菌感染证据，不应用抗菌药物。明确存在细菌感染者，根据感染的病原体及药物敏感试验选择抗菌药物治疗。一般未能得到病原菌阳性结果前，可选用大环内酯类、青霉素类、头孢菌素类和喹诺酮类等

（董贤明）

# 第四节　病毒性肺炎

## 一、概述

病毒性肺炎（viral pneumoma，VP）是由多种不同种类的病毒侵犯肺实质而引起的肺部炎症，通常由上呼吸道病毒感染向下蔓延所致，常伴气管 - 支气管炎。临床表现无特异性，

主要为发热、头痛、全身酸痛、干咳及肺部浸润等。目前已知能引起呼吸道感染的病毒约有200种。自2002年11月于我国广东省首发而后波及世界许多国家和城市的严重急性呼吸综合征（SARS），系由一种新发现的病毒——SARS病毒引起的病毒性肺炎。因其具有极强的传染性和较高的病死率而受到高度重视。

## 二、病因

引起病毒性肺炎的病毒以呼吸道合胞病毒（RSV）、流行性感冒病毒和腺病毒为常见，其他有副流感病毒、巨细胞病毒（CMV）、鼻病毒、冠状病毒、EB病毒和某些肠道病毒，如柯萨奇病毒、埃可病毒等，以及单纯疱疹病毒（HSV）、水痘病毒、带状疱疹病毒、风疹病毒、麻疹病毒等。新发现的人类免疫缺陷病毒（HIV）、汉塔病毒、尼派病毒、高致病性禽流感病毒以及新冠状病毒（又称SARS病毒）也可引起肺炎。本病主要经飞沫和直接接触传播，但器官移植的病例可以通过多次输血，甚至供者的器官途径导致病毒感染。其一年四季均可发生，但多见于冬春季节。可散发流行或暴发流行。VP的发生除与病毒本身的毒力、感染途径及感染量有关外，宿主的年龄、呼吸道局部及全身的免疫功能状态等也是重要的影响因素。一般儿童发病率高于成人，婴幼儿高于年长儿。据统计，在非细菌性肺炎中，病毒性肺炎约占25%~50%。近年来由于免疫抑制药物广泛应用于肿瘤、器官移植以及获得性免疫缺陷综合征（AIDS）的出现及其流行，HSV、水痘-带状疱疹病毒（VZV）、CMV等都可引起严重的VP。

## 三、发病机制

### （一）基本发病机制

病毒感染主要表现为肺间质病变。最初累及纤毛柱状上皮细胞，然后侵及其他呼吸道细胞，包括肺泡细胞、黏液腺细胞及巨噬细胞。病毒在细胞内复制，然后释放出感染性病毒感染相邻细胞。被感染的纤毛细胞可出现退行性变包括颗粒变形、空泡形成、细胞肿胀和核固缩，继而坏死和崩解。细胞碎片聚集在气道内和阻塞小气道，并出现呼吸道肿胀。肺泡间隔有明显的炎症反应，伴淋巴细胞、巨噬细胞浸润，偶有浆细胞和中性粒细胞浸润和水肿。肺泡毛细血管内可出现坏死和出血的纤维蛋白血栓，肺泡可见嗜酸性透明膜。重症感染者可出现肺水肿、实变、出血，肺实质坏死，肺不张。

### （二）非典型表现发病机制

SARS病毒通过短距离飞沫、气溶胶或接触污染的物品传播。发病机制未明，推测SARS病毒通过其表面蛋白与肺泡上皮等细胞上的相应受体结合，导致肺炎的发生。病理改变主要显示弥漫性肺泡损伤和炎症细胞浸润，早期的特征是肺水肿、纤维素渗出、透明膜形成、脱屑性肺炎及灶性肺出血等病变；机化期可见到肺泡内含细胞性的纤维黏液样渗出物及肺泡间隔的成纤维细胞增生，仅部分病例出现明显的纤维增生，导致肺纤维化甚至硬化。

人感染 $H_5N_1$ 迄今的证据符合禽-人传播，可能存在环境-人传播，还有少数未得到证据支持的人-人传播。虽然人类广泛暴露于感染的家禽，但 $H_5N_1$ 的发病率相对较低，表明阻碍获得禽流感病毒的物种屏障是牢固的。家族成员聚集发病可能由共同暴露所致。尸检可见高致病性人禽流感病毒肺炎有严重肺损伤伴弥漫性肺泡损害，包括肺泡腔充满纤维蛋白性渗出物和红细胞、透明膜形成、血管充血、肺间质淋巴细胞浸润和反应性成纤维细胞增生。

## 四、病理

病毒侵入细支气管上皮引起细支气管炎。感染可波及肺间质与肺泡而致肺炎。气道上皮广泛受损，黏膜发生溃疡，其上覆盖纤维蛋白被膜。气道防御功能降低，易招致细菌感染。单纯病毒性肺炎多为间质性肺炎，肺泡间隔有大量单核细胞浸润。肺泡水肿，被覆含蛋白及纤维蛋白的透明膜，使肺泡弥散距离加宽。肺炎多为局灶性或弥漫性，偶呈实变。肺泡细胞及巨噬细胞内可见病毒包涵体。炎性介质释出，直接作用于支气管平滑肌，致使支气管痉挛，临床上表现为支气管反应性增高。病变吸收后可留有肺纤维化。

## 五、临床表现

### （一）症状

1. 常见症状　无特异性症状。常有上呼吸道感染的前驱症状如咽干、咽痛，继之喷嚏、鼻塞、流涕、头痛、乏力、发热、食欲减退以及全身酸痛等。病变进一步向下发展累及肺实质发生肺炎，则表现为咳嗽，多呈阵发性干咳、气急、胸痛，持续高热，尚可咳少量白色黏液痰。部分患者可并发细菌性肺炎。

2. 非典型症状　一些病毒性肺炎在临床表现上可以出现不典型改变，如儿童、老年人或免疫损害宿主患者易发生重症病毒性肺炎，出现呼吸困难、心悸、气急、发绀、嗜睡、精神萎靡，甚至出现休克、心力衰竭、急性呼吸窘迫综合征（ARDS）和肾功能衰竭等疾病的表现。成人水痘合并水痘病毒肺炎时，可发生致命性并发症，如肺水肿、休克等。在脏器移植（如肾移植、骨髓移植等）患者，CMV 肺炎可呈现为急剧进展的临床表现过程，在很短时间内（数小时或 1～2 天）发展为白肺状态，出现呼吸衰竭。SARS 起病急骤，多以发热为首发症状，体温大于 38℃，可有寒战、咳嗽、少痰，偶有血丝痰、心悸、呼吸困难或呼吸窘迫。可伴有肌肉关节酸痛、头痛、乏力和腹泻。禽流感重症患者可出现高热不退，病情发展迅速，几乎所有患者都有临床表现明显的肺炎，常出现急性肺损伤、急性呼吸窘迫综合征（ARDS）、肺出血、胸腔积液、全血细胞减少、多脏器功能衰竭、休克及瑞氏（Reye）综合征等多种并发症。可继发细菌感染，发生败血症。

### （二）体征

1. 常见体征　一般病毒性肺炎胸部体征不明显或无阳性体征。其临床症状较重，而肺部体征较少或出现较迟为其特征。常见肺部体征为：轻中度患者病变部位浊音，呼吸音减弱，散在的干湿性啰音。

2. 非典型体征　重症患者体检可见吸气三凹征和鼻翼煽动，呼吸浅速、心动过速、发绀，可出现休克、心力衰竭体征，肺部可闻及较为广泛的干、湿性啰音，病情极危重者可听不到呼吸音及啰音。

## 六、实验室检查

### （一）常见表现

白细胞计数一般正常，亦有稍高或偏低，血沉大多正常。继发细菌感染时白细胞总数和中性粒细胞均增多。痰涂片可见白细胞以单核细胞为主，痰培养常无致病菌生长。但若痰白细胞核内出现包涵体，则提示病毒感染。

血清学检测是目前临床诊断病毒感染的重要方法，双份血清病毒抗体滴度4倍以上升高有诊断意义。

病原学检查：病毒分离培养和鉴定是确诊病毒性肺炎的最可靠方法，可采集咽喉和鼻拭子、咽喉漱液、痰液、经纤支镜获取的下呼吸道分泌物、支气管肺泡灌洗液或血液标本，接种于鸡胚或组织细胞进行病毒培养，或采用动物接种法进行病毒分离，然后进行病毒鉴定。但病毒的分离培养一般实验室不能常规进行，阳性率也不高。特异性诊断技术如免疫荧光法、免疫酶法、同位素免疫标记法等检测病毒抗原、聚合酶链反应（PCR）检测病毒DNA等都有助于病原学诊断。

### （二）非典型表现

外周血白细胞计数一般不升高，或降低，常有淋巴细胞减少，可有血小板降低。部分患者有血清转氨酶、乳酸脱氢酶升高等多系统损害的实验室检查结果。

## 七、器械检查

### （一）常见表现

胸部X线检查可见肺纹理增多，小片状浸润或广泛浸润，病情严重者显示双肺弥漫性结节性浸润，但大叶实变及胸腔积液者均不多见。病毒性肺炎的致病原不同，其X线征象亦有不同的特征。

### （二）非典型表现

病毒性肺炎在胸部影像学上常出现：①肺体征不明显时，即可出现X线改变；②大小不等的片状阴影或融合成大病灶，可形成肺气肿；③部分病灶吸收缓慢，需数周或更长等非典型特征。

## 八、诊断

在病毒感染的流行季节，根据患者有关病毒感染的基本特征，肺炎的症状和体征，以及胸片有絮状阴影或间质性肺炎改变，血象不高者并排除其他病原体引起的肺炎，应考虑病毒性肺炎的可能。确诊有赖于病原学检查，包括病毒分离、血清学检查以及分子病毒学检查等。呼吸道分泌物中细胞核内的包涵体可提示病毒感染。

## 九、鉴别诊断

### （一）常见表现鉴别诊断

主要应与细菌性肺炎、支原体性肺炎、支气管哮喘、肺结核、卡氏肺孢子虫肺炎、衣原体肺炎、真菌性肺炎等相鉴别。一般根据发病季节、流行史及临床表现等方面，结合实验室检查和X线胸片所见，有助于病毒性肺炎的诊断，并可与其他呼吸道疾病相鉴别。值得注意的是，在呼吸道病毒感染的基础上，呼吸道自身防御能力及全身抵抗力均有不同程度的削弱，故易继发肺部的细菌感染。继发细菌感染多出现在后期，病情重，病死率高。临床上难以判断，归纳以下几点可作参考：①体温降至正常后再度发热，咳嗽加重，痰白色转黄色，全身中毒症状严重；②肺部体征增多，呼吸困难加重，发绀明显；③白细胞总数及中性粒细胞百分数由少到多；④白细胞碱性磷酸酶（AKP）积分 > 200 或四唑氮蓝（NBT）还原试验 > 15%；⑤血清 C – 反应蛋白（CRP）及降钙素原（PCT）浓度升高；⑥胸部 X 线示肺部出现新阴影；⑦痰液连续 2 次分离到相同致病菌，或其他方法证实的致病菌。

（二）非典型表现鉴别诊断

非典型表现应与军团菌肺炎、重症肺炎、肺水肿、支原体肺炎等相鉴别。

## 十、治疗

病毒性肺炎治疗除首先积极抗病毒治疗外，还应采取综合治疗措施，包括一般对症处理和支持疗法等。重点应预防继发细菌感染和并发症的发生。

1. 一般治疗　加强护理，注意休息，保持室内空气流通、新鲜，环境安静整洁。

2. 保持呼吸道通畅　对有呼吸困难和发绀的患者需保持呼吸道通畅，可给予雾化或湿化气道，给予祛痰药物，并行体位引流，清除呼吸道痰液。对有喘息症状者适当给予支气管扩张剂治疗，并早期进行持续氧疗（血气分析动脉氧分压 < 60mmHg 或 $SpO_2$ < 90% 者），如出现严重低氧血症，应行面罩或气管插管、气管切开机械通气。

3. 对症治疗

（1）退热与镇静：对于发热、烦躁不安或发生惊厥者，应及时给予降温及镇静治疗。烦躁不安或缺氧严重，有明显憋喘者可适当给予镇静剂如 10% 水合氯醛口服或灌肠（有心力衰竭时禁用），有呼吸衰竭者慎用镇静剂，痰黏稠者不用异丙嗪。

（2）止咳平喘：对咳嗽有痰者，一般祛痰药可以达到减少咳嗽的作用，不用镇咳药。干咳，特别是因咳嗽引起呕吐及影响睡眠者可服用美沙芬。对咳嗽明显者可雾化吸入糖皮质激素治疗。对有憋喘者酌情应用氨茶碱、沙丁胺醇、溴化异丙托品等。对有呼吸道梗阻、憋喘严重、中毒症状严重者，可应用短暂糖皮质激素治疗。

（3）物理疗法：对肺部啰音经久不消的患者，可用光疗、电疗、超短波等以减轻肺部淤血，促进肺部渗出物的吸收。

4. 抗病毒治疗　目前对于病毒性肺炎尚缺乏理想的特异性治疗。常用于临床的抗病毒药物有以下几种。

（1）利巴韦林（Ribavirin，RBV）：又称三氮唑核苷、病毒唑，是一种鸟苷类似物，通过干扰鸟苷酸合成而发挥抗病毒作用，为广谱抗病毒药物。临床主要可用于 RSV、腺病毒、流感病毒、副流感病毒、疱疹病毒、水痘病毒、麻疹病毒肺炎治疗。也可用于汉塔病毒感染的治疗。

（2）阿昔洛韦（Acyclovir，ACV）：又称无环鸟苷，对病毒 DNA 多聚酶呈强大抑制作用，阻止病毒 DNA 的合成，具有广谱、强效和起效快的特点，为疱疹病毒感染的首选治疗药物。临床主要用于疱疹病毒、水痘病毒性肺炎的治疗。尤其对免疫缺陷或应用免疫抑制药物者并发 VP 应尽早应用。

（3）阿糖腺苷：又称阿糖腺嘌呤，为嘌呤核苷类化合物，能抑制病毒 DNA 的合成，具有广泛抗病毒作用。临床主要用于疱疹病毒、水痘病毒及巨细胞病毒肺炎，尤其适用于免疫抑制患者并发 VP 的治疗。

（4）金刚烷胺和金刚乙胺：为人工合成的胺类抗病毒类药物，能阻止某些病毒进入人体细胞内，并有退热作用。临床上主要用于流感 A 型病毒肺炎的治疗，且在发病 24 ~ 48h 内应用效果最佳，可减轻发热和全身症状，减少病毒排出，防止流感病毒的扩散。

（5）更昔洛韦（Gancilovir）：又名丙氧鸟苷，属无环鸟苷的衍生物，但比阿昔洛韦有更强更广谱的抗病毒作用。尤其对人巨细胞病毒（HCMV）有高度选择性抑制作用。主要用于治疗肾移植、骨髓移植等脏器移植患者和 AIDS 患者的巨细胞病毒性肺炎。

（6）膦甲酸钠（Foscarnet Sodium）：静滴治疗巨细胞病毒肺炎，并可作为免疫缺陷患者疱疹病毒耐药株 VP 的首选药物。静滴剂量每次 9mg/kg，2 次/天，滴速为 0.078mg/（kg·min）或连续静滴每日 20mg/kg，稀释浓度低于 12mg/ml，疗程 2 ~ 3 周。

5. 中医中药　双黄连粉针剂及口服液，以及金银花、贯众、板蓝根、大青叶和具有抗病毒作用的中药方剂等对病毒感染有一定疗效。

6. 免疫治疗

（1）干扰素（Interferon，IFN）：干扰素具有广谱抗病毒作用，可用于防治流感病毒、腺病毒、RSV 等引起的 VP。干扰素与阿昔洛韦或阿糖腺苷合用治疗骨髓移植后的巨细胞病毒性肺炎可取得较好的疗效。

（2）聚肌胞（Poly I：C）：是一种高效的干扰素诱导剂。主要用于预防和治疗婴幼儿病毒性肺炎。用法：2 岁以下儿童 1mg/次，2 岁以上儿童 2mg/次，每日或隔日肌注一次，共 2 ~ 4 周。

（3）其他：如白细胞介素 - 2（IL - 2）、特异性抗病毒免疫核糖核酸（iRNA）、左旋咪唑、转移因子和胸腺肽也有一定的抗病毒作用。

（4）被动免疫治疗：包括输血和新鲜血浆、高效价特异性免疫球蛋白和抗体以及恢复期血清等也被用于治疗病毒性肺炎。

7. 抗生素的应用　无细菌感染证据的患者，无需抗菌药物治疗。一旦并发细菌感染或不能除外细菌感染者，应选用敏感的抗生素治疗。

8. 少见症状的治疗

（1）糖皮质激素的应用：应采取谨慎态度，严格掌握使用指征，必要时短程应用，并同时应用有效抗病毒药物，以防止病毒扩散，加重病情。

（2）ARDS 的治疗：对于病毒性肺炎患者发展为急性呼吸窘迫综合征（ARDS）时应将患者收入重症监护病房（ICU）进行救治，主要治疗措施包括：①氧疗，应高浓度吸氧；②机械通气，明确诊断后宜尽早机械通气，PEEP 从低水平开始，5 ~ 15cmH_2O；③合适的血容量；④维持适当的液体平衡，轻度负平衡（ - 500ml/天），早期一般不宜补胶体，如有明显低蛋白血症，可考虑给予白蛋白；⑤其他如抗炎治疗，生命支持，保护器官功能，防治并发症等。

## 十一、预后

预后与年龄、机体免疫功能状态有密切关系。正常人获得性感染有自限性，肺内病灶可自行吸收，年龄越小、免疫力低下特别是器官移植术后、AIDS 患者以及合并其他病原体感染时预后差。

（李　钊）

# 第五节 支原体肺炎

## 一、概述

支原体肺炎（mycoplasmal pneumonia）是由肺炎支原体引起的呼吸道和肺部的急性炎症。常同时有咽炎、支气管炎和肺炎。秋冬季节发病较多，但季节性差异并不显著。临床主要表现为发热、咽痛、咳嗽及肺部浸润，肺部 X 线征象可较明显，体征相对较少。

本病约占非细菌性肺炎的 1/3 以上，或各种原因引起的肺炎的 10%，常于秋季发病。患者中儿童和青年人居多，婴儿有间质性肺炎时应考虑支原体肺炎的可能性。

本病潜伏期和呼吸道带菌时间长，但病死率较低，约为 1.4%。

肺炎支原体过去称"非典型肺炎"，该名称首次应用于 1938 年，描述一种常见的气管 – 支气管炎及症状。病原体于 1944 年由 Eaton 等首先自非典型肺炎患者的痰中分离，但直到 1961 年才被 Chanock 鉴定为肺炎支原体。

## 二、病理生理

支原体是一组原核细胞型微生物，介于细菌和病毒之间，是能在无细胞培养基上生长的最小微生物之一；无细胞壁，仅有三层结构的细胞膜，基本形态为杆状，长 $1 \sim 2 \mu m$、宽 $0.1 \sim 0.2 \mu m$，能在含有血清蛋白和甾醇的琼脂培养基上生长，$2 \sim 3$ 周后菌落呈煎蛋状，中间绞厚，周围低平。

首次感染肺炎支原体后，病原体可在呼吸道黏膜内常驻，时间可长达数月（在免疫低下患者甚至可达数年），成为正常携带者，另外肺炎支原体可进入黏膜下和血流，并播散至其他器官。

肺炎支原体吸入呼吸道后，在支气管周围可有淋巴细胞和浆细胞浸润及中性粒细胞和巨噬细胞聚集，向支气管和肺蔓延，呈间质性肺炎或斑片融合性支气管肺炎。而且支原体通常存在于纤毛上皮之间，不侵入肺实质，通过细胞膜上神经氨酸受体位点，吸附于宿主呼吸道上皮细胞表面，抑制纤毛活动与破坏上皮细胞。

肺炎支原体致病性还可能与患者对病原体或其代谢产物的过敏反应有关。肺外器官病变的发生，可能与感染后引起免疫反应、产生免疫复合物和自身抗体有关。

肺炎支原体可附着并破坏呼吸道黏膜纤毛上皮细胞。在显微镜下，可见间质性肺炎、支气管炎和细支气管炎。支气管周围有浆细胞和小淋巴细胞浸润。支气管腔内有多形核白细胞、巨噬细胞、纤维蛋白束和上皮细胞碎片。

由于大环内酯类抗生素是临床上治疗支原体感染的首选药物，此类药物的广泛使用，导致支原体对大环内酯类抗生素耐药形势严峻。日本学者 Morozumi 等发现，2002 年肺炎支原体对大环内酯类耐药为 0，2003 年耐药为 5%，2004 年为 12.5%，2005 年为 13.5%，2006 年上升致 30.6%。而另一日本学者报道在 2000—2003 年上呼吸道感染患者分离的肺炎支原体中，有约 20% 对大环内酯类耐药。我国辛德莉等将 2004 年 1 月至 2005 年 7 月期间北京友谊医院临床确诊的肺炎支原体感染 260 例患儿留取鼻咽分泌物或咽拭子，经培养和鉴定阳性 13 例，分离的 13 例阳性株中有 9 株耐药，占 69.2%，而且耐药株同时对阿奇霉素和交沙霉素耐药。可见肺炎支原体对大环内酯类耐药的形势十分严峻。

### 三、流行病学

血清流行病学显示全球范围的肺炎支原体感染率较高。支原体肺炎以儿童及青年人居多，主要通过呼吸道飞沫传播。支原体肺炎冬季高发，症状持续 1~3 周。

在普通人群中，肺炎支原体感染常呈家庭内传播。在大中小学校和集体单位可引起小范围的暴发和流行。儿童支原体肺炎有一定的流行规律，一般每 3~4 年流行一次。支原体肺炎占小儿肺炎的 15%~20%，占成人肺炎的比例可高达 15%~50%。40 岁以下的人群是支原体肺炎高发人群。

支原体肺炎的传染源是支原体肺炎患者和支原体携带者，主要通过口、鼻的分泌物在空气中传播，引起散发的呼吸道感染或者小流行。

### 四、临床表现

1. 症状　大多数感染者仅累及上呼吸道。潜伏期约 2~3 周，起病缓慢。潜伏期过后，表现为畏寒、发热，体温多在 38~39℃，伴有乏力、咽痛、头痛、咳嗽、食欲缺乏、腹泻、肌肉酸痛、全身不适、耳痛等症状。发热可持续 2~3 周，体温恢复正常后可能仍有咳嗽。偶伴有胸骨后疼痛。少数患者有关节痛和关节炎症状。

咳嗽是肺炎支原体感染的特点，咳嗽初期为干咳，后转为顽固性剧烈咳嗽，无痰或伴有少量黏痰，特别是夜间咳嗽较为明显，偶可有痰中带血。由于持续咳嗽，患者可因肌张力增加而发生胸骨旁胸腔疼痛，但真正的胸膜疼痛较少见。

病情一般较轻，有时可重，但很少死亡。发热 3 天至 2 周，咳嗽可延长至 6 周左右。可有血管内溶血，溶血往往见于退热时，或发生于受凉时。

2. 体征　体检示轻度鼻塞、流涕，咽中度充血、水肿。耳鼓膜常有充血、水肿，约 15% 有鼓膜炎。颈淋巴结可肿大。少数病例有斑丘疹、红斑或唇疱疹。胸部一般无明显异常体征，约半数可闻干性或湿性啰音，约 10%~15% 病例发生少量胸腔积液。

3. 并发症　可并发皮炎、鼓膜炎或中耳炎、关节炎等；中枢神经受累者，可见脑膜炎、脑炎及脊髓炎病变；可伴有血液（急性溶血、血小板减少性紫癜）或雷诺现象（受冷时四肢间歇苍白或发绀并感疼痛），此时病程延长。心包炎、心肌炎、肝炎也有发现。

### 五、实验室检查

1. X 线胸片　显示双肺纹理增多，肺实质可有多形态的浸润形，以下叶多见，也可呈斑点状，斑片状或均匀模糊阴影。约 1/5 有少量胸腔积液。肺部病变表现多样化，早期间质性肺炎，肺部显示纹理增加及网织状阴影，后发展为斑点片状或均匀的模糊阴影，近肺门较深，下叶较多。约半数为单叶或单肺段分布，有时浸润广泛、有实变。儿童可见肺门淋巴结肿大。少数病例有少量胸腔积液。肺炎常在 2~3 周内消散，偶有延长至 4~6 周者。

2. 血常规　血白细胞总数正常或略增高，以中性粒细胞为主。

3. 尿液分析　可有微量蛋白，肝功能检查可有转氨酶升高。

4. 病原学检查　可采集患者咽部分泌物、痰、支气管肺泡灌洗液等进行培养和分离支原体。肺炎支原体的分离，难以广泛应用，无助于早期诊断。痰、鼻和咽拭子培养可获肺炎支原体，但需时约 3 周，同时可用抗血清抑制其生长，也可借红细胞的溶血来证实阴性培养。此项检查诊断可靠，但培养技术难度大，烦琐费时，无助于本病的早期诊断。

5. 血清学检查　血清学检查是确诊肺炎支原体感染最常用的检测手段，如补体结合试验、间接荧光抗体测定、间接血凝试验、酶联免疫吸附试验（EIISA）及生长抑制试验等。酶联免疫吸附试验最敏感，免疫荧光法特异性强。血清学方法可直接检测标本中肺炎支原体抗原，用于临床早期快速诊断。肺炎支原体 IgM 抗体阳性可作为急性感染的指标，尤其是在儿科患者。在成人，IgM 抗体阳性是急性感染的指标，但阴性时不能排除肺炎支原体感染，因为再次感染时 IgM 抗体可能缺如。

6. 冷凝集试验　是临床上沿用多年的一种非特异性血清学诊断方法，由于冷凝集抗体出现较早，阳性率较高，下降也快，故在目前仍不失为一项简便、快速、实用和较早期的诊断方法，但其他微生物也可诱导产生冷凝素，故该试验不推荐用于肺炎支原体感染的诊断，必须结合临床及其他血清学检测进行判断。

如果血清病原抗体效价 >1 ∶ 32；链球菌 MG 凝集试验，效价 ≥1 ∶ 40 为阳性，连续两次 4 倍以上增高有诊断价值。

7. 单克隆抗体免疫印迹法、多克隆抗体间接免疫荧光测定、固相酶免疫技术 ELISA 法等　可直接从患者鼻咽分泌物或痰标本中检测支原体抗原而确立诊断。此法快速、简便，但敏感性、特异性和稳定性尚待进一步提高。

8. 核酸杂交技术及 PCR 技术等　具有高效、特异而敏感等优点，易于推广，对早期诊断肺炎支原体感染有重要价值。

## 六、诊断

（1）好发于儿童及青少年，常有家庭、学校或军营的小流行发生，有本病接触史者有助于诊断。

（2）发病缓慢，早期有乏力、头痛、咽痛等症状。多为中等度发热，突出症状为阵发性刺激性咳嗽，可有少量黏痰或脓性痰，也可有血痰，部分患者无明显症状。

（3）肺部检查多数无阳性体征，部分患者可有干、湿啰音。

（4）周围血白细胞总数正常或稍增多，以中性粒细胞为主。

（5）血清免疫学检查：①红细胞冷凝集试验阳性（滴定效价 1 ∶ 32 以上）持续升高者诊断意义更大。一般起病后 2 周，约 2/3 患者冷凝集试验阳性，滴定效价大于 1 ∶ 32，特别是当滴度逐步升高时，有诊断价值。②链球菌 MG 凝集试验阳性（滴定效价 1 ∶ 40 或以上），后一次标本滴度较前次增高达 4 倍或以上诊断意义更大；约半数患者对链球菌 MG 凝集试验阳性。③血清特异性补体结合试验阳性［滴定效价（1 ∶ 40）～（1 ∶ 80）］，2 周后滴度增高 4 倍，有重要诊断价值。

（6）痰液尤其是支气管吸出分泌物培养分离出肺炎支原体可确诊。

（7）X 线检查：肺部有形态多样化的浸润阴影，以肺下野斑片状淡薄阴影多见，肺门处密度较深。部分呈叶段性分布。

## 七、鉴别诊断

1. 气管 – 支气管炎　大多数感染肺炎支原体的患者症状很轻，起始时主要表现为上呼吸道症状，肺部也没有体征，白细胞通常是正常的，此种情况下容易误诊为急性气管和支气管炎，但通过胸部影像学的检查一般不难鉴别。对于不易诊断的可做胸部 CT 确诊。

2. 传染性非典型肺炎（SARS）　本病主要表现为发热等病毒感染的非特异性症状，实验室检查白细胞不升高或降低，特别表现为淋巴细胞数量的下降。由于 SARS 是新出现的一个疾病，易与支原体肺炎混淆。但 SARS 有很强的传染性，重症发生率高，对抗生素治疗无效，病情进展快。对于鉴别有困难的，可通过实验室检查进行鉴别。

3. 肺嗜酸粒细胞浸润症　多数支原体肺炎感染特征不是很明显，影像学特征又不具特异性，很容易与肺嗜酸粒细胞浸润症、过敏性肺炎等混淆，但非感染性肺疾病一般在病理学上有其相应特征，及时进行检查有助于鉴别。

4. 细菌性肺炎　临床表现较肺炎支原体肺炎重，X 线的肺部浸润阴影也更明显，且白细胞计数明显高于参考值上限。

5. 流感病毒性肺炎或流感后并发细菌性肺炎　发生于流行季节，起病较急，肌肉酸痛明显，可能伴胃肠道症状。

6. 腺病毒肺炎　尤其多见于军营，常伴腹泻。

7. 军团菌肺炎和衣原体肺炎　临床不易鉴别，明确诊断必须借助于病原的分离鉴定培养和血清学检查。

## 八、治疗

（1）早期使用适当抗生素可减轻症状，缩短病程致 7 ~ 10 天。大环内酯类抗生素是肺炎支原体感染的首选药物，红霉素、克拉霉素、多西环素治疗有效，可缩短病程。喹诺酮类（如左氧氟沙星、莫昔沙星等）、四环素类也用于肺炎支原体肺炎的治疗。疗程一般 2 ~ 3 周。因肺炎支原体无细胞壁，青霉素或头孢菌素类等抗生素无效。若继发细菌感染，可根据痰病原学检查结果，选用针对性的抗生素治疗。

推荐剂量：红霉素 0.5g/次，每 6h 1 次；克拉霉素的胃肠道反应轻，其他副作用少，效果与红霉素相仿，用量 0.5g/天，口服；四环素 0.25g，每 6h 1 次；多西环素 0.1g/天；口服。治疗须继续 2 ~ 3 周，以免复发。罗红霉素、阿奇霉素的效果亦佳，且不良反应少。如果不能排除军团菌肺炎，应选用红霉素。如果不能排除衣原体肺炎，推荐四环素和多西环素。

对于耐药的肺炎支原体，可选用他利霉素和利福霉素。他利霉素属于酮内酯类，是新一代大环内酯类抗生素，该类抗生素由 14 元环大环内酯衍生而成，因在菌体内有更广泛的结合位点，具有更强的抗菌活性。

利福霉素具有抗菌谱广、作用强、吸收快、局部浓度高、副作用小、耐药率较低等优点，对于耐阿奇霉素肺炎支原体引起的下呼吸道感染选用联合利福霉素治疗，有明显的疗效。

支原体耐药与抗生素的使用密切相关，在临床治疗支原体感染时，应结合药敏试验足量使用敏感药物，并使疗程尽可能短，避免低浓度药物与支原体长期接触，人为造成"抗生素压力"，使原来占优势的敏感株被抑制或杀灭，诱导或选择出耐药菌株并使之繁衍成抗菌药物主要作用对象，造成治疗失败。

（2）对剧烈呛咳者，应适当给予镇咳药。

## 九、预后

本病预后良好。但在老年患者和已有慢性病，如 COPD 的患者，或继发其他细菌性肺炎患者，预后较差。

本病有自限性，部分病例不经治疗可自愈。注意事项：家庭中发病应注意隔离，避免密切接触。抗生素预防无效。支原体肺炎疫苗的预防效果尚无定论。鼻内接种减毒活疫苗的预防尚在研究中。

## 十、预防

预防支原体肺炎，一定要多到户外活动，以增强体质；外出回来及用餐前一定要用洗手液或肥皂洗手；咳嗽或打喷嚏时用手绢或纸掩住口鼻，尽量减少飞沫向周围喷射，以免传染他人。

（李　钊）

# 第六节　衣原体肺炎

## 一、概述

衣原体肺炎（chlamydia pneumonia）是由衣原体感染引起的肺部炎症，衣原体有沙眼衣原体（CT）、肺炎衣原体（CP）、鹦鹉热衣原体和家畜衣原体。与人类关系密切的为 CT 和 CP，偶见鹦鹉热衣原体肺炎。

## 二、流行病学

血清流行病学显示人类的衣原体感染是世界普遍性的，但具体的流行病学资料尚缺乏。

## 三、临床表现

轻症可无明显症状。青少年常有声音嘶哑、干咳，有时发热，咽痛等咽炎、喉炎、鼻窦炎、中耳炎和支气管炎等症状，且可持续数周之久，发生肺炎通常为轻型，与肺炎支原体感染的临床表现极为相似，并可能伴随肺外表现如红斑结节、甲状腺炎、脑炎和吉兰－巴雷（格林－巴利）综合征。成年人肺炎多较严重，特别是老年人往往必须住院和呼吸支持治疗。

## 四、实验室检查

1. 肺部 X 线　显示肺亚段少量片状浸润灶，广泛实变仅见于病情严重者。X 线也可显示双侧间质性或小片状浸润，双肺过度充气，CT 肺炎也可急性发病，迅速加重，造成死亡。

2. 血常规检查　显示大部分患者血白细胞在正常范围。

## 五、诊断及鉴别诊断

1. 沙眼衣原体肺炎　1975 年有人开始报告新生儿衣原体肺炎，继发于包涵体脓性卡他之后。本病多由受感染的母亲传染，可眼部感染经鼻泪管传入呼吸道。症状多在出生后 2～12 周出现，起病缓慢，可先有上呼吸道感染表现，多不发热或偶有低热，然后出现咳嗽和气促，吸气时常有细湿啰音或捻发音，少有呼气性喘鸣。胸片显示双侧广泛间质和肺泡浸润，过度充气征比较常见，偶见大叶实变。周围血白细胞计数一般正常，嗜酸粒细胞增多。鼻咽拭子一定要刮取到上皮细胞。也可用直接荧光抗体试验（DFA）、酶免疫试验（EIA）检测鼻咽标本沙眼衣原体抗原。血清学检查特异性抗体诊断标准为双份血清抗体滴度 4 倍以上升高，或 IgM >1 ：32，IgG >1 ：512。也可应用 PCR 技术直接检测衣原体 DNA。

2. 鹦鹉热衣原体肺炎　来源于家禽接触或受染于鸟粪，是禽类饲养、贩卖和屠宰者的职业病。人与人的感染少见。病原体自分泌物及排泄物排出，可带菌很久。鹦鹉热衣原体通过呼吸道进入人体，在单核细胞内繁殖并释放毒素，经血流播散至肺及全身组织，引起肺实质及血管周围细胞浸润，肺门淋巴结肿大。潜伏期 6～14 天，发病呈感冒样症状，常有 38～40.5℃的发热，咳嗽初期为干咳，以后有痰，呼吸困难或轻或重。有相对缓脉、肌痛、胸痛、食欲不振，偶有恶心、呕吐。如为全身感染，可有中枢神经系统感染症状或心肌炎表现，偶见黄疸。多有肝、脾肿大，需与伤寒、败血症鉴别。胸部 X 线检查，从肺门向周边，特别在下肺野可见毛玻璃样阴影中间有点状影。周围血白细胞数正常，血沉在患病早期稍增快。肺泡渗出液的吞噬细胞内可查见衣原体包涵体。轻症患儿 3～7 天发热渐退，中症 8～14 天，重症 20～25 天退热。病后免疫力减弱，可复发，有报道复发率达 21%，再感染率 10% 左右。

3. 肺炎衣原体肺炎　本症临床表现无特异性，与支原体肺炎相似。起病缓，病程长，一般症状轻，常伴咽、喉炎及鼻窦炎为其特点。上呼吸道感染症状消退后，出现干湿啰音等支气管炎、肺炎表现。咳嗽症状可持续 3 周以上。白细胞计数正常，胸片无特异性，多为单侧下叶浸润，表现为节段性肺炎，严重者呈广泛双侧肺炎。病原学检查与沙眼衣原体肺炎一样，以气管或鼻咽吸取物做细胞培养，肺炎衣原体阳性。或用荧光结合的肺炎衣原体特异性单克隆抗体来鉴定细胞培养中的肺炎衣原体。PCR 检测肺炎衣原体 DNA 较培养更敏感，但用咽拭子标本检测似不够理想，不如血清学检测肺炎衣原体特异性抗体。微量免疫荧光（MIF）试验检测肺炎衣原体仍最敏感。特异性 IgM 抗体≥1 ：16 或 IgM 抗体≥1 ：512 或抗体滴度 4 倍以上增高，有诊断价值。

## 六、治疗

衣原体肺炎的治疗原则与一般肺炎的治疗原则大致相同。

1. 一般治疗　注意加强护理和休息，保持室内空气新鲜，并保持适当室温及湿度。保持呼吸道通畅，经常翻身更换体位。烦躁不安可加重缺氧，故可给适量的镇静药物。供给热量丰富并含有丰富维生素、易于消化吸收的食物及充足水分。

2. 抗生素治疗

（1）大环内酯类抗生素

1）红霉素：衣原体肺炎的抗生素应首选红霉素，用量为 50mg/（kg·天），分 3～4 次口服连用 2 周。重症或不能口服者，可静脉给药。眼泪中红霉素可达有效浓度，还可清除鼻咽部沙眼衣原体，可预防沙眼衣原体肺炎的发生。

2）罗红霉素：用量为 5～8mg/（kg·天），分 2 次于早晚餐前服用，连用 2 周。如在第

1 疗程后仍有咳嗽和疲乏，可用第 2 疗程。

3）阿奇霉素：口服吸收很好，最高血清浓度为 0.4mg/L，能迅速分布于各组织和器官。对衣原体作用强。治疗结束后，药物可维持在治疗水平 5～7 天。$T_{1/2}$ 为 12～14h，每日口服 1 次，疗程短。以药物原型经胆汁排泄。与抗酸药物的给药时间至少间隔 2h。尚未发现与茶碱类、口服抗凝血药、卡马西平、苯妥英钠、地高辛等有相互作用。儿童（体重 10kg 以上）第一天每次 10mg/kg，以后 4 天每天每次 5mg/kg，1 次顿服，其抗菌作用至少维持 10 天。

（2）磺胺异噁唑：用量为 50～70mg/（kg·天），分 2～4 次口服，可用于治疗沙眼衣原体肺炎。

（3）支持治疗：对病情较重、病程较长、体弱或营养不良者应输鲜血或血浆，或应用丙种球蛋白治疗，以提高机体抵抗力。

## 七、预后

衣原体肺炎治疗反应比支原体肺炎慢，如治疗过早停止，症状有复发趋势。年轻人一般治疗效果好，老年人病死率为 5%～10%。

## 八、预防

隔离，避免与病原体接触，锻炼身体。

（李　钊）

# 第七节　肺炎链球菌肺炎

## 一、概述

肺炎链球菌肺炎（pneumococcal pneumonia）是肺炎链球菌感染引起的急性肺组织炎症，为社区获得性细菌性肺炎中最常见的一种。约占社区获得性细菌性肺炎的半数，医院内肺炎中仅占 3%～10%。肺炎链球菌肺炎通常以上呼吸道急性感染起病，临床表现为高热、畏寒、咳嗽、血痰及胸痛，并有肺实变体征等。自从抗菌药物广泛应用，临床表现趋于不典型。国内肺炎链球菌肺炎缺乏确切的发病率，在美国其每年发患者数约为 50 万。近来虽然在诊断、治疗和预防等方面有了很大进步，但此病在全世界仍有较高的发病率和病死率。

## 二、病因

肺炎链球菌为革兰阳性双球菌，有荚膜，属链球菌科的链球菌属。肺炎链球菌在人体内能形成荚膜，系多糖多聚体，可保护细菌免受吞噬细胞吞噬。在普通染色标本中，菌体外围的荚膜区呈不着色的半透明环。根据荚膜多糖抗原特性，肺炎链球菌可分近 90 个血清型，大多数菌株不致病或致病力很弱，仅部分菌株有致病力，荚膜多糖抗原与肺炎球菌的致病力有密切关系。成人致病菌多为 1～9 型，以第 3 型毒力最强，常致严重肺炎。

## 三、发病机制

1. 基本发病机制　肺炎链球菌为口咽部定植菌，主要靠荚膜对组织的侵袭作用引起组织的炎性反应，通常在机体免疫功能低下时致病。在全身及呼吸道防御功能受损时，如上呼吸道病毒感染、受凉、淋雨、劳累、糖尿病、醉酒或全身麻醉均可使机体对肺炎链球菌易感。肺炎链球菌经上呼吸道吸入肺泡并在局部繁殖。细菌不产生毒素，不引起原发性组织坏死或形成空洞，其致病力是由于含有高分子多糖体的荚膜对组织的侵袭作用。细菌能躲避机体吞噬细胞的吞噬过程，并主要在肺泡内的富含蛋白质的渗液中繁殖。首先引起肺泡壁水肿，然后迅速出现白细胞和红细胞渗出，含菌的渗出液经 Cohn 孔向邻近肺泡扩散，甚至蔓及几个肺段或整个肺叶，典型的结果是导致大叶性肺炎。

2. 非典型表现发病机制　患有黏液、纤毛运动障碍的患者如慢性阻塞性肺病（COPD），或肺水肿及心力衰竭，特别容易感染本菌，老年及婴幼儿感染可沿支气管分布即支气管肺炎。

### 四、病理

病理改变有充血水肿期、红色肝变期、灰色肝变期和消散期。整个过程包括肺组织充血水肿，肺泡内浆液性渗出和红、白细胞浸润，吞噬细菌，继而纤维蛋白渗出物溶解、吸收，肺泡重新充气。初阶段是充血，特点是大量浆液性渗出物，血管扩张及细菌迅速增殖，持续 1~2 天；下一阶段叫做"红色肝样变"，即实变的肺脏呈肝样外观，一般从第 3 天开始，肺泡腔内充满多形核细胞，血管充血及红细胞外渗，因此肉眼检查呈淡红色。接着是"灰色肝样变"期，第 4~6 天达到高峰，该期的纤维蛋白集聚与处于不同阶段的白细胞和红细胞有关，肺泡腔充满炎症渗出物。最后阶段是以渗出物吸收为特征的消散期，常在病程第 7~10 天出现。实际上四个病理阶段很难绝对分开，往往相互重叠，而且在使用抗生素的情况下，这种典型的病理分期已很少见。病变消散后肺组织结构多无损坏，不留纤维瘢痕。

极个别患者由于机体反应性差，肺泡内白细胞不多，白细胞溶解酶少，纤维蛋白吸收不完全，甚至有成纤维细胞形成，发生机化性肺炎。如细菌毒力强且未及时使用有效抗生素，15%~20% 细菌经胸淋巴导管进入血循环，形成肺外感染包括胸膜炎、关节炎、心包炎、心内膜炎、腹膜炎、中耳炎，5%~10% 可并发脓胸，少数可发生败血症或感染性休克，侵犯脑膜可引起化脓性脑膜炎。

### 五、临床表现

（一）症状

1. 常见症状　本病以冬季和初春为多，这与呼吸道病毒感染流行有一定关系。青壮年男性或老幼多见。本病发病随年龄增大，发病率不断增高，春、冬季节因带菌率较高为本病多发季节。

（1）诱因：常有受凉、淋雨、疲劳、醉酒、精神刺激、上呼吸道病毒感染史，半数左右的病例有上呼吸道感染的先驱症状。

（2）全身感染中毒症状：起病多急骤，有高热，体温在数小时内可升到 39~40℃，高峰在下午或傍晚，亦可呈稽留热型，与脉率相平行。常伴有畏寒，半数有寒战。可有全身肌肉酸痛，口角或鼻周出现单纯疱疹。

（3）呼吸系统症状：咳嗽，初起无痰或痰量不多，后逐渐变成带脓性、血丝或"铁锈"痰液。

2. 非典型症状　仅表现为高热性胸痛，而呼吸道症状不明显，可有食欲锐减、恶心、呕吐、腹痛、腹泻；患侧胸痛，可放射至肩部、腹部，咳嗽或深呼吸时加重，有时被误诊为急腹症、心绞痛或心肌梗死。累及脑膜时可表现意识模糊、烦躁不安、嗜睡、谵妄等。但在很多情况下，特别是婴幼儿和老年患者，本病较为隐袭，症状可不典型。少数年老体弱者起病后不久便表现为休克。

## （二）体征

1. 常见体征

（1）急性热病容：面颊绯红、鼻翼煽动、皮肤灼热、干燥、口角及鼻周有疱疹；病变广泛、低氧血症时，可出现气急、发绀。

（2）肺部体征：典型的肺部实变体征受累侧胸部呼吸运动减弱，呼吸音减低，可闻及少许湿性啰音。大片肺叶实变时才有典型的实变体征如叩诊呈浊音，语颤增强，管状呼吸音和湿性啰音。病变累及胸膜时可引起局部胸壁压痛，听诊有胸膜摩擦音；并发大量胸腔积液时，气管可偏移，叩诊实音，呼吸音减低或消失。

2. 非典型体征

（1）在年幼、体弱和老年人以及感染早期，临床表现可不明显，仅表现出疲乏、精神恍惚或体温升高。

（2）由于早期诊断及治疗，近年来一般肺炎链球菌肺炎可能在未完全实变时已开始消散，部分可不出现明显的异常体征，仅有高热，无干、湿性啰音。

（3）少数有脓毒血症者，可出现皮肤、黏膜出血点，巩膜轻度黄染。发现头痛特别是颈部疼痛或有僵硬感，颈有阻力提示可能累及脑膜。心率增快、心界的扩大，提示心力衰竭。炎症延及膈胸膜外围可引起上腹部压痛，炎症严重者可引起腹部胀气及肠梗阻。严重感染可并发休克，血压下降或测不出。

## 六、实验室检查

### （一）常见表现

1. 血常规检查　血白细胞计数多数在（$10 \times 10^9 \sim 30 \times 10^9$）/L，中性粒细胞常超过 80%，并有核左移或见胞质内毒性颗粒。

2. 病原学检查　合格痰标本涂片检查有大量中性粒细胞和革兰阳性成对或短链状球菌，尤其在细胞内者，具有诊断参考意义。痰培养分离出肺炎链球菌是诊断本病的主要依据，可利用型特异抗血清确定出分离菌株的型别，但国内临床细菌室没有常规做菌型测试。为减少污染，应在漱口后采集深咳痰液，微生物标本必须在抗菌药物使用前留取，否则明显影响培养阳性率。

3. 血气分析　可出现动脉血氧分压（$PaO_2$）降低、二氧化碳分压（$PaO_2$）正常或降低，因原有基础病不同可有代谢性酸中毒改变。

### （二）非典型表现

年老体弱、酗酒、免疫力低下者的白细胞计数常不增高，但中性粒细胞百分比仍升高。约 10%~20% 合并菌血症，重症感染不应忽视血培养的临床意义。也可经支气管镜防污染毛刷或支气管肺泡灌洗采样，因系侵袭性检查，仅限于少数重症感染。如合并胸腔积液，应积极抽胸液进行细菌培养。血培养阳性率不高，只有在病程早期的短暂菌血症期或并发脓毒血症时血培养才会出现阳性。

## 七、器械检查

1. 常见表现　病变早期肺部仅见纹理增多，或局限于肺段的淡薄、均匀阴影；随着病情进展，典型表现为肺叶或肺段分布的大片呈均匀致密阴影，在实变阴影中可见支气管充气征。也可表现为一个肺段中单一区域或几个区域的浸润影。在有效抗生素治疗数日后开始消散，一般3周后完全消散。

2. 不典型表现　由于抗生素的应用，典型的大叶实变已少见。肋膈角可有少量胸腔积液征。在肺炎消散期，X线显示炎性浸润逐渐吸收，部分区域吸收较早，可呈现"假空洞"征。老年人病灶消散较慢，容易出现吸收不完全而发展为机化性肺炎。少数患者可伴有胸膜增厚，并发胸膜或心包积液时可出现相应改变。

## 八、诊断

凡急性发热伴咳嗽、胸痛和呼吸困难都应怀疑为肺炎链球菌肺炎。根据病史、体征、胸部X线改变，痰涂片、痰培养或血培养，涂片革兰染色可见成对或短链状排列的阳性球菌、荚膜肿胀反应而缺乏其他优势菌群，并有大量的中性粒细胞，可做出初步诊断。痰培养分离出肺炎链球菌是诊断本病的主要依据，但如能在胸液、血液、肺组织或经气管吸出物中检出肺炎链球菌，则具有确诊价值。严重的患者病情变化急骤，开始表现轻微，但在数小时内发生唇绀、呼吸急促、鼻翼扇动和末梢循环衰竭引起休克等。无发热，特别是低体温往往与病情恶化相关。

## 九、鉴别诊断

### （一）常见表现鉴别诊断

1. 干酪性肺炎　急性结核性肺炎临床表现与肺炎链球菌肺炎相似，X线亦有肺实变，但结核病常有低热乏力，痰中容易找到结核菌。X线显示病变多在肺尖或锁骨上、下，密度不均，久不消散，且可形成空洞和肺内播散。典型肺炎多发生于中下叶，阴影密度均匀。而肺炎链球菌肺炎经青霉素等治疗3~5天，体温多能恢复正常，肺内炎症也较快吸收。

2. 肺癌　少数周围型肺癌X线影像颇似肺部炎症。但一般不发热或仅有低热，周围血白细胞计数不高，痰中找到癌细胞可以确诊。中央型肺癌可伴阻塞性肺炎，经抗生素治疗后炎症消退，肿瘤阴影渐趋明显；或者伴发肺门淋巴结肿大、肺不张。对于有效抗生素治疗下炎症久不消散或者消散后又复出现者，尤其在年龄较大者，要注意分析，必要时做CT、痰脱落细胞和纤支镜检查等，以确定诊断。

3. 急性肺脓肿　早期临床表现与肺炎链球菌肺炎相似。但随着病程的发展，出现大量特征性的脓臭痰。致病菌有金黄色葡萄球菌、克雷伯杆菌及其他革兰阴性杆菌和厌氧菌等。葡萄球菌肺炎病情往往较重，咳脓痰。X线胸片表现为大片炎症，伴空洞及液平。克雷伯杆菌肺炎常引起坏死性肺叶炎症，累及上叶多见，痰呈红棕色胶冻样。肺脓肿X线显示脓腔和液平，较易鉴别。但须警惕肺脓肿与肺结核可同时存在。

4. 其他病菌引起的肺炎　葡萄球菌肺炎和革兰阴性杆菌肺炎，临床表现较严重。克雷伯杆菌肺炎等常见于体弱、心肺慢性疾病或免疫受损患者，多为院内继发感染；痰液、血或胸液细菌阳性培养是诊断不可缺少的依据。病毒和支原体肺炎一般病情较轻，支原体肺炎和衣原体肺炎较少引起整个肺叶实变，可常年发作无明显季节特征；白细胞常无明显增加，临床过程、痰液病原体分离和血液免疫学试验对诊断有重要意义。

（二）非典型表现鉴别诊断

1. 渗出性胸膜炎　可与下叶肺炎相混淆，有类似肺炎的表现，如胸痛、发热、气急等症，但咳嗽较轻，一般无血痰，胸液量多时可用 X 线检查、B 超定位进行胸腔穿刺抽液，以明确诊断，须注意肺炎旁积液的发生。

2. 肺栓塞　常发生于手术、长期卧床或下肢血栓性静脉炎患者，表现为突然气急、咳嗽、咯血、胸痛甚至昏迷，一般无寒战和高热，白细胞中等度增加，咯血较多见，很少出现口角疱疹。肺动脉增强螺旋 CT 或肺血管造影可以明确诊断；但须警惕肺炎与肺栓塞可同时存在。

3. 腹部疾病　肺炎的脓毒血症可发生腹部症状，病变位于下叶者可累及膈胸膜，出现上腹痛，应注意与膈下脓肿、胆囊炎、胰腺炎、胃肠炎等进行鉴别。

# 十、治疗

（一）药物治疗

一经疑似诊断应立即开始抗生素治疗，不必等待细菌培养结果。青霉素可作为肺炎链球菌肺炎的首选药物，对无并发症的肺炎链球菌肺炎经验性治疗推荐青霉素，给青霉素 G 80 万～240 万单位静脉注射，1 次/4～6h。青霉素自问世以来一直被认为是治疗肺炎链球菌感染的常规敏感药物。但自从 20 世纪 60—70 年代在澳大利亚和南非首次报道发现耐青霉素肺炎链球菌（PRSP）以来，PRSP 流行呈上升趋势；对 PRSP 引起的各种感染均应选择青霉素以外的抗生素治疗，但对低度耐药株可用大剂量的青霉素 G，使血药浓度远高于 MIC 以取得较好的抗菌效果。对于严重肺炎链球菌感染伴发原发疾病患者，也可选用青霉素 G，须在治疗过程中注意观察疗效，并根据药敏结果及时调整给药方案。医源性感染患者对青霉素低度耐药者可选用大剂量青霉素 G 治疗，β-内酰胺类抗生素中以阿莫西林为最有效的药物，其他有效药物包括青霉素类如氨苄西林、阿莫西林，头孢菌素中的头孢唑啉、头孢丙烯、头孢克洛、头孢噻肟、头孢曲松也有效。万古霉素对 PRSP 感染有极强的抗菌活性，替考拉宁作用与万古霉素相似，不良反应减轻，半衰期延长。对青霉素过敏者，可静脉滴注红霉素，或口服克拉霉素或阿奇霉素。大环内酯类抗生素的抗菌活性，以红霉素最强，但国内耐红霉素肺炎链球菌的比例高达 50%。阿奇霉素与红霉素等沿用品种相比，其对流感嗜血杆菌和非典型病原的抗微生物活性明显增强；与头孢呋辛等 β-内酰胺类抗生素相比，对呼吸道非典型病原有良好活性。由于阿奇霉素血浓度较低，国内外不推荐用于治疗伴有菌血症的肺炎链球菌肺炎。大环内酯类新品种，如罗红霉素、阿奇霉素、克拉霉素抗菌谱没有明显扩大，常用于社区获得性感染，不宜作为重症感染的主要药物，除非有病原体检查结果支持或临床高度疑似为军团菌感染。在体外和动物实验中，许多药物的联合用药表现出了很大的抗菌活性，如头孢曲松与万古霉素，氨苄西林与利福平，阿莫西林与头孢噻肟，氯苯吩嗪与头孢噻肟，对 PRSP 表现出协同作用，可能在将来针对 PRSP 感染的治疗中是一种较好的方案。PRSP 感染危及患者的生命，病死率高，更为严重的是 PRSP 菌株在患者之间的传播，控制感染方案失败，抗生素使用不合理，均可引起医院感染，因此对 PRSP 进行预防控制是很有必要的。新一代氟喹诺酮类组织渗透性好，痰液中药物浓度多达血药浓度的 50% 以上，肺组织浓度可达血浓度的 3～4 倍。如左氧氟沙星、莫西沙星、加替沙星对大多数中度耐药菌株有效。在第三代头孢菌素耐药比较高的某些地区，尽管经验性选用万古霉素治疗的方案有争议，但临床医生根据经验将氟喹诺酮或万古霉素作为首选。如对青霉素高度耐药，可用第三代头孢菌素，如头孢曲松或头孢噻肟，或伊米配能等。抗菌药物疗程一般为 5～7 天，或在退热后 3 天停药。对衰弱患者疗程应适当延长。除抗生素治疗外，还应予以适当的对症治疗和支持治疗，包括卧床休息、补充液体及针对胸膜疼痛使用止痛药。

### （二）治疗矛盾及对策

近 20～30 年来，肺炎链球菌对抗生素的耐药性日益流行，给临床治疗带来困难。国外已有 20%～40% 的肺炎链球菌对青霉素中度耐药或高度耐药（PRSP），我国肺炎链球菌的耐药率尚低，中度耐药可采取加大青霉素剂量而获得有效治疗的方法，青霉素高度耐药菌株在我国甚少约为 0～5%，但有逐年上升的趋势。国内已有资料显示肺炎链球菌对大环内酯类、磺胺类等抗生素耐药率很高，疑诊或明确为该菌感染时不宜选用。而肺炎链球菌多重耐药株（MDRP）也逐渐增多，引起医院内暴发流行。北京地区多重耐药肺炎链球菌上升到 2001—2002 年的 6.9%。上海地区部分医院研究发现肺炎链球菌对除万古霉素以外抗菌药有不同程度的耐药性，同时存在交叉耐药现象。在某些地区肺炎链球菌对青霉素、头孢克洛、头孢呋辛等不敏感率也较高，应根据当地实际情况决定是否选用。肺炎链球菌对新型氟喹诺酮类敏感，但近来报告出现的耐药菌株已引起了人们的高度重视。万古霉素对所有肺炎链球菌均有抗菌活性，可作为伴有青霉素高耐药菌株易感因素的重症患者的首选药物。

### （三）并发症的处理

1. 肺外感染　经适当抗生素治疗以后，高热一般在 24h 内消退，或在数天内呈分离性下降，如体温再升或 3 天后仍不退者，应考虑肺炎链球菌的肺外感染，如脓胸、心包炎或关节炎等。持续发热的其他原因还有混杂细菌感染，药物热或存在其他并存的疾患。肺炎治疗不当，可有 5% 并发脓胸，对于脓胸患者应予置管引流冲洗，慢性包裹性脓胸应考虑外科肋间切开引流。

2. 脑膜炎　如疑有脑膜炎时，给予头孢噻肟 2g 静脉注射，1 次/4～6h 或头孢曲松 1～2g 静脉注射，1 次/12h，同时给予万古霉素 1g 静脉注射，1 次/12h，可加用利福平 600mg/天口服，直至取得药敏结果。除静脉滴注有效抗生素外，应行腰穿明确诊断，并积极脱水，吸氧并给予脑保护。

3. 感染性休克　强有效的控制感染是关键，有并发症如脓胸而需要引流或有转移感染灶如脑膜炎、心内膜炎、脓毒性关节炎需加大青霉素剂量。补充血容量，对老年发热患者慎用解热镇痛药，特别合并低血压者注意防止虚脱，补足液体量。可加用血管活性药物以维持休克患者的血压，保证重要脏器的血液灌流，并维持血压不低于 100/60mmHg，现临床上常用以下方法。

（1）多巴胺以微量泵入，严重时加阿拉明（又名间羟胺）静脉滴注。

（2）输氧：一般鼻导管给氧，呼吸衰竭可考虑气管插管、气管切开和呼吸机辅助通气。

（3）纠正水、电解质和酸碱失衡：监护期间要密切随访血电解质、动脉血气，尤其是对 COPD 患者。

4. 其他 临床表现腹痛又合并高热患者，排除外科急腹症可应用解热镇痛药；因基础病不同酌情予以解痉止痛药。如果临床症状逐步改善，而且病因明确，不应改变治疗方案。当患者仍无好转时，需考虑以下因素：病因诊断错误，药物选用不当，疾病已属晚期或重复感染，合并症使患者抵抗力低下，用药方法错误，肺炎链球菌属耐药菌株。青霉素的发现使肺炎链球菌性肺炎的病死率大大降低，本病总病死率为 10%，但在已知病原菌的社区获得性肺炎死亡病例中，肺炎链球菌肺炎仍占较大比例。一般主张对 35 岁以上的患者要随访 X 线检查。胸部 X 线检查可能要在几周之后才能看到浸润消散，病情严重及有菌血症或原先已有慢性肺病的患者尤其如此。有肿瘤或异物阻塞支气管时，肺炎虽在治疗后消散，但阻塞因素未除，仍可再度出现肺炎。治疗开始 6 周或 6 周以上仍然有浸润，应怀疑其他疾病如原发性支气管癌或结核的可能。

## 十一、预后

本病自然病程 1~2 周。发病第 5~10 天时，发热可以自行骤降或逐渐减退。使用有效的抗菌药物可使体温在 2~3 天内恢复正常，患者顿觉症状消失，逐渐恢复健康。接受治疗较早的轻型患者，一般在 24~48h 内体温下降，但病情严重的患者，特别是具有预后不良因素的患者，往往需 4 天或 4 天以上才能退热。预后不佳的因素为：幼儿或老年，特别是 1 岁以下及 60 岁以上，血培养阳性，病变广泛、多叶受累者，周围血白细胞计数 <4 000/mm³，合并其他疾病如肝硬化、心力衰竭、免疫抑制、血液丙种球蛋白缺乏、脾切除或脾功能丧失、尿毒症等，某些血清型尤其是第 3 和第 8 型的病原体，发生肺外并发症如脑膜炎或心内膜炎。在已知病原菌的社区获得性肺炎死亡病例中，肺炎链球菌肺炎仍占较大比例。

## 十二、预防

避免淋雨受寒、疲劳、醉酒等诱发因素。对于易感人群可注射肺炎链球菌多糖疫苗。20 世纪 20 年代曾用过肺炎链球菌疫苗，由于抗生素的兴起而被摒弃，随着耐药菌的增加，近十余年来，疫苗接种又重新受到重视。目前多采用多型组合的纯化荚膜抗原疫苗，有商品供应的疫苗含肺炎链球菌型特异多糖抗原中的 23 种抗原，覆盖 85%~90% 引起感染的肺炎链球菌菌型。有研究表明，哮喘人群中侵袭性肺炎球菌病的发生率增加；接种肺炎链球菌多价荚膜多糖疫苗可减少其感染和携带率。虽然对精确的保护水平尚不甚了解，因为通常不能作抗体效价测定，一般认为健康人注射肺炎链球菌疫苗后 2~3 周，血清内出现抗体，4~8 周抗体效价持续增高，可降低肺炎链球菌肺炎的发病率，有效率超过 50%，保护的期限至少 1 年以上。对于高危人群，5~10 年后需重复接种。

（李　钊）

# 第八节　葡萄球菌肺炎

## 一、概述

葡萄球菌肺炎（staphylococcal pneumonia）是由葡萄球菌引起的急性化脓性炎症，近年来有增多的趋势。金黄色葡萄球菌占社区获得性肺炎的比例为 0~5%，重症肺炎中最高报道为 11.1% 。也是医院获得性肺炎的主要病原菌之一，许多研究估计占所有医院获得性肺炎的 15% ~35% 。与甲氧西林敏感的金黄色葡萄球菌（MSSA）相比，耐甲氧西林的金黄色葡萄球菌（MRSA）所致的社区和医院获得性感染的病死率明显增高，故更加引起了医学界的广泛关注。

## 二、病因和发病机制

葡萄球菌属含 32 种细菌，仅有一些对人体致病。为革兰阳性球菌，可分为凝固酶阳性的葡萄球菌（主要为金黄色葡萄球菌）及凝固酶阴性的葡萄球菌（如表皮葡萄球菌和腐生葡萄球菌）。葡萄球菌的致病物质主要是毒素与酶，如溶血毒素、杀白细胞素、肠毒素等，具有溶血、坏死、杀白细胞及血管痉挛等作用。凝固酶阳性的葡萄球菌致病力较强，随着医院感染的增多，由凝固酶阴性葡萄球菌引起的肺炎也不断增多。

金黄色葡萄球菌是毒力最强的葡萄球菌，广泛存在于自然界及人体，对外界有较强的适应能力，干燥环境下可存活几个月，常定植在健康人鼻前庭，带菌可达 15% ~50% ，细菌胞壁上的部分胞壁酸有助于细菌在鼻前庭的细胞附着。除气管切开或烧伤患者外，虽然人群间的传播是否是通过直接接触和空气传播尚不清楚，但金黄色葡萄球菌很容易通过直接接触和空气产生播散。动物可以通过直接接触、环境污染或食物的作用，在人类 MRSA 感染中起到重要作用。

## 三、病理和生理

经呼吸道吸入途径所致肺炎呈大叶性或呈广泛的、融合性的支气管肺炎。支气管及肺泡破溃可使气体进入肺间质，并与支气管相通。当坏死组织或脓液阻塞细支气管，形成单向活瓣作用，产生张力性肺气囊肿。浅表的肺气囊若张力过高，可破溃形成气胸或脓气胸，并可形成支气管胸膜瘘。血源性金黄色葡萄球菌肺炎多发生于葡萄球菌菌血症患者。细菌栓子引起肺部多发的化脓性炎症病灶，进而发展成多发性肺脓肿，可侵及胸腔、心包，也可伴其他葡萄球菌引起的炎症，如脑膜炎、关节炎等。

## 四、临床表现、实验室检查及器械检查

金黄色葡萄球菌的临床表现随患者感染途径而异，经呼吸道吸入感染者较少见，大多发生于流感后。血源性途径感染者常以原发病灶表现和毒血症状为主。院内获得性肺炎多发于体质严重虚弱、气管切开、气管插管、使用免疫抑制药或近期做过手术的患者。

（一）典型表现

（1）急骤发病，全身中毒症状严重，寒战、高热、咳嗽、脓痰、脓血痰、呼吸困难、发绀等。

（2）病情发展迅速，神志改变、谵妄、昏迷甚至休克，多见于由肺外感染至血行播散者。

（3）院内感染出现在手术后监护病房及长期住院者，起病隐匿。呼吸道症状较轻、低热、咳嗽少量脓痰。病情变化快。

（4）血源性葡萄球菌肺炎继发于肺外感染的血行播散，全身中毒症状重，可找到原发病灶和其他部位感染的症状和体征。累及胸膜则发生脓胸。

（5）体征：早期局部呼吸音减低，可闻及干湿性啰音。并发脓胸则有叩诊浊音，呼吸音减弱或消失。有气胸则叩诊鼓音，呼吸音减弱或消失。

（6）实验室检查：外周血白细胞在 $20 \times 10^9/L$ 左右，有些病例可高达 $50 \times 10^9/L$，中性粒细胞明显升高，有中毒颗粒、核左移现象。重症病例由于细菌分泌杀白细胞数导致白细胞计数减少。痰涂片革兰染色可见大量成堆葡萄球菌与脓细胞、白细胞发现球菌有诊断价值。痰、血及胸液培养葡萄球菌生长。血清胞壁酸抗体测定对早期诊断有帮助，血清抗体≥1 ：4 为阳性，特异性较高。

（7）X线表现：肺浸润、肺脓肿、肺气囊肿和脓胸、脓气胸为金黄色葡萄球菌肺炎的四大X线征象，在不同类型和不同病期以不同的组合表现。多发性小脓肿、肺气囊肿和脓胸、脓气胸为婴幼儿金黄色葡萄球菌肺炎的特征，且早期临床表现常与胸部X线表现不一致，即临床症状很重，而胸片表现不明显。但病变发展快，可于数小时发展成为多发性肺脓肿、肺气囊肿、脓胸，并可产生张力性气胸、纵隔气肿。

原发性感染者早期胸部X线表现为大片絮状、密度不均的阴影。可成节段或大叶分布，亦有成小叶样浸润，病变短期内变化大，可出现空洞或蜂窝状透亮区，或在阴影周围出现大小不等的气肿性大泡。栓塞性葡萄球菌肺炎的特征是在不相邻的部位有多发性浸润，浸润易形成空洞，这些现象表示感染源来源于血管内（如右侧心内膜炎或脓毒性血栓性静脉炎）。通常，血源性感染者胸部X线表现呈两肺多发斑片状或团块状阴影或多发性小液平空洞。血源性葡萄球菌肺炎早期在两肺的周边部出现大小不等的斑片状或团块状阴影，边缘清楚，有时类似转移癌，但随病情发展，病灶周边出现肺气囊肿，并迅速发展成肺脓肿。

（二）非典型表现

（1）一些经血行感染者找不到原发病灶。

（2）部分患者亚急性起病，肺炎症状不典型。

（3）老年患者及有慢性基础疾病患者及某些不典型病例，呈亚急性经过，起病较缓慢，症状较轻，低热，咳少量脓性痰，有时甚至无临床症状，仅在摄胸片时发现肺部点状或边缘模糊的片状阴影。有时虽无呼吸系统症状及高热，而患者已发生中毒性休克，出现少尿、血压下降。

（4）有些金黄色葡萄球菌肺炎还可出现类似格林－巴利综合征和多发性肌炎的肺外并发症表现。少数病例因出现腹痛被误诊为阑尾炎。

（5）影像学上有些肺上叶的病变易误诊为结核。

**五、诊断和鉴别诊断**

根据典型临床表现、X线征象、呼吸道分泌物涂片及培养，加上患者有金黄色葡萄球菌肺炎的易感因素，可做出诊断。但本病早期临床表现与X线改变不符合，病原学检查虽是确诊的依据，但需要一定的时间，也存在着敏感性和特异性的问题，早期诊断常有困难。X线检查随访追踪肺部病变动态变化对诊断有帮助。临床上应与其他疾病相鉴别。

1. 其他细菌性肺炎　如流感杆菌、肺炎克雷白菌、肺炎链球菌引起的肺炎。根据病史、症状、体征、胸部X线等检查可做出初步判断，但最终鉴别需病原学检查。

2. 肺结核　上叶金黄色葡萄球菌易与肺结核混淆，尤其是干酪性肺炎，二者无论是症状体征及影像学检查均相似。此外，发生于下叶的不典型肺结核也易误诊为金黄色葡萄球菌肺炎。应通过仔细询问病史、相关实验室检查以及对治疗的反应进行鉴别。

3. 真菌性肺炎　医院内获得性真菌性肺炎与金黄色葡萄球菌肺炎患者有相似的易感因素，症状体征及影像学改变区别不大，临床上判别有困难。确诊依赖于病原学诊断。

4. 其他非感染性疾病　发生于肺的其他非感染性疾病如肺肿瘤、肺栓塞、肺血管炎等疾病也可出现发热、外周血白细胞升高、胸部 X 线见肺浸润影，需通过病史及相关辅助检查进行鉴别。

## 六、治疗

### （一）抗菌药物治疗

应根据痰培养及药物敏感试验结果选用抗生素。用药方法如下。

（1）甲氧西林敏感的金黄色葡萄球菌（MSSA）治疗：可选用耐青霉素酶的半合成青霉素或头孢菌素，如苯唑西林、氯唑西林、头孢唑啉、头孢呋辛，也可选用克林霉素、复方磺胺甲噁唑（SMZco），联合使用阿米卡星、磷霉素、夫西地酸钠、利福平、氟喹诺酮类等药物。由于医院获得性感染多为耐多药菌株，治疗时不宜选用 β - 内酰胺类、林可霉素类、氟喹诺酮类及 SMZco。

（2）MRSA 的治疗

1）糖肽类药物：可选用万古霉素，成人剂量为 1.0g/次，1 次/12h 缓慢静脉滴注。也可选去甲万古霉素，成人 0.8 ~ 1.6g/天，分 2 ~ 3 次缓慢静脉滴注。或替考拉宁 0.4g/次，首 3 次剂量每 12h 静脉给药 1 次，以后则 0.4g/天。两种药物的作用机制相似，在体外替考拉宁较万古霉素容易产生诱导耐药。常用剂量下替考拉宁的肾毒性低于万古霉素，其半衰期为 40 ~ 70h，每天一次给药方案为门诊治疗提供了方便。

2）噁唑烷酮类：利奈唑胺，成人 0.6g/次，1 次/12h，静脉或口服。最常见的不良反应为腹泻、头痛、恶心。

3）甘氨酰四环素类：替加环素，起始剂量为 0.1g，以后 50mg，1 次/12h。

### （二）体位引流

脓气胸应尽早胸腔置管引流。肺脓肿应嘱患者按病变部位和全身情况做适当体位引流。

### （三）其他

营养支持等均十分重要。伴随葡萄球菌心内膜炎患者在抗菌治疗症状改善后应尽早进行心脏赘生物的手术治疗。

1. 治疗矛盾

（1）临床上有 50% 以上的肺炎患者找不到病原体，许多葡萄球菌肺炎患者早期临床表现并无特异性，因此在病原学诊断前或药敏结果未获得前决定是否要选用针对葡萄球菌的经验性抗菌治疗有一定困难，尤其是否选用针对 MRSA 的治疗药物更难下决心。不选怕耽误治疗，影响疾病预后；轻易用药又造成抗生素滥用，且增加了医疗费用。

（2）对于 MRSA 肺炎尤其是伴有心内膜炎的重症患者，宜选用杀菌剂如万古霉素治疗。但如这些患者同时伴有肾功能不全时，则使用这种药物有风险。

（3）h - VISA 与万古霉素耐药菌的出现，会导致万古霉素治疗失败。但临床常规病原学检测很少进行 h - VISA 及 MBC 的测定。

2. 对策

（1）MRSA 不是社区获得性肺炎（CAP）的常见病原体，对 CAP 的患者应采用常规的方案进行治疗。只有对于那些有葡萄球菌感染的高危因素、治疗反应差或从血液、痰或胸水中培养出 MRSA 的患者才改用万古霉素进行治疗。同时应该记住，痰培养出的 MRSA，可能是定植菌而非致病菌。

（2）对于肾功能不全的患者，使用万古霉素、替考拉宁均需调整剂量，或改用其他对肾损害小的药物如利奈唑胺等。

（3）万古霉素 MIC 在敏感范围上界（$1 \sim 2\mu g/ml$），如果仍选用万古霉素，可考虑联合应用利福平、夫西地酸或磷霉素等，也可改用其他种类的药物。还应掌握万古霉素应用的指征，积极预防耐药性的产生。美国疾病预防控制中心建议万古霉素应用的指征为：

a. 耐 β - 内酰胺类革兰阳性菌引起的严重感染。

b. 革兰阳性菌感染，但对 β - 内酰胺类抗生素严重过敏者。

c. 甲硝唑治疗失败或严重的抗生素相关性结肠炎。

d. 美国心脏协会推荐在某些特定的阶段，用于心脏病的预防。

e. 假体材料或装置的植入手术中，MRSA 或 MRSE（耐甲氧西林表皮葡萄球菌）感染的发生率较高，在操作过程中的预防用药。

## 七、预后

葡萄球菌肺炎的预后通常与感染菌株的致病力、患者的基础状态、肺部病变范围、诊断和治疗是否及时和正确，以及有无并发症如菌血症、心内膜炎、脑膜炎等均有密切关系。其病死率为 10% ~30%，年龄大于 70 岁的患者病死率为 75%。痊愈患者中少数可遗留支气管扩张等。

（朱同刚）

# 第九节　军团菌肺炎

## 一、概述

军团菌肺炎（Legionnaries´pneumonia）是指由军团杆菌引起的细菌性肺炎。军团菌属由 40 多种组成，但只有不到一半可引起人类疾病，最常见的致病菌是嗜肺军团菌（L. pneumophila）。我国自 1982 年在南京发现首例患者以来，发病例数日益增多，已受到普遍关注。军团菌肺炎在非典型肺炎中是病情最重的一种，未经有效治疗者的病死率可高达 45%。军团菌致病几乎遍及全球，夏末秋初为高发季节，男性多于女性，任何年龄人群均可发病。孕妇、老年人、器官移植、免疫抑制药治疗、长期住院，以及免疫功能低下的慢性阻塞性肺疾病患者为好发人群。军团菌为水源中常见的微生物，并可以气溶胶的方式传播和感染人群。超声雾化设备、空调系统、冷却和暖水管道是该菌极易繁殖的场所。因此，暴发流行多见于医院和旅馆等公共场所。本病病死率为 5%，免疫缺陷者为 20%。军团菌肺炎的散发病例占社区获得性肺炎（CAP）的 2% ~15%，医院内感染性肺炎的 1% ~40%。

## 二、病因

军团菌属水生菌群，存在于天然淡水、人工管道水及泥浆水中，在蒸馏水、河水、自来水中的存活时间分别是 3~12 个月、3 个月、1 年。军团菌至今已分离出 40 多种，其中至少 19 种可致肺炎，并有 60 余种血清型，但可引起人类肺炎的军团菌最多见的为嗜肺军团菌、米克戴德军团菌和博杰曼军团菌，其中嗜肺军团菌有 15 个型，以 1、6、4、12 等血清型致病最多见。吸烟、原有慢性肺部疾病和免疫功能低下者（尤其是使用糖皮质激素）是产生军团菌肺炎的三大危险因素。

## 三、发病机制

### （一）基本发病机制

军团杆菌在分类学上是一种独特的需氧革兰染色阴性杆菌，无荚膜，在普通培养基上不生长，属于细胞内寄生菌。当人吸入污染有嗜肺军团菌的气溶胶后，细菌可直接穿入呼吸系统细支气管和肺泡，先附着于吞噬细胞或中性粒细胞，然后进入细胞内形成吞噬小体，进行繁衍，直到细胞破裂，产生一些淋巴与细胞毒性因子，引起肺损害。另外，军团菌还可直接产生和释放各种毒素和酶，引起肺的持续性损害。如外毒素可溶解细胞；内毒素如脂多糖能阻止吞噬体与溶酶体的融合；毒素类物质可损害单核-巨噬细胞的杀菌功能；磷脂酶可影响细胞内第二信使的形成，从而抑制吞噬细胞的活化；蛋白激酶能影响吞噬细胞的活化和杀菌功能；蛋白酶能灭活白细胞介素-2 和裂解人 T 细胞表面 $CD_4$，从而干扰 T 细胞活化和功能的发挥。本病的病变分布范围、破坏程度取决于宿主的抵抗力、病原菌的毒力及感染的剂量，可表现为支气管肺炎，大叶性肺炎，空洞形成。军团菌感染也可表现为无肺炎特征的急性自限性流感样疾病——庞蒂亚克热。

### （二）非典型表现发病机制

由嗜肺军团菌引起的肺炎，以肺部感染为主，还可合并肺外多系统受损。军团菌进入肺终末细支气管和肺泡后产生炎症反应，细菌可逆行至较大的细支气管及大气道，也可扩展至肺间质、胸膜、淋巴管，还可能随淋巴管进入循环而形成全身感染。经菌血症播散军团菌可侵入肝、脑、甲状腺、胰、周围肌肉、睾丸、前列腺与心脏。多表现在胃肠道、肾脏、神经系统，少数病例可发生肝脏损害、心包炎、局灶性心肌炎、肛周脓肿、皮肤黏膜改变等。

## 四、病理

### （一）肺内病理改变

急性期为纤维素性化脓性肺炎，急性后期表现为机化性肺炎。肺急性期病变主要分为两型，Ⅰ型为急性纤维素性化脓性肺炎（95%），以大量纤维素渗出、嗜中性白细胞崩解、细胞碎片及巨噬细胞为主；Ⅱ型为急性弥漫性肺泡损伤，病变中可见肺泡上皮增生、脱屑及透明膜形成。与一般大叶性肺炎不同的是，同时出现的纤维素性化脓性支气管炎以及炎性渗出物中单核细胞及巨噬细胞明显。病变分布常为大叶和小叶病变混合存在。肺后期病变表现为，渗出物和透明膜机化及间质纤维化严重者可导致蜂窝肺。肺血管病变主要侵犯肺肌性动脉，病变呈灶状分布，为浆细胞、淋巴细胞和组织细胞浸润的非坏死性血管炎，可有内膜纤维化，也可形成动脉瘤。

### （二）肺外病理改变

肺外病理改变分为炎症性病变、感染中毒性病变及继发性病变。包括多脏器脓肿形成、间质性肾炎、肾小球肾炎、肌溶解、肌炎以及化脓性纤维素性心包炎等。但军团菌肺炎病理组织学改变没有绝对特异性，因此必须结合病原学检查或其他有肯定意义的检测，才能做出正确诊断。

## 五、临床表现

### （一）症状

1. 常见症状　军团菌感染系全身性疾病，临床表现多样，轻者仅有流感样症状（pontiac 热），重者则表现为以肺部感染为主的全身多脏器损害。军团菌肺炎的潜伏期为 2～10 天，有前驱症状，如乏力、嗜睡、发热，1～2 天后症状加重，出现高热、寒战、头痛、胸痛、咳嗽（干咳为主），可伴少量血性痰，重者可有呼吸困难。

2. 非典型症状　非典型症状主要是累及肺外器官所造成的肺外表现，如累及消化道可出现腹泻，呈水样便，无血及黏液，偶有剧烈腹泻伴腹痛、恶心、呕吐，重症者出现胃肠功能衰竭，甚至胃穿孔，偶有肝大、腹膜炎、肛周脓肿及阑尾脓肿。如累及神经系统可出现精神错乱、谵妄、幻觉、定向力障碍、震颤及昏迷，头痛多较重，常见于前额，罕有癫痫发作。此外部分患者出现血尿、急性肾功能衰竭、关节痛、感染性心内膜炎、心包炎、血小板减少性紫癜，偶有溶血性贫血，皮肤损害表现为多形性红斑、弥漫性丘疹、皮下组织感染等。

### （二）体征

1. 常见体征　急性面容，高热，相对缓脉，早期患者胸部体征有湿啰音，部分病例可闻及哮鸣音，而仅有部分患者叩诊出现异常浊音界，但实变体征少见。呼吸频率增快，严重者可出现呼吸困难和发绀。

2. 非典型体征　有肺外损害的患者可出现相应受损脏器的体征：有胃肠道损害者可有腹部压痛甚至反跳痛，出现胃肠道穿孔者可有板状腹，腹部压痛反跳痛明显等；有肝损伤者可发现肝肿大甚至皮肤黏膜黄染，出现血尿或急性肾衰竭者可出现肾区叩压痛；神经系统受损者可有生理反射异常，并出现阳性的病理反射等。

## 六、实验室检查

### （一）常见表现

（1）外周血白细胞明显升高，血沉增快，低钠血症常见。

（2）临床标本中分离培养出军团杆菌可获得可靠的诊断，目前标准培养基为活性炭酵母浸膏琼脂培养基（BCYE）；但由于军团菌生长条件要求严格，目前培养的阳性率较低。

（3）细菌抗原及 DNA 检测，对早期快速诊断有重要意义，如应用直接荧光抗体对痰、胸水、气管抽吸物等临床标本直接进行染色，具有高度特异性，但阳性率不高；尿抗原测定是最重要的早期诊断方法之一，国外报告发病 3 天后 80% 的军团菌肺炎患者可以用放射免疫法或酶联免疫法检测出尿军团菌抗原，特异性 100%，取浓缩尿可提高敏感性。应用 PCR

技术检测军团菌 DNA，其敏感性和特异性均很高，但应注意假阳性问题，目前主要用于流行病学研究。

（4）血清特异性抗体检测，为目前应用最广的诊断方法，IgM 抗体通常在感染后 1 周左右出现，而 IgG 抗体在发病 2 周后开始上升，1 个月左右达到高峰。诊断标准为双份血清抗体滴度呈 4 倍或以上增高，或间接荧光抗体（IFA）≥1：128，或试管凝集试验（TAT）抗体≥1：160，或微量凝集试验（MAA）抗体≥1：64。

### （二）非典型表现

部分严重患者可出现肝肾功能损害的实验实异常改变，如蛋白尿、转氨酶升高等，少数病例有黄疸。

## 七、器械检查

### （一）常见表现

X 线胸片改变缺乏特异性，主要为肺实质性浸润阴影，少数病例在早期呈间质性浸润阴影。通常为弥漫性斑片状阴影，亦可为结节状、索条状或网状阴影，见于单侧肺段或肺叶，重症可出现多叶受累，少数有空洞形成。部分患者（约1/3）有胸液，单侧多见。个别病例伴少量心包积液。

### （二）非典型表现

X 线异常改变迟于临床症状表现，且肺部病灶吸收较一般肺炎缓慢，达 1～2 个月，其特征之一为临床治疗有效时 X 线病变常继续进展。少数病例有肺纤维化的表现。

## 八、诊断

军团菌肺炎临床表现复杂多样、缺乏特异性，而一般细菌培养基中军团菌又不生长，因此应结合患者的综合情况进行诊断。特异性实验室检查是诊断军团菌肺炎的重要依据，但如遇到以下肺炎情况时应考虑由军团菌引起的可能：①用青霉素、头孢菌素、氨基糖苷类抗生素治疗无效时；②痰革兰涂片仅见大量白细胞，罕见细菌时；③腹泻与精神神经症状一并出现时；④低钠血症（排除其他原因）；⑤在肺部阴影多变情况下伴有少量胸腔积液者。

1992 年 4 月，中华医学会呼吸病分会制定了军团肺炎的试行诊断标准，附录如下。

军团菌肺炎是一种革兰阴性杆菌 – 军团杆菌引起的肺部炎症。诊断军团菌肺炎的主要依据如下。

（1）临床表现：发热、寒战、咳嗽、胸痛等呼吸道症状。

（2）X 线胸片具有炎症性阴影。

（3）呼吸道分泌物、痰、血或胸水在活性酵母浸膏琼脂培养基（BCYE）或其他特殊培养基培养，军团菌生长。

（4）呼吸道分泌物直接免疫荧光法检查阳性。

（5）血间接荧光法（IFA）检查前后两次抗体滴度呈 4 倍或以上增高，达 1：128 或以上；血试管凝集试验（TAT）检测前后两次抗体滴度呈 4 倍或以上增高，达 1：160 或以上；血微量凝集试验检测前后两次抗体滴度呈 4 倍或以上增高，达 1：64 或以上。

凡具有（1）、（2），同时又具有（3）、（4）、（5）项中任何一项者诊断为军团菌肺炎。

注：对于间接荧光抗体试验或试管凝集试验效价仅一次增高（IFA > 1 ： 256，TAT > 1 ：320），同时有临床及 X 线胸片炎症表现的病例可考虑为可疑军团菌肺炎。

## 九、 鉴别诊断

### （一） 常见表现鉴别诊断

应排除其他原因的肺炎，如其他细菌引起的肺炎、支原体肺炎、鹦鹉热、肺炎衣原体肺炎、Q 热、流行性感冒、病毒性肺炎、肺结核、结核性胸膜炎等。

### （二） 非典型表现鉴别诊断

有明显神经精神症状和严重呕吐、腹泻者，应与中枢神经系统感染及急性胃肠炎相鉴别。

## 十、 治疗

### （一） 药物治疗

军团菌肺炎为胞内感染，因此，治疗以红霉素为首选，疗效可靠，视病情 0.5 ~ 1.0g/次，1 次/6 ~ 8h，总剂量 2 ~ 4g/天（儿童每日 50mg/kg）。其他可供替换的药物有四环素（每次 500mg，1 次/6h）、米诺环素或多西环素（每次 100mg，1 次/12h）；利福平可作为重症肺炎的联合治疗药物（每次 600mg，1 次/12h），此药因易产生耐药性而不应单独使用。近年来，国外应用氟喹诺酮类抗菌药物治疗军团菌肺炎获得良好疗效，如环丙沙星（每次 400mg，1 次/8h）、氧氟沙星（每次 400mg，1 次/12h）、培氟沙星、左氧氟沙星（500mg/天）等。新型大环内酯类抗生素有更强的抗菌活性和更好的药代动力学特性，今后有望替代红霉素，如克拉霉素（每次 500mg，1 次/12h）、阿奇霉素（每次 500mg，1 次/24h）和罗红霉素（每次 300mg，1 次/12h）。也有作者应用亚胺培南（每日 1 ~ 2g）、复方新诺明（每日 2 ~ 3g）和克林霉素治疗成功的报道。抗生素治疗在开始 5 ~ 7 天宜静脉给药（红霉素易引起静脉炎，静脉给药时为每日 1.0 ~ 1.5g），以后改为口服，疗程 10 ~ 14 天，对免疫功能低下者不少于 3 周，有肺脓肿或空洞者需 3 ~ 4 周或更长。

### （二） 其他治疗

诸如降低体温、止咳、化痰，以及加强呼吸道引流等措施。

### （三） 少见症状的治疗

由于部分军团菌病患者病程中可出现神经、精神症状，腹泻、低钠血症等症状，因此针对这些临床症状应积极给予恰当治疗，如纠正低氧血症、纠正低钠血症等电解质和酸碱平衡紊乱，积极抢救休克、呼吸衰竭、DIC 等；胸腔积液量多时，可穿刺或插管引流。急性肾功能衰竭时，应做血液透析治疗。一般不提倡使用肾上腺皮质激素。

## 十一、 预后

免疫功能正常者病死率 5% ~ 30%，免疫功能低下者达 80%，多死于呼吸衰竭、多器官功能衰竭。早期诊断和治疗者病死率可下降 3 ~ 4 倍，因此早期诊断和治疗十分重要，早期正确治疗者肺功能可完全恢复正常，少数遗留肺纤维化。

（李英格）

# 第十节　克雷伯杆菌肺炎

## 一、概述

克雷伯杆菌肺炎（Klebsiella pneumoniae pneumonia）是肺炎克雷伯杆菌引起的急性肺部炎症，亦称肺炎杆菌肺炎或 Friedlander 肺炎。

肺炎克雷伯杆菌呈全球性分布，是革兰染色阴性杆菌肺炎的最重要致病菌。其占革兰染色阴性杆菌感染的比例，在社区获得性肺炎中为 18% ~64%，医院内感染为 30%。

大多数克雷伯杆菌所致的下呼吸道感染发生年龄在 40 岁以上（平均年龄在 52 岁），其中男性占 90%，与种族、地理位置或季节变换无关。社区获得性肺炎克雷伯杆菌肺炎在过度疲劳的中年人和酗酒的老年人中多见。医院内感染则主要为成人或儿童，婴儿多见，常为新生儿重症监护病房及免疫功能低下的住院患者。

近年来，肺炎克雷伯杆菌的耐药率已显著上升，对第四代头孢菌素 β - 内酰胺酶抑制药复合物也呈升高趋势。目前，在西班牙肺炎克雷伯杆菌对第三代头孢菌素的耐药率为 20%，美国肺炎克雷伯杆菌对第三代头孢菌素的耐药率约占 20%，我国克雷伯杆菌属对第三代头孢菌素的耐药率为 29% ~47%。

## 二、病因和发病机制

克雷白菌属属于肠杆菌科家族中的成员克雷白族。其命名来自 19 世纪一德国微生物学家 Edwin Klebs。克雷伯杆菌生物学上分为 7 个亚种，肺炎克雷伯杆菌是该属中临床上最重要的物种。

宿主抵抗细菌入侵的防御机制包括多形核粒细胞的吞噬作用和大多由补体介导的血清杀菌作用。补体的激活有经典途径和替代途径，后者不需要针对细菌抗原免疫球蛋白存在，是针对肺炎克雷伯杆菌的主要激活途径。

克雷伯杆菌通过几种途径逃脱宿主先天的免疫机制。荚膜由复杂的酸性多糖组成，这一粗厚的层状结构可避免多形核粒细胞的吞噬。另外，通过抑制补体成分特别是 C3b 的激活，荚膜也可避免血清因子的杀菌作用。细菌分泌的多种黏附分子，可使微生物吸附到宿主细胞。脂多糖通过激活补体，导致 C3b 选择性地在远离细菌细胞膜的脂多糖分子上沉积，从而抑制膜攻击复合物的形成，避免了膜损害和细菌死亡。细菌能通过分泌高亲和力低分子量的铁螯合物，有效地抑制宿主蛋白对铁的利用。

克雷伯杆菌在自然界普遍存在，在人类中其在皮肤、咽部或胃肠道形成菌落，也可在无菌的伤口和尿液中形成菌落。

导致菌落形成和感染的因素包括如下方面。

1. 呼吸道与机体防御机制受损　上皮细胞间纤维连接蛋白和气道内免疫球蛋白 IgA 具有防止细菌黏附的功能，在疾病状态下，这些物质被白细胞产生的蛋白酶所破坏，上皮细胞表面的受体暴露，使细菌易于黏附。气管插管可直接损伤咽喉部，且跨越了咽喉部这一重要的防御屏障。气管插管还可削弱气道纤毛清除系统和咳嗽机制，抑制吞咽活动，易使胃液反流至气道，加重对上皮的破坏，使细菌更易黏附定植。

2. 口咽部定植菌随分泌物吸入下呼吸道　口咽部细菌定植与疾病严重程度、抗生素应用、胃液反流、大手术、基础疾病如慢性阻塞性肺疾病等相关。病情越重，定植率越高。一旦有细菌定植，口咽部菌群的误吸，再加上肺部正常清除机制的障碍，可导致肺部感染的发生。

3. 鼻旁窦、食管、胃内细菌等的微量误吸　胃是口咽部革兰阴性定植菌的主要来源。胃液 pH 值与医院获得性肺炎发生率直接相关，pH ＜ 3.4，医院获得性肺炎发生率为 40.6%；pH ＞5.0，医院获得性肺炎发生率则达 69.2%。

4. 细菌生物被膜形成　近年来随着新型生物材料应用的增多，同位素标记研究显示，73% 气管插管导管中发现含有细菌生物被膜（biofilm，BF），其中 29% 为需氧革兰阴性菌，而且细菌浓度达 $10^5$ cfu/ml。

### 三、病理

肺部病变为大叶或小叶融合渗出性炎症，渗出液黏稠，可引起肺组织坏死液化形成脓肿，侵犯胸膜发生脓胸。急性期多见胸膜表面有纤维素性渗出，镜下可见肺泡壁充血肿胀，肺泡渗出液黏稠，还可见到肺泡壁坏死，有实质破坏及脓肿形成。慢性期患者有多发肺脓肿伴肺实质显著纤维化，胸膜增厚及粘连。

### 四、临床表现

常起病急骤，常有咳嗽、胸痛、呼吸困难、发热和寒战。典型的痰液为黏稠血性，黏液样或胶冻样，临床描述为无核小葡萄干性胶冻样（curranr - jelly）痰，量大，有时可发生咯血。社区获得性肺炎与其他肺炎不同，表现为肺的毁损性改变，病情重，起病急，早期即可表现为显著的中毒症状，衰竭和低血压，体温超过 39℃，发生肺脓肿、空洞、脓胸和胸膜粘连的概率增加。医院内感染的症状和其他病原菌感染的类似，临床表现危重。可有呼吸急促和肺实变体征，典型的累及肺上叶中的一叶，社区获得性肺炎常为单侧胸部体征，大多数在上叶。明显的坏死性肺炎或肺不张可引起肺容积明显减少，引起患侧膈肌抬升、呼吸运动减弱。

### 五、实验室检查

1. 血常规　通常血白细胞计数增多，中性粒细胞核左移，但有时可正常或减少。如发生粒细胞减少，提示预后恶劣。白细胞增多持续存在提示肺脓肿形成。

2. 肝功能检查　肝功能异常或黄疸可见，可能与慢性酒精性肝病有关。

3. 血清学检查　此项检查对克雷伯杆菌感染的诊断无用，必须进行病原学检查。

4. 病原学检查　克雷伯杆菌典型表现为短粗革兰染色阴性杆菌，通常由荚膜包围表现为透亮区，由于有一很大的多糖荚膜，其菌落表现为非常黏稠。病原菌的鉴别依赖细菌培养，包括呼吸道标本培养、血培养、胸腔积液培养、保护性毛刷纤维支气管镜检查或肺泡灌洗液等。克雷伯杆菌是微需氧菌，无需特殊培养条件，可在大多数普通培养基中生长。

耐药检测：检测 ESBL 的方法是根据底物和抑制剂特征设计的，NCCLS 规定同时检测头孢他啶（CAZ）和头孢噻肟（CTX）及其加克拉维酸（CA）的复方制剂以提高检出率。由于 CA 市面难以买到并极不稳定，目前国内难以推广。同时检测头孢他啶（CAZ）和头孢噻肟（CTX）、头孢吡肟和氨曲南（AZT），只要这四种药物中两种以上抑菌圈直径达可疑标准即可考虑在检测报告单上提示该菌为产 ESBL 的菌株。叶惠芬等人得出纸片扩散确证法和双纸片协同法检出率相似，但双纸片协同法的缺点是纸中心间距不好控制，EtestESBLs 初筛试条检测 ESBLs 有一定局限性，纸片扩散确证法适合临床常规测定。杨玉林等人认为 ESBLs 测定复方阿莫西林和头孢曲松（或头孢他啶）之间的距离以 15mm 为最佳，底物亦可选择两种以上第三代头孢菌素，以提高 ESBLs 的阳性检出率。孙长贵等人则认为三维试验检测敏感性最高，达 95.6%，双纸片协同试验为 86.7%，双纸片增效试验以头孢曲松和头孢噻肟为底物检出率相同，其敏感性与双纸片协同试验相近为 84.4% 而以头孢他啶为底物敏感性则为 77.1%。关于仪器法，周铁丽等人检测了 48 株肺炎克雷白菌中有 24 株 ESBLs 为阳性，用纸片协同法对照结果一致。检测 102 株大肠埃希菌中，仪器检出 41 株阳性，纸片协同法对照也为阳性，但仪器检测的 61 株阴性菌中，纸片协同法对照有 19 株为阳性。还认为 VITEK AMS 检测 ESBLs 虽然特异性好，但灵敏度低，易造成漏检。

## 六、器械检查

X 线检查：与其他革兰阴性杆菌比较，克雷伯杆菌肺炎的胸部 X 线表现独特。典型的为肺叶实变，常发生在上叶中的一叶，多在右侧，但下叶受累并不少见，50% 患者累及多个肺叶。受累肺叶特征性的放射学表现为凝胶样沉重的痰液引起的叶间裂下垂，但这种表现在其他细菌如流感杆菌、某些厌氧菌、结核杆菌感染也可见到。胸腔积液、脓胸、脓肿形成和胸膜粘连也可见。肺脓肿发生率为 16%~50%，如有空洞形成，特别是存在单侧坏死性肺炎的情况下，应高度怀疑存在克雷伯杆菌的感染。在对抗生素治疗无效或疗效欠佳的情况下应进行胸部 CT 检查。可发生于任何肺叶，表现为大叶阴影，密度均匀或有透亮区，病灶肺叶体积增大，叶间裂外凸征。也可表现为斑片状及融合阴影，病灶密度不均匀，边缘模糊，可合并胸腔积液。Moon WK 认为克雷伯杆菌肺炎表现实性和没有边缘的大小不等的空腔，其实质均是大小不等的脓腔，只是坏死组织和痰液黏稠不易咳出，才表现为大片状均质实性密度影。

影像学表现可分三类型：①单纯肺纹理增多，模糊，这一组与一般的支气管炎难以鉴别，很难做出诊断。②单发的较其他肺炎清晰的大片状、蜂窝状、团片状实变影或伴有液化坏死。累及右上肺叶胸 X 线呈"叶间裂下坠"，于卧位胸片此征象不能显示，而表现为右上肺贴近水平裂的大片状模糊影，水平裂下缘清晰，位置不上移，CT 表现为肺斜裂后突呈"钟乳石征"，增强后病灶呈散在斑片状、条状不规则强化。③多病灶累及多肺叶呈弥漫分布较其他肺炎清晰的大片状、蜂窝状、团片状实变影或伴有液化坏死。

## 七、诊断

（1）临床起病急，高热、寒颤、胸痛，痰液黏稠不易咳出，典型者可呈砖红色、黏稠血性果酱样。多为老年人、体弱、免疫力低下者。尤其是患有慢性消耗性疾病、长期酗酒和长期使用糖皮质激素的患者。一旦出现肺部多发脓肿和节段性肺炎，应用氨苄西林无效（此菌对氨苄西林天然耐药），应注意此病可能。

（2）在影像学上单发的较其他肺炎清晰的大片状、蜂窝状、团片状实变影或伴有液化坏死是较典型的影像特点。累及右上肺叶胸 X 线表现为右上肺贴近水平裂的大片状模糊影，

"叶间裂下坠",于卧位胸片此征象不能显示,而表现为右上肺贴近水平裂的大片状模糊影,水平裂下缘清晰,位置移位不明显。CT 表现为肺斜裂后突呈"钟乳石征"。增强后病灶有散在斑片状、条状不规则强化。弥漫分布病灶可有单发病灶的特点,此类患者较前两类患者体弱、病情重。可伴有少量胸水及胸膜增厚。

(3)克雷伯杆菌肺炎的影像表现与其他细菌性肺炎相同,仅根据影像鉴别诊断困难,有赖于细菌学检查鉴别。但结合临床和影像学上的典型表现,对部分典型病例可做出正确诊断。

## 八、鉴别诊断

社区获得性肺炎克雷白菌肺炎主要与肺炎链球菌肺炎、军团菌肺炎鉴别。医院内感染应与假单胞菌感染、不动杆菌感染、沙雷菌感染鉴别。主要鉴别依据为病原学检查结果。

## 九、治疗

### (一)抗生素治疗

及早使用有效抗生素是治愈的关键。因克雷伯杆菌耐药率较高,目前病死率仍在 20%左右。

1. 头孢菌素和氨基糖苷类抗生素为首选药物  对重症患者多采用一种头孢菌素和一种氨基糖苷类抗生素联合治疗。头孢菌素首选第三代,常用药物有头孢拉啶、头孢曲松、头孢哌酮。氨基糖苷类可用阿米卡星。氨基糖苷类抗生素在支气管分泌物内的浓度仅为血浓度的 5%~40%,且不易透过稠厚的痰液,因而影响疗效。也可用哌拉西林,分次给药或与氨基糖苷类合用。氟喹诺酮类抗生素如环丙沙星、氧氟沙星有较好效果。亚胺培南 – 西司他丁、氨曲南、替卡西林 + 棒酸也有较好效果。

2. 治疗矛盾和对策  以往氨基糖苷类药物与 β – 内酰胺类药物合用曾作为治疗肺炎克雷伯杆菌感染的一线药物。但近年来国外的分子生物学研究发现氨基糖苷类抗菌药物钝化酶可修饰抗菌药物分子中某些保持抗菌活性所必需的基团,使其与作用靶位核糖体的亲和力大为降低,导致耐药的产生。这些钝化酶包括氨基糖苷酰基转移酶、氨基糖苷腺苷转移酶或氨基糖苷核苷转移酶和氨基糖苷磷酸转移酶等。这些酶的决定簇即使在没有明显遗传关系的细菌群间也能传播,一种药物能被一种或多种酶修饰,而几种氨基糖苷类药物也能被一种酶所修饰,因此,不同的氨基糖苷类药物间存在不完全的交叉耐药性。氨基糖苷类药物耐药主要有 aac(3)Ⅰ、aac(3)Ⅱ、aac(3)Ⅲ、aac(3)Ⅳ、aac(6′)Ⅰ、aph(3′)Ⅵ、ant(3″)Ⅰ、ant(2″)Ⅰ8 种修饰酶基因。此外细胞膜的通透性降低、细菌的主动外排、核糖体结合位点的改变也可影响氨基糖苷类药物的敏感性。

氟喹诺酮类药物同样应用于肺炎克雷伯杆菌肺炎治疗,氟喹诺酮类药物可抑制 DNA 拓扑异构酶活性,阻止 DNA 复制、修复,染色体分离、转录及其他功能,从而发挥杀菌作用。DNA 拓扑异构酶Ⅱ又常称为 DNA 旋转酶,其基因突变可引起耐药。大肠埃希菌 gyrA 基因序列上,残基 67~106 区域常发生突变,因而命名为喹诺酮类药物耐药区(QRDR)。gyrA 突变可造成对喹诺酮类中所有药物交叉耐药。DNA 拓扑异构酶Ⅳ的改变,产生对药物的低水平耐药。当拓扑异构酶Ⅱ、Ⅳ均发生变化,则耐药程度更大。因此临床治疗效果欠佳时,应注意交叉耐药存在,及时调整药物。

（二） 对症和支持治疗

包括保持呼吸道通畅、祛痰、止咳、给氧，纠正水、电解质和酸碱失衡，补充营养等。

（夏　伟）

# 第十一节　大肠埃希菌肺炎

## 一、概述

大肠埃希菌（Escherichia coli，简称大肠杆菌）肺炎是大肠杆菌引起的肺部感染。在社区获得性革兰阴性杆菌肺炎中发病率仅次于肺炎克雷伯杆菌，也是医院内获得性肺炎的主要致病菌之一，占革兰阴性杆菌肺炎的9%～15%。

大肠杆菌肺炎多发生在住院的衰弱患者，以迅速发展的融合性肺实变、坏死、空洞形成为其特点，常引起脓胸。

## 二、病因和发病机制

大肠杆菌革兰染色阴性，直短杆状，多数有鞭毛，能运动，某些菌株有荚膜（微荚膜）和周身菌毛。该菌兼性厌氧，营养要求不高，在普通营养琼脂上生长良好，形成较大的圆形、光滑、湿润、灰白色的菌落，在血琼脂上某些菌株可产生溶血，在肠道选择培养基上可发酵乳糖，形成有色菌落。本菌能发酵多种糖产酸产气。

本菌的K抗原和菌毛与侵袭力有关。K抗原能抗吞噬，并有抵抗抗体和补体的作用。大肠杆菌的细胞壁有内毒素活性，其毒性部位在脂类，与所有革兰阴性杆菌产生的内毒素一样，具有内毒素所特有的、相似的病理生理作用，如引起发热、休克、DIC等。

大肠杆菌是医院内免疫功能低下患者并发革兰阴性杆菌肺炎中常见致病菌之一。大肠杆菌多来自胃肠道感染或泌尿生殖系统感染灶经血源播散到肺部而发生肺炎，少数系由口腔或医院污染源吸入而致病。多数患者原有慢性肺部疾病、糖尿病、肾盂肾炎、胸腹部大手术、全身麻醉或意识障碍，以及长期使用多种抗生素而致菌群失调。

## 三、病理

大肠杆菌肺炎主要呈现肺下叶的支气管肺炎改变，以两侧病变多见。病程6天以上者常有肺小脓肿、胸腔积液甚至脓胸改变。炎症累及气管－支气管黏膜较少，肺泡内由浆液和中等量的单核细胞填充。病程早期红细胞渗出多见，后期可见中性粒细胞、巨噬细胞等。可见肺泡壁增厚和坏死病变。部分病例可伴有大肠杆菌引起的胆囊炎、肾盂肾炎或脑膜炎等病变。

## 四、临床表现

（一） 症状

1. 常见症状　可表现为寒战、发热、咳嗽、咳痰、胸痛、呼吸困难和发绀等。痰常为黏稠或脓性，可有腥臭味。常伴有胃肠道症状如恶心、呕吐、腹痛、腹泻，严重病例有意识障碍和末梢循环衰竭等。

2. 非典型症状　部分病例可伴有肌痛和胃肠道症状，如恶心、呕吐、腹痛、腹泻等。严重病例可有嗜睡等意识障碍和末梢循环衰竭。

（二）体征

肺部体征可有双侧下肺呼吸音减低并有湿啰音，肺部实变体征少见。40%患者可伴发脓胸并可见相应体征，多发生在病变严重的一侧。

### 五、实验室检查及器械检查

1. 血常规　外周白细胞计数正常或轻度增高，中性粒细胞增多。
2. 痰涂片检查　直接涂片后革兰染色镜检，根据细菌的形态和染色性做出初步判断。
3. 分泌物培养　脓液、痰和其他分泌物标本可直接划线接种于血琼脂平板，35℃孵育18～14h后观察菌落形态。根据能发酵乳糖、葡萄糖产酸产气，吲哚形成试验、甲基红反应阳性、枸橼酸盐利用试验阴性即可鉴定大肠杆菌。
4. X线检查　表现为多叶性肺实变或弥漫性斑片状阴影，以两下叶为主，中等大小的脓腔多见；40%伴脓胸，多发生在病变广泛的一侧。

### 六、诊断

有肺炎的症状表现，原有慢性疾病、长期使用抗生素或使用免疫抑制剂病史，伴有消化道症状，甚至精神症状，病情进展快且可并发脓胸，应考虑本病。

X线检查表现为多叶性肺实变或弥漫性斑片状阴影，以两下叶为主，中等大小的脓腔多见；40%伴脓胸，多发生在病变广泛的一侧。

最后确诊需依靠病原学检查。痰涂片检查可区分病原体是否革兰阴性染色。两次合格痰培养分离到大肠杆菌≥$10^7$cfu/ml，或采用环莢膜穿刺气管吸引（TTA）、防污染双套冠毛刷采样（PSB）、支气管肺泡灌洗（BAL）和经皮肺穿刺吸引（LA）等防污染下呼吸道标本采样技术采集到的标本分离到大肠杆菌可确诊。胸水和血标本培养出大肠杆菌也可确诊。若肺炎继发尿路感染，且尿路和痰培养大肠杆菌均阳性时，则也有诊断价值。

除了常规的痰培养以及药敏检测确定是否存在多重耐药外，根据现在的研究水平，也可检测基因盒－整合子系统。最常用的方法就是聚合酶链反应（polymerase chain reaction，PCR）技术。Ⅱina TS根据整合子的保守末端设计了特异性的寡核苷酸探针，结果发现在近75%（26/35）临床分离的耐氨基糖苷类抗生素的肠杆菌科细菌中存在整合子，同时设计了针对常见耐药基因的寡核苷酸探针，在这些细菌中发现了一些耐药基因的新的组合，用PCR成功地测出了耐药基因在两个保守末端之间的顺序，绘制出了整合子的基因图谱。也有应用Southern blot技术的，根据常见基因盒的种类设计探针，经$^{32}$p标记后，与转入尼龙膜的待测耐药菌株的基因组DNA酶切片段做DNA－DNA杂交，判断细菌有无整合子及相应的基因盒存在，然后根据结果绘制整合子图谱。

### 七、鉴别诊断

本病与其他细菌肺炎的鉴别诊断主要依靠病原学的确立，有时单靠临床表现鉴别比较困难。

## 八、治疗

### （一）药物治疗

1. 用药方法

（1）初始经验性抗菌药的选择：大肠杆菌在社区获得性肺炎和医院内获得性肺炎中均占有重要地位。尤其是医院内获得性肺炎（HAP）患者应提高警惕。大肠杆菌初始经验性抗生素治疗的关键在于确定患者是否存在多重耐药菌（MDR）病原菌感染的危险因素，后者主要包括延长的住院时间（≥5天），曾在健康护理相关机构住院，以及最近使用过较长时间的抗生素治疗。对没有 MDR 菌危险因素、早发性的 HAP、VAP 和 HCAP 患者，初始经验性抗生素可选择头孢曲松、左氧氟沙星、莫西沙星、环丙沙星、氨苄西林/舒巴坦或厄它培南；而对迟发性、有 MDR 菌危险因素的 HAP、VAP 和 HCAP，产超广谱 β - 内酰胺酶（ESBL）的大肠杆菌是常见病原体之一，初始经验性抗生素应选用抗假单胞菌头孢菌素（头孢吡肟，头孢他啶）、碳青霉烯类（亚胺培南，美罗培南）或 β - 内酰胺类/β - 内酰胺酶抑制剂（哌拉西林 - 他唑巴坦），加用抗假单胞菌喹诺酮类（环丙沙星或左氧氟沙星）或氨基糖苷类（阿米卡星，庆大霉素或妥布霉素）等。对 MDR 病原菌，初始必须接受联合治疗，以保证广谱覆盖和减少不适当初始经验性抗生素治疗可能性。但应当注意，如果患者新近曾使用过 1 种抗生素治疗，经验性治疗时应避免使用同一种抗生素，否则易产生对同类抗生素的耐药性。所有治疗都必须根据当地抗生素的耐药情况来选择药物，建立自己的最佳经验治疗方案，才能真正做到适当治疗。

初始抗生素的使用剂量和疗程：严重 HAP 或 VAP 患者必须使用充足剂量的抗生素以保证最大的疗效。ATS 推荐，肾功能正常的成年患者，常用头孢吡肟和头孢他啶的充分治疗剂量是 2g，q8h；而美罗培南的治疗剂量（1g，q8h）通常要略大于亚胺培南（0.5g，q6h，或 1g，q8h）；哌拉西林 - 他唑巴坦的剂量不仅每次用药至少要 4.5g，而且每日用药次数为 4 次；在氨基糖苷类药物中，阿米卡星的每日剂量为 20mg/kg；而喹诺酮类中环丙沙星为 400mg，q8h，左氧氟沙星为 750mg，qd。

（2）给药方式：了解常用抗菌药的药代动力学及药效学特性，有助于选择合适的给药方案。氨基糖苷类和喹诺酮类等药物是浓度依赖性杀菌剂，高浓度的情况下杀菌速度更快。而 β - 内酰胺类属于时间依赖性杀菌剂，其杀菌的程度取决于血清浓度高于细菌最低抑菌浓度（MIC）的持续时间。另一个差别是有些抗菌药具有"抗菌药后效应（PAE）"，PAE 是指这些药物在抗菌药浓度低于对细菌的 MIC 之后还能够抑制这种细菌的生长。对于大肠杆菌，使用氨基糖苷类和喹诺酮类药物的 PAE 比较长。β - 内酰胺类抗菌药对革兰阴性杆菌没有 PAE 或 PAE 比较短。而碳青霉烯类抗菌药（亚胺培南或美罗培南）显示出有抗菌药后效应。

这些药效学作用导致针对具体药物制订具体给药方案。β - 内酰胺类的杀菌作用对浓度的依赖性很弱，PAE 有限，所以如果浓度尽可能长时间地高于对感染病原菌的 MIC 则最为有效。这就需要给药次数多，甚至是连续滴注。另一方面，喹诺酮类和氨基糖苷类因为 PAE 比较长，且为浓度依赖性，所以每日 1 次给药为好。

（3）给药途径：所有患者的初始治疗应当静脉用药，临床有效和胃肠道功能正常的部分患者可以换用口服/肠道给药治疗。喹诺酮类等生物利用度高的药物在此类患者中可以很容易地换用口服药治疗。气管内滴药与雾化吸入给药只在多黏菌素 B 和氨基糖苷类药物有研究。

（4）联合治疗与单药治疗：如果患者可能被 MDR 病原菌感染，则应当采用联合治疗。联合治疗具有协同抗菌作用，可以预防耐药的产生，提供广谱的经验性治疗方案，避免治疗不当和无效。但上述作用仍待长期研究证明。应当尽可能采用单药治疗，因为联合治疗往往价钱昂贵，患者要暴露于不必要的抗菌药，因此增加 MDR 病原菌感染和不良事件的危险性。

（5）疗程：循证医学证据表明，如果经验性抗菌药治疗有效，治疗 6 天就可以达到很好的临床疗效，延长抗菌药治疗时间只会导致耐药菌的定植。如果患者接受了适当的初始抗菌药方案，并有良好的临床反应，感染的临床表现缓解，应努力将抗菌药的疗程从传统的 14~21 天缩短为 7~8 天。如果患者采用的联合治疗方案中包括了氨基糖苷类，只要病情有所改善，可以在 5~7 天后停用氨基糖苷类。

（6）对治疗反应的评价：一旦取得细菌学资料（血、痰培养），就要对初始使用的抗菌药进行调整。这既包括初始治疗未覆盖的致病菌（主要是耐药菌），又包括初始治疗有效，需要降阶梯换用窄谱抗菌药。初始抗菌药治疗无效可能有 3 种原因：①诊断错误，有很多其他原因临床上被误认为是 HAP，如肺栓塞、肺不张、肺泡出血、ARDS、肺肿瘤；②宿主原因，如高龄、机械通气时间长、呼吸衰竭、潜在致死性疾病、双侧肺浸润、抗菌药治疗史等；③病原体因素，初始治疗未覆盖某些耐药菌，如铜绿假单胞菌、不动杆菌属；或其他少见病原体，如结核分枝杆菌、真菌、呼吸道病毒等。另外，在治疗过程中可能出现导致发热的并发症，如鼻窦炎、静脉导管相关感染、伪膜性肠炎、泌尿系感染等。

对于初始治疗无效者，需扩大鉴别诊断的范围，同时重复下呼吸道分泌物细菌培养。如果发现耐药菌或少见致病菌，应根据药敏结果调整抗菌药。如果细菌培养阴性，要考虑其他并发症或非感染性因素。必要时需要更换深静脉插管，并取导管尖端、导管血进行培养，还要行尿培养。影像学检查可以帮助发现治疗失败的原因，如侧位胸片、B 超可发现胸腔积液（通过胸腔积液检查可排除脓胸）；腹部 CT 可帮助发现腹腔内的感染；鼻旁窦 CT 可发现鼻旁窦的气液平面，有助于鼻窦炎的诊断；另外还要特别警惕肺栓塞的可能。如果病原学和影像学检查均未发现异常，可考虑开胸肺组织活检。但在肺组织活检前，可先考虑行纤维支气管镜检查，如果纤维支气管镜检查也无任何阳性发现，可以先经验性地更换抗菌药。

2. 治疗矛盾　表达超广谱 β-内酰胺酶的大肠杆菌，不论由实验室构建或野生，都存在对以下抗生素高的耐药：氨基青霉素类（氨苄西林、阿莫西林）、羧基青霉素类（羧苄西林、替卡西林）、脲基青霉素（哌拉西林）以及窄谱头孢菌素类（头孢噻吩、头孢噻啶、头孢呋辛）。同时对 7α-甲氧基头孢菌素类（头孢西丁）和碳青霉烯类（亚胺培南、美罗培南）敏感。对含氧亚氨基的 β-内酰胺类抗生素（头孢他啶、头孢噻肟和头霉素类）的水解能力因酶的基因型而异，同一基因型之间也略有差异。

3. 对策　临床上应保护好易感人群，积极治疗基础病，严格执行消毒与隔离制度，控制环境污染，杜绝医院交叉感染的机会，进一步减少感染的发生率和病死率。

抗菌药限制使用可以限制特定耐药菌感染的流行。不同类别抗菌药搭配使用，包括正式的抗菌药轮换，可能有助于降低抗菌药耐药的总发生率。

（二）其他治疗

止咳、祛痰、止痛、止血，适量补充液体，维持水、电解质和酸碱平衡。注意保暖，保证睡眠，提供足够营养和易消化的食物。给氧。积极处理原发病和基础疾病。

对发生肺脓肿、胸腔积液或脓胸的患者应加大抗生素的剂量和疗程，脓胸形成者应进行引流，抗生素胸腔内注射等，防止胸膜增厚和粘连。并发休克、心肺功能不全者，应给予相应处理，必要时给予机械通气等。

（夏　伟）

# 第十二节　绿脓杆菌肺炎

## 一、概述

绿脓杆菌（铜绿假单胞菌）肺炎是绿脓杆菌感染所致，常发生于免疫低下或伴有基础疾病患者，是一种严重而又常见的医院内获得性感染。患者病情严重、治疗困难、病死率高，近年来发病率有明显上升趋势，成为医院内获得性肺炎的首位发病病因。

## 二、病因

绿脓杆菌是假单胞菌属的代表菌种，在琼脂平板上能产生蓝绿色绿脓菌素和荧光素，故称绿脓杆菌。本菌为无荚膜、无芽孢、能运动的革兰阴性菌，形态不一，成对排列或短链状，为专性需氧菌，本菌生长对营养要求不高，在普通培养基上生长良好，最适宜生长温度为37℃，致病性绿脓杆菌在42℃时仍能生长。菌体 O 抗原有两种成分：一种为内毒素蛋白，是一种保护性抗原；另一种为脂多糖，具有特异性。绿脓杆菌对外界环境抵抗力较强，在潮湿处能长期生存，对紫外线不敏感，湿热55℃ 1h 才被杀灭。

## 三、发病机制

（一）基本发病机制

绿脓杆菌在自然界广泛分布，对人类而言，属条件致病菌。绿脓杆菌有多种产物有致病性，其内毒素则在发病上无重要意义。其分泌的外毒素 A（PEA）是最重要的致病、致死性物质，进入敏感细胞后被活化而发挥毒性作用，使哺乳动物的蛋白合成受阻并引起组织坏死，造成局部或全身疾病过程。动物模型表明给动物注射外毒素 A 后可出现肝细胞坏死、肺出血、肾坏死及休克等。绿脓杆菌尚能产生蛋白酶，有外毒素 A 及弹性蛋白酶同时存在时则毒力最大；胞外酶 S 是绿脓杆菌所产生的一种不同于外毒素 A 的 ADP——核糖转移酶，可促进绿脓杆菌的侵袭扩散，感染产此酶的绿脓杆菌患者，可有肝功能损伤而出现黄疸。

（二）非典型表现发病机制

绿脓杆菌为条件致病菌，完整皮肤是天然屏障，活力较高的毒素亦不能引起病变，正常健康人血清中含有调理素及补体，可协助中性粒细胞和单核细胞-巨噬细胞吞噬及杀灭绿脓杆菌，故亦不易致病；但如改变或损伤宿主正常防御机制，如皮肤黏膜破损、留置导尿管、气管切开插管，或免疫机制缺损如粒细胞缺乏、低蛋白血症、各种肿瘤患者、应用激素或抗生素的患者，在医院环境中常可从带菌发展为感染。烧伤焦痂下，婴儿和儿童的皮肤、脐带和肠道，老年人的泌尿道，常常是绿脓杆菌败血症的原发灶或入侵门户。

## 四、病理

病理变化主要表现为弥漫性浸润及多发性小脓肿，绝大多数病变在下叶，累及双肺者为半数以上，且常有胸膜改变。镜下可见肺泡腔内有炎性渗出物，其内含有多核粒细胞与单核粒细胞，或主要是单核粒细胞混有坏死的中性粒细胞核碎片，及大量革兰阴性杆菌密集菌丛。肺泡壁明显坏死，小脓肿，局限性出血。菌血症引起的肺炎可见小动脉壁明显坏死与动脉血栓。坏死动脉壁有较多革兰阴性杆菌。

## 五、病理生理

### （一）基本病理生理

在正常人呼吸道防御机制遭到破坏后，绿脓杆菌借助于纤毛运动附着在损伤的呼吸道黏膜上。附着后产生蛋白溶解酶，其中弹性蛋白酶可分解动脉壁弹性蛋白，灭活补体、免疫球蛋白及凝血因子；胶原酶分解胶原纤维，导致基质破坏。其对巨噬细胞膜的附着性小，有的可产生膜外多糖导致巨噬细胞对其吞噬功能减弱，而不能被清除。有研究认为绿脓杆菌表面所产生的糖被膜物，在细菌表面形成生物被膜，进而降低抗生素的渗透性。因此提出"呼吸道生物被膜病"的概念。绿脓杆菌肺炎有三种感染途径：内源性误吸、外源性吸入、肺外感染灶播散至肺，以内源性误吸最常见，尤其是院内感染。

### （二）非典型表现病理生理

留置导尿管使尿道黏膜受损，在角膜受到损伤或角膜抵抗力降低时，原有心脏病基础上，心脏手术、瓣膜置换术后，绿脓杆菌附着在损伤的尿道黏膜、角膜、心瓣膜上，其产生的弹性蛋白酶可引致组织坏死，并抑制巨噬细胞趋化性。最重要的是外毒素 A，可见于临床分离得到的大部分菌株，其纯化物对哺乳动物具有高度致死性，它抑制易感细胞的蛋白质合成，并引起病变组织发生坏死。

## 六、临床表现

### （一）症状

1. 常见症状　常见症状有咳嗽、咳痰，多数患者咳黄脓痰，少数咳典型的翠绿色脓痰，可以据为诊断特征，咯血少见。有明显中毒症状，高热、嗜睡、乏力、衰竭等败血症样的全身表现。胸闷、气短、进行性发绀，心率相对缓慢。病情恶化时，可发生周围循环衰竭，进入休克状态。原有呼吸功能障碍的患者可发生呼吸衰竭。

2. 非典型症状　由于绿脓杆菌分布广泛，正常人皮肤、手上、医院的床褥、医疗器械，特别是雾化器和人工呼吸器常可分离到该菌。可通过多种途径传播给人，因此可引起呼吸系统以外的各种并发症或感染。

（1）败血症：绿脓杆菌败血症相对较为多见，患者可有弛张热或稽留热，常伴休克、急性呼吸窘迫综合征（ARDS）、弥散性血管内凝血（DIC）等。

（2）心内膜炎：绿脓杆菌引起的心内膜炎常发生在原有心脏病基础上、心脏直视手术所装的人工瓣膜或静脉吸毒者的自然瓣膜上。炎症可发生在各个瓣膜，但以三尖瓣为多见。如发生在左心瓣膜有赘生物生长，则预后严重。

（3）尿路感染：绿脓杆菌所致尿路感染占院内感染尿路分离菌的第二位，特别常见于有过泌尿科操作的、尿路梗阻的或接受广谱抗生素的患者。40%的绿脓杆菌败血症的原发病为尿路感染。

（4）中枢感染：绿脓杆菌脑膜炎或脑脓肿其临床表现与其他细菌性中枢感染相同，但预后较差，病死率在60%以上。

（5）消化道感染：消化道绿脓杆菌感染是败血症的重要入侵门户之一，可在消化道的任何部位产生病变。可引起婴幼儿腹泻、成人盲肠炎、直肠脓肿。

（6）其他：绿脓杆菌还可引起角膜溃疡或角膜炎、中耳炎和乳突炎、鼻窦炎、多发性椎体骨髓炎等。

## （二）体征

1. 常见体征　肺部体征无特殊，与一般肺炎相同。因其病变为支气管肺炎，故啰音多为散在性。部分融合成较大片浸润者，也可出现叩浊及管状呼吸音等实变体征。

2. 非典型体征　绿脓杆菌败血症皮肤出现坏疽性深脓疱为其特征性表现，周围环以红斑，皮疹出现后48~72h，中心呈灰黑色坏疽或有溃疡，皮疹可发生于躯体任何部位，但多发于会阴、臀部或腋下，偶见于口腔黏膜，疾病晚期可出现肢端迁徙脓肿。绿脓杆菌性角膜溃疡由于绿脓杆菌能分泌荧光素及绿脓色素，所以附着在溃疡面上的大量黏性分泌物呈淡绿色，成为本病的特征之一。绿脓杆菌所致尿路感染、蜂窝织炎和骨髓炎、外耳炎、心内膜炎体征与其他细菌所致类似，但预后较差，病死率高。

## 七、实验室检查

### （一）常见表现

1. 血象　发病时白细胞往往在正常范围，数天后升高，可见幼稚细胞。白细胞 >20 × $10^9$/L仅占15%。中性粒细胞大多增高，嗜酸粒细胞也可增高，但对诊断无特异性。值得注意的是，白细胞的计数与预后有关，白细胞减少者经治疗逐渐升高则预后较好，临床治愈率可达76%，反之则为43%。

2. 血液生化　血沉增快，可出现低钾、低钠、低氯血症，此可能与感染时潜在的抗利尿激素分泌失调综合征有关。可出现肝肾功能损害。

3. 病原学检查

（1）痰涂片：痰涂片是简单快速的检查方法，肉眼观察呈翠绿色或黄绿色，有铜绿假单胞菌的特殊气味。涂片后进行革兰染色，可初步分辨革兰染色阳性与阴性菌，这对痰培养结果得出前指导抗生素的使用有一定的价值。

（2）痰细菌培养：痰细菌培养是诊断病原体的主要方法。虽然痰从口咽部咳出时常被上呼吸道正常菌群污染，培养结果不能真正代表肺部感染的致病菌，但是通过改进痰液留取方法和培养方法，仍对临床诊断有重要价值。痰培养前涂片检查如每低倍视野鳞状细胞 <10个，白细胞 >25个，则痰标本来自下呼吸道可能性大。痰定量培养法以菌浓度 >$10^6$cfu/ml为有意义的培养界阈。防污染下呼吸道分泌物标本分离到绿脓杆菌是诊断绿脓杆菌肺炎比较可靠的证据。

（二）非典型表现

与其他细菌引起感染实验室检查类似，取感染部位标本，如脓液、血、尿、皮疹、穿刺物或渗出液等进行细菌培养，根据微生物特性进行鉴定，可确立诊断。

## 八、器械检查

（一）常见表现

X线胸片：最常见表现为弥漫性、双侧支气管肺炎，可累及多肺叶，以下叶常见。病变呈直径为 0.5 ~ 2cm 结节状浸润影或呈融合性斑片状浸润，其间可见多发性小脓腔，也可伴发少量胸腔积液，但极少有脓胸。

（二）非典型表现

绿脓杆菌引起呼吸系统以外的各种并发症或感染，可行相关的骨关节照片、心脏 B 超等检查，但其表现与其他细菌所致类似。

## 九、诊断

一般而言，临床上如有下列情况应考虑绿脓杆菌肺炎：①有慢性肺部疾病史且久咳不愈，痰量多且为黄绿脓痰或脓血痰；②有较长期糖皮质激素、抗生素治疗史，出现发热、呼吸道症状加重；③胸部 X 线提示肺部病变广泛，两肺弥散结节状、网状改变或小脓肿形成；④连续两次痰培养检出单一或优势绿脓杆菌。

绿脓杆菌肺炎虽具有某些临床及 X 线特点，但确切的诊断仍有赖于病原学检查。绿脓杆菌可作为正常菌群的一部分寄生于上呼吸道，应用抗生素治疗或危重患者均可有绿脓杆菌生长。因此，普通痰培养发现绿脓杆菌往往难以确定为肺部感染的病原。经普通气管镜吸取下呼吸道分泌物也并不可靠，因气管镜经口腔或鼻腔时，其头部已被污染。故单一痰培养阳性尚不足以诊断绿脓杆菌肺炎；必须视菌落多少，连续培养的多次结果，以及临床情况包括患者的致病条件、病情发展与 X 线变化等进行综合判断而定。

## 十、鉴别诊断

（一）常见表现鉴别诊断

1. 金黄色葡萄球菌肺炎　本病咯血痰者多见，胸片可表现为一个肺段或一个肺叶有实变征，有时可为小叶样浸润，浸润中可有一到多个透明区。其鉴别可通过痰涂片、痰和血培养检查。

2. 其他革兰杆菌肺炎　发病诱因与临床特点与绿脓杆菌肺炎相似，鉴别主要靠病原学检查。痰涂片革兰染色可与肠杆菌科细菌加以鉴别，绿脓杆菌菌体较长，着色均匀，头尾相接，配对出现；肠杆菌科菌体较宽，多呈双极着色。此法简单迅速，准确率在 80% 以上。

3. 军团菌肺炎　以高热、痰中带血，相对缓脉为常见表现，有时也可与绿脓杆菌肺炎混淆，但军团菌肺炎对红霉素治疗有效。可通过病原学检查、血清间接免疫荧光抗体测定，或支气管灌洗液直接荧光抗体检查加以鉴别。

（二）非典型表现鉴别诊断

与其他细菌引起的呼吸系统以外的感染做鉴别，鉴别主要靠病原学检查。

## 十一、治疗

（1）选择敏感有效抗生素是本病治疗的中心环节　在病原培养及药敏试验未有结果前，可根据经验选用适当抗生素。

1）用药方法：对绿脓杆菌作用较强的抗菌药物有半合成青霉素，如羧苄西林、阿洛西林和哌拉西林，其中以哌拉西林为最常用。头孢菌素中以头孢他啶、头孢哌酮的作用较强。其他 β-内酰胺类药物中亚胺培南（泰能，Imipenem）及氨曲南（Aztreonam）；氨基糖苷类如庆大霉素、妥布霉素、阿米卡星；氟喹诺酮类如氧氟沙星、环丙沙星及氟罗沙星等。具体用法可参考表 13-2。

**表 13-2　治疗绿脓杆菌肺炎抗生素选用**

| 首选 | 次选 | 备注 |
|---|---|---|
| 头孢他啶 1~2g q8h 或 | 单用头孢他啶或头孢哌 | 环丙沙星 |
| 头孢哌酮 + 舒巴坦 1~2g q8h | 酮 + 舒巴坦或环丙沙星或伊米 | 或 |
| 或 | 培南-西斯他丁或美罗培南或 | 伊米培南-西斯他丁 |
| 哌拉西林、替卡西林 3g q4~6h | 氨曲南 | 或 |
| 或 | 疗程至少 14~21 天青霉素 | 氨曲南 |
| 环丙沙星 200~400mg q12h | 过敏者可选 | 或 |
| 或 | | 美罗培南 |
| 伊米培南-西斯他丁 0.5~1g q8h | | 加氨基糖苷类 |
| 或 | | 疗程 14~21 天 |
| 氨曲南 2g q6~8h | | |
| 加 | | |
| 庆大霉素或妥布霉素或阿米卡星疗程 | | |
| 14~21 天 | | |

2）治疗矛盾：临床上应用氨基糖苷类抗生素治疗时应该注意，阿米卡星和妥布霉素对绿脓杆菌虽然有较好效果，但由于此类抗生素具有相当的肾毒性及耳毒性，而绿脓杆菌性肺炎又多见于老年人或有较严重基础疾病患者，这些患者或多或少已有一定肾功能受损，因而在很大程度上限制了它们的使用。

3）对策：对老年人或有较严重基础疾病患者或已有一定肾功能受损患者，可先考虑使用半合成青霉素、头孢菌素或其他 β-内酰胺类药物，如对上述药物过敏或必须选用氨基糖苷类和氟喹诺酮类的患者使用时应减量并密切观察肾功能变化，一旦出现肾脏受损加重应即时停用。

（2）绿脓杆菌性肺炎均发生于有严重基础疾病或免疫功能低下者，故在抗感染的同时应加强对基础疾病的治疗，加强局部引流和全身支持治疗，提高免疫功能。如注意热量供应和蛋白质补充，糖尿病患者应积极控制血糖，重症患者或粒细胞减少者可间断输注新鲜血或白细胞。

### 十二、预后

一般而言，绿脓杆菌肺炎患者的预后取决于对抗菌药物治疗的反应与疾病的严重程度，如病变范围、机体反应性、有无合并败血症、呼吸衰竭，以及机体免疫防御功能的重建等有关。ICU 内的绿脓杆菌肺炎患者，由于感染菌株耐药率高、基础状况和免疫功能低下等原因，病死率通常高于普通病房内的绿脓杆菌性肺炎患者。研究也发现，绿脓杆菌性肺炎呈多叶病变或弥漫性浸润者的病死率明显高于单叶病变者。

（董贤明）

## 第十三节 流感嗜血杆菌肺炎

### 一、概述

流感嗜血杆菌肺炎（hemophilus influenza pneumonia Hi）是由流感嗜血杆菌引起的肺部炎症，易发生在 3 岁以下婴幼儿，常并发化脓性脑膜炎。国外研究表明流感嗜血杆菌引起小儿肺炎占 23% ~45%，而在国内学龄前期儿童引起的肺炎中占 33.8% ~34.3%。近年来成人的发病率呈日益增长的趋势（多发生在具有基础疾病的成人），据统计 10% ~20% 的社区获得性肺炎由流感嗜血杆菌引起，这可能与细菌分离技术的提高、耐药菌株的增加、细菌毒力的改变及免疫抑制药物的使用等因素有关。

### 二、病因

流感嗜血杆菌简称流感杆菌，又名费佛杆菌（Pfeiffer's bacillus），是无芽孢、无动力的革兰阴性短小杆菌，新分离菌株呈球杆状、球状或短链状，陈旧培养物中则呈多形性。细菌为需氧菌，营养要求高，需依赖新鲜血液中的 X、V 生长因子，故在普通琼脂平板上不能生长，而在巧克力琼脂平板上生长良好，给予 5% ~10% $CO_2$ 可促进生长。流感嗜血杆菌抵抗力弱，对一般消毒剂敏感，干燥时易死亡，加热 50~55℃ 经 30min 即被杀死。根据荚膜多糖抗原的不同，现已发现 Sp90 个血清型，在人类引起疾病的多为 20 种血清型。根据有无荚膜分为定型和不定型（NTHi）两类，有荚膜菌株根据荚膜特异抗原的不同又可分为 a 至 f 6 个血清型。b 型流感嗜血杆菌（Hib）主要引起儿童（尤其 < 2 岁）严重的侵袭性感染，约 90% Hi 脑膜炎的菌株为 b 型。b 型菌株荚膜的多核糖基核糖醇磷酸酯（PRP）具有抑制细胞吞噬功能，因而其毒力增强。临床 Hib 引起的肺炎最多见，f 次之。但近来的研究显示，25% 成人体内有无荚膜菌株的抗体。在慢性阻塞性肺病患者中，无荚膜型菌株和肺炎链球菌常在急性上呼吸道病毒性感染基础上引起基础疾病急性加重。

人类是流感嗜血杆菌的唯一宿主，其多寄居于正常人的上呼吸道，仅在呼吸道局部或全身免疫防御机制损害时才入侵下呼吸道导致肺炎，秋冬季节为发病的高峰，常发生于上呼吸道感染后。婴幼儿急性支气管炎时痰中可分离出该菌，成人常在慢性阻塞性肺疾病患者的痰中培养出该菌，可在原有疾病基础上发展为严重的支气管肺炎。

### 三、发病机制

#### （一）基本发病机制

流感嗜血杆菌的致病力与多种毒力因子有关，除内毒素外，流感嗜血杆菌还能产生组胺，使支气管平滑肌收缩，分泌黏液，上皮细胞的渗透性增加，并能破坏纤毛运动。致病性流感嗜血杆菌具有 IgA 蛋白酶，能水解呼吸道黏膜的分泌型 IgA 而发挥致病作用。通常情况下，寄殖的流感嗜血杆菌并不致病。细菌自口咽部吸入气管或支气管后即被纤毛运动排出体外。同时，呼吸道黏膜分泌物中的分泌型 IgA 可以保护机体免受感染。但当机体抵抗力降低、免疫功能不完善时即可造成感染，发生流感嗜血杆菌肺炎，甚至败血症、化脓性脑膜炎而危及生命。本病易发生于 6 个月 ~5 岁的婴幼儿，这与机体的免疫防御状态有关。大多数母乳培养的婴儿可以从母体中获得抗流感嗜血杆菌荚膜多糖抗体而得到被动免疫力，但随婴儿年龄增长而逐渐减弱甚至消失，年长儿和成年人由于免疫系统已健全，感染后获得了保护性抗体。因此，小于 6 个月的婴儿及年长儿、成年人流感嗜血杆菌肺炎较少见。成人流感嗜血杆菌肺炎的发生常伴发于糖尿病、肾病综合征、丙种球蛋白缺乏、酒精中毒或应用抗肿瘤化疗药物、免疫抑制药物者；在慢性阻塞性肺疾病、肺囊性纤维化及长期吸烟人群中，由于局部防御机制受损，流感嗜血杆菌易侵犯下呼吸道发生肺炎。

#### （二）非典型表现发病机制

多数流感嗜血杆菌的鼻咽部感冒难以识别，且多发生于 5 岁以下儿童。b 型菌株偶可侵入局部，引起会厌炎、肺炎、口腔蜂窝组织炎或通过血液直接从鼻咽部播散引起脑膜炎。细菌的密度（血液细菌的复制，经血液证实的细菌数 $>10^3$ 菌数/$mm^3$，而不是原发感染局部生长的细菌）是发生脑膜炎的必要条件。b 型菌株本身的致病力主要归因于 PRP 包膜的抗吞噬活性。无荚膜菌株极少产生菌血症性感染，但可引起上呼吸道病变（中耳炎、鼻窦炎）及下呼吸道病变（肺炎、慢性支气管炎恶化等）。

### 四、病理

#### （一）基本病理变化

病理变化主要表现为支气管黏膜上皮坏死，部分黏膜与支气管分离，细支气管及周围淋巴细胞及中性粒细胞浸润，引起细支气管炎，侵犯肺泡并在肺泡内生长繁殖，引起肺毛细血管扩张、充血，肺泡水肿、渗出，中性粒细胞聚集吞噬，活动增强，伴随炎性渗出物的产生而导致肺实变。婴幼儿初期患者开始常为气管－支气管感染，后发展成化脓性支气管炎。成人患者病变多呈支气管肺炎表现，大叶性分布亦不少见，甚至可见两叶或两叶以上肺受累。可发生于任何部位，以下叶多见，病变融合引起肺组织坏死，甚至出现空洞，形成肺脓肿，延及胸膜则形成胸腔积液和脓胸。

#### （二）非典型表现病理变化

脑膜炎病理改变呈化脓性炎症改变，大脑表面炎性渗出，脑脊液被一层脓液覆盖，脑膜表面血管极度充血，常有血管炎，包括血管壁坏死、栓塞、破裂、出血。可出现硬脑膜下积液、脑积水、脑脓肿等。会厌炎、眼内炎均可出现充血、水肿及化脓性炎性渗出的改变。

## 五、病理生理

### (一)基本病理生理

病原体入侵肺脏,引起肺泡腔内充满炎症渗出物,肺泡壁充血水肿而增厚,支气管黏膜水肿,管腔狭窄,从而影响换气和通气功能,导致低氧血症及二氧化碳潴留,为增加通气及呼吸深度,出现代偿性的呼吸与心率增快。由于病原体作用,重症常伴有毒血症,引起不同程度的感染中毒症状。缺氧、二氧化碳潴留及毒血症可导致循环系统、消化系统、神经系统的一系列症状以及代谢性和呼吸性酸中毒、水电解质平衡紊乱。

### (二)非典型表现病理生理

脑膜炎时可表现出视盘水肿等颅内高压,严重脑水肿可形成脑疝,呼吸节律改变而导致中枢性呼吸衰竭。急性会厌炎由于高度充血水肿可使气道完全阻塞,呼吸困难,甚至窒息,表现出严重缺氧、发绀。

## 六、临床表现

### (一)症状

1. 常见症状 本病两个高发年龄组为6个月~5岁的婴幼儿和具有基础疾病的成人,起病前有上呼吸道感染史,婴幼儿发病多急骤,寒战、高热、咽痛、痉挛性咳嗽、咳脓痰、呼吸急促、发绀,迅速出现呼吸衰竭和末梢循环衰竭,累及胸膜者可出现胸痛。常并发于流感病毒或葡萄球菌感染时,全身中毒症状重。成人慢性疾病继发感染时,起病缓慢,发热,咳嗽加剧,咳脓性痰。免疫功能低下患者亦有急性起病,其表现与急性肺炎相仿。老年患者多表现为低热,呼吸道症状不典型,伴有食欲减退或精神不佳。

2. 非典型症状

(1)脑膜炎:婴幼儿较多见,危害最大,其发病率仅次于流行性脑膜炎。在未实施Hib偶联菌苗预防之前,美国CDC曾报道,当流脑散发时,由Hib所引起的脑膜炎在细菌性脑膜炎中占第一位;北京儿童医院资料表明其占化脓性脑膜炎28.9%。多数病例发生在2个月~2岁婴幼儿,成人病例较少。常并发于中耳炎、鼻窦炎、支气管炎、肺炎及宿主抵抗力下降时。呈散发性,多数患者具有明显的前驱症状,先有上呼吸道感染、支气管肺炎,经数日或1~2周出现头痛、呕吐等脑膜刺激征。其病死率在发达国家为5%左右,在发展中国家则可高达40%。流感嗜血杆菌脑膜炎可能并发硬脑膜下积液、脑积水、脑脓肿等,<6个月婴儿易患脑室膜炎。该病可能造成单侧或双侧耳聋,病后发生的视力丧失、瘫痪等一般为暂时性的。

(2)急性会厌炎:以突发会厌水肿为其特点,导致喘鸣、呼吸困难、病变进展迅速,可完全阻塞呼吸道,成人则表现为咽痛、进行性吞咽困难,必须立即进行气管切开及抗菌治疗。

(3)败血症:在2岁以下的儿童中,本菌是引起无局部病灶败血症的主要病原体之一。在年长儿童和切除脾脏后的成人及癌肿化疗后的患者也可患此病。

(4)流感嗜血杆菌感染引起的眼内炎,无荚膜流感嗜血杆菌引起的结膜炎可造成流行,表现为患眼红、烧灼感,或伴有畏光、流泪。国外文献报道即使及时给予玻璃体内细菌敏感性抗生素治疗，视功能仍严重受损。

（5）流感嗜血杆菌在女性生殖泌尿道的寄生率很低（<1%），但能频繁地传播，具有很强的潜在的致病力，由于孕妇体内缺乏血清特异性抗体——抗荚膜多糖抗体（抗 PRP 抗体），易发生绒膜羊膜炎、产后子宫内膜炎、阴道炎、宫颈炎或败血症等，围生期新生儿 HI 感染的主要表现是败血症和/或肺炎、结膜炎，50% 由未定型菌株引起，母-婴间垂直传播可能在宫内或经产道时已发生，传播率>50%。

（6）流感嗜血杆菌还可引起蜂窝组织炎、骨髓炎及心内膜炎、化脓性关节炎等。起病突然，发病迅速。

## （二）体征

1. 常见体征　胸部体征有支气管肺炎征，呼吸音低，叩诊呈浊音，听诊可闻及支气管呼吸音、湿性啰音。少数患者并发脓胸、脑膜炎与败血症，可有胸腔积液体征。

2. 非典型体征　并发脑膜炎患儿可出现脑膜刺激症，严重者出现谵妄、神志不清，10% 儿童有单侧或双侧耳聋，应做听力监测，其他如视力丧失、脑神经麻痹、瘫痪等一般为短暂性。急性会厌炎可见吸气性呼吸困难，鼻翼煽动和三凹征。体检咽部充血发红，会厌水肿，但必须强调的是儿童进行口腔内检查时可促发心脏呼吸骤停，故只能在手头备有立即能建立呼吸通道的手段时才能进行此项检查。眼内炎时可出现结膜充血，中等量黏脓性分泌物，还可并发卡他性边缘性角膜浸润或溃疡。

## 七、实验室检查

### （一）常见表现

1. 血常规　外周血白细胞总数增高，中性粒细胞增多。重症患者白细胞计数可减低。

2. 病原体分离　正确诊断决定于检出病原菌，由于本菌营养要求高，故咽分泌物、痰、气管吸出液送检细菌培养时，除接种普通琼脂平板外，应常规接种于巧克力琼脂平板，以提高检出率。痰培养有流感嗜血杆菌生长，对儿童患者可能有一定的价值，但对成人患者则无临床意义。下呼吸道分泌物细菌培养，阳性结果虽不能确诊，但临床意义较大，胸腔积液或血液培养的阳性结果对流感嗜血杆菌肺炎并发菌血症或败血症等具有更大诊断价值。痰涂片革兰染色检查有利于与肺炎链球菌肺炎的鉴别。在需氧培养中，混有金黄色葡萄球菌时，往往在愈靠近金黄色葡萄球菌处，流感嗜血杆菌菌落生长愈大，远离者较小，且不透明，呈灰白色。这一现象是金黄色葡萄球菌合成 V 因子，并在菌落周围扩散所致，称做"卫星现象"。这一特点有助于对此菌的鉴定。

3. 血清学检查　常用的主要有对流免疫电泳（CIE）、协同凝集（CoA）、乳胶凝集（LA）以及外膜蛋白（OMP）抗原、抗体的 ELISA 法等。当细菌浓度大于 100cfu/ml 时，乳胶凝集试验即呈阳性，假阳性很少。细菌为苛养菌，营养要求高，所需时间长，阳性率低。除此之外，近年来国际上流行的免疫组化方法如单克隆抗体、DNA 探针和 PCR 技术等方法检测患者体液（如痰、血、尿等）中的流感嗜血杆菌抗原，具有敏感、特异、简便、快速的特点，对疾病的早期病原学诊断、指导临床治疗具有极其重要的意义。

### （二）非典型表现

1. 脑脊液检查　开始常中度增高（200~300mmH$_2$O），个别因急性脑水肿，脑压可急剧升高（超过 450mmH$_2$O）。脑脊液细菌涂片见革兰阴性短小杆菌，阳性率达 80%。细菌培养发现流感嗜血杆菌对诊断有价值。应用对流免疫电泳、酶联免疫吸附试验等免疫学方法检测脑脊液中荚膜多糖抗原，可迅速做出病原学诊断。

2. 感染部位的分泌物或脓液　及时进行涂片及培养可分离出流感嗜血杆菌。

## 八、器械检查

### （一）常见表现

X 线胸片成人患者多表现为支气管肺炎改变，早期变化与急性毛细支气管炎相似，但随着间质炎症的加重，X 线胸片可出现粟粒状阴影，呈两肺下叶浸润，表现为斑片状或多叶性浸润，少数患者呈一叶或多叶节段性肺炎及大叶性肺炎改变。婴幼儿患者则 85% 表现为大叶性或节段性肺炎，肺脓肿多见，少数表现为弥漫性支气管肺炎或细支气管炎，间质水肿明显，呈"绒毛状"改变。早期可见局限性胸膜炎改变或少量胸腔积液。

### （二）非典型表现

由于脑膜炎常与鼻窦炎、中耳炎的原发感染灶有关，所以在抗菌治疗开始后，应选择适当的时机行以上部位的 X 光摄片。如怀疑有占位性病变时（脑脓肿、硬膜下积脓）存在时，应做 CT 扫描检查。心包炎心脏 B 超检查可发现心包积液及心包压塞的血流动力学改变。化脓性关节炎时关节摄片可见关节腔内有渗出。

## 九、诊断

流感嗜血杆菌是引起社区获得性肺炎最常见的致病菌之一，但临床表现缺乏特异性，胸部 X 线征象与其他病原体引起的肺炎相似，目前临床上主要依靠流感嗜血杆菌的分离培养确诊。痰液涂片革兰染色镜检见到短杆状或细小的多形性革兰阴性杆菌有提示诊断意义，并有利于与肺炎链球菌肺炎的鉴别。痰培养有流感嗜血杆菌生长在儿童患者中可能具有一定意义，在成人患者中其意义需结合临床考虑，因为本菌在鼻咽部携带率非常高。应做痰定量培养或避开咽部污染的条件，直接取下呼吸道分泌物培养。胸腔积液或血液培养的阳性结果对流感嗜血杆菌肺炎并发菌血症或败血症、胸膜炎等具有诊断价值（但血培养的阳性率仅为 10%～15%）。上述培养结果行荚膜肿胀试验或免疫荧光试验可确诊及细菌分型更具参考价值。

并发脑膜炎患者脑脊液涂片检查可见极短小的革兰阴性杆菌，有的类似球菌。若在同一涂片上发现形态不同的细菌，或长或圆，或单或双，都应疑为流感嗜血杆菌，除摹拟多形杆菌外，其他细菌都无这种多形性。

## 十、鉴别诊断

### （一）常见表现鉴别诊断

本病的鉴别诊断主要是与其他各种病原体所致的肺炎，特别是常见的肺炎球菌肺炎、军团菌肺炎及衣原体肺炎鉴别，主要依据仍然是病原体检查，血清学检查有助于排除军团菌、衣原体感染，有赖于正确采集标本和选择培养基。

（二）非典型表现鉴别诊断

脑膜炎应与其他细菌或病毒引起的脑膜炎鉴别：流感嗜血杆菌脑膜炎主要是化脓性炎症，但起病较其他化脓性脑膜炎缓慢，病程初期仍可有呼吸道症状，经数天至 1~2 周出现脑膜炎症状。脑脊液检查具有鉴别意义，化脓性脑膜炎：糖明显下降，氯化物下降，蛋白明显升高，细胞数升高，以中性粒细胞为主。而病毒性脑膜炎：糖正常，氯化物正常，蛋白升高，细胞数升高，以淋巴为主。结核性脑膜炎：糖明显下降，氯化物下降，蛋白明显升高，细胞数升高，以淋巴增高为主。但脑脊液的细菌涂片及培养是诊断的主要依据。对急性喉痛的患者，口咽检查无特殊病变发现，或口咽虽有炎症但不足以解释其严重症状者，应考虑到急性会厌炎，若发生于儿童则病情常较严重，应密切观察。

## 十一、治疗

（一）药物治疗

1. 用药方法　流感嗜血杆菌感染的首选药物为氨苄西林，成人剂量 6~12g/天，分次静脉注射。可酌情选用新型大环内酯类抗生素如阿奇霉素、克拉霉素、阿莫西林 - 克拉维酸、氨苄西林 - 舒巴坦钠等联合 β - 内酰胺酶抑制药的复方制剂，以及多西环素、利福平、氨基糖苷类以及磺胺甲噁唑/甲氧苄啶（SMZ/TMP）、喹诺酮类等。

目前针对流感嗜血杆菌脑膜炎，头孢曲松作为首选用药，100mg/（kg·天），分 1~2 次静注，疗程为 10~12 天，其副作用为部分患者易出现腹泻，一般不需要停药。此外，氯霉素易于通过血脑屏障，且耐药株较少，剂量 75~100mg/（kg·天），分 4 次给药，最初可静脉点滴，尽快改为口服。期间应每日或隔日检查末梢血象，出现粒细胞减少要立即停药。一般治疗 26~36h 可见疗效，大部分第 5 天退热，48h 仍无好转应复查脑脊液，若怀疑对多种抗生素耐药，可试用 TMP 20mg/（kg·天）与 SMZ 100mg/（kg·天），分 4 次口服。氨苄西林毒性小，常用剂量 200~300mg/（kg·天），分 4~6 次静脉滴注，但近年报道耐药菌株逐渐增多，达 5%~10% 以上。皮质类固醇对脑膜炎无治疗作用，但可抑制 TNF - α 和 IL - 8 合成，作用是减轻炎症反应，减少耳聋，降低病死率。常用地塞米松 0.4~0.6mg/（kg·天），连用 4 天。

2. 治疗矛盾　随着抗生素的广泛使用，对氨苄西林耐药的菌株不断出现，其主要耐药机制是细菌产生了质粒介导的 β - 内酰胺酶，由于产酶率的不断增加，其对氨苄西林的耐药率也明显上升。利福平虽然敏感性高，但利福平为第一线抗结核药物，不应滥用，应加以保护。氨基糖苷类敏感性也较高，但其具有耳毒性及肾毒性。由于喹诺酮类药物易产生耐药并交叉耐药严重，因此不主张把喹诺酮类作为一线的药物来应用。且儿童、孕妇和哺乳期妇女都不宜使用。氯霉素虽易通过血脑屏障，但对骨髓的抑制作用使人望而却步，尤其是儿童。

3. 对策　合理选用抗生素是治疗成败及减少并发症的关键。轻中度感染可采用第二代头孢菌素如头孢克洛、头孢呋辛、头孢丙烯；头孢克洛对流感嗜血杆菌的 MIC 值是头孢丙烯的 1/2。中重度感染可采用第三代头孢菌素头孢泊肟、头孢噻肟、头孢曲松及喹诺酮类莫西沙星等，疗效更为确切。极重症感染可应用第四代头孢菌素或碳青霉烯类。根据感染的不同部位及病情的严重性选用药物和给药途径，疗程一般为 7~14 天左右。氨基糖苷类药物 6 岁以下儿童禁用。不主张喹诺酮类药物用于 18 岁以下儿童，孕妇和哺乳期妇女也不宜使用，由于产生耐药并交叉耐药严重，因此不主张把喹诺酮类作为一线的药物来应用。使用氯霉素时应严密监测外周血象的变化。肾功能不全及老年患者在使用氨基糖苷类、喹诺酮类药物时应监测肾功能的变化，并根据个体的具体情况进行剂量的调整。

（二）预防用药

1. 用药方法　20 世纪 80 年代起，流感嗜血杆菌 b 型（Hib）结合疫苗开始广泛应用，30 年间取得了很好的预防效果。目前 Hib 结合疫苗主要开发出 4 种结合疫苗登记注册，在磷酸多核糖核酸（PRP）上分别加白喉类毒素（PHP－D）、破伤风类毒素（PRP－T）、CRM197 蛋白（PRP－CRM 或 HbOC）、脑膜炎球菌外膜蛋白复合物（PRP－OMP）。婴幼儿接种程序因为使用种类而有所差别。推荐 <5 岁儿童全程免疫，因为自然感染治愈后并不总是产生针对 PRP 的保护性抗体，所以流感嗜血杆菌侵入性感染后仍然推荐应用结合疫苗。在欧洲和美国由于推广流感嗜血杆菌联合疫苗（Hib）使得该病感染率下降了 90%。我国初种年龄为 7～11 个月，用 0.5ml 菌苗臀部肌内注射，间隔 2 个月后加强注射一次。接种结合疫苗的副作用很少，25% 有一过性局部轻微疼痛，注射部位红肿，但 24h 全部恢复正常。有 10% 的儿童接种疫苗后，有局部轻微疼痛。国内亦有报道出现高热惊厥、过敏性皮疹等罕见不良反应。

2. 治疗矛盾　国外研究表明接种疫苗可以防止由 Hib 导致的所有致命肺炎病例的 1/3，还能防止 90% 以上其导致的脑膜炎病例。到 2004 年底已有 94 个国家将 Hib 结合疫苗纳入了国家计划免疫，而和许多发展中国家一样，我国未将其列入其中，原因之一就是对 Hi 感染缺乏有效监测，对其引起的感染性疾病的认识还不够充分和深入。目前存在的问题为：①流感嗜血杆菌在亚洲，包括我国的流行病学资料还很少；②流感嗜血杆菌疫苗接种时间与 DTP（白百破疫苗）和 MMR（麻疹－腮腺炎－风疹）等同时，需要开发联合疫苗，即一针多苗；③结合疫苗价格较贵。

3. 对策　由于尼古丁为流感嗜血杆菌的营养成分，戒烟为成年人预防本病的措施之一；避免滥用抗生素，防止耐药菌株的产生亦属重要预防措施，尤应引起临床医师重视。

# 十二、预后

预后与患者的年龄、有无基础疾病或并发症有关。婴幼儿患者病死率为 5%，其中 90% 为多系统病变，如脑膜炎或急性会厌炎。年龄大于 50 岁具基础疾病的成人患者病死率为 30%。婴幼儿患者肺炎吸收后可遗留肺气囊肿或肺大疱改变。

（李淑艳）

# 第十四章

# 肺血管疾病

## 第一节 急性肺源性心脏病

急性肺源性心脏病（aceute pulmonale，acute pulmonary heart disease），简称急性肺心病，是指主要来自静脉系统或右心的栓子进入肺循环，引起肺动脉主干或其分支的广泛栓塞，并伴发广泛肺动脉痉挛，使肺循环受阻，肺动脉压急剧升高，超越右心所能负荷的范围，从而引起右心室急剧扩张和急性右心衰竭。大块肺动脉栓塞尚可引起猝死。其中肺血栓栓塞症（pulmonary thromboembolism，PTE）是最常见的一种。

### 一、病因

急性肺心病病因较多，最常见于急性大面积肺梗死，而严重肺动脉血栓栓塞是最常见原因，栓子的主要来源有周围静脉栓塞，常见栓子来源有髂外静脉、股静脉、深股静脉、腘静脉，其次为生殖腺静脉（卵巢或睾丸静脉）、子宫静脉、盆腔静脉丛、大隐静脉等，以下肢深部静脉栓塞和盆腔静脉血栓形成或血栓性静脉炎的血栓脱落为常见。久病或手术后长期卧床、静脉曲张、右心衰竭、静脉内插管、红细胞增多症、血小板增多症、抗凝血酶的缺乏等引起的高凝状态所致血流淤滞，静脉炎后等致静脉管壁损伤均易致血栓形成。盆腔炎、腹部手术、分娩为促进局部静脉血栓形成与血栓性静脉炎的重要因素。肺、胰腺、消化道和生殖系统的肿瘤易合并肺血栓。这与肿瘤细胞产生激活凝血系统的物质（组织蛋白，组织蛋白酶）有关。其次右心血栓可导致急性肺心病，血栓可来自右心房，如长期心房颤动，右心房的附壁血栓脱落；来自右心室，如心肌梗死波及右心室心内膜下引起附壁血栓脱落时；还有心内膜炎时肺动脉瓣或三尖瓣的赘生物脱落引起肺动脉栓塞。此外，空气栓塞也占一定比例，系心血管手术、肾周空气造影、人工气腹等，因操作不当，空气进入右心腔或静脉所致的气栓。空气栓塞为目前造成非血栓肺栓塞的常见原因。还有癌栓、脂肪栓塞及其他（如细菌性心内膜炎、动脉内膜炎、化脓性静脉炎后的菌栓；分娩时羊水栓塞；急性寄生虫病有大量成虫或虫卵进入肺循环引起的广泛的肺动脉栓塞）。口服避孕药亦是导致肺动脉栓塞的危险因素。

### 二、病理

常见肺血栓栓塞症（PTE）病理表现为大块栓子或多个栓子阻塞在肺总动脉，骑跨在左、右肺动脉分叉处或分别阻塞左、右肺动脉。有时栓子向右心室延伸至阻塞部分肺动脉瓣。右心室扩大，其心肌及左心室心肌，尤其是心内膜下心肌，可能因休克或冠状动脉反射性痉挛引起严重缺氧而常有灶性坏死。PTE 可以是单发的，但多发或双侧性的栓塞更为常见，其成因可能是血栓反复脱落或新鲜血栓在通过心腔或进入肺动脉后由于机械和（或）纤溶作用，破碎成多个较小的血栓。常见表现为下肺多于上肺，特别好发于右下叶肺，约达85%，这与血流及引力有关。若纤溶机制不能完全溶解血栓，24h 后栓子的表面即逐渐为内皮样细胞被覆，2~3 周后牢固贴于动脉壁，血管重建。早期栓子退缩，血流再通的冲刷作用，覆盖于栓子表面的纤维素、血小板凝集物及溶栓过程，都可以产生新栓子进一步栓塞小的血管分支。栓子是否引起肺梗死由受累血管大小、栓塞范围、支气管动脉供给血流的能力及阻塞区通气适当与否决定。肺梗死（pulmonary infarction）多发生在下叶，尤其在肋膈角附近，常呈楔形，其底部在肺表面略高于周围的正常肺组织，呈红色。梗死区肺表面活性物质减少可导致肺不张。胸膜表面常见渗出，产生血性或浆液性胸腔渗液，1/3 为血性。存活者梗死处坏死组织逐渐被吸收，最后形成瘢痕。

脂肪栓塞多见于严重创伤或骨折后，尤其是长骨（如股骨干骨折）或骨盆多发性骨折、严重挫伤、挤压伤造成脂肪组织大面积损伤以及骨髓碎片或脂肪颗粒进入静脉血流，经过右心进入肺微小动脉或毛细血管所致。除脂肪滴机械阻塞外，尚存在继发性化学炎症反应机制。栓塞部位的中性脂肪在被激活的脂肪酶的作用下，释放出活性游离脂肪酸，刺激局部肺间质，发生生物化学性炎症反应，损伤毛细血管和肺泡，引起肺组织水肿、缺血、缺氧、出。血甚至肺不张，严重者发生急性呼吸窘迫综合征（ARDS）。

羊水栓塞主要见于分娩过程中。在某些病理因素作用下，羊水中的胎儿产物如胎粪、鳞状上皮、毛发、胎脂、黏液等，通过有缺陷的子宫肌层或胎盘附着部位的静脉窦、破裂的宫颈内膜静脉，进入母体循环所致。胎盘早剥、胎膜破裂及早破水为此提供了通路。使用过量催产药物后宫内高压为羊水进入血循环提供了条件。羊水栓塞引起肺栓塞不完全是羊水中的有形成分引起的机械阻塞，而羊水入血后激发的一系列炎症、血管活性物质释放和过敏样反应可能是最重要的机制。

空气栓塞是内科穿刺等治疗和外科手术的严重并发症之一，少数可由外伤引起。空气栓塞又分为动脉型和静脉型两种。动脉型空气栓塞主要是由于空气进入左心房、左心室和周围动脉系统而引起的栓塞；静脉型空气栓塞主要是由于空气进入周围静脉、右心和肺动脉系统，经血液搅拌为泡沫状，严重阻碍右心室及肺动脉血流，可造成急性右心衰竭，甚至死亡，少量气泡可通过肺小动脉、毛细血管或肺内动静脉吻合支进入体循环，到达心脏、脑、肾等。

### 三、临床表现

#### （一）常见症状和体征

1. 症状 发生大块栓塞或多发性梗死时，患者起病急骤，常突然发生不明原因呼吸困难、气促、发绀、剧烈咳嗽、窒息感、心悸和咯血。其中呼吸困难严重且持续时间长，呼吸困难的特征是浅而速，呼吸频率 40~50 次/min。咯血常为小量咯血，每次数口到 20~30ml。大咯血少见。重者有烦躁不安、神志障碍、惊恐甚至濒死感。发作时因伴脑供血不足，有伴昏厥（亦可为 PTE 的唯一或首发症状）。

病变累及胸膜时，因栓塞部位附近的胸膜有纤维素性炎症，可出现剧烈胸膜炎性胸痛并放射至肩部，与呼吸有关，据此可判断肺栓塞的部位。

临床上有时出现所谓肺梗死三联征，即同时出现呼吸困难、胸痛及咯血，但仅见不足30%的患者。

肺梗死后综合征（postpulmonary infarction syndrome）：一般肺血栓后5～15天可出现类似心肌梗死后综合征，如有心包炎、发热、胸骨后疼痛、胸膜炎、白细胞增多及血沉快等。

2. 体征

（1）肺部体征：常见呼吸急促；肤色苍白或发绀，肺大块梗死区域因肺不张、心力衰竭、肺泡表面活性物质丧失致毛细血管渗透性改变，因此常可闻及细湿啰音。神经反射及介质作用可引起小支气管的痉挛、间质水肿等，使肺部出现哮鸣音。叩诊浊音，呼吸音减弱，或有哮鸣音和（或）细湿性音，如肺梗死病变累及胸膜可闻及胸膜摩擦音或有胸腔积液体征。偶在肺部听到一连续或收缩期血管杂音，且吸气期增强，系因血流通过狭窄的栓塞部位引起湍流所致，也可发生于栓子开始溶解时。

（2）心脏体征：心动过速往往是肺栓塞的唯一及持续的体征。大块肺栓塞患者，右心负荷剧增，心浊音向右扩大，心底部肺动脉段浊音可增宽，可伴明显搏动，肺动脉瓣区第二音亢进及分裂，有响亮收缩期喷射性杂音伴震颤，可有舒张期杂音及奔马律，吸气时增强，若用 Valsalva 方法检查时，即减轻或消失。当有心搏出量急骤下降时，肺动脉压也下降，肺动脉第二音可不亢进。脉细速，血压低或测不到，心率增快，心前区奔马律、阵发性心动过速、心房扑动或颤动等心律失常。

（二）非典型表现

1. 心脏骤停　老年人急性肺心病可出现心脏骤停。

2. 症状不典型　无咯血胸痛，仅表现为胸闷与气短。

3. 其他体征　可伴发热，早期可有高热，低热持续一周或一周以上。右心衰竭时，颈静脉怒张，肝大并有疼痛及压痛。急性期下肢水肿多不明显。如有横膈胸膜炎或充血性脏器肿大时可伴有急性腹痛。

## 四、诊断

（一）实验室检查

1. 血浆 D - 二聚体测定　血浆 D - 二聚体的快速测定对血栓栓塞性疾病具有早期诊断价值，能够反映疾病的发展变化、严重程度，了解血栓形成过程，估计抗凝、溶栓治疗效果和预后。血浆 D - 二聚体诊断肺血栓栓塞症的敏感度高达 92% ～100%，但特异度较低，仅40%～43%。血浆 D - 二聚体如小于 500μg/L 提示无肺栓塞存在。但病程长又无新的血栓形成时，血浆 D - 二聚体可不高；外伤、手术、心血管病、肿瘤、炎症、高龄等因素可使其升高，故血浆 D - 二聚体测定最好用于疑似肺血栓栓塞症而不合并急性全身疾病的患者，应当结合其他临床资料综合分析。

2. 动脉血气分析　常表现低氧血症，低碳酸血症，$PaO_2$ 平均为 8.3kPa（62mmHg），原有心肺疾病的患者肺栓塞时 $PaO_2$ 更低，但 $PaO_2$ 无特异性，无低氧血症也不能排除肺栓塞。部分患者的血气结果可以正常。

（二）器械检查

1. 心电图

（1）常见心电图表现：心电图检查主要表现为急性右心室扩张和肺动脉高压，典型的心电图表现：①电轴显著右偏，极度顺钟向转位，右束支传导阻滞。②Ⅰ、aVL 导联 s 波加深，Ⅲ、aVF 导联出现 Q 波，T 波倒置。③肺型 P 波。④Ⅰ、Ⅱ、Ⅲ、aVL、aVF 导联 S ~ T 段降低，aVR 导联和右胸导联 R 波常增高，右侧心前区导联 T 波倒置。⑤胸导联过渡区左移，可出现房性或室性心律失常，完全性或不完全性右束支传导阻滞。这些变化可在起病 5 ~ 24h 出现，如病情好转，数天后消失。对心电图改变，需动态观察。心电图检查也是鉴别急性心肌梗死的重要方法。

（2）非典型心电图表现：$V_1$ ~ $V_3$ 导联 ST 段弓背向上抬高，$V_5$ ~ $V_6$ 导联 ST 段轻度下移。

QRS 电轴多数右偏，少数也可左偏（$\leq -300$），或出现 $S_I S_{II} S_{III}$ 征和顺钟向转位。

2. 胸部 X 线

（1）常见表现：由于肺栓塞的病理变化多端，所以 X 线表现也是多样的，应连续做胸部 X 线检查。

1）肺梗死发病后 24h，肺梗死形成早期，X 线检查可无特殊发现，或仅见肋膈角模糊，一侧肺门阴影加深及同侧膈肌上升及呼吸幅度减弱等间接征象。

2）发病 1 ~ 2 天后：肺梗死已甚明显，常见改变如下。

A. X 线发现肺门阴影和肺血管影可较正常为宽，但当一个较大的肺叶或肺段动脉栓塞时，X 线表现为周围肺动脉阴影可有局部变细，阻塞区域的肺纹理减少，以及局限性肺野的透亮度增加。多发性肺动脉有小的 PTE 可引起普遍性肺血流量减少，因此显示肺纹理普遍性减少和肺野透亮度的增加。

B. 心影向两侧扩大，伴上腔静脉及其静脉增宽。

C. 肺梗死区呈卵圆形或三角形密度增高影，底部向外与胸膜相连，可有胸腔积液影像。两肺多发性肺栓塞时，其浸润阴影颇似支气管肺炎。

D. 肺动脉高压症象较大的肺动脉或较多肺动脉分支发生栓塞时，由于未被栓塞的肺动脉内血流量突然增加，高度充血及扩张，肺动脉段明显扩大突出。尤其在连续观察下，若右下肺动脉逐渐增粗，横径大于 15mm，则诊断意义更大。一般扩张现象在发病后 24h 出现，2 ~ 3 天达最大值，持续约 1 ~ 2 周。另一个重要征象是外围的肺纹理突然变纤细，或突然终止，如"残根"样。

E. 一侧或双侧横膈抬高：发生率为 40% ~ 60%；胸膜增厚、粘连、少量胸水；盘状肺不张。

F. 特异性 X 线表现：Hampton 驼峰征：即肺内实变的致密区呈圆顶状，顶部指向肺门，常位于下肺肋膈角区。另为 westermark 征：栓塞近侧肺血管扩张，而远侧肺血管纹理缺如。

（2）非典型影像表现：急性肺心病主要原因为肺动脉栓塞，肺栓塞影像表现可不典型，可表现为双下肺球形阴影，与肺炎性假瘤、结核球、肺癌相似，广泛肺栓塞表现似支气管肺炎。可出现多发性腔隙性胸腔积液。

3. CT 肺血管成像　CT 肺血管成像（CTPA）不仅可以直接看到血栓和血流阻断，而且有助于排除其他胸部疾病，因而大大提高了诊断正确率。主要发现肺动脉或其分支堵塞呈

"截断"现象，或管腔不规则充盈缺损征象者提示肺栓塞。在诊断主干肺动脉和叶干肺动脉上发生的大块时，特异性和敏感性超过95%，而非确定性诊断率仅为3%~10%。但由于分辨率的限制，仅能可靠地显示肺动脉2~4级分支，即便通过采用薄层和多方位重组提高了肺段及肺亚段动脉血栓的显示率，但由于支气管的变异性较大，对亚段及亚段以下动脉的血栓显像存在局限性，同时由于需要迅速推注造影剂，也限制了该检查的应用范围，在原有心功能不全或肾功能不全患者中应用需慎重。

4. 肺动脉造影

（1）常见表现：肺动脉造影（conventional pulmonary angiography，CPA）是目前诊断肺动脉栓塞最可靠的方法，其敏感度约为98%，特异度为95%~98%。可以确定阻塞的部位及范围，若辅以局部放大及斜位摄片，甚至可显示直径0.5mm血管内的栓子，一般不易发生漏诊，假阳性很少。肺栓塞时的肺动脉造影的X线最有价值的征象是：①血管腔内充盈缺损。肺动脉内有充盈缺损或血管中断对诊断肺栓塞最有意义。②肺动脉截断现象。为栓子完全阻塞一支肺动脉后而造成的。③某一肺区血流减少。一支肺动脉完全阻塞后，远端肺野无血流灌注，局限性肺叶、肺段血管纹理减少或呈剪枝征象。④肺血流不对称。栓子造成不完全阻塞后，造影过程中，动脉期延长，肺静脉的充盈和排空延迟，未受累血管增粗、扭曲，为血流再分配所致。⑤肺动脉高压症象。中心肺动脉增宽，段以下分支变细，右心增大。肺动脉造影有一定危险，特别是并发严重肺动脉高压和急性肺心病者危险性更大。

（2）非典型表现：CPA易将重叠血管结构误诊为肺栓塞，或难以辨认未完全阻塞的血管，加用数字减影血管造影，可使重叠结构在相对运动中观察更清楚，并可见到往返运动的栓子及造影剂在栓子旁流过的情况，以提高诊断率。

5. 超声心动图

（1）常见表现：由于超声心动图敏感性较低，且难以发现肺动脉远端的栓子，故对肺动脉的诊断价值有限，但其快速、便捷、无创，并可以在急诊室或重症监护病房进行床旁检查，在对急危患者的诊断和病情评估中占有重要地位，且能够除外其他心血管疾患。

经胸部或经食管二维超声心动图可以直观地看到位于右心房血栓、活动蛇样运动的组织和不活动无蒂极致密的组织，若同时患者临床表现符合急性肺栓塞，则可以做出诊断；或右心发现肺动脉近端的血栓也可确定诊断。此为直接征象，直接检出肺动脉内栓子并评估其位置、阻塞程度、累及范围，有利于制订治疗方案。

间接征象提示急性肺栓塞有：①心腔内径改变。右心室和右心房扩大，尤以右心室增大显著；室间隔左移、左心室内径变小和运动异常等。多数病例的左心室前后径小于40mm，反应肺栓塞造成的左心充盈不良。RV/LV的比值明显增大。右室壁局部运动幅度降低。②室壁运动异常。室间隔运动异常，表现为左心室后壁的同向运动，其幅度常大于其他原因造成的室间隔的异常运动，随呼吸变化幅度增大；右心室游离壁功能异常，右心血流动力学改变、不能解释的右心舒张功能障碍。③三尖瓣环扩张伴少至中量的三尖瓣反流。④肺动脉高压。M超声显示肺动脉瓣曲线a波浅至消失，CD段切迹；二维图像上肺动脉增宽，肺动脉瓣关闭向右室流出道膨凸；近端肺动脉扩张内径增加、明显的三尖瓣反流等。

（2）非典型表现：有些部位的栓子常难以发现。但超声心动图检出率较低，主要原因是：①经胸超声仅能显示左、右肺动脉主干，不能显示其远端分支，位于叶、段动脉内的血栓无法观察。②该病例新鲜陈旧血栓混合，新鲜血栓回声若趋近于无回声区则不能识别。

6. 放射性核素肺扫描

（1）常见表现：放射性核素肺扫描是临床无创伤性、对肺动脉栓塞诊断价值较高的常用技术。肺灌注扫描常用$^{99m}$锝标记的人体白蛋白微粒静脉注射，几乎全部放射性颗粒都滞留在肺毛细血管前小动脉，放射性核素的分布与肺血流量呈比例。肺栓塞者肺灌注扫描的典型所见是呈肺段分布的灌注缺损，不呈肺段分布者诊断价值有限。肺灌注扫描正常者基本可排除肺动脉栓塞。一般可将扫描结果分为三类。①高度可能。其征象为至少 1 个或更多叶、段的局部灌注缺损，而该部位通气良好或 X 线胸片无异常。②正常或接近正常。③非诊断性异常。其征象介于高度可能与正常之间，需要做进一步检查，包括下列检查策略：D－二聚体测定和临床可能性评估、一系列下肢检查、肺螺旋 CT、肺动脉血管造影等。结果呈高度可能具有诊断意义。

（2）非典型表现：值得注意的是，单独灌注显像缺乏特异性，由于某些疾病，如肺炎、肺不张、气胸及慢性阻塞性肺疾病等，当通气降低时，肺血流灌注也降低。肺实质性病变，如肺气肿、结节病、支气管肺癌及结核等也可引起通气及灌注的降低。因此，上述灌注的缺损并非特异性，仍需有肺通气显像，让患者吸入$^{133}$Xe 等放射性气体，也可用放射性气溶胶发生器，将$^{99m}$Tc－MAA 的某些药物（植酸钠）雾化成放射性气溶胶让患者吸入，沉着于肺泡，然后体外显像，以反映气道的通畅情况。此外检查时机、显像是否为同期进行均可影响结果的分析。

（三）诊断

急性肺源性心脏病的诊断是比较困难的，在临床工作中易忽略及误诊，如不及时诊断，往往使患者失去了抢救时机。在诊断过程中应注意以下几点。

（1）发现可疑患者，根据突然发病剧烈胸痛、与肺部体征不相称的呼吸困难、发绀、心悸、昏厥和休克，尤其发生于长期卧床、手术后、分娩、骨折、肿瘤、心脏疾病（尤其合并心房纤颤）、肥胖及下肢深静脉炎等患者，应考虑肺动脉大块栓塞引起急性肺源性心脏病的可能；排除急性心肌梗死、降主动脉瘤破裂或夹层动脉瘤、急性左心衰竭、食管破裂、气胸等。

（2）对可疑患者进一步检查，结合肺动脉高压的体征，急性右心衰竭的临床表现及心电图、X 线检查结果，可以初步诊断。高分辨 CT 肺血管成像或（和）放射性核素肺灌注扫描检查和选择性肺动脉造影可以诊断栓塞的部位和范围。

（四）鉴别诊断

鉴别诊断急性肺源性心脏病的临床表现为非特异性，与其他许多疾病的临床表现相类似，因此临床已发现的可疑患者必须做进一步的鉴别诊断。

1. 常见表现

（1）心肌梗死：疼痛在胸骨后呈压榨性或窒息性，并有一定放射部位，疼痛与呼吸无关，除有肺水肿外，一般无咯血，不出现肺实变体征，部分病例有心包摩擦音、血清转氨酶明显升高、心肌坏死标志物及心电图出现特征性改变，出现异常 Q 波，且不易消失。

（2）细菌性肺炎：可有与肺梗死相似的症状和体征，如呼吸困难、胸膜痛、咳嗽、咯血、心动过速、发热、发绀、低血压、X 线表现也可相似。但肺炎有寒战、脓痰、菌血症等。

（3）胸膜炎：约 1/3 的肺栓塞患者可发生胸腔积液，易被诊断为结核性胸膜炎。但是并发胸腔积液的肺栓塞患者缺少结核病的全身中毒症状，胸腔积液常为血性、量少，消失也快。

2. 非典型表现

（1）癫痫：部分大面积 PTE 表现为癫痫样发作，而且病程长者可因下肢深静脉血栓长期慢性脱落，造成反复的癫痫样小发作，往往被误诊为癫痫而长期服用抗癫痫药。但这些患者一般较年轻，既往没有癫痫病史或诱因，往往存在 PTE 的危险因素，如下肢深静脉血栓形成、手术、骨折等。癫痫样发作考虑与大块血栓栓子严重阻塞中心肺动脉，导致呼吸衰竭引起严重低氧血症、呼吸性酸中毒及 PTE 导致右心衰引起脑部低灌注有关。对突然出现的不能解释的癫痫样发作，同时伴有严重低氧血症、心动过速，呼吸急促的患者，应警惕 PTE 的可能。

（2）主动脉夹层动脉瘤：急性 PTE 患者剧烈胸痛、上纵隔阴影增宽（上腔静脉扩张引起），伴休克、胸腔积液时要与主动脉夹层动脉瘤相鉴别，后者多有高血压病史，起病急骤，疼痛呈刀割样或撕裂样，部位广泛，与呼吸无关，发绀不明显，患者因剧烈疼痛而焦虑不安，大汗淋漓，面色苍白，心率加快，多数患者血压同时升高。有些患者临床上有休克表现，但血压下降情况与病情轻重不平行，同时可出现夹层血肿的压迫症状和体征。病变部位有血管性杂音和震颤，周围动脉搏动消失或两侧脉搏强弱不等；如主动脉夹层累及主动脉瓣，可引起急性主动脉瓣关闭不全的症状和体征。超声心动图可进行鉴别。

（3）高通气综合征：呈发作性呼吸困难、胸部憋闷、垂死感；情绪紧张或癔症引起呼吸增强与过度换气，二氧化碳排出增加，动脉血气常呈呼吸性碱中毒，心电图可有 T 波低平或倒置等，需与急性 PTE 相鉴别。高通气综合征常有精神心理障碍，情绪紧张为诱因，较多见于年轻女性，一般无器质性病变，症状可自行缓解和消失，动脉血气虽有 $PaCO_2$ 下降，但氧分压正常可行鉴别。

## 五、治疗

### （一）血栓性肺栓塞的治疗

1. 用药方法　大块肺动脉栓塞引起急性肺源性心脏病时，必须紧急处理以挽救生命。治疗措施包括：①给予氧气吸入。②抗休克治疗，可用多巴胺 20～40mg 加入 200ml 5% 葡萄糖溶液中静脉滴注，目前常用多巴酚丁胺 5～15μg/（kg·min）静脉滴注。③胸痛可用罂粟碱 30～60mg 皮下注射或哌替啶 50mg 或吗啡 5mg 皮下注射以止痛及解痉。④心力衰竭时用快速强心药物。⑤溶栓疗法和抗凝治疗，美国食品药品管理局批准的是：链激酶负荷量 30min 25 000IU，继而 100 000IU/h，维持 24h 静脉滴注；尿激酶负荷量 10min 2 000IU/1b（磅）静脉滴注，继而每小时 2 000IU/1b（磅）维持 24h 静脉滴注；重组组织型纤溶酶原激活剂 2h 100mg，静脉滴注。国内常用尿激酶 2～4h 20 000IU/kg 静脉滴注；重组组织型纤溶酶原激活剂 2h 50～100mg，静脉滴注。溶栓主要用于两周内的新鲜血栓栓塞。溶栓治疗结束后继以肝素或华法林抗凝治疗。对小的肺动脉栓塞也可只用肝素抗凝治疗。

2. 治疗矛盾　溶栓治疗急性肺栓塞可以：①通过溶解血栓，可迅速恢复肺灌注，逆转血流动力学的改变，及早改善肺的气体交换。②通过清除静脉血栓，减少肺栓塞的复发。③快速而完全地溶解栓子，可减少慢性肺栓塞和慢性肺动脉高压的发生。④通过以上各种机制，溶栓治疗可以降低肺栓塞的发病率和病死率。但溶栓治疗的主要并发症为出血、过敏反应、溶栓后继发性栓塞（如心、脑、肺等）等。溶栓治疗存在一定危险，是治疗上的矛盾，在治疗上如何评估治疗中出血及继发性栓塞的危险性，是临床上需要探讨的问题。

3. 对策　为探讨溶栓的恰当性，有关专家把急性肺栓塞患者分为两类：①出现休克或出现机体组织灌注不足（包括低血压、乳酸性酸中毒、心搏出量减少）的肺栓塞。②血流动力学稳定的肺栓塞。对于后组患者，已有足够的证据表明，溶栓治疗较之单独应用肝素治疗并不能减少患者的病死率和肺栓塞的复发率，且溶栓可明显增加出血的危险性，所以不推荐溶栓治疗。对于前组患者，除非有绝对的禁忌证，此类患者均应接受溶栓治疗，因为溶栓治疗已被反复证明具有减少栓子负荷、提高血流动力学参数和患者存活率的优势。但在溶栓治疗 PTE 时应注意：①溶栓应尽可能在 PTE 确诊的前提下慎重进行。②严格根据溶栓适应证及禁忌证筛选溶栓病例。③提倡溶栓药物剂量个体化。④用药前充分评估出血及继发性栓塞的危险性，必要时应配血，做好输血准备。⑤溶栓中严密观察，溶栓前宜留置外周静脉套管针，以方便溶栓中取血监测，避免反复穿刺血管。⑥溶栓后继续观察，绝对卧床 3 周。⑦绝对卧床 1 周后，血液处于高凝状态时应高度警惕血栓栓塞的可能。

急性 PTE 溶栓治疗的注意事项：溶栓前用一套管针做静脉穿刺，保留此静脉通道至溶栓结束后第 2 天，此间避免做静脉、动脉穿刺和有创检查。为预防不测，溶栓前需验血型及备血，输血时要滤出库存血块。准备新鲜冷冻血浆和对抗纤溶酶原活性的药物，如氨基己酸、对梭基苄胺等。一般小量出血者可不予处理，严重出血时即刻停药，输冷沉淀和/或新鲜冷冻血浆及给予对梭基苄胺或氨基己酸等。颅内出血请神经外科医师紧急会诊。

对血流动力学稳定的急性肺栓塞可行抗凝治疗。

肺动脉血栓摘除术：适用于经积极的保守治疗无效的紧急情况，要求医疗单位有施行手术的条件与经验。患者应符合以下标准：①大面积 PTE，肺动脉主干或主要分支次全堵塞，不合并固定性肺动脉高压者（尽可能通过血管造影确诊）。②有溶栓禁忌证者。③经溶栓和其他积极的内科治疗无效者。

经静脉导管碎解和抽吸血栓：用导管碎解和抽吸肺动脉内巨大血栓或行球囊血管成形，同时还可进行局部小剂量溶栓。适应证：肺动脉主干或主要分支大面积 PTE 并存在以下情况者：溶栓和抗凝治疗禁忌；经溶栓或积极的内科治疗无效；缺乏手术条件。

（二）非血栓性肺栓塞的治疗

1. 脂肪栓塞（fasembolism，FES）　到目前为止，尚无特效治疗手段，主要是支持和对症治疗。自从 1966 首次应用糖皮质激素治疗 FES 以来，临床已广泛使用该类药物治疗且取得较好的疗效。早期给予肾上腺皮质激素可减轻生物化学性炎症反应、降低血管通透性、减轻间质肺水肿，缓解脂肪栓塞的严重程度。出现 ARDS 或病情危重者，可给予大剂量、短疗程（连用 3~5 天）激素治疗，及时给予氧疗和呼吸支持，建立人工气道，给予辅助正压通气或呼气末正压通气，并保护脑功能，防止各种并发症的发生。肝素治疗疗效不确切，选择时应慎重。有报道静脉输注白蛋白可通过与血中游离脂肪酸结合，降低血中脂肪酸水平，有助于减轻脂肪酸炎症反应。有条件者可应用抑肽酶注射治疗。

2. 羊水栓塞　治疗原则主要是针对羊水栓塞的病理生理特点给予血流动力学支持，针对凝血功能障碍给予成分输血。具体措施包括抗过敏、抗休克、减轻肺动脉高压、缓解呼吸困难、纠正心力衰竭、补充血容量、确保输液通道（要有 2 条以上的输液通道）、纠正酸中毒、保护肾脏功能，肝素的使用要视病情而定，凝血功能障碍早期可用肝素，至出现纤溶现象时可增加补充纤维蛋白原和新鲜血或新鲜血浆，吸氧、呼吸机辅助呼吸，对症和支持治疗。产后大出血不能控制，应果断切除子宫，避免子宫血窦中的羊水栓子进一步释放至血液而加重子宫出血，即使在休克状态下也要创造条件果断进行手术。凡分娩期间在疑似羊水栓塞患者外周血中找到羊水成分，应高度怀疑有羊水栓塞可能，并给予重视，及早采取抢救措施，挽救患者生命。

3. 空气栓塞　治疗原则是排除心腔内的气体和防止空气继续进入。发现栓塞应立即终止手术操作，让患者取左侧卧位和头低足高位。头低足高位有利于患者在吸气时增加胸膜腔内压力，以减少进入静脉的气体量；左侧卧位使肺动脉位置低于右心房、右心室，以尽可能使空气局限于右心房的上侧壁，偏离右心室出口处，以迅速解除血流停滞。空气量较多者，还可取头、胸低位，通过穿刺针或导管进入右心房与上腔静脉交界下 2cm 处将空气吸出。病情稳定后可考虑进行高压氧治疗以改善循环和脑功能，并促进血管内空气泡的排出。有报道静脉推注 32% 乙醇溶液 20～40ml 可有效地减少或消除气栓。血液灌注对空气栓塞也有一定效果。

（陈志祥）

# 第二节　慢性肺源性心脏病

慢性肺源性心脏病（chronic cor pulmonale）简称慢性肺心病。

## 一、流行病学

慢性肺心病在我国属常见病、多发病，其发病率随年龄增长而增高，男女发病比例无显著差异，40 岁以上人群患病率较 40 岁以下人群高，吸烟者较不吸烟者高，寒冷地区较温暖地区高，高原山区较平原高，农村较城市高，居住条件差，空气污染严重地区患病率增高。从肺部基础疾病发展为肺心病，一般需 10～20 年的过程（约占 75.2%），亦有短至 1 年或长达 50 年者。急性发作以冬、春季多见，急性呼吸道感染为导致心肺功能衰竭的主要诱因。

## 二、病因

引起慢性肺心病的原发疾病可归纳为以下几种：

### （一）支气管肺疾病

包括以影响气道为主的病变和以影响肺间质或肺泡为主的病变，前者以慢性阻塞性肺疾病（COPD）最常见，占 80%～90%，其次为支气管哮喘、支气管扩张等引起气道阻塞时，后者肺泡弹性减退或扩张受限，常见疾病有肺结核、肺尘埃沉着病（尘肺）、放射病、特发性弥漫性间质纤维化、弥漫性泛细支气管炎、结节病、肺泡微石病等。

### （二）胸廓疾病

广泛胸膜粘连、类风湿性脊柱炎、胸廓和脊柱畸形等使胸廓活动受限，肺脏受压，支气管扭曲变形，肺泡通气不足，动脉血氧分压降低，肺血管收缩，最终导致肺循环高压和慢性肺心病。

### （三）神经肌肉疾病

如重症肌无力、急性炎症性脱髓鞘性多发性神经病、脊髓灰质炎等。由于呼吸中枢兴奋性降低或神经肌肉传递功能障碍或呼吸肌麻痹，呼吸活动减弱，肺泡通气不足。

### （四）通气驱动力失常性疾病

包括肥胖－低通气综合征、原发性肺泡低通气、睡眠呼吸暂停综合征等，由于肺泡通气不足致低氧血症。

### （五）肺血管疾病

广泛或反复发生的结节性肺动脉炎及多发性肺小动脉栓塞，其他原因所致肺动脉炎，原发性肺动脉高压等，致肺动脉高压，右心负荷加重，发展为慢性肺心病。

## 三、病理

### （一）肺部原发病变

根据 1990 年全国肺心病病理科研协作组 662 例肺心病尸检结果，肺部主要病变为慢性阻塞性肺疾病，包括慢性支气管炎、肺气肿、支气管哮喘，占病因的 82.2%。其基本病理变化为支气管黏膜柱状上皮细胞变性、坏死、增生、再生或鳞状化生，纤毛粘连倒伏以致脱落，纤毛运动功能减弱，杯状细胞明显增生，黏液腺肥大、增生，分泌过度旺盛。炎症过程同时累及细支气管，导致柱状细胞增生，炎症细胞浸润管壁，管腔内黏液栓塞，平滑肌增多，管壁周围纤维组织增生，支气管扭曲。COPD 患者尸检资料提示小气道是气流阻塞发生的主要部位。小气道发生炎症时易向周围肺组织扩散、肺泡间隔损伤断裂，肺泡壁弹力纤维遭破坏，很容易出现肺气肿，炎症还可以引起肺间质修复增生，特别是肺泡间质纤维化，造成弥散功能障碍。

### （二）血管病变

1. 肺心病肺小动脉病变　管径 $<60\mu m$ 伴行于肺泡管、肺泡囊的无肌细动脉，主要改变为中膜肌层和新鲜血栓形成，中膜肌层可能为前一级肺小动脉因缺氧而痉挛，或真正的平滑肌细胞增生肥大，向无肌层细动脉延伸所致，同时管腔发现扩张现象也较明显。管径 $>60\mu m$ 肺小动脉以中膜平滑肌肥大和内膜弹力纤维增多为突出表现，可有微血栓形成。

2. 肺血管的毁损　严重的肺气肿可致肺泡间隔断裂，肺泡壁毛细血管毁损，血管床数目减少，当超过 70% 时可致肺动脉高压，并发展成肺心病。肺广泛纤维化，瘢痕组织收缩，严重肺气肿等均可压迫肺血管使其变形、扭曲，血管阻力增加，引起肺动脉高压并发生肺心病。

### （三）心脏的改变

主要表现为心脏重量增加，左右心室均可发生肌壁增厚，尤以右心肥厚、扩张更明显，心腔显著扩大，肺动脉圆锥膨隆，心尖圆钝。镜下可见心肌纤维肥大、萎缩、变性、间质纤维化，心肌可有小灶性坏死，空泡变性、肌浆凝集和肌细胞溶解等。

### （四）其他脏器病变

缺氧和高碳酸血症除对心脏有影响外，对其他重要器官如脑、肝、肾、胃肠、内分泌及血液系统均有影响，引起多脏器功能衰竭。肺性脑病患者脑重量增加，脑膜血管扩张充血，可见蛛网膜下腔出血，脑水肿明显。镜下见脑淤血水肿，神经细胞和小血管周围间隙增宽，见灶性出血；神经细胞肿胀，尼氏小体消失，有些出现变性坏死。上消化道出血和溃疡患者见胃黏膜糜烂，多发点状出血和浅表溃疡。肝脏损害者见肝组织明显出血，肝细胞脂肪变性、灶性坏死和淤血性肝硬化。肾脏损害者见肾间质充血，肾皮质灶性出血，肾小管上皮细胞坏死和腔内蛋白管型。肾上腺皮质灶性出血坏死，各层细胞空化和肾上腺皮质萎缩。

## 四、发病机制

### （一）肺动脉高压

1. **肺血管的器质性改变** 肺心病患者反复发生支气管周围炎时，间质炎症可波及邻近的肺动脉分支，引起动脉壁增厚、狭窄或纤维化。因此肺毛细血管床明显减少，肺循环阻力增大。长期肺循环阻力增加，可使小动脉中层增生肥厚，加重肺循环阻力，造成恶性循环。肺血管床的减少不会致明显肺动脉压力升高，只要当毛细血管床总横断面积减少超过 70% 时，肺动脉压力才明显上升。

2. **肺血管功能性改变** 缺氧、高碳酸血症和呼吸性酸中毒可致肺血管收缩痉挛，低氧性血管收缩可能是致轻中度肺动脉高压的最常见原因。局部肺组织病变所致的局限性低氧性血管收缩是有益的，可改善其他部位的通气血流比例。但广泛性肺泡低氧可致肺动脉压力的升高。肺动脉高压可使上叶通气区域血管床开放，补充非病变区域的新生血管，故在心排出量恒定的情况下，可加重右心室负荷。急性增高的肺动脉压在程度上有一定限制性，常伴右心室射血分数和心排出量的显著下降。当肺动脉高压反复持续出现，可致右室肥厚及肺动脉肌化（muscularize），肺泡低氧更加显著，最终导致高水平的肺动脉压力而无心排出量的下降。某些因素可加重肺血管收缩，如运动、压力、肺泡二氧化碳水平升高、红细胞增多症、血液黏滞度增加、肺气肿肺血管减少合并肺部感染、慢性间质纤维化等。肺血容量及流量的增加、肝病、应用肺血管扩张剂及麻醉剂如三氟溴氯乙烷等可改善肺血管收缩。低氧性血管收缩的机制目前认为有如下几方面：

（1）体液因素：缺氧可激活肥大细胞、嗜酸性粒细胞、嗜碱性粒细胞和巨噬细胞，使肺血管内皮细胞受损，释放一系列介质，如组胺、血管紧张素Ⅱ（AT－Ⅱ）、5－羟色胺（5－HT）及花生四烯酸（AA）代谢产物，包括白三烯、血栓素、多种前列腺素等。其作用于血管壁时，可引起血管收缩，$PGI_2$ 和 $PGE_1$ 使血管扩张。缺氧时缩血管活性物质增多，肺血管对低氧的收缩反应取决于局部缩血管和扩血管物质的比例。此外，内皮源性舒张因子（EDRF）如一氧化氮和内皮源性收缩因子（EDCF）如内皮素的平衡失调在缺氧性肺血管收缩中也起一定作用。

（2）组织因素：缺氧可直接使肺血管平滑肌收缩，其机制可能为缺氧使平滑肌细胞膜对 $Ca^{2+}$ 的通透性增高，$Ca^{2+}$ 内流增加，细胞内 $Ca^{2+}$ 含量增高，肌肉兴奋－收缩耦联效应增强，引起肺血管收缩。高碳酸血症时过多的 $H^+$ 使局部肺血管对缺氧的收缩敏感性增强，肺动脉压增高。

（3）神经因素：缺氧和高碳酸血症可刺激颈动脉窦和主动脉体化学感受器，反射性兴奋交感神经，儿茶酚胺分泌增加，肺动脉张力增加和顺应性降低，$\alpha$－受体阻断剂可减弱缺氧所致肺血管收缩，说明此反应中存在交感神经的作用。

3. **肺血管重构** 慢性缺氧使肺血管收缩，管壁张力增加可直接刺激管壁增生，同时缺氧时肺内产生多种生长因子，主要表现为小于 $60\mu m$ 的无肌层肺小动脉出现明显的肌层，大于 $60\mu m$ 的肺小动脉中层增厚，内膜纤维增生，内膜下出现纵行肌束以及弹力纤维和胶原纤维性基质增多，使血管变硬，管腔狭窄，血流阻力增加。

4. 血容量增多和血液黏稠度增加　肺心病患者由于长期慢性缺氧，促红细胞生成素分泌增加，导致继发性红细胞增多症，血液黏稠度增加，肺血管阻力增高，加重肺动脉高压。COPD 患者因肺毛细血管床的减少和肺血管顺应性下降等因素，血管容量的代偿性扩大明显受限，因而肺血流增加时，肺血管不能相应扩张，肺动脉压升高更明显。此外，缺氧和高碳酸血症使交感神经兴奋，可增加心排出量，又使肾小动脉收缩，肾血流减少，加重水、钠潴留并增加肺血流量，从而加重肺动脉高压和右心负荷。

（二）心功能的改变

1. 右心功能的改变　COPD 患者随病情进展，早期心排出量多正常，晚期发生右心功能不全时，心排出量下降。慢性肺疾病患者影响右心功能的因素主要为右心前后负荷增加。前负荷的增加可能与组织缺氧引起心排血量代偿性增加有关；慢性缺氧引起的红细胞增多和血容量增加；低氧血症和高碳酸血症引起的肾血流量减少，肾小球滤过率下降，并激活肾素 – 血管紧张素 – 醛固酮系统导致水、钠潴留和血容量进一步增加。后负荷增加则主要由于肺动脉高压。右心室后负荷增加，心室壁张力增加，心肌耗氧量增加，冠状动脉阻力增加，血流减少及肺血管输入阻抗增加，顺应性下降等损害右心功能。低氧血症对心肌有直接损害，特别在前、后负荷增加的情况下缺氧更易导致心肌的损害。右心室在慢性压力负荷过重的情况下，早期发生室壁肥厚，以克服增加的后负荷，维持正常的泵功能，过重的后负荷将导致心肌收缩功能的下降和出现泵功能衰竭。扩张的下肺和胸膜表面张力可致心窝外部负荷增大，也是右室肥厚、衰竭的原因之一。

2. 左心功能的改变　多数资料表明，肺心病可累及左心。肺心病急性加重期部分患者可出现左心室射血分数下降，左心室功能曲线异常和舒张末压升高。左心功能不全可加重肺动脉高压和右心负荷。

## 五、临床表现

（一）肺、心功能代偿期

常见症状包括慢性咳嗽、咳痰和喘息，活动后心悸、气促、乏力明显，劳动耐力下降，有不同程度的发绀等缺氧表现。胸痛可能与右心缺血有关，或因胸壁胸膜或纵隔纤维化及粘连所致。可有咯血，多为支气管黏膜表面的毛细血管或肺小动脉破裂所致。体格检查见明显肺气肿表现，如桶状胸、肋间隙增宽、肺部叩诊过清音、肝上界和肺下界下移，肺底活动度缩小，听诊普遍呼吸音降低，急性期常可闻及干湿啰音。右心室扩大，心音遥远，肺动脉瓣第二音亢进，提示有肺动脉高压存在。三尖瓣可能闻及收缩期杂音，剑突下可及心脏收缩期搏动，提示右心室肥厚和扩大。因肺气肿胸腔内压升高，腔静脉回流障碍，可出现颈静脉充盈，肝下缘因膈肌下移而可在肋缘触及。

（二）肺、心功能失代偿期

1. 呼吸衰竭　急性呼吸道感染为最常见诱因。主要表现为缺氧和二氧化碳潴留所致的一系列症状。患者发绀明显，呼吸困难加重，被迫坐位，患者呼吸节律、频率和强度均表现异常。常有头痛，夜间为著。当有中、重度呼吸衰竭时可出现轻重不等的肺性脑病表现。体格检查见球结膜充血水肿、眼底视网膜血管扩张和视盘水肿等颅压升高表现。腱反射减弱或消失，锥体束征阳性。此外，高碳酸血症可导致周围血管扩张，皮肤潮红，儿茶酚胺分泌亢进而大量出汗。早期心排出量增加，血压升高，晚期血压下降甚至休克。

2. 心力衰竭　主要表现为右心衰竭。患者心悸、气短、发绀更明显，腹胀、食欲不振、尿少，查体颈静脉怒张，肝大有压痛，肝颈静脉回流征阳性，可出现腹腔积液及下肢水肿。此时静脉压明显升高，心率增快或可出现心律失常，剑突下可闻及收缩期反流性杂音，吸气时增强，可出现三尖瓣舒张中期杂音甚至三尖瓣舒张期奔马律。少数患者可出现急性肺水肿或全心衰竭。

3. 其他器官系统损害　包括肺性脑病、酸碱平衡失调、水电解质代谢紊乱、消化道出血、肾脏损害、肝脏损害、休克等。

## 六、辅助检查

1. 血液检查　在缺氧的肺心病患者，外周血红细胞计数和血红蛋白可增高，血细胞比容、血液黏滞度增高，合并感染时，可见白细胞和中性粒细胞增加。部分患者出现肝肾功能异常及电解质、酸碱失衡。

2. X 线检查　可见肺部原发疾病的表现，如肺透光度增加，肺纹理增粗紊乱，膈肌下移等，尚可见肺动脉高压和右心增大等表现。肺动脉高压时，胸片见上肺血管影较正常粗大，右下肺动脉扩张，横径≥15mm，其横径与气管比值≥1.07，肺动脉段突出≥3mm，中央肺动脉扩张，外周肺血管纤细，右前斜位肺动脉圆锥突出≥7mm。右心室增大者见心尖上翘或圆突，右侧位见心前缘向前隆凸，心前间隙变小，有时可见扩大的右心室将左心室后推与脊柱阴影重叠。右心衰竭时心脏面积多呈明显扩大，肺淤血加重，心力衰竭控制后心脏扩大、肺动脉高压和肺淤血情况可有所缩小或控制。

3. 心电图检查　主要为右心房、心室增大的表现，可见肺型 P 波，电轴右偏，右束支传导阻滞及低电压等，有时需与心肌梗死相鉴别。

4. 超声心动图检查　可表现为右心室内径增大，左右心室内径比值变小，右心室流出道内径增宽，右心室流出道/左心房内径比值增大。室间隔运动减低，出现矛盾运动，右心室射血前期/右心室射血期比值增高，可见肺总动脉和右肺动脉内径增宽。

5. 血气分析　如为慢性阻塞性肺病出现呼吸衰竭时可表现为低氧血症和高碳酸血症，如为原发性肺血管疾病或肺间质病变可仅表现为低氧血症。pH 值视酸碱平衡而定。

6. 其他　右心导管检查有助于肺心病的早期诊断，核素心血管造影有助于了解右心室功能的变化。

## 七、诊断

诊断需结合病史、症状、体征和辅助检查全面分析、综合判断。以下各项可作为诊断肺心病的参考：①具慢性肺、胸疾病病史。②有慢性阻塞性肺气肿或慢性肺间质纤维化等基础疾病体征。③出现肺动脉高压的征象。④出现右心室肥厚、扩张的表现。⑤肺心功能失代偿期的患者出现呼吸衰竭和心力衰竭的临床征象。

## 八、鉴别诊断

### （一）冠状动脉粥样硬化性心脏病（简称冠心病）

肺心病和冠心病均多见于老年人，可以同时并存。冠心病有典型心绞痛、心肌梗死的病史或心电图表现，体征及辅助检查可见左心室肥大为主的征象，可有冠心病的高危因素如原发性高血压、高脂血症、糖尿病等。对肺心病合并冠心病者需仔细询问病史，并行有关心、肺功能检查以鉴别。

### （二）风湿性心脏瓣膜病

风湿性心脏病应与肺心病相鉴别，尤其三尖瓣病变。前者多有风湿性关节炎和心肌炎病史，可同时多瓣膜受累，X 线、心电图和超声心动图有助于鉴别。

### （三）其他

尚需与先天性心脏病、原发性心肌病及慢性缩窄性心包炎等相鉴别。

## 九、治疗

### （一）急性加重期

积极控制感染，保持呼吸道通畅，改善呼吸功能，纠正缺氧和二氧化碳潴留，控制呼吸和心力衰竭。

1. 控制感染　可参考痰菌培养及药物敏感试验选择抗菌药物，在没有培养结果前，可根据症状、体征、血象、X 线及感染的环境和痰涂片革兰染色选用抗生素。院外感染以革兰阳性菌为主，院内感染以革兰阴性菌多见。应用广谱抗生素时须注意避免继发真菌感染。

2. 保持呼吸道通畅　是改善通气功能的重要措施，除加强护理工作，如翻身、拍背、吸痰、雾化吸入等措施外，可予支气管扩张剂如选择性 $\beta_2$ 受体激动剂、茶碱类药物，必要时可予皮质激素治疗以消除气道非特异性炎症，COPD 患者气道阻塞具有可逆性时可考虑应用。同时可予气道黏液溶解剂和祛痰剂治疗。

3. 纠正缺氧和二氧化碳潴留　合理氧疗可提高 $PaO_2$，降低呼吸肌做功和肺动脉高压，减轻右心负荷。适当应用呼吸兴奋剂以增加通气量，促进二氧化碳排出。必要时需行无创机械通气或建立人工气道行有创机械通气治疗。

4. 纠正水、电解质、酸碱失衡

5. 降低肺动脉压

（1）长程氧疗：长期氧疗可明显降低肺心病患者的患病率和病死率。多中心研究表明，对于严重低氧和二氧化碳潴留、存在不可逆气道阻塞性肺病的患者，每日至少 15 个小时的低浓度鼻管吸氧可明显降低患者静息和运动肺动脉压力，且 5 年病死率较对照组明显降低。长程氧疗的指征包括：①静息非吸氧状态 $PaO_2 < 55mmHg$ 或 $SaO_2 < 88\%$。②$PaO_2 > 55mmHg$ 或 $SaO_2 > 88\%$，有继发性红细胞增多症、右心室肥厚、有精神或认知功能异常表现者。③运动时 $PaO_2 < 55mmHg$ 或 $SaO_2 < 88\%$，氧疗可明显改善其运动耐量者。④睡眠状态 $PaO_2 < 55mmHg$ 或 $SaO_2 < 88\%$，合并心律失常、心肌缺血或肺动脉高压者。

（2）血管扩张剂：如 $\alpha$ 受体阻断剂、钙离子通道阻断剂、血管紧张素转换酶抑制剂、茶碱类药物、$\beta$ 受体激动剂、前列环素等均可扩张肺血管，有助于降低肺动脉压。

（3）血心房钠尿肽（atrial natriuretic peptide，ANP）和脑钠尿肽（brain natriuretic peptide，BNP）有血管扩张剂的活性，它可通过调控环磷酸鸟嘌呤核苷酸，作用于血管平滑肌细胞致血管扩张，ANP 和 BNP 还可通过抑制醛固酮的生物合成直接抑制肾素 - 血管紧张素 - 醛固酮系统（RAAS）。ANP 的释放与心房急性扩张有关，BNP 的释放与心室后负荷持续升高有关。Cargill 等对 8 例肺心病患者静脉注射 ANP 3pmol/（kg·min）研究表明，ANP 和 BNP 能显著降低肺动脉压，肺血管舒张程度与 ANP 和 BNP 呈剂量正相关，且不影响血氧饱和度和系统性血流动力学。

6. 控制右心衰竭

（1）利尿剂：适当使用利尿剂可减轻水肿、腹腔积液、肝淤血，减轻右心负荷，但需警惕其降低心室灌注压力致心排出量下降。

（2）强心剂：可改善左室收缩功能异常，但对于单纯右心功能衰竭效果欠佳，且因低氧易出现心律失常等毒副作用。

（3）正性肌力药物：持续静滴正性肌力药物可用于治疗严重心功能衰竭患者。小剂量多巴胺可改善血压、心排出量、肾脏灌注，并促进尿钠排泄，有利尿作用。

7. 抗凝剂　抗凝治疗可减少血栓形成和血栓栓塞的危险性，降低病死率，前瞻性和回顾性研究均表明抗凝治疗可延长生存期，患者 3 年存活率提高近 1 倍。

8. 积极治疗并发症　包括对肺性脑病、酸碱失衡、电解质紊乱、心律失常、休克、消化道出血、弥散性血管内凝血等的治疗。

9. 加强营养支持治疗

（二）缓解期治疗

主要包括呼吸锻炼，提高机体抵抗力等，可采用中西医结合的综合措施。

## 十、预后

COPD 合并肺动脉高压者预后较差，其确诊后 4 年的预期生存率为 33%，而肺动脉压正常者为 64%。

## 十一、预防

积极宣传，提倡戒烟，积极防治原发病的各种诱发因素，开展群众性体育活动和卫生宣教，提高卫生知识，增强抗病能力。

（陈志祥）

# 第三节　肺动脉高压

肺动脉高压（pulmonary artery hypertension，PAH）是临床常见的一种病症，由多种心、肺或肺血管本身疾病所引起，表现为肺循环压力和阻力增加，可导致右心负荷增大，右心功能不全，肺血流减少，而引起一系列临床表现。由于肺静脉压力主要取决于左心房压力的变化，因此多以肺动脉压力表示肺静脉压力。目前广泛采用的 PAH 血流动力学定义为：静息状态下肺动脉平均压 >25mmHg，或运动状态下 >30mmHg。

随着对病理生理和诊断技术研究的深入，PAH 新的治疗药物也不断出现。2003 年威尼斯第三届世界 PAH 会议上，修订了 PAH 的临床分类标准（表 14 - 1）；美国胸科医师协会（AC-CP）和欧洲心脏病协会（ESC）分别于 2004 年 7 月和 12 月制订了 PAH 的诊断和治疗指南，提出了很多指导性意见。与 1998 年 Evian 分类比较，新的分类方法和推荐意见更全面、操作更方便，更有利于临床医生评估病情及制订规范化治疗、预防措施，也更便于推广。

## 表 14-1　PAH 的分类命名（2003，威尼斯）

**肺动脉高压**（pulmonary arterial hypertension，PAH）

特发性（idiopathic PAH，IPAH）

家族性（familial PAH，FPAH）

相关因素（associated，APAH）

胶原血管病（collagen vascular disease）

分流性先天性体-肺分流（congenital systemic to pulmonarv shunts）

各种类型（large，small，repaired or non repaired）

门静脉高压（portal hypertension）

HIV 感染（HIV infection）

药物/毒素（drugs and toxins）

其他（other）

糖原贮积症（glycogen storage disease）

戈谢病（gaucher disease）

遗传性出血性毛细血管扩张症（hereditarv hemorrhagic telangiectasia）

血红蛋白病（hemoglobinopathies）

骨髓增生异常（myeloprohferauve disorders）

脾切除（splenectomy）

肺静脉和（或）毛细血管病变所致（associatedwith significant venous or capillary involvement）

肺静脉闭塞病（pulmonary veno-occlusive disease）

肺毛细血管瘤（pulmonary capillary hemangiomatosis）

新生儿持续性肺动脉高压（persistent pulmonary hypertension of the newborn）

**肺静脉高压**（pulmonary venous hypertension）

左心房/左心室性心脏病（left-sided atrial or ventricular heart disease）

左心瓣膜病（二尖瓣或主动脉瓣）（left-sided valvular heart disease）

**肺疾病和低氧血症相关的 PAll**（pulmonary hypertension associated with lung diseases and hypoxemia）

慢性阻塞性肺疾病（COPD）

间质性肺疾病（interstitial lung disease）

睡眠呼吸障碍（sleep-disordered breathing）

肺泡低通气病变（alveolar hypoventilation disorders）

慢性高原缺氧暴露（chronic exposure to high altitude）

慢性血栓和（或）栓塞性 PAH（PAH due to chronic thrombotic and/or embolic disease）

肺动脉近端血栓栓塞（thromboembolic obstruction of proximal pulmonary arteries）

肺动脉远端血栓栓塞（thromboembolic obstruction of distal pulmonary arteries）

肺栓塞（pulmonary embolism）

肿瘤、寄生虫、异物等（tumor，parasites，foreign material）

**其他复杂疾病**（miscellaneous）

结节病（sarcoidosis）

| 组织细胞增生症 X（histiocytosis X） |
| 淋巴管瘤病（lymphangiomatosis） |
| 肺静脉压迫性病变（compression of pulmonary vessels） |
| 淋巴结肿大、肿瘤、纤维素性纵隔炎（adenopathy, tumor, fibrosing mediastinitis） |

以特发性肺动脉高压（idiopathic pulmonary arterial hypertension，IPAH）和家族性肺动脉高压（familial pulmonary arterial hypertension，FPAH）替代原发性肺动脉高压（primary pulmonary hypertension，PPAH）。近 50 年来 PPAH 用于病因不清的 PAH，而食欲抑制剂、结缔组织病、门静脉高压等已知病因引起的 PAH 都归为 IPAH。IPAH 在第二届世界 PAH 会议 Evian 分类中已被停止使用，而 PPAH 的诊断名称已为医学界广泛熟悉和接受，当时仍被保留。近年来在部分 PAH 患者中骨形成蛋白 II 型受体（bone morptlogerletic protein receptor II，BMPR II）基因突变的发现，促使新的分类标准中用"IPAH"的诊断名称取代"PPAH"。

新分类明确了某些危险因素或疾病相关性 PAH，包括结缔组织病、先天性体 – 肺分流、门静脉高压、HIV 感染、药物和毒素，以及糖原贮积症、代谢病、遗传性出血性毛细血管扩张症、血红蛋白病、骨髓增生异常综合征、脾切除等；由于近年来毒品和药物滥用的问题，强化了药物和中毒相关的 PAH。目前发现肺静脉闭塞病（PVOD）和肺多发性毛细血管瘤（PCH）在病理学上有相似表现，在新分类中被共同列在同一个亚类中。

新的指南分类中对其他几个分类的概念的内涵进行了延展，体现了 PAH 研究的深入与扩展。对先天性体 – 肺分流性疾病进行重新归类；肺静脉高压主要指左心房（室）病变或左心瓣膜病引起肺静脉瘀血和压力增高者，如左心衰竭、二尖瓣狭窄、关闭不全等，此时肺动脉内的血液只有克服肺静脉高压才能通过毛细血管流向肺静脉，肺动脉压力常增高。低氧血症相关的 PAH 简称为肺疾病和低氧性 PAH，缺氧或伴有肺毛细血管床破坏为其主要原因。慢性血栓和（或）栓塞性 PAH，除了包括近端或远端的肺血栓栓塞外，还包括肿瘤、寄生虫、异物等的引起的栓塞。

### 一、病因和流行病学

PAH 流行病学迄今无确切资料。美国国立卫生院（NIH）报道"原发性 PAH"发生率为（1~2）/100 万。欧洲一项病例注册研究中发现特发性、家族性、减肥药相关、结缔组织病相关、先心病相关、门静脉高压、HIV 感染相关的 PAH 患者的比例分别为 39.2%、3.9%、9.5%、15.3%、11.3%、10.4% 和 6.2%，占总人群的 15%。1998 年全美住院患者的统计资料中发现，PAH 发病率为（30~50）/100 万，死亡率为 3.1/10 万人。

PAH 是结缔组织病重要的并发症，其中进行性系统性硬化最多见，发病率为 9%，其次为系统性红斑狼疮（SLE）和混合性结缔组织病。资料显示硬皮病患者 PAH 的发病率为 6%~60%，系统性硬皮病患者中大约 33% 继发 PAH，同时合并或不合并肺间质纤维化。而 CREST 综合征的患者大约 60% 继发 PAH。类风湿关节炎（RA）在 65 岁以上人群中发病率高达 5%，没有其他心肺基础疾病的 RA 患者中有 21% 合并轻度 PAH。

慢性肝病和门静脉高压容易发生 PAH，美国 NIH 门静脉高压患者中有 8% 存在 PAH；肝移植患者 PAH 发生率分别为 4%~5%；其发生机制尚不清楚，可能与肝脏清除的血管收缩物质和血管增殖物质由门－体分流直接进入肺循环有关。HIV 感染者 PAH 发生率为 0.5%；而瑞士和法国的 HIV 感染者中，5 年 PAH 发生率分别为 0.57% 和 0.1% ~ 0.2%。可能是 HIV 通过反转录病毒有关介质的释放，激活巨噬细胞和淋巴细胞引起 PAH。减肥药物如阿米雷司、芬氟拉明、右苯丙胺等可能导致 PAH。抑制食欲药物和 PAH 存在明显相关关系，相对危险为 6.3，且与服药时间明显相关，服药时间 > 3 个月相对危险估计为 23.1。欧美国家报道新型食欲抑制剂芬氟拉明与 PAH 有关。

镰状细胞贫血并发 PAH 的发病率为 20% ~ 40%，其他类型的溶血性贫血如遗传性球形细胞增多症、珠蛋白生成障碍性贫血、阵发性睡眠性血红蛋白尿症等并发 PAH 的发病率与之相似。10% ~ 20% 睡眠呼吸障碍患者合并有 PAH。艾森门格综合征中 PAH 发生率仅为 3%，而当缺损 > 1.5cm、分流量较大时，发生率则高达 50%，对其进行早期纠正可防止 PAH 发生。

遗传学研究发现 BMPR II 基因突变是许多家族性和特发性 PAH 的发病基础。目前已发现 46 种 BMPR II 基因突变类型，其中 60% 的 BMPR II 基因突变可提前中止转录过程，携带 BMPR II 基因的突变人群中仅有 15% ~ 20% 可发生 PAH，因此，BMPR II 在 PAH 发病中的作用有待进一步研究。由于 IPAH 女性的发病率较高，许多患者体内可发现独特的白细胞抗原表型和自身免疫性抗体，用免疫抑制剂治疗后 IPAH 病情好转等，提示免疫因素也可能在 IPAH 的发病机制中起重要作用。

## 二、病理

各种 PAH 病理学改变相似，病变在肺血管床中的分布和所占比例不同。

### （一）肺动脉病变

主要见于 IPAH、FPAH 和 APAH。主要组织病理学改变包括中膜增生肥厚、内膜增生、外膜增厚以及丛样病变（complex lesions）。由于肌性动脉中膜内的平滑肌纤维肥厚、增生以及结缔组织基质和弹力纤维增多，肺泡前和泡内肺动脉中膜截面积增加，表现为中膜增厚；内膜增生细胞可呈现成纤维细胞、肌成纤维细胞、平滑肌细胞特征，并表现为向心层状、非向心或向心性非层状增厚；外膜增厚较难判断，见于多数 PAH 患者；丛样病变是指局灶性内皮过度分化增生，并伴有肌成纤维细胞、平滑肌细胞、细胞外基质的增生；动脉炎以动脉壁炎症细胞浸润和纤维素样坏死为特征，可能与丛样病变有关。

### （二）肺静脉病变

主要见于肺静脉闭塞症。特征表现为不同直径的肺静脉和肺小静脉出现弥漫性、不同程度的闭塞，可为完全性闭塞或偏心性层状阻塞；肺泡巨噬细胞、II 型肺泡细胞的胞质及细胞间质中含铁血黄素沉积；毛细血管扩张、突出变形，肺小动脉出现中膜肥厚和内膜纤维化；肺小叶间隔常出现渗出，进一步发展可出现肺间质纤维化。丛样病变和纤维素样动脉炎的改变不见于闭塞性肺静脉病。

### （三）肺微血管病变

也称肺毛细血管瘤，是一种罕见的病理情况。主要表现为以肺内毛细血管局限性增殖为特征，呈全小叶和部分小叶分布；异常增生的毛细血管可穿过动静脉壁，侵犯肌层，引起管腔狭窄；病变区域可见巨噬细胞和 II 型肺泡细胞含铁血黄素沉积；肺动脉也可出现明显的肌层肥厚和内膜增生。

## 三、病理生理和发病机制

PAH 的病理生理和发病机制一直是该领域研究热点。目前认为 PAH 的发生是一个多种因素参与的过程，涉及多种细胞和生物化学路径。肺血管阻力升高的机制包括血管收缩、肺血管壁闭塞性重塑、炎症反应和血栓形成。PAH 不同发病机制之间的相互作用并不清楚，还有待进一步研究，以便确定引发 PAH 的最先触发点和最好的治疗靶点。

### （一）肺血管收缩

在 PAH 发生早期起主要作用，主要与以下因素有关：肺血管平滑肌细胞 $K^+$ 通道表达或功能异常；血管扩张剂和抗增殖物如血管活性肠肽的血浆水平降低；血管内皮功能异常时缩血管物质血栓烷 $A_2$（$TXA_2$）和内皮素 $-1$（endothelin $-1$，ET $-1$）生成增多，而舒血管物质一氧化氮（NO）和前列环素生成减少。

### （二）肺血管重塑

PAH 随病情进展，出现内皮细胞、平滑肌细胞、成纤维细胞等过度分化增生，并累及血管壁各层，导致闭塞性病变；血管壁外膜细胞外基质产物如胶原、弹力蛋白、纤维连接蛋白及黏胶素增多；血管生成素 $-1$（angiopoietin $-1$）是肺血管发育的关键细胞因子，PAH 患者血管生成素 $-1$ 浓度增高，且与病情呈正相关。

### （三）炎症反应

炎症细胞和血小板在 PAH 的发生中具有重要作用。炎症细胞在 PAH 的病变部位广泛存在，并且伴有促炎症介质明显升高。另外观察到血小板中的缩血管物质 5 - 羟色胺（5 - HT）的代谢途径在 PAH 时也发生了改变。

### （四）原位血栓形成

研究证实 PAH 存在凝血状态异常，在弹性动脉和微循环血管中常可见血栓。在 IPAH 患者反映凝血酶活性的纤维蛋白肽 A 水平及 $TXA_2$ 浓度均升高。

### （五）遗传机制

家族研究发现 FPAH 存在 BMPR Ⅱ 基因突变，但此突变和 PAH 发生之间的确切关系仍不明确。BMPR Ⅱ 突变者中仅有 20% 发病，显然还有其他因素参与发病。与 PAH 相关的其他基因多态性包括 5 - HT 转运体基因、一氧化氮合酶（NOS）基因、氨甲酰合成酶基因等，或任何能够破坏肺血管细胞生长调控的刺激。此外，在家族性或非家族性遗传性出血性毛细血管扩张症的 PAH 患者中发现有 TGF - β 受体、激活素受体样激酶 - 1（activin receptor - like kinase - 1，ALK - 1）和内皮因子（endoglin，与内皮细胞增殖相关的抗原），调节组织修复和血管生成，被认为是一种 TGF - β 受体突变。血管收缩、血管重塑、原位血栓形成导致肺血管阻力增加，$K^+$ 通道表达和功能异常以及内皮功能不全与过度的肺血管收缩有关，并且导致了血管舒张因子的缺乏，从而导致肺血管收缩和重塑、PAH 形成。PAH 患者体内可能存在血管舒张因子和收缩因子的失衡、生长抑制因子和促有丝分裂因子的失衡，以及抗栓和促凝因素的失衡。

## 四、诊断

PAH 病因复杂，临床表现也缺乏特异性。病理、病因识别技术的提高促进了 PAH 的临床诊断。PAH 的诊断应包括 4 个方面：结合临床表现和危险因素识别可疑的 PAH 患者；对高危或疑诊患者行血流动力学检查，明确是否存在 PAH；对证实 PAH 患者进行病因学分析和临床归类；对 PAH 进行临床评估和功能评价。

### （一）结合临床表现和危险因素，进行初步检查识别可疑的 PAH 患者

1. 临床表现　最常见症状为进行性活动后气短，以及乏力、晕厥、胸痛、咯血、雷诺现象等。临床上无基础心肺疾病的人出现呼吸困难，或出现不能单纯用心肺疾病来解释的呼吸困难，都应考虑到 PAH 的可能。严重患者会于静息状态下出现症状。出现右心衰竭时可表现为下肢水肿、腹胀、厌食等；相关疾病的某些症状如结缔组织病的皮疹、红斑、关节肿痛等。体征包括左侧胸骨旁抬举感、肺动脉瓣第二音（$P_2$）亢进、分裂，剑突下心音增强；胸骨左缘第 2 肋间收缩期喷射性杂音，肺动脉明显扩张时可出现肺动脉瓣关闭不全的舒张早期反流性杂音（graham – steel 杂音）；右心室扩张时，胸骨左缘第 4 肋间及三尖瓣全收缩期反流性杂音，吸气时增强。右心衰竭患者可见颈静脉充盈、肝脏肿大、外周水肿、腹水及肢端发冷。可出现中心型发绀。肺部听诊往往正常。

2. 常规检查

（1）心电图：右心室肥厚或负荷过重、右心房扩大改变可作为支持 PAH 的诊断依据，但心电图对诊断 PAH 的敏感性和特异性均不高，不能仅凭心电图正常就排除 PAH。

（2）胸部 X 线：多可发现异常，包括肺门动脉扩张伴远端外围分支纤细（"截断"征）、右心房室扩大。还可排除中、重度肺部疾病及左心疾病所致肺静脉高压。胸片正常不能排除轻度的左心疾病所致或肺静脉闭塞性 PAH。

（3）动脉血气分析：$PaO_2$ 通常正常或稍低于正常值，$PaCO_2$ 常因过度通气而降低。

### （二）对高危或疑诊患者行血流动力学检查，明确是否存在 PAH

1. 超声心动图　经胸多普勒超声心动图（TTE）是一项无创筛查方法，可以较清晰地显示心脏各腔室结构变化、各瓣膜运动变化及大血管内血流频谱变化，间接推断肺循环压力的变化。超声心动图能够间接定量测定肺动脉压。常用方法包括：三尖瓣反流压差法，通过伯努力方程（$4V^2$，V 表示三尖瓣反流峰速）计算收缩期右心房室压差，加上右心房压即等于肺动脉收缩压；右心室射血间期法，运用右心室射血前期、右心室射血时间、血流加速时间、血流减速时间等参数，通过建立的回归方程式估测肺动脉压。肺动脉压力增高引起的某些间接征象包括右心室肥大、肺动脉内径增宽和膨胀性下降、三尖瓣和肺动脉瓣反流等有助于诊断。超声心动图有助于鉴别诊断和病情评估，可发现左、右心室结构和功能，三尖瓣、肺动脉瓣和二尖瓣的异常，右心室射血分数和左心室充盈情况，下腔静脉直径以及心包积液等，还能够直接判断心脏瓣膜和左心室舒缩功能，明确是否存在肺静脉高压的因素；TTE 有助于左心瓣膜性心脏病、心肌病所致肺静脉高压以及先天性体 – 肺分流性心脏病的确诊；明确分流性先天性心脏病，有助于先天性心脏病的诊断。声学造影有助于卵圆孔开放或小的静脉窦型房间隔缺损的诊断。而经食管超声可用于小的房间隔缺损的诊断和缺损大小的确定。

2. 右心漂浮导管检查　右心漂浮导管测压是目前临床测定肺动脉压力最为准确的方法，

也是评价各种无创性测压方法准确性的"金标准"。除准确测定肺动脉压力外，其在 PAH 诊断中的作用还包括：①测定肺动脉楔嵌压，提示诊断肺静脉性 PAH。②测定心腔内血氧含量，有助于诊断先天性分流性心脏病。严格讲，如无右心导管资料，不能诊断 PAH。AC-CP 诊治指南建议，所有拟诊 PAH 者均需行右心导管检查以明确诊断、明确病情严重程度及指导治疗。

右心导管可用于证实 PAH 的存在、评价血流动力学受损的程度、测试肺血管反应性。右心导管检查时应测定的项目包括心率、右心房压、肺动脉压（收缩压、舒张压、平均压）、肺毛细血管嵌楔压（PCWP）、心排血量（用温度稀释法，但有先天性体－肺循环分流时应采用 Fick 法）、血压、肺血管阻力（PVR）和体循环阻力、动脉及混合静脉血氧饱和度（如存在体－肺循环分流，静脉血标本应取上腔静脉血）。PAH 的判定标准：静息平均肺动脉压（mPAP）> 25mmHg，或运动时 mPAP > 30mmHg，并且 PCWP ≤ 15mmHg，PVR > 3mmHg/（L·min）（Wood 单位）。

### （三）对证实 PAH 患者进行病因学分析和临床归类

不同类型 PAH 的治疗原则不同，因此当明确 PAH 后还应做出分类诊断。一方面，应仔细询问病史，如有无减肥药物服用史，有无肝脏或心脏基础疾病、结缔组织病、血栓危险因素等相应病史；另一方面，各型 PAH 具有相应不同的临床特点，需要仔细鉴别。如不能明确，应进行相应辅助检查以助于进一步分类诊断。

1. 血液学检查　血常规、血生化应作为常规检查；血清学检查某些自身抗体如抗 Scl－70 抗体、抗 RNP 抗体、抗核抗体（包括抗 dsDNA 抗体、抗 Sm 抗体等）以及类风湿因子，对于诊断结缔组织病相关性 PAH 意义较大，抗核抗体滴度有意义升高和（或）有可疑结缔组织病临床征象的患者都应进一步行血清学检查；肝功能与肝炎病毒标记物、甲状腺功能、HIV 抗体的检查也可提示门静脉高压、甲状腺疾病及 HIV 感染相关性 PAH 的可能；抗磷脂抗体检查，即狼疮抗凝物和抗心磷脂抗体等有助于筛查有无易栓症。右心室负荷过重的 PAH 患者脑钠肽（BNP）升高，且与右心功能不全严重程度及病死率相关，PAH 患者治疗前和治疗后肌钙蛋白升高提示预后不佳。神经内分泌激素如去甲肾上腺素、ET－1 血浆水平与生存率相关。

2. 肺功能测定　PAH 患者一般呈轻度限制性通气障碍和弥散功能障碍，无气道阻塞，CO 弥散功能（DLCO）通常降低，占预期值的 40% ~ 80%；如表现为阻塞性通气障碍或严重限制性通气障碍，为提示存在 COPD、ILD 等诊断提供帮助，多为低氧性 PAH。

3. 多导睡眠监测　对伴有打鼾的 PAH 患者应行多导睡眠监测，以诊断睡眠呼吸障碍引起的低氧性 PAH。

4. 肺通气/灌注扫描　如果肺通气/灌注扫描表现为不同程度的肺段或肺叶灌注缺损，提示存在诊断慢性栓塞性肺动脉高压（CTEPH），而其他类型的 PAH 无此表现。PAH 患者肺通气/灌注显像结果可完全正常。鉴别 CTEPH 与 IPAH 的敏感性和特异性分别高达 90% ~ 100% 和 94% ~ 100%。需注意，肺静脉闭塞症同样可见通气/灌注不匹配现象，因此需要进一步检查。

5. CT 检查　包括普通 CT、HRCT 及 CT、肺动脉造影（CTPA），根据不同的临床情况选用。HRCT 能发现 ELD、肺气肿，以及淋巴结疾病、胸膜阴影、胸腔积液。当出现双侧小叶间隔线增厚、小叶中心边界不清的小结节状模糊影，常提示肺毛细血管瘤。对肺实质性疾病

（如 COPD、弥漫性 ILD）的诊断意义重大，此外对肿瘤、纤维纵隔炎等引起的 PAH 也有较高的诊断价值。如肺灌注显像提示段或亚段肺灌注缺损，而通气正常，即通气/灌注不匹配，应选择行 CTPA，为判定 CTEPH 的存在及病变程度提供依据。

6. 肺动脉造影和 MRI　经 CTPA 仍不能明确诊断的患者，应行肺动脉造影检查。肺动脉造影应作为 CTEPH 的常规检查，用于判定 CTEPH 患者能否进行肺动脉血栓内膜剥脱术。MRI 在 PAH 患者的应用呈增加趋势，可用来评价心肺循环病理改变和功能状态，但目前尚不成熟。

（四）对 PAH 患者进行病情严重程度的评估和动能评价

PAH 尤其是 PAH 严重度的评估对治疗方案的选择以及预后判断具有重要意义。

1. 肺动脉压力　PAH 的血流动力学分级根据静息状态下肺动脉平均压将 PAH 分为三级：轻度，26 ~ 35 mmHg；中度，36 ~ 45 mmHg；重度，> 45 mmHg。

2. 靶器官损害　主要指右心结构和功能的改变。肺动脉压力的增加，右心后负荷加大，出现代偿性右心室肥厚；随病情进展，肺动脉压进一步增加，右心失代偿出现形态学改变即右心房和右心室扩大；最终出现右心衰竭。超声心动图及右心导管检查有助于右心功能的判断。

3. 功能分级　参照纽约心脏学会（NYHA）心功能分级标准，即 I 级，体力活动不受限，日常活动不引起过度的呼吸困难、乏力、胸痛或晕厥；II 级，体力活动轻度受限，休息时无症状，日常活动即可引起呼吸困难、乏力、胸痛或晕厥；III 级，体力活动明显受限，休息时无症状，轻于日常活动即可引起上述症状；IV 级，不能从事任何体力活动，休息时亦有呼吸困难、乏力等症状以及右心衰竭体征，任何体力活动后加重。

4. 运动耐量　运动试验能够客观评估患者的运动耐量，对于判定病情严重程度和治疗效果有重要意义。常用检查包括 6 分钟步行试验（6 – min walk test，6 – MWT）和心肺运动试验。

6 – MWT 是评价 PAH 患者活动能力的客观指标，简单易行且经济，结果与 NYHA 分级呈负相关，并能预测 IPAH 患者的预后。6 – MWT 通常与 Borg 评分共同评估劳力性呼吸困难的程度。针对 IPAH 的研究表明，6 – MWT 结果与肺血管阻力显著相关，对 IPAH 预后的判断具有重要意义。

心肺运动试验通过测量运动时肺通气和气体交换，能够提供更多的病理生理信息。PAH 患者峰值氧耗、最大做功、无氧阈及峰值氧脉搏降低；而代表无效通气的 $VE/VCO_2$ 斜率增加。峰值氧耗与患者的预后相关。

## 五、治疗

不同类型 PAH 的治疗原则不尽相同。对于低氧、肺静脉瘀血及栓塞相关性 PAH，基础疾病改善后 PAH 多可缓解，因此应以治疗基础疾病、去除引起肺血管改变的原因为主；对于直接影响肺血管功能或结构的 PAH，治疗上以纠正或逆转肺血管改变为主；对于严重的 PAH，可以考虑介入或手术治疗。

（一）一般治疗

1. 活动和旅行　适当调整日常活动，体力活动强度不应过强。避免在餐后、气温过高及过低情况下进行活动。低氧能够加重 PAH 患者肺血管收缩，尽量避免到海拔 1 500 ~ 2 000 米的低压低氧区。尽量避免乘飞机旅行，如必须乘坐时应吸氧。

2. 预防感染　PAH 易发生肺部感染，肺炎占总死亡原因的 7%，推荐使用流感和肺炎球菌疫苗。采用静脉导管持续给予前列环素的患者，若出现持续发热，应警惕导管相关感染。

3. 避孕、绝经期后激素替代治疗　怀孕和分娩会使患者病情恶化。育龄期妇女应采取适宜方法避孕。若怀孕应及时终止妊娠。若采用激素药物避孕，应考虑到对凝血功能的影响。绝经期妇女能否采用激素替代治疗尚不明确。

4. 降低血液黏度　PAH 患者长期处于低氧血症（如存在右向左分流），往往出现红细胞增多症，血细胞比容升高。当患者出现头痛、注意力不集中等症状，伴有血细胞比容 > 65% 时，可考虑放血疗法以降低血液黏度，增加血液向组织释放氧的能力。

5. 抗凝治疗　PAH 患者容易发生肺动脉原位血栓形成，加重 PAH，需要抗凝治疗。常用口服抗凝剂华法林，一般认为 INR 目标值为 1.5 ~ 2.5。但对于门静脉高压相关性 PAH 患者，由于消化道出血概率增加，应慎用抗凝药物。影响抗凝剂药效或增加胃肠道出血风险的药物应避免使用。

6. 氧疗　对于各型 PAH 患者，低氧均是加重肺循环压力的一个重要因素，一般认为应给予氧疗以使 $SaO_2$ 达到 90% 以上。

7. 抗心力衰竭治疗　利尿剂可消除水肿，减少血容量，减轻右心负荷，改善患者症状，对于存在右心功能不全的患者尤为适用，但应避免使用过快，以免引起低血压、电解质紊乱及肾功能不全；存在右心功能不全的患者可以小剂量应用洋地黄类药物，但应注意密切监测血药浓度；多巴胺、多巴酚丁胺能够增强心肌收缩、增加肾血流量，增大剂量尚能够维持血压，在晚期 PAH 患者适当应用有利于改善症状；血管紧张素转换酶抑制剂和 β 受体阻滞剂对于 PAH 的疗效还没有得到证实。

8. 心理治疗　IPAH 患者发病年龄较早（年龄中位数为 40 岁），因体力活动受限、生活方式打乱，且常受到一些不良预后信息的影响，所以许多患者存在不同程度的焦虑和（或）抑郁。应为患者提供足够信息，与家属配合治疗。必要时建议患者接受心理医生的治疗。

9. 病因治疗　低氧性 PAH 应治疗基础肺部疾病，纠正缺氧是最主要的治疗方法。如继发于 COPD 的 PAH 患者，直接治疗措施应是积极控制呼吸道感染、改善通气、减轻组织缺氧等。

左心系统疾病引起的肺静脉瘀血和压力增高是形成 PAH 的主要原因。积极治疗左心病变为主，包括增强心肌收缩力、及时治疗左心瓣膜病等。

对于急性肺血栓栓塞所致的 PAH，溶栓和抗凝治疗疗效显著；对肺动脉近端的慢性机化血栓可以行肺动脉血栓内膜剥脱术，有效的抗凝治疗可以防止疾病进一步发展。

有明确相关疾病或危险因素者，应治疗相关疾病如结缔组织病、肝病等，去除相关危险因素如减肥药、毒素等。

（二）药物治疗

近年来针对 PAH 肺血管功能和结构改变的药物治疗取得了较大进展。

1. 钙通道阻滞剂（CCB）　CCB 通过抑制 $Ca^{2+}$ 进入肺血管平滑肌细胞，扩张肺动脉，降低肺血管阻力，可明显降低静息及运动状态肺动脉压力和阻力。常用的 CCB 有硝苯地平和地尔硫䓬。心率较慢时通常选择硝苯地平，心率较快时选用地尔硫䓬。IPAH 患者的有效剂量通常较大，如硝苯地平为 120～240mg/d，地尔硫䓬 240～720mg/d。急性血管反应试验阳性患者治疗宜从较小剂量开始（硝苯地平 30mg，每日 2 次；地尔硫䓬 60mg，每日 3 次），数周内增加至最大耐受剂量。对新一代 CCB 如氨氯地平和非洛地平的有效性、耐受性及有效剂量尚缺乏评价。仅有少数患者，即急性血管反应试验阳性，对长期 CCB 治疗能持续保持反应，长期服用 CCB 使生存率得到改善。

2. 前列环素类药物　前列环素可能通过以下机制起作用，松弛血管平滑肌、抑制血小板聚集、修复内皮细胞、抑制细胞迁移和增殖而逆转肺血管的重塑、改善肺部对 ET-1 的清除能力、增加肌肉收缩力、增强外周骨骼肌的氧利用、改善运动时血流动力学情况。前列环素类似物包括静脉用依前列醇、口服贝前列素、吸入依洛前列素等。

（1）依前列醇：半衰期短（在循环中仅 3～5 分钟），需持续中心静脉泵入，治疗可以从 2～4ng/（kg·min）开始，根据不良反应的情况逐渐加量至目标剂量，最初 2～4 周剂量为 10～15ng/（kg·min），为达到最佳疗效应继续加量，理想剂量为 20～40ng/（kg·min）。部分患者可能因突然停药而出现 PAH 反弹，使病情恶化甚至死亡，因此应避免突然停药。适用于各种类型的 PAH，包括 IPAH、结缔组织病所致 PAH、体-肺分流的先天性心脏病所致 PAH，以及门静脉高压、代谢病、HIV 感染等所致 PAH。

（2）曲前列环素：是一种三苯环的前列环素类似物，室温下仍保持稳定，可以采用皮下注射。不良反应与依前列醇类似，皮下注射部位的疼痛常限制剂量增加。

（3）贝前列环素钠：是第一个化学性质稳定、口服具有活性的前列环素类似物。空腹吸收迅速，口服后 30 分钟血药浓度达峰值，单剂口服的半衰期为 35～40 分钟。

（4）伊洛前列环素：是一种化学性质稳定的前列环素类似物，可通过静注、口服和雾化吸入给药。雾化吸入伊洛前列环素（万他维）可以选择性地作用于肺循环，具有一定优势。吸入沉积在肺泡的伊洛前列环素可以直接作用于肺泡壁上的小动脉而产生舒张作用。为确保药物能沉积在肺泡，应使雾化颗粒直径足够小（3～5μm）。单次吸入伊洛前列环素可以使 mPAP 降低 10%～20%，作用持续 45～60 分钟，需多次吸入才能维持疗效（每日 6～12 次）。该药耐受性较好。不良反应常有咳嗽、面部潮红和头痛。静脉用伊洛前列环素疗效与依前列醇相当。

3. ET-1 受体拮抗剂　ET-1 是强血管收缩剂，并能刺激肺血管平滑肌细胞增殖。ET-1 有 A 和 B 两种受体，激活 ETα 受体使血管收缩，血管平滑肌细胞增殖；激活 ETB 受体则能促进血管扩张和 NO 释放。博森坦是最早合成的具有口服活性的 ET-1 受体拮抗剂，同时阻滞 ETα 受体和 ETB 受体。常用初始剂量为 62.5mg，每日 2 次。4 周后增量至 125～250mg，每日 2 次，至少服药 16 周。博森坦的量-效关系不明显，但其肝功能损害却与剂量成正比。除肝功损害外，其不良反应还包括贫血、致畸、睾丸萎缩、男性不育、液体滞留和下肢水肿等。

塞塔生坦（sitaxsentan）是一种具有口服活性的选择性 ETα 受体拮抗剂。剂量为 100～300mg，每日 1 次，共 12 周，肝功能损害发生率与剂量明显相关。塞塔生坦能够抑制华法林代谢过程中的肝酶 CYP2C9 P450 酶，与华法林同用时应减少华法林量。安博森坦（ambrisentan）是另一种选择性的、具有口服活性的 ETα 受体拮抗剂，初步研究显示其能改善患者的运动耐量、血流动力学状态。

4. 磷酸二酯酶抑制剂 - 5 （PDE - 5）　　西地那非是具有口服活性的选择性环磷鸟苷（cGMP）- PDE - 5 抑制剂，通过增加细胞内 cGMP 浓度使平滑肌细胞松弛、增殖受抑而发挥药理作用。25 ~ 75mg 每日 3 次，均能改善心肺血流动力学状态和运动耐量，且不良反应发生率很低（如头痛、鼻腔充血和视力异常）。对于不适合应用已批准的治疗 PAH 的药物或治疗失败的患者，可考虑使用西地那非。2005 年 6 月美国 FDA 已批准西地那非（20mg 每日 3 次）用于 PAH 的治疗。

5. NO 与 L - 精氨酸　　NO 是一种血管内皮舒张因子，吸入 NO 可激活肺血管平滑肌细胞内鸟苷酸环化酶，使细胞内 cGMP 水平增高，游离钙浓度降低，从而选择性扩张肺血管。L - 精氨酸为 NO 的前体物质，口服或注射 L - 精氨酸可促进 NO 合成。吸入 NO 或应用 L - 精氨酸均能不同程度地降低肺动脉压。NO 的长期应用价值尚无充分证据。

6. 急性血管扩张试验与药物策略选择　　PAH 病变早期血管平滑肌收缩经常存在，对药物治疗反应较好；晚期血管内膜和中层纤维化、血栓形成等限制了血管扩张，对治疗反应不佳，甚至出现矛盾反应。因此，ACCP 建议对所有 PAH 患者包括 IPAH 及结缔组织病、先天性体 - 肺分流、门静脉高压、HIV 感染、药物、毒素等危险因素相关性 PAH 均应进行急性血管扩张试验。急性血管扩张试验的首要目标就是筛选出可能对口服 CCB 治疗有效的患者，并通过试验选择进一步治疗方案。不应根据经验应用 CCB，以免加重患者病情。如 IPAH 患者病情不稳定或合并严重右心功能衰竭而无法接受 CCB 治疗时，则不必进行血管扩张试验。肺静脉高压、低氧性 PAH、栓塞性 PAH 以及其他类型 PAH，由于治疗原则不同，无需进行试验；对于合并严重右心衰竭或病情不稳定而无法接受 CCB 治疗者，也不必进行试验。

（1）试验药物和方法

1）一氧化氮吸入：$10 \times 10^{-6} \sim 20 \times 10^{-6}$。

2）静脉应用依前列醇：初始 2ng/（kg·min）持续静滴，以后每 10 ~ 15 分钟增加 2ng/（kg·min），一般不超过 12ng/（kg·min）。

3）静脉应用腺苷：初始 50μg/（kg·min），以后每 2 分钟增加 50μg/（kg·min），最大不超过 500μg/（kg·min）。用药过程中应用右心导管每 10 ~ 15 分钟监测一次血流动力学指标，当发生下列任何一种情况时中止试验：①肺动脉压下降达到目标值。②体循环收缩压下降 30% 或 <85mmHg。③心率增加 >40%。④心率 <65 次/min 并出现低血压症状。⑤发生不可耐受的头痛、头晕、恶心等不良反应。⑥血管扩张剂已用至最大剂量。

（2）判断标准：通过常规右心导管检查测量肺动脉压及肺血管阻力。其敏感性的评价标准尚未完全统一，ACCP 及 ESC 的评价标准为：应用血管扩张剂后肺动脉压力下降 10 ~ 35mmHg，心排血量增加或不变，表示肺血管对药物治疗反应良好，即急性血管反应性试验阳性。有研究表明，急性反应越敏感的患者，预示 CCB 长期有效的可能性越大。

急性血扩张试验阳性患者选择长期应用 CCB，其生存率能明显提高。目前主张小剂量开始，逐渐加大剂量，心功能不全患者慎用。对于 CCB 疗效判定，目前尚无统一的标准，多数资料建议 CCB 治疗过程中监测血流动力学变化，如治疗 12 ~ 16 周后 PAH 功能分级达到或维持 I 或 II 级、血流动力学接近正常者为有效，否则应改用其他药物治疗。

急性血管反应性试验阴性及 CCB 疗效不佳者，治疗上根据 PAH 功能分级的不同而不同。急性血管反应性试验阴性而 PAH 功能分级为 I 级或 II 级者，可口服非选择性 ET - 1 受体拮抗剂波生坦治疗，能阻止甚至逆转肺血管重塑及右心室肥厚。选择性 ETα 受体拮抗剂塞塔生坦能明显改善心功能 Ⅱ 级 PAH 患者的血流动力学，提高其 6 分钟步行距离。

PAH 功能 Ⅲ 级或 Ⅳ 级患者的治疗药物包括前列环素类药物及 ET 受体拮抗剂。急性血管反应性试验阴性患者长期应用前列环素类药物仍然有效。ET 受体拮抗剂也适用于 PAH 功能分级 Ⅲ 级或 Ⅳ 级的患者，能明显改善血流动力学，改善其功能分级。

以上治疗效果不佳者可考虑选择 PDE-5，西地那非能降低 PAH 患者平均肺动脉压和肺血管阻力，但它对体循环血流动力学也产生一定影响，ACCP 建议对于其他药物治疗无效的 PAH 患者可考虑应用西地那非。

7. 联合用药　恰当的联合用药可增加疗效，减少药物剂量，减轻毒副作用。西地那非能增强 NO 吸入的降压疗效，并能防止 NO 突然停用时的肺血管收缩；西地那非联合吸入依洛前列素较两者单用时肺血管阻力降低更为显著。长期静脉应用依前列醇效果不佳者，加用西地那非后血流动力学明显改善。其他药物的联合应用尚在进一步研究中。

（三）介入及手术治疗

介入及手术治疗均建议在有经验的医疗中心实施，以降低操作风险。

1. 房间隔球囊造口术　尽管右向左分流使体动脉血氧饱和度下降，但心房之间的分流可增加体循环血流量，结果氧运输增加。因此，房间隔缺损存在对严重 PAH 者可能有益。此外，心房水平分流能缓解右心房、室压力，减轻右心衰竭的症状和体征。适应证为晚期 NYHA 功能 Ⅲ、Ⅳ 级，反复出现晕厥和（或）右心衰竭者；肺移植术前过渡或其他治疗无效者。

2. 肺移植或心肺联合移植　肺和心肺移植术后 3 年和 5 年存活率分别为 55% 和 45%。目前更多实施双肺移植，对于艾森门格综合征以及终末期心力衰竭患者，应考虑施行心肺联合移植；对某些复杂缺损及某些室间隔缺损的患者，心肺联合移植存活率更高。肺移植或心肺联合移植适应证为晚期 NYHA 功能 Ⅲ、Ⅳ 级，经现有治疗病情无改善的患者。

3. 肺血栓动脉内膜剥脱术　对于明确的 CTEPH，且病变部位在近端，可考虑进行肺血栓动脉内膜切除术，手术必须在经验丰富的医学中心开展。

（孟丽霞）

# 第四节　肺血管炎

血管炎（vasculitis）是以血管壁的炎症性改变为主要病理表现的一组疾病。血管炎症可导致血管破坏，故有时又称坏死性血管炎。血管炎包括的疾病很广泛，既可以是原发性血管炎，也可以伴随或继发于其他疾病；侵犯的血管可以动脉为主，也可以同时累及动脉、静脉和毛细血管；可以小血管为主要侵犯对象，也可以是以较大血管为主的疾病；血管炎可以是系统性的，引起多系统、多器官的功能障碍，也可以局限于某一器官。肺血管炎，顾名思义，就是指肺血管受侵犯的血管炎，通常是系统性血管炎的肺部受累，少数可以是局限于肺血管的炎症；一些肺血管炎比较少见，诊断比较困难，应该引起临床足够重视。

## 一、概论

### （一）分类

1837 年 Schonlein 最早将血管炎作为一有特殊临床病理表现的独立疾病提出。此后随着人们对血管炎认识的不断深入，对血管炎的定义和分类不断进行修改和补充，出现了很多分类标准。之所以学者们对血管炎的分类各有侧重，未能统一，是因为：①这些血管炎病因大都不很清楚。②临床病理及血清学指标缺少特异性。③不同器官以及器官的不同部位其病理表现并不完全一样，且可能处于不同进展阶段以至于组织活检常为非特异表现或出现假阴性。④每一种血管炎其具体临床表现差异较大，严重程度不等。⑤其他一些非血管炎性疾病如肿瘤、药物毒副反应、心内膜炎等临床表现类似血管炎表现，这些因素给血管炎的临床诊断和分类造成很大困难。

美国风湿病学会 1990 年通过对 807 例患者的研究讨论提出了 7 种原发性血管炎的分类标准，包括 Takayasu 动脉炎（大动脉炎）、巨细胞动脉炎（颞动脉炎）、结节性多动脉炎（未区分经典型和显微镜下型）、韦格纳肉芽肿（目前建议采用坏死性肉芽肿性血管炎这一名称）、Churg – Strauss 综合征（变应性肉芽肿性血管炎）和超敏性血管炎。需要指出，这些分类标准并不能包括这些原发性血管炎所有临床病理表现，因而对具体血管炎患者的诊断并不总是十分合适。但这些标准为临床医师评价及描述这些血管炎的流行病学资料以及治疗提供可比研究。

此后，1994 年在美国 Chapel Hill 会议上，来自 6 个不同国家、不同中心和不同专业学者经过认真讨论，对原发性血管炎的一系列命名和分类标准进行了总结，见表 14 – 2。ChapelHill 会议还讨论了非肉芽肿性小血管炎累及上或下呼吸道，伴或不伴有坏死性肾小球肾炎，且无抗肾基底膜抗体或免疫复合物的这一类患者，并建议对这一类疾病的诊断采用显微镜下多血管炎（显微镜下多动脉炎）一词，因这些患者肺血管炎主要是肺泡毛细血管炎。

**表 14 – 2 Chapel Hill 会议关于系统性血管炎的命名及其定义**

一、大血管的血管炎病

1. 巨细胞（颞）动脉炎 主动脉及其分支的肉芽肿性动脉炎，特别易发于颈动脉的颅外分支。常累及颞动脉，多发于 50 岁以上患者，多伴有风湿性多肌痛。

2. Takayasu 动脉炎 主动脉及其主要分支的肉芽肿性炎症，多发于 50 岁以下患者。

二、中等大小血管的血管炎病

1. 结节性多动脉炎（经典的结节性多动脉炎） 中动脉及小动脉的坏死性炎症，不伴有肾小球肾炎，无微小动脉（arte – riole）、毛细血管（capillary）或微小静脉（venule）的炎症。

2. 川崎（Kawasaki）病 累及大、中、小动脉的血管炎，并伴有皮肤黏膜淋巴结综合征。常累及冠状动脉，并可累及主动脉及静脉，多见于儿童。

三、小血管的血管炎

1. 韦格纳肉芽肿* 累及呼吸道的肉芽肿性炎症，涉及小到中血管的坏死性血管炎（如毛细血管、微小静脉、微小动脉、小及中等动脉），坏死性肾小球肾炎多见。

2. Churg – Strauss 综合征*（变应性肉芽肿性血管炎） 累及呼吸道的高嗜酸性粒细胞肉芽肿性炎症，涉及小到中等大小血管的坏死性血管炎，并伴有哮喘和高嗜酸性粒细胞血症。

3. 显微镜下多血管炎* 累及小血管（毛细血管、微小静脉或微小动脉）的坏死性血管炎，很少或无免疫物沉积，也可能涉及小及中等动脉。坏死性肾小球肾炎很多见，肺的毛细血管炎也常发生。

4. 过敏性紫癜（Henoch – Schonlein purpura） 累及小血管（毛细血管、微小静脉、微小动脉）的、伴有 IgA 免疫物沉积为主的血管炎，典型的累及皮肤、肠道及肾小球，伴有关节痛或关节炎。

5. 原发性冷球蛋白血症血管炎累及小血管（毛细血管、微小静脉、微小动脉）的、伴有冷球蛋白免疫物沉积和冷球蛋白血症的血管炎。皮肤及肾小球常被累及。

6. 皮肤白细胞碎裂性血管炎局限性皮肤白细胞碎裂性血管炎，无系统性血管炎或肾小球肾炎。

注：大血管指主动脉及走向身体主要部位（如肢体、头颈）的最大分支。中等动脉指主要脏器动脉（如肾、肝、冠状、肠系膜动脉）。小血管指微小动脉、毛细血管、微小静脉及实体内与微小动脉连接的远端动脉分支。有些小及大血管的血管炎病可能累及中等动脉，但大及中等血管的血管炎不累及比中等动脉小的血管。正常字体代表各项命名定义的必备内容，斜体字部分为常见但不必要。

*与抗中性粒细胞胞质抗体（ANCA）密切关联。

## （二）流行病学

至今我国尚缺乏原发性系统性血管炎的发病率和患病率的资料。肺血管炎在临床并不常见，以继发于弥漫性结缔组织病较为多见；随着对血管炎认识的不断提高，抗中性粒细胞胞质抗体（ANCA）相关血管炎，包括坏死性肉芽肿性血管炎（Wegener 肉芽肿）、Churg – Strauss 综合征和显微镜下多血管炎，临床上发病率呈增高趋势。原发性系统性血管炎中 Takayasu 动脉炎和白塞病可累及肺动脉；而 ANCA 相关性血管炎主要侵犯肺实质。

血管炎各年龄段均可发现，但一些具体病种有年龄和性别倾向。川崎病和过敏性紫癜以青少年儿童多见；Takayasu 动脉炎以青中年女性多见；巨细胞动脉炎多见于老年人；结缔组织病的继发性血管炎则以育龄期女性多见。坏死性肉芽肿性血管炎和 Churg – Strauss 综合征中青年男性患者占多数，而显微镜下多血管炎老年患者不少见。

原发性系统性血管炎的发病率有明显的地域和种族差异：巨细胞动脉炎主要见于欧美的白种人，而 Takayasu 动脉炎在日本、中国等亚洲国家和南美洲地区较为常见；ANCA 相关性血管炎中欧美国家以坏死性肉芽肿性血管炎为主，日本和中国则以显微镜下多血管炎较多见；白塞病的高发区为土耳其等地中海周围的国家，其次为中国、韩国和日本，欧美人则明显少见。

## （三）病理

血管炎病理特点是血管壁的炎症反应，常常贯穿血管壁全层，且多以血管为病变中心，血管周围组织也可受到累及，但支气管中心性肉芽肿病是个例外。大中小动静脉均可受累，亦可出现毛细血管炎症。炎症常伴纤维素样坏死、内膜增生及血管周围纤维化。因此肺血管炎可导致血管堵塞而产生闭塞性血管病变。炎症反应细胞有中性粒细胞、正常或异常淋巴细胞、嗜酸性粒细胞、单核细胞、巨噬细胞、组织细胞、浆细胞和多核巨细胞，且多为多种成分混合出现。如以中性粒细胞为主时，即表现为白细胞碎裂性血管炎；以淋巴细胞为主时，则是肉芽肿性血管炎的主要表现。但不同血管炎的不同病期，浸润的炎症细胞种类和数目也会有变化。如在白细胞碎裂性血管炎急性期过后也会出现大量淋巴细胞浸润，而在肉芽肿性血管炎晚期，炎症细胞可以单核细胞、组织细胞及多核巨细胞为主而非淋巴细胞。

### （四）病因和发病机制

近年来，血管炎的治疗取得了很多进步，但血管炎的病因和发病机制仍不十分清楚。目前认为在遗传易感性基础上，在环境因素作用下，通过免疫异常介导的炎症反应所致，参与血管炎发病的因素见表 14－3。

如前所述，有些血管炎的发生率有种族差异，部分血管炎有家族聚集现象，均提示遗传因素是其发病原因之一。近年研究发现了不同血管炎的多个易感基因，但是其研究结果在不同人群之间不一致。血管炎的发生率也存在地域差异，提示可能有环境因素参与，包括感染及药物等。许多研究提示病毒（乙型肝炎病毒、丙型肝炎病毒、EB 病毒、巨细胞病毒、细小病毒 B19、HIV 病毒等）和细菌（金黄色葡萄球菌及结核分枝杆菌等）感染与不同类型血管炎可能相关，如乙型肝炎病毒与结节性多动脉炎、丙型肝炎病毒与原发性冷球蛋白血症血管炎、金黄色葡萄球菌与坏死性肉芽肿性血管炎（Wegener 肉芽肿）、结核分枝杆菌与Takayasu 动脉炎及白塞病，但均缺乏直接证据。研究提示接触硅物质与坏死性肉芽肿性血管炎（Wegener 肉芽肿）发病有关。丙硫氧嘧啶、甲巯咪唑、肼屈嗪等药物可引起 ANCA 阳性，部分患者出现血管炎表现。白三烯受体拮抗剂与 Churg－Strauss 综合征发病有一定关系。

**表 14－3　参与血管炎发病机制的细胞和因子**

| 细胞 | 细胞因子和趋化因子 |
|---|---|
| T 淋巴细胞 | 肿瘤坏死因子（TNF） |
| B 淋巴细胞 | 干扰素 γ（IFN－γ） |
| 单核细胞/巨噬细胞 | 白介素（IL）－1，IL－1Ra |
| 血小板 | IL－2 |
| NK 细胞 | IL－4 |
| 嗜酸性粒细胞 | IL－6 |
| 中性粒细胞 | IL－10 |
| 内皮细胞 | IL－12 |
| 生长因子 | IL－15 |
| 血管内皮生长因子（VECF） | IL－17 |
| 血小板来源生长因子（PDCF） | IL－18 |
| 粒细胞集落刺激因子（G－CSF） | IL－8 |
| 巨噬细胞集落刺激因子（M－CSF） | RANTES |
| 自身抗体 | 黏附因子/细胞受体 |
| 抗中性粒细胞胞质抗体（ANCA） | β₂－integrin |
| 抗内皮细胞抗体（ACEA） | E－selectin |
| 补体成分 | ICAM－1 |
| 药物 | VCAM－1 |
| 感染性因素（病原体） | Fcγ 受体 |

如表 14－3 所示，参与血管炎发病机制因素可能是多方面的，具体包括病理性免疫复合

物在血管壁的形成和沉积、体液免疫反应（抗中性粒细胞胞质抗体、抗内皮细胞抗体）、细胞免疫反应和肉芽肿形成，由病原微生物、肿瘤以及毒物导致血管内皮细胞功能受损。大量证据显示免疫细胞之间、淋巴细胞和内皮细胞之间以及细胞因子和黏附因子之间的相互作用，在血管炎的发病机制中都起一定的作用。参与不同类型血管炎发病的因素和具体机制也不相同。

致病免疫复合物的形成及沉积在血管壁，通过经典途径激活补体而导致血管壁炎症。已经证实经典型结节性多动脉炎、原发性冷球蛋白血症血管炎和过敏性紫癜等主要影响小到中等血管的血管炎的主要发病机制为免疫复合物沉积。

越来越多研究表明抗中性粒细胞胞质抗体（ANCA）在血管炎发病机制中起重要作用。ANCA 是一种以中性粒细胞和单核细胞胞质成分为靶抗原自身抗体，通常以乙醇固定的底物用间接免疫荧光法检测，根据荧光染色模型分为胞质型（cytopalsmic pattern，c - ANCA），其靶抗原为蛋白酶 3（PR3），在乙醇固定过程中，初级颗粒破裂，PR3 释放，因其电荷性不强，因此间接免疫荧光染色就表现为粗糙颗粒样胞质内染色类；核周型（Peinuclear pattern，p - ANCA）ANCA 主要针对颗粒中丝氨酸蛋白酶，如髓过氧化物酶（MPO）、弹力蛋白酶、乳铁蛋白等成分，这些成分多带阳性电荷，在间接免疫荧光染色中，随着颗粒破裂释放，易与带负电荷的细胞核结合，表现为核周型。目前认为，针对 PR3 的 c - ANCA 主要在活动性坏死性肉芽肿性血管炎（Wegener 肉芽肿）患者血清中检测到，且特异性较高，大多数情况下 PR3 - ANCA 滴度与病情活动呈正相关。而针对 MPO 的 p - ANCA 在显微镜下多血管炎（包括特发性新月体肾小球肾炎）和 Churg - Strauss 综合征中更常出现。因此，坏死性肉芽肿性血管炎（Wegener 肉芽肿）、显微镜下多血管炎（包括特发性新月体肾小球肾炎）和 Churg - Strauss 综合征（变应性肉芽肿性血管炎）被称为 ANCA 相关性小血管炎（ANCA - associated small - vessel vasculitis，AAV）。而针对其他成分的不典型 p - ANCA，则在许多疾病如炎症性肠病、自身免疫性肝病、结缔组织病、慢性感染及类风湿关节炎中均可出现，甚至在一小部分正常人中亦可出现。有时在间接免疫荧光染色中 ANA 也可出现类似 p - ANCA 的染色模型，被误认为 p - ANCA 阳性。因此，在评价 p - ANCA 阳性结果时，需结合其所针对的抗原以及临床表现进行具体分析，很多情况下，不典型 p - ANCA 仅提示存在慢性炎症反应，对血管炎诊断并无特异性。因此，仅 PR3 - ANCA 和 MPO - ANCA 阳性对系统性血管炎诊断较为特异，需要结合临床表现和病理学结果进行具体分析。

ANCA 抗原大多数都是中性粒细胞在宿主防御反应中用以杀菌成分。但为何会针对这些自身抗原产生免疫反应以及感染在其中起何作用目前尚不很清楚。确实反复细菌感染可导致血管炎加重；而且坏死性肉芽肿性血管炎患者鼻腔金葡菌带菌状态会导致血管炎复发。研究表明复方磺胺异噁唑对治疗局限型坏死性肉芽肿性血管炎是有效的，而且对多系统受累的患者可以减少复发。

在动物模型中，已经证实 MPO - ANCA 具有致病性；而 PR3 - ANCA 的致病性尚不明确。ANCA 在血管炎中的发病机制有几种假说。一种理论认为一些前炎症因子如 IL - 1、TCF - β、TNF 或病原成分可以激活中性粒细胞，导致胞质颗粒中的一些成分移位到细胞表面，中性粒细胞表面表达 PR3 和 MPO，能够与 ANCA 相互作用。这些细胞因子还导致内皮细胞过度表达黏附因子。ANCA 也可诱导中性粒细胞释放活性氧自由基及溶酶体酶，导致局部内皮细胞受损。这些中性粒细胞可以穿过受损的内皮细胞，聚集在血管周围。还有人认为血管内皮细胞本身可以表达 ANCA 抗原。总之，ANCA 可以促使中性粒细胞黏附于血管内皮细胞，间接导致内皮细胞损伤，促进中性粒细胞移位，进入血管周围组织。

抗内皮细胞抗体（AECA）可见于坏死性肉芽肿性血管炎、显微镜下多血管炎、Takayasu 动脉炎、川崎病以及伴血管炎的系统性红斑狼疮和类风湿关节炎，检出率约为 59% ~ 87%。在动物模型中，AECA 可诱发鼠血管炎的发生，表现为肺肾小动脉和静脉周围淋巴样细胞浸润，以及部分血管壁外有免疫球蛋白沉积，是 AECA 致病的直接证据。AECA 通过补体介导的细胞毒作用或抗体依赖性细胞介导的细胞毒作用导致内皮细胞的破坏和溶解。AECA 能与内皮细胞结合，通过 NFKB 途径诱导内皮细胞活化，促进其表达黏附分子，以及上调细胞因子分泌，从而使得白细胞易于在该部位募集，并黏附于内皮细胞表面造成细胞损伤。

近年研究表明 T 淋巴细胞介导的细胞免疫反应也是血管炎的主要发病机制之一，包括辅助性 T 淋巴细胞（Th1、Th2 和 Th17）、调节性 T 淋巴细胞（$CD_4^+$ CD25highFoxp$^{3+}$）和细胞毒性 T 淋巴细胞均参与。部分血管炎患者外周血和（或）病变部位激活的 $CD_4^+$ T 细胞增加，它们表达 CD25、CD38、CD45RO 和 HLA – DR 明显增加，提示这是一类被活化的记忆 T 细胞。T 细胞参与血管炎发病机制最直接的证据是证实患者的外周血中有抗原特异性的 T 淋巴细胞，应用体外淋巴细胞增殖试验，抗 PR3 – ANCA 阳性的坏死性肉芽肿性血管炎患者的淋巴细胞对纯化的 PR3 的反应更多且更强，故认为患者体内存在 PR3 特异性的 T 淋巴细胞。Th1 淋巴细胞及其产生的 INF – γ 和 IL – 2 是肉芽肿性血管炎发病机制中的主要因素，INF – γ 是巨细胞动脉炎和 Takayasu 动脉炎病变关键的细胞因子，与巨细胞形成、内膜增厚、组织缺血以及新生血管形成有关。有人提出坏死性肉芽肿性血管炎的病理过程可能是一个"Th1/Th2 的二相转换"，开始为 Th1 型反应为主的肉芽肿形成阶段，T 淋巴细胞主要表达和分泌 Th1 型细胞因子（INF – γ 和 IL – 2）；随后 Th1 型细胞因子诱导和刺激中性粒细胞和单核细胞的活化并表达 ANCA 靶抗原，使 ANCA 发挥作用，转变为以 Th2 型为主的体液免疫反应，表达 IL – 4 相对增多，导致广泛的血管炎症病变。

（五）临床表现

肺血管炎的全身症状包括发热、乏力、消瘦和盗汗等，尤其是系统性血管炎和弥漫性结缔组织病患者。有肺动脉受累的 Takayasu 动脉炎可出现呼吸困难。坏死性肉芽肿性血管炎和显微镜下多血管炎可出现咳嗽、呼吸困难、胸痛及咯血，弥漫性肺毛细血管炎所致的弥漫性肺泡出血患者可出现大咯血。白塞病患者也可出现咯血，尤其是肺动脉瘤破裂而出现致命性大咯血。Churg – Strauss 综合征常伴有反复发作呼吸困难及哮喘病史。

体征和受累器官相关联。如白细胞碎裂性血管炎其皮疹及溃疡多较明显，关节畸形提示存在类风湿关节炎。鼻及上呼吸道溃疡提示可能存在坏死性肉芽肿性血管炎或淋巴瘤样肉芽肿，前者还可（浅层）巩膜炎及球后肉芽肿。白塞病多伴有口腔、外阴痛性溃疡及眼色素膜炎。结节性多动脉炎及 Churg – Strauss 综合征常出现周围神经受累，而巨细胞动脉炎早可出现中枢神经系统受累体征。肺部的体征也因病变性质及其严重程度而异。

（六）诊断和鉴别诊断

在所有血管炎中，均或多或少出现一些皮肤病变、全身及肌肉关节症状，实验室检查出现一些炎症反应指标异常。出现这些异常应该注意排除血管炎。血管炎的全身表现包括发热、食欲减退、体重下降和乏力等。肌肉关节表现包括风湿性多肌痛样症状、关节痛或关节炎、肌痛或肌炎等。实验室检查常出现正细胞性贫血、血小板增多症、低白蛋白血症、多克隆丙种球蛋白增高、红细胞沉降率增快及 C 反应蛋白增高等，这些均提示炎症急性相反应。

要诊断血管炎，首先要对不同血管炎临床表现有充分的认识，结合具体患者的临床、实验室、组织病理或血管造影异常加以诊断，并注意与一些继发性血管炎进行鉴别诊断。

1. 感染性血管炎　许多不同病原体感染均可引起血管炎样表现，包括细菌（如链球菌、葡萄球菌、沙门菌、耶尔森菌、分枝杆菌及假单胞菌等）、真菌、立克次体、伯氏疏螺旋体以及病毒感染（如甲、乙、丙型肝炎病毒、巨细胞病毒、EB 病毒、带状疱疹病毒及 HIV 病毒等），根据其临床表现以及相应实验室检查大多容易鉴别。感染性疾病引起的过敏性血管炎多以皮肤病变为主。

2. 肿瘤或结缔组织病继发血管炎　当患者出现血管炎样表现（尤其是以皮肤病变为主）时，如果同时伴有肝脾肿大、淋巴结肿大、血细胞减少或外周血涂片异常时，应注意排除肿瘤继发血管炎可能。恶性淋巴瘤和白血病容易出现这种表现，而实体瘤相对少见。此外，一些结缔组织病也可出现继发血管炎表现，常见的有系统性红斑狼疮、类风湿关节炎、干燥综合征以及皮肌炎等，需注意加以鉴别。

血管炎确诊需靠组织活检病理和（或）血管造影所见，应该尽可能进行这些检查以明确血管炎的诊断。因为血管炎一旦确诊，多需长期治疗，而治疗药物毒副作用较多。表14 - 4 列出血管炎诊断常见活检部位及血管造影的敏感性，但这种敏感性在不同的研究者及不同的研究人群中是有差异的。

表 14 - 4　血管炎诊断检查的敏感性

| 检查 | 阳性率 |
|---|---|
| 肌活检（有症状或肌电图异常部位） | 33% ~66% |
| 腓肠神经活检（有症状或肌电图异常） | 约75% |
| 经皮肾活检 | 13% ~100% |
| 鼻黏膜活检 | 20% ~55% |
| 睾丸活检（有症状） | 约70% |
| 肝活检 | 0 ~7% |
| 内脏血管造影 | 83% ~88% |

一般来说，应对有症状且比较方便易取的部位进行活检，对无症状部位如肌肉、睾丸或周围神经进行盲检阳性率较低；皮肤、肌肉、鼻黏膜及颞动脉活检耐受性好，且容易获取；尽管对于确诊某一血管炎皮肤活检缺乏特异性，但结合临床、实验室及放射学表现，往往可以对血管炎做出诊断。睾丸受累不多见，且睾丸活检需进行全麻，患者有时难以接受。若患者有周围神经受累的临床表现或肌电图及神经传导速度测定异常，则进行腓肠神经活检很有帮助，但活检常有下肢远端局部感觉障碍后遗症。超声引导下经皮肾活检并不危险，但血管炎表现不多见，其最常见的组织病理改变为局灶节段坏死性肾小球肾炎。对于诊断肺血管炎，经支气管镜肺活检阳性率不高，应行开胸活检或胸腔镜肺活检。

对于怀疑血管炎，却无合适的活检部位，应行血管造影，血管炎血管造影典型表现为节段性动脉狭窄，有时出现囊样动脉瘤样扩张及闭塞。一般采用腹腔血管造影，有时尽管并无腹部表现血管造影亦可出现异常，在肾脏、肝脏以及肠系膜血管均可出现异常。血管造影出现囊样动脉瘤表现提示病情多较严重。有效的治疗可以逆转血管造影异常。但血管造影特异性不高，多种原发性系统性血管炎及继发性血管炎均可引起类似血管造影异常，如结节性多动脉炎、坏死性肉芽肿性血管炎、Churg-Strauss 综合征、类风湿关节炎及系统性红斑狼疮血管炎以及白塞病等。另外，其他一些疾病，如左房黏液瘤、细菌性心内膜炎、血栓性血小板减少性紫癜、抗磷脂综合征、腹部结核、动脉夹层、肿瘤及胰腺炎等均可引起血管造影异常。在巨细胞动脉炎、大动脉炎、Buerger 病其血管造影有一定特点，受累血管分布不同且没有囊样动脉瘤表现。

（七）治疗

血管炎的主要治疗药物为糖皮质激素及免疫抑制剂（以环磷酰胺最为常用），尤其对病变广泛且进展较快的患者更应积极治疗。

## 二、各论

（一）主要影响大血管的血管炎

1. 巨细胞动脉炎　其常见临床表现包括头痛、颞动脉区压痛、间歇性下颌运动障碍、肌痛、视力受损及脑血管意外等；多见于 60 岁以上老年患者，女性多见，多伴贫血、红细胞沉降率和 C 反应蛋白明显升高，对皮质激素治疗有良好的疗效。颞动脉活检可见淋巴细胞及巨细胞浸润伴内膜增生及弹性层破坏，且病变多呈跳跃性分布。巨细胞动脉炎常伴风湿性多肌痛表现如发热、乏力、体重下降及近端肢带肌无力及僵硬。此外，亦有报道本病亦可累及大动脉如主动脉和肺动脉。

2. 多发性大动脉炎　又称 Takayasu 动脉炎。主要累及主动脉及其分支，如无名动脉（头臂干）、左颈总动脉、左锁骨下动脉、胸主动脉、腹主动脉以及肾动脉等。其病理多表现为单个核细胞浸润和肉芽肿形成，引起受累血管狭窄、闭塞和动脉瘤形成，从而出现发热、无脉、肢痛、腹痛、失明、脑血管意外、高血压、心力衰竭以及动脉瘤等一系列临床表现。病情活动常伴血白细胞、红细胞沉降率及 C 反应蛋白升高。体检时常可发现无脉或两侧桡动脉搏动强度不等，在颈部或胸背腹部可听到血管杂音，血管彩超、CT 血管成像（CTA）、磁共振显像（MRI）及动脉造影可进一步明确诊断。

肺动脉受累较常出现，有报道达 50%，可伴肺动脉高压，也可出现显著临床表现，如咯血、胸痛等。有研究表明，即使在无明显肺部症状患者，其肺活检及血管造影亦有肺动脉受累表现。

在疾病活动期需予中~大剂量皮质激素治疗，必要时加用免疫抑制剂。动脉狭窄、闭塞和动脉瘤形成者需寻求球囊扩张伴支架植入等介入治疗或外科手术治疗的可能。国内有报道本病结核菌感染伴发率高，注意排除结核感染可能，但不主张对所有患者均予抗结核治疗。

（二）主要影响中等大小血管的血管炎

结节性多动脉炎：是一累及多系统的全身性疾病，是原发性系统性血管炎的原型，主要病理表现为中、小肌性动脉中性粒细胞浸润，伴内膜增生、纤维素样坏死、血管闭塞及动脉瘤形成等，以致受累组织出现缺血和梗死。较常出现关节肌肉、肝和肠系膜血管、睾丸、周围神经系统及肾脏动脉受累。肺脏及其肺血管是否受累曾有不同意见。目前大多数意见认为结节性多动脉炎很少累及肺。因此若出现肺血管受累证据应注意与显微镜下多血管炎、Churg – Strauss 综合征及坏死性肉芽肿性血管炎鉴别。

（三）主要影响小血管的血管炎

1. 坏死性肉芽肿性血管炎　又称为 Wegener 肉芽肿。其临床主要表现为上下呼吸道坏死性肉芽肿性炎症、系统性坏死性血管炎及肾小球肾炎，也可累及眼、耳、心脏、皮肤、关节、周围和中枢神经系统。若病变仅局限于上、下呼吸道，则称为局限型。本病各年龄均可发病，但以中年男性多见，

肺部病变可轻可重，严重者可出现致命的弥漫性肺泡出血。2/3 患者可出现胸部 X 线异常，可单侧受累，也可双侧受累。主要表现肺部浸润影或结节，有的伴空洞形成；由于支气管病变可引起肺不张，也可出现胸膜增厚及胸腔积液。病理活检往往表现为肺组织坏死，伴肉芽肿炎症，浸润细胞包括中性粒细胞、淋巴细胞、浆细胞、嗜酸性粒细胞以及组织细胞，血管炎症可导致血管阻塞及梗死。1/3 患者可出现肺毛细血管炎而咯血，此外，有些患者还可出现肺间质纤维化、急慢性细支气管炎和闭塞性细支气管炎等。

大量临床研究表明，90% 以上病情活动的坏死性肉芽肿性血管炎患者血清中出现 ANCA 阳性，多为胞质型（C – ANCA），其针对的靶抗原是蛋白酶 3（PR3 – ANCA），病情静止时约 40% 的患者阳性，因此 PR3 – ANCA（C – ANCA）不但有重要诊断意义，而且与疾病的活动性有关，可作为监测疾病活动度的一项重要指标。

随着细胞毒药物，尤其是环磷酰胺的应用，坏死性肉芽肿性血管炎的死亡率已明显下降。对有重要器官功能受损的活动期患者，诱导缓解期通常给予每天口服环磷酰胺 1.5 ~ 2mg/kg，也可用环磷酰胺 1.0g 静脉冲击治疗，每 2 ~ 3 周 1 次，多与皮质激素联合应用。疾病缓解后需要应用环磷酰胺或硫唑嘌呤维持治疗 2 年或以上，过早停药则复发率高。无重要器官严重受累的轻型患者可予甲氨蝶呤诱导缓解和维持治疗。局限型、上呼吸道携带金黄色葡萄球菌或容易复发患者可加用复方磺胺甲噁唑。危重型（如弥漫性肺泡出血、急进性肾功能不全等）则需要血浆置换、甲泼尼龙静脉冲击治疗等。难治性病例可试用利妥昔单抗等生物制剂治疗。

2. Churg – Strauss 综合征　又称变应性肉芽肿性血管炎。是以支气管哮喘、嗜酸性粒细胞增多和肉芽肿性血管炎为主要特征的一种全身性疾病，以中年男性多见，常伴有变应性鼻炎、鼻息肉和支气管哮喘史。肺、周围神经、心脏、胃肠道和皮肤均较常受累。早期文献报道与坏死性肉芽肿性血管炎相比，本病肾脏受累少见且病变较轻；目前认为约半数患者有肾脏受累，严重时亦可出现肾功能不全。Churg – Strauss 综合征呼吸系统表现除支气管哮喘外，还可出现咳嗽、咯血，胸部影像学可见游走性斑片状浸润影或结节影，空洞罕见。约半数患者 ANCA 阳性，多为 MPO – ANCA（P – ANCA），与肾脏损害、多发性但神经炎和肺泡出血等血管炎表现相关；而嗜酸性粒细胞增高则与心脏病变有关。糖皮质激素是主要治疗药物，若存在肾脏、胃肠道、中枢神经系统和心脏等严重病变，提示预后不良，需积极联合免疫抑制剂治疗。

3. 显微镜下多血管炎　又称为显微镜下多动脉炎，是从结节性多动脉炎中分离出来的一种独立的血管炎。其临床表现为坏死性微小动脉、微小静脉及毛细血管炎症，主要累及肾脏、皮肤和肺脏，是肺出血，急进性肾炎综合征常见原因之一，多伴有 ANCA 阳性。组织病理特点为受累血管没有或很少有免疫球蛋白和补体成分沉积；受累血管可出现纤维素样坏

死及中性粒白细胞和单核细胞浸润，可伴血栓形成；肾脏则表现为局灶节段性肾小球肾炎，有时伴新月体形成；肺脏受累则表现为坏死性肺毛细血管炎。

本病中老年常见，男性略多。起病时多伴乏力、体重下降、发热和关节痛等全身症状。肾脏受累常见，表现为蛋白尿、（镜下）血尿、细胞管型尿和肾功能不全，很多患者表现为快速进展性肾小球肾炎（RPCN）。皮肤受累以紫癜或结节多见，也可出现眼、胃肠道及外周神经受累。肺部表现为肺部浸润影及肺泡出血，有时可出现大咯血，肺间质纤维化也不少见。约80%患者ANCA阳性，是重要诊断依据之一，其中约60%抗原是髓过氧化物酶阳性（MPO-ANCA，p-ANCA），肺受累及者常有此抗体，另有约40%的患者为抗蛋白酶3阳性（PR3-ANCA，C-ANCA）。治疗原则同坏死性肉芽肿性血管炎，5年生存率约60%，死亡多出现在第1年，肾衰及感染是死亡主要原因。

4. **过敏性紫癜** 又名 Henoch-Schonlein 紫癜，儿童多见，成人亦可发病，是一种白细胞碎裂性血管炎。多伴有上呼吸道前驱感染，随后出现臀部及下肢紫癜，关节炎及腹痛，有些患者亦可出现镜下血尿及蛋白尿（肾小球肾炎），呼吸道受累相对少见，可表现为肺泡出血及肺门周围片状浸润影。血清IgA可升高，组织活检病理免疫荧光也可见到IgA沉积。皮肤及关节病变仅需对症处理，胃肠道（腹痛、消化道出血和穿孔）、肾脏（高血压、蛋白尿和肾功能异常）及其他脏器严重病变（如肺泡出血、神经系统病变等）则需要大剂量皮质激素治疗，必要时加用免疫抑制剂。

5. **原发性冷球蛋白血症性血管炎** 反复发作的（皮肤）紫癜、关节痛/关节炎、肾脏及其他内脏器官受累，伴有血清冷球蛋白含量增高及类风湿因子阳性是本病临床特点。白细胞浸润性血管炎，血管壁有免疫球蛋白和补体沉积是其组织学特点。肺也可受侵犯常表现为弥漫性间质性浸润，肺血管也呈现上述炎症性改变。与丙型肝炎病毒感染有关。

### （四）白塞病

白塞病既可累及大血管，又可累及小血管；既可累及动脉，又可累及静脉。其临床主要表现为反复发作口腔痛性溃疡、外阴溃疡和眼色素膜炎三联症，可伴关节炎、结节红斑或脓疱样丘疹和下肢静脉血栓性静脉炎，亦可累及消化道、心血管、（中枢）神经系统、肾脏以及肺脏。活动期患者可出现针刺反应阳性。受累部位可出现IgG及补体沉积。

10%患者可出现肺脏受累，表现为反复发作肺炎及咯血，有时可出现致命性大咯血。咯血原因可能是由于肺小血管炎或支气管静脉破裂，也可能是由于肺动脉瘤破裂或动静脉瘘所致。白塞病伴有重要脏器，如眼、神经系统、胃肠道以及肺脏等受累者应予积极免疫抑制治疗，联合应用大剂量皮质激素和免疫抑制剂（硫唑嘌呤、环孢素及环磷酰胺等），严重时可应用α干扰素、抗肿瘤坏死因子α（TNF-α）制剂。病情活动所致的咯血单纯手术治疗效果不佳，容易复发或出现新的动脉瘤，需要免疫抑制性药物治疗；危及生命的大咯血可予介入栓塞或支架治疗。

### （五）继发于结缔组织病的血管炎

1. **系统性红斑狼疮** 系统性红斑狼疮肺部受累主要表现为胸膜炎、胸腔积液，也可出现肺不张、急性狼疮性肺炎、弥漫性肺间质病变以及血管炎等。肺血管炎主要是一种白细胞碎裂性血管炎，可伴纤维素样坏死，但在红斑狼疮中的具体发生率各家报道不一。有部分患者可出现肺动脉高压，多为轻~中度。北京协和医院的资料表明严重者亦可出现重度肺动脉高压甚至右心衰竭，此类患者预后差。上述胸膜、肺实质及肺血管病变对大剂量皮质激素和免疫抑制剂治疗通常有效。

2. 类风湿关节炎　除关节受累外，亦可出现血管炎表现，如单发或多发性单神经炎、皮肤溃疡和肢端坏疽等。其肺部受累主要表现为胸膜炎或胸腔积液、肺内结节和肺间质病变，极少部分患者可出现肺血管炎及肺动脉高压。上述关节外表现常常需要大剂量皮质激素联合免疫抑制剂（环磷酰胺最常用）治疗。

3. 系统性硬化　主要临床表现为指端硬化及躯干四肢皮肤硬化。患者常伴有明显雷诺现象、肺间质病变和（或）肺动脉高压。可出现小动脉和（微）细动脉的内膜增生，向心性纤维化致使小动脉狭窄和闭塞；但炎症细胞浸润和纤维素样坏死并不常见。因此，严格意义上来说，属于血管病而不能称之为血管炎。对（皮质）激素及免疫抑制剂治疗大多无效。

4. 干燥综合征　是以外分泌腺上皮受累为主的一种自身免疫疾病。国外及国内的流行病学资料表明干燥综合征并非少见病。有观点将之称为自身免疫性上皮炎，因其不仅可以影响唾液腺（和泪腺）引起口干与眼干，还可累及肾小管上皮引起肾小管酸中毒，累及肝胆管上皮、胰管上皮及胃肠道腺体上皮引起消化道症状，累及肺细支气管上皮引起肺间质纤维化及肺动脉高压。

干燥综合征血管炎及高丙种球蛋白血症亦是肺间质纤维化及肺动脉高压的重要致病机制。治疗上强调在肺间质病变早期予以积极皮质激素及免疫抑制剂治疗。

### （六）其他偶发性肺血管炎

此类疾患均为肺部（病变）为主的疾病，也可能有肺血管炎的表现。

1. 淋巴瘤样肉芽肿病　是一种以血管为中心的肉芽肿病，肺无例外均被侵犯。1972 年首次由 Liebow 等所描述。组织形态学主要表现为上下呼吸道、皮肤、中枢神经系统中以血管为中心破坏性的浸润性病变。浸润细胞主要为淋巴母细胞、浆细胞、组织细胞以及含有不正常核分裂象的不典型大淋巴细胞，并形成肉芽肿性病变。

此病较少见，至 1979 年文献才有 507 例报告。与坏死性肉芽肿性血管炎不同，上呼吸道和肾脏极少受累，下呼吸道症状较多见如胸痛、呼吸困难及咳嗽等。但胸部 X 线所见也是多发结节状阴影伴有空洞形成，与坏死性肉芽肿性血管炎很相似；胸腔积液多见，但肺门淋巴结罕有侵及。中枢和周围神经系统常被侵及，出现脑梗死和周围神经病变等。实验室检查常难帮助诊断，皮肤病损活检可能有帮助，需依靠病理组织学检查以确定诊断。

未经治疗的淋巴瘤样肉芽肿一般迅速恶化，最终多死于中枢神经系统病变。约半数患者经环磷酰胺和皮质激素治疗可能缓解，平均生存期为 4 年，治疗不能缓解时将发展为血管中心性 T 细胞性淋巴瘤。但也可有良性类型的存在，后者主要表现为多形性淋巴细胞浸润的血管炎和肉芽肿形成，很少有组织坏死，治疗反应良好，也曾被称为"淋巴细胞血管炎和肉芽肿病"。

2. 坏死性结节病样肉芽肿病　1973 年首先由 Liebow 报道。其组织学特点是肺内融合的肉芽肿性病变，其形态与结节病相似，但伴有肺动脉与静脉的坏死性肉芽肿性血管炎病变，约半数患者不伴肺门淋巴结肿大，和典型结节病不同。本病预后良好，常可自然缓解，可能此病是结节病的一种变型。

3. 支气管中心性肉芽肿病　临床症状可有发热、乏力、咳嗽和哮喘等，嗜酸性粒细胞计数可以增高，胸部 X 线片显示浸润性或结节状阴影，也可出现肺不张，与其他全身性

（系统性）血管炎疾病不同处为多无多器官受累，半数患者与曲（霉）菌或其他真菌接触有关；肺部以支气管为中心，由淋巴细胞和浆细胞浸润使小气道破坏，肉芽肿形成是基本组织（病理）学改变，病变附近的小动静脉可受侵犯，因此肺血管炎是继发性的病理过程。预后较佳，可以自然缓解，只需对症治疗，症状重者方需皮质激素治疗。

（王晓景）

# 第五节　肺动脉狭窄

肺动脉狭窄（pulmonary arterial stenosis）包括肺动脉瓣和瓣下狭窄、肺动脉干及外围分支狭窄。可单发，也可多发。单纯肺动脉狭窄是常见的先天性心脏病之一，占先天性心脏病总数的 10%~20%，单纯的肺动脉瓣下及肺动脉干和分支狭窄相对少见，多与其他复杂或复合畸形并存。

## 一、肺动脉瓣、瓣下狭窄

单纯肺动脉瓣狭窄占肺动脉狭窄的 70%~80%。单发瓣下狭窄即漏斗部狭窄少见，仅占 10%。

### （一）病理生理

肺动脉瓣膜性狭窄：三个瓣叶增厚，交界处不同程度粘连，瓣口狭窄呈鱼口状，收缩期瓣叶呈圆顶状突出，中心留有几毫米至 10mm 以上的小孔，肺动脉干狭窄后扩张，为特征性改变之一。漏斗部狭窄：分为纤维膜状或环状狭窄（瓣下形成纤维膈膜或纤维环）和局限性纤维肌性狭窄（漏斗部肌肉增厚，形成长而狭的通道）。右心排血受阻，右室压力升高，右室肥厚，继发右心功能不全，肺动脉压正常或偏低。

### （二）临床表现

轻度狭窄者，一般无症状，中度以上狭窄者，可有劳累后气喘，乏力，心悸以及昏厥。晚期可有右心衰竭。查体胸骨左缘 2、3 肋间闻及 Ⅲ~Ⅳ 级收缩期喷射性杂音，伴震颤；肺动脉第二心音减弱或消失，为其特征。

### （三）影像学检查

胸部 X 线片示肺动脉段"直立样"凸出，两肺门不对称，肺血减少，右心增大。漏斗部狭窄时肺动脉段凹陷。超声心动图是该病最有价值的常规影像技术，显示肺动脉瓣狭窄的性质，部位及程度，是否并存肺动脉瓣畸形及发育不良。剑突下双动脉短轴可显示漏斗部狭窄。胸前切面可观察到右心室、右心房增大。并可计算右室 – 肺动脉间的跨瓣压差。MRI 和 CT 对于显示瓣膜本身病变有较大限度，一般不需要。心导管检查可提供肺动脉狭窄的血流动力学变化数据：右心室与肺动脉间收缩期压力阶差 >20mmHg 为轻度狭窄；压差 >40mmHg 为有意义狭窄，应进行治疗。

### （四）治疗

本病的预后随狭窄的严重程度而不同，轻中度狭窄者预后好。对于症状明显，右心室增大，右心室与肺动脉间收缩期压力阶差 >40mmHg 者，实施手术治疗、经皮肺动脉瓣球囊扩张或加支架置入术。

## 二、肺动脉干及外围分支狭窄

### （一）病理生理

根据狭窄位置可以将其分成 3 个主要类型：①中心型：病变累及主肺动脉和（或）左右肺动脉干，可为单发局限性狭窄，也可以是阶段性狭窄。②外围型：外围肺动脉分支的狭窄，常为多发性，狭窄常发生在肺段动脉开口处，亦可累及肺叶或肺亚段动脉分支。局限性狭窄远端可有狭窄后扩张。③混合型：病变同时累及中心和外围肺动脉分支者。单发、轻度狭窄一般无明显血流动力学影响，中心型、重度狭窄或两侧肺动脉分支的多发狭窄使肺循环阻力增加、右室肥厚增大以致衰竭。单独存在的多发性肺动脉狭窄虽少见，但多伴有明显的肺动脉高压。

### （二）临床表现

劳累后心悸、气短，少数可见咯血。症状出现的早晚、轻重与肺动脉高压和右心功能损害的程度密切相关。体征主要有一侧或两侧肺野闻及广泛连续性或粗糙的收缩期杂音，甚至因此误诊为动脉导管未闭。伴重度肺动脉高压者可出现发绀、杵状指（趾）、红细胞增多及肺动脉第二心音亢进。

### （三）影像学检查

胸部 X 线片所见，随狭窄类型、有无肺动脉高压及狭窄程度而有所不同。①心影：肺动脉高压者呈二尖瓣型，心脏及右室多轻中度增大。②肺动脉段：多不同程度凸出、搏动增强，但主肺动脉狭窄显著者，可不凸出。肺门动脉随狭窄类型或左、右肺动脉的受累情况，可表现为正常、缩小、扩张或两侧不对称，后者特别是右肺门阴影缩小变形者，有时难以与一侧肺动脉缺如或发育不全鉴别。③病变累及一侧或两侧外围肺动脉分支时，可相应出现两侧肺血管纹理不对称（患侧肺血减少，健侧代偿性肺血增多）或均减少，肺纹理多粗细不均（狭窄及狭窄后扩张改变），具有一定的诊断意义。超声心动图可显示主肺动脉及左右肺动脉的局限性或节段性狭窄，偶可探查到叶动脉分支的狭窄，对外围分支病变诊断有限度。MRI 和 CT 可检查出段以上分支的狭窄及狭窄后扩张，后者的空间分辨率更高，甚至可以显示部分亚肺段分支的病变，并有助于同肺血管炎引起的肺动脉狭窄鉴别（后者管壁多环行增厚，伴中膜或全层钙化，活动期，管壁多非均匀强化）。肺动脉狭窄特别是外围分支狭窄的全面诊断仍有赖于心血管造影。

### （四）治疗

对孤立性肺动脉狭窄，伴或不伴有置入支架的球囊扩张术缓解梗阻有效。外科手术对那些伴有弥漫性外周肺动脉狭窄的患者无效。

（孟丽霞）

# 第六节　肺动静脉瘘

肺动静脉瘘（pulmonary arteriovenous malformations，PAVMs）为肺内动、静脉直接沟通形成短路。

## 一、病理生理

分为两型：①囊状型：又分为单纯型和复杂型，单纯型为一支供血肺动脉和一支引流肺静脉直接相通，囊壁无分隔；复杂型常为 2 支以上供血肺动脉和引流肺静脉直接相通，囊壁常有分隔。可单发或多发。②弥漫型：多为双肺广泛的弥漫性肺小动静脉瘘，有家族性，与遗传因素有关，常发生于遗传性出血性毛细血管扩张症（Rendu - Osler - Weber 病）的患者，有些会合并肺动脉高压。由于静脉血从肺动脉直接分流入肺静脉，血流动力学上属于"心外"右向左的分流，其分流量可达 18% ~ 89%，造成体循环血氧饱和度下降，引起一系列缺氧改变。

## 二、临床表现

症状的轻重及发病的早晚取决于 PAVMs 分流量的大小。13% ~ 55% 的患者无症状，仅在肺部 X 线检查时发现。主要临床症状包括劳累后呼吸困难、发绀，咯血、胸痛、栓塞等。约 25% 病例出现神经系统症状，如抽搐、语言障碍、复视、暂时性麻木（因红细胞增多、低氧血症、血管栓塞、脑脓肿等引起）。在遗传性出血性毛细血管扩张症者可见皮肤黏膜血管痣及出血症状。约 50% 病例病变区可闻及收缩期杂音或双期连续性杂音，随吸气增强，呼气减弱。

## 三、影像学检查

胸部 X 线片显示肺部有单个或多个结节状、多囊状阴影，与肺血管影相连。在不同的呼吸时相，较大瘤囊的大小、形态随胸内压力变化而改变。多发小动静脉瘘或弥漫性肺动静脉畸形的 X 线征象与上述改变不同，表现为一侧或两侧肺野内（多在中、下肺野）弥漫性结节网状或粗细不均的血管纹理，有时类似肺间质性改变。超声心动图声学造影对诊断有临床意义的 PAVMs 的敏感性几乎为 100%，甚至能发现那些很小的没有临床意义的 PAVMs。胸部 CT 随分型不同表现不同。有"瘤囊"者，表现为大小不等、边缘清晰的类圆形或多囊状阴影，典型者可见纡曲扩张的供血及引流血管与其相连；增强后"瘤囊"迅速明显强化。多发、弥漫性肺小动静脉瘘表现为众多小结节及网状结构，可见增强和扩张的血管影，但很难看到动、静脉的连通。胸部 CT 被认为是无创性评价 PAVMs 的最佳方法，在诊断肺动静脉瘘方面，其敏感性和特异性方面不亚于肺动脉造影。但为手术或介入治疗选择适应证，明确本畸形的形态细节，叶、段、亚段及以远分支的多发或弥漫型PAVMs，仍需造影检查。

## 四、治疗

所有患者均应治疗以消除潜在并发症的发生。手术切除有动静脉瘘的肺叶和肺段是最早的治疗方法，现已被经导管栓塞治疗取代，后者是安全有效的治疗方法。

（韩春兰）

# 第七节　肺动脉闭锁

## 一、肺动脉闭锁合并室间隔缺损

肺动脉闭锁合并室间隔缺损（pulmonary atresia with ventricular septal defect，PAVSD）是一类严重的发绀型先天性心脏病，其发生率为各类先天性心脏病的 0.2% ~ 2%。

### （一）病理生理

主肺动脉及左右肺动脉干闭锁或不发育，肺动脉与心脏无连接；主动脉瓣下室间隔缺损；肺动脉供血均来自体动脉系统；主动脉骑跨于两心室之上，亦可完全起自右心室；右室增大、肥厚，缺损的室间隔是其惟一出口；左室腔大小多正常。两心室血流均射入升主动脉，体动脉血氧明显不饱和。

### （二）临床表现

多有明显发绀，发育差，活动受限，部分患儿有晕厥史。胸骨左缘 2 ~ 4 肋间轻度收缩期杂音。临床表现与重型法洛四联症相似。

### （三）影像学检查

胸部 X 线片示靴形心，两肺血明显减少，两肺血管纹理不对称、粗细不均，多无肺动脉干影。超声心动图与法洛四联症表现相似，但难探及肺动脉瓣。剑突下左室短轴、右室流出道长轴断面可清楚地显示右室流出道盲端及肺动脉瓣闭锁等情况，有助于进一步诊断。心血管造影是该病诊断的"金标准"，主要作用在于评价肺动脉发育情况（包括主肺动脉及分支的分布和发育情况、左右肺动脉有无融合、体肺侧支连接处有无狭窄、各肺段的供血情况等）及观察体-肺侧支血管情况。降主动脉造影对上述各种侧支血管均可显示，并可同时进行选择性侧支血管造影和栓塞术。CT 或 MRI 可作为造影的辅助检查方法，特别是当固有肺动脉在心血管造影显示不佳时，可补其不足。

### （四）治疗

体肺分流术和矫正手术治疗。

## 二、室间隔完整的肺动脉闭锁

室间隔完整的肺动脉闭锁（pulmonary atresiawith intact ventricular septum，PA/IVS）是一种少见而预后不佳的发绀型先天性心脏病，患儿生后 1 个月的自然死亡率高达 50%，在诊断的先心病中约占 0.1%。

### （一）病理生理

90% 肺动脉瓣纤维性膈膜闭锁，约 80% 的肺动脉发育尚可。多有不同程度三尖瓣发育不良，伴瓣膜畸形，右室发育差。右室压力增高，保持了胎儿期心肌窦状隙与冠状动脉间的交通。另外，主肺动脉及左右肺动脉发育情况对临床治疗及预后的判断亦有重要的意义。室间隔完整，右室血流无出口，致右室压力增高，如合并三尖瓣关闭不全，右室压力减低，右房压增高；体循环回流的静脉血经房间交通入左心，使其血氧饱和度下降，如心房水平分流不充分，则导致右心衰竭而早期死亡；肺循环通过动脉导管和（或）体-肺侧支实现。窦状隙的开放使一部分静脉血在右心室收缩时倒流入冠状动脉。

（二）临床表现

出生后很快出现发绀，逐渐加重，右心衰竭更多见于三尖瓣关闭不全的患者。胸前区闻及轻柔的收缩期杂音或胸骨左缘第2、3肋间Ⅲ级连续性杂音。

（三）影像学检查

胸部X线片示双肺血减少，心脏进行性增大。超声心动图可清楚显示心内各部分结构的连接方式，右心室、三尖瓣及肺动脉发育情况，肺动脉瓣的发育及活动情况，但对肺内动脉分支和体-肺侧支、窦状隙是否存在、其与冠状动脉的交通情况等，尚需行心血管造影。右室造影为显示本病解剖特征的关键。CT或MRI图像清晰、无重叠，当心血管造影三尖瓣发育不良致右心室显示不清、固有肺动脉显示不佳时，可作为造影辅助检查方法，补其不足；对危重患儿造影风险大者，可作为造影的替代影像检查方法。

（四）治疗

一旦确诊宜立即实施体-肺动脉分流术和（或）肺动脉瓣切开术。

（王庆华）

# 第十五章

# 支气管哮喘

## 第一节 病因及发病机制

### 一、病因

支气管哮喘的发病原因极为复杂，至今尚无满意的病因分类法，目前多主张将引起支气管哮喘的诸多因素分为致病因素和诱发因素两大类。致病因素是指支气管哮喘发生的基本因素，因此是该疾病的基础，无论在支气管哮喘的发生抑或发作中均起重要作用。诱发因素也可称为激发因素，是指患者在已有哮喘病的基础（即气道炎症和气道高反应性）上促使哮喘急性发作的因素，是每次哮喘发病的扳机。

在哮喘的气道炎症学说提出以前，传统上把哮喘分为外源性（过敏性）和内源性（隐源性）哮喘。现在已经普遍感觉到这种分类法的明显不足和理论上的不合理性。其实哮喘的内因，更多指作为哮喘的易感者的患者本身的"遗传素质"、免疫状态、内分泌调节等因素，但同时也包含精神心理状态，而后者并不是"哮喘易感者"的决定因素，一般作为激发因素起作用。实际上这些因素对外源性或内源性哮喘患者来说都是存在的。周围环境的因素在哮喘的发病过程中既起致病作用，又起激发作用。

#### (一) 支气管哮喘的遗传因素

众所周知，支气管哮喘有非常明确的家族性，表明哮喘的发生与遗传有密切的关系，但它属于"多基因病"，环境因素也起重要的作用，因此遗传只决定患者的过敏体质，即是否容易对各种环境因素产生变态反应，是否属于哮喘的易感人群。引起哮喘发病还必须有环境因素，如过敏原和激发因素。

哮喘实际上是主要发生在气道的过敏性（即变态反应性）炎症，而变态反应是因免疫功能异常所造成的。许多有过敏性体质（或称特应性）的患者，患者的一级亲属发生各种过敏性疾病（包括过敏性哮喘、过敏性鼻炎、花粉症、婴儿湿疹、荨麻疹等）的概率，比其他无过敏体质的家庭成员高得多。就哮喘病而言，许多哮喘患者祖孙三代，甚至四代均有患哮喘的患者。我们曾经对 150 名确诊的哮喘患者进行了问卷调查，其三代成员共 1 775 人，哮喘患病率高达 18.3%，相当一般人群的将近 20 倍。文献也报道哮喘家族的哮喘患病率高达 45%。我们最近采用序列特异性引物聚合酶链反应（seqence – specific primer polymerase chain react，SSP-PCR）研究了人白细胞抗原（HLA）-DRB 的等位基因在 50 例哮喘患者和 80 例健康对照者间的分布，同时用 RAST 法测定了 50 例哮喘患者的血清总免疫球蛋白 E（TIgE），屋尘螨（$d_1$）特异性免疫球蛋白 E（sIgE）及其与乙酰甲胆碱支气管激发试验和 $\beta_2$ 受体激动剂支气管扩张试验，受试者均为北京及其周边地区的居民。结果显示 HLA-$DR_{6(13)}$，$DR_{52}$ 基因频率在哮喘组明显高于对照组（17% vs4.3%，p < 0.01；50% vs17.5%，p < 0.01），相对危险度（RR）分别为 7.55，4.7。而 $DR_{2(15)}$，$DR_{51}$ 则低于对照组（7% vs18%，p < 0.01；2% vs33.8%，p < 0.01）。HLA 单体型 $DRB_1$13-$DRB_3$ 在哮喘组也显著高于对照组，具有统计学差异（20% vs4%，p < 0.01，RR6.4）。70% $DR_{6(13)}$ 及 56% $DR_{52}$ 阳性个体血清 $d_1$ 的 sIgE + 4 级。27% $DR_{6(13)}$ 及 28% $DR_{52}$ 阴性个体血清 $d_1$sIgE + 4 级。HLA-DRB 等位基因与 TIgE 及气道高反应性（BHR）间无显著相关性。我们的研究提示 $DR_{6(13)}$，$DR_{52}$ 为北京地区哮喘人群的易感基因，而 $DR_{2(15)}$，$DR_{51}$ 可能是哮喘发病的抗性基因。$DR_{6(13)}$，$DR_{52}$ 基因与 $d_1$sIgE 抗体的产生呈正相关。上述结果表明 HIA-DRB 基因在哮喘患者对某种过敏原的特异性免疫应答中起重要作用，也表明遗传因素在哮喘的发病中的确起十分重要的作用。然而，并非所有具遗传因素者都会发生哮喘，父亲或母亲患哮喘的同一个家庭中，兄弟姐妹数人，并非每人都发生哮喘。因此只能认为遗传因素导致"潜在"性发展为哮喘的过敏性或特应性体质。

遗传因素对哮喘发病的影响可能是通过调控免疫球蛋白 E（IgE）的水平及免疫反应基因，两者相互作用，相互影响的结果，导致气道受体处于不稳定状态或呈高反应性。现已有文献报道，第 11 对染色体 13q 区存在着与特应症发病有关的基因，此外，还发现了其他的染色体异常。

既然遗传因素在哮喘的发病中起着重要作用，那么是不是出生后很快就发作哮喘呢？不一定，其规律目前还不很清楚。下一代可以在出生后的婴幼儿期即发病，也可以到了成年后才发病，也可以在第三代才出现哮喘患者，即所谓隔代遗传。我们曾见到一位哮喘患者，其女儿只有过敏性鼻炎症状，毫无哮喘症状，但气道激发和扩张试验显示明显的气道高反应性。大约经过半年以后，因感冒，哮喘即开始发作，肺底可闻哮鸣音。

## （二）外源性过敏原

引起哮喘的过敏原与引起变态反应的其他过敏原一样，大都是蛋白质或含有蛋白质的物质。它们在变态反应的发病过程中起抗原的作用，可以引起人体内产生对应的抗体。在周围环境中常见的过敏原可分为以下几类。

1. 外源性变应原的分类

（1）吸入性变应原：一般为微细的颗粒，包括：①家禽、家畜身上脱落下来的皮屑；②衣着上脱落的纤维，如毛毯、绒衣或羽绒服上脱落的毳毛；③经风媒传播的花粉；④飞扬在空气中的细菌、真菌等微生物和尘螨等昆虫，人因吸入昆虫排泄物诱发哮喘也有报道，以蟑螂为多见，有人认为它是华东地区主要过敏原之一，有些昆虫例如蜜蜂、黄蜂则经叮刺后诱发Ⅰ型变态反应；⑤尘土或某种化学物质，这些微小物质一旦从鼻孔中吸入，就可能引起过敏性哮喘的发作；⑥油烟；⑦职业性吸入物，例如棉纺厂、皮革厂、羊毛厂、橡胶厂和制药厂的工人吸入致敏性或刺激性气体和灰尘可诱发哮喘。

（2）摄入性变应原：通常为食品，经口腔进入，如牛奶、鸡蛋、鱼、虾、蟹及海鲜等，引起过敏反应的药物实际也属这一类。

（3）接触性变应原：指某些日用化妆品，外敷的膏药，外用的各种药物。药物涂擦于皮肤，吸收到体内后，即可引起过敏反应。可表现为局部反应，如接触性皮炎，也可导致哮喘发作。

2. 哮喘的常见变应原　严格讲，除了食盐和葡萄糖外，世界上千千万万的物质，都可能成为变应原，但什么人发生过敏，这要看他（她）是否是易感者，对什么过敏。

虽然理论上几乎什么东西都可以引起过敏，但至今比较明确的过敏原约有 500 种，能够用特异性免疫球蛋白 E（sIgE）抗体检测出来的变应原约为 450 种。引起哮喘的变应原多由特异性 IgE 介导，因此多为速发型过敏反应。

（1）屋尘和粉尘：包括卧室中的灰尘和工作环境的灰尘，如图书馆的灰尘。粉尘包括面粉厂粉尘、皮革厂粉尘、纺织厂棉尘、打谷场粉尘等。卧室或某些工厂车间的灰尘含大量的有机物，如人身上脱落的毛发、上皮，微生物，小的昆虫尸体，螨及各种衣物的纤维碎屑等。这些有机物都是引起呼吸系统等过敏的重要致敏原。

（2）花粉：花粉是高等植物雄性花所产生的生殖细胞，可引起花粉症。主要分为风媒花和虫媒花两大类。风媒花粉经风传播，虫媒花粉是由昆虫或小动物传播。引起过敏者主要是风媒花粉，其体积小，在风媒花植物开花的季节，空气中风媒花粉含量高，很容易被患者吸入呼吸道而致病。这类花粉春天多为树木花粉，如榆、杨、柳、松、杉、柏、白蜡树、胡桃、枫杨、桦树、法国梧桐、棕榈、构、桑、臭椿等；夏秋季多为杂草及农作物花粉，如蒿、豚草、藜、大麻、葎草、蓖麻、向日葵、玉米等。这些花粉的授粉期一般均在 3～5 月和 7～9 月，所以花粉症和花粉过敏的哮喘患者多集中在这两个季节发病。其中蒿和豚草花粉是强变应原，危害极严重，可引起花粉症的流行。

花粉引起人体过敏，是因为它含有丰富的植物蛋白。由于花粉粒体积很小，大多数直径在 20～40μm，加上授粉季节空气中花粉含量很高，极易随着呼吸进入人体。当花粉粒被其过敏者吸入后，便和支气管黏膜等组织的相应抗体（特异性 IgE）相结合，产生抗原抗体反应，引起发病。

（3）真菌：真菌有一个庞大家族，约有 10 万多种。它们寄生于植物、动物及人体或腐生于土壤。但无论是哪种生存方式，在繁殖过程中都会把大量的孢子散发到空气中，在过敏患者的周围形成包围圈。常见的致敏真菌为毛霉、根霉、曲霉、青霉、芽枝菌、交链孢霉、匐柄霉、木霉、镰刀菌、酵母菌等。

真菌的孢子和菌丝碎片均可引起过敏，但以真菌的孢子致敏性最强。真菌和花粉一样，都富含多种生物蛋白，其中某些蛋白质成分可引起过敏。许多患者的哮喘发作有明确的季节性或在某一季节加重，这除了与季节花粉过敏有关以外，还与真菌和气候条件的变化有关。

（4）昆虫：昆虫过敏的方式可分为叮咬过敏、蜇刺过敏和吸入过敏等。引起叮咬过敏的昆虫如蚊、白蛉、跳蚤等，它们通过口部的吸管排出分泌物进入人体皮肤后引起过敏；蜇刺过敏的昆虫主要为蜜蜂、马蜂等，它们通过尾部蜇针（排毒管）蜇刺，并将毒液注入人体而引起过敏；吸入过敏的昆虫主要有蟑螂、家蝇、象鼻虫、娥、螺，而最主要者为尘螨，它是引起哮喘的最常见，也是最重要的过敏原。此外，一些昆虫的排泄物、分泌物等经与人体接触后亦可引起皮疹、湿疹等。

螨在分类学上属于蜘蛛纲，目前已知有约 5 万种，但与人类变态反应有关系的螨仅是少数几种，如屋尘螨、粉尘螨和宇尘螨等。屋尘螨主要生活在卧室内的被褥、床垫、枕套、枕头、沙发里或躲藏在木门窗或木椅桌的缝隙里，附着在人的衣服上，也可与灰尘混在一起，随灰尘到处飘扬。据统计，1 克屋尘内最多可有 2 000 只螨。粉尘螨生长在各种粮食（如面粉）内，并以其为食，因此在仓储粮食内，常有大量的螨生长。宇尘螨为肉食螨，以粮食、屋尘等有机物中的真菌孢子为食料。

尘螨的致敏性很强，但引起过敏的原因并不是活螨进入人体内，而是螨的尸体、肢体碎屑、鳞毛、蜕皮、卵及粪便。这些过敏原随着飘浮的灰尘被吸入到人的呼吸道内而致病。

尘螨引起的哮喘发病率极高，据报道，德国 60% 以上的支气管哮喘患者均与尘螨过敏有关。1974 年，国外有人报道儿童哮喘患者的皮试结果，显示对螨的反应阳性率高达 89.4%。尘螨一年到头与哮喘患者缠绵不断，因此对尘螨过敏的患者一般是全年都可发病，但在尘螨繁殖高峰季节，症状常常加重。

（5）纤维：包括丝、麻、木棉、棉、棕等。这类物品常用于服装、被褥、床垫等的填充物或各种织品。患者因吸入它们的纤维碎屑而发病，其中对丝过敏者最多见。

（6）皮毛：包括家禽和家畜皮毛，如鸡毛、鸭毛、鹅毛、羊毛、驼毛、兔毛、猫毛、马毛等，它们的碎屑可致呼吸道过敏。

（7）食物：米面类、鱼肉类、乳类、蛋类、蔬菜类、水果类、调味食品类、硬壳干果（如腰果、花生、巧克力等）类等食物均可成为变应原，引起皮肤、胃肠道、呼吸系统等过敏。

食物过敏大都属 I 型变态反应，即由过敏原和特异性 IgE 相互作用而发生。临床可见哮喘患者常伴有口腔黏膜溃疡，有些患儿可出现"地图样"舌或伴有腹痛和腹泻等消化道症状，而食物过敏患儿也常伴有哮喘的发作。

（8）化妆品：化妆品种类很多，成分也较复杂，常用的如唇膏、脂粉、指甲油、描眉物、擦脸油及染发剂等。这些化妆品大部分为化学物质，属于半抗原，不单独引起过敏，但当它们和人体皮肤蛋白质结合后，即可形成全抗原，可引起接触性皮炎，有时也可引起哮喘。

其他可引起过敏者尚有药物，有机溶剂，各种金属饰物等。

（三）哮喘发作的主要诱因

引起哮喘发作的诱因错综复杂。作为诱因，主要是指过敏原以外的各种激发哮喘发作的非特异因素，包括气候、呼吸道感染、运动、药物、食物和精神等。吸入、摄入或接触过敏源虽然也可激发哮喘的发作，但它主要是作为特异性（即为特应性）的致病因子参与气道炎症和哮喘的发病过程的，有别于非特异（非特应性）的激发因素。

1. 气候　许多哮喘患者对天气的变化非常敏感，气候因素包括气压、气温、风力和风向、湿度、降水量等。气压低往往使哮喘患者感到胸闷、憋气。气压低诱发哮喘发作的原因尚不清楚，可能是低气压使飞扬于空气中的花粉、灰尘及真菌孢子沉积于近地面空气层，增加患者吸入机会之故。气压突然降低可使气道黏膜小血管扩张、充血、渗出增多，支气管腔内分泌物增加、支气管腔变窄、支气管痉挛而加重哮喘。南方初春的黄梅季节就是气压较低、湿度又大的季节，哮喘发病也增加。

气温的影响中温差的变化尤其重要。冷空气侵袭往往发生于季节变化时刻。如华东地区的秋季日平均气温从 25℃下降到 21℃时，哮喘发作的患者明显增多。初冬季节，寒潮到来，气温突然下降，温差迅速增大，哮喘发作者猛增。在秋天，空气中的花粉要比春季少得多，这时螨类数量虽增加，但气温和湿度并不适合它的大量繁殖。由此可见，秋季哮喘发作的主要原因可能是由于冷空气刺激具有高反应性气道之故，这也说明哮喘患者对气温的变化特别敏感。

风力的作用与哮喘发作的关系主要有两方面：风力强，空气流动快常导致气温的下降，若在秋天或初冬，必定会增加气道的冷刺激；强风时增加了气道的阻力，使本来存在呼气性呼吸困难的哮喘患者更加感到出不来气。风向常常与空气的湿润度有关，初冬时主要刮来自西伯利亚的西北风，途经沙漠地带，因此特别干燥，这对哮喘患者不利，因为哮喘患者的气道比正常人更需要温暖和湿润。

正常人的气道必须有一定的湿度，降水量和空气的湿度直接影响哮喘患者气道的湿润度。但过于潮湿的空气和环境有利于真菌的繁殖，增加了吸入气中过敏原的密度，对哮喘患者不利。

空气离子浓度对哮喘的发作也有一定关系。一般情况下空气中的阳离子多于阴离子。空气中的阳离子可使血液碱化，致支气管平滑肌收缩，对健康人和哮喘患者均不利，而阴离子可使支气管纤毛运动加速，使支气管平滑肌松弛，可缓解哮喘的发作。对于正常人来说，阳离子与阴离子的作用基本处于平衡状态。但当气候变化使空气中阳离子浓度增加时，气道处于高反应性的患者就容易发作哮喘。相反如果 $1cm^3$ 空气中含有 10 万~100 万个阴离子时就具有防治疾病的作用。国内外已应用阴离子发生器来改善环境气候，防治哮喘等疾病。

环境污染对哮喘发病有密切的关系，诱发哮喘的有害刺激物中，最常见的是煤气（尤其是煤燃烧产生的二氧化硫）、油烟、被动吸烟、杀虫喷雾剂、蚊烟香等。烟雾对已经处于高反应状态的哮喘患者气道来说，是一种非特异的刺激，可以使支气管收缩，甚至痉挛，使哮喘发作。烟雾的有害物质在气道沉积下来以后，可导致慢性支气管炎。慢性支气管炎形成后支气管黏膜增厚，分泌物增多等因素不但可增加气道的刺激，而且可进一步造成管腔的狭窄。这些因素都会加重哮喘患者的病情，而且给治疗造成困难。

2. 运动　由于运动诱发的支气管收缩在哮喘患者中是一种很普遍的问题，人们在运动与哮喘的关系方面作了大量的研究，但仍有很多问题尚待解决。首先，在哮喘患者的运动耐量问题上，人们普遍认为在重度的哮喘患者的运动耐量是减低的，但在轻中度的哮喘患者中则有不同意见。有报道认为是减低的，亦有报道认为是与正常无差异的。在临床上，大多数哮喘或过敏性鼻炎的患者，运动后常导致哮喘发作或出现咳嗽、胸闷。短跑、长跑和登山等运动尤其容易促使轻度哮喘或稳定期哮喘发作。游泳的影响相对比较轻，因此较适于哮喘患者的运动锻炼。但我们最近的研究发现轻中度哮喘患者的运动耐量与相同日常活动量的正常人是没有差异的。哮喘患者与正常人在无氧阈水平和最大运动量水平上均显示了与正常人相似的氧耗量、分通气量和氧脉搏，由此推论他们具有与正常人相等的运动能力，亦即在哮喘患者中不存在对运动的通气和循环限制。$FEV_{1.0}$ 是衡量哮喘严重程度的主要指标之一，但我们的研究发现，$FEV_{1.0}$ 无论以绝对值形式或占预计值的百分比的形式表示，都与运动所能取得的最大氧耗量没有相关关系，表明在轻中度哮喘患者中，疾病的严重程度并不影响其运动耐量。有研究发现，即使是在重度的哮喘患者，下降的运动耐量与控制较差的疾病之间也没有相关性，表明运动能力的下降是多因素的，不能仅仅用疾病本身来解释，在这些因素中，日常活动量起一很重要的作用。然而，运动过程中 $FEV_{1.0}$ 可能会有不同程度的下降，对此，也许可以通过预先吸入 $β_2$ 受体激动剂而得到解决。因此目前大多数研究表明运动锻炼在哮喘患者中是安全而有效的，经过运动锻炼，运动耐量是可以提高的，在完成相同运动时的通气需求是下降的，从而也能预防 EIA 的发生。

3. 呼吸道感染　呼吸道感染一般不作为特应性因子激起哮喘的发作，但各种类型的呼吸道感染，如病毒性感染、支原体感染和细菌性感染都往往诱发哮喘的发作或加重。

呼吸道病毒性感染尤其多见于儿童，好发于冬春季节，以上呼吸道为常见，但可向下蔓延引起病毒性肺炎。病毒感染与支气管哮喘的发作之间确实有着密切的关系，尤其是 5 岁以下的儿童。儿童呼吸道病毒感染引起哮喘发作者高达 42%，在婴幼儿甚至可达 90%。成人虽较少，但也有约 3%。在有过敏体质或过敏性疾病家族史者中，呼吸道病毒感染引起哮喘发作更为多见，尤其男性。引起哮喘发作的病毒种类可因年龄而有所不同。一般来说，成人以流感病毒及副流感病毒较为多见，而儿童则主要为鼻病毒及呼吸道合胞病毒，婴幼儿主要是呼吸道合胞病毒。病毒可作为过敏原，通过机体 T 细胞、B 细胞的一系列反应，继而刺激浆细胞产生特异性 IgE。特异性 IgE 与肥大细胞上的 IgE 受体结合，长期停留在呼吸道黏膜的肥大细胞上。当相同的病毒再次入侵机体时，即可发生过敏变态反应，损伤呼吸道上皮，增加了炎性介质的释放和趋化性，降低了支气管壁 β 受体的功能，增加了气道胆碱能神经的敏感性，还可产生对吸入抗原的晚相（迟发性）哮喘反应。

病毒的感染大多在冬末春初和晚秋温差变化比较大时发生。一般起病较急，起病初可有发热、咽痛，以后很快出现喷嚏、流涕、咳嗽、全身酸痛、乏力和食欲减退等症状，继而出现气急、呼气性呼吸困难等哮喘的症状，肺部可闻及明显的哮鸣音。文献还报道，持续和（或）潜伏性腺病毒感染，可能影响皮质激素和支气管扩张剂对哮喘的疗效。

呼吸道病毒感染不但可使哮喘患者的气道反应性进一步增高，哮喘发作，而且可引起健康人的气道反应性增高和小气道功能障碍，这种状态一般持续 6 周左右。

气道急性或慢性细菌感染并不引起过敏反应，但由于气道分泌物增多，因此可加重哮喘患者的气道狭窄，使哮喘发作或加重。这时抗菌药物的使用是必要的，而且有效的抗菌治疗往往可收到缓解症状之功。呼吸道细菌性感染虽然也可诱发气道平滑肌痉挛，但较病毒性感染要轻得多。

4. 精神和心理因素　精神和心理状态对哮喘的发病肯定有影响，但这一因素往往被患者和医务人员所忽视。许多患者受到精神刺激以后哮喘发作或加重，而且很难控制。

据报道，70% 的患者的哮喘发作有心理因素参与，而在引起哮喘发作的诸多因素中，其中单纯以外源性过敏原为主要诱因者占 29%，以呼吸道感染为主要诱因者占 40%，心理因素为主的占 30%。还有的学者报道，在哮喘发作的诱因中过敏反应合并精神因素占 50%。与哮喘有关的精神心理状态涉及非常广泛的因素，包括社会因素，性格因素和情绪因素，社会因素常常是通过对心理和情绪的影响而起作用的。哮喘患者在出现躯体痛苦的同时，伴有多种情绪、心理异常表现，主要为：焦虑、抑郁和过度的躯体关注。因此，往往形成依赖性强、较被动、懦弱而敏感、情绪不隐和自我中心等性格特征，是比较典型的呼吸系统的心身疾病。哮喘儿童的母亲也常呈"神经质性"个性，母亲的焦虑、紧张、唠叨、烦恼的表现影响儿童哮喘的治疗和康复。

精神因素诱发哮喘的机制目前还不清楚，有人认为在可接受大量感觉刺激的人脑海马回部位，可能存在与基因有关的异常。遗传素质或早年环境的影响，造成某些哮喘患者精神心理的不稳定状态。同时精神忧虑或紧张的哮喘患者，生理上气道的敏感性升高，可能与迷走神经兴奋性增强有关。长期的情绪低落，心理压抑可使神经－内分泌－免疫网状调节系统功能紊乱，引起一系列心身疾病。

精神和心理因素也属于内因，但它有别于遗传背景。精神和心理因素不决定一个人是否成为哮喘的易感者，然而可明显地影响哮喘的发作及其严重程度，对于哮喘常年反复发作的患者来说，这种影响尤其显著。因此许多学者强调哮喘的防治必须采用包括心与身两方面的综合性治疗措施。

5. 微量元素缺乏　以缺铁、缺锌为较常见，这些微量元素缺少可致免疫功能下降。

6. 药物　药物引起哮喘发作有特异性过敏和非特异性过敏两种，前者以生物制品过敏最为常见，因为生物制品本身即可作为完全抗原或半抗原引起哮喘发作。以往认为阿司匹林引起哮喘发作的机制是过敏，现在普遍认为是由于患者对阿司匹林的不耐受性。非特异性过敏常发生于交感神经阻断药，例如普萘洛尔（心得安）和增强副交感神经作用药，如乙酰胆碱和新斯的明。

支气管哮喘的发作是气道综合性的病理生理变化的结果，包括炎症基础和气流阻塞两方面的因素。气道炎症引起气道的高反应性，并通过释放细胞因子而导致支气管痉挛、气流受阻。气流受阻的主要机制是小支气管平滑肌收缩、小支气管黏膜的水肿、以嗜酸性粒细胞为主的黏膜下炎性细胞浸润、黏膜腺体的分泌功能亢进，造成分泌物阻塞，黏膜结缔组织、腺体及上皮层的增生与肥厚（气道重建）等。由此可见，支气管哮喘的发病机制是极为复杂的，许多环节仍然迷惑不清，有待深入研究。

## 二、发病机制

### （一）IgE 的合成

支气管哮喘的气道炎症是由 IgE 介导的变应性炎症，是指变应原进入致敏机体后所诱发的局部组织以嗜酸性细胞浸润为主的炎症反应。IgE 是在 T 淋巴细胞的控制和调节下，由 B 淋巴细胞合成的，肺泡巨噬细胞也参与 IgE 合成。其中 T 淋巴细胞是 IgE 合成调节的主要效应细胞，T 抑制细胞（Ts）在调节 IgE 合成中起重要作用，其功能下降，数目减少或功能缺陷可造成体内 IgE 合成增加，这可能是变态反应发病的主要因素。IgE 是目前已知人体血清中含量最低的一种免疫球蛋白，其含量仅占人体血清免疫球蛋白总量的十万分之一，个体差异也很大。

在病理情况下，当变应原进入机体以后，肺泡巨噬细胞作为抗原递呈细胞将抗原信息传递给 T 淋巴细胞。Stannegard 等已证实，体内 IgE 水平与 T 抑制细胞的功能呈负相关。Geha 等采用单克隆抗体技术也证明血清总 IgE 水平增高的同时伴随着 T 抑制细胞数目减少和 T 辅助细胞（Th）数目增多。近年来许多文献均报告，白细胞介素（IL）－4（interleukin－4，IL－4）、IL－13、变态反应增强因子（allergy enhancing factor，AEF）可促进 IgE 合成，而 γ－干扰素（interferon－gamma，IFN－γ）、IgE 抑制因子（IgE－suppressive factor，IgE－SF）可抑制 IgE 的合成。其中以 IL－4 和 IFN－γ 在 IgE 的合成调节中的作用最为重要，因此IL－4 被誉为 IgE 增强因子（IgE－PF）。IL－4 是由 T 辅助细胞2（Th2）产生的，它不仅可以促进 T 细胞与 B 细胞的相互作用，还可使 B 淋巴细胞的抗体应答向 IgE 种型转化，但 IL－4 不能单独诱导 B 淋巴细胞产生 IgE，它需要 IL－5、IL－6 的参与和单核细胞的配合。

近年来还发现 IgG₄ 在变应性炎症的发生过程中也起一定的作用。

（二）气道变态反应在支气管哮喘发病中的作用

哮喘大多与吸入周围环境的变应原有关，因为气道是一个高度开放的器官，终日不停地进行呼吸，因而飘浮在空气中的过敏原得以随时侵入呼吸道引起一系列的变态反应。这个过程大概分为致敏期、反应期和发作期。

1. 致敏期（sensitizing stage） 也称感应期（receptive stage），当过敏原被吸入后，可为气道黏膜所黏附、溶解或吸收，也可为肺泡巨噬细胞所吞噬，有些可溶性成分为淋巴细胞所"胞饮"，并递呈给局部淋巴结或全身淋巴组织，其中的抗原特异性递呈给特异性的 IgE 型浆细胞，促其产生过敏性抗体（或称反应素）。此类反应素实际上就是特异性的 IgE。每个 IgE 分子经酶的作用而分解成 Fab 片段和 Fc 片段。所有的 IgE 均属亲细胞性抗体，与肥大细胞和嗜碱性粒细胞的亲和性尤其明显。支气管哮喘患者的气道肥大细胞表面有大量高度亲 IgE 的 Fc 受体（FcR－1），其中包括分子量为 45 000 的 R 受体、分子量为 55 000 的 H 受体和分子量为 71 000 的 71K 受体。嗜碱性粒细胞主要分布于周围血循环中，它在形态和花生四烯酸代谢方面虽然与肥大细胞有所不同，但其分化来源、异染性、IgE 受体特性及其功能方面很相似，在变态反应性炎症的发生过程中发挥协同，而又互相补充的作用。一旦 IgE 形成，即有选择地迅速将其 Fc 端与支气管黏膜下毛细血管周围或固有层的肥大细胞的表面，或血中嗜碱性粒细胞的表面 Fc 受体结合。它们都是 IgE 的靶细胞，可以接受大量的 IgE 分子。当 IgE 分子与气道黏膜下的肥大细胞牢固结合以后，机体即完成了致敏过程，处于特异性的致敏状态。

2. 反应期（reactive stage） 即攻击期（provoking stage），当引起机体产生某种特应性 IgE 的相同过敏原再次进入人体，接触已致敏的肥大细胞或嗜碱粒细胞时，每一个致敏抗原分子与两个或两个以上的肥大细胞膜上的 IgE 的 Fab 端相结合，产生立体异构现象（allosteric phenomenon），构成 IgE 的激发机制（triggering mechanism），使细胞外的钙、镁离子进入细胞内，激活一系列的酶原活性，使肥大细胞或嗜碱粒细胞发生脱颗粒，释放到细胞外。此类颗粒中含有多种化学活性介质，包括组胺、白三烯（慢反应物质）、缓激肽、5－羟色胺、嗜酸性粒细胞趋化因子、血小板激活因子、肝素等。

3. 激发期（exciting stage） 或称效应期（effective stage），即当各种化学活性介质从靶细胞内释出时所引起的支气管反应。这些活性介质具有很强的化学活性，当它们达到一定浓度时，即可使支气管的平滑肌收缩、痉挛，毛细血管扩张，通透性增高，血浆渗漏，腺体分泌增多，嗜酸性粒细胞等炎性细胞向病灶区募集等，使小气道狭窄，气流受限，通气功能下降，出现哮鸣和呼吸困难。

临床上要确定气道的变态反应性炎症是比较困难的，但进入 20 世纪 80 年代，随着哮喘患者痰液细胞学检查、支气管镜检查和支气管肺泡灌洗术、肺组织活检的逐步广泛地应用和哮喘病死者的尸体检查的研究，支气管哮喘的最主要的病理学变化是气道的炎症性反应的性质才得以明确，主要特点为：

（1）在支气管黏膜的上皮组织中、黏膜下及气管腔内有大量的以嗜酸性粒细胞为主的炎症细胞浸润。同时淋巴细胞、巨噬细胞、肥大细胞、浆细胞和中性粒细胞亦可伴随存在，但与以中性粒细胞浸润为主的化脓性炎症，或以淋巴细胞浸润为主的慢性炎症截然不同，称之为"气道变态反应性炎症（airway allergic inflammation，AAI）"。

（2）在变态反应性炎症的作用下导致支气管上皮细胞坏死，脱落，上皮纤毛功能损害，上皮下或黏膜下神经末梢裸露，黏膜下腺体增生，杯状细胞增生，分泌亢进，基底膜增厚。

（3）黏膜下组织血管充血扩张，通透性增高，大量血浆及炎症细胞渗出。

（4）由于炎性细胞及血浆渗出导致支气管黏膜水肿，气管腔内分泌物积聚，甚至形成黏液栓，黏液栓中有大量嗜酸性粒细胞聚集。

以上种种由变态反应性炎症造成的小支气管的病理改变导致持久而弥漫的支气管通气障碍，构成支气管哮喘最主要的病理基础。这一理论和观念上的改变，必将导致哮喘病预防和治疗上的大变革。

由此可见，支气管哮喘的性质属于变态反应，而小支气管是主要的效应器官及组织。不过，这种机制是否就是变态反应性支气管哮喘发作的唯一机制，目前尚有很多争议。如 Ricci 等（1978 年）认为过敏性支气管哮喘亦可见于Ⅲ型变态反应。在支气管哮喘患者的血清中可以发现大量的自身抗平滑肌抗体（smooth muscle autoantibody），用荧光免疫法可以显示这种抗体集中分布在增厚的支气管基底膜及上皮层下。然而，若用外源性特异性抗原作皮肤试验，这些患者一般为阴性。

### （三）炎症免疫细胞在支气管哮喘发病中的作用

1. 肥大细胞和嗜碱性粒细胞的激活和介质释放　　肥大细胞和嗜碱性粒细胞是变应性炎症中释放炎性介质的主要效应细胞。肥大细胞主要分布于易发生变应性炎症的部位，如哮喘患者的支气管黏膜、肺泡等。嗜碱性粒细胞主要分布于周围血循环中。肥大细胞和嗜碱性粒细胞在变应性炎症中的激活和释放炎性介质过程是非常复杂的，其机制包含了 IgE 介导的机制和非 IgE 介导的机制两种形式，但近年来通过对纯化肥大细胞的研究发现肥大细胞与嗜碱性粒细胞释放炎性介质的方式和种类均有较多差异。

由 IgE 介导的肥大细胞释放介质的机制主要为：①过敏原进入机体使肥大细胞膜表面 IgE 受体分子间的搭桥交联；②搭桥交联后使细胞膜发生磷脂甲基化；③细胞膜磷脂甲基化导致的 $Ca^{2+}$ 内流和传递激活信息以及 $Ca^{2+}$ 内流前后的一系列酶的激活；④cAMP 的参与。

非 IgE 介导的肥大细胞和嗜碱细胞释放介质是借助 48 - 80 化合物、抗 IgE、钙离子载体 A23187、P 物质、刀豆素 - A 和右旋糖酐等的诱发，这些非特异性的介质促发剂在探讨肥大细胞释放炎性介质机制的实验中起重要作用。48 - 80 化合物诱发的介质释放过程与 IgE 介导的介质释放有许多相似之处，如作用潜伏期短，有钙离子内流过程等。48 - 80 化合物可以诱发迟发性的肥大细胞介质释放，其作用部位可能在细胞膜上，而不在细胞内。

近年的研究表明，肥大细胞表面存在着 $IgG_4$ 受体，它们与 IgE 受体相似。变应原进入机体时，$IgG_4$ 可以介导肥大细胞释放介质。同时还表明，在由 IgE 介导的迟发性介质释放中，$IgG_4$ 可能担任重要角色。此外，$C_{3a}$、$C_{5a}$ 等补体碎片、某些白细胞介素也可以引起肥大细胞的免疫性激活。

2. 嗜酸性粒细胞　　变应性炎症是Ⅰ型变态反应的主要病理学特征。传统认为，Ⅰ型变态反应是由肥大细胞脱颗粒引起的，但近年来发现，嗜酸性粒细胞、巨噬细胞或单核细胞、淋巴细胞、中性粒细胞甚至血小板均在变应性炎症中起一定的作用，而且相继在嗜酸性粒细胞、巨噬细胞等细胞表面发现了低亲和力的 IgE 受体（FcR Ⅱ），提示 IgE 在Ⅰ型变态反应中不仅激活肥大细胞 - 嗜碱细胞，还能激活其他炎性细胞。

以嗜酸性粒细胞为主的炎性细胞浸润是变应性炎症的特征，它具有炎性损伤作用，是一种重要的炎症效应细胞。嗜酸性粒细胞可释放多种活性物质参与变应性炎症的调节，而且其表面具有大量的低亲和力 IgE 受体，在变应性炎症的维持和发展中起重要作用。

嗜酸性粒细胞活化后可以释放多种炎性介质，如白三烯（Leukotriene，LT）$B_4$、$LTC_4$ 和血小板激活因子（PAF）。现已知嗜酸性粒细胞是所有参与变应性炎症的细胞中合成 $LTC_4$ 和 $D_4$ 能力最强的细胞。在某些刺激下低密度嗜酸细胞可比正常密度嗜酸性粒细胞产生更多的 $LTC_4$ 和 $D_4$，但人类嗜酸性粒细胞仅产生少量 $LTB_4$。嗜酸性粒细胞活化后还可产生大量 PAF，后者具有强烈的嗜酸性粒细胞趋化活性，又可吸引大量嗜酸性粒细胞在炎症区域浸润，以致产生更多的 PAF，这种恶性循环是造成持续性变应性炎症的重要因素之一。

嗜酸性粒细胞还可合成多种上皮毒性物质如主要碱性蛋白（major basic protein，MBP）、嗜酸细胞阳离子蛋白（eosinophil cation protein，ECP）、嗜酸细胞过氧化物（eosinophil perox-ide，EPO）和嗜酸细胞衍生的神经毒素（eosinophil derieved neurotoxin，EDN）等，这些物质对气道上皮、鼻黏膜上皮以及其他炎区组织均有较强的损伤作用。

3. 单核细胞或巨噬细胞　研究表明，单核细胞或巨噬细胞在变应性炎症中起主要效应细胞的作用，而且在支气管哮喘的发病机制中属于较为早期的效应细胞。它们的主要免疫功能是递呈抗原信息给 T 淋巴细胞，促其分泌多种细胞因子和炎性介质前体。

研究还证实在单核细胞或巨噬细胞表面有大量低亲和力 IgE 受体，激活这些受体（尤其是巨噬细胞的受体）可以产生数十种细胞因子和炎性介质，参与支气管哮喘的发病。巨噬细胞激活后可以释放 $LTB_4$、$LTC_4$、前列腺素和血小板激活因子等直接参与气道炎症的调节。还可通过合成组胺释放因子、IL－1、IL－8 和颗粒细胞单核细胞集落刺激因子（GM－CSF）等作用于其他细胞，间接参与变应性炎症的调节。总之，单核细胞或巨噬细胞以多种效应参与了变应性炎症的调节，它与 T 淋巴细胞、嗜酸性粒细胞、肥大细胞和中性粒细胞等相互作用以及巨噬细胞对变应性炎症的直接参与均对变应性炎症的形成有较复杂的相互影响。

4. 淋巴细胞　T 淋巴细胞和 B 淋巴细胞是变应性炎症中的重要调节细胞。IgE 既是在 T 淋巴细胞的控制和调节下，由 B 淋巴细胞合成的。如果能从 T 淋巴细胞调控 B 淋巴细胞的各种细胞因子中寻找出抑制 IgE 合成的因子，无疑将使变态反应疾病的治疗从目前的拮抗炎性介质来控制症状的水平上大大提高。通常认为 T 辅助细胞（Th）可以促进 B 淋巴细胞合成 IgE，而 T 抑制细胞（Ts）则可抑制 IgE 的合成。近年的研究发现，特应性患者周围血中 Th 细胞数目增多，功能增强，而 Ts 细胞数目减少或功能缺陷，Th/Ts 比例失调。

Th 可分 Th1 和 Th2 两种亚型。Th1 可以产生 γ－干扰素和 IL－2，而 Th2 则主要产生 IL－4、IL－5、IL－6 等。Th1/Th2 失衡在哮喘发病机制中起着非常重要的作用，他们通过各自的细胞因子作用于不同的效应细胞，引起一系列的病理生理反应，但 Th1/Th2 失衡并不能解释所有的病理生理现象。

T 淋巴细胞主要借助 IL－4 来促进 B 淋巴细胞合成 IgE。另一方面，T 淋巴细胞分泌的 γ－干扰素又可抑制 B 淋巴细胞合成 IgE。由此推测 IL－4 和 γ－干扰素的比例失调可能是 IgE 增高的主要原因，但从目前的临床研究来看，γ－干扰素并不能有效地控制变应性炎症的发生和发展，这主要可能与 γ－干扰素是一种多功能淋巴因子有关，值得进一步研究以得到更有效的抑制 IgE 合成的物质。

5. 中性粒细胞　动物实验表明，多形核白细胞在变应性炎症的发生和发展中也起一定作用。在变应性炎症发生前、发生过程中和发生后的炎区组织中均有不同程度的中性粒细胞增高，提示变应性炎症与多形核白细胞有一定关系。初步研究表明，多形核白细胞在变应性炎症中也可释放白三烯、前列腺素和血小板激活因子等，亦可以产生可引起皮肤肥大细胞再次释放炎性介质的组胺释放的活性物质，在迟发相皮肤反应中起重要作用。

6. 血小板　近十余年的研究已逐渐了解，血小板可能是变应性炎症中的效应细胞之一，血小板表面有低亲和力的 IgE 受体。在特应性患者的周围血中，具有 IgE 受体的血小板数目增加，并发现了在变应性炎症发生过程中有血小板激活的证据。血小板激活因子作为变应性炎症中的重要炎性介质而引起广泛重视，它可在变应性炎症中激活血小板，并使血小板释放血小板激活因子和组胺释放因子。近年还证实血小板对迟发相哮喘反应亦有一定作用。

### （四）介质的致炎效应

随着肥大细胞、嗜酸性粒细胞、巨噬细胞等炎性细胞的激活，大量原发性炎性介质如组胺和大量继发性介质如白三烯、血小板激活因子、前列腺素等被释放到炎症局部区域组织中。根据释放炎性介质的种类、浓度和炎区的部位不同而引起相应的变应性炎症，导致不同的临床症状。但是不论原发性介质还是继发性介质，其致炎效应过程都依赖以下三种作用：

1. 促炎作用　这些介质可以使炎症区毛细血管扩张充血，渗漏增加，水肿形成甚至微血栓形成，这就是组织的炎性损伤。除支气管黏膜以外，皮肤、鼻黏膜、消化道黏膜也易发生变应性炎症。其特征因发生的组织不同而有所区别，但其共同特征是在炎症早期以渗出性炎症为主，而长期反复发作可导致增生性炎症，并可形成不可逆转的炎性损伤。

2. 炎性细胞趋化作用　这些介质多具有对炎性细胞的趋化作用，吸引嗜酸性粒细胞、巨噬细胞、中性粒细胞和淋巴细胞聚集在炎症部位。某些介质还可激活这些炎性细胞，从而加重局部的炎症反应。炎性细胞的趋化与多种细胞膜上的糖蛋白黏附分子的激活有密切关系。

3. 致痉作用　这些介质多具有对支气管平滑肌、肠道平滑肌的致痉作用，这可以导致管腔狭窄从而引发哮喘和肠痉挛，使气道的气流受限。

### （五）白细胞介素在哮喘发病中的作用

白细胞介素（简称白介素，IL）是与哮喘发病有密切关系的一组细胞因子，1979 年在瑞士召开的第二届国际淋巴因子会议上，将白细胞间相互作用的一类细胞因子统一命名为白细胞介素（IL），当时主要为白细胞介素 1~8，其后又发现许多白细胞介素，如 IL-1α、IL-1β 及 IL-9~14。目前已知与哮喘发病关系比较密切的白细胞介素为以下数种：

1. 白介素 4（IL-4）　1982 年发现，由活化的 T 细胞产生，是一种促进白细胞增殖的因子，也称为 B 细胞生长因子（BCGF-I）或 B 细胞刺激因子（BSF-I）。不同浓度的 IL-4 可使 B 细胞合成不同类型的免疫球蛋白（Ig），例如产生 IgE 及部分 IgG。IL-4 促进肥大细胞增殖并使 CD23 表达 IgE 受体。IL-4 和 IL-3 共同作用时可进一步促进肥大细胞增殖，因此 IL-4 与 IgE 的产生和其受体表达，即与 I 型变态反应的发病有关。哮喘属 IgE 介导的 I 型变态反应性疾病，现已有文章报道，哮喘发作期和缓解期外周血中 IL-4 水平升高、分泌 IL-4 细胞增加，IL-4 值和分泌 IL-4 细胞阳性率与血清中 IgE 水平有显著相关性。γ-IFN 对 IL-4 有拮抗作用，它不仅可抑制 IL-4 刺激 IgE 的生成，也可抑制 IgE 受体的产生。哮喘的发病可能与 IL-4/γ-IFN 平衡失调有关；临床应用 γ-IFN 来抑制 IL-4 的产生，减少 IgE 合成，从而达到抗哮喘的作用。

2. 白介素 5（IL－5）　又称 B 细胞生长因子－Ⅱ（BCGF－Ⅱ）、嗜酸性粒细胞集落刺激因子（E－CSF）或嗜酸性粒细胞分化因子（EDF），有促进抗原刺激 B 细胞分化成为产生抗体的浆细胞、调节抗体水平及激活、增殖、分化吸引嗜酸性粒细胞的作用。这些作用都可能参与哮喘过敏性炎症的发生。

3. 白介素 8（IL－8）　1986 年发现，1989 年命名为白细胞介素 8（IL－8）。它主要为单核细胞产生的一种中性粒细胞趋化因子。内皮细胞、成纤维细胞和表皮细胞等也能产生 IL－8。白介素 8 能吸引中性粒细胞、T 细胞和嗜碱性粒细胞，尤其使中性粒细胞黏附在上皮细胞上，使之激活并释放溶菌酶。它还能刺激中性粒细胞产生白细胞三烯 $B_4$（$LTB_4$）。白细胞三烯 $B_4$ 进一步吸引多形核白细胞到气道，参与气道炎症反应。白介素 8 还可刺激嗜碱性粒细胞，使它释放组胺，参与哮喘的发病。

4. 白介素 3（IL－3）　1981 年发现，它与其他细胞因子一起共同促进巨噬细胞、中性粒细胞、嗜酸性粒细胞、嗜碱性粒细胞、肥大细胞、巨核细胞的产生和分化，还可促进嗜酸性粒细胞与血管内皮细胞的粘连，加强它们之间的作用，从而加重气道过敏性炎症。

5. 白介素 10（IL－10）和白介素 12（IL－12）　哮喘是以 Th2 亚型的 T 辅助细胞（Th）反应为特征的气道炎症性疾病。许多实验证明可以受 IL－10 和 IL－12 调节，IL－10 使 T 细胞去活化，因此造成过敏性哮喘时 Th2 的耐受性，而 IL－12 可使反应适于 Th1 类型。肺泡巨噬细胞（AM）可分泌这两种细胞因子，因而调节哮喘时 T 细胞的作用。IL－10 和转移生长因子 β（TGF－β）可以抑制 B 和 T 细胞、IgE 产生、肥大细胞增生，而且可引起嗜酸性粒细胞的凋亡。因此这些细胞因子是与哮喘和过敏有关的候选基因。流行性感冒 A 病毒感染可使 IL－10 产生减少 IL－10，而甲泼尼龙却可以上调单核细胞 IL－10 的产生。

（六）白细胞三烯在哮喘发病中的作用

白细胞三烯（简称白三烯，LTs）是由普遍存在的花生四烯酸（AA）合成的重要介质，在哮喘发病中起着重要的作用。目前有足够的根据说明哮喘患者体内的白三烯增加，实验结果表明，哮喘和特应性体质患者血中白细胞的 $LTB_4$ 和 $LTC_4$ 要比正常人高 3～5 倍。哮喘稳定期患者血浆的 $LTC_4$ 和 $LTD_4$ 的含量也高于健康人。白三烯参与了哮喘发病的各种病理生理过程，如：支气管痉挛、支气管黏膜的微血管渗漏、黏液分泌增加和富含嗜酸细胞的炎症细胞浸润。

1. 收缩支气管　半胱氨酰白三烯有强力收缩气道平滑肌的功能，$LTC_4$、$LTD_4$ 收缩平滑肌的能力相当，比组胺至少强 1 000 倍，因此以往称之为过敏性慢反应物质（Slow Reacting Substance of Anaphylaxis，SRS－A）。$LTE_4$ 收缩平滑肌效应的有关报告不一，有的作者认为与其他半胱氨酰白三烯相当，但也有报告 $LTE_4$ 收缩平滑肌的活性只有其他半胱氨酰白三烯的 1/100～1/1 000。

半胱氨酰白三烯对健康人和哮喘患者的支气管均有收缩作用，但哮喘患者吸入白三烯后的反应比健康人强烈得多。其中 $LTC_4$ 和 $LTD_4$ 的作用相当，而 $LTE_4$ 则只有它们的 1/30～1/100。就起效时间而言，$LTD_4$ 和 $LTE_4$ 在服药后 4～6 分钟即开始发挥作用，而服 $LTC_4$ 后需 10～20 分钟才起作用。因为人类与豚鼠不同，豚鼠有 $LTC_4$ 和 $LTD_4$ 的对应受体，而人只有 $LTD_4$ 受体，而无 $LTC_4$ 受体。$LTC_4$ 必须首先转化为 $LTD_4$ 方能起作用，因此它对支气管的收缩是"迟到"的作用。白三烯受体的分子结构目前还不清楚。

Adelroth 等以呼气峰流速下降 30% 为额度，对健康人和哮喘患者进行气道激发试验，结果发现哮喘患者所需的乙酰甲胆碱的累积量只相当健康人的 1/80，所需的 $LTD_4$ 量只有健康人的 1/13。这表明乙酰甲胆碱对支气管的非特异刺激强度为 $LTD_4$ 的 6 倍（也有报告 1 ~ 10 倍）。$LTB_4$ 具有很强的趋化作用，但不引起平滑肌收缩。

有些学者还报道，雾化吸入半胱氨酰白三烯时，药物对支气管的激发效果与呼吸状态有关，深呼吸可减弱激发效应。通常认为深呼吸使外周气道打开，深呼吸减弱激发效应表明半胱氨酰白三烯对外周气道也有作用。因此可见，半胱氨酰白三烯对气道具有外周和中心双重效应。

2. 增加血管通透性　在炎症反应中，血管通透性增加发生于毛细血管后静脉，由于血管内皮裂隙形成或扩大，使大分子物质外漏，继而水分渗出，水肿即形成。前列腺素、缓激肽和血小板激活因子（PAF）等介质参与这一过程。实验证明半胱氨酰白三烯可明显增加血管的渗漏。

3. 促进黏液分泌　哮喘发作的病理特征之一是黏液分泌增多，并进而引起气道阻塞。严重哮喘时可形成黏液栓塞，其栓子是黏膜下腺分泌的黏液与富含嗜酸性粒细胞及中性粒细胞的炎性渗出液的混合物。组胺、前列腺素、血栓素及血小板激活因子等介质参与这个过程。现已证明半胱氨酰白三烯是所研究的促黏液分泌素中最活跃者之一。狗的实验也证明 $LTC_4$ 的存在使气管黏膜下腺分泌的黏液增加。

4. 细胞浸润　$LTB_4$ 是中性白细胞的强趋化剂，但其他半胱氨酰白三烯似无趋化作用。

5. 提高气道高反应性　半胱氨酰白三烯可提高气道反应性，但较组胺或乙酰甲胆碱的作用弱。然而，吸入半胱氨酰白三烯能够增加哮喘患者的气道对组胺的敏感性，这种作用可持续 7 天。这些效应说明白三烯在哮喘患者气道高反应的发生机制中起着重要作用。

半胱氨酰白三烯至少须与两种不同的高亲和性立体选择性膜结合受体，即 cys $LT_1$ 和 cys $LT_2$ 相互作用。cys $LT_1$ 受体（其性质目前已比较了解）存在于包括人在内的多种动物的肺。半胱氨酰白三烯与哮喘有关的病理生理学基础均由受体的刺激所介导。根据上述原理，科学家们新近研究并生产了白三烯受体阻断剂（如"安可来"和"顺尔宁"），经临床实践证明对于控制哮喘的临床症状有较好的疗效。

（七）气道炎症与气道高反应性

通过大量动物实验和哮喘患者的支气管激发试验，包括乙酰甲胆碱及组胺等非特异性激发试验和各种变应原的特异性激发试验，均证明支气管哮喘患者都有程度不等的气道高反应性（airway hyper reactivity，AHR）。所谓 AHR 实际上就是气道的易收缩性和易舒张性，它基于气道的变态反应性炎症，可能的机制有：

（1）炎症导致的气道上皮损伤，使黏膜屏障功能下降。

（2）炎症使气道神经末梢受损或裸露，使对各种刺激的敏感性提高。

（3）炎症使气道黏膜纤毛黏液毡的清除功能下降，利于变应原或刺激物的沉积，激发特异性抗原抗体反应。

（4）炎症导致嗜酸性粒细胞释放各种毒性蛋白，包括主要碱性蛋白（major basic protein）、嗜酸性粒细胞阳离子蛋白（eosinophil cationprotein）、嗜酸性粒细胞神经毒素（eosinophil neurotoxin）、嗜酸性粒细胞过氧化物（eosinophil peroxidate）等。此类生物活性物质均可提高气道上皮对外界刺激的敏感性。

（5）变态反应性炎症细胞激活后释放芳基硫酸酶、透明质酸酶、溶酶体酶等激动气道平滑肌受体，使平滑肌应激功能降低。

（6）变应性炎症使毛细血管扩张血流变慢，导致各种血管内细胞的黏附分子表达，向血管外转移，加重局部的炎症反应，使气道反应性呈持续而循环反复地增高。

实际上气道高反应性的形成机制十分复杂，少数慢性支气管炎患者，甚至有些正常人，气道激发试验也可显示"气道高反应性"。据文献报道，无哮喘病、无 COPD、不吸烟的正常成人作气道反应性测定时，约 20% 的受试者可有不同程度反应性升高，说明除变态反应性炎症以外，还有一些体质性因素可以影响气道高反应性的发生。这些人日后可能成为支气管哮喘的潜在发病者。

（刘晓冬）

# 第二节　诊断与鉴别诊断

支气管哮喘是一个全球性的严重健康问题。它是一种慢性疾病，累及各年龄组。病情严重者可致命。中国约 2 000 万人患有哮喘。患病率在不断增加，尤其是在青少年。哮喘诊断不足是一个普遍的问题。全世界范围内都存在哮喘未能得到充分诊断的问题。儿童和成人（尤其是老年人）的流行病学研究都一致表明，哮喘诊断不足的情况非常普遍，后果是许多患者得不到治疗。出现这种情况的一部分原因是许多患者在得到医师的诊断意见前已经耐受了间歇发作的呼吸道症状（胸痛例外）。引起哮喘诊断不足的另一个重要因素是症状的非特异性，这可能使接诊的卫生保健专业人员将哮喘诊断为其他疾病。必须记住，建立正确的哮喘诊断是给予合适药物治疗的基础。在儿童中，哮喘被诊断为各种类型支气管炎的情况并不少见，其结果是，连续采用多个疗程的抗生素和止咳药物对患者进行不恰当和无效的治疗。虽然，"哮鸣并不都是哮喘"这句格言经常被人引用，而且在"鉴别诊断"章中谈到许多疾病可以呈现哮鸣音或哮喘样症状，但哮喘是哮鸣和相关症状主要原因的事实是客观的。因此，更可取的观点是"除非已证实是其他疾病，所有哮鸣都应首先被视为是哮喘"。

## 一、临床诊断

哮喘经常可以根据症状做出诊断。但是，肺功能测定，尤其是肺功能异常的可逆性可以大大增强诊断的可靠性。

1. 病史和症状　夜间咳嗽、反复喘鸣和胸闷、阵发性呼吸困难等临床病史经常能提示哮喘的临床诊断。症状常在夜间出现，患者被唤醒；过敏性鼻炎、荨麻疹常伴随哮喘。症状常因以下情况加剧：上呼吸道病毒感染、屋尘螨、动物皮毛，包括羽毛、运动花粉、气候变化、情绪变化（大笑，大哭）、化学气体等。另外，有哮喘和特发性疾病的阳性家族史也有助于指导诊断。平喘药物治疗有效，除外其他疾病引起的喘息也有助于诊断。

2. 体格检查　本病患者多呈呼气性呼吸困难，严重时口唇与指甲出现发绀。颈静脉于呼气时怒张。胸部呈过度充气征象，胸廓饱满，叩诊过清音，听诊呼气音延长，布满哮鸣音，严重者有明显的三凹征。两肺以呼气期为主的哮鸣音，是诊断哮喘的主要依据。一般哮鸣音的强弱和气道狭窄及气流受限的程度相一致，哮鸣音越强说明支气管痉挛越严重。但不能仅靠哮鸣音的强弱和范围来估计哮喘的严重程度，因为气道极度收缩加上黏痰阻塞时，气流减弱或完全受阻，哮鸣音反而减弱，甚至完全消失，这可能是病情极重的表现。应当进行血液气体分析，准确判断。合并肺部感染时，可闻及湿啰音。如果就诊时肺部听诊未闻及哮鸣音，但既往病历中有过两肺闻及哮鸣音的记载，也是诊断的依据。

3. 变应原　变应原的测试通过皮肤试验或测定血清特异性 IgE 来确定哮喘是否有过敏成分。变应原的测试无助于哮喘的诊断，但有助于发现哮喘的危险因素以便向患者建议合适的环境控制措施。在儿童、反复咳嗽的个人、老年人以及暴露已知可引起哮喘的职业接触物质的个人，应考虑哮喘的诊断。

4. 肺功能检查　哮喘患者对自己的症状和疾病严重程度通常都认识非常不足，尤其是对轻中度哮喘和慢性持续性的哮喘，主要是患者已经耐受，不能引起重视。相反，医师对重度哮喘患者症状如呼吸困难和哮鸣的评估可能也是不准确的，也就是说：哮鸣音的多少与气流阻塞的程度并不成比例。因而肺功能测定，尤其是肺功能异常的可逆性，可对气流受限做出直接评估。测定肺功能的变异性可对气道高反应性做出间接评估。

哮喘患者肺功能检查有呼吸生理性改变包括有呼气流速受限的肺功能表现（发作时）、气道功能可逆性改变（支气管扩张试验阳性或峰流速变异）、气道对外界刺激的（支气管激发试验阳性）高反应性等是哮喘重要的诊断手段。简单介绍如下：

（1）在年龄 >5 岁的患者中，最有助于哮喘诊断的肺功能指标包括：1 秒用力呼气容积（$FEV_1$）、用力肺活量（FVC）、呼气峰流速（PEF）和气道高反应性。

（2）肺容量测定：$FEV_1$ 和 FVC 可在用力呼气时用肺量仪检测。肺量测定可以反复进行，但有赖于患者的用力情况；因此必须正确指导患者做好用力呼气动作，记录 2 次或 3 次记录中的最佳值。

（3）呼气峰流速：对哮喘的诊断和治疗有重要作用的一项辅助工具是峰流速仪。在一些国家，可以根据医师的处方给予提供峰流速仪。最近生产的峰流速仪相当便宜，为便携式，用塑料制成，可以理想地用于患者在家中对哮喘进行每日客观监测。

（4）气道高反应性：对于症状与哮喘一致但肺功能检查正常的患者，乙酰甲胆碱和组胺的气道反应性测定或运动激发试验可能有助于确定哮喘诊断。

5. 测定气道炎症的无创性标志物　可以通过检查自发生成痰液中或高渗盐水诱发痰液中的嗜酸细胞和异染细胞来评估与哮喘相关的气道炎症。

## 二、诊断标准

1. 2002 年支气管哮喘诊断标准

（1）反复发作喘息、气急、胸闷或咳嗽，多与接触变应原、冷空气、物理、化学性刺激、病毒性上呼吸道感染、运动等有关。

（2）发作时在双肺可闻及散在或弥漫性，以呼气相为主的哮鸣音，呼气相延长。

（3）上述症状可经治疗缓解或自行缓解。

（4）症状不典型者（如无明显喘息或体征）应至少具备以下一项试验阳性：①支气管激发试验或运动试验阳性；②支气管舒张试验阳性：1 秒钟用力呼气容积（$FEV_1$）增加 15% 以上，若基础 $FEV_1$（或 PEF）<80% 正常值，吸入 $\beta_2$ 激动剂后 $FEV_1$（PEF）增加 15% 以上且 $FEV_1$ 增加绝对值 >200ml；③最大呼气流量（PEF）日内变异率或昼夜波动率≥20%（PEF 变异率用呼气峰速仪测定，清晨及入夜各一次）。

24 小时 PEF 变异率 =（$PEF_{最高}$ - $PEF_{最低}$）/ [1/2（$PEF_{最高}$ + $PEF_{最低}$）] ×100%

（5）其他疾病所引起的喘息、气急、胸闷和咳嗽。

符合（1）～（4）条或（4）、（5）条者，可以诊断为支气管哮喘。

2. 评价哮喘气道炎症的方法　近年来对哮喘气道炎症的存在和严重性的诊断有以下几种，可供临床选择：

（1）气道反应性测定：一般采用组胺或乙酰甲胆碱雾化吸入法或蒸馏水吸入法测定，气道高反应性（BHR）的程度与炎症的程度有显著相关。经抗炎治疗后，BHR可消失或明显降低。见表15-1。

表15-1　组胺吸入顺序和剂量

| 顺序 | 1 | 2 | 3 | 4 | 5 | 6 | 7 | 8 | 9 |
|---|---|---|---|---|---|---|---|---|---|
| 浓度（mg/ml） | 3.125 | 3.125 | 6.25 | 6.25 | 25 | 25 | 25 | 50 | 50 |
| 吸入次数 | 1 | 1 | 1 | 2 | 1 | 2 | 4 | 4 | 8 |
| 累积量（μmol） | 0.03 | 0.06 | 0.12 | 0.24 | 0.49 | 0.98 | 1.8 | 3.9 | 7.8 |

如以组胺浓度计算，按浓度 $0.03 \sim 16$ mg/ml，倍倍递增稀释，潮气呼吸，每一浓度吸 2 分钟，吸完后测 $FEV_1$，至 $FEV_1$ 较基础值降低 20%，试验终止，吸入适量支气管扩张剂。吸入浓度（使 $FEV_1$ 较基础值下降 20%）$< 8$ mg/ml，或累积量（使 $FEV_1$ 较基础值下降 20%）$< 7.8$ μmol/ml 为气道反应性增高。

（2）呼出气一氧化氮（NO）浓度测定：采用化学发光法连续测定呼出气 NO 浓度。正常人一般 $< 20$ ppb，哮喘患者一般达到 80ppb 以上，且炎症越明显，NO 呼出浓度越高，经抗炎治疗后，又明显降低。

（3）血清嗜酸性阳离子蛋白（ECP）浓度测定：在实验性吸入抗原激发试验中，迟缓型哮喘反应的发现及严重程度与血清中 ECP 浓度密切相关，在运动激发性哮喘亦有类似现象。血清 ECP 浓度亦与气道高反应性程度（组胺激发）呈正相关，因而血清 ECP 测定是判定哮喘气道炎症程度的参考指标。血清 ECP 的正常值为 $6.0$ μg/L（$2.3 \sim 15.9$ μg/L）。

3. 非典型哮喘的诊断　典型支气管哮喘容易诊断，非典型哮喘易被疏忽，致造成误诊，临床需予重视：

（1）咳嗽变异型哮喘：这类哮喘常被误诊为支气管炎，但按支气管炎治疗效果不佳。该型哮喘主要症状为咳嗽，多为干咳，或有少许黏液痰，夜间及凌晨发作多，遇冷空气或刺激性气体易诱发发作，有一定季节性。体查常无阳性体征，肺功能检查正常、胸片正常。确诊有赖气道反应性测定，组胺或乙酰甲胆碱激发试验阳性，或支气管舒张试验阳性。按支气管哮喘使用支气管扩张剂或皮质激素治疗有效。

（2）慢性支气管炎合并支气管哮喘：以往常将这型支气管哮喘统称为喘息型慢性支气管炎，这类患者常有多年慢性咳嗽、咳痰史，近年来间有发作性喘息症状者，需注意本症可能。确诊可用 24 小时呼气峰速 PEF 变异率。若变异率 $\geq 20\%$ 为阳性；亦可用支气管舒张试验，吸入支气管扩张剂（如舒喘灵、叔丁喘息）后 15 分钟，$FEV_1$（或 FVC）增加 15% 以上为阳性，两项中任何一项阳性都可确诊并存支气管哮喘。

（3）支气管扩张合并哮喘：有资料统计约有 28% 支气管扩张患者合并哮喘，对患者的确诊亦可采用上述同样方法。

（4）隐匿型哮喘：具有气道高反应性的患者，虽临床上未发现有哮喘症状，但在接触过敏原或存在呼吸道感染时可出现咳嗽或胸闷等非典型哮喘症状，有人认为这类患者属隐匿型哮喘。血清 ECP 浓度显著高于正常值（6μg/L）者易受一些刺激因子刺激而诱发哮喘，所以血清 ECP 浓度可作为这类哮喘诊断的参考指标。其中部分患者可以发展为典型哮喘。

### 三、鉴别诊断

从支气管哮喘的概念中我们可以得到这样的信息：支气管哮喘是多种细胞和细胞组分参与的气道慢性炎症性疾患。气道的慢性炎症导致气道高反应性，并引起反复发作性的喘息、气急、胸闷或咳嗽症状，常在夜间和/或清晨发作、加剧，通常出现广泛多变的可逆性气流受限为特征，大部分患者经一段时间后可自行缓解或经药物治疗而缓解。但临床上除哮喘外，还有一些疾病在慢性气道炎症基础上反复加重的特点，需要鉴别。

从哮喘的病理生理学出发，哮喘有以下几个特点：①哮喘是一种可逆性气流受限性疾病，气流受限可自行缓解或经支气管舒张剂治疗而缓解；②哮喘存在气道的高反应性，在各种刺激的作用下可引起炎性细胞激活，释放大量炎性介质引起支气管平滑肌痉挛，使气道的气流受限；③气流受限呈反复发作特点。存在发作与缓解交替的特点，发作可有一定的规律性。但当哮喘与其他疾病混合存在时应注意甄别，特别是 COPD。

从支气管哮喘的临床表现来看，哮喘患者有长期性和发作性的特点，临床上表现为反复发作性的喘息、气急、胸闷或咳嗽症状。喘息、气急、胸闷，即为呼吸困难，哮喘患者发作时以呼气性呼吸困难为特点。某些特殊类型的哮喘如咳嗽变异性哮喘在临床上表现为反复发作性的咳嗽为特点。体征上哮喘发作时可见双肺广泛性呼气期为主的高调哮鸣音，呼气期明显延长，称为哮鸣音。哮鸣音的强弱与气流受限程度相关。而缓解期可无任何阳性体征。但不典型左心衰竭可以有相似发作性喘息征象，甚至急性肺栓塞早期都可能与不典型哮喘发作症状相似，而需要鉴别。

总之，所有可引起呼吸困难症状、肺内可闻及呼气相高调喘鸣音、可引起气流受限的疾病都应与支气管哮喘相鉴别。特别是下列情况：

#### （一）慢性阻塞性肺疾病（COPD）

COPD 也是一种以气流受限为特征性的肺部疾病，这种气流受限表现为不完全可逆并呈进行性发展为其特点，临床上可以伴有喘息甚至以喘息为主，特别是需要与老年哮喘患者鉴别。

首先，COPD 与慢性支气管炎密切相关。绝大多数 COPD 患者先有 10 年左右慢支病史。慢性支气管炎的诊断要求患者每年慢性咳嗽、咳痰 3 个月以上，并连续 2 年。慢性支气管炎也属于气道的慢性炎症，不同于哮喘的关键要素是：慢性支气管炎是呈进行性发展的、以咳嗽咳痰为主要临床特点的疾病。在一部分患者伴有气流受限，因而加重时有喘息症状；而另一部分早期尚无气流受限，通常不伴有喘息，鉴别不难。在疾病稳定期或缓解期，肺功能检查对慢支与哮喘诊断有重要提示价值。当肺功能检测存在不完全可逆的气流受限时，慢支 COPD 可能性增加；而在缓解期肺功能正常、发作时明显气流阻塞者提示哮喘。COPD 患者不但存在不完全可逆气流阻塞，而且通常程度比慢性支气管炎明显。

另外，从病理和病理生理方面，肺气肿与哮喘差异巨大。了解这些对临床鉴别非常重要。COPD 是指肺部远端的呼吸单位出现异常持久的扩张（包括呼吸性细支气管、肺泡管、肺泡囊和肺泡），并伴有肺泡壁和细支气管的破坏而无明显的纤维化，"破坏"是指呼吸性气室扩大且形态缺乏均匀一致，肺泡及其组成部分的正常形态被破坏和丧失。各种有害物质引起气道上皮损伤，纤毛运动减弱和巨噬细胞吞噬功能降低；黏液腺肥大，杯状细胞增生，黏液分泌增多，气道净化能力下降；黏膜充血水肿、黏液积聚，容易合并感染。慢性炎症及吸烟刺激黏膜下感受器，引起副交感神经亢进，支气管平滑肌收缩，引起气道狭窄，气流受限。同时烟雾中的有害物质可以激活巨噬细胞、中性粒细胞等炎性细胞，可以释放大量炎性介质，诱发周围气道及肺实质的炎性反应，炎性细胞释放多种蛋白酶，其中有中性粒细胞弹性酶、组织蛋白酶、基质金属蛋白酶等，蛋白酶造成肺组织弹性结构的破坏，降解弹性蛋白和胶原。香烟的烟雾中也存在大量的氧化剂，活化的炎性细胞也能产生大量的内源性氧化剂。氧化剂可加强弹性酶的活性和增加黏液的分泌，并能抑制蛋白酶抑制剂，引起蛋白酶—抗蛋白酶失衡，从而加强了蛋白酶对肺组织的破坏作用。环境因素中还包括感染。感染是COPD发病和加剧的另一个重要因素，下呼吸道感染和慢性炎症加剧肺的损伤，造成了呼吸道纤毛清除系统的破坏，使寄植于上呼吸道的细菌移植于下呼吸道。肺组织的炎症导致气道壁的损伤和修复过程反复的循环发生。修复过程导致气道壁结构的重塑，胶原含量增加及瘢痕形成，这些病理改变是COPD气流不完全可逆受限的主要病理基础。COPD的病理改变包括4个部分，中心气道（内径>2mm的有软骨环的气道）、外周气道（内径<2mm的无软骨环的气道），肺实质和肺血管。在中心气道表现为支气管腺体肥大，杯状细胞化生、气道上皮鳞状化生、纤毛缺失及功能障碍，平滑肌及结缔组织增生，炎性细胞浸润。外周气道改变与中心气道类似，随病情进展，气道壁有胶原沉积和纤维化。肺实质终末细支气管远端气腔异常扩张，形成肺气肿。肺血管病变于早期为管壁增厚，内皮功能障碍，逐渐出现血管壁平滑肌增生，晚期有胶原沉积和毛细血管床破坏，与缺氧等因素引起功能性肺血管收缩共同作用，引起肺循环阻力增加，最终导致肺动脉高压和肺心病。

在以上病理和病理生理改变下，COPD患者的临床症状通常以慢性咳嗽为首发症状，初期咳嗽为间歇性，体位改变时重，通常为晨起排痰，随病情发展以后早晚或整日均有排痰，咳痰通常为少量黏液性痰，合并感染时痰液性状及量均改变，表现为咳大量脓性痰。气短和呼吸困难是COPD的标志性症状，提示已合并肺气肿，初起为劳力后发生，随肺功能逐年恶化以至静息状态下也可有气短症状。喘息和胸闷不是COPD的特异症状，见于重症患者。体征上表现为肺部过度充气、膨胀引起形态改变，桶状胸及呼吸浅速、辅助呼吸肌参与呼吸运动，重症患者表现为胸腹矛盾运动，提示呼吸肌疲劳，患者采用缩唇呼吸以对抗呼气相气道过早关闭而增加呼出气量，相当PEEP的作用。叩诊肺部过清音，心浊音界缩小，肺肝界下移。听诊双肺呼吸音低，呼气延长，偶可闻及干、湿性啰音，合并感染时啰音明显。

而哮喘的病理与病理生理改变与COPD不同。如前所述，主要是不同级别气道的慢性炎症，虽然也包括上皮、黏膜增厚、肌层组织增生，但早期并不明显，因而缓解期气流阻塞不明显。只在发作期出现喘息或伴随咳嗽、少量咳痰。除非合并COPD，一般无上述肺气肿征象。

COPD的诊断主要根据病史、危险因素接触史、体征及实验室检查等资料，综合分析而确定。其中肺功能检查为COPD诊断的金指标，不完全可逆性气流受限是诊断的必备条件。在吸入支气管舒张剂后行肺功能检查，$FEV_1 < 80\%$预计值及$FEV_1/FVC < 70\%$可确定患者存在不可逆性气流受限。气流轻度受限时可有或无临床症状。

### （二）变应性支气管肺曲菌病

变应性支气管肺曲菌病（ABPA）简称变应性曲菌病。其特征为对存在于支气管分支的烟曲菌抗原呈现免疫反应，并引起肺浸润和近端支气管扩张。ABPA 属嗜酸性粒细胞肺炎中较常见的一种。由于其主要临床症状包括哮喘样发病，在疾病早期大多数按哮喘处理，目前认为从发病机制及病情演变上 ABPA 与哮喘完全不同，常常需要反复评估、动态观察，并进一步收集相关证据明确诊断。但是，随着研究深入，是否会将其纳入特殊类型哮喘有待进一步探讨。下面主要论述 ABPA 的特点，以资鉴别。

引起 ABPA 变应原主要为曲菌属，其中以烟曲菌（Af）最为常见。病理有如下特点：①支气管中含有大量稠厚的黏液，其中有纤维素、嗜酸性粒细胞和夏科一雷登晶体，还可能见到曲菌菌丝，但曲菌不侵入支气管壁。后者是将其排除侵袭性曲菌感染的主要证据；②上叶支气管可能有扩张和由于小支气管黏液堵塞致部分萎缩；③显微镜检查有支气管中心性肉芽肿，支气管壁充满炎症细胞，包括组织细胞、淋巴细胞、浆细胞和嗜酸性粒细胞；④支气管壁被断续损坏，以胶原代替黏膜下层的腺体和平滑肌纤维。

发病机制认为是 Af 孢子吸入到中等大小的段支气管的黏痰中，生长繁殖，发出菌丝，释放抗原，致敏肌体，引起系列免疫反应如特异性 IgE 和 IgG 的产生等。免疫反应和 Af 分泌的蛋白溶酶引起肺浸润、组织损伤和中心性支气管扩张。同时 Af 分泌的蛋白溶解酶也会损伤纤毛的功能。

临床无特征性表现，最常见的症状是哮鸣，同时也可有发热、咳嗽、头痛、胸痛、腹痛、全身不适、乏力、食欲减退和消瘦等酷似感冒的非特异性症状。胸痛的部位和肺浸润的部位一致，若出现杵状指和持续发绀体征表示疾病已进入晚期。体征可不明显，在肺浸润部位可能听到捻发音、支气管呼吸音或哮鸣音。支气管黏液嵌顿可引起肺不张甚至肺萎陷，体检时呼吸音减低或出现管样呼吸音。当 ABPA 的肺浸润波及胸膜可引起胸膜炎，吸气时可伴胸壁活动受限和胸膜摩擦音。存在中心性支扩患者可有不同程度咯血。

痰液呈白色黏稠或呈泡沫痰，合并感染时为脓性痰，偶可咳出棕色或墨绿色胶冻样痰栓，真菌涂片可能查到真菌菌丝。曲菌的速发型皮肤反应阳性；皮肤双向反应在部分患者呈阳性，双向反应于速发型反应 4~8 小时局部出现一边界不十分清楚的红斑和硬结，24 小时后消失。外周血检查嗜酸性粒细胞明显增多，分类 $\geq 8\%$ 或计数 $\geq 0.6 \times 10^9$/L，大多数在 $(1.0 \times 10^9 \sim 3.0 \times 10^9)$/L，若嗜酸性粒细胞分类 $>40\%$ 时，患 ABPA 的可能性反而不大。血清总 IgE 水平明显增高，大于正常值 2 倍有诊断意义。应在使用糖皮质激素之前检查。血清中可检出抗 Af 的沉淀抗体。抗 Af 的特异性 IgE 和特异性 IgG 增高。升高的抗 Af 的特异性 IgE 和特异性 IgG 是 ABPA 活动的敏感指标。若引起疾病的变应原非 Af，则特异性抗体检测无意义。应用血清反应并结合临床症状将 ABPA 分为活动期、中间期与缓解期。活动期特异性 IgE – Af 和 IgG – Af 明显增高。胸部 X 线检查可见包括肺浸润、肺气肿、肺不张、肺纤维化、肺叶收缩伴肺上移、空泡、气胸等非特异性表现。浸润阴影是胸片中常见和最早出现的异常改变，并且有暂时性、反复性、移行性的特点，应用糖皮质激素可促进浸润阴影的消散。若同一部位反复出现浸润阴影应考虑局部形成中心性支气管扩张的可能性。中心性支气管扩张为 ABPA 特异性影像变化，在胸部平片上表现为特征性的平行线阴影、环形阴影、带状或牙膏样阴影、指套样阴影等。HRCT 对诊断中心性支气管扩张较敏感且特异。肺功能检查于急性发作时存在可逆的阻塞性通气障碍，以及限制性通气障碍。

对于 ABPA 的诊断应有如下标准，参考 1997 年 Greenberger 等制订的 5 个必需的诊断条件：

1. ABPA – CB 诊断标准

（1）哮喘，甚至是咳嗽变异性哮喘或运动诱发哮喘。

（2）中心性支气管扩张（CB）。

（3）血清总 IgE 升高（≥1 000mg/ml）。

（4）对 Af 出现阳性的速发型皮肤反应。

（5）血清 IgE – Af 或 IgG – Af 升高，或两者兼有。

若 HRCT 未发现 CB，则诊断 ABPA – S。

2. 本病分 5 期

第 I 期（急性期）：具备所有诊断条件。治疗 1 个月后，肺部浸润消散，哮喘好转，痰栓减少，痰 Af 转阴，外周血嗜酸性粒细胞减少，至第 6 周血总 IgE 下降 35% 以上。

第 II 期（缓解期）：以泼尼松治疗后至少 6 个月肺部未再出现浸润阴影，血清总 IgE 下降而稳定，但仍维持在较高水平。泼尼松可减量或停用，而 ABPA 未加重。

第 III 期（恶化期）：在缓解期后又出现了如第 1 期的症状。新的肺浸润出现，总 IgE 水平升高，可伴有呼吸困难、哮喘、发热（一般 38.5℃ 左右）、咳嗽等不适症状。再次应用泼尼松可使肺浸润消散，总 IgE 下降。

第 IV 期（依赖皮质激素哮喘期）：患者无法停用激素，总 IgE 可正常或显著升高，血清 IgE – Af 或 IgG – Af 升高。

第 V 期（纤维化期）：反复发作引起肺纤维化，导致不可逆性阻塞性和限制性通气功能障碍。出现呼吸衰竭表现，可合并肺心病。

对于 ABPA 的治疗目的首先是及时尽早诊断发作期的 ABPA，以预防在肺浸润部位发生支气管扩张；其次为治疗伴发的哮喘和（或）不可逆性阻塞性和限制性通气功能障碍，并尽可能找出环境中可能的致敏真菌来源。

全身应用糖皮质激素为首选治疗，泼尼松的用量为 0.5mg/（kg·d），可以使大部分患者肺部浸润病变消退，痰培养曲菌转阴，血总 IgE 下降，IgE – Af 和 IgG – Af 下降。一般应用 2 周左右 X 线异常消失，可减量至隔日 1 次，一般疗程 2～3 个月，可使 IgE 下降至原来的基数水平。若 X 线好转，但 IgE 未下降至正常水平，且稳定，仍可慢慢减量泼尼松用量。IgE 为监测病情指标，若 IgE 升高为正常 2 倍以上，即使未出现临床症状及肺浸润，仍需立即增加糖皮质激素用量。若病情已达稳定，但仍有哮喘症状，可吸入糖皮质激素治疗。

抗真菌治疗不能替代糖皮质激素，伊曲康唑对曲菌有效，可作为辅助治疗药物。

$FEV_1 \leq 0.8L$ 及合并顽固性细菌感染是预后不良的征兆。

（三）自发性气胸

气体进入胸膜腔称为气胸，无创伤或其他原因而发生的气胸称为自发性气胸，自发性气胸又可以分为原发性与继发性气胸。原发性气胸发生于无基础肺疾病的患者，而继发性气胸是某种肺部疾病的一个并发症。某些气胸患者，特别是老年患者因胸痛症状不明显，以突发呼吸困难为主要表现，伴随不同程度的喘息，常常需要与老年哮喘鉴别。当然，更多见的情形是在不同程度肺气肿基础上发生的气胸更需要与哮喘发作鉴别。

根据发生气胸后胸腔内压力及病理生理改变，可将气胸分为闭合性气胸、交通性气胸和张力性气胸三类。气胸的临床症状包括呼吸困难、胸痛、刺激性干咳等症状。呼吸困难的严重程度与气胸发生的快慢、气胸的类型、肺压缩程度及基础肺功能相关。胸痛可表现为突发的刺痛或刀割痛，吸气时加重。持续性胸骨后疼痛常提示纵隔气肿的存在。体征包括呼吸增快、口唇发绀、气管及心脏向健侧移位，患侧呼吸运动减弱，肋间隙增宽，叩鼓音，呼吸音减弱或消失。部分患者出现喘鸣音。张力性气胸患者可见大汗、四肢湿冷、血压下降等休克表现。此时与重症哮喘发作更难鉴别，通常需要胸部 X 线检查。

另一种情况是长时间未良好控制的哮喘患者，可形成局限性肺气肿和肺大泡，患者在哮喘急性发作时并发气胸，作为哮喘并发症出现，更容易误诊为哮喘症状的急性加重。往往反复应用大量糖皮质激素及平喘药物，而忽视了可能并发的气胸而延误治疗。并发气胸大多数为单侧，呼吸困难加重，查体双侧呼吸音不对称，患侧更低，可通过仔细查体发现气胸体征，或通过胸部 X 线检查发现无肺纹理的均匀透亮的胸腔积气带，其内侧可见弧形的肺压缩边缘。

一种特殊类型的气胸称为"月经性气胸"，月经性气胸是一种与月经相伴出现的气胸。气胸常发生于月经来潮后 24～48 小时，常在 30 岁左右首发，常发生于右侧，偶有出现于左侧及双侧。若没有干预性治疗，月经性气胸常可复发。患者常在反复多次发作后经会诊修正诊断。目前认为反复气胸的发作与胸膜下子宫内膜移位症或隔膜缺陷有关。任何 25 岁以上女性反复发生在月经来潮 48 小时内的气胸应考虑到月经性气胸的可能。治疗可选用抑制排卵的药物或开胸手术仔细寻找隔膜是否存在缺陷及是否存在胸膜下肺大疱。

## （四）胸腔积液

引起胸腔积液的原因可为恶性胸腔积液、感染相关胸腔积液、胶原血管疾病、充血性心力衰竭等。少量胸腔积液一般不会引起相关症状，但如果积液量增多，可因肺组织受压迫而引起通气/血流比例失调及机械性刺激而引起呼吸困难、胸闷、气短、干咳等呼吸症状。

但与支气管哮喘发作的突发性呼气困难不同，胸腔积液的呼吸困难症状是随着积液量的逐渐增加而渐渐加重。支气管哮喘与胸腔积液的鉴别相对容易，通过查体可发现胸腔积液体征，X 线检查或胸腔 B 超可证实积液的存在和程度。X 线检查尚可发现肺部的伴随病变。通过胸腔积液的生化及病理学检查可明确积液的性质。最常见的胸腔积液病因为结核性胸膜炎，常伴有结核中毒症状，包括午后低热、乏力、盗汗等。胸腔积液引起的呼吸困难症状经胸腔穿刺或闭式引流后症状可很快缓解，而应用平喘药物无效。

需要注意的是，无论是胸腔大量积气还是积液，患者萎缩的肺组织经引流积液（或气）后复张过快时可出现复张后肺水肿，临床表现为胸腔引流术后出现顽固性咳嗽及胸闷症状。症状可在 24～48 小时内加重，胸片可示患侧肺水肿，偶可累及健侧。有效的治疗措施包括吸氧、利尿剂，必要时在通畅引流的前提下，可酌情选用有创或无创正压通气治疗。复张性肺水肿有致命的可能性，重在预防，主要是避免过多过快地引流胸腔积气或积液。

## （五）高通气综合征

高通气综合征是由于过度通气超过生理代谢而引起的一组综合征。其临床症状可累及多器官系统，表现为呼吸困难、憋气、气促、胸部不适、胸痛、呼吸深快、心悸、头昏、视物模糊、手指上肢强直、手指针刺麻木感、手足搐搦、口周麻木、晕倒、焦虑、恐惧、精神紧张、对死亡的恐惧等。临床症状可由通气过度而引起的呼吸性碱中毒来解释。高通气综合征有很多精神和躯体症状，引起症状与过度通气有关，过度通气与呼吸调节异常相关联，而许多"症状"与呼吸调节异常有因果关系。

高通气综合征的临床诊断标准：

（1）有典型的症状，Nijmegen 症状学问卷总积分达到或超过 23 分。

（2）过度通气激发试验阳性。

（3）生病前有精神创伤史或过度劳累、精神紧张、应激等心因性诱因。

符合以上三个条件，可诊断为典型高通气综合征，符合第三条，前两条部分满足，列为可疑高通气综合征，三条均不符合，可排除高通气综合征。但是，诊断高通气综合征的前提是排除能引起相同综合征的心肺器质性疾病。

高通气综合征不同于哮喘，不存在气道高反应性，肺功能检查正常，无相关过敏原接触。症状无季节性，发作时肺部无哮鸣音。过度通气试验可诱发本病症状，而支气管激发试验阴性。应用糖皮质激素及平喘药物无效。通过腹式呼吸训练治疗，认知行为疗法，对呼吸治疗反应差伴抑郁、焦虑症状突出的患者应在精神科医师指导下应用精神药品。

### （六）肺血栓栓塞

肺血栓栓塞是由于肺动脉或肺动脉的某一级分支被血栓堵塞而引起的病理过程。是许多种疾病的一种严重并发症。个别大面积肺栓塞以突发呼吸困难、活动受限、低氧血症伴有喘鸣音为主要症状。后者与反射性支气管痉挛有关，可以与哮喘发作混淆。特别是基层医院对肺血栓栓塞认识不足，更易误诊，应提请注意。

引起肺栓塞最常见的原因是来源于下肢深静脉及盆腔静脉系统的栓子脱落。引起深静脉血栓形成的危险因素包括长期卧床、外科手术、恶性肿瘤、妊娠和口服避孕药、凝血因子异常及遗传因素等。较小的深静脉血栓可无任何临床症状，较典型的可有下肢红斑、疼痛和肿胀三联征表现。当下肢深静脉血栓脱落即可发生肺栓塞。按血栓的大小和阻塞的部位不同，可将肺栓塞分为急性大面积肺栓塞、急性次大面积肺栓塞、中等肺栓塞和小肺动脉栓塞四种情况。临床上表现有呼吸困难及气短、胸痛、昏厥、咯血、休克等症状。呼吸困难的症状是肺栓塞最主要的临床表现，其严重程度和持续时间的长短与栓子的大小有关。临床体征包括肺部可闻及少量湿啰音，由于神经反射及介质作用引起小支气管痉挛、间质水肿，肺部可闻及哮鸣音。这些介质包括组胺、5-羟色胺、血栓素 $A_2$ 及缓激肽等。由于右心负荷增加，肺动脉高压等引起心界向右扩大，肺动脉瓣第二音亢进及分裂，肺动脉瓣区收缩期喷射样杂音。反复发作，病史较长者可有颈静脉回流征阳性等。血气分析示低氧血症及过度通气。D-dimer 可作为高度怀疑肺栓塞者的首选检查，D-dimer 水平低于 $500\mu g/L$ 可排除肺栓塞诊断，若 D-dimer 高于 $500\mu g/L$ 可进一步检查肺动脉造影、CT 肺动脉造影、磁共振、核素肺通气/血流灌注显像，证实肺栓塞的存在。肺动脉造影为"金标准"，但 CT 肺动脉造影有逐渐取代肺动脉造影的趋势。

存在肺栓塞高危因素，突发呼吸困难、发绀、低血压、大汗淋漓、四肢厥冷，甚至猝死的患者，特别是查体肺内可闻及哮鸣音的患者，需与哮喘的重度急性发作相鉴别。特别是哮喘重度发作患者，突然呼吸困难加重，而又无明显诱因，应用大剂量糖皮质激素 $\beta_2$ 受体激动剂吸入治疗无效的患者，需考虑到哮喘并发急性肺栓塞的可能性。毕竟重症哮喘患者因症状持续而限制活动，并因喘息而大量脱水造成血黏度升高，存在下肢深静脉血栓形成的危险因素。还有就是当肺栓塞的范围较小时，呼吸困难症状常持续时间短暂，可仅持续数分钟而缓解。若患者反复发生小的肺栓塞，则临床上可表现为反复突发性的呼吸困难，需与哮喘症状的反复发作相鉴别。从血气分析来分析，一般哮喘急性发作患者仅有过度通气而无明显低氧血症，而肺栓塞同时存在低氧血症及过度通气，但小的肺栓塞低氧血症也可以不明显。

（七）弥漫性肺部疾病

1. 弥漫性肺间质纤维化　这是一组发病原因极其复杂的疾病。大部分间质性肺疾病不是由已知的病原微生物感染所致，也不是某种肺部的恶性疾病或恶性疾病的肺部表现。常常临床过程隐匿，进展缓慢，但也存在着急性期或病情迅速恶化。肌体的最初疾病过程发生在肺泡和肺泡壁内的炎症反应，导致肺泡炎，常常症状轻微，随着疾病的慢性进展，炎症侵及临近的间质部分和血管，最终形成肺间质纤维化。按病因分为原发性肺间质纤维化和继发性肺间质纤维化，原发性肺间质纤维化即特发性肺间质纤维化，病因未明，继发性肺间质纤维化常继发于自身免疫性疾病，如系统性红斑狼疮、类风湿性关节炎、硬皮病、皮肌炎、干燥综合征等。病情进展可表现为急性、亚急性和慢性，大部分为慢性经过，临床突出表现为进行性恶化的呼吸困难，可因病情进入急性期或合并感染而短时间内加重，多数患者主诉胸闷、憋气，也可有刺激性干咳。与哮喘反复发作性呼吸困难不同，肺间质纤维化症状无季节性，呈持续性加重。肺部查体可闻及 Velcro's 啰音。X 线检查可有"磨玻璃"样改变、网状改变、弥漫性结节影及蜂窝肺等表现。肺功能检查示限制性通气功能障碍及弥散障碍。这些病情特点均与哮喘不同。因此，主要限于弥漫性肺间质纤维化未诊断阶段并发肺部感染引起呼吸困难时，需要与哮喘鉴别。

2. 弥漫性泛细支气管炎与闭塞性细支气管炎伴机化性肺炎　弥漫性泛细支气管炎（DPB）是以肺部呼吸性细支气管炎为主要病变区域的特发性、弥漫性、炎性和阻塞性气道疾病。可表现为慢性咳嗽、多痰和劳力性呼吸困难，并伴有气流受限。与哮喘症状有部分重叠，应注意区别（表 15－2）。

表 15－2　哮喘与弥漫性泛细支气管炎、闭塞性细支气管炎伴机化性肺炎的鉴别

| | | 哮喘 | 弥漫性泛细支气管炎（DPB） | 闭塞性细支气管炎伴机化性肺炎（BOOP） |
|---|---|---|---|---|
| 年龄 | | 青少年多见 | 各年龄组 40～50 岁多见 | 20～80 岁 |
| 既往史 | | 常有过敏史 | 约 80% 合并慢性鼻窦炎 | 无 |
| 家族史 | | 常有 | 偶见 | 无 |
| 临床症状 | | 发作时有喘息，可有咳嗽及咳痰 | 连续性咳嗽、咳痰及活动后气短 | 气急多见、干咳和低热 |
| 体征 | | 发作时有哮鸣音 | 间断性啰音，有时可有干啰音或捻发音 | 发绀，Velcro's 啰音 |
| 胸部 X 线 | | 发作时肺透过度增加，肺部过度充气，缓解时正常 | 两肺弥漫性散在结节影，常有肺过度充气 | 无肺气肿征肺部斑片影和气柱征 |
| 胸部 CT | | 正常或肺野透过度增加 | 小叶中心性小结节影可见细支气管扩张、管壁增厚 | 结节影和气柱征 |
| 肺功能及 | FEV₁ | 发作时降低 | <70% 预计值 | >70% 预计值 |
| 血气分析 | 肺活量 | 发作时降低 | <80% | <80% |

| | | 哮喘 | 弥漫性泛细支气管炎（DPB） | 闭塞性细支气管炎伴机化性肺炎（BOOP） |
|---|---|---|---|---|
| | 残气容积 | 发作时增加 | >150% | DLco<70% |
| | 闭合气量 | 增加 | 增加 | 限制性通气功能障碍 |
| | PaO$_2$ | 发作时下降 | <80mmHg | <80mmHg |
| 痰 | | 黏液性，嗜酸性粒细胞增加 | 脓痰、量多（>100ml/d） | 无痰 |
| 血液检查 | | 嗜酸性粒细胞增加，血清总IgE增加 | 90%冷凝集试验>1：64，部分HLAW54阳性，CRP增加，WBC增加，ESR增加，IgA增加 | 血沉增快ANAP阳性CRP增加 |
| 病变部位 | | 支气管、细支气管、1~16级支气管 | 呼吸性细支气管、17~18级支气管 | 非呼吸性细支气管、13~15级支气管 |

1995年1月日本厚生省特定疾患弥漫性肺疾患调查研究班提出弥漫性泛细支气管炎的诊断标准：

（1）临床表现：持续性咳嗽、咳痰及劳力性呼吸困难。

（2）体征：断续性湿性啰音（多数为水泡音，有时伴有连续性干啰音或高调哮鸣音）。

（3）影像学：两肺弥漫散在的颗粒状阴影（常伴肺过度充气，病情进展可见两下肺支气管扩张，有时伴有局灶性肺炎）。肺CT：小叶中心性颗粒状阴影。

（4）肺功能及血气分析：FEV$_1$/FVC<70%，PaO$_2$<80mmHg，随病情进展，VC下降，RV增加，RV/TLC增加，一般无弥散障碍。

（5）血液检查：冷凝集效价增高（1：64以上）。

（6）合并慢性副鼻窦炎或有既往鼻窦炎病史（尽可能X线检查证实）。

符合以上（1）~（6）条可做出临床诊断。

3. 闭塞性细支气管炎伴机化性肺炎　其为一种侵犯肺实质的限制性通气障碍的疾病。临床表现差异巨大，常见的症状有发热、干咳、呼吸困难伴周身不适、厌食和体重下降。查体可见Velcro's啰音，在肺实变区可闻及粗啰音或支气管呼吸音。

以下特点提示闭塞性细支气管炎伴机化性肺炎：

（1）起病缓慢，具有迁延性的呼吸道症状（干咳、发热、气急），Velcro's啰音和周身症状，体重下降，周身不适。

（2）实验室检查：血象中白细胞增多、血沉增快如C-反应蛋白阳性。

（3）胸部CT及胸片：双肺多发性斑片状浸润影，双肺弥漫性网状间质阴影或呈大叶分布的肺泡性浸润影。阴影有游走性。

（4）支气管肺泡灌洗液中淋巴细胞、嗜酸性粒细胞和中性粒细胞均增加。

（5）临床上不支持肺结核、支原体和真菌感染，抗生素治疗无效。

（6）肾上腺皮质激素疗效显著。

4. 变应性肉芽肿性血管炎　是一组表现为支气管哮喘、发热、血中嗜酸性粒细胞增多、多器官血管炎的疾病。通常也称为Churg-Strauss综合征。本病的诊断标准：①有支气管哮喘病史；②血中嗜酸性粒细胞增多＞10％；③存在单神经病或多神经病；④胸片表现为肺浸润；⑤鼻窦炎；⑥活检见血管外有嗜酸性粒细胞浸润；该诊断标准敏感性为85％，特异性为100％。肺活检是诊断的金标准。可见哮喘及嗜酸性肺炎的特点，也可见血管炎及坏死性肉芽肿。嗜酸性血管炎主要侵犯小到中等大小的动脉，在肺及其他受侵的器官均可见到。而哮喘不应有坏死性肉芽肿。

5. 过敏性肺炎　又称外源性过敏性肺泡炎，其是易感人群反复吸入各种具有抗原性的有机气雾微粒、低分子量化学物质所引起的一组肉芽肿性、间质性、细支气管性及肺泡填塞性肺部疾病。本病的典型表现为淋巴细胞性肺泡炎及肉芽肿性肺炎，停止接触抗原后则病情改善或完全恢复。连续不断地接触抗原常导致进行性肺间质纤维化。能够引起本病的抗原大致分为动物蛋白、微生物性抗原、小分子量化学物质三类。按接触和吸入抗原不同可被命名为农民肺、甘蔗尘肺、蘑菇工人肺、救生员肺、湿化器肺、养鸟者肺、伐木工人肺、磨房工人肺等。临床可表现为急性型、亚急性型和慢性型。急性型通常在接触抗原后4~12小时发病，出现呼吸系统及全身症状，包括咳嗽、呼吸困难、胸闷、发热、寒战、全身不适、肌痛等，可能出现发热、呼吸急促、心动过速、吸气相的啰音等体征。亚急性型和慢性型劳力性呼吸困难与咳嗽为其主要症状。体检可无阳性发现，也可能闻及肺底部啰音，一些患者可出现喘息。支持本病的诊断标准包括复发性发热、胸片出现浸润影、DLco下降，针对致敏性抗原的沉淀抗体阳性，肺活检证实肉芽肿、避免接触则好转。治疗措施包括避免接触抗原及全身应用糖皮质激素。典型的淋巴细胞性肺泡炎及肉芽肿性肺炎是区别于哮喘的要点。

### （八）心力衰竭

心力衰竭是各种心脏疾病导致心功能不全的一种综合征。心力衰竭时通常伴有肺循环和（或）体循环的被动性充血，故又称之为充血性心力衰竭。急性发作的左心衰竭常以喘息发作为特点，因此又称为心源性哮喘，应与支气管哮喘鉴别。这也是临床工作中经常面临的挑战，特别在老年患者尤为多见。

心源性哮喘常见的原因分为原发性心肌损害和心脏负荷过重，前者包括缺血性心肌损害、心肌炎和心肌病、心肌代谢障碍性疾病，后者包括心脏的前、后负荷过重。在存在基础心脏病的患者，心力衰竭症状往往由感染、心律失常、血容量增加、过度体力劳动或情绪激动，治疗不当或原有心脏病加重，并发其他疾病等诱因诱发心衰加重。按发病缓、急分为急性心衰和慢性心衰。慢性心衰，也称慢性充血性心衰。后者与哮喘不难鉴别。

临床上以左心衰常见，表现为肺淤血及心排血量下降。症状上可有夜间阵发性呼吸困难，即患者已入睡后突然因憋气而惊醒，被迫采取坐位。呼吸深快，重者可有哮鸣音，称之为"心源性哮喘"。大多于端坐休息后可自行缓解，应与哮喘患者的夜间症状相鉴别，特别是既患有哮喘，又存在心脏病的患者，需仔细区分夜间的症状是由哮喘引起，亦或是心衰造成。充血性心衰患者肺部体征为随着病情由轻到重，肺部湿性啰音从局限于肺底部至全肺。急性心力衰竭是以肺水肿或心源性休克为主要表现的最严重的急危重症。急性肺水肿是"心源性哮喘"的进一步发展，常发生于心脏解剖或功能突发异常，如急性广泛前壁心肌梗死、乳头肌梗死断裂、室间隔穿孔、瓣膜穿孔、血压急剧升高、突发严重心律失常等的病情急剧变化。临床表现为突发严重呼吸困难、呼吸增快、呼吸窘迫、强迫坐位、发绀、大汗、烦躁、频繁咳嗽、咳粉红色泡沫状痰。肺部查体可闻及双肺满布湿性啰音和哮鸣音。发生急性肺水肿时抢救是否及时合理与预后密切相关。治疗反应本身对哮喘与心衰鉴别有帮助，后

者对大量激素及 $\beta_2$ 受体激动剂吸入效果明显差于哮喘，而心衰对强心、利尿剂及扩血管治疗反映良好。

### （九）气道疾病

1. 肺癌　支气管肺癌自 1996 年以来已上升为中国人群肿瘤的第一位死因。由于症状在早期不典型，几乎 2/3 的肺癌患者在就诊时已是晚期。原发肿瘤引起的首发症状占 27%，症状与原发肿瘤的部位有关。中心型肺癌表现为咳嗽、憋气、反复发作的肺炎、咯血或哮喘症状，咳嗽多表现为刺激性干咳。症状与肿瘤生长增大逐渐阻塞支气管管腔引起气道狭窄，引起通气功能障碍，进一步引起缺氧，使患者喘息，气道狭窄部位往往可闻及哮鸣音，往往可被误诊为哮喘，特别是在局部继发阻塞性肺炎时，在感染与肺炎形成以后，患者的喘息、咳嗽、局限性哮鸣音更加明显，甚至哮鸣音响亮在双侧肺野均可闻及，更易误诊为支气管哮喘。发生于肺周的周围型肺癌更常见的症状是胸痛、憋气或胸腔积液的表现，较易与哮喘鉴别。值得注意的问题是，肺癌引起的咳嗽、喘息症状往往是逐渐形成，渐进性加重的，常有痰中带血或咯血，应用平喘药物治疗无效。咳嗽的特征为金属样声响的咳嗽。肺癌患者常有与肿瘤相关的症状，例如进行性消瘦、发热等，肿瘤压迫引起的咽下困难、声音嘶哑、上腔静脉压迫综合征、Hornner 综合征等远处转移引起的中枢症状、骨骼局部疼痛及压痛、局部转移性淋巴结肿大、肝转移引起的肝脏症状及副癌综合征如肥大性肺性骨关节病、男性乳房发育、Cushing 综合征、神经肌肉综合征、高钙血症等。重要的是当患者有引起肺癌的危险因素，有相关症状时，适时行胸部影像学检查或气管镜等检查，及早发现可能存在的肺部肿瘤或远隔转移病灶，以便明确诊断。同时应注意肺部的一些少见肿瘤如软组织肉瘤、大血管起源的肉瘤、肺淋巴瘤等也可引起类似症状，需一并考虑。

2. 下呼吸道的良性肿瘤　下呼吸道的良性肿瘤约占呼吸道肿瘤的 5%，绝大多数良性肿瘤位于肺实质内，而位于气管内者仅占 6%。实质型 60% 以上无症状，少数因瘤体大，侵袭邻近支气管等原因可引起压迫症状，表现为咳嗽、胸闷、咳血丝痰等症状，特别是刺激性干咳症状，需与哮喘鉴别。而管腔型是否有临床症状，与瘤体大小与部位密切相关。瘤体大，可因不完全阻塞气管而引起咳嗽、咳痰、阻塞性肺炎等表现，查体可闻及喘鸣音，需与支气管哮喘患者相鉴别。

3. 大气管肿瘤　无论是发生于气管或支气管的良性或恶性肿瘤均不多见。症状主要与发生的部位相关。气管肿瘤无论是良、恶性，症状的产生主要是管腔受阻、通气障碍。在管腔阻塞 1/2~2/3 时，才出现严重的通气障碍，引起临床症状。第一症状往往是活动后气短，进行性加重，少数患者除坐位外均不能呼吸，甚至不能讲完一句话。几乎所有的患者均曾被误诊过支气管哮喘，按哮喘治疗，但无明显疗效。气管肿瘤常见症状是干咳、气短、哮喘、喘鸣、呼吸困难、发绀等，体力活动、体位改变、气道分泌物均可使症状加重。除气道梗阻症状外，有时持续性顽固的咳嗽是原发性气管肿瘤的唯一表现，需与咳嗽变异性哮喘相鉴别。胸外气道肿瘤可因阻塞而引起呼吸困难，但与哮喘不同，表现为吸气性呼吸困难，即空气吸不进肺，而查体时干性啰音在吸气相明显，可传导至全肺野，但呼气相无哮鸣音。支气管肿瘤无论良、恶性，当不完全阻塞时常表现为反复发生的阻塞性肺炎，而完全梗阻时，表现为肺不张，临床可有发热、喘息等症状。临床确诊需行纤维支气管镜检查，气管体层相、CT 对诊断有一定帮助。

4. 支气管结核　当结核菌感染支气管，引起管腔狭窄时可引起局限性哮鸣音，需与结核病相鉴别。结核病有结核中毒症状，午后低热、盗汗、乏力等。PPD 试验阳性或强阳性。痰涂片可见结核菌。而纤维支气管镜检查是诊断的主要手段。

（刘晓冬）

# 第三节　支气管哮喘的治疗原则、目标和控制标准

## 一、总的原则

哮喘治疗的总原则是分为缓解期和急性加重期治疗，缓解期以防护为主，急性加重期按病情严重程度分级施治。GINA 2006 方案虽然不再强调分级的概念，侧重对哮喘控制程度的评估，以达到最大限度的症状减轻与发作减少为目标，不断调整治疗方案。但仍能体现分级的概念。

## 二、哮喘治疗的目标

近年来，几乎所有的哮喘防治指南都大同小异地叙述哮喘的治疗目的，这是由于哮喘是一种对患者及其家庭和社会都有明显影响的慢性疾病。然而，许多患者貌似治疗，实际上并不规范，并没有以最佳的方式进行治疗，因此效果不佳，而如果治疗指南能从初级防治水平做起，患者的保护及其结果就会有所改善。有些哮喘防治指南以临床为出发点，而忽视了公共卫生的重要性，这是非常遗憾的，因为没有社会的支持和协调，防治工作是很难做好的。在哮喘防治指南中一个非常重要但往往被忽略的问题是如何评价防治效果的问题，从社会效益的角度，评价哮喘指南的方法应包括指南对某一人群的影响，如误工、误学的时间，因哮喘住院次数和时间、死亡率、患者的生命质量等。因此，以澳大利亚为代表的各国哮喘防治指南都包含相互结合的两部分：①哮喘防治策略及其实施；②面向基层医师和开业医师的哮喘治疗手册。这种类型的指南使哮喘防治水平得到明显的提高，进一步体现了指南的学术和社会价值。

哮喘是一种对患者及其家庭和社会都有明显影响的慢性疾病。气道炎症是所有类型的哮喘的共同病理、症状和气道高反应性的基础，它存在于哮喘的所有时段。虽然目前尚无根治办法，但以抑制气道炎症为主的适当的治疗通常可以使病情得到控制。哮喘治疗的目标为：

（1）有效控制急性发作症状并维持最轻的症状，甚至无任何症状。

（2）防止哮喘的加重。

（3）尽可能使肺功能维持在接近正常水平。

（4）保持正常活动（包括运动）的能力。

（5）避免哮喘药物治疗过程发生不良反应。

（6）防止发生不可逆的气流受限。

（7）防止哮喘死亡，降低哮喘死亡率。

## 三、哮喘控制的标准

（1）最少（最好没有）慢性症状，包括夜间症状。

（2）最少（不常）发生哮喘加重。

（3）无需因哮喘而急诊。

（4）基本不需要使用 $\beta_2$ 激动剂。

（5）没有活动（包括运动）限制。

（6）PEF 昼夜变异率低于 20%。

（7）PEF 正常或接近正常。

（8）药物不良反应最少或没有。

## 四、哮喘治疗方案的组成

哮喘的治疗可以根据采用不同治疗类型的可能性、文化背景、不同的医疗保健系统通过不同途径进行。一般应包括 6 个部分，即：

（1）患者教育，并使哮喘患者在治疗中与医师建立伙伴关系。

（2）根据临床症状和尽可能的肺功能测定评估和监测哮喘的严重度。

（3）脱离与危险因素的接触。

（4）建立个体化的儿童和成人的长期的治疗计划。

（5）建立个体化的控制哮喘加重的治疗计划。

（6）进行定期的随访监护。

## 五、哮喘急性加重期的治疗

哮喘急性加重的严重性决定其治疗方案，根据检查时所确定的哮喘急性加重严重度而制订的指南，各类别中的所有特征并不要求齐备。如果患者对起始治疗不满意，或症状恶化很快，或患者存在可能发生死亡的高危因素，应按下一个更为严重的级别治疗。哮喘急性发作的治疗应当包括家庭治疗和住院治疗两部分。

## 六、哮喘诊断治疗中应注意的事项

（1）哮喘患者就诊时通常有 3 种情况：主诉某些与哮喘有关的症状，但没有经过必要的检查，诊断尚不明确；哮喘急性发作；哮喘经过有效治疗而处于缓解期。对于第一类患者，医生的首要任务是进行胸部 X 线、肺功能、变应原等的系统检查，以确定诊断，并了解肺功能受损情况和哮喘的严重程度，是否具有变应体质，主要变应原是什么。这些基本病情的了解对患者长期的治疗方案的制订，对病情变化的随访都是非常重要的；第二类患者首先应给予紧急处理，缓解症状，改善肺功能，不要勉强进行过多的检查。其他必要的检查可等症状缓解以后进行；第三类患者可以进行全面的诊断性检查，但重要的是要仔细分析患者的病情变化，导致病情进行性发展的因素，对各种药物治疗的反应，调整治疗方案。

（2）在哮喘的诊断依据中，最主要是临床的典型症状、体征和肺功能检查的结果。变应原的确定不是哮喘的主要诊断依据，变应原阳性是哮喘诊断的有利旁证和治疗方案设计的重要根据，但变应原阴性不能否定哮喘的诊断。胸部 X 线检查虽然意义不很大，但也必不可少，因为该检查对于了解肺部的并发症和鉴别诊断非常重要。

（3）哮喘的治疗：应当尽量按"哮喘防治指南"规范化进行，而且治疗过程应根据症状和肺功能的变化，适时重新评估，调整治疗方案。

（4）哮喘的治疗药物很多，用药的途径也比较特别。大量的研究证明吸入疗法（包括糖皮质激素和支气管舒张药）既有效，而且全身不良反应少，因此是首选的用药途径。但不应滥用吸入途径，如地塞米松不同于丙酸倍氯米松、布地奈德和氟替卡松，不能作为吸入药物。茶碱类药物也不能用于吸入治疗。

定量雾化吸入器（MDI）便于携带，使用方便，因此在临床上广泛使用。但肺功能很差的体弱和重症患者以及不容易合作的幼儿，往往使用困难，很难真正把药吸到下呼吸道，因此疗效差。对于这些患者，建议使用适当类型的储雾器，使由 MDI 释出的药物暂时漂浮在储雾器内，从容吸入。碟式和干粉制剂不含氟利昂，不对气道产生刺激，也不污染大气，使用也比较方便。

哮喘急性发作时，或喘息症状比较明显时，通过以压缩空气或高流量氧为动力的射流式雾化吸入装置吸入 $\beta_2$ 激动剂或抗胆碱药可望得到较快的效果。

（5）在哮喘的治疗中，对患者的科普教育，让患者了解什么是哮喘，处方药的作用和可能出现的不良反应，吸入药物及其器械的正确使用都是疗效的基本保证。

（刘晓冬）

# 第四节　危重症哮喘诊治

## 一、危重症哮喘

### （一）概述

重症哮喘是指患者虽经吸入糖皮质激素（≤1 000μg/d）和应用长效 β 受体激动剂或茶碱类药物治疗后、哮喘症状仍持续存在或继续恶化；或哮喘呈暴发性发作，从哮喘发作后短时间内即进入危重状态，临床上常常难以处理。这类哮喘患者可能迅速发展至呼吸衰竭并出现一系列的并发症，既往也称之为"哮喘持续状态"。

### （二）病因

1. 哮喘触发因素持续存在　在吸入性过敏原或其他刺激因素持续存在，使机体持续产生抗原-抗体反应，发生气道炎症、气道高反应性和支气管平滑肌痉挛，导致严重的气道阻塞。

2. 呼吸道感染　细菌、病毒、肺炎支原体和衣原体等引起的呼吸道感染，引起黏膜炎症、充血、水肿和黏液的大量分泌，使小气道阻塞，也使气道高反应性加重，导致支气管平滑肌进一步缩窄。

3. 糖皮质激素使用不当　长期应用糖皮质激素后突然减量或停用，可造成体内糖皮质激素水平的突然降低，致使哮喘恶化且对支气管扩张剂反应不佳。尤其是长期吸入或口服大剂量的激素（每日使用丙酸倍氯米松超过800μg）者，常伴有下丘脑-脑垂体-肾上腺皮质功能抑制，突然停用皮质激素往往相当危险。

4. 水、电解质紊乱和酸中毒　哮喘急性发作时，患者有不同程度的脱水，使痰液更为黏稠，形成难以咳出的痰栓，可广泛阻塞中小支气管，加重呼吸困难且难以缓解。此外，由于代谢性酸中毒，气道许多支气管扩张药物的反应性降低，进一步加重病情。

5. 精神因素　哮喘患者由于精神过度紧张、不安、恐惧和忧虑等因素均可导致哮喘病情的恶化和发作加剧。精神因素也可通过影响某些神经肽的分泌等途径而加重哮喘。

6. 出现严重的并发症 哮喘患者如合并气胸、纵隔气肿或肺不张等，以及伴发其他脏器的功能衰竭时均可导致哮喘症状加剧。

（三）病理生理

危重型哮喘的病理生理特点为气道阻力明显增加，进行性低氧血症，最终发展致呼吸衰竭。

1. 气道动力学 由于气道阻塞和肺弹性回缩力下降，气道阻力明显增加，表现为所有气流速指数均降低，包括最大呼气流速（PEF），用力呼气容积（FEV），1 秒用力呼气容积（$FEV_1$），FEV/FVC，FEF 25% ~ 75%，$V_{max}$ 50%，$V_{max}$ 75%，且支气管舒张剂吸入治疗改善不明显，流速 – 容积曲线呈典型阻塞性改变。

2. 肺容积 右下标由于气道管腔狭窄，呼气延长，直至下一次吸气时，仍有气体残留肺内，造成肺内气体潴留，使肺容积增加，表现为肺总量、残气量、功能残气量以及残气/肺总量均增加。

3. 呼吸力学 肺容积增加，呼吸动作在较高肺容积条件下进行，使潮气呼吸处于压力 – 容积曲线的上部进行，增加吸气肌作功，即须以较大的经肺压改变，以克服肺、胸弹性回缩的增加，产生足够的潮气量。并且气道陷闭，阻力增加，以及呼吸肌在静息程度较少条件下进行工作，容易引起呼吸肌疲劳，最终发生呼吸肌衰竭。

4. 气体交换 哮喘急性发作期气道阻塞，造成吸入气分布不均和肺内通气/灌流失衡，生理死腔和分流均异常增大，因此在发病早期即可出现不同程度低氧血症（$PaO_2$ 降低），在此阶段，由于代偿性过度通气和较强的呼吸驱动，因此出现过度通气现象，血 $CO_2$ 排出增多，形成低碳酸血症（$PaO_2$ 降低）和呼吸性碱中毒（pH 值增高），但随病情发展，气道阻塞进行性加重，肺泡通气不足区域增加，以及出现呼吸肌疲劳，甚至呼吸衰竭，出现通气不足现象，血 $CO_2$ 排出逐渐减少，甚至在体内潴留，因此 $PaO_2$ 由早期降低而逐渐恢复，甚至出现高碳酸血症（$PaO_2$ 增高）和呼吸性酸中毒（pH 值降低），由于严重缺氧，体内乳酸积聚，产生代谢性酸中毒，因此出现混合性酸中毒（呼吸、代谢性酸中毒），pH 值降低更显著，随时可发生呼吸、心跳骤停。

5. 血流动力学 胸内负压增高，且胸内压波动大，心室充盈受限，心排出量减少。为维持心排量，心率代偿增速，心肌负荷增加，心肌劳损。

（四）诊断

1. 临床诊断 多有喘息、咳嗽、呼吸困难，呼吸频率增加 >30 次/分。常呈现极度严重的呼吸性呼吸困难、吸气浅呼吸延长且费力，强迫端坐呼吸，不能平卧，不能讲话，大汗淋漓，焦虑，表情痛苦而恐惧。病情严重者可出现意识障碍，甚至昏迷。

2. 体格检查 典型发作时，患者面色苍白、口唇发绀、可有明显的三凹征。常有辅助呼吸肌参与呼吸运动，胸锁乳突肌痉挛性收缩，胸廓饱满。有时呼吸运动呈现为矛盾运动，即吸气时下胸部向前、而上腹部则向侧内运动。呼气时明显延长，呼气期双肺满布哮鸣音。但危重哮喘患者呼吸音或哮鸣音可明显降低甚至消失，表现为所谓"静息胸"。可有血压下降，心率 >120 次/分，有时可发现"肺性奇脉"。如果患者出现神志改变、意识模糊、嗜睡、精神淡漠等，则为病情危重的征象。

3. 动脉血血气分析　重症哮喘患者均有中等度的低氧血症，甚至是重度低氧血症。动脉血气分析是客观评估哮喘病情严重程度的重要手段，应及时做检查。尤其是临床表现严重或肺通气功能显示 $FEV_1 < 1L$，$PEF < 120L/min$ 或 $PEV \leqslant$ 预计值 $50\%$ 者，更应不失时机进行检查，并进行随访，以确定低氧血症和酸碱失衡状态。

脉搏血氧仪（pulse oximeter）设备简单，可无创测定和连续观察血氧饱和度，避免反复做动脉穿刺抽血，可用作病情演变的随访观察，但其准确性受外周循环变化的影响，而且不能反映血 $CO_2$ 和酸碱值的变化，因此必要时仍做动脉血气分析检查。

4. 实验室检查　可有低钾血症，低钾血症与 $\beta_2$ 激动剂及糖皮质激素的临床应用有关。呼吸性酸中毒代偿后也可有低磷血症。重症哮喘时中性粒细胞和嗜酸性粒细胞升高也常见，中性粒细胞升高提示可能存在阻塞性感染。

5. 胸部 X 线检查　常表现为肺过度充气，也可有气胸、纵隔气肿、肺不张或肺炎等。

6. 心电图检查　急性重症哮喘患者的心电图表现常见为窦性心动过速、电轴右偏，偶见肺性 P 波。重症哮喘患者在使用大量糖皮质激素（甲泼尼龙）和 $\beta_2$ 激动剂后，可有房性或室性的期前收缩、室上性心动过速。

7. 肺通气功能检查　仅凭症状和体检往往难以精确判断病情严重程度。床旁肺通气功能检查可较客观地反映气道阻塞程度，最好在用药前即进行检查，既可客观判断病情，又可作为判断疗效和病情演变的依据。

在急诊室条件下，亦可采用微型峰流速仪做肺通气功能检查，重危型哮喘患者应用支气管舒张剂后，PEF 仅达预计值或个人最佳值的 $60\%$，PEF 绝对值 $< 100L/min$（成人），疗效维持 $< 2$ 小时。微型峰流速仪设备简单，便于在急诊室配备和检查，其准确性和可重复性虽不如用肺量计做 FVC 和 $FEV_1$ 检查，但可作为初步判断。肺通气功能检查仍有一定局限性，不能准确反映气体交换障碍情况，且病情严重，呼吸窘迫者，无法配合正确进行检查，影响检查结果的可靠性。

（五）鉴别诊断

重症哮喘鉴别诊断包括充血性心力衰竭、上气道梗阻和肺栓塞等。

1. 气道阻塞性疾病　上气道梗死（声带麻痹、肿瘤、狭窄、异物）、慢性阻塞性肺病、支气管扩张、细支气管炎、囊性肺纤维化。

2. 心血管疾病　充血性心力衰竭（心源性哮喘）、肺动脉栓塞。

3. 严重的呼吸道感染　支气管肺炎、严重的气管支气管炎、寄生虫感染。

4. 其他　血管炎（过敏性血管炎和肉芽肿）、类癌综合征、吸入性肺炎、吸入可卡因、气压伤。

（六）治疗

1. 氧疗　患者有低氧血症者，应通过鼻导管或面罩氧疗，且采用较高吸入氧浓度 $FiO_2 0.4 \sim 0.5$ 或短期内更高，并随时注意调节，使 $PaO_2$ 恢复到 $60 \sim 80mmHg$，$SaO_2$ 为 0.9 以上，以纠正威胁生命的低氧血症，改善组织供氧，并缓解因低氧所致肺动脉高压，提高药物治疗的支气管舒张效果。纠正低氧血症，缓解呼吸肌疲劳状态，亦有利于改善体内 $CO_2$ 潴留，减轻并发的高碳酸血症，对气道阻塞严重，常规氧疗无效者，有采用氦氧（He，$O_2$）混合气（混合气内氧 $25\% \sim 40\%$）作氧疗，因为该混合气体密度低，减轻因气道阻力增加所致呼吸肌做功，有利于减轻呼吸肌疲劳，改善肺泡通气。

2. 支气管扩张剂　$\beta_2$激动剂可以迅速缓解支气管收缩，而且起效快、不良反应小、易于被患者接受。

常用药物为沙丁胺醇（salbutamol 5mg/ml）或特布他林（terbutaline）雾化吸入液（0.5 ~ 2ml），或非诺特罗（fenoterol 0.1 ~ 0.4ml）稀释后做连续雾化吸入。用压缩氧气驱动做雾化吸入治疗，可同时为患者提供氧疗，以减少用 $\beta_2$ 受体激动剂治疗引起通气/灌流失衡所致低氧血症的发生。采用定量型吸入器（MDI）结合储雾器（spacer）做吸入治疗，可得相仿疗效，且设备较简单，机械通气患者通过呼吸机进气管道侧管雾化吸入治疗，可能在 5 ~ 10 分钟显效，疗效维持 4 ~ 6 小时，且心悸、震颤等不良反应较轻。联合应用抗胆碱能药异丙托溴铵（ipratropium bromide）雾化吸入液（0.025%）2ml 可能有协同作用，并延长疗效维持时间，亦可配合糖皮质激素或茶碱类药物进行治疗，青光眼，前列腺肥大患者慎用，以后根据症状、肺功能，支气管舒张剂剂量可渐减，直到恢复发作前状态。

哮喘急性危重发作，可能因气道严重阻塞而影响吸入治疗的效果，故有人采用静脉途径给药，如沙丁胺醇 0.5mg 静滴，借助输液泵以控制注入速度，但不良反应发生率较高，如心动过速、心律失常等，宜极慎重，亦可引起低 $K^+$，应及时补充。部分哮喘急性发作患者就诊前在家庭已自行反复使用 $\beta_2$ 受体激动剂做吸入治疗，导致细胞表面 $\beta_2$ 受体功能下调，故就诊时继续使用 $\beta_2$ 受体激动剂即使采用大剂量雾化吸入，疗效亦不明显，$\beta_1$ 受体受到进一步激动，引起心动过速、心律不齐等不良反应，应予注意避免，注意 EKG 检查，严重高血压，心律失常，近期心绞痛者禁用。就诊前过量使用，心率 >120 次/分，不宜用。

3. 糖皮质激素　重症哮喘患者宜及早使用糖皮质激素。

糖皮质激素全身应用指征：①哮喘急性危重发作；②应用速效 $\beta_2$ 受体激动剂或茶碱做初始治疗临床表现未见好转，甚至加重；③过去急性发作曾应用糖皮质激素类药物者；④近期曾用口服糖皮质激素者。早期大剂量口服糖皮质激素，如甲泼尼龙 20 ~ 40mg/d，或泼尼松 30 ~ 60mg/d，可防止哮喘进一步加剧。病情危重者更应尽早采用糖皮质激素做静脉滴注或推注，以便及时控制病情，由于糖皮质激素起效较慢，常须用药后 4 ~ 6 小时才显效，因此对诊断为哮喘急性危重发作者，原则上应在急性发病后 1 小时内全身应用，而不应在重复使用 $\beta_2$ 激动剂等支气管舒张剂无效时才考虑应用，从而避免和减少因病情恶化，而须做机械通气抢救治疗。首选甲泼尼龙，常用剂量为每次 40mg，静注，每 4 ~ 6 小时重复用药，或氢化可的松每次 200mg，静滴，每 4 ~ 6 小时重复用药，疗程 3 ~ 5 天，部分病情极严重者可能需要更大剂量，但应仔细权衡疗效和可能出现的不良反应，如兴奋、烦躁、血压升高、消化道溃疡和低钾血症等。应根据病情调整剂量，儿童及青少年，以往无长期使用糖皮质激素史，本次急性发作 <48 小时者，糖皮质激素静脉滴注可迅速控制急性发作，经 3 ~ 5 天治疗即可撤除静滴，短期应用很少出现 HPA 抑制现象，但年龄较大，曾反复用糖皮质激素，甚至有激素依赖者则恢复较慢，往往需要 10 天左右时间才能撤除。应在症状控制后，逐步减少每日静滴用量，必要时在减量过程中联合使用丙酸倍氯米松 800 ~ 1 200μg/d 做吸入治疗（或相当剂量其他吸入糖皮质激素），或口服泼尼松（甲泼尼龙）做叠加和替代治疗，待病情控制后，可在 1 ~ 2 周内撤除口服糖皮质激素，有主张口服泼尼松 0.5 ~ 1.0mg/（kg·d），直到症状、体征、PEF 恢复正常，而吸入糖皮质激素治疗则应根据病情分级，用做长期预防性治疗，避免或减轻哮喘急性发作。有学者曾组织多中心，临床协作观察，对哮喘急性中、

重度哮喘患者以甲泼尼龙 80mg 静滴，每天 2 次，共 2 天，再随机分为两组，即甲泼尼龙 8mg 或 16mg 口服，每天 2 次，共 5 天，结果显示静脉治疗 160mg/d，2 天后，哮喘症状、动脉血氧分压及肺功能均有明显改善，继而以序贯口服治疗 8mg 或 16mg，2 次/日，治疗 5 天，均能使临床症状和肺功能进一步改善，两组有效率均达 90% 以上，不良反应少，患者耐受好，安全性高。但注意溃疡病、高血压、糖尿病、结核病用量不可过大。

4. 纠正水、酸碱失衡和电解质紊乱

（1）通常每日静脉补液 2 500 ~ 3 000ml 足以纠正脱水。但对无明显脱水的哮喘患者，则应避免过量补液，过多的补液并不能降低呼吸道分泌物的黏稠度，也不可能增加分泌物的清除，反而增加肺水肿的危险性。尤其在哮喘急性发作的情况下，胸腔内的负压急剧增加，更易造成液体渗出的增加。

（2）重症哮喘患者由于抗利尿激素分泌增多，可出现低钾、低钠，如补液量过多可使低钾、低钠加重，故大量补液时更应注意补充钾、钠等电解质，防止电解质紊乱。

（3）重症哮喘患者由于缺氧、呼吸困难、呼吸功能增加等因素使能量消耗明显增加，往往合并代谢性酸中毒。由于严重的气道阻塞造成 $CO_2$ 潴留，又可伴发呼吸性酸中毒，故及时纠正酸中毒尤为重要。临床上通常把 pH 低于 7.2 作为补碱指征。但补充碳酸氢钠中和氢离子后可生成 $CO_2$，从而加重 $CO_2$ 潴留。所以，临床上以呼吸性酸中毒为主的酸血症，应以改善通气为主。如 pH 失代偿明显且不能在短时间内迅速改善通气，以排出 $CO_2$，则可补充少量 5% 碳酸氢钠 40 ~ 60ml，使 pH 升高到 7.2 以上，以代谢性酸中毒为主的酸血症可适当增加补碱量。

5. 二线治疗药物的应用

（1）茶碱（黄嘌呤）类药物：临床应用方法：

1）24 小时内未使用过茶碱类药物的患者：氨茶碱的负荷剂量 5 ~ 6mg/kg 静注 20 ~ 30 分钟，继以 0.6mg/（kg·h）静滴维持。成人每日氨茶碱总量一般不超过 1 ~ 1.5g。

2）若患者正在使用茶碱类药物，不必急于静脉注射，首先查氨茶碱的血药浓度，氨茶碱适宜的血药浓度为 8 ~ 12μg/ml，此浓度为治疗浓度且不良反应小。茶碱类药物的不良反应有恶心、焦虑、手颤、心悸、心动过速。充血性心衰、肝功能衰竭、甲氧咪胍、喹诺酮类抗菌药物、大环内酯类抗生素、奎尼丁可通过肝细胞色素 $P_{450}$ 提高茶碱类药物的血药浓度。

（2）抗胆碱药：急性重症哮喘对标准治疗反应差时，联用溴化异丙托品和沙丁胺醇雾化吸入 3 小时，可能会取得良好的效果。溴化异丙托品可定量吸入（18μg/喷）或雾化吸入（0.5mg 溶于生理盐水）。

6. 抗生素　一般不宜使用抗生素。但目前有报道大环内酯类抗生素除具有抗感染作用外，对支气管哮喘也有治疗作用，还可升高茶碱的血浓度和刺激肾上腺皮质增生的效应。

## 二、重症哮喘的辅助通气技术

大多数哮喘患者的治疗并不困难，通常可经过治疗或自行缓解。但是，极少数患者的病情可能非常顽固且严重，导致普通氧疗不能缓解的 Ⅰ 型或 Ⅱ 型呼吸衰竭甚至呼吸骤停、猝死，这时机械通气就成为重要的治疗手段。

目前已经确认两种临床类型的哮喘需要机械通气，这包括慢性哮喘急性发作和急性重度或危重度哮喘。慢性哮喘急性加重比较常见，约占哮喘需要机械通气的患者的 2/3，其中以女性多见，这些患者多有亚急性或慢性持续性气流阻塞的病史，以慢性炎症、黏液分泌过度和黏液栓塞为主要气道病理改变。这类患者通常都有数天哮喘控制不良的病史。由于病理改变以炎症为主，所以对支气管扩张药效果较差而需要大剂量糖皮质激素和较长的疗程才能达到病情的缓解。这类患者病情会在多天严重喘息基础上，因为呼吸肌疲劳的出现而导致呼吸衰竭由Ⅰ型转为Ⅱ型，并急进性加重从而需要机械通气治疗。另外一种情况是急性重度或危重度哮喘发作，也被称为超急性哮喘或急性窒息性哮喘。多见于有气道高反应性的青年男性，通常在急性发作前并无哮喘控制不良的病史。这类患者可在出现症状后数小时，偶尔会在数分钟内从无症状发展到严重的呼吸衰竭或呼吸骤停甚至猝死。这类患者气流阻塞的主要原因是支气管痉挛和广泛支气管黏液栓的形成，从而导致气道阻力的大幅度增加和肺过度充气，短时间内出现呼吸功能不全和Ⅱ型呼吸衰竭或呼吸骤停、猝死，即使机械通气有时也无法改善这种动态过度肺充气、气道阻力急剧增加和通气量的不足。

气管插管和机械通气是哮喘导致严重呼吸衰竭患者的重要治疗手段，但是由于并发症的出现，大约有12%的病死率。这些并发症包括低血压、肺气压伤、呼吸肌相关性肺炎、激素诱发的肌溶解性肌病等。因此，正确掌握机械通气的指征尤其重要。最新的研究表明，无创正压机械通气（NPPV）很可能对于重度哮喘引起的呼吸衰竭的治疗能够很大程度上做到两全其美，既改善通气又避免了大多数并发症的出现，如果结合正确的药物治疗手段、合理的胸部物理治疗可能预后会更好。虽然 NPPV 被鼓励用于各种形式的急性呼吸衰竭救治，但其对于哮喘急性加重的经验却不多。因此，对于 NPPV 治疗哮喘急性发作的研究还需进一步加强。

（一）机械通气的适应证

是否采用机械通气应该包括以下几个方面的综合评估：

1. 患者的意识状态、呼吸中枢及循环系统的状况　意识障碍、呼吸停止、血流动力学不稳定的患者需要立即气管插管；而神志清楚的患者则要根据呼吸困难的程度及对于气流受限程度的判断；患者呼吸节律正常的可进行 NPPV，呼吸浅快甚至浅慢濒临呼吸停止的应立即有创机械通气（IPPV）。

2. 呼吸肌疲劳的程度　可以通过辅助呼吸肌参与呼吸的情况来判断，呼吸肌疲劳不太显著时可进行 NPPV 治疗，如果效果不佳或呼吸肌疲劳严重自主呼吸微弱则需立即 IPPV；另外一个重要的体征是胸腹矛盾式呼吸，也反映了严重的呼吸肌（膈肌）疲劳；客观指标包括最大吸气压力（MIP），不足 $25cmH_2O$ 代表呼吸肌疲劳。

3. 气流受限的情况　包括 1 秒量（$FEV_{1.0}$）、1 秒率（$FEV_{1.0}/FVC$）、用力肺活量（FVC）及呼气峰流速（PEF）等。如果经过积极治疗以后，$FEV_{1.0}$ 仍旧低于预计值的 50% 以下或较以前恶化，则是机械通气的指征。值得提出的是在严重患者均存在配合欠佳的情况，这些指标值可作为参考而不可仅仅依赖其作为选择机械通气指征。

4. 血气分析　在哮喘患者出现呼吸衰竭即可考虑进行机械通气，也就是 $PaO_2 < 60mmHg$ 伴有（或不伴有）$PaO_2 > 50mmHg$。和慢性阻塞性肺疾病（COPD）不同的是，哮喘患者一旦出现 $PaO_2 > 50mmHg$，往往代表严重的呼吸肌疲劳，甚至提示弥漫性小气道痰液阻塞，患者病情将会迅速恶化，应该立即进行机械通气。一旦发现患者由呼吸急促转为微弱，应立即建立人工气道。

5. 药物治疗的效果　如果积极的支气管扩张药物和糖皮质激素治疗后患者病情有明显

改善则可继续常规治疗，如病情顽固或逐渐加重则应及时机械通气。

把握机械通气的时机十分关键，总体上的原则是 NPPV 应尽早使用，有 IPPV 指征时应果断实施。反之，如果等到意识丧失、呼吸极度窘迫、减慢甚至呼吸心跳停止才进行机械通气，就会因为合并症或并发症出现而影响到预后，甚至失去救治机会。

### （二）无创机械通气（NPPV）

关于在严重哮喘治疗中使用 NPPV 的资料近年来已逐渐增多，虽然其临床地位没有能够正式确立，但是大量临床资料、回顾性研究和一部分前瞻性随机对照实验的结果已显示 NPPV 能够有效改善患者呼吸困难、减少气管插管率和病死率。

Martin 等较早进行的可行性对照研究表明，使用大约 $12cmH_2O$ 的持续气道正压通气（CPAP）来治疗吸入组胺引起气道痉挛以模仿哮喘急性发作的患者，能够减少潮气呼吸时胸内压力波动和呼吸功。CPAP 或双水平气道正压通气（BPV）产生这种益处的原因，被认为与减少吸气触发做功有关，也就是在肺脏处于动态过度充气（DHI）时，产生了内源性呼气末正压（intrinsic PEEP 或 autoPEEP，iPEEP），这使得自主吸气需要更多的做功，而 CPAP 或 BPV 能够改善这种状态。

BPV 相对 CPAP 的优势在于：吸气时给予较高压力而呼气时压力降低，增大了潮气量和更加减少呼吸做功，对患者更为舒适，但这需要传感器具有较高的灵敏度和识别能力的呼吸机，否则反而造成误触发或不触发，导致人 – 机不同步，机械通气失败。

已有许多研究证实了无创正压机械通气对于哮喘急性加重的治疗作用。Meduri 等报道 17 例使用 NPPV 治疗的哮喘急性发作患者，NPPV 在最早的几个小时就能减少 $PaO_2$ 和改善呼吸困难，最终只有 2 例患者进行了气管插管，没有发现与 NPPV 有关的并发症。在一个急性哮喘发作的回顾性分析中，有学者进行了 NPPV 和其他治疗手段的比较，7 年里因为哮喘急性发作入住 ICU 的 58 例患者中，22 例（38%）使用了 NPPV，这其中有 3 例患者最终需要气管插管。成功适应 NPPV 的患者，在治疗的早期 $PaO_2$ 明显下降。Soroksky 等在一个随机前瞻对照实验（安慰剂）中，30 例急性哮喘加重患者随机接受 BPV 治疗或单独使用传统治疗相比，结果显示：BPV 组有更多的患者 $FEV_{1.0}$、PEF、FVC 等指标改善迅速，同时呼吸频率减慢更显著，并且这种效果还能持续到 BPV 结束后至少 1 小时；经过 3 小时治疗，BPV 组肺功能指标改善程度是对照组 2 倍左右；两组之间住院率也有显著差别，分别是 BPV 组（3/17，17.6%）和对照组（10/16，62.5%）。由此看来，在可能发生或已经发生呼吸衰竭的哮喘急性发作患者，NPPV 有理由被使用并可能成为气管插管的一种补充或替代手段。

成功地使用 NPPV 有赖于对患者的教育和患者对呼吸管路的配合与适应，当患者病情不十分严重时这并不困难；但是，对于反应迟钝或意识欠佳的患者 NPPV 却很难稳定，并且还存在误吸的可能。首先，应根据患者的脸型、面部肌肉和脂肪丰满程度、有无面部外伤，为患者选择合适的口鼻面罩或鼻面罩。然后，将选择的面罩平稳地安放在患者的脸上，观察面罩与面部结合的情况以判断是否合适，合适就用带子捆绑固定好让患者适应一下，固定的力量以面罩侧壁稍微弯曲为佳，并可在开机后根据漏气情况再进行调整。如果患者低氧血症明显，在等待 NPPV 时可通过面罩进行吸氧。一部分患者对于面罩不能接受，而迅速出现与病情加重无关的呼吸急促和胸闷症状，此时进行必要的心理辅导非常重要，医生必须让患者获得对于 NPPV 的足够信任，获得坚持治疗的信心。面罩安放妥当以后，即可和呼吸机回路相连。初始的呼吸机参数设定推荐吸气压力（IPAP）或压力支持（PSV）大约 $8cmH_2O$，CPAP 或呼气末正压（EPAP 或 PEEP）大约为 $5cmH_2O$。如果患者潮气量太小（<7ml/kg 体重），IPAP 或 PSV 应该逐渐增加。如果患者存在吸气时难以触发呼吸机而导致人－机不同步，则需要增加 EPAP 或 PEEP。较为先进的 NPPV 呼吸机还可调整压力上升斜率（ramp 或 risetime），以满足患者不同吸气流速的需求。NPPV 总的压力一般不应超过 $25cmH_2O$，这时患者通常会出现漏气增加、人－机不同步、幽闭感、胃胀气等不适并导致 NPPV 治疗失败。

对于哮喘急性加重患者而言，在使用 NPPV 后病情改善并能持续数小时，可以尝试逐渐减小压力或间断去掉面罩，这使患者获得休息、防止面部压创形成，还可保证患者咳痰、进食水或服药、吸入药物的进行。如果使用 NPPV 后患者病情没有改善，或处于一种临界状态（即判断患者在去掉 NPPV 后，病情会迅速恶化），这时应该果断选择气管插管和 IPPV。总之，对于 NPPV 在哮喘急性加重的应用还需要进行更多的研究，特别是多个中心随机前瞻性的研究。

（三）人工气道的建立和辅助治疗

当患者经过积极药物治疗病情仍然明显加重，特别是使用 NPPV 2 小时病情仍无改善甚至恶化，就应及时气管插管，建立人工气道进行 IPPV。

气管插管可以在清醒状态或快速诱导麻醉后进行。总的来说，应尽量选择较大内径的气管导管，这主要由于两个原因：内径大的导管阻力小，患者呼气阻力小，气体流出快，减少了因为导管因素出现 DHI 的可能；另外，哮喘急性发作多存在气管内黏液痰栓，大的痰栓松动脱落后无法顺利排出，可能会引起气管插管导管的阻塞，引起患者急性窒息，出现危险。还应尽量避免经鼻气管插管，因为在哮喘患者鼻炎、鼻窦炎发生率很高，并可能存在鼻息肉，引起插管困难、鼻腔出血或插管相关性鼻窦炎及呼吸机相关性肺炎（VAP）发生率增加；另外一个原因就是经鼻插管所能选择的气管导管内径往往偏小。虽然经鼻气管插管相对于经口痛苦较少，但由于哮喘急性加重机械通气时间往往较短，平均为 24~72 小时，患者耐受性一般不是问题。

机械通气治疗后可引起发生率大约 20% 的呼吸循环功能突然恶化，出现这种状况的原因有 DHI、低血容量和镇静药物的使用。在气管插管后，如果错误地试图使患者的通气迅速稳定和恢复到正常水平，则可能导致使患者被过度"膨胀"，DHI 发展到非常危险的程度。哮喘急性加重患者存在严重的气流阻塞，即使给予正常的通气量也可导致持续的气体陷闭，引起 DHI、静脉回心血量和心排血量的减少。加之患者由于气道水分丢失过多和摄入不足引起的低血容量、镇静肌肉松弛药物使用均导致平均动脉压降低，更进一步减少静脉回心血量。为证实低血压产生的原因，短时间（60~90 秒）脱离机械通气有助于判断。如果 DHI 是产生低血压的原因，应该采用较慢的呼吸频率，补充血容量（通常 1 000~2 000ml 或更多）和适当使用镇静剂有助于人－机同步等手段。上述措施实施后，如果患者仍存在顽固低血压应警惕张力性气胸的可能，及时拍 X 线胸片明确诊断和紧急胸腔闭式引流处理。

（四）机械通气的策略和技巧

哮喘患者接受机械通气的目的是保证充足的氧合、防止呼吸衰竭发生，同时还应尽量避免循环系统受累和肺损伤，直至抗生素、激素和支气管扩张药起效、气流受限改善，机械通气方可撤离。

针对减轻 DHI 设定呼吸机模式和参数的策略可能会有较好的疗效。DHI 可以通过给予足够长的呼气时间呼出肺泡内气体和积极治疗呼气气流受限来使之对患者的影响控制在最小程度。其中呼气时间的延长可以通过减少分钟通气量（改变呼吸频率和潮气量均可）或缩短吸气时间（加大吸气流速或采用矩形流速波形）来实现。在临床工作中两种策略均可采用，但是需要指出的是分钟通气量对于呼气时间的决定作用比吸气时间重要，当分钟通气量加大时，加大吸气流速所能带来的益处也随之减小。总之，我们希望看到较低的吸气/呼气时间比，这标志着一个以延长呼气时间为原则的通气策略，有助于减轻或消除 DHI。

针对哮喘患者机械通气呼吸力学的研究正逐年增多。这些研究建议在一个一般身材的成人，初始分钟通气量在 6～8L/min（100～120ml/kg），即潮气量（tidal volume，$V_T$）5～7ml/kg，呼吸频率（respiratory rate，RR）8～12 次/分，吸气流速 60～100L/min，吸呼比（I：Eratio）约为 1：2，吸气压力 30～35cmH$_2$O 或气道高压极限为 40cmH$_2$O，PEEP＜5cmH$_2$O，这些参数的设定在大多数患者能预防危险性 DHI 的发生。吸入氧浓度（FiO$_2$）的调节不影响呼吸力学指标，根据低氧血症情况而定，通常为 40%～70%，保证 SaO$_2$≥95% 为宜。

此外，机械通气开始后还需要进行一些针对 DHI 的测量，来保证这些参数设置是真正安全的。Villiams 等证实吸气末时肺内功能残气量之上的肺容积（在一个延长的呼吸中断时，肺内释放的气体容量）是鉴别是否存在 DHI 的最佳方法。但是，由于这种方法技术上太复杂故不常用。能较好替代这种方法的是内源性呼气末正压（iPEEP）和吸气末气道平台压力（plateau airway pressure，$P_{platea}$）水平的测定。这两种方法测得的压力与气体陷闭容量并不能良好相关，可能的原因有胸壁机械特性的改变或有些肺区没有和大气道相通。不过为防止 DHI 发生，应保证吸气末气道平台压力＜35cmH$_2$O 和 iPEEP＜15cmH$_2$O 的床旁监测目标。如果吸气末 $P_{plateau}$ 及 iPEEP 达到了上述提到的目标，这时气道峰值压力（peak airway pressure，$P_{peak}$ 或 $P_{aw}$）多数情况下也会出现不相关的增高，并可能超过设定的报警极限。

为了达到适当吸气末 $P_{platea}$ 及 iPEEP 而减慢呼吸频率和减少潮气量时，低通气和高碳酸血症就会随之出现。值得一提的是，分钟通气量的减少并不一定伴随着高碳酸血症的出现，因为如果减少分钟通气量减轻了 DHI，受累肺单位的血流灌注也会随之改善，则死腔通气占潮气量的比例减少，即有效肺泡通气量并不减少或增加，所以 PaO$_2$ 可能并不升高甚至降低。但是，对大多数患者为了减少 DHI 的目的，可能必须降低通气量。原则上，只要 PaO$_2$ 不超过 90mmHg，并且上升速度不要太快，那么对哮喘患者是可以耐受的，即容许性高碳酸血症策略（PHC）。动脉血 pH 降低如果不低于 7.20 在大多数患者也可耐受，但是在孕妇和颅内压力升高的患者应尽量避免急性高碳酸血症，这会造成因子宫血流减少引起的胎儿宫内窘迫和脑血流增加导致的颅内压进一步升高。PHC 是一种策略，是在常规通气模式和参数调节及药物治疗无效时的一种利弊权衡和取舍，是一种不得已而为之的结果，不可曲解和盲目扩大指征。

在机械通气开始时，因为目的是控制呼吸，即通过镇静剂的帮助保持较慢的呼吸频率，所以模式的选择并不是十分重要。通常对于没有自主呼吸或自主呼吸微弱不能满足生理需求者，可采用压力模式如压力控制模式（PCV）、双相正压通气模式（BiPAP），或容量模式包括辅助/控制模式（assist/control mode，A/C）及同步间歇指令通气模式（SIMV）均可。在压力模式下设定吸气压力和一定的呼吸频率，输送的潮气量受患者呼吸系统特性如气道阻力和肺顺应性的影响，这是需要设定潮气量、分钟通气量的报警极限，保证适度的通气量。容量模式下设定潮气量和一定的呼吸频率，这时需要设定适当的压力报警极限，防止气压伤的出现。如果突然的气道高压报警或潮气量下降，气管导管阻塞、气胸、肺不张需要紧急排除。对于患者病情好转，自主呼吸改善的可采用压力支持通气模式（PSV），它可保证较好的人 - 机同步性和舒适性，也能防止呼吸肌废用性萎缩的发生。其他的模式如压力调节容量控制模式（PRVC）、适应性压力通气（APV）也可用于哮喘患者。

传统的观点认为不应该通过呼吸回路外加 PEEP，这也可能导致 DHI 的加重并易引起气压伤。但是，也有学者认为适当程度的 PEEP（≤85% iPEEP），能够起到对抗 iPEEP，减少吸气做功，改变小气道"等压点"，机械扩张支气管等有益作用。

呼吸机吸入气的加温加湿对于哮喘患者来讲非常重要，冷空气可导致很多患者气道高反应和阻力增加；干燥空气会导致气道黏膜变干，这也导致气道高反应出现，同时会引起分泌物黏稠难以排出，导致黏液栓形成和病情难以治疗。

## （五）机械通气时的辅助治疗手段

在一些情况下，以上的措施仍不能使 DHI 控制在安全的范围内，这时可考虑一些其他治疗手段。

1. 镇静剂 有助于呼吸机的调节，为防止 DHI 发生而设定的参数在清醒患者通常不能很好耐受，这会引起人 - 机不同步和导致患者呼吸频率更快，反而加重 DHI。在气管插管过程中，建议使用一些起效快的镇静剂，这样使插管后能较早地从手捏呼吸球通气转换到呼吸机。首选的药物是咪达唑仑（midazolam），1~2 分钟起效，如果需要可以重复给药。氯胺酮（ketamine）、地西泮（benzodiazepines）和异丙酚（propofol）可用于插管时，也可用于哮喘患者机械通气时静脉注射达到长期镇静目的。由于氯胺酮在成人可引起心率增快和血压上升，有时还可造成谵妄和精神错乱，所以主要用于儿童。异丙酚是一种比较理想的镇静药物，特点是起效快，作用时间短，撤药后迅速清醒，且镇静深度呈剂量依赖性，镇静深度容易控制，亦可产生遗忘作用和抗惊厥作用，但是在哮喘患者可能需要配合其他药物才能达到足够程度的镇静。因为即使仅仅气管插管不做其他创伤性操作，患者也会觉得很疼，实际上几乎所有患者都会需要配合使用阿片类药物，例如硫酸吗啡（morphine sulfate）、芬太尼（fentanyl）。当患者疼痛剧烈需要立即起效时，选用芬太尼较佳。当镇静药物应用的剂量比较大时，可以采用日间中断使用的策略，从而防止药物蓄积并有助于缩短机械通气的时间。

2. 肌松剂 通常用来实现哮喘患者与呼吸机的同步，帮助容许性高碳酸血症策略（PHC）的实施，减少呼吸肌做功和避免 DHI 产生。但是，大量的研究表明了一个人们不愿接受的事实，因哮喘呼吸衰竭而接受机械通气的患者容易出现肌松剂后肌病（paralytic myopathy）。在大多数病例，这种肌病是可逆的但可能需要数周时间。可能是大剂量糖皮质激素和肌松剂联用在这些患者导致了肌肉无力，但是两者与肌病之间相关程度还未明确。如果多种镇静剂和镇痛药物配合使用，可以达到满意的效果。因此，我们强烈提倡避免在哮喘患者使用神经肌肉阻断剂。推荐的去极化药物（depolarizing agents）有泮库溴铵（pancuronium）、维库溴铵（vacuronium）和顺阿曲库铵（cis - atracurium）。在哮喘患者，顺阿曲库铵是一种较好的选择，这是因为它的清除是经酯酶降解并自行在血清内耗竭。肌松剂的使用可采用间歇性单次快速静脉注射或持续静脉输注均可，如果采用持续静脉输注方式，应该每4~6 小时停用或采用床旁神经刺激方法，防止药物蓄积造成过长时间的肌肉麻痹。肌肉松弛治疗应严格控制指征，并且不可用于神志处于清醒状态的患者。通常只有在气道阻力过大，患者烦躁不安，在给予镇静药物的基础上仍然不能实现人－机同步，并且影响氧合状态；或者反复咳嗽，有较高气压伤的危险时，需要酌情使用肌松药。切不可未给予有效镇静剂时先使用肌松剂，这会给患者一种非常痛苦的窒息感。

3. 吸入全身麻醉药 用于接受机械通气哮喘患者的治疗也已很多年，但这需要麻醉专科知识，并且这些措施的有效性和安全性还没有通过对照试验证实。氟烷（halothane）和安氟醚（enflurane）都是支气管扩张剂，能够迅速降低气道峰压并降低 $PaO_2$，但是这种作用在停药后却不能持续。氦－氧混合气（beliox）和一氧化氮气（NO）也可用于接受机械通气哮喘患者的治疗。氦－氧混合气和 NO 在存在严重低氧血症的哮喘患者也可使用，因为这可改善肺通气/灌注（ventilation/perfusion，V/Q）比值的匹配。但是吸入氦－氧混合气和 NO 在实际应用中有很多问题，比如呼吸机上的流速表与空气密度有关，吸入氦－氧混合气和 NO 时测定数值会偏低。

4. 患者开始机械通气 当患者开始机械通气并稳定下来以后，必须要使用各种药物来治疗呼吸衰竭的基础疾病即支气管哮喘，这包括糖皮质激素、大剂量的 β 受体激动剂和 $M_1$、$M_3$ 受体阻断剂，其中一种重要的给药方式就是雾化吸入，如爱全乐雾化液、万托林雾化液等。详见"药物治疗"部分。为接受呼吸机治疗的患者雾化吸入需要考虑一些因素的影响，包括雾化器的类型、怎样将定量吸纳器（MDI）接入呼吸回路上的储雾罐（spacer）、MDI 使用与患者呼吸配合的时机、呼吸机模式的影响、潮气量的影响、气道湿化的影响等。为机械通气的哮喘患者进行吸入治疗是一种挑战，因为一些有利于药物输送的参数设定，比如采用较大的潮气量和较慢的吸气流速，将会使 DHI 加重。一种折衷的办法是将雾化器紧密连接在气管插管上，持续地给予药物吸入，虽然效率较低但也可起到一定的疗效。

5. 胸部物理治疗 也是一种重要的辅助治疗手段。近来研究认为，黏液分泌过多和气道黏液蓄积促成急性严重哮喘发生，纤毛清除功能因为黏液黏附和气流减弱出现障碍，广泛的气道黏液栓阻塞在某些致死性哮喘发作中起关键作用。20 世纪 80 年代，Bateman 等和 Sutton 等研究表明胸部物理治疗能促进吸入的具有放射活性的气溶胶的排出，King 等在动物和人的试验中均证明胸部物理治疗能促进气道黏液清除。Varekojis 等在对囊性纤维化患者研究表明，胸部物理治疗至少和熟练工作人员的体位引流及拍背等清除分泌物的手段疗效相当，并且需要时间短、节省人力并对患者体位要求不严格。Toshihiko 等报道 1 例 18 岁学生吸入有机溶剂后哮喘急性发作，表现为严重呼吸窘迫、低氧血症和显著 DHI。在使用鼻罩 NPPV 的同时，结合高频胸壁震荡物理治疗（HFCWO）。患者开始咳出大量痰液和支气管黏液栓，同时症状逐渐好转。因此，可能在 NPPV 或 IPPV 的同时，结合适当的胸部物理治疗会取得更好的疗效。以上这些手段均可用于临床，但是确切疗效还需进一步对照试验证实。

6. 手法压迫 最初在 1984 年由 Watts 描述，通过呼气时压迫患者胸壁，肺过度充气得到缓解。这种方法在 NPPV 或 IPPV 患者均有成功的例子，但是还没有针对人的对照试验。

7. 黏液溶解剂和祛痰剂 是必要的辅助治疗，常用药物包括盐酸氨溴索、重组链激酶（r－DNase）等。至于应用 1～3g 大剂量盐酸氨溴索治疗弥漫性痰液阻塞的效果仅见个别报道，尚无循证医学研究支持，理论上应当有效，值得进一步探索。

8. 支气管肺泡灌洗（BAL） 用于接受 IPPV 治疗的哮喘患者，可能有助于清除黏液分泌物、黏液栓及炎症介质等，但是对于存在气道阻力高、有效通气量不足及严重低氧血症的患者可能导致病情临时加重和危险，还需进一步探讨。

（六）机械通气的撤离

针对哮喘患者撤机的指标并未完全统一，总的原则是尽早撤机和拔管。随 IPPV 时间延长，呼吸机相关性肺炎（VAP）的发生率也逐渐增加，将导致治疗时间延长、撤机困难和病死率增加。

为顺利撤机应及早停止使用神经肌肉阻滞剂，当病情允许时也应尽早停用镇静剂。伴随神经肌肉阻滞剂和镇静剂的停用，由于患者呼吸肌肉力量、气流受限已经恢复和维持正常 $PaO_2$ 的需要，分钟通气量会一定程度增加，体现在呼吸频率和潮气量的增加。但是，应该识别可能重新出现的呼吸肌疲劳：即呼吸再次变得浅快。

如果患者气流受限明显减轻，呼吸肌疲劳明显改善，肺内哮鸣音减少；呼吸机指标在 PSV 模式下 PS < 5～10cmH$_2$O，PEEP < 5cmH$_2$O，FiO$_2$ < 40% 患者生命体征稳定，血气分析结果良好即可考虑拔管。拔管后常规监测 24 小时，如果患者出现病情反复可采用 NPPV 序贯治疗，防止重复插管。必要时可以直接由有创通气过渡到无创，实现有创-无创序贯治疗。

（七）机械通气治疗的预后

针对急性哮喘患者的控制性低通气策略在限制 DHI 和预防肺气压伤方面十分有效，多个研究证实，和以往研究的病死率相比，采用这种策略使患者预后大为改善。但是，不幸的是有一部分患者尽管到达医院时有机会救治，而且采取了上述治疗，但最终仍旧死亡。这其中大多数是由于诊断、治疗不当未达到应有效果；或者引起并发症，如气胸或 VAP 等；部分患者属于机械通气实施过晚，因严重呼吸衰竭出现心跳骤停或脑损伤；另外部分患者哮喘本身合并 COPD 等其他疾病，尽管积极治疗仍无法挽救生命。但在有 ICU 设施的呼吸科或急诊科，上述情况应很少发生。

以往的研究中，因为年龄和随访时间不同，入住 ICU 的急性哮喘患者死亡率在 0～22%，最近的两个试验详细研究了各种因素和预后之间的关系。

Afessa 等分析了 3 年内收入医院 ICU 的 89 例哮喘患者：其中 36% 的患者进行了 IPPV，20% 患者开始使用了 NPPV；11 名患者死亡，占全部患者的 12%，却占接受机械通气患者的 21%；和病死相关的因素有较低的 pH 值、较高的 $PaO_2$、较高的急性生理和慢性健康状态 II（APACHE II）评分和其他器官功能衰竭。直接的死亡原因包括：张力性气胸（3 例）、院内感染（3 例）、急性呼吸衰竭（2 例）、消化道出血（1 例）、肺心病（1 例）及可疑肺栓塞（1 例）。

Gehlbach 等研究了 78 例收入 ICU 进行机械通气的哮喘患者：其中 56 例在不同时间进行了气管插管和 IPPV，而另外 22 例患者仅使用了 NPPV；3 例患者死亡，死亡率为 3.8%；中位住院时间为 5.5 天，COX 相关分析显示，女性患者接受气管插管、使用神经肌肉阻断剂 > 24 小时、较高的 APACHE II 评分及入院前吸入激素治疗与住院时间延长相关。在很多哮喘患者预后的研究中，男女之间住院时间有明显差别，在 Gehlbach 等研究中分别是 4.8 天和 7.1 天。Skobeloff 还报道，女性哮喘患者入住 ICU 的时间是男性的 2.5～3 倍。Osborne 等研究发现，即使在平常气流阻塞情况相似的情况下，女性患者的症状更多、生活质量也更差。生理和社会双重因素的影响可能是女性患者发病多的原因，生理因素的一个表现是女性绝经期后，哮喘发病率由原来多于男性而变为少于男性，另一个表现是绝经期女性使用激素替代治疗的哮喘发病率高于其他人。入院前吸入激素治疗会引起住院时间延长问题的答案显而易见，这部分患者实际上在缓解期哮喘程度较重，基础条件差，在入住 ICU 时病情凶险，即使充分治疗肺功能难以理想恢复，因此住院时间长、预后差。同样的道理来分析接受气管插管的患者住院时间长，也是因为这部分患者病情较重，但是也表明选择恰当的患者进行 NPPV 能缩短住院时间，病死率也较低。

总之，世界范围内哮喘发病率逐年增加，总的住院率和入住 ICU 人数增加。虽然，大多数患者从症状出现到需要机械通气时间越来越短，但是治疗技术的进步使并发症更少、死亡率更低。

（刘晓冬）

# 第五节　特异性免疫治疗

特应性哮喘的治疗包括变应原的避免、药物治疗和变应原特异性免疫治疗。特异性免疫治疗（SIT）又称为脱敏疗法（desensitization）或减敏疗法（hyposensitization），是在临床上确定变应性疾病患者的变应原后，将相应的变应原制成的变应原提取液配制成不同浓度的制剂，经反复注射或通过其他给药途径与患者反复接触，并逐渐提高剂量和浓度，从而提高患者对该种变应原的耐受性，以达到当再次接触此种变应原时，不再产生过敏现象或过敏现象得以减轻和/或用药减少或不再用药的一种治疗方法。SIT 是针对致敏原而采取的病因治疗措施，由于针对性强，所以临床效果较好，不良反应也很少。

## 一、特异性免疫治疗的发展历程

SIT 始于 1911 年，Noon 和 Freeman 首次用花粉变应原治疗"花粉症"或过敏性鼻炎取得了成功。此后逐渐改进治疗方法，用于吸入性变应原诱发的变应性疾病，并且被证实对季节性或常年性过敏性鼻炎 – 结膜炎和哮喘有显著疗效。在过去的几十年里，由于该疗法可能激发严重的全身反应以及吸入糖皮质激素治疗哮喘取得了较好的疗效后，SIT 一度受到忽视。近年来，很多医务工作者发现局部糖皮质激素治疗哮喘存在一定局限性，它只能控制和抑制气道炎症而不能改善患者的特应性体质和彻底消除气道炎症，骤然停用糖皮质激素治疗后，哮喘病情会经常出现反复。随着 SIT 的疗效被重新评估和证实，20 世纪 50 年代后 SIT 被广泛使用，随着科学的进步，各国专家的不断努力，使其更加规范和安全，1988 年世界卫生组织（WHO）确认了高质量、标准化 SIT 对变应性哮喘及过敏性鼻炎的疗效，并向全球推荐。

经过大量的基础和临床研究以及对相关文章的回顾性总结，肯定了该疗法的有效性和安全性，指出 SIT 可调节变应性疾病的免疫应答是唯一可能影响其发病的自然病程的治疗措施，同时也可预防对新的变应原产生过敏，并防止由过敏性鼻炎发展到哮喘。1998 年刊登于《Allergy》增刊和《Journal of Allergy and Clinical Immunology》的指导性文章 "Allergen Immunotherapy：Therapeutic Vaccines for Allergic Diseases" 称为全球变态反应性疾病的治疗指南。2001 年由 WHO 组织专家撰写的工作报告《过敏性鼻炎其对哮喘的影响》（Allergic Rhinitis and its Impacton Asthma，ARIA）在总结既往大量研究后充分肯定了变应原免疫治疗对过敏性鼻炎/结膜炎、变应性哮喘等变态反应性疾病的疗效。同时将"变应原提取物（AllergenExtract）"更名为"变应原疫苗（Allergen Vaccine）"，并要求在免疫治疗中应使用标准化的变应原疫苗。2003年《全球哮喘防治创议（GINA）》也将SIT纳入哮喘的治疗规范中。

随着分子生物学和变应原制备技术的发展及日益标准化，越来越多的抗原纯度和免疫原性较高的变应原疫苗已广泛用于临床，加上治疗方法的改变，使得SIT的疗效和安全性得以逐年提高，成为治疗缓解期哮喘的重要措施之一，在目前以抗炎、解痉为主的哮喘治疗方案中成为新的治疗措施。

## 二、SIT治疗变应性哮喘的作用机制

SIT治疗的机制还不完全清楚，处于深入研究阶段。关于SIT治疗包括变应性哮喘在内的变态反应性疾病的机制，早期的研究主要着眼于免疫治疗对效应细胞和循环抗体的影响，最近的研究表明，抗体和效应细胞改变只是T细胞效应的次级反应。随着SIT机制研究的进展，研究提出SIT调节T淋巴细胞分泌功能，即调节Th1/Th2细胞平衡分泌的平衡机制；T细胞的"克隆无能"、T细胞的"克隆排除"和抑制定向抗原递呈作用机制。免疫治疗的机制可能并不完全相同，这取决于变应原性质、病变部位、免疫治疗的途径、剂量、免疫治疗持续的时间、不同佐剂以及患者的遗传状态。

1. 特异性IgG抗体　20世纪80年代关于SIT的研究提示免疫机制主要是诱导$IgG_4$抗体的产生，$IgG_4$不仅可阻断变应原诱导的IgE依赖性组胺释放，还可以通过抑制变应原–IgE复合物与抗原呈递细胞（APC）的结合，从而抑制迟发的变应原特异性T细胞反应。但有临床研究发现血清$IgG_4$含量和临床疗效之间似无明显相关，对变应原特异性IgG封闭抗体假说提出了质疑。近来有学者提出不应仅依靠清封闭抗体水平来判断SIT疗效，也应同时考虑变应原–特异性IgG复合物的活性及其与APC的亲和力。

2. 淋巴细胞应答　近20年来的研究表明，Th0细胞分化为Th1和Th2细胞的失平衡是变应性疾病发病机制的主要环节之一，在变应性疾病中Th0细胞向Th2细胞过度分化，表达IL-4、IL-5、IL-13等细胞因子，在感染性疾病中Th0细胞向Th1细胞分化，表达IL-12和IFN-γ等细胞因子。因此近年来针对免疫治疗机制的研究也转向探讨免疫治疗是否能调节Th1/Th2平衡。最初的研究关注于免疫治疗能否诱导Th2型反应向Th1型反应转化，最近发现，具有调节作用的T细胞（Regulatory T cell）在免疫治疗中可能发挥着重要的作用。

Th1和Th2型细胞还没有特征性的表型标志，更多的研究都是通过对其功能的研究（Th1和Th2型细胞因子）来进行的。对花粉过敏的患者的研究发现：免疫治疗后在花粉季节外周血单核细胞表达IL-4mRNA明显减少，但未检测到IFN-γ明显变化。研究发现，对屋尘螨过敏的哮喘患者接受免疫治疗后，外周血单核细胞分泌IL-4和IL-5比未接受免疫治疗的患者明显减少。大量研究发现尘螨过敏的免疫治疗3个月能够显著升高外周血$CD_4^+$T细胞分泌IFN-γ/IL-4的比例。有些研究指出，免疫治疗过程中首先出现Th2反应抑制，然后激发Th1反应，另外一些研究提出免疫治疗可以诱导变应原特异性的$CD_4^+$T细胞凋亡。

3. 调节性T细胞和免疫耐受机制　研究发现，有多种T细胞具有调节作用，称为调节性T细胞，包括TR细胞、$CD_4^+$、$CD_{25}^+$T细胞和Th3细胞等，这些调节性T细胞对Th2反应

和 Th1 反应均有抑制作用，调节肌体对变应原和自身抗原的免疫耐受。TR 细胞和 Th2 细胞的分化可能存在相关性，在正常情况下呼吸黏膜接触变应原后分化为 TR 细胞，表现为耐受，在异常情况下分化为 Th2 细胞，表现为变态反应。而变应原免疫治疗可能通过诱导各种调节性 T 细胞分化来抑制变态反应。

4. 免疫治疗期间效应细胞和炎症介质的变化　免疫治疗可以减少炎症细胞的聚集、活化或介质释放。对尘螨过敏的患儿进行免疫治疗，可以减少鼻腔中肥大细胞的数量；对草类花粉过敏的成人进行免疫治疗，可以使皮肤、结缔组织和黏膜内肥大细胞以及鼻分泌物中组胺和前列腺素 $D_2$（$PGD_2$）减少。常规免疫治疗能够抑制变应原激发试验中肥大细胞介质的迅速释放，减少支气管肺泡灌洗液中嗜酸性粒细胞数量和嗜酸细胞阳离子蛋白（ECP）浓度的升高；毒液冲击快速免疫治疗使嗜碱性粒细胞释放组胺和白三烯的数量减少。免疫治疗早期阶段的治疗效应可能与诱导 T 细胞耐受，通过 IL－10 等细胞因子下调嗜酸性粒细胞和肥大细胞等效应细胞的活性有关。免疫治疗的直接效应，可以理解为快速改变炎症细胞的反应性。同时，免疫治疗还有延迟效应，表现在终止免疫治疗几年后可能还有治疗作用。

### 三、SIT 治疗变应性哮喘的疗效

免疫治疗对于所给予的抗原来讲是特异性的，治疗前需要对变态反应进行全面的评估。因为变应原可以与鼻、支气管、眼结膜相互作用，免疫治疗的疗效取决于变应原疫苗的剂量和变应原种类，而不是某一特定的疾病。

随着 SIT 的疗效的不断评估和证实，近年来大多数医生对 SIT 疗效持肯定态度。由于 SIT 具有药物治疗所没有的一些特点，其本身是一种治疗手段和一种预防措施。根据目前研究所得出的观点，哮喘患者接受了 3～5 年 SIT 后症状可以得到缓解，并可能终身受益。免疫治疗的短期目标是减轻变应原激发反应，长期目标是减少炎症反应和阻止疾病进展。

（一）近期疗效

SIT 治疗变应性哮喘的疗效取决于多种因素：

1. 变应原疫苗的剂量　变应原疫苗的剂量定义为在大多数患者中能诱导产生临床效果，而不引起难以接受的不良反应的变应原疫苗剂量。免疫治疗的剂量关系到疗效和安全性。低剂量免疫治疗是无效的，而剂量过高可能引起严重全身反应。WHO 指出，标准化的大多数变应原疫苗，其中主要变应原的最适剂量是 5～20μg。

2. 变应原种类　皮下免疫治疗对下列变应原所诱发的过敏性鼻炎/哮喘是有效的：白桦和桦木科花粉、河草花粉、蒿属花粉、豚草花粉、墙草属花粉等其他种类花粉；屋尘螨、粉尘螨、猫、狗变应原。而屋尘、白色念珠菌、细菌疫苗或其他未定义变应原的 SIT 治疗是无效的，不作推荐。

（二）远期疗效

最近越来越多的研究显示，草、树花粉过敏患者在免疫治疗结束后，疗效还能维持几年。可能是由于再次致敏时，集体具有免疫记忆，而且这些患者对新免疫治疗有良好的反应。在一项双盲、安慰剂对照研究中，经过 1 年 SIT 治疗的儿童，换以安慰剂治疗，大部分在数月内症状复发，而继续进行 SIT 治疗的儿童仍保持良好的效果。用标准化屋尘螨疫苗进行为期 1～6 年的免疫治疗，治疗中断 3 年后再次免疫治疗，结果疗效更好。

## 四、SIT 治疗的适应证及禁忌证

### (一) 适应证

一般来说，所有已经明确变应原的哮喘病患者均是 SIT 的适应证，特别是由一些难以避免的变应原所诱发的哮喘患者，应早期进行 SIT，因为早期治疗可改变其自然病程，避免或减轻不可逆的气道炎症损伤。而且，大多数变态反应学家认为，SIT 的适应证应该和长期预防性用药的适应证相同，即缓解期的抗炎治疗（包括吸入糖皮质激素或色甘酸钠等）与 SIT 可同步进行，共同构成变应性哮喘的防治战略，以期达到最佳的防治效果，尤其对于每日须接受药物治疗的变应性哮喘患者均应附加 SIT。

SIT 治疗支气管哮喘的主要适应证如下：①证实为 IgE 介导并已明确吸入变应原（体内 IgE 抗体阳性或皮肤变应原试验阳性，如有可能，进行吸入变应原激发试验呈阳性）的支气管哮喘患者，尤其对一些难以避免的变应原过敏的患者；②通过采用避免变应原措施或应用适当药物治疗后病情仍有进展，或从过敏性鼻炎发展为哮喘的患者；③需常年使用支气管解痉剂控制症状或常年使用吸入糖皮质激素等抗炎药物的轻、中度哮喘患者，或同时患有支气管哮喘及过敏性鼻炎的患者。虽重度患者亦可应用，但其有效率较低，不良反应较大，一般不主张应用；④由于哮喘儿童免疫系统发育尚不完善，可塑性较强，SIT 疗效优于成人，因此对变应性哮喘的患儿应尽早进行 SIT。

由于诱发支气管哮喘的变应原很多，如吸入性（室内灰尘、螨、花粉、真菌、动物毛垢等）、食物、药物、化学物质等。其中动物、食物、药物、化学物质等是可以避免接触的变应原，通常不作为 SIT 的对象。室内灰尘、螨等吸入性变应原在生活环境中则常年存在，不可能完全避免，因此是 SIT 的良好适应证。尤其在我国居住条件尚不完善的情况下，完全避免吸入性变应原对多数患者难以做到，因此 SIT 在我国具有更广泛的适应证。而真菌类变应原注射后会产生沉降抗体，可能会使病情更加恶化，所以很少应用 SIT。欧美正在对真菌的 SIT 进行临床评价，结果尚未确定。另外，职业性哮喘、鼻炎等职业变应性疾病，如其环境中的变应原不能去除或不能变换工作，如面包制作工作（面粉）、荞麦面条加工工人（荞麦）、海鞘加工业（海鞘）、果树种植业（花粉）等，也适宜进行 SIT。蜜蜂养殖者如果被蜜蜂蜇后有过敏反应，则可以用蜂毒进行 SIT 预防。

虽然 SIT 具有较广泛的适应证，但临床医生在制订治疗方案前应综合考虑患者哮喘病情的严重程度、可能取得的疗效，结合全身情况分析判断是否适合 SIT，并充分斟酌 SIT 可能带来的好处以及风险，同时还应根据患者的实际情况（如经济状况、时间），选择合适的方案。

### (二) 禁忌证

由于进行 SIT 有潜在的危险性和不良反应，可能发生全身过敏反应甚至过敏性休克，使临床应用受到一定的限制，因此有相应的禁忌证，主要分为绝对禁忌证和相对禁忌证。

1. 绝对禁忌证

（1）合并其他严重免疫性疾病：患者伴有结缔组织病、自身免疫性或者淋巴组织增生性疾病等较为严重的免疫性疾病或者恶性肿瘤时，不应进行免疫治疗。

（2）合并肾上腺素禁忌疾病：肾上腺素是治疗过敏性休克的最有效药物，对患冠心病、高血压等不宜使用肾上腺素治疗以及正用 β 受体阻断剂治疗的患者，不应进行免疫治疗。被膜翅目昆虫刺螫后，出现危及生命反应，以及由于基础病存在致命反应危险的患者例外。

（3）患者缺乏依从性：成功的免疫治疗取决于患者和医生的积极配合，如患者缺乏良好的协作性或有严重心理障碍，则不宜进行 SIT。

2. 相对禁忌证

（1）幼儿：对幼儿（小于 5 岁的儿童）的免疫治疗，应当在对小儿变态反应疾病的治疗有丰富经验的专家指导下进行。

（2）妊娠：虽然至今没有证实 SIT 有致畸作用，但在剂量增加阶段，存在过敏性休克和流产，或者其他对胎儿不利影响的危险，因此在妊娠期间不应开始免疫治疗。然而，在耐受性良好的免疫治疗过程中怀孕，则不必中断治疗，但如果患者对继续治疗存在犹豫，则应停止治疗。

（3）重度哮喘、病情不稳定或急性发作期的患者。经适当的药物治疗，$FEV_1$ 仍低于预计值的 70%，说明病变的可逆性差，免疫治疗的效果差，而且发生全身不良反应的几率明显增加，应慎用免疫疗法。

## 五、SIT 治疗变应性哮喘安全性

SIT 不良反应可引起局部反应和全身反应，局部反应是指发生在注射部位的不良反应，引起局部不适，如注射部位红肿、硬结比较常见，一般不影响疗效。其分为两种情况：一种是发生在注射后 20~30 分钟；另一种情况是发生在注射 30 分钟以后。发生局部不良反应时，应调整注射疫苗的剂量。铝吸附疫苗往往在注射部位出现皮下结节，持续一段时间后通常会消失，因此不必调整治疗剂量。如果持续存在并进一步发展，则应更换不含铝制剂。全身反应是指远离注射部位发生的不良反应，包括全身性荨麻疹、诱发哮喘急性发作，严重者可诱发过敏性休克甚至死亡，其发生率一般在 0.1% 左右。一般发生于注射后数分钟，极少超过 30 分钟。当发生全身反应时，应重新评估免疫治疗方案。中重度哮喘是免疫治疗和皮肤试验中的独立危险因素。难以控制的哮喘也是免疫治疗首要的危险因素。另外，在家中和不具备抢救条件的非正规医疗场所进行免疫注射应该是被禁止的。而一旦全身反应出现，未能及时地给予足量的肾上腺素也是造成患者死亡的重要原因。

应高度重视免疫治疗的危险因素，采取积极的措施，将风险降到最低。一些指南强调相关人员的培训，正确处理全身不良反应，鼓励研发和使用标准化疫苗。已明确的危险因素包括：①剂量不当；②哮喘呈急性发作状态；③高度过敏状态（通过皮试或特异性 IgE 检测明确）；④注射新批号疫苗；⑤存在一些其他的相关症状。另外还应注意对于高危人群或冲击性（也称快速）免疫治疗和/或免疫治疗同时应用 β 受体阻滞剂等情况下，留观时间必须延长。

欧洲变态反应和临床免疫学会（EAACI）在关于免疫治疗的意见书中提出了全身不良反应的严重度分级。全身不良反应严重度分析包括：①非特异性反应：可能是非 IgE 介导性反应，如不适、头痛、关节痛等；②轻度全身反应：轻度鼻炎和/或哮喘（PEFR > 预测值或个人最佳值 60%），抗组胺药或受体激动剂治疗效果好；③非致命性全身反应：荨麻疹、血管性水肿、严重哮喘发作（PEFR < 预测值或个人最佳值 60%），治疗效果好；④过敏性休克：迅速出现瘙痒、面部充血潮红、支气管痉挛，需采取抢救措施。

## 六、特异性免疫治疗的新途径

皮下注射是免疫治疗的主要方法，由于需要多次注射很不方便，注射局部也有不适感，造成患者的顺应性差。有些学者开始研究并实践通过局部途径进行免疫治疗。如口服、鼻内、支气管、舌下途径，其目的是取得同样的效果的同时，减少不良反应、节省时间和费用。根据一些回顾性研究，经鼻内和支气管给药途径因其局部不良反应已基本被废弃，口服途径也因其所需剂量过大而常导致胃肠道不良反应而限制其应用。而舌下途径免疫治疗（SLIT）目前在欧洲正被许多研究所支持并深入研究。大部分临床试验显示 SLIT 能改善过敏性鼻炎临床症状，有效率为 20% ~ 50%，接近于皮下途径免疫治疗。最常见的不良反应为口腔、舌下刺痒感。目前为止还没有 1 例严重的全身不良反应的报道。近年来的很多项研究提示 SLIT 能降低哮喘症状的天数，能够减少使用 $\beta_2$ 受体激动剂及全身糖皮质激素的用量。一项研究还显示 SLIT 可以改善患者生活质量。一项花粉提取物的开放对照研究显示 SLIT 明显降低非花粉季节时对乙酰胆碱的非特异性气道高反应性。

SLIT 作用机制还不是很清楚，有部分患者在 SLIT 过程中特异性 $IgG_4$ 水平升高和特异性 IgE 水平降低。有研究发现经过 1 年的 SLIT 后，变应原刺激下的淋巴细胞增殖反应明显降低，但变应原特异性 T 细胞克隆产生的细胞因子没有任何变化。

## 七、变应性哮喘 SIT 治疗的新动向

很多学者致力于安全性更高、疗效更好的免疫治疗方法的研究。虽然其中有些方法尚未应用于临床，但许多方法已取得了突破性进展。

1. 抗 IgE 抗体和免疫治疗　对于变应性疾病，消除 IgE 是一种效果肯定的治疗方法，其原理是基于无论在速发相还是迟发相反应中，IgE 都在变应性疾病中起着极其重要的作用。抗 IgE 抗体（omalizumab）和变应原免疫治疗的结合可能会提供一个前所未有的治疗上的优势。免疫治疗能降低血清中 IgE 水平但极为有限，抗 IgE 措施能有效降低 IgE 介导的变态反应，且在免疫治疗维持剂量阶段使用抗 IgE 抗体较之单独免疫治疗可减轻 50% 的症状负荷。缺点是其价格昂贵限制了其应用。

2. 重组变应原蛋白质免疫疗法　重组变应原蛋白质免疫疗法是利用 DNA 重组技术，对编码天然变应原蛋白质的基因进行改编。主要为 mRNA 表达产物，即蛋白质组分。重组变应原纯度高，无杂质蛋白污染，免疫学活性与天基数变应原蛋白质非常接近，且变应原性弱，其标准化较易保证，安全性好。但有学者认为天然变应原提取物除蛋白组分外，还含有非蛋白质（如多糖等）抗原活性成分，重组变应原疗效可能不及高度纯化的标准化变应原提取物。

3. DNA 免疫治疗　DNA 免疫治疗是指将编码变应原蛋白的 DNA 疫苗接种入宿主体内或细胞内，由宿主在体内合成相应的变应原蛋白。在很多情况下，使用编码病毒蛋白质的 DNA 作为相关疫苗可以获得明显的免疫应答。研究表明，带有变应原基因片断的质粒表达载体或"裸露 DNA"导入小鼠体内，极微量的变应原基因可产生持续的免疫耐受效应。与传统治疗相比，DNA 疫苗有以下优点：只有少量变应原在体内持续表达，不足以引起 I 型变态反应；疗效维持时间长；插入含有 CpG 结构的质粒 DNA 可诱导更加强烈的抗原特异性 Th1 反应，促使 Th2 反应向 Th1 反应转变。但是有人注意到这些 DNA 有可能在不恰当的部位整合进入人基因组，导致某些启动子（promoter）或者癌基因（oncogene）的激活。

还有一些新的免疫治疗方法，如新的佐剂治疗促进 Th1 反应、T 细胞肽免疫法、免疫刺激序列等。新型免疫疗法为治疗哮喘和变态反应—免疫性疾病提供了真正革新的希望。随着各种免疫治疗方法的基础和临床研究不断深入发展，人类变应性疾病的治疗也将会进入一个崭新的时代。

## 八、变应原疫苗研究进展

变应原制剂既是特异性免疫诊断的重要试剂，也是 SIT 的重要药物，其质量直接关系到特异性免疫诊断的准确性和 SIT 的疗效和安全性。为提高变应原制剂的质量，20 世纪 70 年代后期以来，世界各国变态反应实验室和临床医生共同协作对各种变应原的抗原成分进行了深入细致的研究，在德国的牵头下召开了多次国际变应原制剂规范化和标准化管理研讨会，并成立了国际变应原标准化委员会。在该组织的领导下对改进各种变应原制剂做了大量工作，包括通过盐析、凝胶层析和超滤技术对变应原进行纯化以及变应原制剂的标准化等。在花粉、尘螨、动物皮毛和真菌等多种变应原的纯化、抗原决定簇的定位和标准化方面取得较大进展，许多纯化变应原制剂已经得到了 WHO、美国食品和药品管理协会（FDA）的认可批准。随着对各种变应原的纯化和标准化，SIT 的临床治疗和观察更加科学和统一，不仅提高了疗效，而且不良反应也相应减少，使 SIT 的开展更加广泛。

在 1998 年 WHO 公布的全球变应原免疫治疗指南中，建议将"变应原浸液"（allergen extract）改称为"变应原疫苗"（allergen vaccine），归入药品管理和注册范围，鼓励应用和发展标准化的变应原疫苗，指出成功的免疫治疗取决于标准化、可以持续生产的高质量变应原疫苗。

在 WHO 的指导下，国际变应原标准化委员会已经制订了纯化变应原制剂在生物学效应、免疫学参数和理化指标等方面的国际统一标准。通过运用交叉免疫电泳、交叉放射免疫电泳、ELISA、结合等电点、RAST 抑制试验和点免疫试验来精确地分析纯化后变应原制剂的变应性蛋白的含量和活性，对监控变应原制剂的质量起着重要作用。

为了进一步提高 SIT 的疗效和减少不良反应的发生，许多变态反应实验室对变应原的剂型通过物理或化学的方法进行了改进，出现了修饰变应原制剂。近年来，随着分子生物学和免疫学的发展，研制开发高质量标准化的变应原疫苗成为了国内外研究热点。现将已在临床应用及新研制的几种主要变应原疫苗制剂介绍如下。

### （一）水性变应原

大多数用于免疫治疗的水性变应原是不同种类变应原与非变应原的混合物，其缺点是降解快、不良反应的发生率高，国内的大多数变应原疫苗制剂是水性制剂。

### （二）缓释和修饰变应原疫苗

缓释和修饰变应原疫苗是通过物理或化学的方法进行修饰，即把变应原的抗原决定簇掩蔽在聚合体结构内，使之成为高分子聚合物，使变应原疫苗制剂的变应性降低（即降低了IgE 介导的变态反应），同时保存或提高了免疫原性。由于提高了制剂的分子量，皮下注射后弥散速度减慢，作用维持时间延长，减少了注射次数。与水性非修饰变应原相比，其中的高分子成分稳定，疗效明显，不良反应少。

1. 聚乙二醇改良变应原疫苗　聚乙二醇改良变应原疫苗是经过化学修饰的变应原制剂，

动物实验证实反复注射此种变应原疫苗后可以刺激小鼠体内 T 抑制细胞的活性，抑制 IgE 的合成。经临床观察证实聚乙二醇改良变应原疫苗有着较为满意的临床疗效，而且全身过敏反应发生率低，注射间隔时间延长，是目前使用较广泛的修饰变应原制剂。

2. 类变应原（allergoid） 类变应原是一种经甲醛进行化学处理的修饰变应原制剂，使其仍然保持原有免疫原性并使其变应原性降低。类变应原制剂已在临床应用 10 余年，其优点是可以减少注射后的不良反应，危险性较小，是很有发展前途的一种变应原制剂，许多文献已推荐临床广泛应用。

3. 聚合变应原疫苗 聚合变应原疫苗是目前美国和欧洲等地使用最多的一种变应原制剂。制备方法是将变应原疫苗经沉淀、层析后，用戊二醛作置换剂，使变应原聚合成 20 万 ~ 2 000 万分子量的多聚合体变应原制剂，使其变应原性降低 100 ~ 1 000 倍或以上，但仍保持其免疫原性。由于聚合变应原疫苗疗效持续时间长，减少了注射次数，而且制剂性质稳定，已广泛用于临床。

4. "储存型"变应原疫苗（"depot" allergen vaccine） "depot"变应原疫苗也称酪氨酸戊二醛变应原疫苗，是一种改良的、经物理和化学双重修饰的长效变应原疫苗制剂，其原理是将变应原与酪氨酸结合后，再加入戊二醛制成的混悬制剂。"depot"变应原疫苗的特点是进入体内后缓慢释放，几次注射即可完成脱敏阶段的治疗，全身过敏反应等不良反应较常规制剂明显减少。

### （三）混合性变应原疫苗

当患者对相关或不相关的变应原具有多重敏感性时，可采用变应原的混合疫苗。但应用混合疫苗时，可能会出现两个问题：第一，过度稀释可以导致各个过敏原低于最佳浓度；第二，当稀释或与其他过敏原混合后，各个过敏原的活性可能很快降解，而且相关的变应原可能含有共同的抗原决定簇从而导致交叉反应。因此，目前临床上一般使用单一变应原制剂，不主张使用混合制剂。

### （四）重组变应原

目前所用变应原疫苗包含成分较复杂，含变应原、非致敏物质和毒性蛋白及其他成分，很难进行标准化，注射后可引起全身过敏反应或导致新的致敏而使疾病恶化。越来越多的研究表明，通过基因工程技术获得纯的和标准化重组变应原能取代传统的天然变应原浸液。这种重组变应原主要是从相应致敏物质的互补脱氧核糖核酸（cDNA）文库中筛选出来的，通过点突变、变应原杂合体、分子繁殖、变应原片段与变应原寡聚物等基因工程技术，减少重组变应原 IgE 结合的抗原表位，能有效降低 IgE 介导的变态反应，同时通过保留变应原 T 细胞识别所必须的结构域，具有较好的免疫原性，增强疗效。

### （五）其他

为了提高疗效和患者的依从性，目前正在研制开发编码特异变应原蛋白质的质粒 DNA（pDNA）。动物试验发现，应用 pDNA 进行 SIT 可降低血中 IgE 水平，肺嗜酸粒细胞（Eos）浸润，并且只需注射 2 ~ 3 次即可获持久免疫。另有报道，应用同时编码数种常见变应原蛋白质和细菌 DNA 片段的 pDNA 来进行免疫治疗也在开发之中，其作用机制包括了 SIT 和诱导 Th1 型细胞分泌细胞因子的双重作用。

（刘晓冬）

# 第六节 非特异性免疫治疗

尽管支气管哮喘的治疗药物不断增多，但全球哮喘的患病率反而逐年增加，特别是在发达国家，过去20年来这些病例增加了1倍以上，我国的哮喘患病率亦同步增高。通过现有的治疗手段，虽然可以使大部分哮喘症状得到良好的控制，但是患者需要长期的维持治疗，少数重症哮喘患者的治疗仍然是一个棘手的问题。哮喘是一种系统免疫功能紊乱的变态反应性疾病，现在流行的糖皮质激素吸入治疗只是一种局部的抗炎治疗，而且仅作用于哮喘发病环节的最后阶段。如何从更早期的阶段阻断哮喘的发病过程是目前哮喘治疗研究的一个重要方向。随着对哮喘发病的免疫学机制认识不断加深，及分子生物学和基因工程的进步，哮喘的免疫治疗亦取得了较大的进步。因此，新的免疫治疗可能是解决上述问题的根本途径。

免疫治疗分为非特异性免疫治疗和特异性免疫治疗，下面主要讨论非特异性免疫治疗的现状和一些进展。非特异性免疫治疗包括免疫增强剂和免疫抑制剂，但两者的区分不是绝对的，在某些方面可能互有交叉。

## 一、免疫增强剂

体内T淋巴细胞按其功能不同分为Th1和Th2两个亚群。Th1细胞分泌IL-2、IFN-γ等细胞因子，主要参与抗感染免疫，促进巨噬细胞吞噬病原微生物及细胞毒性反应。

Th2细胞分泌IL-4、IL-5、IL-13等细胞因子，与IgE的合成、嗜酸粒细胞浸润和激活密切相关。正常情况下Th1与Th2反应相互制约，处于一种平衡状态。现有研究表明，支气管哮喘是以Th2反应为优势的变态反应性疾病，Th1/Th2失衡是哮喘的一个重要特征。包括哮喘在内的变应性疾病持续增加，有学者提出"卫生学说（hygiene hypothesis）"来解释这一现象。

卫生学说认为，由于生活卫生条件的改善，使得人类居住的周围环境过于清洁，人们特别是儿童接触病原微生物的机会明显减少，使肌体免疫系统受到Th1刺激相应减少，从而导致哮喘和过敏症发病率增高。随着对哮喘发病机制研究的深入，Th1/Th2免疫失衡在哮喘发病中的作用越来越受重视，人们期望通过纠正Th1/Th2失衡达到从根本上治疗哮喘的目的。因此，如何增强哮喘的Th1反应、抑制Th2反应可能是将来哮喘治疗的一个重要方向。

### （一）卡介苗（BCG）相关组分

Shirakawa的流行病学调查显示，日本儿童BCG迟发反应强度与特异质（atopy）呈负相关，结核菌素反应阳性者的变应症发生率、血清IgE、Th1细胞因子水平明显低于结核菌素阴性者。Shirakawa的研究引起了人们广泛的关注和极大的兴趣，此后有多个调查支持Shirakawa的结论，提示BCG及其组分能够用于哮喘的预防和治疗。完整的BCG接种对哮喘气道炎症具有明显的抑制作用，但不良反应大，不能用于临床。BCG的主要成分包括脂类、多糖、蛋白和核酸，TB、BCG及其相关组分能够诱导很强的Th1反应。目前国内临床初步临床研究表明，从BCG提取出来的多糖核酸（BCG-PSN）对过敏性鼻炎和支气管哮喘具有一定的治疗作用。

### （二）γ-干扰素

γ-干扰素（IFN-γ）属于Th1细胞因子，能够抑制Th2反应和IgE合成，理论上应能减轻变应性炎症。动物实验表明，雾化吸入 IFN－γ 可抑制抗原诱发的嗜酸粒细胞炎症，但用于哮喘患者治疗结果并不理想，分析可能与气道组织局部难以获得较高浓度有关。雾化吸入 IFN－γ 对轻症过敏性哮喘具有一定的疗效，对重症哮喘疗效不佳。IFN－α 能减少严重哮喘患者的激素用量，由于所需剂量高，疗效不明显，不良反应大，近年来已少有应用。

## 二、免疫抑制剂

免疫抑制剂包括特异性免疫抑制剂和非特异性免疫抑制剂。非特异性免疫抑制剂作用较为广泛，对多种细胞因子、炎性介质或炎性细胞的功能均有抑制作用。特异性免疫抑制剂则仅作用于单一细胞因子、炎性介质或抗体。

（一）非特异性免疫抑制剂

1. 环孢菌素　是从真菌的代谢产物中提取出来的环状多肽，属脂溶性代谢产物。

环孢素通过抑制 IL－2、IL－4、IL－5 及 GM－CSF 基因转录，调节 T 淋巴细胞分泌这些细胞因子水平。降低抗凋亡因子 bcl－2 的表达，诱导 T 细胞凋亡。另外环孢霉素 A 还能抑制 IL－4 诱导的 IgE 合成。有报道能减少激素用量，但其毒性作用限制了它的临床应用，主要用于一些重症哮喘和激素依赖型哮喘。由于环孢霉素 A 属于非水溶性化合物，不能用于吸入治疗。为了降低环孢霉素 A 全身用药的不良反应，Novartis 公司新近研发了一种水溶性环孢霉素 A 衍生物环糊精（cyclodextrin），通过干粉吸入时能够显著抑制哮喘模型嗜酸粒细胞气道炎症，与环孢霉素 A 联用时，可使后者的用量减少 10 倍。

2. $PDE_4$ 抑制剂　氨茶碱用于治疗支气管哮喘和其他呼吸道疾病已经半个多世纪，既往认为其药理作用主要为舒张支气管平滑肌，改善黏液清除功能，增强膈肌收缩力，降低肺动脉压和兴奋呼吸中枢。近年来研究发现，氨茶碱还有广泛的免疫调节和抗炎作用，其抗炎作用与其磷酸二酯酶（PDE）抑制活性有关。PDE 是催化水解细胞内第二信使分子环磷酸腺苷（cAMP）及环磷酸鸟苷（cGMP）的超级酶家族，调节细胞内 cAMP 和 cGMP 浓度。氨茶碱属于 PDE 抑制剂，通过提高细胞 cAMP 水平发挥生物效应，但作用为非特异性，PDE 活性较弱，有效浓度与中毒浓度非常接近，对血管、胃肠道及中枢神经等有诸多不良反应，临床应用受到限制。近年来，已研制多种特异性 PDE 抑制剂用于哮喘和 COPD 的治疗，有些已完成了临床试验。

根据对激动剂和抑制剂作用的特异性、敏感性、酶动力学特性及氨基酸序列进行分类，目前发现 PDE 至少含有 11 种同工酶，相对应合成有多种特异性抑制剂，其中 $PDE_4$ 抑制剂是最有前景的抗炎药物。$PDE_4$ 广泛表达于各种炎性细胞和结构细胞，包括嗜酸粒细胞、嗜碱粒细胞、中性粒细胞、T 淋巴细胞、B 淋巴细胞、肥大细胞、单核细胞、巨噬细胞、气道平滑肌细胞、上皮细胞和血管内皮细胞等。PDE4 选择性抑制剂主要有第一代的 rolipram（咯利普兰）及第二代的 cilomilast（西咯米司特）、roflumilast（咯拉米司特）、piclamilast（吡拉米司特）等，主要抗炎作用包括：①抑制 T 细胞增殖及 IL－4、IL－5、IL－13、GM－CSF、LTC4、eotaxin 的合成与分泌，从而抑制嗜酸粒细胞的成熟、趋化、黏附及激活，诱导嗜酸粒细胞凋亡；②抑制中性粒细胞合成超氧阴离子和脱颗粒；③促进单核细胞分泌 IL－10，抑制 TNF－α 的产生；④抑制嗜碱粒细胞的激活、脱颗粒，从而抑制组胺、白三烯的释放；⑤降低肺微血管内皮细胞的通透性，减轻微血管渗漏；⑥抑制树突状细胞、$CD_4^+$ T 细胞产生 TNF－α。

　　PDE$_4$ 选择性抑制剂不仅具前述的抗炎作用，且不良反应显著低于非特异性 PDE 抑制剂。西咯米司特目前已进入Ⅲ期临床试验，可以显著改善 COPD 患者的肺功能和生活质量，对哮喘的治疗反应相对没有那么令人满意。运动性哮喘患者服用西咯米司特（cilomilast）后明显改善肺功能，不良反应发生率低，与糖皮质激素、β$_2$ 受体激动剂、氨茶碱、地高辛等常用药物没有相互作用，但一些受试者出现明显的恶心、呕吐不良反应，故临床应用可能受到限制。新近研发的 PDE4 抑制剂咯拉米司特（roflumilast）抗炎作用强而不良反应少，目前正在进行Ⅲ期临床试验。若在抗原激发前服用能减轻哮喘患者的速发反应，对迟发反应的抑制作用更为明显。

　　3. NF－κB 抑制剂　核因子－κB（NF－κB）属于 DNA 结合蛋白，最早发现 NF－κB 存在于 B 细胞，能够与免疫球蛋白 κ 链基因增强子上的 10 个寡核苷酸结合。此后人们发现 NF－κB 不仅存在于 B 细胞，几乎存在于所有细胞。NF－κB 调控肌体多种细胞因子、黏附分子、趋化因子等基因的表达，变应原、前炎因子、氧化剂、病毒等均能导致 NF－κB 的激活，这些因素首先作为活化信号激活胞浆内的 IKB 激酶，使 IKB 磷酸化。磷酸化的 IKB 与 NF－κB 解离，游离的 NF－κB 则可由胞浆进入胞核与炎性因子基因启动子区域中的 κB 位点结合，启动炎性因子基因转录，从而促进多种哮喘炎性因子的合成。因此，NF－κB 成为疾病干预治疗的重要目标。

　　目前许多 NF－κB 抑制剂的作用机制主要是抑制 NF－κB 活化或抑制其与靶 DNA 的结合。IKB－α 磷酸化、泛素化，继而被蛋白酶体或其他蛋白酶降解，这些步骤提供可干预治疗的目标。证实有作用的药物包括糖皮质激素、阿司匹林、水杨酸盐、前列腺素 E、金制剂、FKS06 和环孢素及 IL－10。蛋白酶体和钙蛋白酶抑制剂如 MGI32、lactacytin 和钙蛋白酶抑制蛋白等能显著抑制 IKB 磷酸化，阻断 IKB－α 的降解，但蛋白酶体和钙蛋白酶同样调控正常细胞周期和细胞功能。

　　4. 氨甲蝶呤　为叶酸合成抑制剂，具有较强的免疫抑制作用和抗炎作用，临床研究发现对一些激素依赖的重症哮喘患者，应用氨甲蝶呤可以减少激素用量，减轻哮喘症状。这些患者平均每天需用 16.6mg，每周给予氨甲蝶呤 15mg，平均治疗时间为 15 个月，结果发现 13 例患者激素用量减少，其中 4 人减少 50% 以上。为了观察小剂量氨甲蝶呤的长期疗效和安全性，Mullarkey 等对 25 例激素依赖患者进行了 18～28 周的治疗，每周口服或肌注氨甲蝶呤 15～50mg，结果表明每日泼尼松平均剂量由 26.6mg 减为 6.3mg，15 例患者中止了口服激素，9 例患者激素用量减少 50% 以上。在激素用量减少的情况下肺功能和哮喘症状均有所改善，15 例出现不良反应，但程度较轻，不必中断治疗。氨甲蝶呤毒副反应较多，包括消化道反应、骨髓抑制、肝功能损害、肾功能损害等，但小剂量应用时可以减轻不良反应。

　　5. 雷公藤多甙　是从中药雷公藤提取出来的化合物，其主要化学成分包括萜类、甙类和生物碱，具有显著的免疫抑制作用。临床上最早用于肾小球肾炎的治疗，取得了良好的效果。后来用于重症哮喘和激素依赖哮喘亦有一定的效果，可以减少激素的用量。研究表明，雷公藤多甙与糖皮质激素具有相似的抗炎作用，抑制哮喘炎性细胞 IL－5、GM－CSF 的表达，诱导嗜酸粒细胞凋亡。雷公藤多甙的不良反应与其他免疫抑制剂类似，包括消化道反应和骨髓抑制等。

　　6. 糖皮质激素　广义上，糖皮质激素亦是一种免疫抑制剂，能够抑制多种细胞因子和炎性介质的表达。由于抗炎作用过于广泛，同时带来一些不必要的不良反应。

**（二）特异性免疫抑制剂**

从广义上来说，抑制某些与哮喘炎症相关的细胞因子、黏附分子和 IgE 的单抗或拮抗剂亦属于特异性免疫治疗的范畴，但习惯上仍将变应原疫苗免疫治疗称为特异性免疫治疗，而将细胞因子等单抗归入非特异性免疫治疗的范畴，为与其他非特异性免疫治疗药物相区别，将其称为特异性免疫抑制剂，如抗 IL－4 单抗、抗 IL－5 单抗和抗 IgE 单抗等。

（韩春兰）

# 第七节 吸入疗法

## 一、概述

吸入疗法是把制成气溶胶、干粉或溶液的药物，通过呼吸动作吸入气道的给药方法。由于抗哮喘药物的靶器官是支气管和肺，因此治疗哮喘时采用吸入疗法与常规应用的口服给药方法相比，具有作用迅速、剂量小、全身不良反应小等优点，是一种较为理想的给药方法。

哮喘从发病机制和病理生理改变的角度来讲，是特别适合使用吸入疗法来治疗的疾病。哮喘的基础病理改变是气道慢性炎症。其发病机制复杂，主要与变态反应和免疫调节的异常有关，多种细胞和细胞组分，以及众多的炎症介质和细胞因子参与气道炎症的过程。气道炎症、气道上皮损伤和气道高反应性是哮喘的病理生理学的主要特征，是导致反复发作的喘息、气促、胸闷和/或咳嗽等症状的基础。尽管气道炎症释放的介质和细胞因子可以进入循环系统，影响骨髓的嗜酸粒细胞增生等全身性的生理学反应，但无论在急性发作期和非急性发作期，哮喘的主要病理生理学改变都是在气道。因此，气道局部的药物治疗是重要的治疗作用位点。

通过吸入疗法，以期达到增加局部的药物浓度，降低全身的药物吸收，提高疗效和减少不良反应的目的。经过多年的实验和临床研究证明，吸入疗法是哮喘急性发作期和长期治疗的首选的用药途径。然而，吸入疗法在临床实际应用中的普及率低，使用过程的错误率高。如何提高对吸入疗法的认识，规范临床应用的方法和程序，对提高哮喘的防治水平具有重要的意义。

## 二、吸入疗法的解剖和生理基础

**（一）吸入疗法的解剖基础及作用位点**

（1）呼吸系统通过鼻、咽、喉、气管、支气管与外界密切相通。

（2）呼吸道黏膜及黏膜下富含多种神经及药物受体。

（3）肺泡表面积巨大，正常成年人的肺泡总数多达 $2.8 \times 10^8$，总积达 $90 m^2$，便于吸入药物的吸收。

（4）药物从肺泡进入血液方便肺泡与其周围的毛细血管上皮之间的间隔仅为 $0.5 \sim 1 \mu m$，而小肠黏膜微绒毛人血的距离约为 $40 \mu m$，皮肤表面到达皮下毛细血管的距离为 $100 \mu m$。

（5）吸入药物在气道发挥抗炎和平喘作用之前不受肝脏首过效应的影响。

## （二）气道吸入疗法的药代动力学

吸入药物在气道内经过吸收、局部分布、转化、进入血液循环和最终代谢的过程。不少药物在气道内的药代动力学与口服或注射用药有明显的区别。吸入用药的优点包括有：①直接作用于靶位，疗效提高和起效时间加快；②减少剂量，减少不良反应；③避免胃酸对药物的作用；④避免肝脏首过效应的代谢。

1. 气道黏膜吸收　用于治疗哮喘的气道吸入药物必须能够快速通过气道黏膜吸收。采用气道内给药后检测血液中药物浓度的方法，可以研究药物吸收的方式和速度。多数的吸入平喘药物的吸收形式主要是被动扩散，因此药物的脂溶性和分子量与吸收速度有关。少数水溶性的药物同时通过被动扩散和特殊的通道吸收。

2. 局部分布　通过黏膜后的药物在局部进行分布，通过扩张形式到达作用的靶位，如气道平滑肌、炎症细胞等。部分脂溶性的药物（如布地奈德）对肺组织有比较高的亲和力，以结合的形式在组织中起到储存的作用，随后缓慢释放。这一机制有利于延长在肺组织中的作用时间。此外，部分药物进入支气管血液循环系统，在气道内再次分布药物。

3. 局部转化（代谢）　肺内存在众多的酶，具有很强的代谢功能。与平喘药物局部转化或代谢相关的酶有水解酶、儿茶酚胺氧位甲基转移酶（COMT）、单胺氧化酶（MAO）、混功能氧化酶（MFO）等。二丙酸倍氯米松（BDP）在气道内经过水解作用后，转化成对糖皮质激素受体亲和力更高的单丙酸倍氯米松（BMP）而起作用。异丙肾上腺素在气道内被 COMT 代谢后失去活性，所以维持作用时间短。此外，部分口服的药物也有经过肺代谢（如本身没有平喘作用活性的班布特罗等），在肺内经过混功能氧化酶代谢后转化成有平喘活性的特布他林而起作用，从而增强肺部作用的选择性。

4. 肺循环的药物吸收　吸入的药物最终有部分药物进入血循环，按照全身性药物的途径进行代谢和排泄。吸入药物进入血循环的量比较低，进入血循环后的代谢和排泄与药物本身的分子结构有关。例如吸入激素有 10% ~15% 吸收入体循环后，经过肝脏迅速代谢灭活，从而达到减少全身不良反应的目的。

## 三、吸入疗法的药代影响因素

### （一）吸入颗粒在肺内沉积的形式

吸入颗粒在肺内沉积的方式包括有：重力沉降、惯性碰撞和布朗运动。

1. 重力沉降　根据 Stoke's 定律，颗粒重力沉降率 $\approx M \times D^2$（M 为颗粒的密度；D 为直径）。可见，颗粒直径是影响重力沉降率的重要因素，颗粒直径越大，沉降率越快，在气道内可以移动的距离就越短。因此，直径较大的颗粒主要沉积在上呼吸道，而直径较小的颗粒可以在气道内移动比较长的距离，主要沉积在比较小的气道。

2. 惯性碰撞　气溶胶随气流进入气道时，惯性大小与其质量和速度成正比。颗粒的质量与直径的 4 倍成正比。换而言之，惯性与颗粒的直径的 4 倍成正比。惯性越大，越倾向于直线运动，在气道弯曲处（如口咽部和气道分叉处）的碰撞沉积量越多。大于 $10\mu m$ 的颗粒几乎 100% 在口咽部碰撞沉积。

3. 布朗（Brownian）运动　特别小的颗粒（$<0.5\mu m$）悬浮于空气中，以类似分子运动的形式浮动。这种运动过程中，雾粒之间和雾粒与气道壁之间相互碰撞，形成沉积。这种

沉积方式需要时间比较长，主要发生在气流缓慢的肺泡区域。

（二）吸入颗粒对肺内沉降率作用

吸入疗法的特点不同于口服给药时的药代动力学。吸入微粒在肺内的分布直接影响到微粒的作用，也影响到吸入微粒的目的。

研究认为直径 $1\sim5\mu m$ 的微粒最容易在气道内沉积。有研究比较了 $1.5\mu m$、$2.8\mu m$ 和 $5.0\mu m$ 直径微粒的沙丁胺醇和溴化异丙托品两种气雾剂的疗效，结果显示微粒 $2.8\mu m$ 左右的产品疗效最好。

不同大小的气溶胶在气管 – 支气管树中的沉积大致为：

（1）气管大粒子，特别是粒径 $>60\mu m$ 的粒子。

（2）一级支气管：$5\sim20\mu m$ 的粒子。

（3）二级支气管以下：$<2\mu m$ 的微粒开始在此沉积。

大于 $20\mu m$ 的粒子不能到达呼吸细支气管以下，大于 $6\mu m$ 的粒子不能到达肺泡管以下，大于 $2\mu m$ 的粒子不能到达肺泡。另一方面，小于 $0.6\mu m$ 的微粒不能沉积到终末支气管以下，因为粒子质量太小，沉积慢，悬浮在吸入气中的时间长，很容易在呼气过程中被排出体外。

## 四、吸入疗法的优点

1. 作用直接　哮喘的病变部位在呼吸道，吸入疗法使药物直接作用于气道，而不必使药物受口服时生物利用度和肝脏首过效应的影响。

2. 作用迅速　由于作用直接，有一些平喘药物（如短效 $\beta_2$ 受体激动剂气雾剂和长效 $\beta_2$ 受体激动剂中的福莫特罗）吸入后 $3\sim5$ 分钟即可发挥平喘作用。

3. 所需药物剂量小　如 $\beta_2$ 受体激动剂特布他林口服时每次剂量为 $1.25\sim2.5mg$，而其气雾剂吸入时的推荐剂量仅为 $0.25mg$。

4. 全身不良反应小　由于所需药物剂量小，其中仅仅有部分被吸收入血，因此药物引起的全身性不良反应明显地少于口服给药。例如吸入型糖皮质激素在推荐剂量内很少出现口服激素引起的全身性不良反应（如满月脸、水牛背、高血压、糖尿病和骨质疏松等）。因此，吸入疗法是治疗哮喘的一种较为理想的给药方法。

## 五、常用吸入装置

药用气溶胶吸入器种类很多，大致上有下列几种：

（一）定量吸入器

定量吸入器（MDI）于 20 世纪 50 年代开始使用，实际上是一种加压的定量吸入器，是目前临床上用得最多的吸入器之一，是利用手撳压驱动，定量喷射气雾药物微粒的装置。根据贮药罐内药物微粒溶解与否而分成二相气雾剂和三相气雾剂。前者是将药物溶解于液体抛射剂中，故只有液相和气相。三相气雾剂的药物微粒悬浮于液体抛射剂中，因此为含液、气、固三相共同组成的混悬液气雾剂。MDI：抛射剂为氟氯碳，贮药罐内保持 $300\sim500kPa$ 的相对恒定压力（因此需在低温或高压下充装），贮药罐内所含药物微粒与氟氯碳的比例通常为 $1:2\sim1:3$，因此可以达到气雾剂所需的压力和喷射能力。气雾中的药物微粒直径为 1～5μm。

MDI 的主要部件是定量阀门，每揿可送出 25～100μl 的氟氯碳，含 0.05～5mg 的药物微粒。临床上常用的气雾剂，如必可酮气雾剂、普米克气雾剂、沙丁胺醇气雾剂、特布他林气雾剂所用的吸入装置都属于 MDI。

目前虽然 MDI 的使用非常普遍，但仍然存在许多缺点：①至今仍有不少患者不能很好使用未经改良的 MDI，幼儿也很少能够使用；②至少 10% 长期使用 MDI 的成人患者对其使用技术的掌握不正确；③吸入器中所用的表面活性剂、润滑剂和防止药物颗粒集聚的成分可能使某些患者咳嗽和支气管收缩；④目前多数 MDI 仍然使用氟氯碳作为抛射剂；⑤只有吸入总剂量为部分（<25%）能够沉积到肺。

## （二）干粉吸入器（dry powder inhaler，DPD）

于粉吸入器是借吸入空气的动能分散药物微粒的装置。自 1969 年开始将 DPI 用于临床以来，干粉吸入器几经改进，目前基本分为被动式和主动式两大类。

1. 被动式干粉吸入器　目前临床应用最多，其基本原理是：借患者吸气驱动装置分散药物，并吸入药物微粒。优点是结构简单，缺点是通常需要有一定的吸力，因此比较衰弱、无力的患者效果差，而且价格比较昂贵。

（1）单剂量吸入器：目前临床使用的干粉吸入装置有单剂量给药吸入器，如 Fison 公司的 spinhaler、halermatic，葛兰素史克的转盘式吸入器（rotahaler）。这类吸入器中的药物常与赋料混合在一起，装在无缝胶囊中，使用前先由装置内的针戳破胶囊，或由刮板挤碎胶囊，吸气过程将散落、飞扬的药物颗粒吸入到气道里。上海天平药厂生产的二丙酸倍氯米松粉雾剂（贝可乐），沙丁胺醇粉雾剂（沙普尔），色甘酸钠粉雾剂（喘可平）就属于这一类。

单剂量给药吸入器的优点是结构简单，价格便宜，吸气阻力较小，缺点是药物生物利用度低，且可能同时吸入辅料和胶囊碎片。

（2）多剂量吸入器：典型代表是阿斯利康公司的都保（turbuhaler）和葛兰素史克公司的粉碟（diskhaler）和准纳器。这类吸入器所用药物（不加辅料）装于贮药器，粉碟的贮药器可拆卸更换，而都保和准纳器的贮药器与装置融为一体，不能拆卸。装置中安装计量室和气流通道，后者连通计量室和接口器。

多剂量吸入器的优点：抗湿性好，有防潮和防凝聚作用；药物流动性好，容易被吸入气流分散成气溶胶而吸入气道；吸入方便；药物生物利用度较高。缺点是：结构较复杂，价格高，重症和衰弱患者效果差。

2. 主动式干粉吸入器　为 20 世纪 90 年代以来开发的全新干粉吸入装置，它综合了原来的干粉吸入装置和传统的定量吸入气雾剂装置的优点，如法国 Valois Pharm，德国 Pfeiffer 所开发生产的主动式干粉吸入装置。这些装置按功能由四部分组成：接口部、计量室、贮药室和空气预压泵。其设计的特色在于：计量室与空气预压泵相连，手拧旋空气预压泵时，腔内气体即被压缩，手指揿压时被压缩的空气经计量室把药物微粒喷出，因此这种装置具有气雾剂喷雾功能。"主动"的含义就在于揿压时能主动喷药，但不需特殊抛射剂，也不需要患者吸气驱动。

主动式干粉吸入器的优点是：不需患者吸气驱动，使用方便；剂量准确，不致过量；吸药与药物释放协调一致；吸入药物比例高而恒定；贮药室可更换，吸入装置可重复使用。

有些国家还设计生产电动干粉吸入装置。Valois Pharm 公司还设计鼻干粉吸入装置。

3. 干粉吸入器的优点和缺点　干粉吸入的主要优点有：①不含有氟利昂或其他推进剂；②无需表面活性物质等添加剂；③无异常气味和气道刺激性小；④利用吸气气流作为动力，同步性好，容易掌握操作；⑤患者的接受性增加。主要缺点有：①对吸气气流有一定的要求，不适合于幼儿或吸气流量低的患者；②需要将药物干粉打开或从储存室取出的操作过程，操作步骤相对增加；③部分药物不含乳糖等添加剂，完全无味，患者不知道是否有药物，而含有乳糖的药物，对个别敏感的患者有一定的刺激性；④吸入不完全时，残留的药粉有可能阻塞吸入通道；⑤难与储雾罐配合使用，不适合于幼儿或无法控制呼吸节律者使用。

### （三）喷射式雾化器

喷射式雾化器是利用高速气流（压缩空气或高压氧）所形成的射流，并根据 Venturi 原理，在贮液器液面上方造成负压区，将药液通过毛细管及其前端狭窄口快速喷射、撞击到前方球形屏障上，从而将药液切割、分散成雾状气溶胶。雾粒大小和气雾的产量与气流速度有直接关系，而气流速度又与驱动气流的压力，毛细管的口径，特别是毛细管前端的孔径有关。气压越大，气流速度越快，产生的雾量就越多，雾粒也越小。

一般情况下，喷射式雾化器产生的雾粒直径为 $0.5 \sim 15\mu m$，但大多数为 $2 \sim 4\mu m$。直径 $2 \sim 4\mu m$ 的雾粒可以进入中小支气管，但实际上只有 $10\% \sim 20\%$（有报道少于 $25\%$）的药液微粒可在气管树内沉积，大的液滴碰撞并凝聚在贮液器壁上或被屏障挡板截流回到贮液器，太小的雾粒因沉积较慢，在吸入气中飘浮时间过长，在患者呼气过程中飘逸到周围空气中。

目前临床上使用较多的喷射式雾化器是德国百瑞（Pari）的空气压缩机驱动的雾化器。其最大的优点是设计了手控阀门，使吸气与给药同步，即吸气时打开阀门，马上开始给药，呼气时，关闭阀门，给药即停止。这样的设计既可减少药物的浪费，又可防止药物气溶胶污染周围环境。

用喷射式雾化器进行治疗时，每次雾化药液一般为 $4 \sim 6ml$，吸入时间酌情控制在 $5 \sim 15$ 分钟，一般不宜超过 20 分钟，以免导致气道的过度湿化，引起咳嗽和支气管痉挛。

通过喷射式雾化器可以给予生理盐水、半渗盐水、$\beta$ - 受体激动剂（如沙丁胺醇）、溴化异丙托品、氨溴索（ambroxol），也可酌情给予 $\alpha$ - 糜蛋白酶或抗生素（通常用氨基糖苷类抗生素），但糜蛋白酶量不宜过大，抗生素的雾化给药容易造成耐药。

### （四）超声雾化器

超声雾化器是利用压电晶体片的震动所产生的高频超声波（$1 \sim 2MHz$）达到雾化目的，其效果是：①高频超声波的震动冲击使药液产生雾状微粒；②压电晶体片高速震荡产生的能量除了供雾滴形成以外，部分转化为热能，对药液及其雾滴加温，减少吸入雾滴对气道的刺激。

超声雾化器产生的雾滴大小与超声震动频率成反比，一般为 $0.5 \sim 10\mu m$，颗粒的总平均直径（MMD）为 $1.0 \sim 3.7\mu m$，几何标准差（GSD）为 $1.4 \sim 2.0\mu m$，超声雾化器产生的雾滴较喷射雾化器小，而且均匀，在肺内沉积的量较多，较适合于有黏痰患者进行气道湿化。

### （五）挤捏式雾化器

挤捏式雾化器是用手挤压弹性物体（一般为橡皮球），形成压缩空气气流，使其前端贮液器内形成负压区，贮液器内的药液即经毛细管喷射而出，并受高速气流冲击而成雾状气液流，达到雾化目的。该类型的雾化器目前多用于咽喉部疾病的治疗和表面麻醉。由于产生的雾量少，雾滴大，因此很难达到下呼吸道。

### （六）泵式雾化器

泵式雾化器（pump nebulizer）是由手指运动的机械能击碎药液形成气溶胶的装置，不需抛射剂，临床上主要经皮肤、咽喉、鼻腔疾病的治疗。

上述各种气溶胶发生器的功能，产生的气溶胶量，微粒的大小不同（表15-3），应根据需要进行选择。在国外，对呼吸道疾病的吸入疗法已相当普遍，其中干粉吸入疗法的发展尤其迅速。据报道，瑞典的干粉吸入疗法已占吸入疗法的80%。

表 15-3　常用气溶胶发生器比较

| | 定量吸入器 | 干粉吸入器 | 雾化器 |
| --- | --- | --- | --- |
| 药物释放的动力 | 吸入器内压力释放 | 患者吸气动作 | 高速气流或超声波 |
| 抛射剂 | 现仍多为氟氯碳 | 不需 | 高速气流及液流 |
| 吸入药量 | 由吸入器设定，与患者吸气动作无关 | 由吸入器设定，但患者吸气动作可影响吸入药量及其深度 | 取决于雾化器类型；可根据需要调节用量 |
| 吸气与驱动的同步性 | 吸气需与驱动阀门开放同步 | 只需用力吸气 | 取决于雾化器类型 |
| 治疗时间 | 约30秒 | 约30秒 | 5～15分钟 |
| 主要用途 | 药物治疗 | 药物治疗 | 药物治疗或气道湿化 |
| 临床应用 | 哮喘，COPD，儿童可接受（加储雾器） | 哮喘、COPD，儿童可接受，幼儿较差 | 哮喘、COPD；稀化痰液；儿童不能自用 |
| 防潮性能 | 很好 | 单剂型防潮性极佳，贮药型装置防湿性能较差 | 以水为介质，不必防湿 |
| 技术操作 | 简单 | 简单 | 较复杂 |
| 携带 | 方便 | 方便 | 需要相应设备和电源，携带不便 |

## 六、吸入装置的临床选用

### （一）常用的吸入方法的比较和选择

吸入治疗方法的临床选用取决于患者的年龄、疾病的严重程度、对吸入方法的掌握情况、使用的简便性和药效经济学等。常用吸入方法的比较和临床选择原则见表15-4。

表 15-4　常用吸入方法的比较和临床选用

| 吸入方法 | 优点 | 缺点 | 临床选用 |
| --- | --- | --- | --- |
| 定量气雾剂 | 轻便、使用快捷、每次剂量准确、价廉、无交叉感染。部分新的产品具有吸气同步始动功能 | 需要协调同步吸气和撤压、使用的错误率较高、口咽部沉积率高、剩余剂量难以确定、含有氟利昂或其他推进剂、对气道有一定的刺激作用 | 7岁以上可以掌握吸入技术者；长期控制治疗；轻中度急性发作（对重症急性发作效果欠佳） |

续 表

| 吸入方法 | 优点 | 缺点 | 临床选用 |
| --- | --- | --- | --- |
| 定量气雾剂+储雾罐 | 很好解决操作协调性问题、使用的错误率较低、明显减少口咽部的药物沉积和相应的不良反应 | 携带不方便、操作步骤增加、部分储雾罐内表面对药物有一定的吸附作用、需要定期清洗、储雾罐增加了费用负担。部分整合的储雾罐有可能改变气雾的特性 | 适用于任何年龄（5岁以下通常需要与面罩配合使用）；长期规范治疗；轻中度急性发作（对重症急性发作也有一定的效果） |
| 干粉吸入 | 吸气为动力，减少同步气压的需要，相对容易掌握，操作协调性要求较低、轻便、使用快捷、不含抛射剂等（减少对气道刺激的可能）。部分产品有目前的剂量计数 | 需要较高的吸气流速、口咽部沉积量较大、价格相对昂贵、不能与储雾罐联合使用 | 适用于4～5岁以上可以掌握吸入技术者（其余与定量气雾剂相似） |
| 射流雾化 | 对吸气流速无依赖性、不需要患者的配合、容易调整剂量、可以给予较大剂量的药物、可以同时给予多种药物（如果配伍允许）、可以同时给氧、不含有氟利昂或其他推进剂 | 需要压缩气体或压缩泵，携带不方便、治疗时间较长、需要清洗吸入器和存在交叉感染的可能性、肺内沉积量相对较低（10%或以下）、需要用药剂量较大，价格相对昂贵 | 适用于任何年龄的患者，尤其是严重哮喘发作、有呼吸困难或用其他吸入方法效果欠佳或无法使用其他吸入方法者 |
| 超声雾化 | 与射流雾化类似的优点、雾化的速度较快、新的产品小型便携 | 与射流雾化类似的缺点、需要电源、对混悬液雾化效果较差、对气道可能有一定的刺激性、部分药物受到超声的降解 | 作为射流雾化的一种补充，主要用于需要方便携带时 |

## （二）人工通气时的吸入疗法

在严重哮喘发作需要人工通气（无创或有创的人工通气）的患者中，吸入方法的选用是临床上常见的问题。目前可以选用的方法包括有射流雾化吸入和专用接头连接的 pMDI 吸入。合理使用吸入疗法对抢救重症哮喘发作具有非常重要的意义。

1. 射流雾化　在呼吸机吸入通路接近患者端通过"T"型管将雾化器连接到吸气管道上，进行持续雾化吸入。这时，正压通气与雾化吸入治疗同时进行。然而，由于持续雾化时在吸气通路上增加了 5～6L/min 的持续气流，对吸气流量、潮气量和同步触发等均有一定的干扰。需要对吸气压力、吸气容量、人机同步和患者呼吸情况等进行监测。如果出现气道压力过高，需要将呼吸机的吸气流量相应降低 5～6L/min。如果有明显的人机不同步，需要将辅助通气改为控制通气。此外，雾化的雾粒影响部分呼吸机的呼出气监测系统的正常工作，甚至造成损害，使用前需要参考呼吸机的使用说明。

2. pMDI 与呼吸机连接　通过专用的接头，将 MDI 连接到呼吸机的吸气管道接近患者端，每次吸气时医务人员欺压 pMDI 喷药。对于常用的沙丁胺醇，或沙丁胺醇与异丙托溴铵复方制剂而言，通常每次给予12喷的药物，其临床疗效等于或优于常规的雾化吸入。pMDI 吸入方法的优点是护理简便，对吸气流量、潮气量和同步触发无影响。

## 七、吸药前的操作

吸药前的操作对药物微粒在肺内的分布也有影响，为了保证吸入药物的效果，在打开吸入器帽以后应注意进行下列操作：①摇动吸入器数次，使药物在抛射剂中均匀散开；②呼气，但不必过深；③张口，然后将吸入器的接口部置于上下唇间，紧密包拢；④开始缓慢吸气以后，揿压储药器底部以释放药物微粒；⑤屏气，并数 1、2……10（也有人以 10 秒计算），或更长，以使尽量多的药物微粒沉积到气道里。

## 八、吸入疗法慎用者

衰弱、吸气无力、肺容量低、气道阻塞严重、肺残气量很多，甚至老年人缺齿或面神经麻痹、松弛者都会影响微粒在肺内的沉积。对于这些患者不应勉强进行吸入疗法，特别是干粉吸入疗法，即使已经使用吸入疗法，其疗效的评价也应考虑到这些因素。

## 九、常用吸入药物

常用哮喘吸入药物，见表 15 - 5。

表 15 - 5　哮喘常用吸入药物

| 类型 | 药物 |
| --- | --- |
| 1. β₂ 受体激动剂 | |
| 沙丁胺醇气雾剂 | 沙丁胺醇气雾剂，万托林气雾剂 |
| 沙丁胺醇干粉剂 | 喘宁碟 |
| 沙丁胺醇雾化溶液 | 万托林溶液 |
| 特布他林气雾剂 | 喘康素气雾剂 |
| 特布他林干粉剂 | 特布他林都保 |
| 特布他林雾化液 | 特布他林溶液 |
| 奥西拉林气雾剂 | 异丙肾上腺素气雾剂 |
| 氯丙那林气雾剂 | 氯喘气雾剂 |
| 比妥特罗气雾剂 | 比托特罗气雾剂 |
| 瑞米特罗气雾剂 | 利米特罗气雾剂 |
| 非诺特罗气雾剂 | 备劳特气雾剂 |
| 沙美特罗气雾剂 | 施立稳气雾剂 |
| 沙美特罗干粉剂 | 施立碟干粉剂 |
| 福莫特罗气雾剂 | 奥克斯气雾剂 |
| 福莫特罗干粉剂 | 奥克斯都保 |
| 2. 糖皮质激素 | |
| 二丙酸倍氯米松气雾剂 | 必可酮气雾剂、信可松气雾剂、安得新气雾j |
| 二丙酸倍氯米松干粉剂 | 必酮碟 |
| 布地奈德气雾剂 | 普米克气雾剂、英福美气雾剂 |
| 布地奈德干粉剂 | 普米克都保 |

| 类型 | 药物 |
|------|------|
| 布地奈德雾化混悬液 | 普米克令舒 |
| 丙酸氟替卡松气雾剂 | 辅舒酮气雾剂 |
| 丙酸氟替卡松干粉剂 | 辅舒酮准纳器 |
| 3. 抗胆碱药 | |
| 溴化异丙托品气雾剂 | 爱全乐气雾剂 |
| 溴化异丙托品雾化液 | 爱全乐雾化溶液 |
| 噻托溴铵气雾剂 | 思力华气雾剂 |
| 4. 复方吸入制剂 | |
| 可比特气雾剂 | 沙丁胺醇＋溴化异丙托品 |
| 舒利迭准纳器 | 沙美特罗＋丙酸氟替米松 |
| 信必可都保 | 氟美特罗＋布地奈德 |
| 5. 其他药物 | |
| 色甘酸钠气雾剂 | |
| 奈多罗米钠气雾剂 Tilade 气雾剂 | |
| 磷酸二酯酶Ⅲ、Ⅳ抑制剂气雾剂 Zardaverine 气雾剂 | |

### 十、吸入疗法临床应用需要注意的常见问题

吸入疗法治疗哮喘，已经过众多的基础和临床的研究，证实其有效性和安全性。然而，目前临床上实际应用的情况不容乐观。提高哮喘的治疗效果、合理应用吸入疗法，应该特别重视下列的问题：

1. 提高认识，普及应用吸入疗法　吸入 $\beta_2$ 受体激动剂是首选的缓解症状的治疗，吸入激素是首选的哮喘长期控制治疗，这一学术观点已经经过众多的临床研究得到证实，是 GINA 的推荐的建议。但是，在基层医生和非专科医生中，仍然没有得到普遍的认识。导致在基层医院吸入疗法的使用率低于 5%。

2. 重视使用方法错误的问题　吸入疗法未能普及应用的原因之一是应用的错误率高。曾经使用过吸入疗法而认为没有明显效果的患者中，吸入方法的错误是最常见的原因。没有接受过指导的患者，pMDI 使用的错误率达到 79%。此外，也存在医务人员本身没有掌握吸入方法的问题。在欧洲的调查中发现，非专科医生使用吸入疗法的错误率也有 30%~50%。尽管目前已经有较多的新的吸入方法，但同样存在使用方法的错误问题。规范的指导和定期的检查吸入治疗的使用方法应该作为临床工作的常规。

3. 建立规范的指导和教育规程　在国外不少的哮喘治疗中心都配备有经过规范培训和资格认证的护理队伍，负责对吸入疗法的指导和教育。教育的内容包括：①吸入治疗的具体操作是否能对患者的实际操作进行指导；②介绍每一种吸入药物的主要作用、用法和用量、常见的不良反应和防治方法。特别需要强调什么药物需要长期规律应用，什么药物只是在出现症状时使用；③建立随访检查的规程，这是保证吸入方法正确性的重要措施。在广州呼吸疾病研究所的调查中发现，一次指导患者后，吸入 pMDI 的正确率只有 48%，需要在随访中

反复检查和指导 4 次，才能够将吸入 pMDI 的正确率提高到 93%。此外，在随访中也需要检查对治疗的依从性。长期吸入激素的依从性低是导致治疗失败的重要问题。

4. 认识吸入治疗的不足和常见不良反应　吸入治疗是提高疗效、减少不良反应的重要措施，但并不是哮喘治疗的唯一选择。对于严重的哮喘发作，重度持续哮喘（非急性发作期 4 级）等哮喘症状，需要全身应用药物与吸入治疗同时使用。最后过渡到以吸入治疗为主的长期治疗。吸入治疗也有一定的不良反应，包括有：

（1）与使用的药物有关的不良反应：吸入激素可以引起咽喉部不适、口咽炎、口咽念珠菌感染、声音嘶哑等；吸入 β₂ 受体激动剂偶尔也可以引起心悸、手颤等不良反应。特别值得提出的是，哮喘患者不宜吸入蛋白酶等对气道有明显刺激作用和可能导致变态反应的药物。

（2）与吸入方法本身有关的不良反应：吸入药物对气道的直接刺激症状主要见于 pMDI，偶尔也见于含有乳糖的干粉吸入；超声雾化吸入对气道也有一定的刺激作用；长时间雾化吸入导致患者疲劳（尤其是严重的 COPD 患者）而促使呼吸困难加重也是常见的问题之一。尽管吸入治疗相关的不良反应少见，但应该在临床应用中注意及时发现和处理。

总之，吸入治疗已经证明是可以提高疗效和降低不良反应的重要治疗方法，无论在哮喘急性发作或长期治疗中，都应该是首选的治疗方法之一。目前已经有定量气雾剂、干粉吸入、雾化吸入等多种吸入治疗的方法供临床选用。通过重视吸入疗法的普及教育，提高临床合理使用率，对提高哮喘的防治水平具有重要的意义。

## 十一、吸入疗法的护理

（1）对于任何一种吸入装置和药物必须在医护人员的指导下购买和使用。

（2）使用吸入疗法给药前，一定彻底清理呼吸道，确保呼吸道通畅以达到最佳吸入疗效。

（3）仔细阅读说明书，了解吸入装置的特点，必要时医护人员反复指导患者掌握正确的吸入技术，确保药液不浪费，达到最佳吸入疗效。

（4）采用雾化吸入的患者，每次雾化前均应检查管路是否通畅，最好使患者采取半卧位。

（5）吸入过程中密切观察患者反应，调节好雾流量以患者能耐受为宜，对于不能耐受凉和对雾化有不适反应的患者，请示医生改用其他给药方法。

（6）雾化后观察患者雾化效果，注意患者哮喘症状是否有所改善，痰液是否易于咳出，鼓励患者采用二步咳痰法清理呼吸道。所谓二步咳痰法的要领：患者取坐位，深呼吸 3~4 次，轻咳 2~3 次，将深部痰液集中于大气道；然后用力咳嗽 2~3 次将痰咳出。配合雾化吸入会提高疗效。

（7）每次吸入前检查患者口腔黏膜是否完整、有无真菌感染，完毕后一定要彻底漱口，防止药液残留在口腔或咽喉部。

（韩春兰）

# 第十六章

# 肺血栓栓塞

肺栓塞（pulmonary embolism，PE）是来自全身静脉系统或右心的内源性或外源性栓子阻塞肺动脉或其分支引起肺循环和呼吸功能障碍的临床和病理生理综合征。PE 的栓子包括血栓、脂肪、羊水、空气、瘤栓和感染性栓子等，其中 99% 的 PE 栓子是血栓，故也称为肺血栓栓塞（pulmonary thromboembolism，PTE）。近年来肺栓塞诊断和治疗已经取得了明显进展，心脏超声检查、下肢深静脉超声检查、D - 二聚体测定和螺旋 CT 或电子束 CT 肺动脉造影等一些先进的无创检查在临床诊断上已被广泛应用，过去临床使用的静脉造影、肺动脉造影等创伤性检查逐渐减少。低分子肝素、其他新型抗凝药物和新型溶栓药物在临床上的应用使肺栓塞的治疗进入新时期。此外，根据循证医学为基础的临床试验，美国和英国胸科协会相继制定了肺栓塞诊断和治疗的指南，我国医师对肺栓塞的诊断和防治水平也取得了显著的进步，颁布了肺栓塞诊断治疗和预防指南及相关检查操作规程。

## 第一节　前言

### 一、定义和术语

1. 肺栓塞（pulmonary embolism，PE）　是内源性或外源性栓子阻塞肺动脉引起肺循环障碍的临床和病理生理综合征，包括肺血栓栓塞征、脂肪栓塞综合征、羊水栓塞、空气栓塞、肿瘤栓塞等，其中 99% 的肺栓塞栓子是血栓所致。

2. 肺血栓栓塞症（pulmonary thromboembolism，PTE）　是指来自静脉系统或右心的血栓阻塞肺动脉或其分支所致疾病，为肺动脉或肺动脉某一分枝被血栓堵塞而引起的病理过程，常常是许多疾病的一种严重并发症。临床上最常见的血栓是来自下肢深静脉及盆腔静脉。肺血栓栓塞以肺循环和呼吸功能障碍为主要临床表现和病理生理特征，占肺栓塞的绝大多数，是最常见的肺栓塞类型，通常临床上所称的 PTE 即指肺栓塞。

3. 肺梗死（pulmonary infarction，PI）　定义为肺栓塞后，如果其支配区域的肺组织因血流受阻或中断而产生严重的血供障碍，因而发生坏死。

4. 巨大肺栓塞和次巨大肺栓塞　巨大肺栓塞（massive pulmonary embolism）是指肺栓塞2 个肺叶或以上，或小于 2 个肺叶伴血压下降（体循环收缩压 <90mmHg，或 5 分钟内下降超过 40mmHg）。次巨大肺栓塞（submassive pulmonary embolism）是指肺栓塞导致右室功能

减退。

5. 高度、中度和低度危险性的肺栓塞　①高度危险性的肺栓塞：肺栓塞患者合并休克或低血压（也就是临床上称为的巨大肺栓塞），患者住院后具有死亡的高风险，尤其死亡可以在住院后最初数小时；②中度危险性的肺栓塞：患者在住院时表现为血流动力学稳定，但是存在右心室功能不全的证据和（或）心肌损伤；③低度危险性的肺栓塞：患者无肺栓塞相关的主要危险因素，如果有适当的门诊护理和抗凝治疗，患者可以考虑早期出院。

6. 深静脉血栓形成（deep venous thrombosis，DVT）　是引起肺栓塞的主要血栓来源，DVT 多发于下肢或者骨盆深静脉，脱落后随血流循环进入肺动脉及其分支，肺栓塞常为DVT 的合并症。

7. 静脉血栓栓塞症（venous thromboembolism，VTE）　由于肺栓塞与 DVT 在发病机制上存在相互关联，是同一种疾病病程中两个不同阶段的不同临床表现，因此统称为 VTE。

## 二、流行病学

全球每年确诊的肺栓塞和深静脉血栓形成患者约数百万人。美国致死性和非致死症状性VTE 发生例数每年超过 90 万，其中死亡病例大于 30 万。其余非致死性 VTE 包括 37.64 万例 DVT 和 23.71 万例肺栓塞。在美国每年死于肺栓塞的患者占死亡人数的 10% ~ 15%，在临床死亡原因中，肺栓塞居第三位。在致死性病例中，约 60% 的肺栓塞患者被漏诊，只有7% 的患者得到及时与正确的诊断和治疗。国外尸解资料表明，肺栓塞的总发生率为 5% ~14%，老年人中可达 25%，心脏病患者中则高达 50%，如用特殊的技术检查可达 60%，甚至这仍是低估计的，因为有些栓子可能已溶解了。早在 20 世纪 80 年代，北京协和医院呼吸内科研究报告发现，在当时肺栓塞的尸检检出率为 3%。在相同年代日本在 1972 年报道肺栓塞的死检率为 1.5%，因此当初认为东方人肺栓塞的发病率可能较低。但目前肺栓塞的发病率已有进行性增多的趋势。国外研究发现肺栓塞患者的生前确诊率为 10% ~ 30%，在 20世纪 80 年代北京协和医院报告肺栓塞患者的生前确诊率为 7.8%。凡能及时做出诊断及治疗的肺栓塞患者只有 7% 死亡，而没有被诊断的肺栓塞患者 60% 死亡，其中 33% 在发病后第一小时内迅速死亡。鉴于上述结果，正确诊断肺栓塞是临床上极为关注的问题。

近年来研究发现我国与西方国家一样，肺栓塞绝非少见病，随着对肺栓塞认识水平的提高和诊断技术的进展，现在诊断的肺栓塞病例数量呈 3 ~ 10 倍以上的增长。目前国内许多医院诊断肺栓塞病例有逐年增多趋势，如北京协和医院在 20 世纪 90 年代前，每年诊断病例数约 10 例，而进入 21 世纪每年诊断达 100 例以上。分析肺栓塞诊断病例上升原因是：①人们饮食习惯和生活方式等环境因素变化的影响；②临床诊断意识和诊断技术水平提高，使肺栓塞的漏、误诊病例明显减少，越来越多肺栓塞患者能被正确诊断，虽然我国目前缺乏肺栓塞准确的流行病学资料，但随着临床医师诊断意识和水平的不断提高，将来更多的肺栓塞病例能够被正确诊断。

## 三、肺栓塞的病因

肺栓塞大多数是由发生在下肢周围静脉、包括股静脉、腘静脉和腓肠肌深静脉中的深静脉血栓（Deep venous thrombosis，DVT）所致，故深静脉血栓形成往往是肺栓塞的前兆。临床上静脉血栓栓塞症（VTE）是一种复杂的血管疾病，其发病机制多种多样，代表了包括深静脉血栓和肺血栓栓塞二大类疾病。目前认为，肺栓塞只是深静脉血栓的并发症，肺栓塞的原发病则是深静脉血栓形成。约 30% 的 DVT 患者可发生有症状的肺栓塞。如果将无症状的肺栓塞也统计在内，那么 50%~60% 的 DVT 患者可发生肺栓塞。北京协和医院 103 例 DVT 病例中，合并肺栓塞者达 46 例，发生率为 45%。另一方面 82% 的肺栓塞患者可发现有 DVT。流行病学资料表明，北美和欧洲的 VTE 发生率为千分之一。在有血栓形成倾向的患者中，VTE 可反复发作并导致多种并发症，从肺栓塞、血栓栓塞性肺动脉高压到肺心病均能发生。在美国每年近 5 万人死于肺栓塞，大部分患者的直接死亡原因为急性肺栓塞的突然发生，但临床上并没有及时地作出诊断和进行有效地治疗。

由于 DVT 和肺栓塞可以共同存在，某些病例具有两者的共同特征，临床医师应该认识到 DVT 的多种临床表现，掌握 DVT 的临床诊断、预防和治疗，并保持一定的警惕性。临床上如要正确诊断肺栓塞，则必须认识 DVT 的临床表现和了解相关实验室检查，认识 DVT 形成的危险因素，预防 DVT 的形成和及时治疗 DVT，可以避免或减少肺栓塞发生的可能。此外，及时诊断 DVT，也有助于肺栓塞的诊断。如果要认识肺栓塞的病理生理、临床表现、诊断和鉴别诊断，首先需理解深静脉血栓的危险因素、发生机制、临床表现和诊断。

（阮　莉）

## 第二节　深静脉血栓形成

### 一、深静脉血栓形成的危险因素

临床上有许多危险因素参与高凝状态的形成，早在 1862 年 Virchow 就提出静脉血栓形成的三个主要因素：静脉血液淤滞、血管损伤和血液黏稠度的增加。

通常患者发生静脉血栓时，往往有一个以上的因素参与了血栓的形成，发生血栓危险因素的累积可增加其发生可能性。长期卧床、肥胖、外科手术和创伤、充血性心力衰竭和原有的血栓栓塞性疾病等均为发生血栓的诱发因素。少见疾病如：贝赫切特综合征（白塞病，Behcet's syndrome）、系统性红斑狼疮、真性红细胞增多症、高胱氨酸尿和阵发性夜间血红蛋白尿等，也与静脉血栓的形成有关。20 世纪 90 年代，北京协和医院研究了 103 例 DVT 的危险因素，发现手术、创伤、恶性肿瘤和心脏疾病等均可为静脉血栓的危险因素（表 16-1）。现将发生 DVT 的危险因素分析如下：

表 16-1　北京协和医院 103 例 DVT 的危险因素

| 危险因素 | 男性（例） | 女性（例） | 总计（例） | （%） |
|---|---|---|---|---|
| 卧床 >3 天 | 8 | 19 | 27 | （26.2%） |
| 手术（包括分娩） | 5 | 19 | 24 | （23.3%） |
| 高脂血症 | 14 | 8 | 22 | （21.4%） |
| 高血压 | 12 | 8 | 20 | （19.4%） |
| 恶性肿瘤 | 6 | 8 | 14 | （13.6%） |
| 血红蛋白增多* | 11 | 3 | 14 | （13.6%） |
| 心脏病 | 7 | 6 | 13 | （12.6%） |

| 危险因素 | 男性（例） | 女性（例） | 总计（例） | （%） |
|---|---|---|---|---|
| 外伤（包括骨折） | 9 | 1 | 10 | （9.7%） |
| 股静脉穿刺 | 3 | 7 | 10 | （9.7%） |
| 糖尿病 | 4 | 5 | 9 | （8.7%） |
| 结缔组织病** | 1 | 7 | 8 | （7.8%） |
| 肾病综合征 | 4 | 2 | 6 | （5.8%） |
| 静脉曲张 | 4 | 0 | 4 | （3.9%） |
| 坐车 >2 小时 | 3 | 1 | 4 | （3.9%） |
| 止血治疗中 | 1 | 3 | 4 | （3.9%） |
| 蛋白 S 缺乏 | 1 | 0 | 1 | （1.0%） |
| 家族深静脉血栓史 | 1 | 0 | 1 | （1.0%） |
| 嗜酸性淋巴肉芽肿 | 1 | 0 | 1 | （1.0%） |
| 特发性嗜酸性粒细胞增多症 | 1 | 0 | 1 | （1.0%） |
| 无诱因 | 8 | 4 | 12 | （11.7%） |

注：*指男性 Hb >160g/L，女性 Hb >150g/L；

**包括抗心磷脂抗体综合征 2 例，系统性红斑狼疮 2 例，混合性结缔组织病、贝赫切特综合征（白塞病，Behcet's syndrome）、免疫性血管炎、多发性肌炎各 1 例。

1. 长期卧床和长途旅行　长期卧床尤其在老年患者中，其 DVT 的发生危险性增加。老年患者的静脉扩张，对纤维蛋白的溶解反应降低。如有创伤、外科手术则血栓栓塞的危险性可显著增加。创伤后高凝状态为典型代表。国外报道 700 例创伤后的病例，发现 58% 有下肢深静脉血栓形成，其中 18% 位于近端部位。这些病例中，以老年人、输血后，长骨骨折或骨盆骨折和脊柱创伤最易发生 DVT。

此外，长时间的长途旅行制动者也可能发生 VTE，尤其是既往有 VTE 患者。所谓经济舱综合征（economy class syndrome，ECS）就是指由于长时间空中旅行，静坐在狭窄而活动受限的座位上，双下肢静脉回流减慢、血流淤滞，从而发生 DVT 和（或）肺栓塞，又称为机舱性血栓形成。长时间驾车或坐车（火车、汽车、马车等）旅行也可以引起 DVT 和（或）肺栓塞，所以广义的 ECS 又称为旅行者血栓形成（traveler's thrombosis）。北京协和医院报告的 103 例 DVT 中有 4 例与长时间坐车相关。

2. 外科手术　通常手术麻醉时间 30 分钟以上时，尤其当患者存在基础疾病（如恶性肿瘤）和其他因素（如老年）的情况下，易发生下肢近端 DVT 和致死性肺栓塞，相当部分 VTE 是无症状的。在全髋关节、全膝关节置换、严重创伤如髋骨或骨盆骨折、下肢骨折、泌尿科和妇科等盆腔和腹部手术，脊髓损伤、头颅损伤和昏迷时发生 VTE 的危险性增加 6 ～ 22 倍。北京协和医院报告的 103 例 DVT 中有 24 例与手术相关。

大部分的术后 DVT 都发生在腓肠肌静脉，腓肠肌的静脉分枝丛内有利于血栓形成。在肺栓塞发生前，腓肠肌的静脉血栓可逐渐向身体近端延伸。由于孤立的腓肠肌静脉血栓常常是无症状的，所以临床上很难发现，往往延误诊断。如果血栓延伸到近端，那么就会出现肺栓塞的危险性。一般来说，外科手术后 7 天，心脏病伴有慢性心力衰竭的患者，有较高的

DVT 的发生率。尸检发现，死于心脏病的患者 5% 可并发肺栓塞。

3. 恶性肿瘤　临床上患有恶性肿瘤的患者也有发生血栓形成的高度危险性。各种癌症增加了血栓发生的危险性，癌症患者中 DVT 形成是一个常见临床表现。北京协和医院 103 例 DVT 患者中，恶性肿瘤占 13.6%。研究表明恶性肿瘤与 VTE 存在显著的生物关系，约 50% 已有肿瘤转移的患者中常存在 1 项或以上血液凝血指标异常，约 1% 患者（尤其是已有转移的腹部和盆腔进展期肿瘤）发生的 VTE 是提示恶性肿瘤预后差的信号。急性髓性白血病、非霍奇金淋巴瘤、肾癌、卵巢癌、胰腺癌、胃癌和肺癌等，均有较高的 VTE 发生率，其中肺癌伴随 DVT 的发生率最高。VTE 发生率在癌症确诊前后时最高，肿瘤化疗、免疫抑制剂治疗或放疗者 VTE 发生率可达 50%。有些患者甚至恶性肿瘤诊断之前，患者已患有 DVT 几周甚至几个月。

北京协和医院 20 世纪 80—90 年代经病理学确诊的 1 850 例肺癌中，有 20 例合并 VTE，其中 DVT 12 例，占 1.14%，肺栓塞 8 例，占 0.76%。国外 PIOPED 研究中的 399 例肺栓塞中 17.3% 存在恶性肿瘤。此外，对所谓特发性或不明原因反复发生 VTE 和双侧下肢同时发生 DVT 的患者应警惕潜在恶性肿瘤发生，因 VTE 有时可能是恶性肿瘤首发的信号或临床表现，对于这些患者应及时进行恶性肿瘤的相关检查和随诊观察。

4. 妊娠和口服避孕药　孕妇中血栓栓塞性疾病的发生率比同年龄中非妊娠妇女高约七倍。临床发现妊娠期和产褥期妇女是 VTE 发生的高危期，通常发生率在 0.5‰ ~ 7‰，尤其是年龄大于 40 岁、肥胖、手术性分娩尤其是剖宫产和既往有 VTE 史时发生肺栓塞危险性更大。VTE 易发生于妊娠的头 3 个月和围产期，66% 肺栓塞发生于产褥期。这与妊娠后 3 个月和分娩期，孕妇常常有下肢静脉压迫、静脉扩张、血小板增多、血小板黏附性增加，纤维蛋白溶解活动度的降低等均为血栓形成诱发因素相关。此外、分娩过程胎盘剥离时、释放出组织凝血激活酶也为重要诱因。临床实践也证明，剖宫产时发生致命的肺栓塞比正常分娩高九倍。据美国和瑞典的资料显示：每年在每 1 000 次分娩中约有一次肺栓塞事件发生，而在每 10 万次分娩过程中发生 1 次致命性肺栓塞，因此肺栓塞是孕妇产后死亡的第一位原因，DVT 在产褥期妇女中发生率可增加 20 倍。

口服避孕药的妇女有较高的血栓栓塞性疾病发生率，其危险性与制剂中雌激素剂量有关。服用第一代、第三代避孕药的妇女深静脉血栓形成的发生率也可增加 3 ~ 4 倍，为 2 ~ 3/万人，研究发现含有去氧孕烯、孕二烯酮和炔诺酮的口服避孕药比含左炔诺孕酮的避孕药具有更高的风险率，而仅含孕激素的避孕药风险性则较低或不明显。此外，研究显示高剂量雌二醇和口服复方制剂也可增加其风险率，而更年期激素替代治疗 VTE 可增加 2 ~ 4 倍，而使用选择性雌激素受体调节药治疗患者 VTE 发生率也可增多。

5. 凝血因子异常和遗传因素　因子 V 变异的患者，其血栓形成的危险性增加，这与因子 V 可以破坏活化的 C 蛋白分裂部位。普通人群中约 5% 可受影响，所以这在反复发生 DVT 的患者中起了重要作用。有因子 V 变异的妇女，如果同时服用避孕药物，则发生血栓形成的危险性可增加 30 倍。文献指出，有因子 V 变异，以及肥胖、卧床和有手术、外伤史的妇女不应服用避孕药。

许多遗传或获得性凝血系统实验室指标异常均可增加血栓栓塞性疾病的发生。遗传性高凝状态是在纤维蛋白原/纤维蛋白溶解途径中血浆蛋量或质方面存在着某种缺陷。抗纤维蛋白酶Ⅲ（AT‑Ⅲ）、蛋白 C、蛋白 S 和蛋白 C 底物（活化蛋白 C）等因子的缺乏，或这些因子的异常均可造成血浆纤维蛋白溶解系统的异常。

有遗传性 ATⅢ 缺陷的家族，常有血栓栓塞性疾病的病史。其临床表现包括深静脉系统 DVT，部位有双下肢和肠系膜静脉等，以及肺栓塞。蛋白 C 缺陷为一种常染色体显性遗传，临床上与 AT-Ⅲ 在许多方面有相似之处。患者常常在 20 岁以前发生血栓栓塞性疾病，随着年龄的增加其发生率逐渐增加。先天性蛋白 S 缺乏症患者，当蛋白水平低于 60% 时，则可能产生静脉血栓形成的并发症，平均发病年龄为 24 岁，以复发性 DVT、肠系膜血栓形成为多见。临床上难以与 AT-Ⅲ 或蛋白 C 缺乏症相区别。

6. 免疫系统异常　北京协和医院报道 103 例 DVT 中，结缔组织病病例占据 7.8%。包括抗心磷脂抗体综合征 2 例，系统性红斑狼疮 2 例，混合性结缔组织病、贝赫切特综合征、免疫性血管炎、多发性肌炎各 1 例。所以，免疫系统异常与 DVT 发生密切相关。临床上最为常见的获得性高凝状态是存在狼疮类抑制物质或抗凝物质（LAC）。LAC 的存在能延长部分凝血活酶时间（APTT）。抗心磷脂抗体（ACA）是一种可用心磷脂作为抗原来进行免疫测定的一种抗体。在红斑狼疮中 LAC 和 ACA 的发生率分别为 30% 和 40%，也可见于类风湿关节炎，淋巴浸润性疾病，艾滋病（AIDS）和各种急性感染性疾病。LAC 和 ACA 的存在，常伴有血栓形成的倾向。LAC 和 ACA 也与反复的胎儿流产和血小板减少症相关。上述这些临床表现现称为抗心磷脂抗体综合征（antiphospholipid antibody syndrome）。动脉和静脉系统均可能发生血栓形成的危险性。

7. 医源性危险因素　入住 ICU 病房的危重患者 DVT 和肺栓塞发生率分别可高达 32% 和 15%（5% 是致死性肺栓塞），其中 10%~30% VTE 发生入住 ICU 病房第 1 周内。中心静脉插管患者容易发生 VTE，其发生率为 4%~9%，常无明显症状，在下述情况更容易发生①插管时间 >6 天；②与插管部位有关，发生 VTE 多寡依次为股静脉、颈内静脉、锁骨下静脉；③多部位插管者；④年龄 >65 岁；⑤患者伴发恶性肿瘤、脱水、组织灌注差等情况，或进行抗肿瘤药静脉治疗，临床上应用止血带持续超过 1 小时或超过 8 小时以上的长途旅行制动者也可能发生 VTE，尤其是既往有 VTE 患者，其他医源性危险因素还包括：安装起搏器、冠脉造影、射频消融术、肝素引起的血小板减少等。

8. 内科疾病　内科疾病急性期住院的患者，因卧床并存在其他慢性基础疾病或（和）接受增加 VTE 危险性的治疗措施，使发生 VTE 的危险性较普通人群增加 8 倍，而 75% 致死性肺栓塞发生在内科患者。在因急性缺血性卒中伴瘫痪，急性心肌梗死和急性心力衰竭的住院患者，VTE 发生率分别为 25.9%、20% 和 15%。卒中后约 25% 的急性期死亡由肺栓塞引起。急性呼吸衰竭和严重感染脓毒血症患者也可增加 VTE 的发生，而肾病综合征 VTE 发生率可达 38%。系统性红斑狼疮（SLE）、贝赫切特综合征等结缔组织病也是发生 VTE 的危险因素。据北京协和医院报告，SLE 患者肺栓塞发生率为 2.8%（9/227 例），贝赫切特综合征患者 DVT 发生率为 22%，抗心磷脂抗体在 VTE 患者中 8.5%~14% 升高，在一般人群中仅 2% 升高。

此外，高血压、肥胖、静脉曲张、骨髓异常增生综合征、肠道感染性疾病、血管内凝血和纤维蛋白溶解/弥散性血管内凝血（ICF/DIC）、阵发性睡眠性血红蛋白尿、血栓闭塞性脉管炎（Buerger's 病）、血栓性血小板减少性紫癜、慢性炎性肠病（Crohn's 病）、坏死性肉芽肿血管炎（韦格纳肉芽肿病）、高胱氨酸尿症和高胱氨酸血症等发生 VTE 的风险也增加。

## 二、深静脉血栓形成的机制

血流改变、血管壁异常和血液组成的异常为决定栓子的大小、组成和位置的三大因素。

1. 血流的改变　正常血管内，血流呈层流式。内层流动最快。越靠近血管壁流速越慢。循环血液中各种细胞成分又因电荷不同而相互排斥。因而红细胞占据层流的中心，血小板则沿血管内膜移动。由于贴近血管壁处血流最慢，故血小板一旦聚集成块，即易黏附于血管壁。如果静脉发生损伤，血流减速或受阻，可导致红细胞－纤维蛋白血栓形成，或称红色血栓。因此，静脉血栓形成时，起主要作用的是凝血因子和血流。如果动脉发生损伤，而血流未受明显影响，则容易形成血小板－纤维蛋白血栓或称白色血栓。因此，动脉血栓形成时，血小板起主要作用。如果动脉血流被血栓堵塞，则在白色血栓的基础上可见红色血栓的延伸。此外，真性红细胞增多症、异常球蛋白增多症（多发性骨髓瘤、原发性巨球蛋白血症）、高脂血症、慢性肺心病等，因血液黏稠度增高，血流变慢容易发生血栓形成。血管腔狭窄或动脉壁不规则，可产生涡流；血小板受撞击而活化，容易沉积在血管壁，形成血栓。

2. 血管壁异常　血管损伤是血栓形成的基本因素：机械性损伤如创伤、烧伤、外科手术、导管插入或针穿刺等。大动脉严重狭窄处高切应力可导致内皮剥离。循环血中免疫复合物以及吸入烟中某些产物，可通过免疫机制损伤内皮细胞。高脂血症、高胱氨酸血症、胆盐、血管造影剂、化疗药物等，可造成化学性内皮细胞损伤。病毒或细菌感染均可促使微循环内产生血栓。

病理情况下，血管内皮细胞能释放出组织因子（TF。后者具有使凝血酶原转化为凝血酶的功能。另一方面，完整的内皮细胞层是阻止血管壁成分与血小板、血浆凝血因子发生相互作用的天然屏障。血管内皮细胞生成一系列的抗凝物质，如前列环素（prostaclin，PGI$_2$）有抑制血小板聚集的功能。内皮细胞亦能生成类肝素分子，促使抗凝血酶Ⅲ与凝血酶结合成复合物，并中和之，从而保护血管壁不致血栓形成。内皮细胞合成血栓调理蛋白（thrombomodulin，TM）参与蛋白C的活化过程，使凝血酶灭活。活化的蛋白C使FVa、Ⅷa降解，并活化纤溶系统。在生理情况下，内皮细胞既能生成多种纤溶酶原活化物，又能生成多种抑制物。因此活化物与抑制物活性的相对比例将决定纤溶功能的增强或减弱。生理性纤溶活化物的先天性缺陷或抑制物过渡，均导致患者的高血栓形成状态；反之，则产生出血倾向。但是，在病理情况下，内皮细胞受损后将增强其促凝活性。例如内毒素、白介素－1（IL－1）或肿瘤坏死因子（TNF）可损伤内皮层，诱发组织因子（TF）的生成和表达，从而激活凝血机制。并且，内毒素、IL－1，TNF等能抑制蛋白C的活化，结果使纤溶系统受抑制。值得注意的是凝血酶在大血管内以游离形式存在，具有促凝及活化血小板的活性。但在微血管内，凝血酶则与血栓调理蛋白或抗凝血酶Ⅲ结合而被中和。凝血酶可促使内皮细胞释放纤溶酶原活化物而增强纤溶。可见，在病理情况下，在内皮细胞表面同样存在着促凝与抗凝两个系统的相互作用，其结果将决定预后。

3. 血液组成异常　血管内皮层破裂或剥离能很快引起血小板黏附，脱颗粒和聚集并形成血块。内皮细胞损伤可引起组织因子（TF）释放，后者与FVⅡ结合（TF：Ⅶa），能诱发凝血瀑布反应。被激活的血小板及凝血因子将直接加重血栓的发展。在血流淤滞情况下尤为明显。某些凝血活化物质进入血流后亦可产生血栓，例如急性脑损伤（组织因子），输入浓缩的依赖维生素K凝血因子，肿瘤（碎片或分泌产物），菌血症（单核细胞或中性粒细胞释放的组织因子）及某些动物毒素中毒等所引起的血栓形成。此外，抗凝血酶Ⅲ，蛋白C

或蛋白 S 的缺乏，纤维蛋白质功能异常等，均易引起血栓形成。同样，血浆纤溶活性减弱，如纤溶酶原活化物生成减少，纤溶酶原缺乏或功能缺陷，纤溶酶抑制物增多等，也能促使血栓形成。青年患者中，某些原因不明的静脉血栓有时伴有先天性纤溶功能缺陷。

4. 高凝状态  临床上可见于恶性肿瘤、真性红细胞增多、严重的溶血性贫血、脾切除术后伴血小板的溶解、高胱氨酸尿、败血症、感染性心内膜炎及口服避孕药物等。

### 三、深静脉血栓形成的临床表现

临床上造成肺栓塞的大部分血栓，绝大多数来自下肢的深静脉。只有小部分患者的血栓来自骨盆、右心室和上肢静脉。目前由于中心静脉导管的大量应用，锁骨下静脉和颈静脉血栓的发生率在增加。尸检证明，大部分病例首先在下肢形成血栓，随后向近端延伸至膝部、股部，随后可能脱落，发生肺栓塞。但是临床表现对下肢急性 DVT 的诊断既不敏感也不特异。不敏感的原因常常是因为虽然患者有下肢 DVT 存在，但是缺乏临床表现。患者往往没有下肢红斑、疼痛、肿胀等症状，这与静脉炎发展到血栓形成的过程不特异有关，或者与静脉血流没有完全阻塞有关。然而这些缺乏临床症状的患者始终有可能存在有静脉血栓形成的危险性。下肢红斑、疼痛和肿胀三联症，也不是 DVT 的特异症状，这些典型的血栓性静脉炎症状存在时，患者不一定有静脉血栓形成。临床上这些典型症状和体征时，静脉造影检查表明，只有 45% 的患者可证实的血栓形成。其余患者最后诊断可能为肌肉疾病、皮肤组织病变、关节疾病、淋巴管病变、骨骼或神经疾病等。

由于相当一部分的肺栓塞的栓子来自下肢 DVT，故肯定或排除 DVT 的诊断为诊断肺栓塞的重要组成部分。但是 DVT 的临床诊断有时较困难，50% 患者缺乏临床症状及体征，因此需实验室的检查帮助诊断。

1. 下肢 DVT 的临床表现  下肢 DVT 包括近端（腘静脉及以上部位静脉）DVT 和远端小腿（腘静脉以下部位静脉）DVT 两种类型，前者静脉管腔大，叉路少，血栓大，是肺栓塞血栓的最主要来源，后者静脉管腔小，血栓小，通常无明显症状。表 16 - 2 列举了北京协和医院 103 例 DvT 发生的部位，深静脉血栓发生的部位以股静脉、髂静脉和腘静脉多见。

表 16 - 2  北京协和医院 103 例 DVT 和 46 例 DVT 合并肺栓塞的血栓发生部位

| 部位 | DVT（n = 103） | | DVT 合并肺栓塞（n = 46） | |
|---|---|---|---|---|
| | 例数 | 百分比 | 例数 | 百分比 |
| 股静脉 | 71 | 68.9% | 34 | 73.9% |
| 髂静脉 | 43 | 41.7% | 15 | 32.6% |
| 腘静脉 | 39 | 37.9% | 23 | 50.0% |
| 胫后静脉 | 27 | 26.2% | 19 | 41.3% |
| 下腔静脉 | 8 | 7.8% | 3 | 6.5% |
| 锁骨下静脉 | 3 | 2.9% | 1 | 2.2% |
| 肾静脉 | 2 | 1.9% | 0 | |
| 颈内静脉 | 1 | 1.0% | 1 | 2.2% |
| 肱静脉 | 1 | 1.0% | 0 | |

注：＊67 例（65.0%）的患者有 2 个以上静脉受累。

常见下肢 DVT 的临床表现如下（表 16 - 3）：

（1）疼痛和压痛：局部疼痛一般在下肢深静脉阻塞处远端明显，久站或行走时肿痛加重，病变的深静脉周围触诊时常有局限性压痛，加压腓肠肌也有压痛；腘部及腹股沟内侧可有压痛。13% ~48% 患者 Homan 征阳性（伸直患肢将踝关节急速背曲时可引起腓肠肌疼痛）。

（2）肿胀：单侧小腿、踝部肿胀，腓肠肌（测定部位胫骨粗隆下 10cm）周径比对侧增粗超过 1cm，为腓肠肌 DVT 常见的征象，表明腘静脉和腘静脉系统受阻。当腓肠肌深静脉血栓延伸到股静脉、髂静脉时，有单侧大腿部肿胀（测定部位胫骨粗隆上 15cm），严重肿胀可致患肢动脉痉挛，患肢可剧痛、股白肿和股青肿。

（3）静脉曲张、皮下静脉突出：常因深静脉受阻后浅静脉代偿引起，常发生在患侧病变深静脉周边。少数患者表现为此症状，一般可以被诊为表浅血栓性静脉炎，但发现这些患者中有 40% 存在 DVT。

表 16 - 3　急性下肢近端 DVT 和腓肠肌 DVT 的临床特点

| 下肢近端 DVT | 腓肠肌 DVT |
| --- | --- |
| 大腿部或腓肠肌不适 | 腓肠肌疼痛 |
| 水肿 | 腓肠肌压痛 |
| 皮肤温度升高 | 组织肿胀 |
| 皮肤红斑 | +/- 水肿 |
| 沿受累静脉径路压痛 | 束状物极少见 |
| 束状物 | |
| 浅静脉扩张 | |
| 浅表侧枝静脉隆起 | |

（4）低热：一般不超过 38.5℃，如出现高热提示合并感染，如蜂窝质炎或淋巴管炎。

（5）患肢轻度发绀：局部皮肤温度升高，可出现红斑。

（6）束状物：临近体表的深静脉如股静脉血栓形成时，常可在局部扪及静脉内的条索状血栓。

2. 上肢 DVT 的临床表现　上肢 DVT 是指腋静脉和锁骨下静脉发生的血栓形成，临床上并不多见，约占全部 DVT 的 3%，北京协和医院 103 例 DVT 中，上肢 DVT 仅仅发现 4 例。但近年来随着锁骨下静脉插管、血管内支架的操作增多，上肢 DVT 发生率也较前增多（少数与肿瘤压迫有关），以右侧多见，常见消瘦者，可在发病后 24 小时内出现临床表现。

（1）上肢疼痛：肿痛范围与血管受累范围有关，如局限于腋静脉，主要表现在患侧上肢的前臂和手，发生在腋 - 锁骨下静脉时可累及整个患侧上肢、肩和前胸壁，伴患肢麻木不适，沉重感和活动受限。上肢下垂时胀痛和肿胀加重。

（2）上肢肿胀：多在患肢疼痛后发生，呈非凹陷性，肿胀可向上方扩展，并随用力而加重。患肢提高或伸直后减轻。由中心静脉插管相关性 DVT 通常只有轻度肿胀。

（3）患肢轻度发绀：可伴患肢浅静脉和患侧胸壁浅静脉扩张，在发病初期可因伴有动脉痉挛而出现患肢皮肤温度降低，动脉搏动减弱或消失。

3. DVT 形成的临床征象判断　表 16 - 4 总结了可疑 DVT 形成的临床征象，并分析了其主要危险因素和次要危险因素。提出了 DVT 高度可能性和低度可能性的判断方法。但是，仍需注意 60% 以上的患者临床查体可完全正常，无阳性体征，必须通过实验室检查来诊断。

表 16－4　可疑深静脉血栓形成

1. 主要危险因素

活动期癌症（尚未治疗，或估息治疗中）

瘫痪、轻瘫、下肢或足部近期内石膏固定术后而不能活动

近期内卧床休息 3 天以上，或 4 周内有外科手术史

深静脉系统分布周围有局限压痛

股部和腓肠肌部位肿胀（应测量）

腓肠肌部位肿胀比对侧超过 3cm（测定部位于胫骨粗隆下 10cm）

深静脉血栓形成的明显家族史（家族中二代以上的人群患有深静脉血栓形成）

2. 次要危险因素

下肢近期内创伤史（60 天内）

可凹陷水肿（有症状的肢体）下肢浅表静脉扩张（并非静脉曲张）

红斑

6 个月内有住院史

深静脉血栓形成的临床可能性：

（1）高度可能性

＞3 个主要因素，并且无其他可能选择的诊断

＞2 个主要因素，＞2 个次要因素，并且无其他可选择的诊断

（2）低度可能性

1 个主要因素，＞2 个次要因素，另有一个可选择的诊断

1 个主要因素，＞1 个次要因素，无其他可选择的诊断

无主要因素，＞3 个次要因素，另有一个可选择的诊断

无主要因素，＞2 个次要因素，无其他可选择的诊断

## 四、下肢静脉血栓的检查

临床实践表明，如果没有适当的检查，单凭病史和临床症状诊断下肢 DVT 形成是不可能的。目前常用的 DVT 检查方法有：下肢静脉造影（CV）、CT 静脉造影（CTV）、多普勒超声检查（DUS）、磁共振静脉成像（MRV）、静脉电阻抗图像法（IPG）和下肢静脉核素造影（RDV）等。这些方法可分为创伤性和无创伤性方法两大类，二类方法各有利弊，临床选择时取决患者的病情及需解决的问题。通常对于有症状的 DVT，CTV、MRV、DUS 和 IPG 是可靠的检查方法；而对于无症状的 DVT，DUS 和 IPG 检查的可靠性就较低。当今，CV 仍是诊断 DVT 的金标准。

临床上可将 DVT 分类如下：①有症状的近端 DVT；②无症状的近端 DVT；③腓肠肌 DVT；④复发性、慢性下肢 DVT；⑤上肢静脉血栓形成。应该认识到某种诊断检查方法的灵敏度也与血栓所在部位有关。位于腘静脉和髂静脉之间的血栓容易被探测到，而在髂静脉以上和位于腓肠肌内的 DVT 仍较难以诊断。

1. 下肢静脉造影（contrast venography，CV） 是测定下肢 DVT 的最精确方法，可显示静脉阻塞的部位，范围及侧支循环等情况。临床上，如果不能对患者进行 DVT 的无创性检查（IPG、DUS 等），或作了这些检查后仍然难以进行诊断时，则应作 CV 检查。目前认为 CV 对 DVT 的诊断几乎有 100% 的灵敏度和特异性。合宜的 CV 检查应该清楚的显示整个深静脉系统，包括腓肠肌静脉、盆腔静脉和下腔静脉。急性 DVT 的最可靠的影像学的证据为 2 个或 2 个方位以上的腔内持久盈缺损，深静脉突然中断为另一个可靠证据。但对于既往有 DVT 病史的患者需仔细判断。其他诊断标准，如深静脉不能显影（可注射较多的造影剂再证实）、静脉侧支循环形成、静脉腔内非持久性的充盈缺损等对于诊断 DVT 的可靠性就较差，不能用于确诊 DVT。

对于有症状的近端 DVT，CV 相当灵敏和特异。但是，对这类 DVT，无创伤性检查为更合宜的一线检查手段。然而，对于腓肠肌 DVT，CV 仍是最为灵敏的检查检查方法。应用 CV 诊断复发性下肢静脉血栓形成，则相当困难。因为如果患者静脉既往有血栓栓塞的病史，CV 难以发现持续存在的静脉腔内充盈缺损。此外，如果下肢血栓全部抵达肺部形成肺栓塞时，以及肺栓塞的栓子来自其他部位时，下肢静脉造影也可正常。所以，此时如当肺 V/Q 核素显像阳性，而 CV 检查阴性时，则肺栓塞的可能性仍不能除外。

CV 的缺点是一种有创伤性检查，可能会造成静脉炎或过敏反应。CV 检查偶可造成深静脉血栓。造影剂本身的副作用有恶心、呕吐、皮肤潮红、肾脏毒性和心脏毒性。肾脏毒性可表现为短暂的肾功能衰竭。造影剂的特异性反应与剂量无关，此类反应包括荨麻疹、血管神经水肿、支气管痉挛和心源性休克。

CV 的禁忌证有：急性肾功能衰竭和慢性肾功能不全伴肌酐水平大于 2 ~ 3mg/dl。应用抗组胺药物和皮质激素能减少上述特异性反应。

2. CT 静脉造影（computed tomo - venogrphy，CTV） CTV 是近年来出现的 DVT 诊断方法，通常在静脉注射造影剂时行螺旋 CT 或多排 CT 肺动脉造影（CTPA）后进行 CTV 检查。一般无需再次注射造影剂，并且可同时行肺动脉、腹部、盆腔和下肢深静脉检查，以明确有无肺栓塞及 DVT。检查快捷，操作简便，且与 CV、多普勒超声血管等检查有良好的可比性，敏感性和特异性均在 90% 以上。现在已经成为诊断 DVT 的常用方法。尤其对于肺部症状不明显的肺栓塞或仅仅有下肢 DVT 的患者，能及早发现下肢 DVT 并开始抗凝治疗。

3. 磁共振静脉成像（magnetic resonance venography，lVIRV） MRV 与 CV 及超声检查具有良好的可比性，如果患者不能接受放射线或有肾功能不全及对含碘造影剂过敏者也可进行 MRV 检查，因此成为近年诊断 DVT 的新方法。但是 MRV 不适合以下临床情况：过度肥胖、因手术、创伤或其他原因体内有金属装置者。

研究表明，MRV 对有症状的急性 DVT 的诊断敏感性和特异性均可达 90%，也可用于无症状的下肢 DVT 及小的非闭塞性静脉血栓形成的诊断。现认为 MRV 对诊断有症状的急性腓肠肌 DVT 的特异性和敏感性至少和 DUS 相似，且优于 IPG；诊断下肢近端 DVT 优于 DUS；诊断盆腔静脉血栓形成优于 DUS、IPG 及 CV。在与静脉血管造影的对照研究中，MRV 诊断大腿和骨盆等不同部位的 DVT 也显示其高度敏感性、特异性，而且是诊断非髂静脉的盆腔静脉血栓形成更为优越的检查方法。但目前由于与静脉造影对比的 DVT 病例数目尚有限，还有待于进一步观察。MRV 的优点还有可同时进行肺动脉和下肢深静脉检查（确定有否肺栓塞和栓子来源），故特别适用于无下肢 DVT 临床表现而怀疑有肺栓塞的患者；此外还可以鉴别急性 DVT 还是慢性 DVT（在栓塞的静脉周围，前者有炎症反应，后者无水肿）。

4. 静脉电阻抗图像法（IPG）　利用下肢血管内血容量变化引起的电阻改变原理，来测定静脉血流的情况。如静脉回流受阻，静脉容量和最大静脉回流量就明显下降。本测定法对膝以上的血流量变化的敏感性较高，为间接诊断 DVT 的方法。对有症状的下肢近端 DVT 和闭塞性 DVT 敏感性和特异性分别为 92% ~98% 和 90%，但对诊断无症状或非闭塞性下肢近端 DVT 和腓肠肌 DVT 敏感性低，仅 20%。此外 IPG 不适合检测上肢 DVT 及已形成侧支循环再通的陈旧性 DVT。

5. 放射性纤维蛋白原测定　静脉内注入 $^{125}I$ 标记的纤维蛋白原，然后定时在下肢各部位计数，以测定纤维蛋白原沉着部位和计数。本试验只能测定小腿静脉血栓的形成，当数值增加 20% 以上，表示该处深静脉有血栓形成。另外标记的纤维蛋白原必须在血栓形成前给予。反之纤维蛋白原就不再沉积于病变处，本试验就显示阴性。

6. 多普勒超声血管检查（DUS）　在肺栓塞的病例中，下肢深静脉炎为重要发病相关因素，在急、慢性肺动脉高压及右心功能不全的患者中检出静脉炎或静脉血栓有助诊断肺栓塞。文献报告超声多普勒技术检出深静脉血栓的敏感性为 88% ~98%，特异性为 97% ~100%，因此，对下肢静脉的超声多普勒检查，应视作肺栓塞诊断程序中的必要环节。肺栓塞合并存在 DVT 时，下肢多普勒超声血管检查可作为首选影像学检查以确诊静脉血栓栓塞（VTE）。但是，单次下肢超声检查正常，往往不能可靠地排除亚临床型的 DVT。

静脉血栓的超声特征：当静脉宽度显著大于伴行的动脉时（大于 2 倍）提示存在血栓形成的可能性，应注意观察腔内有无实性回声，陈旧血栓回声增强易于发现，新鲜血栓则趋近于无回声区仅靠二维图像诊断敏感性低。正常情况下，检查静脉血管时，探头加压管腔塌陷，管腔内有血栓则压之血管不瘪。（但在血栓形成的急性期挤压血管有致使血栓脱落的潜在危险），采用彩色血流显像观察充盈缺损提示血栓形成并可测定残存管腔内径，如血栓完全阻塞管腔，病变部位可无血流，深吸气或乏氏动作不改变血流充盈状况，在病变远侧挤压肢体，病变区域血流不加速。当血流再通时，彩色多普勒检出边缘性血流，同时在管腔中见条形中强回声。除对下肢静脉进行检查外，还可对盆腔静脉进行观察。

尽管外周血管多普勒超声技术大大提高了静脉血栓的无创检出率，但尚不能完全替代静脉造影。诊断正确率受该技术的自身限制，如血管位置过深，或血流声束夹角过大时无血流信号；受仪器设备敏感性的影响；也受检查医生的经验与技巧的影响。

7. 下肢静脉核素造影（radionuclide venography，RDV）　足背静脉注射放射性药物，如 $^{99m}Tc - MAA$，通过动态和延迟的静脉显像，可以显示踪剂从腓静脉－腘静脉－髂静脉－下腔静脉的全过程，用以判断有无下肢静脉梗阻或支循环形成；因如 $^{99m}Tc - MAA$ 能黏附于血栓上，静态显像可以探测血栓的部位，从而有利于确定血栓的部位。

血栓蓄积的放射性颗粒的原理尚不清楚，可能与下列因素有关：①颗粒物质黏附在受损的内皮表面，而不是内皮化的部位；②带异种电荷的血栓和颗粒物质间存在静电吸引力，但这种静电力很弱；③微纤维网的捕获。

下肢静脉核素造影的正常图形显示有腓静脉至下腔静脉的深静脉依次显影，形成一个 Y 字形。如果弹力绷带压力合适，通常浅静脉不显影，也无侧支循环。"延迟"显像时，无明显放射性滞留。血栓栓塞性静脉炎的表现为动态显像有静脉回流受阻，停滞和（或）侧支循环形成的表现。

运动后，股部或盆腔的"延迟"显像可能显示膀胱内的放射性，易与血栓的浓集混淆（通过排尿前后的显像对比，可以鉴别），股部或盆腔部位的异常浓集通常是"点状"的或多发性的，偶尔是孤立的，"热点"的大小，并不代表血栓的大小或解剖范围。

血栓形成完全梗阻时，动态显像示正常的血流中断，并有侧支循环形成，运动后的"延迟"显像，可见明显的"热点"。静脉血液回流途径的普遍放射性浓集，即使一侧明显，也并不表明有血栓存在，除非局限于某个区域。

与 X 线静脉造影对比，核素静脉造影探测血栓的准确性为 85% ~ 90%。$^{99m}$Tc – MAA "延迟"显像的放射性滞留，能提高放射性核素深静脉造影（RDV）探测血栓的灵敏性，但特异性降低，因为 5% 的正常人有腓静脉的放射性滞留，RDV 对于盆腔和股静脉血栓的诊断价值较大。

本法的优点是可同时进行下肢静脉核素造影与肺灌注影像，有助于提高肺栓塞诊断的特异性。下肢 DVT 的常见部位为股腘静脉或腘静脉区，其次是髂股静脉段，下腔静脉较少见，一般左侧多于右侧。

8. 标记物技术　标记血栓蛋白、红细胞或血小板用于放射核素静脉造影、可以发现深静脉系统中的血栓位置。类似技术有放射物标记的单克隆抗体。

### 五、深静脉血栓形成的诊断

目前许多方法能用于 DVT 的诊断，下肢静脉造影是有效的诊断措施，如怀疑本病应该立即进行。但无创伤性方法可以代替静脉造影，多普勒超声血管检查也可选用。由于目前认为该项检查没有假阳性结果，因此如果多普勒超声血管检查为阳性，则可诊断 DVT 形成并开始抗凝治疗。这些 DVT 形成的患者有潜在肺栓塞的高度危险性。如果初次使用的无创伤检查方法为阴性，则 2 周内应重复多普勒超声血管检查或作下肢静脉造影。

由于只是少数患者出现腓肠肌静脉血栓的延伸，因而有可能适当延缓治疗，并作系列无创伤性检查观察血栓有无延伸。静脉电阻抗图像或多普勒超声血管检查在首次检查后 5 和 10 天内再予以重复。如果无创伤性检查为阳性，临床上可诊断 DVT，随即开始抗凝。相反，如果检查结果始终为阴性，则抗凝治疗可以避免。但是，假如临床仍强力怀疑有 DVT 存在，则需要做下肢静脉造影。

以下患者应该做下肢静脉造影：①已作的无创伤性检查高度疑有假阳性或假阴性的结果；②既往病史中有异常的下肢无创伤性检查结果；③有一项无创伤性检查为阳性，而其他检查不明确。偶尔静脉造影后仍不能获得明确的结果，这常常是由于股静脉或髂静脉不能或难以观察的缘故。此时应继续运用无创伤性检查在 3 天内作系列检查。

### 六、下肢静脉血栓栓塞的预防

对有发生深静脉血栓栓塞危险性的患者，必须进行预防治疗。如不进行适当的处理，患者很有可能突然迅速地死于肺栓塞。大多数情况下，可对 DVT 的患者，应用药物或物理方法，以及联合使用这两种方法来进行有效的预防。其中皮下注射小剂量肝素或口服华法林为主要的药物预防措施，其他药物预防方法有：静脉注射右旋糖酐，低分子肝素也可以选用。而阿司匹林和其他抗血小板制剂对预防静脉血栓形成并无作用。

各种物理方法也能用于下肢 DVT 的预防，对下肢进行间断的气囊压迫和长筒弹力袜适度压迫，辅以药物预防措施或单独应用，均为有效的预防措施。

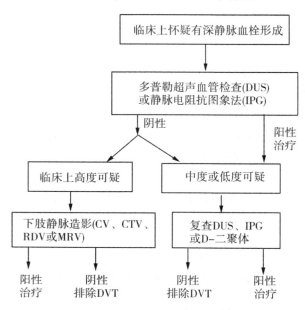

图 16-1 下肢深静脉血栓形成诊断示意图

1. 小剂量肝素皮下注射 对有血栓形成高度危险的患者，每日分两次剂量应用 10 000 到 15 000U 肝素。对低、中度危险的患者，小剂量肝素预防术后的发生下肢 DVT，是也有肯定的效果，并使肺栓塞发生率明显降低。特别是年龄 40 岁以上、肥胖、患肿瘤及静脉曲张者行盆腔、髋部等手术时，在术前测定部分凝血活酶时间（APTT）及血小板，若正常，术前（24 小时）皮下注射肝素 5 000U，以后每 12 小时用药一次，至患者能起床活动，一般约用药 5～7 天，因肝素剂量低，不易有并发症，不需作凝血的监测。凡需急诊手术患者宜在住院时即测血凝状态，同时给予肝素 2 500U 皮下注射，以后每 6 小时一次。小剂量肝素皮下注射方法简便，且吸收缓慢，作用维持时间较久。肝素钠皮下注射易引起瘀斑和血肿，现改用肝素钙皮下注射可减少此不良反应，亦可用肝素经雾化吸入途径给药。当肝素吸入肺部后，能逐渐吸至血循环，以保持较高的肝素血浓度，每次剂量为 1 000～2 000U。前列腺摘除术、髋膝部手术、神经和眼科手术时，肝素预防性治疗的应用宜慎重。对心肌梗死后康复的患者，接受普通外科手术的患者等，小剂量肝素可有效地降低静脉血栓的发生率。

2. 低分子量肝素（low - molecular - weight heparins，LMWH） 为新近应用的制剂，比常规应用的肝素有显著的优越性。LMWH 与不能分裂的常规肝素相比，有比抗凝作用更强的抗血栓形成效应，因而在相等的抗血栓效应下，其产生出血的可能性较小。除此之外，LMWH 有较长的半衰期。故 LMWH 为预防静脉血栓形成的有效药物。

3. 右旋糖酐（dextran） 对血栓栓塞性疾病预防效应同小剂量肝素，可为华法林的替代药物，而且出血倾向较低。右旋糖酐有扩充血容量、降低血液黏稠度、保护血管内皮、干扰血小板凝血功能的作用，故可预防血栓形成。所用剂量为 1.5/（kg·d），静脉滴注 5～7 天，老年人和心脏功能障碍者，应谨慎使用。然而，右旋糖酐的应用，可增加充血性心力衰竭和肾功能衰竭的发生率，并有过敏反应的可能，有时会给配血造成困难。

4. 华法林（warfarin） 小剂量华法林对有发生 DVT 的高度危险患者，可作预防药物。

这些患者包括髋关节或膝关节置换术，髋关节骨折以及普通外科手术的患者。但华法林并没有广泛使用，这与该药有增加出血危险性和需要试验室监护有关。

5. 深静脉血栓形成（DVT）的溶栓治疗　单纯下肢 DVT 一般不应用常规静脉或导管引导下溶栓治疗。对下肢有大血栓的髂股静脉急性 DVT，虽经足量肝素治疗，但存在严重肿胀或发绀可因静脉闭塞导致肢体坏疽危险时可使用溶栓治疗，使血栓部分或完全溶解，以减少致命性肺栓塞发生、DVT 的加重和复发以及肺栓塞的发生，而对于某些急性上肢 DVT，如新近出现症状，出血风险低，建议短程溶栓治疗。因溶栓治疗可使下肢近端深静脉血栓栓子脱落发生或复发肺栓塞，为预防可于溶栓前植入可回收的下腔静脉滤器，10～14 天取出。

6. 物理方法　间断序贯气动压迫下肢和足底部压迫的装置，对静脉血栓栓塞的发生起到有效的预防作用。尤其对那些应用药物预防有可能出血的患者，这些装置为首选预防措施。长筒弹力袜能改善下肢静脉血回流，为一种安全、简便和经济的预防方法。

（阮　莉）

# 第三节　肺栓塞的病理、病理生理学和临床表现

肺栓塞的病理生理改变取决于肺动脉内血栓在纤溶系统作用下溶解、移位、机化和血流再通的结果，而患者的基础心肺功能和神经体液反应对发病过程也有重要影响。一般肺栓塞的栓塞双肺多于单肺，多发较单发常见，右侧多于左侧，下肺多于上肺。约 70% 的栓子栓塞肺动脉主干、肺叶和肺段动脉。肺栓塞发生后有可能在栓塞部位继发血栓形成也参与发病过程。肺栓塞的转归可能是血栓溶解，肺梗死，也可能因休克病情严重而死亡或慢性血栓性肺动脉高压、复发性肺栓塞。

## 一、肺栓塞的病理和病理生理学

### （一）肺栓塞的栓子来源

肺栓塞的栓子通常起始于腓肠肌静脉，局限于腓肠肌 DVT 的大部分血栓较小，可自溶或退缩使血流再通，因此很少因血栓脱落发生有临床意义的肺栓塞。但是如不进行治疗，33% 有症状腓肠肌 DVT 的血栓可增大并顺血流向上延伸至腘静脉、髂静脉甚至下腔静脉，引起下肢近端 DVT，或逆血流下行使管腔阻塞，下肢缺血。下肢近端 DVT 的血栓较大，很少能够自行发生完全溶解，因此容易使静脉管腔狭窄，局部血流停止形成新血栓，突入管腔内较大不稳定的新鲜血栓，如不治疗，约 50% 可因血流冲击或下肢活动挤压脱落发生有症状的急性肺栓塞，因此下肢近端 DVT 是急性肺栓塞栓子主要来源。未完全溶解的 DVT 血栓，发生机化可引起静脉管腔狭窄或闭塞和静脉瓣功能不全，从而发生血栓栓塞后综合征，血栓反复形成产生复发性 DVT。上腔静脉和右心腔血栓也可是少数急性肺栓塞血栓来源，而下肢浅静脉炎因静脉管壁炎变增厚，血栓与管壁紧贴不易脱落，很少发生肺栓塞。

深静脉血栓脱落进入肺循环，从而造成肺栓塞，血栓脱落的原因现在还不十分清楚。有人认为有症状的血栓性静脉炎易发生肺栓塞。当血栓尾部漂浮在血流中，而静脉内压发生急剧变化或静脉血流量明显增加（如用力大便、劳累、长期卧床后突然活动），均可造成血栓部分或完全脱落。血栓一旦脱落即能迅速通过大静脉和右心，阻塞肺动脉。

临床上大部分肺栓塞是由于 DVT 脱落后随血循环进入肺动脉及其分支而发生的。原发

血栓部位以下肢深静脉为主，如股、深股及髂外静脉血栓。在胸、腹部手术，患脑血管意外及急性心肌梗死的患者中因长期卧床，DVT 的发生率很高。于手术中或手术后 24～48 小时内，小腿腓肠肌的深静脉内可形成血栓，但活动后大部可消失。其中 5%～20% 该处的血栓可向高位的深静脉延伸和生长，其游离端可浮悬于静脉腔内，一旦部分或整个血栓脱落，则随血流到达右心并进入肺部栓塞肺动脉。一般来说，3%～10% 于术后 4～20 天内引起肺栓塞。腋下、锁骨下静脉也常有血栓形成，但来自该处的血栓仅 1%。盆腔静脉血栓是妇女肺栓塞的重要来源，多发生于妇科手术、盆腔疾患后。极少数血栓来自右心室或右心房，肺动脉内发生血栓形成更为罕见。故可以认为肺栓塞是下肢深静脉血栓的并发症，预防 DVT 是预防肺栓塞发生的最有效方法。及时监测及治疗 DVT 有可能减少肺栓塞的发生。

（二）肺栓塞的病理

肺栓塞常见为多发及双侧性的，下肺多见于上肺，特别好发于右下叶肺，达 85%。栓子可从几毫米至数十厘米，按栓子的大小和阻塞部位可分为：①急性巨大肺栓塞：均为急性发作（起病过程为几小时到 24 小时），肺动脉干被栓子阻塞达 50%，相当于两个或两个以上的肺叶动脉被阻塞。当栓子完全阻塞肺动脉或其主要分枝时，也称骑跨型栓塞；②急性次巨大肺栓塞：不到两个肺叶动脉受阻；③中等肺栓塞：即主肺段和亚肺段动脉栓塞；④小肺动脉栓塞：即肺亚段动脉及其分支栓塞。

肺栓塞的临床表现谱很广，取决于阻塞的肺血管床的范围及原心肺疾病的程度。将肺栓塞分成不同类型或综合征有利于临床制定治疗方案及判断预后。2000 年 8 月欧洲心脏病学会发表了"急性肺动脉栓塞的诊断及治疗指南"，进一步明确了巨大、次巨大肺栓塞及非巨大肺栓塞的诊断标准。

1. 巨大肺栓塞　肺栓塞 2 个肺叶或以上，或小于 2 个肺叶伴血压下降。通常肺循环阻塞大于 60%。常见的表现为明显的呼吸困难、心动过速、有时伴有低血压。晕厥、心源性休克、心脏停搏则可导致死亡。需鉴别的疾病包括急性心肌梗死、上腔静脉综合征、心包填塞、循环血容量减少。临床上以休克或低血压为主要表现；收缩压 <90mmHg 或收缩压下降 40mmHg 持续 5 分钟以上；除外新发生的心律失常、低血容量或败血症所致上述情况者为巨大肺栓塞。

2. 次巨大肺栓塞　非巨大肺栓塞是指不符合巨大肺栓塞诊断标准的肺栓塞，在这类患者中，经超声心动图证实存在右心室收缩功能低下的亚组患者，定义为次巨大肺栓塞。这类肺栓塞在临床上可表现为以下三种类型。

（1）急性短暂性无法解释的呼吸困难和心动过速：如肺栓塞时肺循环阻塞小于 60%，则不会出现右心衰竭，因此无右心衰竭体征、心电图亦正常。如不发生肺梗死，则无胸痛，胸片和心电图无异常发现。这种情况下，临床医师必须依靠突发性呼吸急促、心动过速和焦虑不安怀疑本病。鉴别诊断包括左心衰竭、肺炎和过度通气综合征。

（2）肺出血或梗死：肺梗死通常伴胸痛，伴和不伴呼吸困难，有时有咯血。除非胸片上出现肺部浸润，否则无法确定肺梗死的诊断。通常无右心衰竭体征，肺部体检可发现湿性啰音、哮鸣音、胸腔积液体征和胸膜摩擦音。

（3）无症状型或沉默性肺栓塞：10% 的次巨大肺栓塞可无任何症状。

当肺动脉主要分枝受阻时，肺动脉即扩张，右心室急剧扩大，静脉回流受阻，产生右心衰竭的病理表现。若能及时去除肺动脉的阻塞，仍可恢复正常，如没有得到正确治疗，并反复发生肺栓塞，肺血管进行性闭塞至肺动脉高压，继而出现慢性肺源性心脏病。

发生肺栓塞数天内，巨大的肺栓子即开始溶解，于第 10 ~ 14 天可能恢复。与 DVT 一样，因有纤维蛋白溶解系统及组织的机化，促使血管阻塞的恢复。而肺栓塞中纤维蛋白溶解系统显示栓子的溶解较静脉血栓溶解更快。但是并非所有的栓子都能溶解，这可能因内源性纤维蛋白溶解系统有损伤，或栓子进入肺血管前已发生机化，因此既不能进一步发生纤溶及机化，且有可能再反复发生栓塞。

在肺栓塞过程中，若肺动脉阻塞持续存在，使支气管动脉血流增加，在几周后，支气管动脉的旁路循环将形成。使血流可回流到肺毛细血管床，从而使表面活性物的产生得到修复。以维持肺的稳定性能，并使肺不张消失。

病理检查也可发现，静脉内或肺动脉内的游离和已脱落的血栓栓子，血栓通常由红细胞和血小板在纤维网上交织而成。血栓可充满整个深静脉的管腔，血栓顺着静脉血流方向而蔓延生长。

3. 肺栓塞与肺梗死的区别　肺梗死与肺栓塞是两个完全不同的概念。肺梗死（pulmonary infarction）是指肺组织因肺动脉血流灌注和（或）静脉流出受损，导致局部组织缺血、坏死。这种血管障碍的病理基础为血栓或栓子。肺栓塞是指血栓阻塞肺动脉或肺动脉分支所造成的病理过程、因而肺血管床发生栓塞。肺栓塞后可使肺实质发生坏死，形成肺梗死；但是也可以只有肺栓塞存在而无肺梗死。尸检证明仅有 10% ~ 15% 的肺栓塞患者产生肺梗死。通常无心肺疾病的患者，发生肺栓塞后，很少产生肺梗死。这主要因肺组织的供氧来自三方面：肺动脉系统、支气管动脉系统及局部肺野的气道。只有当支气管动脉和（或）气道受累及时才发生肺梗死，但患有慢性肺部疾病、心力衰竭、休克或恶性肿瘤时，即使小的栓子也易发生肺梗死。另外与肺血管栓塞的程度及速度也有关。

显微镜下检查也表明，急性肺栓塞时虽有肺循环阻塞，但支气管动脉吻合并不受影响，通过支气管动脉的血液供应，能维持肺实质的营养。此时肺毛细血管、肺小动脉、肺泡壁均保持正常，仅肺泡内有出血。当出血吸收后，肺组织可完全恢复正常，一旦发生肺梗死，在梗死区域肺泡或间质内出现出血性改变，肺泡腔内充满红细胞及炎性反应，肺泡壁有凝固性坏死，并累及毛细支气管和肺小动脉。临近肺组织水肿和肺不张，梗死的区域有明确的红色实质界限，范围 1 ~ 5cm。其特征性形态呈三角形，基底部为周围肺实质，尖端指向肺门。不完全梗死时，肺泡壁不出现坏死。病痊愈后肺梗死区域内有瘢痕形成。

（三）肺栓塞的病理生理

肺栓塞发生后，肺血管被完全或部分阻塞，通向远端肺组织的血流可全部阻断或减少，肺栓塞对呼吸生理的影响及血流动力学的改变与阻塞的肺血管床的多少、连累肺血管的大小、栓子的性质以及患者栓塞前的心肺功能状态等有关，而且与伴随的神经反射，神经体液作用有关。

1. 呼吸生理的改变

（1）肺泡死腔增大：被栓塞的区域出现有通气、无血流灌注带，造成通气 - 灌注失衡，无灌注的肺泡不能进行有效的气体交换，故肺泡死腔（VD/VT）增大。

（2）通气受限：栓子释放的 5 - 羟色胺、组胺、缓激肽等，可引起气腔及支气管痉挛，表现为中心气道的直径减少，气道阻力明显增高，这可能是为了达到减少死腔通气的自身稳定机制。

（3）肺泡表面活性物质的丧失：表面活性物质主要是维持肺泡的稳定性。当肺毛细血管血流终止 2~3 小时后，表现活性物质即减少，12~15 小时，损伤将非常严重，血流完全中断 24~48 小时，肺泡可变形及塌陷，出现充血性肺不张，临床表现有咯血。

（4）低氧血症：由于上述原因低氧血症常见，并与以下原因有关。V/Q 比例失调：心功能衰竭时，混合静脉血氧分压明显低下（动静脉氧差增大）；当肺动脉压明显增高时，原正常低通气带的血流充盈增加，使通气 - 灌注明显失常，严重时可出现分流。

2. 循环生理的影响

（1）急性肺源性心脏病：巨大肺栓塞时血栓栓子阻塞肺动脉及其分支后，因机械阻塞作用、神经因素、血栓和肺血管产生的血管收缩因子等体液因素以及低氧引起肺动脉收缩，肺血管床横截面积减少、肺血管阻力与肺动脉压力升高，右心室后负荷增大做功增加，右室扩大。右心衰竭发生与肺动脉阻塞程度和有否存在基础心肺疾病有关，当肺循环阻力显著增加，在右心室收缩压 >50mmHg（或肺动脉平均压 >40mmHg）时才能维持足够心排血量时，可迅速导致右心室扩大和运动幅度降低，使心排出量下降，发生急性肺源性心脏病（acute cor pulmonale）。右心室压力中等程度升高又可导致室间隔左移，由于心包的限制，使左心室舒张期充盈功能和舒张末期容积减少，而右心室心输出量下降，左心充盈减少，使心搏量下降，产生体循环低血压或休克。体循环系统低血压和右心房压升高，使冠状动脉灌注压下降，同时右心室室壁张力升高，导致右冠状动脉血流量进一步减少，特别是右心室内膜下心肌处于低灌注状态，加之肺栓塞时右室心肌耗氧增加，可出现心肌缺血，诱发心绞痛，甚至心肌梗死。原患有冠心病的肺栓塞患者更易发生右心衰竭，而心排血量急剧降低使大脑血流灌注减少，还可引起晕厥发生。

（2）血流动力学改变：肺栓塞后肺血管床立即减少，肺血管阻力和肺动脉压力增加，也使肺毛细管血流阻力增加，进而引起急性右心衰竭，心率加快，心排出量骤然降低，血压下降等。约 70% 患者平均肺动脉压 >20mmHg，一般为 25~30mmHg，血流动力学的改变主要决定于：①血管阻塞的范围：肺血管床丧失越多，肺动脉内血流阻力就越大，右心室负荷也越大，但肺毛细血管床的储备能力非常大，如果原来的心肺功能正常，只有当 50% 以上血管床被阻塞时，才出现肺动脉高压，造成右心室扩大及心输出量降低，70% 的肺栓塞患者平均肺动脉压力大于 20mmHg，一般为 25~30mmHg，即使是巨大肺栓塞，平均肺动脉压力也不会超过 40mmHg；②栓塞前心肺疾病状态：原有严重心肺疾病的患者，对肺栓塞的耐受性较差，因其肺血管床已有很大损伤，右心功能也差，肺内气体交换已受影响，一旦发生肺栓塞，肺动脉高压的程度比无心肺疾患的肺栓塞者更为显著，如慢性阻塞性肺疾病患者，一个较小的栓子即可导致患者死亡。既往有心肺疾病的患者，发生肺栓塞后其平均肺动脉压力可能超过 40mmHg。

3. 神经体液介质的变化　新鲜血栓上面覆盖有多量的血小板及凝血酶，其内层有纤维蛋白网，网内具有纤维蛋白溶酶原。栓子在肺血管树内移动时，引起血小板脱颗粒，释放各种血管活性物质，如腺嘌呤、肾上腺素、核苷酸、组胺、5 - 羟色胺、二磷酸腺苷、血小板活化因子、儿茶酚胺、血栓素 $A_2$（$TXA_2$）、缓激肽、前列腺素及纤维蛋白降解产物等，均可以促使血管收缩及刺激肺的各种神经受体，包括肺泡壁上的 β 受体和气道的刺激受体，从而引起呼吸困难、心率加快、咳嗽、支气管和血管痉挛，血管通透性增加，同时也损伤肺的非呼吸代谢功能。血小板活化因子及血小板脂膜产生的 12 - 脂氧化酶产物可激活中性粒细胞，释放血管活性物质及氧自由基，进一步引起血管的舒缩改变。此外，右室超负荷可导致脑钠肽、N末端脑钠肽前体及肌钙蛋白等血清标记物升高。

## 二、肺栓塞的临床表现

肺栓塞的临床症状及体征常常是非特异性的，且变化颇大，与其他心血管疾病难以区别。较小的肺血管受累时患者可能只有短暂的呼吸困难，或原有心肺疾病的忽然恶化。巨大肺栓塞患者可以猝死，或发病后数小时内死亡，开始以休克和急性右心衰竭为突出表现。肺栓塞合并肺梗死时，可有急性胸膜疼痛、呼吸困难、咯血和胸膜摩擦音。总之，肺栓塞的病状轻重虽然与栓子大小、栓塞范围有关，但不一定成正比，往往与原有心肺疾病的代偿能力有密切关系。

（一）症状

1. 呼吸困难及气短　为肺栓塞最重要的临床症状。可伴发绀。呼吸困难的程度和持续时间的长短与栓子的大小有关。栓塞较大时，呼吸困难严重且持续时间长。栓塞范围较小时，只有短暂的呼吸困难或仅持续几分钟。部分患者系反复发生的小栓塞，可多次发生突发的呼吸困难。呼吸困难特征是浅而速，呼吸频率40～50次/分。

2. 胸痛　常为钝痛，较大的栓塞可有夹板感。若表现为胸骨后压迫性痛，这可能为肺动脉高压或右心室缺血所致。冠状动脉供血不足，也常可发生心肌梗死样疼痛。有时因栓塞部位附近的胸膜有纤维素性炎症，产生与呼吸有关的胸膜性疼痛。据此可判断肺栓塞的部位。

3. 晕厥　往往提示有大的肺栓塞存在，发作时均可伴脑供血不足。此时应与中枢神经系统疾病相鉴别。

4. 咯血　当有肺梗死或充血性肺不张时，可有咯血，均为小量咯血，每次数口到30ml，大咯血甚少见。

5. 休克　约10%患者发生休克，均为巨大栓塞，常伴肺动脉反射性痉挛，可致心排出量急骤下降，血压下降，患者常有大汗淋漓，焦虑等，严重者可猝死。

6. 其他　如室上性心动过速、充血性心力衰竭突然发作或加重。慢性阻塞性肺部疾病恶化，过渡通气等。

巨大肺栓塞，常于手术后活动或大便用力时发生。患者突然发生晕厥、或重度呼吸困难，随即伴发绀、休克、大汗淋漓、四肢厥冷、甚至有的患者发生室颤或心跳骤停，可突然死亡。

中等肺栓塞一般不致引起突然死亡，常常反复发作，当患者原有的心肺疾病代偿功能很差时，可以产生晕厥及高血压。有些患者可并发肺梗死，此时常有发热、胸痛、咯血、咳黄痰及胸腔积液。如反复发作或多发性小栓子散在两肺时，可逐渐引起肺动脉高压，活动后气短、乏力，晚期可出现右心衰竭。

（二）体征

常见有呼吸急促、发绀、肺部啰音、哮鸣音、胸膜摩擦音、心动过速、奔马律、肺动脉第二心音亢进、血管杂音。

1. 肺部体征　发生肺栓塞后因肺不张、心力衰竭、肺泡表面活性物质丧失致肺不张及肺毛细血管渗透性改变，因此常可闻及细湿啰音。神经反射及介质作用可引起小支气管的痉挛，间质水肿等，使肺部出现哮鸣音。当有胸腔积液或闻及胸膜摩擦音时，常提示有肺梗死。偶在肺部听到一连续的或收缩期血管杂音，且吸气期增强，系因血流通过狭窄的栓塞部位引起湍流所致，也可发生于栓子开始溶解时。

2. 心脏体征　心动过速往往是肺栓塞的惟一及持续的体征。大块肺栓塞患者时，于胸骨左缘有右心室奔马律、三尖瓣关闭不全杂音，吸气时增强。心界向右扩大。肺动脉瓣区第二音亢进及分裂，当有心输出量急骤下降时，肺动脉压也下降，肺动脉第二音可不亢进。有时听到喷射性收缩期杂音。颈静脉搏动及肝颈反流征阳性。上述体征均显示有广泛肺栓塞、肺动脉高压及右心衰竭。当栓子溶解消失后，这些体征也消失。

3. 下肢深静脉血栓的症状和体征　DVT 的检出（见前述）是诊断肺栓塞的重要证据。

4. 肺栓塞后的非特异临床表现　①发热：肺栓塞后发热较为常见，早期可有高热（>39℃），低热可持续 1 周或 1 周以上，但是发热持续 6 日以上的患者，应小心除外其他疾病；②弥散性血管内凝血（DIC）；③急性腹痛：如有横膈胸膜炎或充血性脏器肿大时可伴有急性腹痛；④无菌性肺脓肿；⑤无症状的肺部结节。

肺梗死后综合征（Postpulmonary infarction Syndrome）：一般发生肺栓塞后 5～15 天可出现类似心肌梗死后综合征，如有心包炎、发热、胸骨后疼痛、胸膜炎、白细胞增多及血沉快等，给予肾上腺皮质激素（泼尼松龙 30mg/d×5d）治疗，症状可逐渐缓解。上述综合征发生机制不明，可能与过敏反应有关。认识本综合征，有助于抗凝药物所致的心包出血鉴别。

5. 慢性血栓栓塞性肺动脉高压（CTEPH）　的发病率仅为 0.15%，即急性肺栓塞患者仅小部分发生 CTEPH，目前尚不能解释这种现象。推测 CTEPH 发生也与下列因素有关：①盆腔静脉区反复脱落小栓子，引起反复肺栓塞。即称为沉默型反复发作性肺栓塞，常引起肺血管广泛阻塞；②经肺血管内皮细胞功能障碍，使纤溶活性降低，血栓不易被清除；③急性肺栓塞未治疗。

（三）急性肺栓塞的临床分型（表 16－5）

表 16－5　急性肺栓塞分型与临床表现

| | 循环衰竭型（既往体健者） | 肺出血型 | 单纯性呼吸困难型 | 循环衰竭型（伴慢性心肺疾病） |
|---|---|---|---|---|
| 发生比例 | 5% | 60% | 25% | 10% |
| 肺动脉阻塞 | 广泛 | 小或中等 | 中等或大血管 | 小或中等 |
| 体格检查 | 急性右心衰竭 | 可有局部体征 | 呼吸急促 | 无帮助 |
| 胸片 | 通常正常 | 通常对诊断有价值 | 常无异常 | 对诊断可能有帮助 |
| 心电图 | 急性右心衰竭表现 | 正常 | 非特异性改变 | 无帮助 |
| 血气分析 | 明显异常 | 可正常或异常 | 异常 | 无帮助 |

1. 循环衰竭型（circulator collapse）　有低血压和（或）意识不清，可以有胸壁压榨感，四肢湿冷，面色苍白及有心衰竭体征。通常有心电图异常改变。而胸片改变并不明显。血气分析示严重低氧血症，常伴低碳酸血症，由于这一类型患者有非常广泛的血管阻塞，超声心动常显示有急性右室劳损表现。

2. 肺出血型　临床表现有胸痛和（或）咯血，常有胸部 X 线异常改变，一般定位于胸痛的部位，而心电图通常正常。这一类型患者经肺动脉造影显示栓子通常位于肺外周血管而非中央大血管，血气分析可正常。对以往无基础心肺疾病的患者，胸部异常 X 线表现可迅速消散，提示肺内病理改变可能为肺出血而非肺梗死。

3. 单纯性呼吸困难型 指突发呼吸困难而无前述一些症状。栓子常位于中央血管，因而常有低氧血症。正确诊断的要点是：有静脉血栓栓塞的易感因素的患者突发无法解释的呼吸困难。

表 16-5 中尚特别提到有慢性心肺疾病症状的患者。这类患者对较小的栓子也可能很快出现心肺功能失代偿，由于栓子较小，临床表现和心电图、胸片检查主要反映基础疾病，因而诊断特别困难。

（王庆华）

# 第四节 肺栓塞的实验室检查和诊断

## 一、肺栓塞的实验室检查

### （一）一般项目

肺栓塞时，白细胞计数、血沉、乳酸脱氢酶、CPK、SGOT、胆红素可有升高，但对肺栓塞的诊断无特异性。而心肌酶谱明显增高，将有利于肺栓塞与急性心肌梗死的鉴别诊断。

可溶性纤维蛋白复合物（SFC）和血清纤维蛋白原降解产物（FDP）的测定：SFC 提示近期凝血酶产生。FDP 提示纤维蛋白溶酶活动性。在肺栓塞中的阳性率为 55%～75%，当二者均阳性时，有利于肺栓塞的诊断。一般肺栓塞发生 10 分钟内 FDP 即升高，30～60 分钟达最高值，4～7 小时，维持高水平。但 FDP 的水平受肝、肾、弥散性血管内凝血的影响，血浆中游离 DNA 于发病后 1～2 天即能测得，持续约 10 天，本测定法较快速，可增加诊断的特异性及敏感性，但当患者有血管炎或中枢神经系统损伤时也出现阳性。

### （二）血浆 D-二聚体

是交联纤维蛋白在纤溶系统作用下产生的可溶性降解产物。在血栓栓塞时，因血栓纤维蛋白溶解使其血中浓度升高。血浆 D-二聚体对肺栓塞诊断的敏感度达 92%，但其特异度较低，仅为 40%～43% 在手术、创伤、急性心肌梗死，心力衰竭、妊娠、恶性肿瘤、肺炎等时也可增加，故诊断急性肺栓塞的价值有限（尤其在老年人、住院患者或手术创伤者）。血浆 D-二聚体测定的主要价值在于能排除肺栓塞。低度可疑的肺栓塞患者首选用 ELISA 法定量测定血浆 D-二聚体，若低于 500μg/L 可排除肺栓塞；高度可疑肺栓塞的患者此检查意义不大，因为对于该类患者，无论血浆 D-二聚体检测结果如何，都不能排除肺栓塞，均需进行肺动脉造影等手段进行评价。另外，D-二聚体也是帮助判断是否发生 DVT 复发，以及溶栓疗效的生化标记物。

### （三）动脉血气分析及肺功能

1. 血气分析 发生肺栓塞后常有低氧血症，故血气分析是诊断肺栓塞的筛选性指标。肺栓塞时 $PaO_2$ 平均为 8.3kPa（62mmHg）。仅有 9% 肺栓塞患者显示 $PaO_2$ 大于 10.7kPa（80mmHg）。原有心肺疾病的患者发生肺栓塞后，其 $PaO_2$ 更低。临床上应以患者就诊时卧位、未吸氧、首次动脉血气分析的测量值为准，特点为低氧血症、低碳酸血症、肺泡动脉血氧分压差［P（A-a）O₂］增大及呼吸性碱中毒。因为动脉血氧分压随年龄的增长而下降，所以血氧分压的正常预计值应按照公式 $PaO_2$（mmHg）$= 106 - 0.14 \times$ 年龄（岁）进行计算。值得注意的是，血气分析的检测指标不具有特异性，据统计，约20%确诊为肺栓塞的患者血气分析结果正常。故 $PaO_2$ 无特异性，如无低氧血症也不能排除肺栓塞。

2. 肺泡动脉血氧分压差　［P（A-a）O₂］梯度的测定较 $PaO_2$ 更有意义，因肺栓塞后，常有过渡通气，因此 $PaCO_2$ 降低，而肺泡气的氧分压（$PaAO_2$）是增高，P（A-a）O₂ 梯度应明显增高。当 P（A-a）O₂ 梯度和 $PaCO_2$ 正常，可作为除外肺栓塞的依据之一。

3. 生理死腔增大　即死腔气/潮气量比值（VD/VT）在栓塞时增高。当患者无限制性或阻塞性通气障碍时，VD/VT ＞40%，提示肺栓塞可能。VD/VT ＜40%、临床上又无肺栓塞的表现，可排除肺栓塞。发生肺栓塞后肺内分流量（Qs/QT）增加。

（四）心电图检查

主要表现为急性右心室扩张和肺动脉高压。显示心电轴显著右偏、极度顺钟向转位、不完全或完全性右束枝传导阻滞及有典型的 SIQⅢTⅢ波型（Ⅰ导联 S 波深、Ⅲ导联 Q 波显著和 T 波倒置），有时出现肺性 P 波，或肺-冠状动脉反射所致的心肌缺血表现，如 ST 段抬高或压低的异常（图 16-2）。常于起病后 5~24 小时出现，大部分在数天或 2 周后恢复。有上述心电图变化的仅只有 26% 的患者。大多数患者心电图正常，或仅有非特异性改变。因此，心电图正常，不能排除本病。心电图检查也是鉴别急性心肌梗死的重要方法之一。

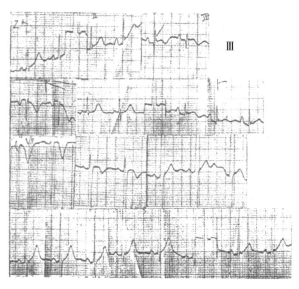

图 16-2　肺栓塞心电图

（五）胸部 X 线表现

由于肺栓塞的病理变化多端，所以胸部 X 线表现也是多样的，疑肺栓塞的患者应连续作胸部 X 线检查，90% 以上的患者出现某些异常改变。如正常也不能除外肺栓塞，常见改变如下。

1. 浸润阴影　由肺出血、水肿所造成，为圆形或密度高低不等的片状影，呈非节段性分布，多数分布两肺下叶，以右侧多见，并好发于后基底段。浸润阴影一般数天内可消失。

2. 局限性或普遍性肺血流减少　当一个较大的肺叶或肺段动脉栓塞时，X线表现为阻塞区域的肺纹理减少，以及局限性肺野的透亮度增加。若是多发性肺动脉有小的肺栓塞时，可引起普遍性肺血流量减少，因此显示肺纹理普遍性减少和肺野透亮度的增加。

典型的 SIQⅢTⅢ波型 （Ⅰ导联 S 波深、Ⅲ导联 Q 波显著和 T 波倒置），伴有肺性 P 波

3. 肺梗死时的 X 征象　一般于栓塞后 12 小时至一周出现突变阴影，典型的形态为楔状或截断的圆锥体，位于肺的外周，底部与胸膜相接，顶部指向肺门，以下肺肋膈角区多见（图 16 - 3）。常见的实变阴影呈团块状或片状，大小不一，宽 3～5cm，也可很小，或大至10cm 左右，阴影常见多发的，可同时发生，也可不同时发生。少数可形成空洞，若并有细菌感染，可形成脓疡。梗死的病灶消退较缓慢，平均需 20 天，有时可长达 5 周，并残留条索状纤维瘢痕。

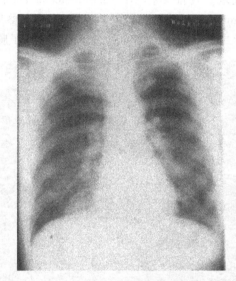

图 16 -3　肺栓塞后合并肺梗死时的胸部 X 片

患者，男 36 岁，下肢外伤后发生深静脉血栓，数周后出现胸痛、呼吸困难、咯血，胸部 X 片示右心缘旁楔形阴影

4. 肺动脉高压征象　由于较大的肺动脉或较多肺动脉分支发生栓塞时，使未被栓塞的肺动脉内血流量突然增加，高度充血及扩张。尤其在连续观察下，若右下肺动脉逐渐增粗，横径 >15mm，则诊断意义更大。一般扩张现象在发病后 24 小时出现，2～3 天达最大值，持续 1～2 周，另一个重要征象是外围的肺纹理突然变纤细，或突然终止，如残根样。如主肺动脉呈"鼠尾"状，则提示肺动脉内有机化的栓子存在。

5. 心脏改变　一般少见，只有广泛的肺小动脉栓塞时，才有急性肺源性心脏病改变，如右侧心影扩大，伴上腔静脉及奇静脉增宽。

6. 一侧或双侧横膈抬高及胸膜反应　发生肺栓塞后患侧膈肌固定和升高较为有意义，可有胸膜增厚、粘连或少量胸腔积液；有时有盘状肺不张。

7. 特异性 X 线表现　Hampton 驼峰征：即肺内实变的致密区呈圆顶状，顶部指向肺门，常位于下肺肋膈角区。另有 Westermark 征：栓塞近侧肺血管扩张，而远侧肺血管纹理缺如。

（六）CT 和磁共振

1. 影像学技术的进展　近年来应用的螺旋 CT 和电子束（超高速）CT，明显提高了扫描的时间分辨率，后者达毫秒级，前者可作一次屏气（15～20 秒，必要时可缩短至 10 秒）的胸部体积（自肺尖至横膈）扫描，以快速法注入造影剂，效果更好。以造影增强 CT 可显示右、左肺动脉及其分支的血栓栓塞，表现为腔内"充盈缺损"。造影剂一次性快速（bolus）注射后，进行肺动脉动态扫描（dynamic scanning）可观察肺循环的血流动态变化，可能有助于肺栓塞的诊断。

螺旋 CT 可有效地显示中心性血栓栓塞（至肺段支），亚段支以远小分支则限度较大。一般 CT 扫描技术和诊断分析上约有 4% 和 10% 的失误。电子束 CT 能有效地消除运动伪影，对呼吸困难患者的血栓栓塞的诊断更有帮助。管腔内中心或偏心性"充盈缺损"以及"截断"性阻塞，为增强 CT 表现。目前多排 CT（multidetector computed tomography，MDCT），即 4，8，16 和 64 detector row CT 的出现，能够在短暂的单次憋气时间内，作 1mm 或 1mm 以下的扫描，而且可以进行二维或三维成像。因而，大大改善了肺栓塞的诊断（图 16-4）。

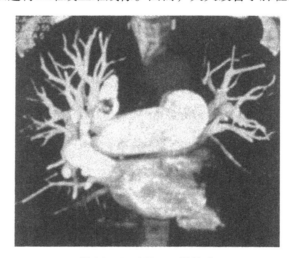

图 16-4　CTPA：肺栓塞

患者，女性，50 岁，胸闷气短 2 周。16 排 CT 示：右下肺动脉、左下肺动脉和左舌叶肺动脉阻塞

磁共振（MRI），以心电门控的自旋回波（SE）技术可显示主肺、左右肺动脉及较大分支的血栓栓塞。不同心动周期均可见中、高信号的结节或条块状影，第一和第二回波图像，上述中、高信号区亦无变化。肺动脉高压所致的缓慢血流，不仅舒张期于收缩也可出现中、高信号。但该区于收缩期的不同时期信号强度和形态均有变化，第二回波较第一回波图像，信号强度进一步增高，从而可与腔内血栓栓塞鉴别。

MRI 快速成像，正常血流腔隙呈高信号，对显示肺动脉及主要分支的"充盈缺损"对肺动脉血栓栓塞的诊断更为明显。但这两种 MRI 技术对观察肺内分支均有限度。近年磁共振肺血管造影（HRPA）有相当进展，应用时间飞跃（TOF）和相位对比（PC）的成像技术，可以显示肺动脉及其分支，分辨率也有提高。但缺少显示段以远分支以及血栓栓塞的研究报告。

CT 和 MRI 均有助于显示继发性肺动脉高压所致的右心室壁肥厚和扩大，MRI 不需对比增强为其优点。

2. CT 肺动脉造影（CTPA） CTPA 的临床应用在肺栓塞的诊断过程中出现了一个革命性变化。CTPA 现在日益应用普遍，已逐渐取代其他影像学检查。研究表明 CTPA 优于通气／灌注扫描。CTPA 的定量分析与肺栓塞的临床严重程度相关性很好。如果临床上能除外肺栓塞，那么 CTPA 也能有助于诊断其他疾病。2003 年英国胸科协会（BTS）在肺栓塞指南中指出：巨大肺栓塞应该在 1 小时内进行影像学检查，非巨大肺栓塞应该在 24 小时进行检查。

CTPA 检查时，从静脉注入造影剂（非离子碘水溶液优维显），12～15 秒后主动脉弓到膈上方进行扫描，3～4 分钟后检查腓肠肌至膈肌下缘，无需再从静脉注入造影剂；通常一次检查同时获得肺动脉情况（CTPA）和深静脉情况（CTV），从而简化诊断过程，提高肺栓塞和 DVT 的诊断率。一般而言，CTPA 创伤小，除碘过敏者外，几乎所有患者均能耐受该检查，特别是急诊和重症患者，也适合于老年和儿童患者。研究表明，16 排螺旋 CT 能很好显示腓肠肌静脉、髂静脉和下腔静脉内血栓，并可以评价下腔静脉滤网情况。CTPA 的特异性 99％，敏感性 86％。

如果与常规肺动脉造影相比较，CTPA 难以发现 5mm 以下亚段肺血管内的血栓。但是，研究证实 94％～96％的肺栓塞病例其栓子在近端肺血管内。而且当代最新的 CT 技术已经能更好地识别周围血管内的栓子。除了能直接显示血管管腔内的血栓外，CTPA 还可以发现肺栓塞的间接征象，例如：肺部的楔形阴影和右心室的特征性改变。多排 CT 能够在检查肺部的同时进行下肢静脉的影像学检查。

肺栓塞的直接 CTPA 征象为：①部分性血栓栓塞，血栓游离于血管腔内，周围有造影剂环绕，在 CT 扫描图上呈圆形低密度影（图 16－5），如与扫描层平行可呈轨道状充盈缺损（图 16－6、图 16－7），在斜行时呈偏心缺损，此种表现多为急性肺动脉栓塞；②完全性血栓栓塞，其远端血管不显影，管腔被栓子完全阻塞呈杯口状、不规则的圆杵状或斜坡状；③环状附壁血栓，表现为附壁性充盈缺损，栓子的内侧呈环形凹向或凸向血流，血栓附着于血管壁上，与血管呈钝角，尤其好发于血管分叉处，为亚急性或慢性栓塞表现。

肺栓塞的 CTPA 间断征象为：①肺梗死：表现为楔形高密度影，周缘呈磨玻璃样渗出，尖端与相应阻塞的肺动脉相连，基底靠近胸膜；②肺动脉高压，中心肺动脉扩张；③肺动脉栓塞部位明显扩张，这在肺窗内较易分别，周围分支显著纤细，构成"残根征"；④心脏增大，右心房和右心室扩大、右心功能不全；⑤胸腔积液：多发生于肺梗死同侧。

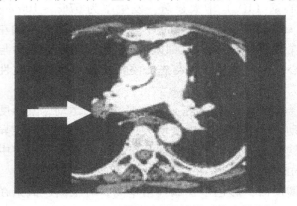

图 16－5 CTPA 示完全型充盈缺损（箭头所示）

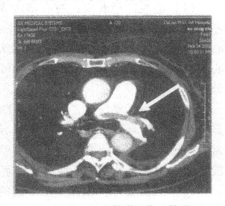

图 16－6 CTPA 示"轨道征"（箭头所示）

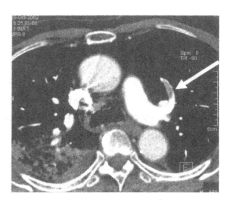

**图 16 - 7　CTPA 示局限于亚段肺动脉的肺栓塞（箭头所示）**

与同位素扫描相比较，CTPA 的优点如下：①检查迅速；②在肺栓塞除外后，能提供其他诊断；③较容易安排进行紧急检查；在怀疑有肺栓塞的患者中 CTPA 可作为首选影像学检查方法；④质量高的 CTPA 检查，如果阴性，可以不再需要作其他检查，也不需要进行肺栓塞的临床治疗；⑤CTPA 能可靠地诊断巨大肺栓塞。

在临床应用中，CTPA 应结合患者临床可能性评分进行判断。低危患者如果 CT 结果正常，即可排除肺栓塞；对临床评分为高危的患者，CTPA 结果阴性并不能除外单发的亚段肺栓塞。如 CT 显示段或段以上血栓，能确诊肺栓塞，但对可疑亚段或以远血栓，则需进一步结合下肢静脉超声、肺通气灌注扫描或肺动脉造影等检查明确诊断。

**（七）超声心动图的应用**

超声心动图在提示诊断、预后评估及除外其他心血管疾患方面有重要价值。超声心动图可提供肺栓塞的直接征象和间接征象。直接征象能看到肺动脉近端或右心腔血栓，但阳性率低，如同时患者临床表现符合肺栓塞，可明确诊断。间接征象多是右心负荷过重的表现，如右心室壁局部运动幅度下降，右心室和（或）右心房扩大，三尖瓣反流速度增快以及室间隔左移运动异常，肺动脉干增宽等。

1. 肺栓塞的基本超声改变（间接征象）　由于超声不能显示肺组织因此不能评价肺组织的灌注状态，主要通过检出肺栓塞的造成血流动力学改变提供诊断信息。通常肺栓塞者有下列改变：

（1）心腔内径改变：右心增大尤以右心室（RV）增大显著，发生率为 67% ~ 100%。左心室减小（38%），多数病例的左心室（LV）前后径小于 40mm，反应肺栓塞后造成的左心充盈不良。RV/LV 的比值明显增大。多个图像均可观察，尤以胸骨左缘左室长、短轴与心尖四腔心较好，在这些断层上，可对右心室的负荷量增大与左心室的充盈不良作对比性分析。

（2）室壁运动异常：室间隔运动异常（42%），表现为左心室后壁的同向运动，其幅度显著大于其他原因造成的室间隔的异常运动，随呼吸变化幅度增大；右心室游离壁功能异常，与原发性肺动脉高压时各段室壁运动均减低不同，呈节段性分布，通常累及右心室中段。应采用胸左及剑突下显示右心室为主的断层观察。

（3）三尖瓣环扩张伴少至中量的三尖瓣反流：彩色多普勒检出率高，可根据返流束在右心房的分布范围确定反流程度。

（4）肺动脉高压：M-mode 超声示肺动脉瓣曲线 a 波浅至消失，CD 段切迹；二维图像上肺动脉增宽，瓣关闭向右室流出道膨凸；采用三尖瓣反流的多普勒频谱测得返流压差，加上右房压得到右室收缩压，也即肺动脉收缩压。

如患者既往无心肺疾患史，出现急性心肺功能异常，检出上述异常应高度怀疑急性肺栓塞。据文献资料报告，RV/LV > 0.6、室间隔收缩异常伴肺动脉收缩压升高是巨大肺栓塞的特异性信号。但栓塞范围小时改变不明显。慢性肺栓塞者也具备上述改变，但需与原发性肺动脉高压鉴别，据临床经验，原发肺高压者右室壁与室间隔增厚显著，室间隔异常运动较轻，肺栓塞者室壁肥厚较轻，室壁运动异常显著。当上述间接征象出现于既往有心肺血管疾病者时难于作出有无肺栓塞的确切判断，需了解直接征象 – 寻找栓子。

2. 肺栓塞的直接征象　检出肺动脉内栓子：对于肺栓塞，超声诊断的直接依据应是检出肺动脉内栓子。直接检出肺动脉内栓子并评估其位置、阻塞程度累及范围有利于制定治疗方案，但超声心动图检出率较低，主要原因①经胸超声仅能显示左、右肺动脉主干不能显示其远端分支，位于叶、段动脉内的血栓无法观察；②该病例新鲜陈旧血栓混合，新鲜血栓回声若趋近于无回声区时不能识别，在肺栓塞的病例，采用右心声学造影，从外周静脉血管（一般采用左上肢肘正中静脉）快速注射声学对比剂如二氧化碳制剂，观察肺动脉及其主要分支的充盈状态，通过充盈缺损可勾画血栓区域以提高诊断敏感性。但由于肺栓塞者血栓位于主肺动脉及左右主干者少，仍不能提高叶与段动脉内血栓的检出率。

检出右心内血栓或其他占位性病变：在栓子进入肺动脉前先进入右心房、室或原就起源于右心。当具备上述间接征象者，检出右心异常团块，可作出肺栓塞的明确诊断。

（八）肺通气/灌注（V/Q）显像

肺通气/灌注显像结果可分为正常、低度可能、中度可能和高度可能性。正常和低度可能性者基本可除外肺栓塞，高度可能性者肺栓塞的可能大于 90%。同时 V/Q 显像可为选择性肺动脉造影指示病变部位。

肺灌注显像所用标记药物是 $^{99m}Tc - MAA$（人血浆白蛋白聚合颗粒），MAA 颗粒直径为 10～100μm，而肺毛细血管直径约 10μm。当静脉注入 $^{99m}Tc - MAA$ 后，将均匀分布于双肺，并暂时嵌顿于肺小动脉和毛细血管内，肺局部放射性量与肺动脉的血流灌注量成比例。当栓子将肺动脉某一枝阻塞，该区域即可见放射减减低或缺损区（图 16 – 8）。由于某些疾病，如肺炎、肺不张、气胸等，当通气降低时，肺血流灌注也降低。肺实质性病变，如肺气肿、结节病、支气管肺癌及结核等也可引起通气及灌注的降低。因此，上述灌注的缺损并非特异性，仍需有肺通气显像，即吸入 Xe 等放射性气体。也可用放射性气溶胶发生器，将 $^{99m}Tc -$ MAA 标记的某些药物雾化缺损区。

既往将 V/Q 显像分为三种类型来判断其结果，即：①Vn/Qn：通气灌注均正常，可除外肺栓塞；②Vn/Qo：通气正常伴肺段或肺叶的灌注缺损，如结合典型临床症状，可确诊肺栓塞；③Vo/Qo：部分肺的通气及灌注缺损或两者缺损不匹配，此时不能诊断肺栓塞，因为任何肺实质病变（如肺炎）都可出现这种类型，必要时需作肺动脉造影。

现在根据 PIOPED（prospective investigation of pulmonary embolism diagnosis）研究小组于 1994 年修订的 V/Q 显像判断标准，将诊断肺栓塞的标准的可能性（Probability）分为：高度（high）、中度（intermediate）、低度（low）可能性和正常。新标准根据三个方面：①肺灌注显像所示缺损范围的大小；②X 线胸片的表现；③肺通气显像的结果，进行综合判断。现将新标准简述如下（表16-6）。

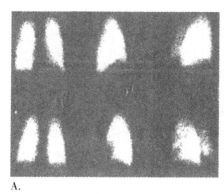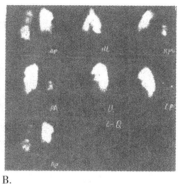

A.                                          B.

**图 16-8　肺栓塞后肺通气/灌注扫描**

A. 肺通气扫描：正常；B. 肺灌注扫描：右肺有明显的灌注缺损

**表 16-6　肺通气/灌注（V/Q）显像的解释标准**

正常：

　　肺部无灌注缺损

　　灌注扫描清除地显示相应肺部的轮廓，并与 X 线胸片所见一致（胸片和/或通气显像可能有异常）

高度可能性（HP）：

　　≥2 个肺段、肺段内的大部分区域有灌注缺损（缺损范围超过该肺段的75%），而 X 线胸片正常；或者灌注缺损的范围大于通气显像所示的相应缺损范围或 X 线胸片的异常范围。

　　≥2 个肺段、肺段内中等范围的灌注缺损（缺损范围≥25%，而≤75%），相应的通气显像和 X 线胸片正常，加上 1 个大肺段的通气/灌注不匹配（肺灌注显像异常而相对应部位的肺通气正常）

　　≥4 个肺段、肺段内中等大小的灌注缺损，相应的通气显像和 X 线胸片正常

中度可能性（IP）：

　　不能归人低度或高度可能性的范围

　　难以分类成为低度或高度可能陛

低度可能性（LP）：

　　单个肺段中等程度的通气/灌注不匹配，有灌注缺损，X 线胸片正常

　　小肺段（<25% 的肺段）的灌注缺损，X 线胸片正常

　　一侧肺小于 4 个肺段的灌注缺损或一个肺区内小于 3 个肺段的灌注缺损，而通气显像伴有相应的匹配的缺损，范围相等或较大。

　　非肺段灌注缺损（因肋膈角的胸腔积液存在、心脏扩大、肺门突出、主动脉增宽、纵隔增宽和膈肌抬高所致）

　　北京协和医院曾经报告，被诊为肺栓塞52 例中，V/Q 显像显示：HP 45 例、IP 5 例及 LP2 例。121 例正常者无肺栓塞。因此凡属 HP 或正常者，结合临床一般能诊断或排除明显的肺栓塞，IP 提示肺栓塞可能，LP 的诊断价值有争议，PIOPED 前瞻性研究显示，296 例 LP 中确诊为肺栓塞40 例（14%）。为被避免漏诊，如临床上属中、高度可疑肺栓塞者，V/Q 显像为 LP，应进一步作肺动脉造影，以明确有无肺栓塞。

　　应注意 V/Q 显像结果与肺栓塞发生时间有一定关系，如在起病后 1 小时行检查，此时

因支气管痉挛，通气与灌注显像均不正常，在肺栓塞发生数小时至数日后，栓子已发生自溶，检查结果为正常，因此可导致判断错误。Hu Ⅱ报告 V/Q 显像对 2mm 以上的栓塞检出率为 91%，对较小的或不完全的栓塞可能检不出。

目前患者可先作通气显像，然后再从静脉注入较通气显像放射剂量大 4～5 倍的 $^{99m}$TcMAA（约 4～5mci）行灌注显像，这样 V/Q 显像在半小时内完成，使肺栓塞的诊断可以更迅速。

2003 年英国胸科协会（BTS）在肺栓塞指南中指出，肺 V/Q 显像可用于：①胸部 X 线检查正常的患者；②目前患者无明显的心肺疾病症状；③如果 V/Q 显像结果无诊断意义，往往需要其他影像学检查；④V/Q 显像正常，可以除外肺栓塞；但是极少数报告有肺栓塞高度可能性时，也许存在假阳性的可能性。

总之，肺 V/Q 显像诊断肺栓塞的敏感性为 92%，特异性为 87%，且不受肺动脉直径的影响，尤其在诊断亚段以下肺动脉血栓栓塞中具有特殊意义。但任何引起肺血流或通气受损的因素如肺部炎症、肺部肿瘤、慢性阻塞性肺疾病等均可造成局部通气血流失调，因此单凭此项检查可能造成误诊，部分有基础心肺疾病的患者和老年患者由于不耐受等因素也使其临床应用受限。此检查可同时行双下肢静脉显像，与胸部 X 线平片、CTPA 相结合，可大大提高诊断的特异度和敏感度。

（九）肺动脉造影（conventional pulmonary anglongraphy，CPA）

选择性 CPA 是目前诊断肺栓塞最正确、可靠的方法，阳性率高达 85%，可以确定阻塞的部位及范围，若辅以局部放大及斜位摄片，甚至可显示直径 0.5mm 血管内的栓子，一般不易发生漏诊，假阳性很少，错误率低。

肺栓塞时的肺动脉造影的 X 线征象（图 16－9）：①血管腔内充盈缺损：肺动脉内有充盈缺损或血管中断对诊断肺栓塞最有意义；②肺动脉截断现象：为栓子完全阻塞一支肺动脉后而造成的；③某一肺区血流减少，一支肺动脉完全阻塞后，远端肺野无血流灌注，局限性肺叶、肺段血管纹理减少或呈剪枝征象；④肺血流不对称，栓子造成不完全阻塞后，造影过程中，动脉期延长，肺静脉的充盈和排空延迟。肺动脉造影时还可以得到一些其他有助诊断的资料，如肺动脉楔压以提示有无心力衰竭存在，正确地得到肺动脉压、心排出量等。

但肺动脉造影有 4%～10% 并发症，如心脏穿孔、热原反应、血肿等。偶有死亡发生，病死率 0.4%。选择性肺动脉造影指征：①临床症状高度疑诊肺栓塞，V/Q 显像不能确诊，又不能排除肺栓塞，尤原有充血性心力衰竭及慢性阻塞性肺疾患；②准备作肺栓子摘除或下腔静脉手术前准备，为避免肺动脉造影发生危险，应先测肺动脉压，若肺动脉压较高，易在造影中产生心脏骤停，需在右心转流术下进行造影。

（十）数字减影血管造影（digital subtraction angiongraphy. DSA）

是一种新的电子计算机为辅助的 X 线成像技术。静脉法 DSA 有周围静脉法（穿刺肘窝或股静脉注入造影剂）及中心法（通过短导管自腔静脉入口或右房内注入造影剂）。不需高浓度的造影剂，从而减少造影剂的不良反应。由于 DSA 空间分辨率低，段以下肺动脉分枝的显影远不如 CPA 的显影。然而 DSA 在肺栓塞的诊断中仍有假阳性及假阴性，特别周围静脉法的准确性受到一定限制，因此个别病例还要做 CPA。

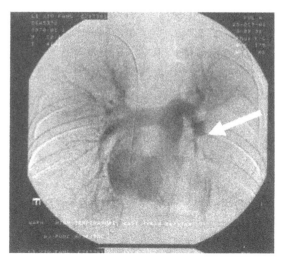

图 16 - 9  男性患者，57 岁，临床上高度怀疑肺栓塞，行肺动脉造影示：双下肺动脉分枝变细、减少。左下肺动脉闭塞，呈截断现象，末梢灌注明显减少（箭头所示）

## 二、肺栓塞的诊断和鉴别诊断

肺栓塞的诊断比较困难，诊断过程中应注意以下几点：

### （一）重视发生肺栓塞的可能情况

①注意肺栓塞的危险因素：如外科手术、分娩、骨折、长期卧床、肿瘤、心脏病（尤其合并心房纤颤）、肥胖及下肢深静脉炎等，出现下肢无力、静脉曲张、不对称性下肢水肿；②警惕原有疾病突然变化，不能解释的呼吸困难的加重、胸痛、咯血、发绀、心律失常、休克、昏厥、发作性或进行性充血性心力衰竭、慢性阻塞性肺疾病恶化、手术后肺炎或急性胸膜炎等症状；③不能解释的低热、血沉增快、发绀、黄疸；④心力衰竭时对洋地黄制剂反应不好；⑤胸片有圆形或楔形阴影，原因不明的肺动脉高压及右室肥大。

由于上述表现均为非特异的，但是，这些不能解释的临床现象如果伴有肺栓塞的高度可能性，可以预测肺栓塞的可能，从而进行必须的实验室检查程序（表 16 - 7）。

表 16 - 7  临床上考虑肺栓塞可能的因素

| 高度（80~100%） | 存在危险因素 |
|---|---|
| | 存在不能解释的呼吸困难、心动过速、或胸膜性胸痛 |
| 中度（20~79%） | 存在不能解释的影像学异常或气体交换异常 |
| 低度（1~19%） | 既不是高度或低度临床可能性 |
| | 不存在危险因素 |
| | 虽然有呼吸困难、心动过速或胸膜性胸痛的存在，但是临床上可以解释这些现象 |
| | 虽然有影像学异常或气体交换异常的存在，但是可由另一种临床原因所解释 |

### （二）临床和实验室诊断程序

图 16 - 10 显示对临床症状提示有肺栓塞可能的患者，所应进行的诊断程序。

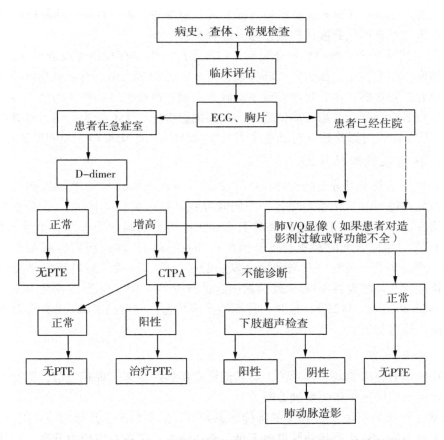

**图 16 - 10  对临床症状提示有肺栓塞可能的患者，所应进行的诊断程序**

1. 常规检查  如胸片、心电图、血气分析、血液生化试验等检查，可为部分患者排除肺栓塞的诊断，而确诊为其他心肺疾病。

2. CTPA、肺灌注和通气显像  如结果正常，则可除外肺栓塞。如肺灌注和通气显像不正常，可根据 PIOPED 标准进行判断。如不能诊断，可作下肢静脉血管造影（CV），IPG，DUS 等以辅助诊断肺栓塞。

3. 肺动脉造影  经 CTPA，V/Q 显像后，还不能确诊的可疑患者应行肺动脉造影，可使其中 15% ~50% 得到肺栓塞的诊断。疑巨大肺栓塞者或伴有明显的低氧血症和（或）低血压时，可直接作肺动脉造影。

通常肺动脉造影是诊断肺栓塞的重要措施。但合理应用非创伤性诊断方法，如 D - 二聚体测定，下肢静脉静脉超声，CTPA 和肺通气/灌注显像，结合临床表现，可减少肺动脉造影的需求。

（1）非巨大肺栓塞的诊断程序怀疑肺栓塞时：应首先快速检测 D - 二聚体，如 <
500μg/L，可基本排除肺栓塞；如 > 500μg/L，继续行下肢静脉静脉超声检查，如有深静脉血栓形成，即可开始抗凝治疗；如下肢静脉静脉超声检查无明显异常，应行肺通气和灌注显像，结果正常或接近正常者，不予治疗，肺栓塞高度可能者，可作超声心动图检查，以观察右心室功能，并采取合理治疗（溶栓或抗凝）；不能确诊者，应行肺动脉造影检查。目前已应用 CTPA 来替代肺通气和灌注显像和（或）肺动脉造影。但 CTPA 对肺段以下栓塞诊断有困难，需参考核素肺通气和灌注扫描结果，综合分析。

（2）巨大肺栓塞的诊断程序：怀疑巨大肺栓塞时，由于存在休克或低血压，病情危重，应首先行超声心动图检查，如为巨大肺栓塞，可显示肺动脉高压及右心室超负荷的征象；并可排除其他心血管疾病，如心包填塞或主动脉夹层瘤。高度可疑肺栓塞患者，可仅依据超声心动图结果行溶栓治疗。若患者病情稳定，应根据患者原有无心肺疾病情况选择肺通气和注显像和或 CTPA 血管造影检查（包括电子束 CT、螺旋 CT 或 MDCT），以明确诊断。

（三）肺栓塞病因的诊断

DVT 和肺栓塞是不可分割的整体，DVT 是肺栓塞最主要血栓的来源及肺栓塞发生的主要标识。因此对每个疑诊肺栓塞患者，需同时寻找肺栓塞的发生原因，不管患者有无 DVT 症状体征均应进行下肢 DVT 检查，这对于确诊肺栓塞及明确栓子来源有重要价值（反之，当患者有 DVT 时也应该同时检查有无肺栓塞），对指导治疗评价预后也有重要意义。应对 DVT 类型、严重程度、病程以及与肺栓塞发病的联系作出评价，对经积极寻找仍不能明确由已知易栓症或其他继发性 VTE 危险因素引起的肺栓塞 – DVT 称为特发性 VTE （idiopathic venous thrombembolism，IVTE），这是一种慢性疾病状态，应警惕 IVTE 患者有否潜在恶性肿瘤发生可能，注意筛查。

（四）鉴别诊断

由于肺栓塞的临床表现非特异性，与其他许多疾病的临床表现相类似，因此对临床已发现的可疑患者必须作进一步的鉴别诊断。

1. 冠状动脉供血不足　约 19% 的肺栓塞患者可发生心绞痛，其原因为：①巨大栓塞时，心排出量明显下降，造成冠状动脉供血不足，心肌缺血；②右心室压力升高，冠状动脉中可形成反常栓塞（或矛盾栓塞）。所以诊断冠状动脉供血不足时，如发现患者有肺栓塞的易发因素时，则需考虑肺栓塞的可能性。此外，急性肺栓塞部分患者的心电图因肢体导联出现 ST – T 改变，广泛性 T 波倒置或胸前导联呈"冠状 T"，同时存在气短、胸痛，并向肩背部放射，在血清心肌酶不升高或轻度升高时，也易被误诊为冠心病、心绞痛。

临床上急性肺栓塞和急性心肌梗死的临床表现相似，都可有剧烈胸痛、休克，甚至猝死，血清 CK、CK – NIB 升高，而且常出现类似急性非 Q 波性心肌梗死心电图图形，含服硝酸甘油症状不能缓解，32% 患者血浆肌钙蛋白升高，所以肺栓塞极易被误诊为急性非 Q 波性心肌梗死。但心绞痛或心肌梗死多有冠心病或高血压病史，年龄较大，心肌梗死的心电图呈特征性动态演变过程，即面向梗死区导联出现异常 Q 波、ST 段抬高、T 波倒置，呼吸困难不一定明显。

2. 肺炎　可有与肺梗死相似的症状和体征，如呼吸困难、胸膜痛、咳嗽、咯血、心动过速、发热、发绀、低血压、胸片表现也可相似。临床上当急性肺栓塞患者有咳嗽、咯血、Ⅱ呼吸困难、胸膜炎样胸痛，胸片出现肺部阴影，尤其合并发热时，极容易误诊为肺炎。但肺炎有高热、咳脓性痰、寒战、脓痰、菌血症等，并有相应肺部和全身感染的表现，如外周血白细胞增多、痰涂片及培养病原体阳性，抗感染治疗有效。而急性肺栓塞患者往往有发生 VTE 的危险因素，可发现 DVT 和呼吸循环系统的相应异常表现。

3. 胸膜炎和其他原因所致胸腔积液　约 1/3 的肺栓塞患者可发生胸腔积液，易被诊断为结核性胸膜炎。结核引起的胸腔积液，患者常有低热、盗汗、结核菌素皮肤试验呈强阳性；而并发胸腔积液的肺栓塞患者缺少结核病的全身中毒症状。此外，急性肺栓塞患者出现胸腔积液时还需与其他原因胸腔积液鉴别，如细菌性、恶性肿瘤及心功能衰竭。细菌性胸液白细胞计数增多，常伴肺炎；恶性肿瘤性胸液可找到癌细胞，多伴有原发性肿瘤。通常急性肺栓塞胸液多为血性渗出液（少数也可因为右心功能不全引起的漏出液），少或中等量，$1\sim 2$ 周可自然吸收，胸片显示有吸收较快的肺部浸润阴影或肺动脉高压征象，临床表现有胸痛、咯血、呼吸困难或有下肢 DVT。一旦考虑到急性肺栓塞就不难与其他原因胸腔积液鉴别。

4. **血管神经性晕厥** 急性肺栓塞发生晕厥常被误诊为血管神经性晕厥或其他原因所致晕厥。单纯性晕厥多见于体质瘦弱的女性，多有诱因及前期症状，容易在炎热拥挤的环境疲劳状态下发生；排尿性晕厥多见于年轻男性，发生在排尿时或排尿后；咳嗽性晕厥多见于存在慢性肺病的中老年男性；心源性晕厥多有心脏病史，晕厥发生突然，发作时心电图呈心动过缓、心室扑动或室颤甚至停搏。对不明原因晕厥者应注意询问有无发生 VTE 的危险因素，有无下肢 DVT 和低氧血症，应警惕急性肺栓塞的发生。

5. **主动脉夹层动脉瘤** 多有高血压史，起病急骤，疼痛呈刀割样或撕裂样，较剧烈，可向下肢放射，与Ⅱ呼吸无关，发绀不明显，病变部位有血管杂音和震颤，周围动脉搏动消失或两侧脉搏强弱不等。胸片常显示纵隔增宽，心血管超声和胸部 CT 造影检查可见主动脉夹层动脉瘤征象。

6. **急性心包填塞** 症状与急性肺栓塞相似，但体格检查有心浊音界扩大，心音遥远，可出现颈静脉怒张，肝颈静脉反流征阳性；ECG 呈低电压、普遍性 ST 段弓背向下抬高、T 波改变；UCG 见心包积液。

7. **特发性肺动脉高压** 多见于生育期女性，可有肺栓塞相似症状，但多呈慢性病程，亦无下肢 DVT，CTPA 肺动脉主干及左右分支明显扩大，管壁光滑，无充盈缺损狭窄或缺支改变，也无肺动脉截断征象，肺灌注显像通常正常或缺损区呈弥漫性稀疏，肺动脉造影显示肺动脉呈"剪枝"样改变。UCG 可显示右心室肥厚、扩大。

8. **高通气综合征** 又称焦虑症，多见于年轻女性，一般情况好，无器质性病变，常有精神心理障碍，情绪紧张为诱因。表现为发作性呼吸困难，全身不适，过度通气，$PaCO_2$ 降低，呈呼吸性碱中毒，心电图有时可有 T 波低平或倒置等。症状可自行缓解，但可反复发生。

9. **非血栓性（脂肪、羊水、空气、感染性栓子等）肺栓塞** 患者有非血栓性肺栓塞的相关病史和临床表现，如脂肪栓塞，主要发生在严重创伤特别是长骨骨折者，临床表现为Ⅱ呼吸衰竭、脑功能障碍及皮肤瘀斑，CTPA 显示肺动脉腔内有小圆形或连续充盈缺损，移动快，可嵌顿于相应末梢肺血管。

10. **先天性肺动脉发育异常** 先天性一侧肺动脉缺如：多发生在右肺动脉，患侧肺纹理稀疏，肺容积减小（健侧肺血管增粗、肺血流增多），在肺动脉分峰部呈现截断征，盲端光滑，右心房室增大，可单独发生，也可合并其他心血管畸形，患者幼年起病，活动后气短，反复肺部感染，咯血等。先天性肺动脉狭窄：多发性外周肺动脉分支狭窄，呈粗细不均串珠样改变，有肺动脉高压征象。

11. **肺动脉肿瘤** 原发性肺动脉肿瘤：胸片显示肺门呈"三叶草"征或 CTPA 在肺动脉

腔内呈结节样充盈缺损，呈膨胀性生长，增强后不均匀强化，影像学改变与患者症状不平行，也无下肢 DVT。子宫平滑肌瘤病引起肺动脉肿瘤：见于有子宫肌瘤手术病史成年女性患者，CTPA 和 CTV 检查可在下腔静脉 – 右房 – 右室腔内有占位性病变（有包膜），呈现连续条索状充盈缺损。

12. 其他　此外急性肺栓塞还需与 ARDS、CTEPH 或 CTEPH 的急性加重（患者多有慢性肺心病的相关表现）、甲状腺功能亢进、支气管哮喘、癫痫、肺动脉外肿物压迫或结核缩窄性心包炎或钙化灶引起的肺动脉扭曲变形、心肌炎、自发性气胸、肋软骨炎、纵隔气肿和术后肺不张等疾病鉴别。降主动脉瘤破裂、急性左心衰竭、食管破裂、气胸、纵隔气肿等也可表现为剧烈的前胸痛，也应与肺栓塞仔细鉴别。

## （五）肺栓塞的严重程度分层

肺栓塞需要根据病情严重程度进行相应的治疗，因此必须迅速准确地对患者进行危险度分层，为制定相应的治疗策略提供重要依据。危险度分层主要根据临床表现、右室功能不全征象、心脏血清标记物（脑钠肽、N 末端脑钠肽前体和肌钙蛋白等）进行评价（表 16 – 8）。

表 16 – 8　肺栓塞的临床严重程度分层

| 危险分层指标 肺栓塞死亡危险 | 休克或低血压 | 右室功能不全 | 心肌损伤 |
|---|---|---|---|
| | ①休克 ②低血压（收缩压 < 90mmHg，或血压下降超过 40mmHg 持续 15 分钟） | ①超声心动图提示右心室扩张、压力超负荷 ②CT 提示右心室扩张 ③右心导管检查提示右室压力过高 ④脑钠肽（BNP）或 N 末端脑钠肽前体（NT – proBNP）升高 | 肌钙蛋白（TnI 或 TnT）阳性 |
| 高危（> 15%） | + | + | + |
| 中危（3% ~ 15%） | – | + | + |
| | – | + | – |
| | – | – | + |
| 低危（< 1%） | – | – | – |

注：高危：高度危险性的肺栓塞；中危：中度危险性的肺栓塞；低危：低度危险性的肺栓塞。

1. **休克和低血压**　在急性肺栓塞中，休克和低血压是早期死亡的主要危险性标记。低血压定义为收缩压 < 90mmHg 或血压下降超过 40mmHg 至少持续 15 分钟。此类急性肺栓塞患者可发生晕厥和心脏停搏，具有相当高的死亡风险，需立即积极处理。除此之外，还要考虑到右心室功能不全、右心室以及近端静脉腔内存在着漂浮血栓而发生再次栓塞的严重性。

2. **超声心动图**　提示提示右心室扩张、压力超负荷 25% 的肺栓塞患者超声心动图提示发现右心室功能不全。研究发现合并右心室功能不全的患者，其病死率增加 2 倍。另外，如果肺栓塞患者的超声心动图检查正常，则临床预后相对较好，其病死率小于 1%。然而，目前超声心动图的右心室功能不全的标准还不完全相同，应该包括右心室扩张、运动功能减退、RV/LV 直径比例的增加、三尖瓣反流速度的增加等。由于缺乏超声心动图关于右心室功能不全的定义，所以只有超声心动图检查完全正常时，才可以考虑肺栓塞的死亡风险较低。除了右心室功能不全之外，超声心动图还能够发现其余 2 项特异的指标，也能提示肺栓塞的死亡风险程度。即：通过未闭卵圆孔产生右向左的分流和右心室栓子的存在。超声心动图可提供急性肺栓塞的直接和间接征象。直接征象为发现肺动脉近端或右心腔血栓，如同时临床表现疑似急性肺栓塞，可明确诊断，但阳性率低。间接征象多是右心负荷过重的表现，如右心室壁局部运动幅度下降，右心室和（或）右心房扩大，三尖瓣反流速度增快以及室间隔左移，肺动脉干增宽等。

3. CT 提示右心室扩张　研究发现，64% 的肺栓塞患者 RV/LV 直径比例 >0.9。经过其他危险因素调整，例如：肺炎、癌症、COPD 和年龄等，RV/LV 的危险比例 >0.9 时，30 日内预计死亡可能为 5.17%。

4. 脑钠肽（BNP）或 N 末端脑钠肽前体（NT – proBNP）升高　急性肺栓塞时，BNP 和 NT – proBNP 反映了右心室功能不全和血流动力学损伤的严重程度。BNP 和 NT – proBNP 为右心室功能不全的指标。BNP 和 NT – proBNP 浓度的升高与预后不良相关，而 BNP 和 NT – proBNP 浓度较低则提示患者预后较好。

5. 右心室功能不全的其他指标　临床上颈静脉怒张是肺栓塞患者右心室功能不全的可靠指标。其余临床征象，例如：三尖瓣反流杂音和右心室奔马律较为主观，可能造成误导。右心室负荷增加的 ECG 改变：例如，$V_1 \sim V_4$ 导联 T 波的倒置；$V_1$ 导联出现 QR 波，典型的 SIQ3T3 波形等是有用的，但缺乏敏感性。右心室导管能够直接测定右心室充盈压和心排出量，但不推荐用于急性肺栓塞的危险程度分层。

6. 心肌损伤的标记物　①心肌肌钙蛋白：死于巨大肺栓塞的患者，尸体解剖发现右心室跨壁梗死，肺栓塞时心肌肌钙蛋白升高，其升高水平与患者的死亡风险相关，住院患者肌钙蛋白 T 阳性时，其病死率为 44%，与之相比，肌钙蛋白 T 阴性时，死亡率为 3%，血流动力学稳定的患者，其亚组分析也表明，如果肌钙蛋白增加伴有死亡风险的增加；②心脏脂肪酸结合蛋（hearttype fatty acid binding protein，H – FABP）：为心肌损伤的早期标记物，优于肌钙蛋白，可以早期预测肺栓塞相关的死病率。

（桑纯利）

# 第五节　肺栓塞的治疗

肺栓塞治疗的总体目标是消除肺血管栓塞，缓解因栓塞所致的临床症状，恢复或维持足够的循环血容量，防止血栓栓塞性肺动脉高压，并预防肺栓塞再发。从而帮助患者度过急性期，降低死亡率。肺栓塞的治疗应个体化，因人而异，肺栓塞的治疗应建立在肺栓塞栓子的大小和患者病情危险分层的基础上，并考虑肺循环阻塞范围、程度大小等多种因素。治疗应有适当的实验室检查依据，要有一定的实验室监测手段。但是，任何高度或中度可疑肺栓塞的患者，在实验室检查前即可给予肝素抗凝治疗。因为，肺栓塞并发的危险性要超过抗凝治疗并发症的危险性。肺栓塞治疗的策略可参考以下流程图（图 16 – 11）。

## 一、一般处理

1. 监护和对症治疗　由于急性肺栓塞 80% 死亡在发病后 2 小时内，因此需对危重者应及时紧急抢救，争取病情缓解。对高度疑诊或确诊急性肺栓塞的患者，应进行严密监护，监测呼吸、心率、血压、心电图及血气的变化，对巨大肺栓塞患者可收入 ICU 病房，如果准备溶栓应避免有创检查及穿刺部位出血；对于疑诊或确诊的下肢近端 DVT 患者为防止栓子再次脱落，要求绝对卧床 2～3 周，保持大便通畅。尤其应避免患者突然用力，例如在大便时，由于腹腔压力突然增高，易使深静脉血栓脱落。必要时可酌情给予通便药或作结肠灌洗。有低氧血症的肺栓塞患者，采用经鼻导管或面罩吸氧纠正，对存在低心排出量者，应给予持续面罩或鼻导管吸氧，吸入氧浓度应使血氧饱和度 90% 以上为宜。对于有焦虑和惊恐症状的患者应予安慰并可适当使用镇静剂及小剂量抗焦虑药；胸痛者可予镇痛剂，可给予吗啡、杜冷丁；对于发热、咳嗽等症状可给予对症治疗。下肢或上肢 DVT 伴有持续水肿或疼痛可抬高患肢用芦丁、弹力绷带或梯度压力袜缓解症状。为预防肺部感染和治疗静脉炎可用抗生素。

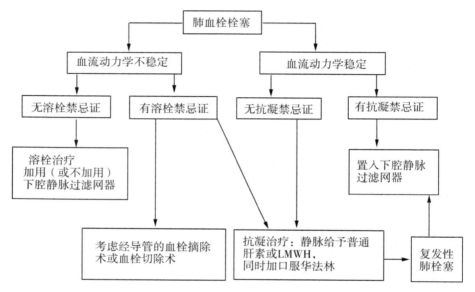

图 16－11　肺栓塞治疗的参考选择策略

2. 呼吸循环支持治疗　为减低迷走神经兴奋性，防止肺血管和冠状动脉反射性痉挛，可静脉内注射阿托品 0.5～1mg。如有休克应予补液，最好在床边用漂浮导管监测中心静脉压，以防止肺水肿。对于临床表现提示肺动脉高压和急性肺源性心脏病，合并低血压或休克的患者，可给予有肺血管扩张作用和正性肌力作用的多巴酚丁胺 3.5μg（kg·min）～10μg/（kg·min）和多巴胺 5～10μg（kg·min）；以增加心排出量及降低肺血管阻力。也可应用多巴胺 200mg 加入 500ml 液内静脉滴注，开始速率为 2.5ng/（kg·min），以后调节滴速，使收缩压维持在 90mmHg。若出现血压下降，可增大剂量或使用其他血管加压药物，如间羟胺、去甲肾上腺素 0.2～2.0μg（kg·min）、或肾上腺素，迅速纠正引起低血压的心律失常，如心房扑动、心房颤动等。维持平均动脉血压大于 80mmHg，心脏指数 > 2.5L/（min·m²）及尿量 > 50ml/h，同时积极进行抗凝或溶栓治疗。

右旋糖酐－40 也可作为主选的扩容剂，而且还具有抗凝，促进栓子溶解和降低血小板活性。但液体支持治疗的作用仍存在着争议，一般不应超过 500ml。一般避免应用利尿剂和血管扩张剂。

3. 机械通气　肺栓塞患者通常通过鼻导管吸氧即可纠正低氧血症，很少需要机械通气。

如需机械通气，应注意避免机械通气对血流动力学的影响。机械通气所致的胸腔内正压可使巨大肺栓塞患者的静脉回心血量减少，并加重右心衰竭。可应用小潮气量（7ml/kg），并适当予以液体负荷。当合并严重的呼吸衰竭时，可使用经鼻（面罩）无创性机械通气或经气管插管机械通气治疗。应避免做气管切开，以免在抗凝或溶栓过程中局部大量出血。应用机械通气中需注意尽量减少正压通气对循环的不利影响。

## 二、抗凝治疗

绝大多数急性肺栓塞和DVT可以应用抗凝治疗，使病死率小于5%，抗凝治疗的出血发生率仅为溶栓治疗的四分之一（7%对26%），而且医疗费用较低廉，因此是急性肺栓塞和DVT的基本治疗方法。

抗凝治疗能防止新的血栓形成、血栓进一步扩大和栓塞的复发，加速内源性纤维蛋白溶解，防止纤维蛋白及凝血因子的沉积，使已经存在的血栓缩小甚至溶解，但不能直接溶解已存在的血栓。肺动脉栓塞经抗凝治疗1~4周，肺血栓可被溶解25%，4个月后为50%。主要抗凝药物有普通肝素、低分子肝素和华法林；单纯抗血小板药物的抗凝作用，尚不能满足肺栓塞或DVT的抗凝要求。近期2项纳入1 224例患者的临床试验结果显示，标准口服抗凝治疗结束后，长期阿司匹林治疗可使无诱因DVT或急性肺栓塞患者复发风险降低30%~35%。虽然降低复发风险的效果不及口服抗凝剂的一半，但阿司匹林相关的出血发生率很低，对不能耐受或拒绝口服抗凝药者，可考虑口服阿司匹林。抗凝治疗适应证是不伴肺动脉高压及血流动力学障碍的急性肺栓塞-DVT和临床高度疑诊肺栓塞等待诊断性检查结果时（诊断明确后继续治疗），或已经确诊DVT但尚未治疗者，如无抗凝治疗禁忌证，均可立即开始抗凝治疗。对于有溶栓治疗适应证的确诊急性肺栓塞或DVT者，在溶栓治疗后仍需序贯抗凝治疗以巩固加强溶栓效果避免栓塞复发。

对于高或中度临床可能性的患者，等待诊断结果的同时应给予肠道外抗凝剂。普通肝素、低分子量肝素或磺达肝癸钠均有即刻抗凝作用。初始抗凝治疗，低分子量肝素和磺达肝癸钠优于普通肝素，发生大出血和肝素诱导血小板减少症（heparin-induced thrombocytopenia，HIT）的风险也低。而普通肝素具有半衰期短，抗凝效应容易监测，可迅速被鱼精蛋白中和的优点，推荐用于拟直接再灌注的患者，以及严重肾功能不全（肌酐清除率<30ml/min）或重度肥胖患者。低分子量肝素和普通肝素主要依赖抗凝血酶系统发挥作用，如有条件，建议使用前和使用中检测抗凝血酶活性，如果活性下降，需考虑更换抗凝药物。

抗凝治疗起始单独应用口服抗凝剂无效或更危险。因为，口服抗凝剂除抑制四种维生素依赖的凝血蛋白（因子Ⅱ、Ⅶ、Ⅸ、Ⅹ）的γ羟化激活外，也降低蛋白C和蛋白S（抗凝蛋白）的酸化，同时蛋白C和蛋白S的半衰期短于因子Ⅱ、Ⅶ、Ⅸ、Ⅹ，致使治疗初期蛋白C和蛋白S水平下降，引起暂时性高凝状态。

1. 普通肝素（unfractionated heparin，UFH）　肝素是一种硫化的糖胺聚糖，是间接凝血酶抑制剂，主要通过与血浆中抗凝血酶Ⅲ（ATⅢ）结合形成复合物，从而增强后者抗凝作用，ATⅢ能使以丝氨酸为活性中心的凝血因子Ⅱa（凝血酶）、Ⅸa、Ⅹa、Ⅺa、Ⅻa失活，是治疗急性肺栓塞-DVT的有效药物。肝素的抗-Xa:抗-Ⅱa活性比例与多糖链的长短或分子量的大小有关，对因子Ⅱa的灭活有赖于肝素、抗凝血酶Ⅲ因子Ⅱa三联复合物的形成，起模板作用的肝素多糖单位必须达到18个。因子Xa的灭活无须与肝素结合，少于18个糖单位的肝素仍可使因子 Xa 灭活。

UFH 起效迅速，能快速有效肝素化，作用较强，持续静脉泵入法较间断滴注更安全（出血发生率少），是首选的起始治疗方法之一。对于需快速达到抗凝效果的急性巨大肺栓塞患者、肥胖者（>120kg）、已进行创伤手术或严重肾功能不全出血风险高的患者、可能需紧急终止抗凝治疗用鱼精蛋白中和患者，推荐普通肝素抗凝治疗（优于 LMWH）。UFH 生物利用度 30%，治疗窗窄，不易达到稳态血药浓度，必须常规进行部分活化凝血时间（APTT）监测以确保最佳治疗效果和安全。首剂负荷量 80U/kg（或 5 000U 静脉推注）继之以 18U/（kg·h）速度泵入，然后按照表 16 - 9，根据 APTT 调整肝素剂量，在最初 24 小时内每 4 ~ 6 小时测定 APTT。

表 16 - 9　根据 APTT 调节肝素静脉注射剂量

| APTT | | 肝素剂量的调带 |
|---|---|---|
| （秒，sec） | （控制倍数） | |
| <35 | 1.2 | 80U/kg 冲入，随后增加 4U/（kg·h）的维持注射剂量 |
| 35 ~ 45 | 1.2 ~ 1.5 | 40U/kg 冲入，随后增加 2U/（kg·h）的维持注射剂量 |
| 46 ~ 70 | 1.5 ~ 2.3 | 无需调节剂量 |
| 71 ~ 90 | 2.3 ~ 3.0 | 降低 2U/（kg·h）的维持注射剂量 |
| >90 | >3.0 | 停止注射 1 小时，随后降低 3U/（kg·h）的维持注射剂量 |

对于临床上高度可能肺栓塞病例，如无抗凝绝对禁忌证，在进行影像学检查之前，就应该立即给予肝素治疗。当肝素与抗凝血酶Ⅲ结合时，可终止凝血活酶生成和抑制其活性，它也可抑制血小板聚集及脱颗粒，防止活性物质（5 - 羟色胺等）释放。并促使纤维蛋白溶解，从而中止血栓的生长，及促进其溶解。

肝素使用方法（供参考）：

（1）持续静脉内输液效果最好，出血并发症也减少。首次应给予一个初始负荷剂量（2 000 ~ 5 000U）静脉内冲入。2 ~ 4 小时后开始标准疗法，每小时滴入 1 000U 或以 18U/（kg·h）持续静脉滴注，由输液泵控制滴速，每日总量约为 25 000U。如按体重计算则：最初肝素的冲击负荷剂量为：80U/kg，随后维持剂量为：18U/（kg·h）。在开始治疗后的最初 24 小时内，每 4 ~ 6 小时测定 APTT，并根据 APTT 调节剂量，尽快使 APTT 达到并维持于正常值的 1.5 ~ 2.5 倍。

（2）间歇静脉注射：每 4 小时（5 000U 肝素）或每 6 小时（7 500U 肝素）静脉内给肝素一次，每日总量为 36 000U。

（3）间歇皮下注射：每 4 小时（5 000U）、每 8 小时（10 000U）、每 12 小时（20 000U）皮下注射一次肝素，必须避免肌内注射，以防发生血肿。

肝素一般连续使用 7 ~ 10 天。肝素抗凝治疗的主要并发症是出血，出血部位常见于皮肤、插管处，其次胃肠道、腹膜后间隙或颅内。凡年龄 > 60 岁、异常凝血、尿毒症、酒精性肝炎、舒张压 >110mmHg 或严重肺动脉高压症，易发生出血，使用肝素时应非常慎重。一般用肝素前，必须测定凝血时间、部分凝血活酶时间（APTT）、凝血酶原时间及血浆肝素水平等来调节剂量，以维持凝血时间延长一倍或 APTT 延长至对照值的 1.5 ~ 2.5 倍所需用的肝素剂量为所需剂量。当并发出血时，APTT 及凝血时间延长，此时应中断治疗数小时，肝素半衰期1~6小时，平均1.5小时，通常停药后凝血功能很快恢复。如出血明显，需要紧急终止其抗凝作用时，可用硫酸鱼精蛋白，在15分钟内1mg鱼精蛋白能中和肝素80~100U。待出血停止后再用小剂量肝素治疗，并使APTT维持在治疗范围的下限（表16-9）。

此外，应用普通肝素可能会引起血小板减少症（heparin - induced thrombocytopenia，HIT），HIT发生率为1.5%~3.0%，常发生在开始用药的前5天，峰值在第10~14天，轻型是肝素直接引起血小板聚集而导致的，停药后很快恢复，如果血小板不低于$70 \times 10^9$/L，不必停药能自行恢复。临床上在使用普通肝素的第3~5日必须复查血小板计数，动态观察血小板变化。若较长时间使用普通肝素，应在第7~10日和14日复查。若患者出现血小板计数迅速或持续降低超过50%，或血小板计数小于$100 \times 10^9$/L，应立即停用普通肝素，一般停用10日内血小板数量开始逐渐恢复。

重型HIT常由依赖肝素的抗血小板抗体IgG抗体引起血小板聚集，肝素初用者4~15天内发生，再次用药在2~9天内出现，血小板常降低至$50 \times 10^9$/L以下，或是较基础值减少1/2。临床上表现由血栓形成而产生动脉或静脉综合征（如肢体缺血、心肌梗死或肺栓塞-DVT的进展或复发），同时有出血倾向，预后不良。此时必须停用肝素，改用凝血酶直接抑制剂如阿加曲班、水蛭素、比伐卢定或戊糖和其他衍生物（不能用华法林治疗，也不建议输注血小板），直到血小板计数正常。低分子肝素与肝素有交叉反应，也应避免使用。血小板计数一般在停用肝素后10天内开始恢复。当恢复到$100 \times 10^9$/L，最好$150 \times 10^9$/L时再开始应用维生素K拮抗剂（双香豆素）。

LMWH因HIT发生率很低，因此只有在疗程>7天时每隔2~3天检查血小板计数。此外，早期大量使用肝素可能引起骨质疏松，多见于不孕妇女。

抗凝治疗的主要禁忌证：2个月内有脑出血、活动性出血、凝血机制障碍、严重的未控制的高血压、严重肝肾功能不全及近期手术史（10天内做过大手术，尤其是颅内及眼科手术），在妊娠头3个月或产前6周、亚急性细菌性心内膜炎、心包积液、动脉瘤以及活动性消化道溃疡者不用华法林（可选用肝素或低分子肝素）。当确诊有急性肺栓塞时，上述情况大多属于相对禁忌证。

肺栓塞患者单纯应用肝素抗凝治疗，有其局限性。在肝素抗凝治疗肺栓塞时，应用肝素后可以防止血栓增长，使内源性的纤维蛋白溶解活性溶解已存在的血栓。但是，溶解血栓的过程和速度变化相当大：①血栓完全溶解时间至少为7天，一般需要数周到数月；②数月之后血栓的溶解通常是不完全的；③血栓未完全溶解的患者可发生血栓栓子的机化，导致肺血管床的慢性狭窄或闭塞。

2. 低分子肝素（low molecular weight heparin，LMWH）　LMWH是肝素的短链剂，平均分子量为4 000到6 000，可与AT-Ⅲ相结合而产生抗凝作用。LMWH也是间接凝血酶抑制剂，糖单位数目少于18个，不能灭活因子Ⅱa，但可灭活因子Xa，因此抗Xa因子：抗Ⅱa因子比例增大。与肝素相比，LMWH具有药物吸收完全、生物利用度高（>90%）、生物半衰期较长（3~6h）、较好的可预测的抗凝剂量-效应关系、血小板减少、大出血发生率低（<1%），根据体重皮下注射（超过150kg肥胖者可导致过量，此时应监测抗Xa因子水平），每日一次或两次。由于LMWH对因子Xa比凝血酶有较高的亲和力，故不影响APTT。一般不需要常规监测凝血指标，使用简便，疗效至少与UFH相当，理论上LMWH优于普通肝素。可应用于肺栓塞和DVT的院外治疗，因此从临床抗凝易化角度来讲，已成为临床广

泛应用的抗凝药，已经或即将部分取代普通肝素。

LMWH 经皮下注射后有相当高的生物利用度，血清半衰期也较长，可产生预期抗凝反应。而且出血的并发症也较少。同普通肝素相比，LMWH 具有较强的抗凝作用，不影响血小板聚集，不影响微血管通透性。

LMWH 产品的抗凝活性、药代动力学、治疗作用及安全性均存在一定差异。各种 LWMH 抗 Xa：抗 Ⅱa 比值不同，药代动力学存在一定差异，因此推荐治疗剂量各不相同，不要互换。但疗效和安全性没有差异，但应注意个体化评价，一般可根据体重确定剂量每日 2 次或 1 次皮下给药，至少 5 天。各种 LWMH 使用方法需参照不同厂家制剂产品说明（表 16－10）。使用这些产品除需参考产品说明书外，尚需对其治疗剂量进行个体化评价。常用的 LMWH 有：依诺肝素钠（enoxaparin socliun，商品名 clexane），达肝素钠（dalteparin sodium，商品名 fragmin），那屈肝素钙（nadroparin calcium，商品名：速避凝，fraxiparine），合托肝素钠（certoparln sodium，商品名 sandoparin），亭扎肝素钠（tinzaparin sodium，商品名 logiparin）和瑞肝素钠（reviparin sodium，商品名 clivarin）。研究表明 LMWH 无论是按体重调整剂量或给予固定剂量每日 1 次或每日 2 次皮下注射的疗效及安全性与传统使用普通肝素间无差异，而 LMWH 每日 1 次与每日 2 次使用的疗效与安全性也无差异。各种 LMWH 具体使用方法见表 16－10。

表 16－10　常用 LMWH 的推荐用法

| LMWH 药品名 | 剂量 | 使用间期 | 最短治疗用药时间 |
|---|---|---|---|
| 那屈肝素钙（nadroparin，商品名：速避凝，fraxiparine） | <50 kg，0.4ml<br>50～59kg，0.5ml<br>60～69kg，0.6ml<br>70～79kg，0.7ml<br>80～89kg，0.8ml<br>>90kg，0.9ml | 每日 2 次 | 5 天 |
| 依诺肝素钠（enoxaparin，克赛） | 100U/kg | q 12 h | 10 天 |
| 达肝素钠（dalteparin，法安明） | 200IU/kg | 每日 1 次 | 5 天 |
| 瑞肝素钠（reviparin） | 35～45kg，3 500IU<br>45～60kg，4 200IU<br>>60kg，6 300IU | 每日 2 次 | 5 天 |
| 亭扎肝素钠（tinzaparin） | 175U/kg | 每日 1 次 | 5 天 |
| 磺达肝癸钠（fondaparinax） | 5mg（体重<50kg）<br>7.5mg（体重 50～100kg）<br>10mg（体重>50kg） | 每日 1 次<br>每日 1 次<br>每日 1 次 | 5 天 5 天<br>5 天 |

LMWH 在无禁忌证情况下绝大多数患者使用安全，一般无需在使用中进行实验室监护，不需常规监测血浆抗 Xa 因子浓度。但是如果剂量增加，APTT 可延长，出血危险性也可能增加。在重度肥胖者、孕妇、出血高风险者、药物抗凝强度不易监测者和肾功能不全者，特

别是肌酐清除率低于 30ml/min 或 LMWH 用量增加时，出血危险性增大，因此应监测血浆抗 Xa 因子活性，并据以调整剂量，皮下注射 LMWH 后 4 小时是测定抗 Xa 因子最合理时间，一天 2 次用药的治疗范围是 0.6~1.0U/ml，LMWH 每日一次的靶目标值尚不确定，1.0~2.0U/ml 似乎是合理的，而 APTT 受 LMWH 的影响小，因此不能以 APTT 代表 LMWH 的活性。LMWH 对肝素诱导的血小板减少症患者禁用，对需要进行神经麻醉患者应慎用；对严重肾功能不全患者也不适合，宜选用普通肝素。鱼精蛋白不能完全中和 LMWH 的抗凝治疗。

总之，LMWH 优于普通肝素，与普通肝素有同样的疗效和安全性，而且比较容易使用。但是，巨大肺栓塞病例和需要迅速逆转紧急临床情况时，首剂应该使用普通肝素进行冲击治疗；随后再应用 LMWH。

3. 维生素 K 拮抗剂（VKA） 为体内间接抗凝血药物，可抑制肝脏环氧化酶，使无活性氧化型维生素 K 不能成为有活性还原型维生素 K，干扰维生素 K 依赖性凝血因子 Ⅱ、Ⅶ、Ⅸ、Ⅹ 的羧化，使这些凝血因子停留在无活性的前体阶段，因此被作为抗凝维持阶段治疗，也是肺栓塞长期治疗的首选药物。VKA 对已活化的凝血因子无抑制作用。应尽早给予口服抗凝药，最好与肠道外抗凝剂同日。

亚洲人华法林肝脏代谢酶与西方人存在较大差异，中国人的平均华法林剂量低于西方人。我国心房颤动抗栓临床试验的结果表明，华法林的维持剂量约为 3mg〔。为减少过度抗凝的情况，根据 2013 年 "华法林抗凝治疗的中国专家共识"，不建议给予负荷剂量，推荐初始剂量为 1~3mg，某些患者如老年、肝功能受损、慢性心力衰竭和出血高风险患者，初始剂量还可适当降低。为达到快速抗凝的目的，应与普通肝素、低分子量肝素或磺达肝癸钠重叠应用 5d 以上，当国际标准化比值（INR）达到目标范围（2.0~3.0）并持续 2d 以上时，停用普通肝素、低分子量肝素或磺达肝癸钠。应当指出，华法林剂量调整后数天 INR 才会变化，故剂量调整不要太频繁。当 INR 稳定在 2.5（2~3）或 PT 延长至 1.5 倍时可停用肝素或 LMWH，单独口服华法林治疗。INR 一般用药后第 3 天测定，因为这时才到达稳定的峰值，在达到治疗水平前，应每日测定 INR，其后 2 周，每周测定 2~3 次，待 INR 情况稳定后每周监测 1 次，若行长期治疗可每 4 周测 1 次，并调整华法林剂量。INR 高于 3.0 无助于提高疗效，却使出血现象增加，对 INR 在 3~4 者平均需停药 2 天（停药后作用可维持 2~5 天），对 INR >4 者，需停药 4~5 天。而 INR 低于 2.0 也达不到抗凝效果。对有出血倾向患者应尽量将 INR 在有效抗凝治疗水平的低限。

口服抗凝剂在肺栓塞-DVT 确诊后方可使用，其疗程根据 VTE 危险因素决定：因一过性（可逆性）危险因素（如手术创伤）首次发生的 DVT 抗凝 3 个月；VTE 合并恶性肿瘤患者需应用 LMWH 抗凝治疗 3~6 个月。初次发病找不到明确危险因素的特发性 VTE，抗凝时限要长，至少治疗 6~12 个月（还应复查超声了解血栓和 VTE 有无复发情况）。具体抗凝建议是 40 岁男性建议 24 个月，40 岁女性和 60 岁男性 6 个月，≥80 岁者 3 个月，对复发性特发 VTE 应长期或终生抗凝治疗；因抗凝血酶Ⅲ、蛋白 C、蛋白 S 缺乏，因子 V Leiden 纯合子基因变异而首次发生的 VTE 抗凝治疗 6~12 个月；至少发生过 2 次肺栓塞或 DVT、抗磷脂抗体阳性或具有 2 个以上易栓危险因素患者应该长期甚至终生抗凝治疗；对慢性血栓栓塞性肺动脉高压和深静脉血栓后综合征者，放置腔静脉滤器者也需终生抗凝。总之，充分抗凝治疗可减少肺栓塞-DVT 病死率和复发率，但应定期评价继续无限期抗凝治疗带来的风险。停用抗凝剂应逐渐减量，以避免发生血凝度增加，病情反复。

临床上应用华法林时应注意，华法林代谢受多种药物和食物的影响，或影响其与蛋白结合或改变药物的清除。年龄、食物、药物和伴随的基础疾病等许多因素都能影响华法林的代谢作用，老年人、肝病及甲状腺功能亢进者对华法林敏感性增高。别嘌呤醇、胺碘酮、西咪替丁、奎尼丁和复方新诺明等均可加强华法林的作用。而巴比妥、口服避孕药和皮质激素能抑制其作用。保泰松、苯磺唑酮能使华法林从血浆蛋白结合部位置换出来，增加其浓度；先锋霉素由于抑制肠道产生维生素 K 的细菌，使维生素 K 吸收减少，妨碍凝血酶原合成；西咪替丁、甲硝唑抑制华法林的代谢，考来烯胺（消胆胺）在肠道内与华法林结合，降低华法林吸收和生物利用度，巴比妥类、利福平、灰黄霉素使华法林代谢加快。另外华法林经口服，吸收完全，入血后几乎全部与血浆蛋白结合，所以患急性病、手术创伤后等血浆蛋白水平低的情况下，患者对华法林更敏感。当患者存在加强华法林抗凝作用因素时，华法林宜减量，反之用量可略增加，应复查 INR 或凝血酶原活性。食用绿叶蔬菜也会降低华法林的疗法。长期（尤其老年患者）服用华法林可能出现的常见不良反应是出血（或服用华法林期间发生其他出血性疾病如颅内出血），可及时应用维生素 $K_1$ 10mg 皮下或静脉注射能在 6～12 小时终止抗凝作用，也可以输注凝血酶原复合物。使用华法林时也可能发生皮肤坏死，常见于蛋白 C 或蛋白 S 缺乏，恶性肿瘤或抗磷脂抗体综合征者，多在治疗后第 1 周发生，可出现斑丘疹，血管性紫癜随后迅速发生溃疡和坏死。此外，长期服用（≥1 年）男性患者，发生骨质疏松性骨折的危险性增加。

此外，华法林在孕妇中为禁用。因为华法林可透过胎盘和导致胎儿畸形。故在孕妇中最好选用肝素抗凝治疗，尤其是 LMWH 尤为适用。但是产后仍可应用华法林，因为母乳中的华法林代谢产物无抗凝作用。

4. 新型抗凝药物

（1）磺达肝癸钠（fondaparinax）：为一种人工合成的戊糖，属选择性间接凝血因子 Xa 抑制剂，戊糖与抗凝血酶结合后，使抑制凝血因子 Xa 活性的作用明显增强，可减少凝血酶生成从而发挥抗凝作用。自 2001 年在上市后正成为急性肺栓塞 - DVT 抗凝治疗（和骨科手术、高危腹部手术预防 VTE）的新型抗凝药，戊糖的优点是起效快速（2 小时），不经肝脏代谢，不与非特异蛋白结合，生物利用度高达 100%，药代动力学稳定，可固定剂量 7.5mg 皮下注射（SC），1 次/d，无需常规实验室监测，使抗栓治疗更加易化；疗效更为优越，至少与 LMWH 相似；由于不引起血小板减少，出血并发症较少，安全性更加优化；此外非动物源性，无病原污染的危险性。但戊糖不能被硫酸鱼精蛋白逆转，目前也尚无方便有效的其他拮抗剂，因此对于可能进行创伤性诊断检查的患者和有出血高风险患者应慎用。戊糖由肾排泄，对有明显肾损害者也应慎用，可通过测定血浆抗 Xa 因子水平来监测。

（2）idraparinux：是一种长效的戊糖，间接凝血因子 Xa 抑制剂，可一周给药一次，采用不同剂量的 idraparinux 与华法林相比，疗效相似。idraparinux 无剂量 - 效应关系，而出血发生率则有明显的剂量 - 反应关系。目前临床应用最小剂量为 2.5mg，皮下注射（SC），每周一次。已应用于 VTE 预防和 DVT 治疗。

（3）水蛭素（hirudin）和阿加曲班（argatroban）：均为凝血因子Ⅱa 直接抑制剂，前者是一种强效的二价直接凝血酶抑制剂，抗凝作用不需要血浆 PATⅢ 的存在，也不引起外周血液血小板减少，出血不良反应少，主要经肾脏清除，半衰期为 60 分钟，抗凝作用优于 UFH。对合并血小板减少的 VTE 和 HIT 患者，可使用重组复合物水蛭素，一般先予重组复合物水蛭素抗凝，待血小板升至 $10 \times 10^9/L$ 时再给予华法林治疗。阿加曲班是精氨酸衍生的小分子肽，经肝脏代谢生产多种活性中间产物，能与血栓的凝血活性部位直接结合，对凝血酶诱导的血小板聚集有抑制作用，不引起血小板功能障碍和数量减少，抗凝作用迅速（约30 分钟起效），可用于 HIT 和不能耐受肝素的患者。

5. 特殊情况下抗凝治疗

（1）妊娠期：双香豆素类药物可通过胎盘，有潜在的致畸危险。因此对需长期 VKA 治疗的育龄妇女需注意避孕，而对准备妊娠的女性应经常进行妊娠试验监测，由于妊娠 6～12 周时服用华法林 10%～25% 胎儿发生鼻、骨骼和肢体发育不良及中枢神经系统和眼部异常（视神经萎缩、小眼），而 UFH 或者 LMWH 不能通过胎盘对胎儿无影响，因此在妊娠头 3 个月用 UFH 或 LMWH 替代华法林。由于华法林会导致胎儿出血和死亡，以及胎盘早期剥离，在产前 6 周也应禁用 VKA。整个妊娠期间一般多采用 UFH 5～14 天持续静点，然后皮下注射 UFH 直至分娩，使 APTT 维持在治疗范围（因妊娠时Ⅷ因子增加，APTT 可靠性下降，有条件者可测定抗 Xa 因子浓度），分娩之前 24 小时可停用肝素。妊娠期间也可给予调整剂量 LMWH（根据体重调整剂量如达肝素 200U/kg，qd 100U/kg，q12 小时皮下注射）。由于产后发生 VTE 危险性高，因此一旦产科出血停止即应给予 UFH 充分抗凝，在分娩后第 1 天即开始口服华法林，按规定抗凝，产后华法林抗凝至少 6 周。华法林和 UFH 在母乳中分泌极少，因此母乳喂养时可应用。

（2）恶性肿瘤：恶性肿瘤并发 VTE 者的病死率要高于无 VTE 恶性肿瘤患者，故须积极治疗 VTE。推荐初始治疗应用 LMWH 要优于静脉 UFH 和华法林，疗程 3～6 个月，必要时可无限期治疗，直到癌症治愈。两项随机研究比较了 LIWH（克赛和法安明）与华法林（标准强度）治疗各 336 例癌症 VTE 患者的疗效和安全性（疗程分别为 3 个月和 6 个月），结果显示 LMWH 治疗组 VTE 复发率仅为华法林治疗组的一半（10.5% 对 21% 和 8.0% 对15.7%），严重出血率 3%～6%，此外 LMWH 还有调节肿瘤生长、增殖、浸润、转移和瘤血管生成等抗癌作用。因此对实体肿瘤无论有无转移，经化疗和 LWMH（如法安明）联合治疗较单纯化疗效果更好，可延长患者生存期。

（3）围手术期：为避免 UFH、LMWH 发生最大抗凝作用时间出现在手术后 6～8 小时，抗凝治疗可在大手术后 12～24 小时进行，因便于控制抗凝强度，调节剂量和一旦发生出血，可用鱼精蛋白中和，可首选 UFH，（肝素不使用首剂负荷量，4 小时后检查 APTT）。如果手术部位有出血则应推迟抗凝治疗。术后肝素剂量宜比常规剂量略小，抗凝强度较小。治疗中应密切观察患者血压、血小板、血红蛋白以及有无出血情况，尤其是手术部位。危险期后如需要溶栓治疗，必要时可采用介入治疗方法，其适应证：①术后 2 周内；②导管溶栓取栓；③置腔静脉滤器。

6. 抗凝治疗期间手术或其他侵入性治疗 抗凝治疗期间手术有可能引起出血，但也要防止因手术减少或停止抗凝治疗可能引起的血栓栓塞危险，因此需临时调整华法林用量，在围手术期实施 LWMH/UFH 的过渡抗凝疗法，对高危患者在术前 5 天停用华法林，LWMH 术前第 2、3 天，200U/kg，SC，qd，术前 1 天 100U/kg，术前 10 小时停用，使 INR≥1.8。术后 12～24 小时可继续 LWMH，而华法林可在术后晚上重新服用。但对于一般性皮下组织手术（如皮下静脉或动脉穿刺，皮肤治疗）和介入性治疗（如无创伤性内镜检查、小型外科手术）出血低中危患者不需采用过渡抗凝疗法，可低剂量华法林继续抗凝治疗（手术时

INR 在 1.3～1.5），术前 4～5 天开始减量，术后恢复华法林治疗。对需要紧急手术，术前需快速逆转 INR 者（如妇女生产）可尽快用维生素 $K_1$（≤5mg 口服）中和抗凝剂，只有当 INR＜1.5 时才考虑手术；如要立即重建正常止血效果，可补充新鲜血浆，输入浓缩凝血酶原复合物 500～1 500U，或重组因子Ⅶa，可每隔 12 小时重复维生素 $K_1$。为防止高危者手术后血栓栓塞的发生，可术后谨慎用小剂量 LMWH 或 UFH，但需要密切监测有无术后出血情况。

### 三、溶血栓治疗

溶栓药物可直接或间接地将纤维蛋白溶酶原转变成纤维蛋白溶酶，迅速降解纤维蛋白，使血块溶解；另外还通过清除和灭活纤维蛋白原、凝血因子Ⅱ、Ⅴ、Ⅷ及系统纤维蛋白溶酶原，干扰血凝；纤维蛋白原降解产物增多，抑制纤维蛋白原向纤维蛋白转变，并干扰纤维蛋白的聚合。溶栓治疗可迅速溶解血栓和恢复肺组织灌注，逆转右心衰竭，增加肺毛细血管血容量及降低病死率和复发率。欧美多项随机临床试验一致证实，溶栓治疗能够快速改善肺血流动力学指标，改善患者早期生存率。国内一项研究也证实对急性肺栓塞患者行尿激酶或 r－PA 溶栓治疗＋抗凝治疗总有效率 96.6%，显效率 42.7%，病死率 3.4%，显著优于对症治疗组和单纯抗凝治疗组。美国胸科医师协会已制定肺栓塞溶栓治疗专家共识，对于血流动力学不稳定的肺栓塞患者建议立即溶栓治疗。

总之，纤维蛋白溶解剂可促进静脉血栓及肺血栓的溶解，恢复阻塞的血循环，纠正血流动力学的障碍，是一安全治疗方法。用药后，以右心导管监测患者的血流动力学，发现肺动脉压在 90 分钟内减低，6 小时内获得溶血栓疗法的最佳效果。经远期随诊证明肝素抗凝治疗组患者肺弥散功能与毛细血管血液容积减少，而溶血栓治疗组却均正常。溶血栓治疗的常用药物有链激酶、尿激酶和重组组织型纤维蛋白溶酶原（rt－PA）。

1. 溶血栓治疗（溶栓）的作用机制　①溶栓疗法可使肺动脉内血栓溶解，改善肺组织血流灌注，逆转右心功能不全，改善肺毛细血管血流量；②溶栓最主要的目的是迅速降低肺动脉压力，改善右心功能，减少或消除对左室舒张的影响，改善左室功能，可使心源性休克逆转，降低病死率；③溶栓可改善肺组织灌注，预防慢性肺动脉高压的形成，改善生活质量和远期预后；④溶解深静脉系统的血栓，可减少栓子来源，减少栓塞复发和由此导致的慢性血栓栓塞性肺动脉高压的发生；⑤溶栓还可通过迅速减少或消除血栓负荷，减少不良体液反应对肺血管和气道的作用。

溶栓疗法的根本目的不在于使栓子溶解了多少，至关重要的是栓子溶解的速度，确切地讲是改善血流动力学的速度，速度就是生命。

2. 溶栓疗法的优越性　在治疗肺栓塞时，溶栓治疗实际上能够溶解血栓，因而比单纯抗凝治疗有以下潜在的优越性：①溶栓治疗能迅速溶解血栓并尽快改善肺循环灌注，使血流动力学和气体交换得以改善；②溶栓治疗也能够溶解深静脉血栓，故能明显减少肺栓塞的复发；③由于能迅速和完全使血栓溶解，因而可防止慢性血管阻塞的发生并降低肺动脉高压的发生率；④溶栓治疗能降低肺栓塞患者的死亡率。

3. 常用溶栓药物

（1）链激酶（SK）：系由 β－溶血性链球菌所产生，半衰期＜30 分钟，可促使体内及血栓内的纤维蛋白溶酶原转变为活性的纤维蛋白溶酶，后者具有很强的纤维蛋白水解活力，从而达到溶解血栓的效果。由于人体常受链球菌感染，故体内常有链激酶的抗体存在，首次使用必须输入高剂量的链激酶，以中和抗体。常规治疗方法：SK 150 万 U2 小时内静脉输入，或 25 万 U 链激酶溶于 100ml 生理盐水或 50% 葡萄糖溶液中，30 分钟左右静脉滴注完，以后保持每小时 10 万 U 水平，连续滴注 24 小时。为预防过敏反应，在用本药前半小时，先肌内注射异丙嗪 25mg 及静脉内注入地塞米松 5mg。如近 2~3 个月内有链球菌感染者，链激酶可能无效，应及时改为尿激酶。由于 SK 具有抗原性，至少 6 个月内不能重复使用，因为循环抗体灭活药物，并可引起严重的过敏反应。重组链激酶（recombinant streptokinase，r-SR）抗原性降低。

（2）尿激酶（UK）：是从人尿或人胚肾细胞培养液分离的类胰蛋白酶，有高、低两个分子量型，直接激活纤溶酶原转化成纤溶酶发挥溶解纤维蛋白作用，UK 无抗原性及药物毒性反应。常用方法：常用治疗方案：UK 2 万 U/kg，2 小时静脉滴注，或者 4 400U/kg 10 分钟静注，随后 2 200U/（kg·h），12 小时持续静脉滴注，两种给药方法、疗效、安全性相似。2008 年欧洲心脏病协会推荐方法为：负荷量 4 400U/kg，静脉注射 10 分钟，随后以 4 400U/（kg·h）持续静脉滴注 12~24 小时；或者可考虑 2 小时溶栓方案：300 万 U 持续静脉滴注 2 小时。

（3）重组组织型纤维蛋白溶酶原激活剂（recombinant tissue-type plasminogen activator，rtPA）：是一种糖蛋白，用各种细胞系重组 DNA 技术生产，无抗原性，可直接激活纤溶酶原转化成纤溶酶，导致纤维蛋白降解，因较少激活血循环其他系统纤溶酶原，具有高度血栓蛋白亲和力和选择性，无抗原性可重复使用，因此比 SK 或 UK 更具有特异性。目前我国大多数医院采用的方案是 rt-PA 50~100mg 持续静脉滴注，无需负荷量。我国 VTE 研究组开展了 rt-PA 治疗急性肺栓塞的临床研究，入选急性肺栓塞患者 118 例，65 例采用半量（50mg）持续静脉滴注 2h，53 例采用全量（100mg）持续静脉滴注 2h，结果显示半量 rt-PA 溶栓治疗急性肺栓塞与全量相比有效性相似且更安全，尤其是体重 <65kg 的患者出血事件明显减少。关于半量和全量的疗效比较，尚无定论。故推荐 50~100mg 持续静脉滴注 2h，体重 <65kg 的患者总剂量不超过 1.5mg/kg。

（4）瑞替普酶（reteplase，rPA）：新型溶栓药，在国外已开始应用，血栓溶解迅速。是目前国内临床上唯一的第 3 代特异性溶栓药，广泛应用于急性心肌梗死、卒中、急性肺栓塞、下肢深静脉栓塞等血栓性疾病的溶栓治疗。目前大多数研究推荐 r-PA 18mg（相当于 10MU）溶于生理盐水静脉推注 >2min，30min 后重复推注 18mg。也有研究推荐 r-PA 18mg 溶于 50ml 生理盐水静脉泵入 2h，疗效显著优于静脉推注 r-PA 和静脉尿激酶的疗效。

肝素不能与 SK 或 UK 同时滴注，在溶栓药物输入完毕后，检查 APTT（活化部分凝血活酶时间）或 ACT（活化凝血时间，激活全血凝固时间），待其降至正常对照值 1.5~2 倍时，继续给予肝素抗凝。

4. 溶栓治疗方案 表 16-11 为美国对急性肺栓塞的溶血栓治疗方案，可供参考。

表 16-11 急性肺栓塞的溶血栓治疗方案（美国 FDA 批准）

| 溶栓药物 | 方案 | 批准时间 |
| --- | --- | --- |
| SK | 250 000U 静脉注射（负荷量，注射时间 >30 分钟）； | 1977 |
| 链激酶（Streptokinase） | 随后 100 000U/kg，共 24h | |
| UK | 4 400U/kg 静脉注射（负荷量，注射时间 >10 分钟）； | 1978 |

| 溶栓药物 | 方案 | 批准时间 |
|---|---|---|
| 尿激酶（Urokinase） | 随后 4 400U/（kg·h），共 12～24 小时 | |
| rt - PA<br>重组组织型纤维蛋白溶酶<br>原激活剂 | 100mg 静脉注射，注射时间＞2 小时 | 1999 |

注：以上药物均经周围静脉连续输入。

5. 溶栓疗法的适应证　①2 个肺叶以上的巨大肺栓塞者，无出血倾向；②不论肺动脉血栓栓塞部位及面积大小只要血流动力学有改变者；③并发休克和体动脉低灌注（如低血压、乳酸酸中毒和/或心排血量下降）者；④原有心肺疾病的次巨大肺血栓栓塞引起循环衰竭者；⑤有呼吸窘迫症状（包括呼吸频率增加，动脉血氧饱和度下降等）的肺栓塞患者；⑥肺血栓栓塞后出现窦性心动过速的患者。

美国胸科医师学会循证医学临床概要 - 抗栓与溶栓指南（第 8 版）中提出：对所有肺栓塞患者，应进行快速的危险分层。对于明确存在血流动力学异常的患者，推荐溶栓治疗，除非患者由于存在出血的风险——这一主要禁忌证。由于这些患者可能发生不可逆的心源性休克，溶栓治疗不应该延误。对于某些高危患者，即使无低血压，如经评估出血风险性较小，仍建议给予溶栓治疗。是否采取溶栓治疗取决于临床医师对肺栓塞的严重程度、预后及出血风险的评估。

临床上如果无绝对禁忌证，所有巨大肺栓塞患者均应接受溶栓治疗。对于血压和组织灌注正常，而有临床和超声心动图显示有右心功能不全的患者（如：次巨大肺栓塞），如果没有禁忌证也可以进行溶栓治疗。但是，如果患者既不是巨大肺栓塞也不是次巨大肺栓塞，则不应该接受溶栓治疗，除非患者存在既往心肺疾病所致的血流动力学异常。总之，溶栓治疗适用于肺栓塞危险度分层中的高危患者，对于大多数肺栓塞患者，并不推荐溶栓治疗。

6. 肺栓塞溶栓治疗的最佳时间窗（optimum time window）　肺组织氧供丰富，有肺动静脉、支气管动静脉、肺泡内换气三重氧供，因此肺梗死的发生率低，即使发生也相对比较轻。肺栓塞溶栓治疗的目的不完全是保护肺组织，更主要是尽早溶解血栓疏通血管，减轻血管内皮损伤，降低慢性血栓栓塞性肺高压的发生危险。既往主张溶栓治疗在肺栓塞发生后 5 天之内进行，现根据 308 例肺栓塞资料研究认为，溶栓治疗可将溶栓时间延长到肺栓塞症状发生后 14 天之内进行。但是，24 小时内溶栓治疗时：86% 的肺栓塞患者，其肺血管灌注可平均增加 16%；如肺栓塞发生 6 日后，溶栓治疗仅能使 69% 的患者肺血管灌注平均改善8%。因此在急性肺栓塞起病 48 小时内即开始行溶栓治疗能够取得最大的疗效，但对于那些有症状的肺栓塞患者在 6～14 天行溶栓治疗仍有一定作用。

总之，溶栓应在肺栓塞确诊的前提下慎重进行，对有溶栓指征的病例，溶栓越早越好，一般为发病 14 天内，症状 2 周以上溶栓也有一定疗效。但鉴于可能存在血栓动态形成过程，对溶栓时间窗不作严格限定。溶栓治疗结束后，应每 2～4 小时测定 APTT 或 PT，当其水平低于正常值的 2 倍，即应开始规范的抗凝治疗。

7. 溶栓治疗的禁忌证

（1）绝对禁忌证：患有活动性出血及颅内新生物；近 2 个月内有过中风或颅内手术史；

对巨大肺栓塞和休克患者则无绝对禁忌证。

（2）相对禁忌证：①2周内的大手术、分娩、器官活检或不能压迫止血部位的血管穿刺；②2个月内的缺血性中风；③10天内的胃肠道出血；④15天内的严重创伤；⑤1个月内的神经外科或眼科手术；⑥难于控制的重度高血压（收缩压 > 180mmHg，舒张压 > 110mmHg）；⑦近期曾行心肺复苏；⑧血小板计数低于 $100 \times 10^9/L$；⑨妊娠；⑩细菌性心内膜炎；⑪严重肝肾功能不全；⑫糖尿病出血性视网膜病变；⑬出血性疾病；⑭动脉瘤；⑮左心房血栓；⑯年龄 > 75 岁。

8. 溶栓治疗的并发症 临床上无论根据何种适应证、采用何种溶栓方案、应用那一种溶栓药，凡接受溶栓治疗的肺栓塞患者都可能有不同程度出血并发症。因此在溶栓治疗前应慎重评价出血的危险，如有无颅内病变、近期手术史，创伤等。根据文献报告，溶栓治疗出血发生率为 5% ~ 7%，致死性出血发生率 1%，颅内出血发生率 1.2%，其中约半数死亡，腹膜后出血隐匿，多表现为不明原因的休克。老年和低体重的高血压患者，可增加颅内出血风险。溶栓治疗的其他并发症可能有发热、过敏反应、低血压、恶心、呕吐、肌痛、头痛。过敏反应可见于用链激酶者。溶栓治疗后，尽量减少血管穿刺的次数，可有效降低出血发生。

溶栓治疗时如患者有创伤性监测时，可达 50%。因此治疗中应避免创伤性监测，动、静脉穿刺必须用小号穿刺针，穿刺后局部应压迫。溶栓前宜留置外周静脉套管针，以避免反复穿刺血管，方便溶栓中取血监测。溶栓治疗前及治疗中应监测血小板、凝血酶原时间、凝血时间、部分凝血活酶时间（APTT）。血浆纤维蛋白溶解活性，如优球蛋白溶解时间及血浆纤维蛋白原浓度。当有显著改变时，应警惕出血的危险。当溶栓疗法结束后，2 ~ 4 小时，纤维蛋白溶酶作用才消失，此后再继续肝素抗凝治疗。

溶栓治疗并发症的处理：溶栓治疗的出血并发症为 5% ~ 7%，病死率约为 1%。

（1）危及生命的并发症：其中最为严重的是颅内出血，溶血栓治疗过程中如果患者诉头痛，则应立即采取如下措施：①停止溶栓及抗凝治疗；②立即作头颅 CT 检查，请神经内科及神经外科会诊，判断有无颅内出血，并采取有效措施；③如果经检查后排除颅内出血，则可以继续溶栓治疗。

（2）溶栓时发生大出血：溶栓时出现大咯血、消化道大出血或腹膜后出血，引起出血性休克或低血压状态，并需要输血者为大出血。其中腹膜后出血较快、持续、诊断困难，可危及生命。如停止溶栓后仍继续出血，则除采取上述措施外。请有关科室会诊和处理，决定是否经内镜或手术止血。此外，严重出血时也可予 10%6 - 氨基己酸 20 ~ 50ml，以对抗纤维蛋白溶解剂的作用，更严重者可补充纤维蛋白原或新鲜全血。

（3）溶栓时小量出血：指皮肤、黏膜、显微镜下血尿、血痰或小量咯血、呕血等。体表局部出血，可局部压迫；牙龈渗血可用纱布填塞，鼻出血可用油纱填塞，必要时请有关科室会诊和处理。

9. 溶栓治疗的疗效评价和疗效分析

（1）疗效评价：应注意观察患者的呼吸困难症状是否好转，心率、血压、脉压等血流动力学指标及动脉血气分析指标是否改善，急性右心室扩张表现是否减轻，尤其是具有确诊性质的验室检查参数变化，如超声心动图、肺通气灌注显像、CTPA、肺动脉造影等栓塞直接征象是否有显著改善。如果临床症状和各种指标改善不明显甚至有恶化可能，应重新评价诊断问题或考虑再次溶栓可能。

（2）疗效分析：溶栓治疗可提高巨大肺栓塞患者的生存率．如休克或（和）低血压患者（收缩压＜90mmHg 或不是由于新发生的心律失常、低血容量、脓毒血症所致血压下降＞40mmHg，并持续15分钟以上）。但是，对血压正常及有临床、血流动力学、超声心动图证据具有右心衰竭（次巨大肺栓塞）的患者，溶栓效应并不明显。国外研究表明，肺血管床阻塞小于50%及非巨大或次巨大肺栓塞的患者，其病死率小于5%。这些患者如进行溶栓治疗，收效不多。rt－PA100mg 2小时静脉输注所产生迅速的血流动力学改善效应，在重症巨大肺栓塞患者中较为显著。

10. 溶栓治疗的具体操作

（1）溶栓前应常规检查：血常规，血型，活化的部分凝血活酶时间（APTT），肝、肾功能，血气分析，超声心动图，胸片，心电图等作为基线资料，以及其他确诊肺栓塞的实验室资料（CTPA、肺动脉造影、肺通气灌注扫描及超声心动图等），用以与溶栓后资料作对比以判断溶栓疗效。

（2）输血准备，向家属交待病情，签署知情同意书。

（3）使用尿激酶溶栓期间勿同时使用肝素，rt－PA 溶栓时是否停用肝素无特殊要求，一般也不使用。

（4）溶栓使用 rt－PA 时，可在第一小时内泵入50mg 观察有无不良反应。如无，则序贯在第二小时内泵入另外50mg。应在溶栓开始后每30分钟做一次心电图，复查动脉血气，严密观察患者的生命体征。

（5）溶栓治疗结束后，应每2～4小时测定 APTT，当其水平低于基线值的2倍（或＜80秒）时，开始规范化肝素治疗。常规使用肝素或低分子量肝素治疗。使用低分子量肝素时，剂量一般按体重给予，皮下注射，每日2次，且不需监测 APTT。普通肝素多主张静脉滴注，有起效快，停药后作用消失也快的优点，这对拟行溶栓或手术治疗的患者十分重要。普通肝素治疗先于2 000～5 000U 或按80U/kg 静脉注射，继以18U/（kg·h）维持。根据 APTT 调整肝素剂量，APTT 的目标范围为基线对照值的1.5～2.5倍。

（6）溶栓结束后24小时除观察生命体征外，通常需行肺通气灌注扫描、肺动脉造影或CTPA 等复查，以观察溶栓的疗效。

（7）使用普通肝素或低分子量肝素抗凝治疗时，可同时给予口服抗凝药，最常用的是华法林。华法林与肝素并用通常至少在5天，直到国际标准化比值（INR）达2.0～3.0 即可停用肝素。有些基因突变的患者，华法林 S－对映体代谢减慢，对小剂量华法林极为敏感。INR 过高应减少或停服华法林，可按以下公式推算减药后的 INR 值：[INR 下降 =0.4＋（3.1×华法林剂量减少的%）]，必要时可应用维生素 K 予以纠正。对危急的 INR 延长患者，人体重组Ⅶa 因子浓缩剂迅速地防止或逆转出血。

（8）溶栓疗效观察指标：①症状减轻，特别是呼吸困难好转；②呼吸频率和心率减慢，血压升高，脉压增宽；③动脉血气分析示 $PaO_2$ 上升，$PaCO_2$ 恢复至正常范围；④心电图提示急性右室扩张表现（如不完全性右束支传导阻滞或完全性右束支传导阻滞 $V_1 S$ 波挫折，$V_1 \sim V_3 S$ 波挫折粗顿消失等）好转，胸前导联 T 波倒置加深，也可直立或不变；⑤胸部 X 线平片显示的肺纹理减少或稀疏区变多，肺血分布不均改善；⑥超声心动图表现如室间隔左移减轻、右房右室内径缩小、右室运动功能改善、肺动脉收缩压下降、三尖瓣反流减轻等。

（9）疗效评价标准：①治愈：指呼吸困难等症状消失，肺通气灌注扫描、CTPA 或肺动脉造影显示缺损肺段数完全消失；②显效：指呼吸困难等症状明显减轻，肺通气灌注扫描、CTPA 或肺动脉造影显示缺损肺段数减少 7~9 个或缺损肺面积缩小 75%；③好转：指呼吸困难等症状较前减轻，肺通气灌注扫描、CTPA 或肺动脉造影显示缺损肺段数减少 1~6 个或缺损肺面积缩小 50%；④无效：指呼吸困难等症状无明显变化，肺通气灌注扫描、CTPA 或肺动脉造影显示缺损肺段数无明显变化。⑤恶化：呼吸困难等症状加重，肺通气灌注扫描、CT-PA 或肺动脉造影显示缺损肺段数较前增加。

11. 肺动脉导管溶栓　肺动脉内局部溶栓较全身性静脉注射溶栓的优点包括：①能更迅速和（或）更完全溶解血栓；②由于局部高浓度，因而较小的药物剂量可获得与大剂量全身用药相同的溶栓效果；③自发性出血危险性小。然而其缺点是需行肺动脉导管术，从而又增加了穿刺部位出血的危险。然而近期的研究显示静脉注射溶栓和动脉导管溶栓均能迅速而显著地改善肺动脉压和肺灌注，而且大出血危险性并不受给药途径的影响。

溶栓前可行导丝穿行试验，导丝顺利穿过阻塞部位则性子较新鲜，否则较陈旧。对较陈旧的栓塞可采用将导管直接插入血栓内 1~2cm 持续小剂量注射尿激酶。速度为 40 000~80 000U/h 注入。对较新鲜栓塞则用较大剂量尿激酶，以 240 000U/h 注入，2 小时内推进导管，继续注入尿激酶，使栓子清除，肺血管再通。如 2 小时后栓塞无再通，则表明栓塞较陈旧，可改为持续小剂量注入。

12. 特殊情况下的溶栓治疗

（1）肺栓塞二次溶栓：通常急性巨大肺栓塞溶栓治疗只需进行一次。如溶栓后原正常肺组织新出现较大范围肺栓塞，在无出血并发症时，可进行二次溶栓。而对初次溶栓治疗无反应，即有持续血流动力学不稳定和右心功能不全者（约占 8%），特别是肺动脉主干或主要分支被栓子阻塞的，目前多推荐介入治疗，经静脉导管碎解和抽取血栓或外科肺动脉血栓摘除术或（病死率和肺栓塞复发率均低于二次溶栓治疗的）。对发病时间较长（有时病程难以确定）的肺栓塞（多伴肺动脉高压、DVT，通常是 CTEPH），如一次溶栓治疗无效无需进行第二次，否则不仅可加重病情，还可能引起出血的危险。重复溶栓应在首次溶栓复查后（通常在第二天）出现上述情况时进行。剂量通常小于首次剂量，可与首次同药，但链激酶例外。需密切观察第二次溶栓治疗的反应。

（2）咯血患者的溶栓治疗：大约 1/3 急性肺栓塞患者发生咯血，可来源于肺梗死出血，也可能是肺组织坏死后支气管动脉血渗出。因咯血多发生在外周较细肺动脉栓塞患者，病情较轻，血流动力学稳定，一般抗凝治疗即可。但当巨大肺栓塞并发咯血，或溶栓抗凝治疗后肺栓塞复发伴咯血，是否溶栓治疗应权衡利弊，并征求家属知情同意，原则上具备以下几点可以考虑进行溶栓治疗：①巨大肺栓塞伴血流动力学改变者；②原有心肺疾病的次巨大肺栓塞有右心功能不全者；③无其他溶栓禁忌证或潜在性出血疾病者。但经验证明，肺栓塞咯血患者经溶栓治疗后，咯血量仅少数增多，多数变化不大，但对患者检验血型，准备新鲜冷冻血浆和对抗纤溶酶原活性的药物仍是必需的。

（3）妊娠并发急性肺栓塞的溶栓治疗：进行溶栓治疗在妊娠期是相对禁忌证，一般仅用于合并血流动力学不稳定的巨大肺栓塞妊娠者。溶栓药物不能通过胎盘，使用方法与非妊娠者相同。经溶栓和抗凝治疗后能否继续妊娠应根据以下进方面综合评估：①溶栓和抗凝治疗的效果；②肺动脉压力高低；③患者的心功能状态；④能否耐受抗凝治疗。对于经溶栓后肺动脉压仍高、心功能较差，不能长期耐受抗凝治疗的孕妇应终止妊娠。注意分娩时不能使用溶栓治疗，除非患者濒临死亡、肺栓塞极为严重且外科取栓手术无法马上进行的情况下可谨慎溶栓。然而溶栓治疗后孕妇总的出血发生率在8%左右，通常是阴道出血。与单用肝素治疗巨大肺栓塞的死亡率相比，这种出血风险可以接受。孕妇下腔静脉滤器植入的适应证与其他肺栓塞患者相同。

（4）右心血栓的溶栓治疗：肺栓塞患者合并右心血栓的发生率为7%～18%。肺栓塞合并右心血栓，特别是活动性血栓时，血栓很可能从右心进入肺动脉，早期病死率可高达80%。位于右心房的右心血栓也被称为迁移性栓子（embolic in transit），发生率达23%，病死率27.1%，而经过溶栓治疗，病死率可下降到11.3%。国际肺栓塞注册登记协作研究建议首选溶栓治疗，最近一组16例患者溶栓治疗2小时、12小时、24小时后，右心室血栓消失率分别为50%，75%和100%。另外外科或者经导管血栓清除术也是可以选择的治疗方法，外科血栓摘除术适用于那些通过卵圆孔横跨于房间隔的血栓。溶栓疗法优于抗凝疗法，单独抗凝疗效较差。

4. 心脏停搏的溶栓治疗　约4.8%的心脏停搏由急性肺栓塞引起，临床表现心脏无收缩，心电活动消失。心肺复苏过程中进行溶栓治疗可提高心肺复苏术成功率。最近一个回顾性研究显示，约70%的急性肺栓塞患者发生的心脏停搏时，已被临床诊断，经溶栓治疗（tt－PA 100mg）能使81%的患者恢复心跳和血液循环，病情稳定后长期成活。对心跳骤停患者除应常规进行心肺复苏外（机械作用可促进血栓破碎），应在复苏15分钟后立即给予rt－PA 50mg和5 000U普通肝素，如30分钟内无自主循环可追加同等剂量的rt－PA和普通肝素（而采用其他治疗方法，仅43%的患者有较好效果）。其他可选方案：尿激酶100万～300万U，或链激酶25 000～75 000U静脉注射。

## 四、外科治疗

由于内科治疗的进展和手术治疗肺栓塞的效果不理想，现在外科治疗的适应证已大为缩小，现介绍二种外科手术方法如下：

1. 肺栓塞取栓术　适用于危及生命伴休克的急性大块肺栓塞，或肺动脉主干、主要分支完全堵塞，且有溶栓治疗禁忌证或溶栓等内科治疗无效的患者。手术病死率可高达70%，但可挽救部分患者的生命。但必须严格掌握手术指征：①肺动脉造影证明肺血管50%或以上被阻塞，栓子位于主肺动脉或左右肺动脉处；②抗凝或（和）溶栓治疗失败或有禁忌证；③经治疗后患者仍处于严重低氧血症、休克和肾脑损伤。血栓摘除术应在主肺动脉和叶肺动脉内进行，而不可因追求血管造影的结果在段肺动脉中也进行，当血流动力学改善后就应终止操作。

2. 导管取栓术　是治疗急性肺栓塞最有希望的方法之一。对于危及生命的巨大肺栓塞，体循环低血压，溶栓效果差或有溶栓禁忌证等的肺栓塞患者，在心源性休克发生前应用导管去栓术，可迅速改善肺循环血流动力学，挽救患者生命，改善预后。

3. 腔静脉阻断术　肺栓塞的栓子85%以上来源于下肢和盆腔静脉的深静脉血栓。腔静脉阻断术主要预防下肢或盆腔栓子再次脱落入肺循环，以至危及肺血管床。腔静脉阻断的适应证：①下肢近端静脉血栓，但抗凝治疗禁忌或抗凝治疗出现并发症者；②下肢近端静脉大块血栓溶栓治疗前；③经充分抗凝治疗后，但仍有反复发生的肺栓塞；④伴有血流动力学不稳定的巨大肺栓塞，由于反复栓塞，患者处于垂危状态；⑤行导管介入治疗或肺动脉血栓剥脱术者，术后不能应用抗凝治疗；⑥慢性血栓栓塞性疾病合并严重肺动脉高压或肺源性心脏病患者；⑦腔静脉有较大的游离血栓；⑧血栓可能通过潜在的卵圆孔，形成矛盾血栓，栓塞体动脉系统。

腔静脉阻断的方法如下：①下腔静脉结扎术；②下腔静脉折叠术：包括用缝线间隔缝合或塑料钳夹，本手术病死率为5%以内，术后易发生下肢肿胀、血液淤滞及皮肤溃疡，目前可以作下腔静脉置网术，即在肾静脉至下腔静脉开口之下方，用不可吸收的血管缝线，缝制间隔为1mm的网，这样可滤过由下腔静脉进入肺动脉的致命大血栓，并避免了上述方法的并发症；③下腔静脉伞式过滤器，即从颈内静脉插入特制的器材，直至下腔静脉远端，打开伞式滤器，使下腔静脉部分阻塞，这样3mm以上的栓子即被留滞，但其可发生滤器的脱落、移行及静脉穿孔等危险。上述各种腔静脉的阻断术后，复发率为10%～20%，因术后侧支循环可能增大，栓子能通过侧支循环进入肺动脉，或阻断的器材局部也可有血栓形成，因此术后需继续抗凝治疗，应用可撤离的滤器，如果10天后静脉造影证明远端无血栓则可以撤除滤器。

不推荐急性肺栓塞患者常规置入下腔静脉滤器。在有抗凝药物绝对禁忌证以及接受足够强度抗凝治疗后仍复发的急性肺栓塞患者，可选择静脉滤器置入。

1998年临床研究证实，下腔静脉滤器放置后12天是有效的，但是短期和远期的死亡率均无改善，而且下腔静脉滤器组2年内DVT的复发率明显增加。由于下腔静脉滤器只能预防肺栓塞复发，并不能治疗深静脉血栓形成，因此需严格掌握适应证，植入滤器后仍需长期抗凝治疗，防止血栓形成。植入永久型下腔静脉滤器后能减少肺栓塞的发生，但并发症发生率较高。早期并发症如滤器植入部位血栓形成的发生率为10%；晚期DVT发生率约20%。40%的患者出现栓塞后综合征，5年闭塞率约22%，9年闭塞率约33%。为避免下腔静脉滤器长期留置体内带来的并发症，可选择植入可回收滤器。临床研究表明可回收滤器能有效预防肺栓塞再发，且滤器回收后血栓栓塞事件复发的发生率与对照组无明显差异。待下肢静脉血栓消失或无血栓脱落风险时可将下腔静脉滤器回收取出。建议回收取出时间控制在12～14天。

美国胸科医师学会循证医学临床概要-抗栓与溶栓指南（第8版）关于肺栓塞初始治疗时应用腔静脉滤器时指出：对于大部分肺栓塞患者，不推荐在抗凝治疗的基础上常规置入下腔静脉滤器。对于急性肺栓塞患者，如果存在出血的风险性，因而不能接受抗凝治疗，推荐置入下腔静脉滤器。然而对于置入下腔静脉滤器替代抗凝治疗的急性肺栓塞患者，当出血的风险消除时，仍推荐继续进行常规抗凝治疗。

## 五、总结治疗策略

1. 有高度危险性的肺栓塞患者　肺栓塞患者合并休克或低血压（也就是临床上称为的巨大肺栓塞），患者住院后具有死亡的高风险，尤其死亡可以在住院后最初数小时。因为LMWH和磺达肝癸钠（fondaparinax）还没有在休克和低血压的情况下进行过临床应用，这些患者应该立即首先选用静脉注射普通肝素（UFH）来进行治疗。溶栓治疗能够显著降低急性肺栓塞患者的病死率和肺栓塞的复发。故对于高度危险的肺栓塞患者，除非患者有溶栓治疗的绝对禁忌证，则应该使用溶栓治疗（表16-12）。研究也提示，溶栓治疗是安全的，可以代替肺栓塞患者的外科手术治疗，并治疗漂浮在右心室内的血栓。

如果这些肺栓塞患者具有明确的溶栓禁忌证，或者溶栓治疗后不能改善血流动力学，则可以选择外科手术切除栓子。如果临床上难以立即进行外科手术，可以应用导管栓子切除术，或考虑使用栓子粉碎手术，这些介入治疗的安全性和有效性并没有获得证实。

2. 无高度危险性的肺栓塞患者　血压正常、无高度危险性的肺栓塞患者，一般预后较好。大部分急性、无高度危险性的肺栓塞患者没有严重的肾功能损害。可以选用 LMWH 或磺达肝癸钠，按体重选择适当的剂量给予皮下注射。这组患者中，溶栓治疗并没有显示临床优越性。

**表 16 – 12　急性肺栓塞的紧急治疗推荐意见**

| 有高度危险性的肺栓塞患者 |
| --- |
| 有高度危险性的肺栓塞患者应该立即使用普通肝素进行治疗；而不要延误治疗 |
| 纠正体循环低血压，以防止右心衰竭和因肺栓塞发生死亡 |
| 肺栓塞患者发生低血压，推荐使用升压药物 |
| 肺栓塞患者如果心排出量降低而血压正常，可以应用多巴酚丁胺和多巴胺 |
| 不推荐积极补充液体 |
| 低氧血症患者应该给予氧疗 |
| 有高度危险性的肺栓塞患者合并有心源性休克和（或）持久的动脉低血压，应该应用溶栓治疗 |
| 如果有高度危险性的肺栓塞患者，溶栓治疗有绝对禁忌证或溶栓失败，外科栓子切除是一种推荐的替代治疗方法在高危患者中，当溶栓治疗存在绝对禁忌证和溶栓失败时，可以考虑应用导管栓子切除术或近端肺动脉内血块粉碎术，以代替手术治疗 |
| 无高度危险性的肺栓塞患者 |
| 临床上高度或中度考虑肺栓塞的可能性时，此时患者还在进行检查和诊断之中，应该立即开始进行抗凝治疗，而不要延误治疗 |
| 对于大多数的无高度危险性的肺栓塞患者，最初治疗时推荐应用 LMWH 或磺达肝癸钠 |
| 对于具有高度出血危险的患者，合并有严重的肾功能不全，在初期治疗时推荐应用普通肝素，APTT 的目标控制在正常范围的 1.5~2.5 倍 |
| 最初治疗时应用普通肝素、LMWH 或磺达肝癸钠，治疗疗程至少 5 天；只有在达到 INR 目标水平并至少连续 2 天后，才考虑应用维生素 K 拮抗剂替代 |
| 在无高度危险性的肺栓塞患者中，不常规推荐应用溶栓治疗，但是在中度危险性的肺栓塞者中可以考虑选择性地应用溶栓治疗 |
| 低度危险性的肺栓塞患者，不应该应用溶栓治疗 |

（李　钊）

# 第十七章

# 肺结核急症与重症

## 第一节　急性血行播散性肺结核

### 一、概述

此型20世纪50年代多发生于婴幼儿、儿童及青少年，未接种过卡介苗的儿童更为常见，80年代何礼贤报道血行播散性肺结核的发病年龄较解放初期明显后移，50岁以上血行播散性肺结核患者约占20.6%，90年代好发于一些特殊原因引起免疫功能低下的人群，且老年患者明显增多。

在机体免疫力低下时，结核菌一次或间隔时间极短，大量进入血液循环且毒力较强，造成两肺弥漫性损害，临床上可出现败血症表现者。

### 二、病因

大量结核菌以一次性或短期内反复多次侵入血循环而人体的免疫力又明显减弱时，可引起急性血行播散性肺结核。病灶的形态如粟粒状亦称粟粒性肺结核。结核菌的来源大多由于原发性肺结核的进展，从原发病灶或肺门、纵隔淋巴结的干酪样病变破溃。如破溃入肺静脉，则可通过体循环播散到全身多数器官如胃、肾、肝、脑、生殖器、皮肤等，引起全身性粟粒性结核；如侵入肺动脉、支气管动脉及体静脉系统，主要引起肺部的粟粒性结核；在个别情况下如侵入一侧肺动脉或其分支，亦可引起一侧或一部分肺区的粟粒性结核。另一结核菌的来源为继发性肺结核或其他器官如骨骼或泌尿生殖系统结核的干酪样病变破溃入血循环。

### 三、临床表现

1. 症状　急性血行播散性肺结核是结核菌所致的败血症，绝大多数患者起病较急，有明显的中毒症状，发热（96%以上）呈高热39~40℃，稽留热或弛张热，少数患者不规则低热数周或数月。常伴寒战、盗汗（18.7%）、消瘦（25.3%）、乏力（43.4%）、食欲不振（33.5%）、全身不适等菌血症表现；肺部症状常有咳嗽（55.5%）、咳白色泡沫痰（47%）、痰染血丝、咯血、胸痛、病变广泛者常出现气短和发绀。部分患者有消化道症状，表现为食欲不振、腹胀、腹泻、便秘等，此外，女性患者尚有闭经等表现。部分患者有低血钾，中老年、女性患者多见，有时在病情好转时出现显著的软弱无力，易误诊为周期性瘫痪。血钠也可偏低。有的患者可长期发热，而无其他系统症状及体征，而误诊为败血症、伤寒。因血象过低可误诊为血液系统疾病。有时结脑误为流脑。骨、关节结核或 Poncet 关节炎误为风湿性关节炎，长期使用激素虽可暂时缓解症状，但最终导致结核菌向全身播散。

2. 体征 急性血行播散性肺结核患者多为急性病容，衰弱，面色苍白，部分患者浅表淋巴结肿大，呼吸频率增快，呼吸音减低、粗糙，早期无啰音，出现啰音常为病变融合或有并发症；脉细弱，心率增快，可肝脾肿大。北京胸科医院张锦垣等报道急性血行播散性肺结核约 60% 累及脾脏，脾迁延感染，可引起脾亢；浙江医科大学黄文礼等报道急性血行播散性肺结核患者尸检或肝穿活检，70.9% 并发肝结核；10%~37% 患者并发结核性脑膜炎，可有颈项强直等脑膜刺激征及病理反射；眼底检查 20%~47% 可见脉络膜粟粒结节或结核性脉络膜炎 - 脉络膜可见 1~2 个或多个结节，呈黄色，微突起，以后变成白色且逐渐变扁平。常与胸片显示的粟粒结节同时存在，是诊断血行播散型肺结核的重要证据。并发结核性胸膜炎及自发性气胸时可有相应表现。

## 四、检查

1. 胸部 X 线 胸部透视：两肺透光度降低，粟粒结节在透视下不易显示，肺野呈毛玻璃样模糊阴影，为小叶间隔轻度增厚，肺泡内液体、巨噬细胞、中性粒细胞或无定型物质填充所致。此时常需 CT 或摄 X 线胸片检查。

X 线胸片：早期呈弥漫网织状阴影，约发病两周后出现细小结节状阴影，大小形态基本一致，两肺广泛分布，上中下较为均匀分布或上中肺野较密集，早期粟粒结节阴影直径 1~2mm，呈圆形或椭圆形，边界较清楚，接近肺门处较为浓密，肺门阴影不清晰。后期结节可增大、融合、边界模糊。文献报道胸片对粟粒型肺结核的检出敏感性为 59%~69%，特异性为 97%~100% 结节大小在 1.5mm 以下占 12%，1.5~2mm 占 78%，3mm 以上占 10%。急性血行播散性肺结核粟粒阴影，分布均匀，大小相等，<3mm 占 54%，>3mm 占 38%，结节较粗大，分布不均匀者仅占 7.3%，胸片两肺只有透过度下降而未发现结节者占 1.3%。实际上常有粟粒阴影分布不均匀的病例，而被误诊为支气管肺泡细胞癌等疾病。经积极抗结核治疗 2~10 周开始逐渐吸收，6~7 个月可完全吸收。治疗不及时的结核结节较大、融合，向浸润型发展。在治疗愈合过程中，偶尔可表现为两肺广泛性薄壁小泡性肺气肿，部分小泡囊肿可融合成肺大疱，亦可并发自发性气胸。此为病变纤维化，细支气管活瓣性阻塞，肺泡壁弹性下降所致。有时可见原发性肺结核影像，如肺门、纵隔淋巴结肿大阴影；亦可见单侧或双侧胸腔积液。

2. CT 表现 CT 空间分辨率高，密度分辨率敏感优于 X 线胸片。CT 发现肺内粟粒病灶时，同期胸片往往无明显异常。高分辨 CT（HRCT）在微结节的显示上优于常规 CT；对显示急性血行播散型肺结核，肺实质和间质早期改变的特征，早于常规 CT 和胸片。在急性血行播散性肺结核早期，胸片磨玻璃样改变时，HRCT 已能发现不同程度或广泛的小叶间隔增厚及微小结节病灶，检出率高达 91%，能发现次级小叶内的支气管血管束不规则结节，小叶间隔及小叶间质内，也可见于胸膜下区域结节、叶间裂结节。结节融合时出现的空洞，空洞显示率高于平片。由于 CT 有以上优点，在临床高度怀疑血行播散性肺结核，胸片又无明显异常时，应酌情采用。

近年来不典型影像增多，尤其是老年急性血行播散性肺结核表现更为多样，少数患者粟粒影均匀，多数患者粟粒影和2种或多种其他性状阴影同时存在，分布不均，密集度下降，影像学不典型。

3. **实验室检查** 痰结核菌检查70%~90%为阴性，痰菌阳性率在30%左右。1/3~1/2患者结核菌素试验阴性，血沉增快（81.9%）。部分患者白细胞总数及分类正常（39%），部分患者白细胞总数增高（40.7%），核左移。亦有少数患者白细胞总数减少（20.3%），伴轻中度贫血（82.7%）、重度贫血（6.2%）。个别患者可见异常白细胞、类白血病反应及骨髓纤维化。少数患者尿中红细胞、白细胞数超过正常；血生化检查：部分患者 ALT、AST升高（均占28%），y-GT 升高（占20%），LDH 升高（占45%）。LDH 的升高与中毒症状严重程度相关。痰菌阴性时联合五项结核免疫检测（PPD 0.11U、PCR、LAMIgG、PPDIgG、SCIC）能提高诊断阳性率达85.7%，特异性90%。血三项高特异性免疫学检测（LAMIgG、PPDIgG、SCIC）亦能提高诊断阳性率达75%，有广阔应用前途。血结核分枝杆菌 PCR 检测，阳性率为78%~84%，特异性为90%~93%，是早期诊断急性血行播散性肺结核和鉴别诊断的重要方法。

## 五、诊断

临床有明显的结核中毒表现，畏寒、高热、盗汗、虚弱、有呼吸道症状、呼吸音粗或啰音、肝脾大、脑膜刺激征；有使机体免疫功能低下因素、如糖尿病、结缔组织病、分娩、长期使用激素或抗癌药物、脏器移植等；血沉快；白细胞改变（正常、可升高、可降低）；X线胸片两肺见典型粟粒阴影；部分患者眼底脉络膜结核结节；痰结核菌检查仍是诊断的金标准；由于阳性率不高，痰菌阴性时联合血 TB-PCR、TB-Ab、LAMIgG、PPDIgG、SCIC 多项结核免疫学检查，纤维支气管镜检查（刷检、钳检、灌洗），活体组织检查包括淋巴结活检、纤维支气管镜肺活检、肝及骨髓活检等有助于诊断。血行播散性肺结核各种活检证明肉芽肿病变的检出率：肝活检88%（46例）；淋巴结活检78%（56例）；骨髓活检65%（16例），经支气管肺活检60%（61例）；胸膜和其他浆膜55%（24例）。

## 六、鉴别诊断

血行播散性肺结核病情严重，由于免疫抑制剂的滥用和免疫缺陷病的增加，发病可能增加且临床表现不典型，误诊率极高。

1. **伤寒血行播散性肺结核** 常高热、有明显中毒症状、而呼吸道症状不明显、胸片无粟粒阴影时，尤其是婴幼儿血行播散性肺结核的伤寒型更应加以鉴别。伤寒是伤寒杆菌引起的急性肠道传染病，目前已很少见，偶有散发病例。全年均可发生，夏秋季为多，患者长期发热，中毒症状明显，消耗病容，与本病表现一致。但伤寒有特殊中毒面容、相对缓脉、玫瑰疹、肝脾大、白细胞下降、嗜酸性粒细胞消失，肥达反应阳性，而无呼吸道症状，胸片无阳性表现，可鉴别。

2. **败血症** 败血症是细菌大量进入血液循环引起的急性感染性疾病，起病急、畏寒、高热、皮肤化脓灶、出血点、肝脾大，白细胞总数增高，核左移，血培养阳性，可侵犯多脏器，肺部可表现为点状结节状阴影。金黄色葡萄球菌败血症较常见，其中血行播散性金葡菌肺炎为代表。鉴别点：X线胸片两肺多发结节，较为分散，不十分对称，以两下肺野为著。结节较大，直径多为 2~4mm，密度较低，边缘模糊，多分散在两肺的外围增粗的肺纹理中，中央常有空洞形成。在病程中常可见到大小、数目不等的肺气囊；临床中毒症状明显，畏寒、高热、皮疹、昏迷；白细胞总数增高，核左移，可见中毒颗粒，血（或其他标本）培养常阳性，鉴别不困难。

3. **细支气管肺泡细胞癌** 弥漫型肺泡细胞癌两肺可出现较广泛的点状、结节状阴影，阴影由上至下，由外带至肺门逐渐增多，两肺尖阴影较少。在粟粒结节间有网状阴影，肺下野肋膈角区带可见水平走向胸壁的致密线状阴影，（宽 0.5~1mm，长 2~3cm），外端常达抵达胸膜（Kerley B 线），可能为淋巴回流受阻或肿瘤直接侵犯淋巴管所致。侵犯胸膜可出现胸腔积液，亦可侵犯肋骨。早期临床可无症状，亦可有咳嗽，咳少量黏痰，约 20% 患者咳大量白色黏痰，每日可达 500~1 500ml、不易咳出。晚期咳嗽严重难以控制，呼吸困难逐渐加重，十分痛苦，可咯血，慢性消耗、虚弱、浅表淋巴结肿大。痰癌细胞阳性率高。肺部有典型阴影，临床出现逐渐加重的呼吸功能减损，而无感染中毒表现，血白细胞不增高（合并感染时可发热，血象增高），应高度警惕弥漫型支气管肺泡细胞癌。

近期胸片；痰癌细胞，痰细菌学、真菌学或其他病原学检查；血常规，血生化检查；活体组织检查；支气管镜检查等均有鉴别意义。

4. **肺粟粒转移癌** 是机体癌瘤血行转移的一种肺部表现，约占肺部转移癌的 10%，可有原发癌（全身各系统肿瘤）的表现如甲状腺癌、肝癌等，亦可首先有肺转移癌症状而无原发癌表现。临床有癌症的消瘦、无力、虚弱、呼吸道症状，胸片表现两肺以中下肺野为密集的粟粒阴影有时肺门处亦较密集，亦可阴影大小不一，密度较高，与血行播散性肺结核及一些肺间质性疾病的粟粒阴影十分相似，可见 Kerley A 线（由肺外围向肺门放射状的致密线条阴影，不与支气管血管走行一致，宽 0.5~1mm，长 5~6cm，形成机制同 Kerley B 线），肺门、纵隔淋巴结常肿大。早期无结核中毒症状，不发热，阻塞支气管时引起阻塞性肺炎，可发热、血象高。转移性肺癌生长迅速，可在短期内（几周）显示病灶增多增大，常由两下肺向上逐渐增大增多。近期复查胸片可见动态变化。晚期痰癌细胞阳性，血沉增快，活体组织检查有助鉴别。

5. **热带嗜酸性粒细胞增多症** 此病是热带与亚热带地区较常见的疾病，我国华南与华东地区较为多见，新疆、东北、内蒙古自治区等地区也有发现。临床特点为慢性咳嗽或哮喘伴嗜酸性粒细胞增多。本病的发病与蠕虫（血丝虫为主）感染关系密切。患者肺泡内有嗜酸性粒细胞、中性多核细胞、淋巴细胞、巨噬细胞和浆细胞浸润。在肺结节内有肉芽肿，肉芽肿内常有很大的多核巨噬细胞，其中可有坏死的嗜酸性物质，并能找到微丝蚴或尾丝蚴的退行变化物质。有时可有肺泡坏死和嗜酸性脓肿形成，还可有肺间质纤维化。本病与过敏反应有关。患者以 20~40 岁的男性多见，病程多在 3~8 个月（1 个月~20 年）。起病徐缓，疲乏、食欲下降、轻微咳嗽、微热等早期症状。咳嗽逐渐加重，少量白色透明黏痰，偶带血丝或咯血，常伴夜间发作性哮喘，一夜可发作数次，但极少哮喘持续状态。部分患者有胸部不适或压迫感，如不治疗病程偶可持续数年，后期可发生肺源性心脏病。体检时半数患者可闻干性啰音，1/4 可闻湿性啰音，半数患者浅表淋巴结肿大，白细胞总数多在 $10 \times 10^9$/L，偶尔可达（40~50）$\times 10^9$/L，嗜酸性粒细胞占在 20%~90%，绝对值增高达 $2 \times 10^9$/L 以上。胸部 X 线检查多数患者（90% 以上）肺纹理增加，部分病例肺部有粟粒样点状阴影，肺门淋巴结肿大。根据长期阵发性咳嗽或哮喘，多于夜间发作；X 线胸片肺部可见点状、粟粒状阴影，多在两肺中下肺野内带；嗜酸性粒细胞增高；乙胺嗪（海群生）治疗有效，绝大多数患者能痊愈。

6. 硅沉着病　Ⅱ 期硅沉着病在胸片上可见弥漫型小结节影，需与急性血行播散性肺结核鉴别。急性血行播散性肺结核起病急，有明显的结核中毒症状和呼吸道症状。痰结核杆菌涂片检查为阴性，眼底检查 20% ~40% 可见脉络膜结节。以上检查阴性时血结核菌 PCR、PPD - IgG、LAMIgG、Tb - DOT、SCIC 检查有助诊断。硅沉着病患者有明确的粉尘作业史，临床有咳嗽、少量白痰等逐渐加重的呼吸道症状，呼吸功能减损，无结核中毒症状，胸片粟粒结节大小不一，密度不如急性粟粒型肺结核之结节均匀一致，沿支气管走行分布，两肺中下野及肺门部较密集，且多有胸膜增厚表现可以鉴别。

7. 肺含铁血黄素沉着症　通常继发于风湿性二尖瓣膜病，因长期肺瘀血引起。X 线胸片有肺瘀血表现外，可见双肺广泛散在，大小均等的点状阴影，自针头大至直径 2 ~3mm 的结节，以中下肺野及肺门区密集。胸片阴影长期存在无改变，临床有气短、咳嗽、咳痰而无中毒症状，肺底可闻湿性啰音（瘀血性支气管炎引起），心脏听诊可有二尖瓣狭窄所致的舒张期杂音。痰检查：可见心力衰竭细胞，可与血行播散性肺结核鉴别；无职业病史及无血嗜酸性粒细胞增高可与硅沉着病及肺血吸虫病（目前极罕见）鉴别。

8. 肺弥漫性间质纤维化急性型（Hamman - Rich Syndrome）　是很少见的类型，病因及发病机制不清。自然病程 1 年以内。起病时表现为急性肺部感染，发热、咳嗽、咳痰，有时为脓性痰，心率快，发绀，胸部有紧迫感，呼吸困难，很快出现杵状指。此病的典型症状是进行性气促、咳嗽与咳痰、持续性换气过度。两肺底部可闻及高调的爆裂音。X 线胸片多为支气管肺炎表现，亦可表现为两肺弥漫性粟粒阴影或网状结构。呈粟粒阴影时易误诊为血行播散性肺结核。临床有呼吸道症状，经积极的抗感染治疗无效，很快出现杵状指，应考虑到本病，对肾上腺皮质激素治疗，反应良好。

9. 肺泡微石症　肺泡微石症是一种原因不明的少见病，可有家族史。患者无肺尘埃沉着症职业史，病程长但无明显症状，偶尔 X 线检查发现，X 线胸片表现为两肺散在鱼卵样或细砂状细小钙质阴影，大小相近，边缘清楚，密度较高，以内侧及两肺中下肺野较为密集。后期细小阴影可以融合。胸部 X 线可分轻中重三期，轻度两肺中下野弥漫性细沙状或鱼子样钙质阴影，斑点间界限分明。中度：细沙状鱼子样阴影增多，心缘部分被遮盖，仍无症状或轻微，可有换气功能障碍。重度：整个肺部都被钙质阴影密布，中下野更密集，肺尖区因泡性肺气肿，而显透光度略高，心脏外缘、膈肌、肋膈角均消失，甚至一片模糊。临床出现咳嗽、咳痰、气短、胸闷、胸部听诊可闻两肺呼吸音减弱，可出现右心室增大的临床表现，痰中可混有鱼子样小钙质矽粒，肺弥散功能减低。根据典型胸片、病史、临床无明显症状，晚期可有呼吸功能减损表现而无中毒症状，实验室检查等特点可以与急性血行播散性肺结核鉴别。

10. 胸内结节病　是结节病常见类型，早期（二期）两肺可散在粟粒结节，以中下肺野和肺门处密集，直径约 1mm，此时肺门肿大淋巴结可继续存在或消失。临床症状较为缓和与肺部病变不一致，肺部病变较广泛而症状轻微，可有咳嗽、咳痰、咯血、气短、胸痛、乏力低热、盗汗等。还可有胸腔积液、全身淋巴结肿大、眼部受侵、腿部结节性红斑、面部斑丘疹等，一般 2 年内吸收，血清血管紧张素转换酶（SACE）增高，Kveim 皮试阳性，组织活检证实为结节病，除外结核病、淋巴系统肿瘤或肉芽肿疾病，结合临床特点可确诊。

## 七、治疗

血行播散性肺结核是一种危重结核病，它不仅表现在肺内弥漫播散，也可通过血液播散侵犯其他器官。因此一旦确诊，应立即给予积极有效的治疗措施。早期诊断及早期治疗，大多数患者肺部病灶吸收良好，甚至可以完全吸收而不留痕迹。血行播散性肺结核治疗主要包括化学治疗、激素治疗、全身营养支持治疗及对症处理等综合治疗措施。

1. 化学治疗　化学治疗（化疗）是各类结核病最主要的治疗手段，其疗效与化疗方案及疗程有关。

（1）化疗原则：必须遵循早期、联用、适量、规则和全程的化疗原则。

（2）化疗方案及疗程：对于急性及亚急性患者，因病情较重，初治方案宜采用3HRZE（S）/6~9HRE，总疗程9~12个月。有条件者建议强化期酌情考虑异烟肼和利福平静脉点滴以尽快控制病情、防止病灶播散引起多器官病变，同时也可以有效地控制早期隐匿的肺外结核病灶。其中异烟肼的剂量适当增大，成人每日可用600~900mg。如属复治或耐药患者，应根据患者既往用药史、药物不良反应情况及药敏试验结果等，选用可能有效的药物组成的方案进行治疗，其强化期及总疗程均适当延长。

对于慢性血行播散性肺结核，可按继发性肺结核化疗方案治疗。但由于病灶范围较广泛，且可能合并肺外结核，建议强化期至少3个月，巩固期至少3种药物联合使用，强化期及总疗程适当延长。

2. 激素治疗　激素在有效的抗结核治疗保护下合理使用，可以明显地提高一些急性结核病的治疗效果；相反，如果使用不恰当，也可以短期内明显促使结核病灶播散。因此，为了更好地发挥激素的治疗作用，务必严格掌握好激素的适应证及其禁忌证。

（1）作用机制：①降低毛细血管和细胞膜的通透性，减少炎症反应；②抑制纤维结缔组织增生，减少瘢痕形成；③改善应激能力和一般状况，促进食欲，减少抗结核药物的毒性反应。

（2）适应证：①急性及亚急性血行播散性肺结核；②合并结核性脑膜炎或结核性胸膜炎、心包炎或腹膜炎等；③合并结缔组织疾病；④抗结核药物所致的严重过敏反应。

（3）禁忌证：合并结核性脓胸或结核性脓肿、肠结核伴肠瘘、多发坏死型淋巴结结核、骨关节结核伴脓肿、消化道出血、骨质疏松症、股骨头坏死等。

血行播散性肺结核合并上述禁忌证时，在经过积极抗结核治疗后结核中毒症状仍不能有效控制，或同时合并有上述激素使用适应证时酌情考虑小剂量使用激素并密切观察病情变化。

（4）剂量及疗程：一般应用泼尼松每日30mg左右，待病情好转后逐渐减量，以至停用，疗程6~8周。合并结脑时，其激素剂量及疗程应参照结脑章节。

注意事项：激素必须在合理有效的抗结核化疗同时酌情使用。

3. 局部治疗　对于痰涂片阳性或肺部病灶形成空洞的患者，可给予雾化吸入治疗；合并支气管结核时，除雾化吸入治疗外，根据局部病情还可给予气管镜下注药治疗、球囊扩张治疗、激光治疗等，详见支气管结核治疗章节。

4. 全身营养支持治疗及对症处理　血行播散性肺结核由于细菌是经血液循环广泛播散

到肺部，甚至全身多器官，常常病情进展较快，早期诊断又十分困难，因此不论急性、亚急性或慢性患者均存在不同程度的营养不良（贫血、低蛋白血症）、电解质紊乱及免疫力低下等，而患者也可因营养不良、免疫力低下使病情进一步恶化。因此给予必要的营养支持治疗十分有利。可给予适当高热量、高维生素、易消化的饮食；酌情补充能量、氨基酸、白蛋白等；及时纠正水电解质平衡紊乱；适当应用免疫调节剂，如分枝杆菌菌苗（母牛分枝杆菌菌苗或草分枝杆菌菌苗）、重组白介素Ⅱ、胸腺肽等有助于提高机体的免疫功能。

5. 合并症及并发症处理

（1）合并症的处理：血行播散性肺结核常常合并糖尿病、肝肾功能不全或肝肾移植术后、结缔组织疾病、HIV 感染或 AIDS 等基础疾病，在抗结核治疗同时，必须兼顾治疗合并症，并要根据合并症情况，酌情调整抗结核药物使用种类及剂量。

（2）并发症的处理：血行播散性肺结核是全身血行播散性结核病的一种，就肺部并发症而言，可以并发气胸、咯血、呼吸衰竭等；就全身而言，可以并发多器官结核病，并可以导致多器官功能不全，甚至多器官功能衰竭。因此应积极预防上述并发症的发生；一旦发生，应及时给予相应治疗，并兼顾药物的不良反应及药物之间的相互作用，权衡利弊，适当调整用药剂量及时间。

（董贤明）

# 第二节　结核性脓胸

## 一、概述

结核性脓胸是由于结核分枝杆菌或干酪样物质进入胸腔、引起的胸腔特异性化脓性炎症，有时伴其他细菌感染加重病情。慢性结核性脓胸外科手术治疗往往能取得良好效果。并发支气管 – 胸膜瘘是外科手术的绝对适应证。

结核分枝杆菌经过各种途径进入胸腔或干酪物质进入胸腔，引起的胸腔特异性炎症。

## 二、发病机制

结核菌侵入胸膜腔的途径各异，多数是经肺内结核病灶而来。

1. 肺结核　在接近胸膜的肺周边部位的结核病灶可逐渐侵蚀胸膜；结核性空洞、肺大疱或支气管扩张远端发生破裂，结核菌和气体同时进入胸膜腔，发生结核性脓气胸、支气管 – 胸膜瘘，甚或混合性脓气胸。

2. 邻近组织或器官结核的蔓延　纵隔、支气管淋巴结核，脊柱结核，胸壁（包括胸骨、肋骨）结核可向胸膜腔内溃破，形成结核性脓胸。

3. 肺结核手术后并发症　如肺切除、胸膜剥脱术等手术发生胸腔污染时，也可导致结核性脓胸或混合性脓胸。术后支气管 – 胸膜瘘、血胸等也常为脓胸的原因。

4. 人工气胸并发症　人工气胸治疗肺结核时，若发生渗出液未予及时控制，或因存有使病灶部位不能萎陷的粘连波及胸膜，或因粘连撕破胸膜，粘连烙断术后感染等，均可引起结核性或混合性脓胸。目前已极少采用人工气胸治疗肺结核。

5. 结核性胸膜炎　结核性渗出性胸膜炎未能得到及时正确的治疗，可发展为结核性脓胸。

6. 血源性感染　结核菌还可通过淋巴或血液循环侵犯胸膜，此时胸膜常是全身血源播散性结核感染的一部分。

不论经何种途径，当结核菌到达胸膜腔引起胸膜腔感染后，首先发生充血、水肿及渗出，并可在胸膜上形成散在的结核结节，胸腔积液中含有大量白细胞和纤维蛋白，随着炎症的进一步发展，渗液中纤维蛋白和炎细胞逐渐增多，成为脓性。大量纤维蛋白沉着于胸膜表面形成纤维素膜，初期柔软，随着纤维层瘢痕机化收缩，韧性增强。胸膜感染较局限时，周围的壁层胸膜与脏层胸膜粘连，使脓液局限于一定范围，形成局限性或包裹性脓胸，常见部位为肺叶间、膈肌上方、胸膜腔后外侧及纵隔面等。局限性脓胸对肺、纵隔的推压作用较小。当感染范围扩大，累及整个胸膜腔时，称为全脓胸，急性期可使肺组织明显受压、发生萎陷，并将纵隔推向对侧，引起呼吸、循环功能障碍。病程超过 6 周~3 个月，脓胸中的纤维素逐渐机化收缩，并限制肺的扩张，脓腔容积不再缩小时，即形成慢性脓胸，此时可使患侧胸廓塌陷，纵隔拉向患侧。

### 三、临床表现

单纯结核性脓胸多继发于肺结核，一般起病较缓慢，有慢性结核中毒症状，长期发热、盗汗、胸痛、胸闷、周身不适、乏力、消瘦等。胸膜下结核病变及肺表面干酪样空洞破向胸腔，大量干酪物质及结核分枝杆菌进入胸腔，引起混合性脓胸，起病急、全身中毒症状重、高热、恶心、呕吐、剧烈胸痛、呼吸困难、衰弱，需紧急处理。

1. 胸痛　脓胸患者都有程度不等的胸痛，早期呈针刺样，呼吸或咳嗽时加重，慢性脓胸胸痛不明显。干酪空洞破裂者胸痛剧烈，伴呼吸困难。

2. 胸闷及呼吸困难　脓胸患者因纵隔心脏受压及胸廓畸形，限制性通气障碍，常感胸闷气短。

3. 咳嗽　多数患者有刺激性干咳，肺部继发感染时可有脓性痰、血痰。支气管－胸膜瘘时刺激性咳嗽，大量脓痰，与穿刺脓液性质相同。

4. 查体　患者多呈慢性消耗病容，轻度贫血，患侧胸廓塌陷，肋间隙变窄，肋骨并拢，呼吸幅度明显减弱或消失。叩诊呈实音，气管纵隔向患侧移位，呼吸音消失或减弱。早期胸腔大量积脓，可有大量积液体征。

### 四、检查

1. X 线表现　脓胸早期 X 线表现与胸腔积液相同。慢性脓胸晚期胸膜明显增厚，呈一致性透光不良阴影，肋间隙变窄，纵隔心影向患侧移位，膈肌升高，可有胸膜钙化。如有肋骨骨膜反应，沿肋骨上下缘可见多层增密的条索影，为脓胸特征性表现。合并支气管－胸膜瘘则见液气胸，因胸膜粘连可呈多房性。包裹性脓胸多在侧胸壁或后下胸壁，呈大小不等的圆形、类圆形或 D 形密度增高、边缘清楚阴影。罕见胸膜腔上部的包裹性脓胸。

2. 胸腔穿刺检查　胸腔穿刺检查是常规项目，取脓液做结核分枝杆菌培养、动物接种结核分枝杆菌可确诊。疑有支气管－胸膜瘘，可在胸腔穿刺时注入 2% 亚甲蓝（美蓝）2ml，如美蓝被咳出则证明支气管，胸膜瘘存在。

B 超检查可以为胸腔穿刺定位，明确脓胸范围。

3. 实验室检查　血沉快，轻度贫血，胸液细胞总数 $>10 \times 10^9/L$，早期单核细胞为主，晚期淋巴细胞为主，混合感染时中性粒细胞为主，蛋白40g/L以上，比重 $>1.020$。

## 五、诊断

有结核病或结核性胸膜炎史及相应体征；X线检查有典型表现；血沉快；胸腔穿刺液为淡黄色，脓性，普通培养无细菌生长，细胞总数 $>10 \times 10^9/L$，淋巴细胞为主，蛋白 $>40g/L$，比重 $>1.020$，可协助诊断。

## 六、鉴别诊断

1. 化脓性胸膜炎　起病急、感染中毒症状严重、高热、胸痛、呼吸困难；血象高、核左移、胸腔积液普通细菌培养阳性；必要时胸膜活检病理确诊；抗感染治疗及排液后病情迅速好转可鉴别。

2. 胆固醇性胸膜炎　胆固醇性胸膜炎少见，其发生与结核病关系最大，也与糖尿病、梅毒以及慢性酒精中毒、肺吸虫、肿瘤有关。病程长，临床症状轻微，中毒症状和压迫症状少见。X线表现多为包裹积液。胸腔积液以黄白色多见，可呈无色、浑浊、血性、淡黄、橙黄、黄绿等各种颜色，比重多在 $1.020 \sim 1.030$，积液中常混有浮动的鳞片状、绢丝状、有光泽的胆固醇结晶，不凝固静置后可沉积于底部。可与结核性脓胸鉴别。

3. 乳糜胸　多由外伤、手术引起胸导管损伤，乳糜渗漏到胸腔所致，亦可为胸导管受丝虫病性肉芽肿、纵隔肿瘤、结核性淋巴结炎、恶性淋巴瘤压迫、阻塞、侵犯乳糜管引起。多发生于左侧，呼吸困难明显。胸腔积液呈乳白色，比重 $1.012 \sim 1.020$，呈碱性反应，以淋巴细胞和红细胞为主，中性粒细胞少见。

## 七、治疗

结核性脓胸早期治疗与结核性胸膜炎相同。合理化疗加积极胸腔穿刺抽液，争取在此阶段得到治愈。进入慢性期则更要慎重选择化疗方案，抽脓，胸腔冲洗。有手术条件时应积极进行胸腔引流，做好准备，择期手术。无手术条件，先作较长时间的闭式引流，脓液减少后开放引流，可望得到满意效果。

### （一）全身治疗

1. 化疗方案　结核性脓胸急性期选择 $4 \sim 5$ 种敏感药联合，强化期 $2 \sim 3$ 个月，巩固期用3种药巩固6个月。慢性脓胸使用抗结核药物较多，时间亦较长，多不规律，故耐药病例较多。在争取得到药敏结果后根据药物敏感试验结果用药，如为耐药病例，疗程适当延长，按耐药病例治疗。

2. 支持疗法　结核性脓胸是一种消耗性疾病，常有混合感染，在抗感染的同时予以补液，注意水电解质平衡。慢性结核性脓胸，常伴有不同程度的营养不良、贫血，应补充蛋白质丰富的膳食，必要时可补充氨基酸，免疫增强剂如胸腺肽、微卡、干扰素等。人血制品的使用应十分慎重。

### （二）局部治疗

1. 胸腔穿刺　结核性脓胸早期与结核性胸膜炎的治疗相同，在化疗的同时，隔日或每

2～3日胸腔穿刺抽液一次，胸腔积液一次抽尽，不能一次抽尽者隔日再抽。抽液后胸腔内给药，INH0.1～0.3g，RFP0.15～0.3g，SM1.0g，KM1.0g。混合感染可给庆大霉素、甲硝唑等。

如脓腔较小可5%碳酸氢钠冲洗脓腔，一般每次量不超过500ml，然后注入抗生素。根据脓腔大小决定胸腔穿刺的间隔时间。有支气管－胸膜瘘时禁用胸腔冲洗。

2. 胸腔引流术　分为胸腔闭式引流和开放引流两种类型。经闭式引流后胸腔脓液少于50ml/d或更少时剪短引流管，可改为开放引流以方便患者。

引流目的：清洁及缩小脓腔，减轻腔内炎症，防止结核播散，改善中毒症状，为外科手术作准备。部分患者可望消灭脓腔。

胸腔闭式引流适应证：①反复胸腔穿刺抽液不能缓解中毒症状或脓液黏稠不易抽吸；②作为脓胸外科手术前的过渡性治疗：一般引流3～6个月（2～18个月）；③张力性脓气胸；④并发支气管－胸膜瘘。

3. 胸腔冲洗术　经胸腔穿刺向胸腔注入冲洗液，清洁局部，提高疗效。用5%碳酸氢钠适量（一般小于500ml），注入脓腔，冲洗液中可选用胰蛋白酶、链激酶、透明质酸酶、肾上腺皮质激素和异烟肼、链霉素、利福平。冲洗液保留6～8小时后抽出，每日1次。亦可冲洗后胸腔注入抗结核药物及抗生素。文献报道5%碘伏浸泡脓腔10～30分钟，2～3天仍有脓液者，可重复使用，可达脓腔闭合或脓液减少、吸收。支气管－胸膜瘘者用OB胶（外科封堵瘘口用的氰基烯酸酯胶）封闭漏孔，冲洗同前。取得良好效果。

（三）外科治疗

慢性脓胸病例经长期化疗，多为耐药病例，长期慢性消耗，化疗及局部治疗成功率低，应积极手术治疗。尤其是结核性脓胸支气管－胸膜瘘病例，外科手术是惟一有效的治疗方法。术后需以3～4种敏感药物治疗1年以上。

1. 胸膜纤维板剥离术　切除胸壁脏层及壁层增厚的纤维板，清除坏死组织，干酪、骨化及钙化灶，促进肺复张，恢复功能。适用于估计术后肺复张良好者，肺内无活动性结核病灶，无支气管结核者。

2. 胸廓成形术　近半个世纪以来，由于抗结核药物的发展及肺切除技术的逐步完善，胸廓成形术的适应范围已经非常窄小，但针对结核性脓胸特别是合并支气管－胸膜瘘，胸廓成形术仍有不可替代的作用。适用于慢性结核性脓胸，肺内病灶活动或广泛纤维病变，不适合做纤维板剥离术（术后肺不能膨胀或原有结核病灶复发或恶化）而对侧病变稳定者。切除患侧部分肋骨、增厚的纤维板，刮除胸壁坏死组织、无活力、干酪、骨化及钙化组织，使胸廓完全塌陷，消灭脓腔。脓胸得以治愈。

3. 胸膜肺切除术　适用于慢性脓胸同侧肺病变严重，如结核性空洞大量咯血、损毁肺、支气管扩张、支气管－胸膜瘘等，需要肺切除手术者。创伤大，出血多，手术复杂并发症多，需严格掌握适应证。

4. 带蒂大网膜移植术　20世纪80年代初起在治疗感染性疾病中获得广泛的应用。大网膜有很强的抗炎及吸收作用。将带蒂大网膜移植到感染的胸腔，使其与胸壁粘连，建立丰富的侧支循环，减少和吸收渗出，消灭残腔。不造成胸廓畸形，有良好效果，患者容易接受。尤其适用于肺切除术后支气管残端合并感染的病例。

（韩春兰）

# 第三节　肺结核并发自发性气胸

## 一、概述

气胸是指气体在胸膜腔的积聚。自发性气胸是肺结核严重并发症之一，在19—20世纪初的很长一段时间内，医师普遍认为自发性气胸是肺结核的并发症，20世纪30年代以后才强调大部分气胸的病因是非结核性的。国内报道自发性气胸占肺结核病住院患者数的1.2%~1.8%。正常胸膜腔为密闭腔隙，压力为负压，吸气时压力为 $-8~-9mmHg$（$1mmHg=0.133kPa$），呼气时的压力为 $-3~-6mmHg$，肺内支气管内压为：吸气时压力为 $-1~-3mmHg$，呼气时压力为 $1~5mmHg$。当各种原因所致肺泡或支气管破裂或因外伤导致壁层胸膜破裂，气体进入胸膜腔，胸腔负压消失，肺被压缩，直至破口封闭或压力达到平衡，如果破口处形成活瓣，空气只能进入胸膜腔而不能排出，胸腔压力越来越高，则形成张力性气胸，当胸腔压力达到 $15~20cmH_2O$（$1cmH_2O=0.09\%kPa$），将使纵隔移位，影响静脉回流，降低心排血量。气胸使肺活量降低，肺顺应性降低，扩散容积减少，产生低氧血症。气胸对机体的影响取决于气胸的量、气胸的张力以及基础肺状况，如果对侧肺是正常的，很快可代偿，对呼吸功能影响小。如基础肺功能差，不能代偿，可能因未治疗的气胸而有生命危险。在有基础肺疾病而导致肺弹性回缩力丧失，发生气胸时肺压缩较慢，压缩程度较少，但少量气胸就可以严重影响呼吸功能。

## 二、肺结核并发自发性气胸的机制

（1）活动性肺结核大多伴有不同程度的支气管内膜结核，严重的支气管内膜结核，使支气管黏膜增厚或肿胀，造成该段支气管内腔狭窄。吸气时由于管径舒张，吸入空气得以通过狭窄段进入肺泡；但呼气时管径缩小，从肺泡呼出的气体不易经狭窄部而排出体外，于是狭窄部远端的肺泡过度充气，形成局限性阻塞性肺气肿。肺泡内压不断增加，致使肺泡破裂并融合成肺大疱。当患者咳嗽或抬举重物时，肺内压突然升高，位于肺脏表面的肺大疱破裂，可导致气胸发生。

（2）靠近肺边缘的结核病灶可直接浸润穿破脏层胸膜而发生气胸；如有干酪坏死物质同时进入胸膜腔，则并发结核性脓气胸。

（3）结核病灶在修复过程中形成广泛纤维性变，纤维组织收缩使小支气管扭曲而狭窄，在小气道狭窄部的远端引起局限性肺气肿或肺大疱。一旦肺内压突然升高，也可使肺大疱破裂而导致气胸。

## 三、气胸的分类

1. 根据气胸发生的原因分类

（1）自发性气胸：是指在没有外伤或人为因素的作用，肺或胸膜原有病变或缺陷，肺泡和脏层胸膜破裂以后发生的气胸，其中原发性气胸（即特发性气胸）是指在没有基础肺病或没有明显病因情况下发生的自发性气胸。继发性气胸是继发于肺部基础病变的气胸，其中最常见的是继发于慢性阻塞性肺疾病，其他有哮喘、肺结核、肺炎、肺脓肿、肺肿瘤、结节病。

（2）创伤性气胸：是由于胸部外伤或创伤性医疗操作引起的气胸。

（3）人工气胸：因治疗和诊断的需要，人为地将气体注入胸膜腔。

2. 根据破裂口的情况和胸膜腔内的压力分类

（1）闭合性气胸（单纯性气胸）：破裂口较小，肺压缩后裂口随之封闭，空气停止进入胸膜腔，用人工气胸箱测压，压力可为正压或负压，经抽气后，可维持负压，留针2~3分钟后压力不再上升。胸膜腔内的气体逐渐吸收，肺易复张。

（2）开放性气胸（张力性气胸）：破裂口开放，胸膜腔与支气管相通，空气随呼吸自由出入胸膜腔，胸膜腔测压在零上下波动，抽气后压力不变。

（3）张力性气胸：破裂口形成单向活瓣，空气只进不出，胸膜腔内空气越积越多，压力持续升高，使肺脏受压，纵隔移位，影响心脏血液回流。测压时胸膜腔压力常超过 $10cmH_2O$，抽气后压力可下降，但留针2~3分钟，压力又迅速升高。如不积极抢救，患者可能因心肺衰竭而死亡。

气胸发病后超过3个月，长时间肺不能复张，称慢性气胸，可能由于裂口未封闭，胸膜增厚或分泌物阻塞气道使肺不能复张引起。

## 四、发病机制

1. 肺结核致肺大疱破裂　肺结核病灶压迫细支气管导致其不完全阻塞，因为活瓣作用，远端肺泡逐渐扩张，病变使肺弹力组织破坏，形成肺大疱。或由于结核病灶瘢痕收缩，牵拉细支气管扭曲、变形、狭窄，不完全阻塞，形成肺大疱，如直接破入胸膜腔，形成气胸，破入肺泡间隙，气体可进入纵隔，形成纵隔气肿，可致皮下气肿，如纵隔胸膜破裂，气体可同时进入双侧胸腔。

2. 结核病灶　直接侵犯导致肺泡破裂结核病变致肺组织炎症、干酪样坏死，如破裂的肺泡靠近胸膜腔，直接破入胸膜腔，可以形成结核性脓气胸，甚至支气管－胸膜瘘。如肺泡破裂，气体进入间质，形成间质性肺气肿，破裂形成气胸。

3. 肺小气囊泡破裂　是原发性气胸的常见原因，多位于肺尖，常规X线胸片不一定能发现。这种小气囊泡确切成因及破裂的机制尚不清楚。有一种解释认为与肺尖脏层胸膜和肺泡弹力纤维先天性发育不良有关。有人认为肺尖为结核好发部位，可能有小的结核坏死灶使肺泡破裂或结核性纤维瘢痕使细支气管狭窄，形成活瓣作用，导致肺尖形成小气囊泡，但未能经手术及病理证实。肺尖容易形成肺气囊泡的一个解释是：直立位肺的重力所致的机械应力分布不均，肺尖比肺基底更强，肺尖的肺泡张力增加，易于扩大，过度扩张而致破裂。

## 五、临床表现

1. 症状　取决于病因、肺压缩的程度、基础肺疾病。部分患者可无症状。胸痛是最常见的主诉，开始是尖锐的胸膜痛，以后可转变为持续性钝痛。呼吸困难也是常见主诉，程度取决于肺压缩的程度和基础肺功能。张力性气胸表现为炎症的呼吸困难。其他相对少见的症状有：端坐呼吸、咯血、干咳等。气胸的诱因有剧烈咳嗽、用力屏气或提重物等，但也有不少患者在正常活动或休息时发病。

2. 体征　少量气胸在体格检查时可无异常发现，大量气胸患者胸壁呼吸运动减弱、消失；叩诊患侧胸部呈过清音或鼓音，患侧触觉语颤减弱或消失，听诊患侧呼吸音减低或消失。发绀出现在张力性气胸或有基础肺病致肺功能差者。张力性气胸尚可表现颈静脉扩张，气管移位，心尖冲动减弱、消失、移位，如压力不能及时解除，患者可能死于循环衰竭。

3. 影像学检查　常规后前位 X 线胸片是确诊气胸最常用和可靠的方法。通常在吸气相的后前位胸片即可诊断大部分的气胸。可观察到胸片上肺外周脏、壁层胸膜之间无肺纹理的带状气体透亮区，脏层胸膜由于气体的对比而显示出细的白线，称为气胸线。心缘旁有透亮带，提示纵隔气肿。少量气胸积聚在肺尖部可由于骨骼的遮掩而易被遗漏。有时临床强烈提示气胸，吸气相胸片未见异常，可摄呼气相胸片，呼气时肺容积减少，密度增加，气胸更加明显。必要时透视下转动体位。估算肺压缩的程度对指导临床治疗有帮助。Kircher 曾提出根据胸片上气胸的面积估算的方法，根据这一方法，当胸腔气体带宽度相当于患侧胸廓宽度的 1/4 时，肺大约被压缩 35%，气体带宽度相当于胸廓宽度 1/3 时，肺被压缩约 50%；气体带宽度相当于胸廓宽度 1/2 时，肺被压缩约 65%。肺压缩 < 20% 为少量气胸；20% ~ 50% 为中等量气胸；> 50% 为大量气胸。

约 20% 的自发性气胸在 X 线胸片上有胸腔积液征，多由于刺激胸膜产生渗出液，少数情况是由于胸膜粘连带撕裂出血，合并感染、脓胸所致。

常规胸片有一定局限性，床旁胸片有时对气胸显示不清，对局限性气胸可能漏诊，平片上有时气胸（尤其是有粘连的气胸）与肺大疱难以区分。胸部 CT 检查能更清楚的显示各个部位的气胸及纵隔气肿，少量气胸亦能清楚显示，并有利于基础肺异常和疾病的诊断。

### 六、诊断和鉴别诊断

1. 诊断　影像学检查是诊断气胸最可靠的方法。X 线胸片显示外凸弧形的细线条形阴影，为气胸线。线外见不到肺纹理，透亮明显增加。CT 片中表现为胸膜腔内出现极低密度的气体影，伴有肺组织不同程度的压缩和萎陷改变。核磁共振（MRI）显像气胸呈低信号，对伴发的胸腔积液或积血非常敏感，在 MRI 的 $T_1$ 加权图像呈高信号。继发于肺结核的气胸，除上述表现外，还可见到肺组织内渗出、增殖及钙化性病灶的影像。

以下检查方法对气胸病因和气胸类型的诊断很有帮助。

（1）胸膜腔气体成分及压力的测定：有助于鉴别破裂口是否闭合。单纯性气胸时，胸膜破口较小，肺萎缩后破口闭合，空气不再继续进入，胸腔内气体量不多，肺萎陷多在 25% 以下。人工气胸器测压，仍为负压或稍超过大气压，但抽气后，很快变为负压，观察数分钟后，压力不再上升。交通性气胸时，胸膜破口较大，或由于破口处纤维组织牵拉，使破口长久不能关闭，在吸气与呼气时，空气自由出入胸腔。测压时，压力在 "O" 上下波动。吸气时为负，呼气时为正，经抽气后压力不变。张力性气胸时，由于胸膜破口呈单向活瓣，吸气时张开，呼气时关闭，气体只能进入胸膜而不能逸出，使胸膜腔压力不断增高，测压时胸腔显示正压，压力较高，甚至可达 0.196kPa（20mmH_2O）以上，抽气后压力可能暂时下降，但迅速回升为正压。抽出胸膜腔内气体作分析，若胸腔内氧分压（PaO_2）> 6.66kPa（50mmHg），二氧化碳分压（PaCO_2）< 5.33kPa（40mmHg），PaCO_2/PaO_2 < 1（以毫米汞柱值计算），应怀疑有持续存在的支气管 - 胸膜瘘；反之，PaCO_2 < 5.33kPa（40mmHg）及 PaCO_2 > 6kPa（45mmHg），PaCO_2/PaO_2 > 1 则提示支气管或肺泡胸膜瘘大致已愈合。开放性气胸及张力性气胸因持续存在支气管或肺泡胸膜瘘，胸腔内气体与肺泡气体交通或气体不断进入胸膜腔，故此时 $PaO_2$ 常 $>13.33kPa$（100mmHg），而 $PaCO_2<5.33kPa$（40mmHg），其中 $PaCO_2/PaO_2$ 显著 $<1$。联系应用 $PaO_2$、$PaCO_2$ 及 $PaCO_2/PaO_2$ 3 项指标，对判断气胸类型有一定意义。

（2）胸膜腔造影：有助于胸膜病变的诊断和鉴别诊断。

（3）吸入放射性核素肺扫描：有助于确定自发性气胸漏气口的部位。

（4）胸腔镜检查术：是诊断胸膜腔疾病的重要手段。

2. 鉴别诊断　典型的自发性气胸诊断并不困难但又常发生误诊与漏诊。其原因一方面是缺乏对本病的警惕，而另一方面气胸酷似其他心肺疾病，如心绞痛、心肌梗死、肺栓塞、严重肺气肿肺大疱，甚至误诊为胃穿孔、膈疝、胆石症。所以必须与下列几种主要疾病鉴别。

（1）巨大肺大疱：尤其是与局限性气胸鉴别困难，两者都可能没有胸痛、气短与咳嗽。肺大疱多为圆形或卵圆形，空腔的边缘与胸壁相交处构成角，腔外为锐角，腔内为钝角；而局限性气胸则相反，腔外为钝角，腔内为锐角。必要时做 CT、胸腔镜检查。

（2）严重的慢性阻塞性肺疾病：由于后者多有呼吸困难、咳嗽、发绀等症状及桶状胸、肋间隙变宽，呼吸音减弱，叩诊呈过度反响等体征，与气胸相似，容易漏诊，从而可造成严重后果，死亡率极高。此时只要进行 X 线检查，便可确诊。

（3）哮喘并发气胸：哮喘并发气胸时呼吸困难加重，易误诊为哮喘持续状态，如经积极治疗病情继续恶化，应考虑并发气胸的可能，及时 X 线复查。

（4）心肌梗死并发气胸：此时易漏诊气胸。如怀疑应及时床边 X 线及心电图复查。

## 七、治疗

### （一）一般治疗

由于结核病患者的气胸多为继发性气胸，最好留院观察，少量气胸，肺压缩 $<20\%$，无明显呼吸困难的闭合性气胸，密切随访 12～48 小时胸片中气胸没有扩大，可予限制活动，休息，待气胸自行吸收。一般气体每天可吸收 1.25%，完全复张需数周的时间。如果肺复张不良，则需要其他的治疗。有报道持续面罩吸氧每分钟 3L，可使气体吸收率达到 4.2%，肺复张时间缩短到平均 5 天。

### （二）胸腔穿刺排气

适用于少～中量气胸，创伤小，可促进肺复张，缓解症状。缺点是不可能将气体完全排出，不适用于交通性气胸和张力性气胸及大量气胸。方法是以气胸针在患侧锁骨中线第 2 肋间或腋前线第 4/5 肋间穿刺入胸膜腔，可接人工气胸箱测压并抽气，或以注射器直接抽气。一般一次抽气不宜超过 1 000ml 或使胸膜腔内压维持 $-2$～$-4cmH_2O$，每日或隔日抽气一次。张力性气胸如果病情危急，来不及施行其他排气措施，为抢救患者，可用粗针头迅速穿刺入胸膜腔排气以暂时减压，穿刺点可选在锁骨中线第 2 肋间。

### （三）胸腔闭式引流术

胸腔闭式引流术是疗效明确的治疗方法，如果处置得当，对初发气胸有效率 80%～90%，即使在有持续漏气的患者，亦可达到肺完全复张。适用于各类气胸，尤其是张力性气胸、开放性气胸、血气胸，伴肺功能不全的气胸，经保守或抽气治疗 2 周以上疗效不佳的闭合性气胸可作进一步的处理。插管部位选择在患侧锁骨中线第 2 肋间或腋前线第 4、5 肋间（更低的位置有损伤膈肌或腹腔的风险，尤其在用锐器刺入胸膜腔时）。或在局限性气胸根据 X 线检查或 CT 定位置管。出口处接水封瓶或单向阀门（如 Heimlich 阀门，适合在医院外或转运过程中使用）；如果肺复张不良，可加用负压吸引，常用负压为 0.5 ~ 1.5kPa，最大不宜超过 5kPa。术后水封瓶已无气体逸出，经 X 线胸片证实肺已复张后，夹管观察 24 小时病情无变化，重复 X 线胸片证实未见再有气胸则可以拔管。

此法的不良反应有：出血、感染；置管部位的胸膜可发生炎症、粘连；排气过快可发生急性肺水肿。不稳定的患者或可能有大量气漏的患者宜采用较粗的胸腔导管（24F ~ 28F）。稳定并且无大量气漏的患者可采用 16F ~ 22F 的胸腔导管。≥14F 的导管在少量气胸的患者中可能被采用，患者接受度较高，但要警惕管道堵塞的风险。

（四）胸膜固定术

自发性气胸复发率较高，在胸膜腔内注入理化或生物刺激剂促使胸膜产生炎症反应或使用纤维蛋白制剂、医用黏合剂，使脏层胸膜和壁层胸膜粘连，胸膜腔空隙消失，气体无处积聚，可达到预防复发的作用。

1. 适应证　①持续性或复发性气胸；②有双侧气胸史；③合并肺大疱；④肺功能差，不能耐受开胸手术。

2. 禁忌证　①张力性气胸持续负压吸引无效；②血气胸或同时有双侧性气胸；③有明显的胸膜增厚，经胸腔引流肺不能完全复张。此法的缺点有：有些药物刺激性较大引起患者不适和全身反应；为姑息疗法，肺原发病灶仍存在；部分刺激剂疗效不明确，部分粘连牢固，为今后开胸手术带来困难，对年轻患者应慎用。给药方法可以从胸腔引流管注入，再持续负压吸引使肺完全复张后注入粘连剂，然后夹管 2 ~ 6 小时，嘱患者不断变换体位，使药物分布均匀，再持续负压吸引，确定肺复张后拔管。如果一次给药无效，可重复注药 2 ~ 3 次。如能在胸腔镜直视下喷洒则药物分布均匀，效果理想。曾有多种药物被应用于胸膜固定术，最常用药物是滑石粉（用生理盐水稀释）和四环素（或以多西环素、米诺环素代替），其他有纤维蛋白胶、自体血等。

（五）胸腔镜手术

在诊断为肺大疱破裂而经闭式引流术无效者，可在胸腔镜直视下结扎肺大疱或在破口喷洒滑石粉、化学合成粘涂快速医用胶（ZT 胶）或纤维蛋白胶或用激光烧灼使破口封闭。

电视辅助胸腔镜手术（video assisted thoracoscopic surgery，VATS）近年来受到越来越多临床医师的推崇。单纯穿刺抽气或胸腔引流术治疗的自发性气胸的复发率较高，且治疗时间长，肺复张慢。VATS 能在胸腔镜下安全方便地进行肺大疱切除、胸膜固定术、部分胸膜切除术，有效预防复发，减少术后疼痛和并发症，对肺功能影响小、住院时间短、肺复张快，患者的满意度也较高。国外许多临床医师甚至推荐 VATS 作为自发性气胸初发患者的治疗。但是 VATS 花费较大，有部分学者质疑其成本效益比，但也有学者认为 VATS 的成本效益优于传统单纯胸腔引流术。对于不能耐受胸腔镜手术的复发性气胸患者，可以考虑经胸腔置管注入药物行胸膜固定术。

（六）外科手术治疗

外科手术可以消除漏气的破口，又可以处理原发病灶，是治疗顽固性气胸的有效方法，可能是复发率最低的方法。

1. 适应证　①反复发作的气胸；②持续漏气，肺不能复张；③慢性气胸持续 3 个月以上肺不复张；④进行性血气胸；⑤双侧气胸，尤其双侧同时发生；⑥胸膜增厚粘连致肺膨胀不全；⑦伴有巨型肺大疱；⑧合并支气管 – 胸膜瘘；⑨基础病需要手术治疗。

2. 手术禁忌证　①心、肺功能不全或全身衰竭不能耐受开胸手术者；②有出血倾向，可能难以控制出血者。

手术方法有肺大疱缝扎术，肺大疱切开缝合术，胸膜剥脱、胸膜摩擦和胸膜粘连（固定）术、肺切除术等。

（七）治疗基础病

应给予强而有效的抗结核治疗，防止病变进一步恶化，加速气胸愈合，预防复发。

（董贤明）

# 第四节　重症肺结核

## 一、血行播散型肺结核

（一）概述

血行播散型肺结核为结核杆菌血行播散引起。包括急性、亚急性、慢性血行播散型肺结核。儿童较多见急性，成年人三种类型均可见到。

（二）病因和发病机制

儿童急性血行播散型肺结核多发生于原发感染后 3～6 个月内，此时小儿机体处于高度敏感状态，尤其是血管系统处于高敏状态，当肺内原发病灶和淋巴结中的结核菌溃入血流时，若菌量大、毒力强、机体抵抗力弱时则可发病。若菌量小、机体抵抗力强时则可不发病或病变不明显。在成人，各种原因导致机体免疫力低下时，原发感染后隐潜性病灶中的结核菌复燃、破溃进入血液循环，偶尔由于肺或其他脏器继发性活动性结核病灶侵蚀邻近淋巴血道而引起。入侵途径不同，病变部位亦异。由肺静脉入侵经体循环，则引起全身播散性结核病；经肺动脉、支气管动脉以及体静脉系统入侵者主要引起肺部粟粒性结核；极个别情况下肺部病灶中的结核菌破入一侧肺动脉，引起一侧或一部分肺的粟粒性结核。免疫力极度低下者，以一次性或短期内大量入侵引起的急性血行播散型肺结核，常伴有结核性脑膜炎和其他脏器结核。当少量结核菌间歇性多次入侵血道或机体免疫力相对较好时，则形成亚急性或慢性血行播散型肺结核。

（三）病理改变

肺体积增大、重量增加，肺表面与切面充血，结核病灶呈现大小一致，直径约 1mm 的淡灰黄色结节。显微镜下为典型增殖性结核结节或渗出性改变，以位于肺泡间隔、血管与支气管的周围及小叶间隔为主，很少在肺泡腔内。如病程延长，病灶可相互融合形成干酪坏死。

增殖性结核结节是结核病形态学的特异性改变，表现为结核性肉芽肿的形成，即类上皮细胞结节和结核性肉芽组织的出现。这是在感染的结核菌量少、毒力低、机体抵抗力强的情况下，机体对结核菌的一种组织学反应。镜下类上皮细胞结节：中央为巨噬细胞衍生而来的朗格汉斯细胞，胞体大，胞核多达 5~50 个，呈环形或马蹄形排列于胞体边缘，有时可集中于胞体两极或中央。周围由巨噬细胞转化来的类上皮细胞成层排列包绕。在类上皮细胞外围还有淋巴细胞和浆细胞散在分布和覆盖。单个结节直径约 0.1mm，灰白色，单个结节肉眼不易看见，肉眼见的一个粟粒结节，常由多个小结节融合而成。结核性肉芽肿是肉芽组织（成纤维细胞与新生毛细血管）内散在类上皮细胞结节；或类上皮细胞层状排列于肉芽组织边缘，少数巨噬细胞分散在其中。

（四）临床表现

1. 症状　急性粟粒型肺结核病起病多急骤，有高热，稽留热或弛张热，部分呈不重规则发热，常持续数日；或数周，多伴寒战，可伴有全身乏力、食欲不振等；发病初期有咳嗽，病程进行中出现刺激性干咳，咳痰量较小，伴有胸闷、气短等；部分患者可有胃肠道反应，如腹痛、腹胀、便秘等。约有半数以上的患者并发结核性脑膜炎，出现头痛、头晕、恶心、呕吐、畏光等症状。亚急性及慢性血行播散型肺结核起病可缓慢，可有间断发热及盗汗、乏力、食欲不振、消瘦，咳嗽、胸闷、气短等。

2. 体征　急性期患者表现精神不振、疲乏无力、面色苍白等。肺部无明显体征，合并感染时可听到湿啰音，不少患者伴有肝脾大。亚急性及慢性患者两肺上中部叩诊稍呈浊音，听诊呼吸音可减弱。并发结核性脑膜炎、胸膜炎、气胸时可伴有相应的体征。

（五）实验室检查

1. 多数患者血象正常，部分患者白细胞总数增多，核左移；血沉增快。部分患者痰结核菌阳性，慢性患者阳性率更高，结核菌素试验（PPD）大部分患者为阳性。

2. X线检查　发病两周之内的急性血行播散型肺结核患者胸片可见不到粟粒结节，但肺野透光度降低。两周后病灶增大，双肺或仅局限一侧肺，一叶肺布满粟粒阴影，其粟粒阴影呈现大小、密度、分布均匀的"三均匀"X线征。亚急性及慢性血行播散型肺结核因是少量结核菌多次进入血液循环所致，故可出现分布、密度、大小三不均匀 X 线征，往往病灶在上中肺野较密集而下肺野较稀疏，结节大小不等，密度不均。有时伴纤维条索阴影。随着病变进展，病灶可融合成大小不等斑片状阴影，并可溶解出现空洞。

（六）诊断

成人急性血行播散型肺结核发病前多有机体抵抗力降低的因素，如劳累、分娩、应用激素等，临床上多起病急、高热、寒战，胸片为典型的"三均匀"X线征，肺部体征不明。慢性及亚急性患者有程度不等的结核中毒症状，如咳嗽、低热、乏力等。X 线为两肺上中大小不等的结节影，血沉快，结核菌素试验阳性，诊断本病并不困难。

（七）鉴别诊断

应与以肺内粟粒阴影为主要表现的疾病进行鉴别，如结节病、外源性过敏性肺泡炎、细支气管肺泡癌、恶性肿瘤肺转移、急性间质肺炎、肺霉菌病、特发性含铁血黄素沉着症、肺泡微石症等。

1. 结节病　目前病因仍未明确，是一种慢性非干酪性肉芽肿性疾病，可影响到身体任何组织，最常罹患的器官是肺，临床可有发热、干咳、气短、乏力、皮疹、关节痛、畏光等，约有 25% 病例在肺野内出现弥漫性小结节影，以两侧肺门为中心而扩散，同时可见毛玻璃影和网状影，可有肺门和纵隔淋巴结肿大，与急性粟粒型肺结核相似。病理表现为非干酪性类上皮样细胞肉芽肿，与结核性肉芽肿非常相似。结节病的上皮样细胞较结核性上皮样细胞苍白、胞浆较少、染色较淡、内质网少，在上皮样细胞与巨噬细胞内可见到"星状小体"、Schaumann 小体。最重要的鉴别点为结节病肉芽肿不含干酪坏死且抗酸染色阴性。结核菌素试验阴性，血清血管紧张素转化酶水平增高亦有助于诊断。

2. 外源性过敏性肺泡炎　易感个体反复吸入有机粉尘抗原后诱发的一种通过细胞免疫和体液免疫反应介导的肺部炎症反应性疾病，农民肺、饲鸟者肺、蘑菇工人肺等是该病的典型形式，临床有急性、慢性之分，急性起病一般在接触抗原后 4～12 小时出现畏寒、发热、咳嗽、胸闷、气短。慢性起病是长期暴露于抗原导致急性或亚急性反复发作后的结果，胸片显示弥漫性分布的边界不清的小结节影伴网状影，以中下野为主。组织学检查，2/3 病例可见非干酪样肉芽肿，1/2～2/3 病例可见灶性 BOOP。

3. 细支气管肺泡癌　可有几种类型的肺部改变，肺炎型、孤立球形病灶型与两肺弥漫性小结节型。后者 X 线胸片上双侧肺野出现弥漫性粟粒状病灶，直径 1～2mm，在粟粒状结节之间有网状阴影。一般认为此种粟粒状病灶密度中等，边缘模糊，易融合，分布以双肺中，下野及内中带较多，双肺上野（特别是肺尖部）甚少，是细支气管肺泡癌比较特别的 X 线征象。这种征象也与粟粒型肺结核有别。结合患者结核中毒症状不明显，咳大量泡沫样黏液痰、呼吸困难呈进行性加重等表现，应考虑细支气管肺泡癌的可能性。痰中找到癌细胞可确定诊断。

4. 粟粒型肺转移癌　肺内转移癌常见，但形成粟粒型转移癌者少见。国内文献有少数病例报告，原发癌部位在胃。粟粒型转移癌易被误诊为血行播散型肺结核。但其结节较粟粒型结核为大（直径 4～8mm），且有增大的倾向，密度也较高，边缘不整齐，大小分布不如粟粒型肺结核均匀。肺门纵隔淋巴结也常增大。肺内粟粒型转移癌的诊断，主要根据是发现原发癌的存在，或患者曾有癌病史，经过治疗（如手术切除）而暂被认为"临床治愈"者。

5. 急性间质肺炎　为特发性间质肺炎的一种。此病的典型症状是进行性气促、咳嗽，可伴有发热。典型的 X 线征为两肺毛玻璃影伴细小结节影。病情进展迅速，因缺氧、急性呼吸衰竭而死亡。若能及早诊断（开胸肺活检确定诊断），糖皮质激素治疗效果好。

6. 尘肺　Ⅱ期矽肺表现为两肺野出现弥漫性小结节影，多分布于肺中、下野。小结节直径 1～2mm，边缘一般清晰，往往同时伴有肺门阴影增大、肺纹理增强及肺气肿等表现。Ⅱ期矽肺须与急性粟粒型肺结核相区别。急性粟粒型肺结核的中毒症状明显；病灶的大小、形态、密度、分布几乎相等，比之矽肺更为明显，近乎"绝对相等"；肺门阴影不如矽肺的明显增大，点状阴影之间并无肺气肿征象。而Ⅱ期矽肺的胸片上，部分肺野可见到增多而变粗的肺纹阴影或网织状阴影；患者的职业史对诊断至关重要。

7. 粟粒型肺真菌病　肺白色念珠菌病可在肺内形成弥散性粟粒状病灶，国内曾有报告被疑为血行播散性肺结核者。其病灶分布以中、下肺野较多，边缘模糊，可互相融合成较大的结节，且有双侧肺门淋巴结肿大。如患者长期接受皮质激素与广谱抗生素治疗，肺内出现弥漫性粟粒状病灶，经积极抗结核治疗无效者，须考虑粟粒型肺真菌病的可能性。如痰中反复发现白色念珠菌，并经抗真菌治疗后好转，病灶缩小或吸收，则诊断可以确定。

8. 肺泡微石症　是一种原因未明的肺部疾病，可有家族史。患者无尘肺职业史，长期经过无明显症状。X 线胸片上可见双肺有弥漫细小结节阴影，大小相近，边缘清楚，密度较高，以内侧及肺下野较为密集。本病的诊断主要根据：①经 X 线检查而发现，多年经过无明显症状；②体格检查与化验检查无明显病征；③可有家族病史而无尘肺职业史；④长期随诊 X 线胸片阴影改变不大。

9. 肺含铁血黄素沉着症　分特发性和继发性，继发性肺含铁血黄素沉着症通常继发于风湿性二尖瓣疾病的病程中，因肺循环长期瘀血引起，临床上少见。特发性肺含铁血黄素沉着症病因不明，发病可能与免疫机制有关，该病主要见于儿童，临床以反复咯血、渐进性气短、伴发贫血为特征。X 线胸片表现为两肺弥漫性粟粒样阴影，伴网状毛玻璃样影，此点可与粟粒型肺结核鉴别。痰内找到含有含铁血黄素的巨噬细胞可帮助诊断。确诊需依靠肺活检。

（八）治疗

化疗方案仍以异烟肼（H）、利福平（R）、吡嗪酰胺（Z）三个药为主要药物，辅助链霉素（S）或盐酸乙胺丁醇（E），疗程为 1 年，强化期为 2~3 个月，巩固期为至少包括 H、R 的 9~12 个月的方案。如患者年龄较大，胃肠反应较重，可用利福喷汀代替利福平。如机体抵抗力降低，可给予免疫治疗，如胸腺肽、微卡、干扰素、转移因子等。

随着化学疗法的进展，血行播散型肺结核经过有效的合理治疗，大部分可以治愈。但发现较晚、免疫功能低下、并发结核性脑膜炎的患者预后不良。

## 二、继发型肺结核

继发型肺结核是肺结核中的一个主要类型，包括浸润性、纤维空洞及干酪肺炎等。浸润性肺结核是继发型肺结核最常见类型，临床症状较轻。干酪肺炎性肺结核以及慢性纤维空洞性肺结核临床症状重。

（一）慢性纤维空洞性肺结核

1. 病因和发病机制　此型是继发型肺结核的晚期类型，多由于不同类型的肺结核未获积极彻底的治疗，而长期反复恶化、好转、肺组织破坏与修复交替发生所致。

2. 病理改变　由于结核病的慢性、反复的过程，肺内病变可不同步发展。活动性病变可与愈合病变并存，渗出性病变与增殖性病变同在。患者常具有久治不愈的纤维厚壁空洞，反复发生的新旧不一的支气管播散灶，肺及胸膜广泛纤维增生，膈肌上抬，胸廓塌陷，心脏、气管向患侧移位。由于肺组织的破坏、纤维组织增生、瘢痕的牵拉，局部常伴发支气管扩张、局限性肺气肿。肺组织的反复破坏与修复常伴发肺血管病变，病损部位的肺动、静脉常有肺血管炎及血栓形成。纤维空洞壁上可有小动脉瘤形成。一旦破损则可导致大咯血。广泛纤维性病变及其所导致的继发性改变，如肺组织萎陷、支气管扩张、肺大疱、代偿性肺气肿，则成为不可逆转的病理改变。

3. 临床表现

（1）症状：患者的肺部症状一般较全身症状显著。常见的是慢性咳嗽、咳痰、咯血、气短及反复出现的发热等。发热往往提示病变重新活动或处于进展阶段，咯血有时可为大量。

（2）体征：多数患者可呈慢性病容，营养状态低下，形体消瘦，贫血，气短或发绀，患者常有杵状指（趾）。胸部检查，胸廓两侧多不对称，患侧胸部凹陷，肋间隙变窄，呼吸运动减弱，胸部肌肉萎缩；病变部位语颤增强或减弱，气管移向患侧；肺上中叶叩浊或叩实，肺下部因代偿性肺气肿而呈过清音，肝界下移，心浊音界缩小或叩不清；可听到呼吸音减弱，或支气管呼吸音，干、湿性啰音。肺心病失代偿期的患者可见颈静脉怒张，肝大，下肢水肿等。

4. 实验室检查

（1）血液检查：血沉中度增快，合并感染时白细胞增高，绝大多数患者痰中易找到结核菌。

（2）X线检查：慢性纤维空洞性肺结核因肺部病变有多种性质，故其X线表现也复杂多样。多数患者一侧或两侧肺上、中肺野有单发或多发的纤维厚壁空洞，空洞壁多超过2mm，多数空洞互相重叠呈蜂窝状；空洞周围肺组织有广泛索条状纤维化，常有继发性支气管扩张；由于肺组织广泛纤维性病变，牵拉肺门上提，肺纹理呈垂柳状，膈肌上升；不同程度的胸膜肥厚和粘连使肋间隙变窄，肺野缩小新旧不同的小结节状、小斑片状或云絮状阴影，为支气管播散病灶；病变未累及的肺组织代偿性肺气肿，气管、纵隔、心脏向患侧移位。

5. 诊断　慢性纤维空洞性肺结核患者大多病程较长，往往有数年至数十年病史，且多数患者有不规则抗结核治疗史，病情好转与恶化反复交替出现，诊断不难。但有部分患者由于延误诊断（未能及时就医），初次就医时胸片即表现一侧肺慢性纤维空洞改变，但痰内易查到结核杆菌，诊断亦不难。

6. 鉴别诊断

（1）肺炎杆菌肺炎：若呈慢性病程，胸片可以表现为肺脓肿、支气管扩张和肺纤维化同时存在，常伴发脓胸、气胸。此病开始可以是潜行性的，以后逐渐变为慢性坏死性肺炎，也可由急性延续成为慢性，前者尤需与慢性纤维空洞性肺结核鉴别。

（2）先天性肺囊肿：有孤立性肺囊肿和多发性肺囊肿之分。多发性肺囊肿常占据一叶或一侧肺，呈蜂窝状阴影，因反复感染囊壁多增厚，亦伴胸膜肥厚；临床多有咯血史，故易误诊为慢性纤维空洞性肺结核。但多发性肺囊肿除病变区域外，健康肺叶无播散病灶，肺野缩小、胸廓塌陷较慢性纤维空洞性肺结核患者轻是影像学鉴别要点。反复多次痰抗酸染色阴性有助于诊断。

7. 治疗　慢性纤维空洞性肺结核多系复治病例，常为耐药菌感染，甚至耐多药（即对异烟肼、利福平耐药）。这类患者的抗结核治疗必须选用2~3种敏感药或新药的方案，强化期延长至3~4个月，疗程视病情而定，但不能少于1.5年。耐多药结核病治疗最关键的一环是合理选择用药和制订方案。药物选择如下：一线药：链霉素、吡嗪酰胺、乙胺丁醇。二线药：阿米卡星/卷曲霉素、丙硫异烟肼、左氧氟沙星等。总疗程24个月。

8. 预后　慢性肺源性心脏病及呼吸衰竭等为其常见的并发症。本型预后差，由于长期排菌，又是难以控制的慢性传染源。

（二）干酪性肺炎

1. 病因及发病机制　结核病从感染至发病以及继发型结核病的发生可有如下的几种经过：

（1）初染阶段及初染后淋巴血行播散：入侵的结核菌在肺泡内不断繁殖，形成包括肺内原发灶、淋巴管炎及淋巴结炎的原发综合征，同时被肺泡巨噬细胞吞噬的结核菌可随着巨噬细胞游走，经淋巴血行，发生早期菌血症及早期血行播散，胸膜、腹膜、脑膜、脑、骨骼、肝、脾、泌尿生殖系等均可受侵及。随着机体免疫力的产生，血行播散终止，播散灶呈自限性愈合，肺内原发灶及相应引流的肺门、纵隔淋巴结愈合、钙化形成龚氏综合征（Chon's complex 或 Ranke complex）。

（2）初染原发病灶的继续发展：少数患者肺内原发灶继续发展、恶化，肺门纵隔淋巴结肿大、干酪液化，向支气管破溃，发生支气管播散灶，如机体处于超敏感状态，还可发生全身血行播散，包括血行播散型肺结核、结核性脑膜炎等。

（3）内源性复燃：稳定的结核病灶，甚至钙化灶内的休眠菌仍有一定的活力，可保持终生而不发病，但一部分受过感染的患者，在初染后任何时期，由于各种原因导致机体免疫功能低下，肺及淋巴结内原发灶乃至早期淋巴血行播散的潜在灶，可重新恶化、进展，引起肺内或肺外继发性结核病，即内源性复燃。

（4）外源性再染：亦已证实，曾受过结核杆菌感染的机体由于再次感染结核菌而导致继发性结核病也偶有发生，即外源性再染。其根据是初染的结核菌与再染的结核菌其吞噬菌体型不同，对抗结核药物的敏感性亦不同。

继发型肺结核主要是由于机体免疫功能低下内源性结核病灶复燃所致。而干酪性肺炎的发生系免疫功能极度低下，如未控制的糖尿病患者或长期服用糖皮质激素以及其他免疫抑制剂的患者；或机体处于超敏感状态时，肺部渗出性病变迅速发展，干酪坏死，相互融合成大叶干酪性或小叶干酪性肺炎；或支气管淋巴瘘，淋巴结内大量液化的干酪物质经支气管吸入导致大叶性干酪性肺炎及支气管播散。

2. 病理改变　结核病病理组织学上表现为渗出、增殖和变质（即干酪坏死）三种基本反应。由于机体反应性、免疫状态、局部组织抵抗力的不同，入侵菌量、毒力、类型和感染方式的差别，以及治疗措施的影响，上述三种基本病理改变可以互相转化、交错存在，很少单一病变独立存在，而以某一种改变为主。干酪样坏死为病变恶化的表现。肉眼观坏死组织呈黄色，似乳酪般半固体或固体密度。镜下先是组织混浊肿胀，继则细胞质脂肪变性，细胞核碎裂溶解，直至完全坏死。坏死区域周围逐渐变为肉芽组织增生，最后成为纤维包裹的纤维干酪性病灶。倘若局部组织变态反应剧烈，干酪样坏死组织发生液化经支气管排出即形成空洞，同时含菌的坏死组织沿支气管播散形成支气管播散病灶。

3. 临床表现

（1）症状：临床以长期持续中等度发热，后期为高热为主，热型开始以弛张热为主或有不规则热。结核中毒症状较重，包括盗汗、乏力、食欲不振、体重减轻。咳嗽、咳痰常为白色，可伴咯血。

（2）体征：胸部可有肺实变的体征：叩诊患部呈浊音或实音，听诊有呼吸音减弱、支气管呼吸音、湿性啰音。

4. 实验室检查

（1）血液检查：因该型易合并肺部感染，故白细胞总数和中性粒细胞可有明显增加，血沉多增快，在痰内易查到结核菌。

（2）X线检查：胸片表现为大片致密阴影，可伴支气管充气征或多数片状浓密的，成团的融合性病变，其间常有不规则溶解、空洞形成。同侧或对侧可有支气管播散灶。

5. 诊断　长期发热，胸片为大叶肺炎影伴支气管播散灶，若病灶出现空洞、痰抗酸染色阳性诊断较易。

6. 鉴别诊断　主要与大叶肺炎相鉴别。

（1）肺炎杆菌肺炎：急性肺炎杆菌肺炎的 X 线征象为致密阴影、呈大叶分布，可多变，病变常很快由一叶扩展到其他肺叶，因其炎性渗出液多黏稠而重，常使叶间隙下坠，所以叶间隙可膨出。易形成多发性蜂窝状空洞，也可为大的空洞，常需与干酪性肺炎鉴别。该病好发于原有慢性肺部疾病、糖尿病、手术后和酒精中毒患者，以中老年人为多见，男性占绝大多数。起病急骤，患者呈重病容，呼吸急促，咳嗽，痰量多、黏稠，可有血痰、典型的砖红色稠胶样痰，少数患者咯铁锈色痰，甚至咯血。约有 80% 的患者有胸痛，有些患者有寒战、高热。白细胞总数和中性粒细胞明显增多，抗炎（抗革兰阴性杆菌）治疗有效，但吸收较慢，若呈慢性经过，需与慢性纤维空洞型肺结核相鉴别。

（2）肺炎球菌性肺炎：因 X 线显示肺段或肺叶均匀大片状阴影，常需与干酪性肺炎相鉴别，其阴影虽呈大叶分布但密度较淡、毛玻璃状、无透亮区、吸收或消散较快是本病特点。临床表现：患者常先有急性上呼吸道感染史，发病急剧，常有寒战、稽留型高热、针刺样胸痛、频繁刺激性咳嗽；查体时可见发绀、鼻翼煽动，部分患者口唇和鼻周有疱疹，肺部可闻及多数湿啰音；白细胞总数和中性粒细胞常有明显增多。

7. 治疗　化疗方案仍以异烟肼（H）、利福平（R）、吡嗪酰胺（Z）三个药为主要药物，辅助链霉素（S）或盐酸乙胺丁醇（E），疗程为 9 个月 ~ 1 年。强化期为 2 ~ 3 个月，巩固期为至少包括 H、R 的 7 ~ 10 个月的方案。如患者年龄较大，胃肠反应较重，可用利福喷丁代替利福平。糖尿病患者疗程延长至 18 个月。

（任　涛）

# 第十八章

## 呼吸系统常见疾病的中西医结合治疗

### 第一节　成人呼吸窘迫综合征

成人呼吸窘迫综合征（ARDS）是一种急性、进行性、缺氧性呼吸衰竭。可见于临床各科，包括内、外、妇科和儿科的多种原发疾病的抢救或医治过程中。其主要病理生理改变为肺的微循环障碍、毛细血管壁通透性增加及肺泡群萎陷，导致通气/血流比例失调，肺内分流量增加。临床表现为呼吸频数、严重的呼吸困难和不易缓解的低氧血症。如不给予有效的治疗，缺氧持续，可危及患者生命。属于中医"喘证"的范畴。

引起本病的常见病因有休克、严重创伤、大手术后、烧伤、严重感染、体外循环、输液过量、异型输血、脂肪或羊水栓塞等。中医对此也早有类似记载，认为伤损、产后、温病、失血、痈疽等，均可导致喘逆的发生，且多表现为虚实夹杂的病理变化。

#### 一、辨证施治

ARDS 所致的喘证，一般多属于本虚标实或虚实夹杂。虚主要为肺肾气血虚亏，实则多为瘀血、水湿或热毒等壅滞肺气。由于其病因、病程及各自体质状况的不同，治当根据具体病情进行辨证论治。

##### （一）热毒犯肺

主症：发热汗出，喘促气急，烦躁不安，面赤鼻扇，甚或神昏谵语。舌质红，苔黄燥，脉滑数。

治法：清热解毒，涤痰平喘。

处方：黄连解毒汤合千金苇茎汤加减。

黄连 5g，山栀 9g，黄芩 12g，甘草 6g，银花 30g，连翘 15g，竹叶 9g，芦根 30g，生石膏 30g，知母 9g，鱼腥草 30g，桑白皮 12g，甜葶苈 12g，前胡 9g。

本型为阳明热盛，肺气壅遏所致，故以黄连解毒汤合千金苇茎汤以清肺泻火，涤痰降逆。如便闭尿涩者，可加生大黄 9g、全瓜蒌 12g、车前草 30g、茯苓 15g；神昏谵语较重者，可用安宫牛黄丸，日服 2 次，每次 1 粒或用紫雪丹 0.9～1.5g，分次口服。

##### （二）气虚血瘀

主症：因外伤、手术、产后等造成张口抬肩，喝喝喘急，气短难续，或胁痛唇青，恶露不行。舌质黯，苔薄白，脉弦细或结代。

治法：益气活血，祛瘀生新。

处方：二味参苏饮加减。

党参 30g，黄芪 30g，苏木 15g，麦冬 12g，五味子 6g，当归 12g，茯苓 12g。

此系损伤、产后，或血虚失运，瘀血内留而致气血运行受阻，肺气不利之见症，方以二味参苏饮益气行滞，加黄芪、当归、丹参、麦冬、五味子以增强其益气养血、祛瘀生新之功。此外，也可选用中成药参麦注射液加丹参注射液静滴。

（三）肺肾两虚

主症：喘促难平，呼多吸少，动则更甚，神疲乏力，甚则汗出肢冷，唇青。舌淡，苔薄白；脉沉细。

治法：益肺补肾，固本培元。

处方：生脉散合右归丸加减。

党参 30g，黄芪 30g，麦冬 12g，五味子 6g，生熟地各 15g，怀山药 15g，山萸肉 9g，杜仲 12g，菟丝子 12g，杞子 12g，当归 12g，肉桂 5g，制附子 9g。

此型多为大出血或急性重症导致肺肾两虚，下元不固所出现的临床症状，故此时以生脉饮益气养阴，上以治肺；并以右归丸补肾助阳，下以固本纳气。方中加用黄芪伍当归，有补气养血之功，对大出血所致的 ARDS，则更为适用。

## 二、成人呼吸窘迫综合征的中西医研究

在 ARDS 的发生与发展过程中，缺氧严重而且难以纠正，因而往往容易导致体内各重要器官，如脑、肾、心、肝等发生不同程度的组织损害及功能障碍而使病情进一步加重，故迅速纠正缺氧，是抢救 ARDS 患者的当务之急。西医此时的主要治疗措施就是给氧，初期可用鼻导管给氧，如无效或病情危重者，则用人工呼吸机械通气，在 $P_{(A-a)}O_2$ 高于 40kPa（300mmHg）、QS/Qt 大于 15% 时，须考虑采用呼气末正压通气（PEEP）。根据近年的临床报道，中医益气活血剂如生脉饮加丹参、川芎或采用中成药参麦注射液加丹参注射液进行静脉滴注，对各种原因引起的低氧血症有一定疗效，因此对 ARDS 所致的低氧血症，在给氧的同时，配合上述中药的治疗，对纠正其严重低氧状态，可能有较好的作用。

急性感染性疾病所致的 ARDS，选用西药抗生素控制炎症，效果较好；但如能及早结合中医治疗，根据其邪热深入发展的程度，分别选用人参白虎汤合泻心汤或清营汤加减等清热解毒方药，以起到"菌毒并治"的作用。此外，若属里、热、实证者，可选用增液承气汤或大承气汤加减以清里攻下。实践证明，这对减轻呼吸困难及促进一般情况的好转也有一定裨益。

在 ARDS 病程中，如失治或治疗不当，常易发生肺水肿，在控制液体入量，保持体液负平衡及输入晶体液、应用强心利尿剂等的同时，配合中医宣肺利水之剂，选用宣肺渗湿汤加减进行治疗，对消除肺水肿，促进疾病恢复有一定作用。

肺微循环障碍是 ARDS 的基本病理生理改变，西医在治疗中，多采用酚妥拉明、低分子右旋糖酐及肾上腺皮质激素，予以扩张肺内血管、降低肺静脉压及改善微循环，近年已主张配合中医活血化瘀之品，如注射复方丹参注射液或川芎嗪注射液，认为能加强消除肺瘀血，增加肺血流，提高肺通气及换气功能等效果。

（管梦月）

# 第二节　肺间质纤维化

肺间质纤维化（PIF）是由已明或未明的致病因素通过直接损伤或有免疫系统介入，引起的肺泡壁、肺间质的进行性炎症，最后导致肺间质纤维化。常见的已知病因为有害物质（有机粉尘、无机粉尘）吸入，细菌、病毒、支原体的肺部感染，致肺间质纤维化药物的应用，以及肺部的化学、放射性损伤等。未明病因则称为特发性间质性肺炎（IIPs），可分6种亚型，其中以特发性肺间质纤维化（IPF）为最常见。此外，还继发于其他疾病，常见的有结缔组织病、结节病、慢性左心衰竭等。

PIF 的临床表现均因病变累及肺泡间质而影响肺换气功能，故引起低氧血症的临床表现，有病因或有原发病的 PIF 应归属原发病中介绍，故本文仅介绍病因未明的 PIF 即 IIPs。

中医古籍中无本病病名，有关本病的认识，散见于肺痿、肺胀、上气、咳喘、胸痹、肺痨、虚劳等病证的记载中。

## 一、病因病理

肺为五脏六腑之华盖，肺气与大气相通，肺气通于鼻，在空气中的有机粉尘、无机粉尘（二氧化硅）、石棉、滑石、煤尘、锑、铝及霉草尘、蔗尘、棉尘、真菌、曲菌、烟雾、气溶胶、化学性气体及病毒、细菌等，经鼻咽部吸入肺中，肺为娇脏，受邪而致发病。如宋代孔平钟《孔氏谈苑》曰："贾谷山采石人，末石伤肺，肺焦多死"。

气候急剧变化也是本病致病原因。节气应至而未至，干燥寒冷或闷热潮湿的气候变化常使人有"非时之感"或温疫之邪相染，经口鼻而入，首先犯肺而致病。

皮毛者，肺之合也，肺主皮毛。风、寒、燥、暑之邪常在肌表皮毛汗孔开泄，卫气不固之时侵袭人体。许多农药、除草剂等有毒物质经皮肤吸收入血液中，"肺朝百脉"，直接损其肺脏而发病。

肺与其余四脏相关作用，心肝脾肾有病，或受邪时亦可损于肺而发病。如有毒农药、细胞毒性药物、免疫抑制剂、磺胺类、神经血管活性药物、部分抗生素可损伤脾之运化、肝之疏泄，致使化源不足，肺失所养而致病。其中一部分药物还可损及肾精、骨髓，使脾肾功能低下，引起骨髓造血低下，自身免疫功能异常，精血亏耗，使肺之功能异常而发病。

肾为先天之本，本病的发生与先天禀赋关系密切，已经观察到本病有家族遗传因素，具有同种白细胞抗原相对增多的特征。有人研究发现组织与细胞毒性组织特异性抗体相结合，引起细胞和组织的损伤及免疫复合物的沉着，经各种炎细胞、肺泡巨噬细胞、T淋巴细胞等免疫系统的介入，发生肺泡炎和纤维化的形成。而以上这些免疫异常的形成与个体素质、先天禀赋有着内在的密切关系。本病病理主要有燥热、痰瘀、痰浊及津亏。

### （一）燥热伤肺

多见于先天禀赋不足，肾气亏虚者。因吸入金石粉尘及有毒物质，常以其燥烈之毒性直接伤及肺脏本身，"金石燥血，消耗血液"（李木延），除伤其阴津外，由于气道干燥，痰凝成块不易咳出而郁于内，生热生火。又因先天肾亏，阴津不能蒸腾自救，燥痰郁阻更伤于肺。故见干咳、喘急、低热、痰少、胸闷诸症，劳作时则更剧。

## （二）气亏津伤

气根于肾主于肺，肾气亏虚而气无所根，燥热伤肺，肺气不足而气无所主。肺肾气虚而不能保津，阴津亏耗，精液枯竭又不能养气，气亏津伤而肺脏失养，纤维增生或缩小而成肺痿，或膨胀而为肺胀。肺肾皆虚，呼气无力，吸气不纳，故胸闷气急，呼吸浅促，口咽干燥，舌红苔少，脉细弱而数。

## （三）痰瘀互结

肺气亏虚则血行无力，阴虚血少则血行涩滞，故气滞血瘀。肺肾亏虚，脾失肺之雾露、肾之蒸腾，输布津液上不能及肺，下不能与肾，津液停聚，燥邪瘀热，煎熬成痰，痰阻脉络，使瘀更甚，痰瘀互结，故唇舌色黯，手足发绀，痰涎壅盛而气息短促。

## （四）痰浊内盛

久病脾肾亏虚，以致饮停痰凝，痰湿内聚，脉道受阻，肺气不达，不能"朝百脉"升清降浊，血气不能相合，脏腑失养，五脏衰竭，清气不得升，浊气不得降，故喘满、气急、发绀、烦躁，痰盛甚者，阳衰阴竭，痰浊内阻，清窍不明，气阴两衰，内闭外脱。

## 二、诊断

### （一）临床表现

1. 症状　IIPs 均为病因不明，以进行性呼吸困难，活动后加重为其临床特征。急性型常有发热，干咳、起病后发展迅速的胸闷、气急，类似 ARDS 的病情，1~2 周即发生呼衰，1~2 个月可致死亡。慢性型隐匿起病，胸闷、气短呈进行性加重，初期劳累时加重，后期则静息时亦然。病程常数年。当继发感染后则咳吐痰液、喘急、发热，或导致呼吸衰竭。

2. 体征　呼吸急促、发绀、心率快，两肺底听及弥漫性密集、高调、爆裂音或有杵状指。慢性型可并发肺心病，可有右心衰竭体征，颈静脉充盈，肝大、下肢浮肿。

### （二）辅助检查

1. 肺活检　可采用纤维支气管镜进行肺活检。本病初期病变主要在肺泡壁，呈稀疏斑点状分布；增生期则肺组织变硬，病变相对广泛；晚期肺组织皱缩实变，可形成大囊泡。

2. 胸部 X 线检查　早期可无异常，随病变进展肺野呈磨砂玻璃样，逐渐出现细网影和微小结节，以肺外带为多，病变重时则向中带、内带发展。且细网状发展为粗网状、索条状，甚至形成蜂窝肺，此期肺容积缩小，膈肌上升，可并有肺大疱。

3. 肺功能检查　呈限制性通气功能障碍，肺活量下降，弥散功能减退，$P_{(A-a)}O_2$ 增大，低氧血症，运动后加重，早期 $PaCO_2$ 正常或降低，晚期可增加。

4. 血气检测　IIPs 主要表现为低氧血症，或并有呼吸性碱中毒，$PaO_2$、$SaO_2\%$ 降低的程度和速度与病情严重程度呈正相关，可作为判断病情严重程度、疗效反映及预后的依据。

### （三）临床诊断要点

1. 临床表现

（1）发病年龄多在中年以上，男：女≈2：1，儿童罕见。

（2）起病隐袭，主要表现为干咳、进行性呼吸困难，活动后明显。

（3）本病少有肺外器官受累，但可出现全身症状，如疲倦、关节痛及体重下降等，发热少见。

（4）50%左右的患者出现杵状指（趾），多数患者双肺下部可闻及 velcro 音。

（5）晚期出现发绀，偶可发生肺动脉高压、肺心病和右心功能不全等。

2. X 线胸片（高千伏摄片）

（1）常表现为网状或网状结节影伴肺容积减小。随着病情进展，可出现直径多在 3～15mm 大小的多发性囊状透光影（蜂窝肺）。

（2）病变分布：多为双侧弥漫性，相对对称，单侧分布少见。病变多分布于基底部、周边部或胸膜下区。

（3）少数患者出现症状时，X 线胸片可无异常改变。

3. 高分辨 CT（HRCT）

（1）HRCT 扫描有助于评估肺周边部、膈肌部、纵隔和支气管，血管束周围的异常改变，对 IPF 的诊断有重要价值。

（2）可见次小叶细微结构改变，如线状、网状、磨玻璃状阴影。

（3）病变多见于中下肺野周边部，常表现为网状和蜂窝肺，亦可见新月形影、胸膜下线状影和极少量磨玻璃影。多数患者上述影像混合存在，在纤维化严重区域常有牵引性支气管和细支气管扩张，和（或）胸膜下蜂窝肺样改变。

4. 肺功能检查

（1）典型肺功能改变为限制性通气功能障碍，表现为肺总量（TLC）、功能残气量（FRC）和残气量（RV）下降。一秒钟用力呼气容积/用力肺活量（$FEV_1$/FVC）正常或增加。

（2）单次呼吸法一氧化碳弥散（DLCO）降低，即在通气功能和肺容积正常时，DLCO 也可降低。

（3）通气/血流比例失调，$PaO_2$、$PaCO_2$ 下降，肺泡－动脉血氧分压差 $[P_{(A-a)}O_2]$ 增大。

5. 血液检查

（1）IPF 的血液检查结果缺乏特异性。

（2）可见红细胞沉降率增快，丙种球蛋白、乳酸脱氢酶（LDH）水平升高。

（3）出现某些抗体阳性或滴度增高，如抗核抗体（ANA）和类风湿因子（RF）等可呈弱阳性反应。

6. 组织病理学改变

（1）开胸/胸腔镜肺活检的组织病理学呈 UIP 改变。

（2）病变分布不均匀，以下肺为重，胸膜下、周边部小叶间隔周围的纤维化常见。

（3）低倍显微镜下呈"轻重不一，新老并存"的特点，即病变时相不均一，在广泛纤维化和蜂窝肺组织中常混杂炎性细胞浸润和肺泡间隔增厚等早期病变或正常肺组织。

（4）肺纤维化区主要由致密胶原组织和增殖的成纤维细胞构成。成纤维细胞局灶性增殖构成所谓的"成纤维细胞灶"。蜂窝肺部分由囊性纤维气腔构成，常常内衬以细支气管上皮。另外，在纤维化和蜂窝肺部位可见平滑肌细胞增生。

（5）排除其他已知原因 ILD 和其他类型的 IIP。

## 三、鉴别诊断

### （一）嗜酸性粒细胞性肺疾病（eosinophilic lung disease，ELD）

包括单纯性、慢性、热带型、哮喘性或变应性支气管肺曲菌病、过敏性血管炎性肉芽肿、特发性嗜酸细胞增多综合征等类型，影响多为肺实质嗜酸细胞癌浸润，部分并有肺间质浸润征象，亦常为弥漫性阴影故需鉴别，主要依据 ELD 的临床病情和周围血 BAL 中嗜酸性粒细胞增加 >10%。

### （二）外源性过敏性肺泡炎（HP）

HP 的影像亦为弥漫性肺间质炎、纤维化征象，其和 IIPs 影响相似，不能区别，主要依据 IIPs 病因不明，HP 则有过敏源（如鸟禽、农民肺等）接触，BAL 中淋巴细胞增高（常至 0.3~0.7），治疗需脱离过敏源接触，否则 GC 不能阻止病情。

### （三）郎格罕组织细胞增多症（LCH）

以往称为肺嗜酸细胞肉芽肿、组织细胞增多症，好发于中青年，累及肺者为 LCH 细胞浸润，发病过程可分为三期：细胞期（细胞浸润），增殖期（肺间质纤维化）、纤维化期（细支气管阻塞形成囊泡），肺影响呈弥漫性，早期为小结节，继之纤维化和囊泡，胸片特征为常不侵犯肋膈角部位。其和 IIPs 的鉴别为 LCH 具有弥漫性囊泡的特征。

### （四）肺结节病

肺结节病可分为 4 期。Ⅰ期肺门、纵隔淋巴结肿大，Ⅱ期淋巴结肿大并间质性肺炎，Ⅲ期肺间质纤维化，Ⅳ期蜂窝肺。Ⅱ、Ⅲ、Ⅳ期时需和 IIPs 鉴别，常依据结节病有 Ⅱ、Ⅲ、Ⅳ期相应的影像发展过程，有时需依据病理。

### （五）结缔组织病

类风湿关节炎，进行性系统硬化症、皮肌炎和多发性肌病、干燥综合征等为全身性疾病，可伴有肺间质纤维化。可依据结缔组织病的临床表现如关节畸形、皮肤肌肉炎症、口腔干燥等病情和相应的自身免疫抗体相鉴别。

### （六）药物性肺间质病

抗肿瘤化疗与免疫抑制剂如博莱霉素、氮芥类、百消安、环磷酰胺、甲氨蝶呤、巯基嘌呤、丝裂霉素、甲基苄肼等均可引起肺间质病变。苯妥英钠、异烟肼、肼屈嗪当引起不良反应时可伴有肺间质损害。胺碘酮、呋喃妥因、青霉胺等也可引起肺间质病变，可依据有关应用药物史作鉴别。

### （七）尘肺

石棉肺是因吸入多量石棉粉尘引起广泛弥漫性肺间质纤维化及胸膜增厚。痰内和肺组织中可查到石棉小体。矽肺是因吸入多量游离二氧化硅粉尘、煤尘引起，影响以结节性肺纤维化为特征。均有职业接触史为特点。

## 四、并发症

本病常因呼吸不畅引起阻塞性肺气肿和泡性肺气肿，甚至发生气胸。合并慢性感染时易形成阻塞性肺炎、支气管扩张、慢性肺化脓症。累及胸膜时常有胸膜增厚，随病情进展可导致肺心病。合并肺癌者也不少见，多发于明显纤维化的下叶，多为腺癌、未分化细胞癌及扁平细胞癌。

## 五、临证要点

### （一）首辨气阴亏虚、五脏气衰

本病以本虚为其病理基础，急进型多以气阴两亏并见，阴亏甚者必耗其气，气虚者必伤其阴，益气养阴为急重型治疗大法，非益气不能统摄阴津，不保阴津血液而气无所主。病缓者应辨其五脏虚损，初病者胸闷、气短、咽干口燥、纳少腹胀、汗出量多，病属脾肺气虚。病久者胸闷如室，胸痛彻背，胸胁疼痛，口苦烦躁，目眩耳鸣，心悸不寐，腰膝酸软，则以心、肝、肾亏虚多见。

### （二）明辨在气在血，掌握轻重缓急

本病虽与外感疾病不同，但多数也有先入气分，后入血分，新病在气，久病入血的规律。但急重型（急性间质性肺炎）发展迅速，症状明显，患者多痛苦异常，胸闷如室，行走气短，口干咽燥，乏力汗出，这时治疗非常关键，应早期配合应用西药肾上腺皮质激素，用大剂的益气养阴之品，有效地控制病情发展，不然病情会迅速恶化，导致功能衰竭。但对缓进型患者，养阴补血、滋填肝肾、化瘀祛痰为治疗大法，对中型、轻型患者，单纯中药治疗往往有效，但要以症状、体征、肺功能的客观指标为依据，密切观察病情，必要时仍需中西医结合治疗。

### （三）急以养阴清热，缓以活血化瘀

重症患者以痰、瘀、热毒为标，以气阴两亏为本。邪毒甚者，可用银花、连翘、蒲公英、生地、沙参、黄芩、丹参、栀子、芦根、玄参、柴胡、陈皮、川贝、浙贝、桔梗、甘草。气阴两亏为主者则投人参、西洋参、童参、麦冬、沙参、五味子、生地、川贝、陈皮。缓进期气虚津亏血瘀，应重在益气活血化瘀，在辨证治疗基础上加入丹参、当归、生地、赤芍、桃仁、红花等。

## 六、辨证施治

适用于各种病因及病因不明所致的肺间质纤维化及肺泡炎的治疗。

### （一）肺阴亏虚，燥热伤肺

主症：干咳无痰，胸中灼热、紧束感、干裂感，动则气急，胸闷，胸痛，乏力，气短，或有五心烦热，夜不得寐，或有咽干口渴，唇干舌燥。舌红或舌边尖红，苔薄黄而干或无苔，甚者舌红绛有裂纹，脉细或细数。

治法：益气养阴，止咳化痰。

处方：五味子汤。

红参12g（慢火单炖1h）（或党参、北沙参各30g），麦冬15g，五味子9g，川贝母12g，陈皮6g，生姜3片，大枣3枚。

本证是本类疾病最常见的临床证候，可见于本病的各种临床病种，以肺阴亏虚为主要病理机制，投以五味子汤养阴止咳化痰，既顾其阴虚之本，又兼管其干咳之症。若舌红苔少或无苔干裂者，可加鲜生地60g、鲜石斛30g、肥玉竹15g；伴身热、咳嗽、咽干、便结者，可

予以清燥救肺汤；胃中灼热、烦渴者，予沙参麦冬汤；五心烦热、夜热早凉、舌红无苔者，予以秦艽鳖甲汤；伴腰膝酸软者，予以百合固金汤；如有低热干咳，痰少带血丝鲜红者，改用苏叶、黄芪、生地、阿胶、白茅根、桔梗、麦冬、贝母、蒲黄、甘草加三七粉冲服。

（二）肺脾气虚，痰热壅肺

主症：胸闷气急，发热，咽部阻塞憋闷，喉中痰鸣，咯吐黄浊痰，难以咯出，胃脘灼热，纳可。舌红苔黄厚或腻，脉弦滑数。

治法：益气开郁，清热化痰。

处方：涤痰汤加味。

全瓜蒌 15g，枯黄芩 12g，党参 12g，姜半夏 12g，桔梗 12g，云苓 15g，橘红 12g，贝母 12g，石菖蒲 9g，竹茹 3g，甘草 3g，生姜 3 片，大枣 3 枚。

本型多见于慢性病继发感染者，以痰热壅肺为主，故以清热化痰治疗。兼胸脘痞满者加薤白 12g；伴呛咳、咽干，脉细数者改用贝母瓜蒌散加沙参、杏仁；伴咽部红肿者再加蝉衣、僵蚕、银花、连翘、薄荷。

（三）脾肺肾亏，痰浊内阻

主症：胸中窒闷，咳吐痰涎或痰黏难咯，脘腹胀闷，腰膝酸软，乏力，纳呆食少或腹胀泄泻。舌淡或黯红，苔白或白腻，脉滑或沉。

治法：健脾益肾，化痰止咳。

处方：金水六君煎加味。

清半夏 12g，云苓 12g，当归 12g，陈皮 9g，党参 9g，苍术 9g，白术 9g，紫苏 9g，枳壳 9g，生、熟地各 12g，生姜（煨）3 片，大枣（擘）5 枚。

本证多见于慢性进展、迁延难愈者，以痰浊内蕴为主要表现，化痰为主要治则。若咳嗽重者加浙贝母、杏仁、桑白皮；喘鸣、咳痰清稀伴腰背胀痛者改用小青龙汤；伴腰膝酸软，下肢浮肿，咳嗽痰多，腹胀者予以苏子降气汤；病久咳嗽夜甚，低热者用紫菀茸汤（人参、半夏、炙甘草、紫菀、冬花、桑叶、杏仁、贝母、蒲黄、百合、阿胶、生姜、水牛角粉）。

（四）气虚阴亏，痰瘀交阻

主症：胸痛隐隐或胸胁掣痛，胸闷，焦躁善怒，失眠心悸，面唇色黯，胃脘胀满，纳少，乏力，动则气短。舌黯红，苔黄或有瘀斑，脉沉弦或细涩。

治法：益气养阴，化瘀止痛。

处方：血府逐瘀汤加味。

当归 15g，生地 18g，党参 12g，桃仁 12g，赤芍 12g，柴胡 9g，枳壳 9g，川芎 12g，牛膝 9g，红花 9g，桔梗 9g，炙甘草 6g。

本型多见于晚期患者，以气虚阴亏为主，但其病理已呈肺痿，有瘀血内阻，故治用活血化瘀。伴咳嗽气急者，可加沙参 12g、浙贝 9g、瓜蒌 18g；胃脘疼痛，干呕者可加香附 12g、焦山栀 9g、苏叶 9g；胃脘疼甚者，加丹参 18g、砂仁 9g；咽干善饮者，加麦冬 15g、芦根 30g、木蝴蝶 6g。

（五）五脏俱虚，气衰痰盛

主症：干咳气急，喘急气促，短气汗出，动则喘甚，心悸、憋闷异常，胸痛如裂，羸弱消瘦。舌红或红绛，少苔或无苔，脉细弱或细数。

治法：益气养阴，利窍祛痰。

处方：三才汤加味。

人参（慢火单炖 1h）15g，天门冬 30g，生地黄 60g，川贝母 12g，桔梗 6g，菖蒲 9g。

本证已是本病的晚期表现，已有呼衰等垂危见症，当以益气养阴救逆为主。兼口干甚，舌红绛无苔干裂者加鲜石斛、鲜芦根、鲜玉竹；骨蒸潮热、盗汗者加秦艽、鳖甲、青蒿、知母，人参改用西洋参；病情较缓者可用集灵膏（生地、熟地、天冬、麦冬、人参、枸杞）；如纳呆乏力，舌淡苔白，脉沉者改用香砂六君子汤；病情危重，大汗淋漓，精神萎靡，口开目合，手撒遗尿，脉微欲绝者，急用独参汤，取红参 30g 或野山参 15g 单炖喂服。

## 七、西医治疗

### （一）肾上腺糖皮质激素

IIPs 的发病涉及类证和免疫反应所致肺损伤，产生大量促纤维化生长因子导致纤维化，而 GC 对炎性和免疫反应有抑制作用，但对纤维化则失去有效作用，因此要采取早期用药、控制病情最小剂量、长期维持用药的方法，以求有效控制病情的进展。使用该药的依据是患者肺部炎症进展（复查肺部 X 片炎症进展或者患者呼吸困难明显加重伴剧烈阵发咳嗽或者肺底部爆裂音），这证明患者自身产生肾上腺皮质激素已不能控制肺部非特异性炎症，需要加用外源性药物治疗，但大剂量用药会造成自身肾上腺皮质功能迅速衰退，常对患者病情不利，甚至使部分患者病情加重，一些学者看到许多案例都是因为大剂量冲击治疗导致。通过多年临床治疗数百例患者的治疗，摸索出以下用药原则，使患者临床病控率提高，介绍如下，以临床供参考。

1. 剂量　对缓慢隐匿进展（前后肺部 CT 片对照观察）无显著临床症状者建议给甲泼尼龙片 4mg/d 或泼尼松 5mg/d，晨顿服，并按随访病情变化予以调整剂量。对有近期肺部炎症进展者（依据临床表现为阵咳或呼吸困难加剧，近期肺部 CT 片有病变轻度进展者）根据病情给予甲泼尼龙片 4～8mg/d，每日 2 次，或泼尼松 5～10mg/d，每日 2 次。病情较重者（平地走动即感呼吸困难者）则根据病情适当加大剂量，甲泼尼龙片 12mg/d，每日 2 次，或泼尼松 15mg/d，每日 2 次，对严重者或 AIP、IPF 急性加重患者采用静脉冲击治疗（甲泼尼龙注射液 40～80mg/d，每日 2～3 次）。

2. 疗程　原则上开始用较大剂量，如中度或较重病情口服泼尼松 15～30mg/d（其他制剂可折换相应剂量），待病情缓解后则减为维持剂量，连续用药 3 个月至半年，根据患者改善程度持续减药至停用。严重患者或 IPF 急性加重（AE – IPF）患者、AIP 患者静脉给药冲击治疗 5～10 天后，改甲泼尼龙片 12mg/d，每日 2～3 次或泼尼松 15mg/d，每日 2～3 次，渐依据病情减至维持量。连续用药 6 个月至 1 年后根据临床肺功能评价、胸部 X 线、肺功能检查明显改善者即可继续减量至停药。部分患者需要用药 2～3 年以上才能随病情改善继续减量至停药。

3. 合并用药

（1）百令胶囊 2g，每日 3 次。

（2）中药辨证用药参照以上辨证论治方法，每日 1 剂。

（3）假如病情需要静脉给肾上腺糖皮质激素时，需要同时与低分子肝素 5 000U 皮下注射，每日 1 次，防止激素长期使用导致的动静脉血栓形成，应观察凝血指标。

（4）钙片和止酸剂可防止骨质疏松、胃肠道不良反应等。

（5）对于肺部炎症进展明显者，常同时用 3 组中草药静脉给药——清热剂（苦参碱、穿心莲）、活血剂（丹参、川芎）、益气剂（参麦、参芪），可有效缓解患者病情的进展。

## （二）免疫抑制剂

仅用于泼尼松疗效差者，可并用环孢素 A、环磷酰胺、硫唑嘌呤等。

## （三）抗纤维化药物

纤维化的发生初为炎细胞浸润释放细胞因子和炎性递质及生长因子等而致纤维化细胞增殖，胶原形成及基质沉积，至晚期为纤维化，故治疗应针对发病机制，吡非尼酮（pirfenidone）能抑制炎细胞因子，因而阻断纤维化的早期阶段，同时能抑制肺成纤维化细胞增殖、减少胶原合成、细胞外基质沉积，还能抑制巨噬细胞产生加重肺组织炎症损伤的血小板衍生生长因子（PDGF），并可能有类似自由基清除作用，故此药具有抗纤维化作用。剂量 20 ～ 40mg/kg，每日 3 次（最大剂量 3 500mg/d），有改善肺功能、稳定病情、减少急性发作等作用。

1. 疗效判定

（1）反应良好或改善

1）症状减轻，活动能力增强。

2）X 线胸片或 HRCT 异常影像减少。

3）肺功能表现 TLC、VC、DLCO、$PaO_2$ 较长时间保持稳定。以下数据供参考：TLC 或 VC 增加 ≥10%，或至少增加 ≥200ml；DLCO 增加 ≥15% 或至少增加 3ml/（min·mmHg）；$SaO_2$ 增加 >4%；心肺运动试验中 $PaO_2$ 增加 ≥4mmHg（具有 2 项或 2 项以上者认为肺生理功能改善）。

（2）反应差或治疗失败

1）症状加重，特别是呼吸困难和咳嗽。

2）X 线胸片或 HRCT 上异常影像增多，特别是出现了蜂窝肺或肺动脉高压迹象。

3）肺功能恶化。以下数据供参考：TLC 或 VC 下降 ≥10% 或下降 ≥200ml；DLCO 下降 ≥15% 或至少下降 ≥3ml/（min·mmHg）；$SaO_2$ 下降 ≥4%，或运动试验中 $P_{(A-a)}O_2$ 增加 ≥4mmHg（具有 2 项或 2 项以上者认为肺功能恶化）。

疗效评定多数患者接受治疗 3 个月至半年以上。

4）疗效尚不能肯定的药物

a. N–乙酰半胱氨酸（NAC）和超氧化物歧化酶（SOD）能清除体内氧自由基，作为抗氧化剂用于肺纤维化治疗。NAC 推荐大剂量（1.8g/d）口服。

b. γ 干扰素、甲苯吡啶酮、前列腺素 $E_2$ 以及转化生长因子等细胞因子拮抗剂，对胶原合成有抑制作用。

c. 红霉素具有抗炎和免疫调节功能，对肺纤维化治疗作用是通过抑制 PMN 功能来实现的。主张小剂量（0.25g/d）长期口服，但应观察不良反应。

2. 并发症的处理

（1）低氧血症：予氧疗，需要时高浓度氧吸入，但要注意氧中毒，并注意给氧的温度、湿度以利于气体在肺泡中的交换。晚期常并有二氧化碳潴留，故应注意控制性给氧，并用血气分析或血氧饱和度仪监测，氧疗效果不佳时，要注意气道痰栓、酸碱失衡、呼吸肌疲劳等。

（2）继发感染：因糖皮质激素的应用，继发感染常见，应及时选用适当的抗生素，有条件者应根据痰培养药敏情况用药，要静脉给药，足量，短疗程，联合用药。

（3）心力衰竭：晚期患者常并发心力衰竭，应及时予以适当治疗和配合中医辨证治疗以缓解病情。

### 八、饮食调护

急重期患者饮食应清淡，多食新鲜富含汁液的水果、蔬菜，口咽干燥患者可予果汁，如梨汁、萝卜汁、藕汁及西瓜等。缓解期患者应少食海鲜、羊肉等发物，但要保持每日饮食有鲜猪肉、禽蛋及水果、蔬菜等。忌暴饮暴食。

（管梦月）

## 第三节　慢性阻塞性肺疾病

慢性阻塞性肺疾病（COPD）是一种具有气流受限特征的可以预防和治疗的疾病，气流受限不完全可逆、呈进行性发展，与肺部对香烟烟雾等有害气体或有害颗粒的异常炎症反应有关。COPD 主要累及肺脏，但也可引起全身（或称肺外）的不良效应。

COPD 是呼吸系统疾病的常见病和多发病，患病率和死亡率均居高不下。目前居全球死亡原因的第 4 位，世界银行/世界卫生组织公布，至 2020 年 COPD 将位居世界疾病经济负担的第 5 位。在我国，COPD 同样是严重危害人民身体健康的重要慢性呼吸系统疾病。近期对我国 7 个地区 20 245 位成年人群进行调查，COPD 患病率占 40 岁以上人群的 8.2%，其患病率之高十分惊人。

根据 COPD 的主要临床表现特点，应当归属于咳嗽、喘证、肺胀范畴。COPD 的形成是一个反复迁延的过程，因此，COPD 的咳嗽当属内伤咳嗽范畴，当疾病急性加重时，应属内伤基础上的外感咳嗽。当病情逐渐发展，肺功能进一步损伤，患者出现气促、喘息时，诊断为喘证。疾病进一步发展，病理表现有肺气肿出现，或临床有肺心病表现时，当属中医肺胀范畴。

### 一、病因病理

慢性阻塞性肺疾病的形成与吸烟、环境污染、感染及机体遗传因素等有关。肺主气，司呼吸，又主皮毛，宣行卫阳之气，以清肃下降为顺，壅塞为逆。如各种原因使肺气宣降失常，即可出现咳嗽、咳痰、气急、胸闷、喘息等症。肺朝百脉，气为血帅，气行血行。若久咳肺气虚弱，则无力辅心运血，致心脉瘀阻、呼吸不畅、肺气壅塞，形成痰瘀阻肺、气道壅塞所致的肺气肿。肺气虚是慢性阻塞性肺疾病发生和发展的内在条件，吸烟、六淫外邪是导致慢性阻塞性肺疾病发生和发展的主要外因，痰瘀内阻贯穿慢性阻塞性肺疾病病程始终。痰瘀阻肺、气机不利是慢性阻塞性肺疾病的基本病机。本病虽然表现一派肺系症状，但本质与脾、肾关系颇为密切，尤其以肾阳不足为关键。先天禀赋不足或后天失养，而致脾肾亏虚，肺气根于肾，肾虚失于摄纳，动则气促；脾土为肺金之母，脾土虚弱，不能生肺金，则卫气不足，肺卫不密，易感外邪，脾虚损肺，肺虚失于宣肃，肺气上逆而久咳不愈，甚至咳而兼喘。"久病必瘀"，病久经脉瘀阻，痰浊瘀血互结，导致疾病缠绵难愈，反复发作。综上所述，慢性阻塞性肺疾病的根本在于本虚标实，本虚涉及五脏六腑，而集中体现在肺、脾、肾三脏虚损；标实多为痰瘀、六淫外邪等。

## 二、诊断

### （一）临床表现

1. 病史 COPD患病过程应有以下特征：

（1）吸烟史：多有长期较大量吸烟史。

（2）职业性或环境有害物质接触史：如较长期粉尘、烟雾、有害颗粒或有害气体接触史。

（3）家族史：COPD有家族聚集倾向。

（4）发病年龄及好发季节：多于中年以后发病，症状好发于秋冬寒冷季节，常有反复呼吸道感染及急性加重史。随病情进展，急性加重愈渐频繁。

（5）慢性肺源性心脏病史：COPD后期出现低氧血症和（或）高碳酸血症，可并发慢性肺源性心脏病和右心衰竭。

2. 症状

（1）慢性咳嗽：通常为首发症状。初起咳嗽呈间歇性，早晨较重，以后早晚或整日均有咳嗽，但夜间咳嗽并不显著。少数病例咳嗽不伴咳痰。也有部分病例虽有明显气流受限但无咳嗽症状。

（2）咳痰：咳嗽后通常咳少量黏液性痰，部分患者在清晨较多；合并感染时痰量增多，常有脓性痰。

（3）气短或呼吸困难：这是COPD的标志性症状，是使患者焦虑不安的主要原因，早期仅于劳力时出现，后逐渐加重，以致日常活动甚至休息时也感气短。

（4）喘息和胸闷：不是COPD的特异性症状。部分患者特别是重度患者有喘息；胸部紧闷感通常于劳力后发生，与呼吸费力、肋间肌等容性收缩有关。

（5）全身性症状：在疾病的临床过程中，特别在较重患者，可能会发生全身性症状，如体重下降、食欲减退、外周肌肉萎缩和功能障碍、精神抑郁和（或）焦虑等。合并感染时可咳血痰或咯血。

3. 体征 COPD早期体征可不明显。随疾病进展，常有以下体征：

（1）视诊及触诊：胸廓形态异常，包括胸部过度膨胀、前后径增大、剑突下胸骨下角（腹上角）增宽及腹部膨凸等；常见呼吸变浅，频率增快，辅助呼吸肌如斜角肌及胸锁乳突肌参加呼吸运动，重症可见胸腹矛盾运动；患者不时采用缩唇呼吸以增加呼出气量；呼吸困难加重时常采取前倾坐位；低氧血症者可出现黏膜及皮肤发绀，伴右心衰竭者可见下肢水肿、肝脏增大。

（2）叩诊：由于肺过度充气使心浊音界缩小，肺肝界降低，肺叩诊可呈过度清音。

（3）听诊：两肺呼吸音可减低，呼气相延长，平静呼吸时可闻干性啰音，两肺底或其他肺野可闻湿啰音；心音遥远，剑突部心音较清晰响亮。

## （二）实验室检查

低氧血症，即 $PaO_2 < 55mmHg$ 时，血红蛋白及红细胞可增高，血细胞比容 $>55\%$ 可诊断为红细胞增多症。并发感染时痰涂片可见大量中性粒细胞，超敏 C 反应蛋白（CRP）增高，痰培养可检出各种病原菌，常见者为肺炎链球菌、流感嗜血杆菌、卡他摩拉菌、肺炎克雷白杆菌。

## （三）特殊检查

1. 肺功能检查　肺功能检查是判断气流受限的客观指标，其重复性好，对 COPD 的诊断、严重程度评价、疾病进展、预后及治疗反应等均有重要意义。气流受限是以 $FEV_1$ 和 $FEV_1/FVC$ 降低来确定的。$FEV_1/FVC$ 是 COPD 的一项敏感指标，可检出轻度气流受限。$FEV_1$ 占预计值的百分比是中、重度气流受限的良好指标，它变异性小，易于操作，应作为 COPD 肺功能检查的基本项目。吸入支气管舒张剂后 $FEV_1/FVC\% < 70\%$ 者，可确定为不能完全可逆的气流受限。呼气峰流速（PEF）及最大呼气流量—容积曲线（MEFV）也可作为气流受限的参考指标，但 COPD 时 PEF 与 $FEV_1$ 的相关性不够强，PEF 有可能低估气流阻塞的程度。气流受限可导致肺过度充气，使肺总量（TLC）、功能残气量（FRC）和残气容积（RV）增高，肺活量（VC）减低。TLC 增加不及 RV 增加的程度大，故 RV/TLC 增高。肺泡隔破坏及肺毛细血管床丧失可使弥散功能受损，一氧化碳弥散量（DLCO）降低，DLCO 与肺泡通气量（VA）之比（DLCO/VA）比单纯 DLCO 更敏感。深吸气量（IC）是潮气量与补吸气量之和，IC/TLC 是反映肺过度膨胀的指标，它在反映 COPD 呼吸困难程度甚至反映 COPD 生存率上具有意义。作为辅助检查，不论是用支气管舒张剂还是口服糖皮质激素进行支气管舒张试验，都不能预测疾病的进展。用药后 $FEV_1$ 改善较少，也不能可靠预测患者对治疗的反应。患者在不同的时间进行支气管舒张试验，其结果也可能不同。但在某些患者（如儿童时期有不典型哮喘史、夜间咳嗽、喘息表现），则有一定意义。

2. 胸部 X 线检查　X 线检查对确定肺部并发症及与其他疾病（如肺间质纤维化、肺结核等）鉴别有重要意义。COPD 早期 X 线胸片可无明显变化，以后出现肺纹理增多、紊乱等非特征性改变；主要 X 线征为肺过度充气：肺容积增大，胸腔前后径增长，肋骨走向变平，肺野透亮度增高，横膈位置低平，心脏悬垂狭长，肺门血管纹理呈残根状，肺野外周血管纹理纤细稀少等，有时可见肺大疱形成。并发肺动脉高压和肺源性心脏病时，除右心增大的 X 线征外，还可有肺动脉圆锥膨隆，肺门血管影扩大及右下肺动脉增宽等。

3. 胸部 CT 检查　CT 检查一般不作为常规检查。但是，在鉴别诊断时 CT 检查有益，高分辨率 CT（HRCT）对辨别小叶中心型或全小叶型肺气肿及确定肺大疱的大小和数量，有很高的敏感性和特异性，对预计肺大疱切除或外科减容手术等的效果有一定价值。

4. 血气检查　当 $FEV_1 < 40\%$ 预计值时或具有呼吸衰竭或右心衰竭的 COPD 患者均应做血气检查。血气异常首先表现为轻、中度低氧血症。随疾病进展，低氧血症逐渐加重，并出现高碳酸血症。呼吸衰竭的血气诊断标准为静息状态下海平面吸空气时动脉血氧分压（$PaO_2$）$< 60mmHg$ 伴或不伴动脉血二氧化碳分压（$PaCO_2$）增高 $>50mmHg$。

## 三、鉴别诊断

### (一) 支气管哮喘

早年发病（通常在儿童期），以发作性喘息为特征，发作时两肺可闻及哮鸣音；每日症状变化快；夜间和清晨症状明显；也可有过敏性鼻炎和（或）湿疹史；哮喘家族史；气流受限大多可逆，症状经治疗后可缓解或自行缓解。某些患者可能存在慢性支气管炎合并支气管哮喘，在这种情况下，表现为气流受限不完全可逆，从而使两种疾病难以区分。

### (二) 充血性心力衰竭

听诊肺基底部可闻细啰音；胸部 X 线片示心脏扩大、肺水肿；肺功能测定示限制性通气障碍（而非气流受限）。

### (三) 支气管扩张症

大量脓痰，常反复咯血；常伴有细菌感染；粗湿啰音、杵状指；X 线胸片示肺纹理粗乱或呈卷发状，高分辨 CT 可见支气管扩张、管壁增厚。

### (四) 肺结核

所有年龄均可发病；可有午后低热、乏力、盗汗等结核中毒症状；X 线胸片示肺浸润性病灶或结节状空洞样改变；细菌学检查可确诊。

### (五) 闭塞性细支气管炎

发病年龄较轻，且不吸烟；可能有类风湿关节炎病史或烟雾接触史、CT 片示在呼气相显示低密度影。

### (六) 弥漫性泛细支气管炎

大多数为男性非吸烟者；几乎所有患者均有慢性鼻窦炎；X 线胸片和高分辨率 CT 显示弥漫性小叶中央结节影和过度充气征；红霉素治疗有效。

## 四、并发症

### (一) 慢性呼吸衰竭

常在 COPD 急性加重时发生，其症状明显加重，发生低氧血症和（或）高碳酸血症，可具有缺氧和二氧化碳潴留的临床表现。

### (二) 自发性气胸

如有突然加重的呼吸困难，并伴有明显的发绀，患侧肺部叩诊为鼓音，听诊呼吸音减弱或消失，应考虑并发自发性气胸，通过 X 线检查可以确诊。

### (三) 慢性肺源性心脏病

由于 COPD 肺病变引起肺血管床减少及缺氧致肺动脉痉挛、血管重塑，导致肺动脉高压、右心室肥厚扩大，最终发生右心功能不全。

## 五、临证要点

慢性阻塞性肺疾病是慢性疾病，不同的阶段往往存在不同的证候类型，随着病情的不断进展，往往可以将其归入"咳嗽""喘证""肺胀"范畴。对于本病的治疗，应在辨证的前提下，抓住慢性阻塞性肺疾病各个不同阶段的主要矛盾。发作时以控制症状为主，根据病邪的性质，分别采取祛邪宣肺（辛温、辛凉），降气化痰（温化、清化），温阳利水（通阳、淡渗），活血祛瘀，甚或开窍、息风、止血等法；缓解时以培元固本为重，根据 COPD 的病理特点以及中医"气血相关"理论，慢性阻塞性肺疾病稳定期核心病机为肺肾两虚，气虚血瘀。故当以益气活血，补肾固本为主，兼顾润肺止咳，化痰平喘。正气欲脱时则应扶正固脱，救阴回阳。虚实夹杂者，应扶正与祛邪共施，根据标本缓急，扶正与祛邪当有所侧重。

## 六、辨证施治

### （一）痰浊壅肺证

主症：咳嗽痰多，色白黏腻或成泡沫，短气喘息，稍劳即著，怕风易汗，脘痞纳少，倦怠乏力，舌质偏淡，苔薄腻或浊腻，脉小滑。

治法：化痰止咳，降气平喘。

处方：二陈汤合三子养亲汤加减。

半夏 9g，陈皮 6g，茯苓 12g，苏子 12g，白芥子 6g，莱菔子 6g，甘草 3g，厚朴 6g，杏仁 9g，白术 9g，桃仁 6g，广地龙 9g，红花 6g。

慢性阻塞性肺疾病患者反复感受外邪，邪犯于肺，肺失肃降，而挛生痰浊。同时由于长期反复发作，脾、肾二脏亦受累，水湿运化失常，致聚湿生痰。慢性阻塞性肺疾病患者多素嗜烟，烟雾熏蒸清道，灼津成痰，痰浊内伏，壅阻肺气，病情迁延不愈，导致肺气胀满，不能敛降。肺气日虚，久病累及脾肾，脾失健运，痰浊内生。痰浊贯穿慢性阻塞性肺疾病的始终，既是病理产物，更是致病因子，若不清除，将造成恶性循环，因此宣肺化痰需贯穿于整个治疗过程。二陈汤是历代医家广泛应用于脾虚生痰、肺虚贮痰等证的久用不衰的名方。方中半夏、陈皮燥湿化痰；茯苓、甘草、白术健脾和中；由苏子、白芥子、莱菔子组成的三子养亲汤，是临床常用于化痰降气平喘的著名古方；加上厚朴燥湿行气，化痰降逆；杏仁降气平喘。由于痰浊日久夹瘀，故需酌加地龙、桃仁、红花等以活血祛瘀，宣通气道。

### （二）痰热郁肺证

主症：咳逆喘息气粗，烦躁，胸满，痰黄或白，黏稠难咳。或身热微恶寒，有汗不多，溲黄，便干，口渴舌红，舌苔黄或黄腻，边尖红，脉数或滑。

治法：清肺化痰，降逆平喘。

处方：越婢加半夏汤或桑白皮汤加减。

麻黄 5g，石膏 12～30g，半夏 9g，生姜 3g，甘草 3g，大枣 6g，黄芩 12g，葶苈子 9g，贝母 9g，桑白皮 15g，野荞麦根 30g，三叶青 20g，鱼腥草 30g。

本型常见于慢性阻塞性肺疾病急性加重期，该期总是热痰多于寒痰，即使外感邪气，无论寒邪亦或热邪均易入里化热，与痰胶着，至咳嗽咳痰加重，故不必过于拘泥分型辨治，尤应加大清肺化痰止咳力度，尽快控制肺部感染，保持呼吸道通畅，以防痰与外邪胶恋不解，而致疾病加重。故治疗以清肺化痰为主，方中麻黄、石膏辛凉配伍，宣肺散邪，清泄肺热；鱼腥草、黄芩、葶苈子、贝母、桑白皮、三叶青、野荞麦根等清热解毒类药并用，更好地起到化痰平喘之功；甘草、大枣扶正祛邪。

（三）痰蒙神窍证

主症：神志恍惚，谵妄，烦躁不安，撮空理线，表情淡漠，嗜睡，昏迷，或肢体瞤动，抽搐，咳逆喘促，咳痰不爽，苔白腻或淡黄腻，舌质黯红或淡紫，脉细滑数。

治法：涤痰开窍，息风平喘。

处方：涤痰汤、安宫牛黄丸或至宝丹加减。

半夏9g，茯苓15g，橘红6g，胆南星9g，竹茹9g，枳实6g，甘草3g，石菖蒲9g，党参15g，黄芩12g，桑白皮15g，葶苈子9g，天竺黄6g，浙贝9g，钩藤9g，全蝎3g，红花6g，桃仁6g。

本型多见于慢性阻塞性肺疾病发展至呼吸衰竭或肺性脑病时。处方涤痰汤中半夏、茯苓、甘草、竹茹、胆南星清热涤痰；橘红、枳实理气行痰除壅；菖蒲芳香开窍；人参扶正防脱，并能提高血氧水平，兴奋呼吸肌，降低二氧化碳潴留。加安宫牛黄丸或至宝丹清心开窍醒脑，此两者常用于各种昏迷患者，其效甚佳，是传统的经典名方，前人有"糊里糊涂牛黄丸，不声不响至宝丹"之说。若痰热内盛，身热，烦躁，谵语，神昏，舌红苔黄者，加黄芩、桑白皮、葶苈子、天竺黄以清热化痰。若痰热引动肝风而有抽搐者，加钩藤、全蝎、羚羊角粉凉肝息风。唇甲发绀，瘀血明显者，加红花、桃仁活血祛瘀。

（四）阳虚水泛证

主症：面浮，下肢肿，甚则一身悉肿，腹部胀满有水，心悸，咳喘，咯痰清稀，脘痞，纳差，尿少，怕冷，面唇青紫，苔白滑，舌胖质黯，脉沉细。

治法：温肾健脾，化饮利水。

处方：五苓散合防己黄芪汤加减。

茯苓15g，猪苓15g，泽泻12g，白术9g，桂枝6g，防己12g，黄芪20g，车前草15g，桑白皮15g，葶苈子9g，炙苏子12g，当归12g，川芎9g，野荞麦根30g，三叶青15g，虎杖20g，杏仁9g。

慢性阻塞性肺疾病发展至后期，多引起肺动脉高压，以致慢性肺源性心脏病的发生，该阶段的病机与"虚、瘀、水"有关。故治以益气活血和通阳利水并用。多年来于临床中，有些医生常以五苓散合防己黄芪汤加减投治，此方对利水消肿，改善心功能、纠正肺心病、心力衰竭患者颇具效验，且无西药利尿剂的不良反应。处方中茯苓甘淡，利小便以利水气，是制水除湿之要药；猪苓甘淡，功同茯苓，通利水道，其清泄水湿之力，较茯苓更捷，两药配伍，利水之功尤佳；泽泻甘寒，利水渗湿泄热，善泄水道，化决渎之气，透达三焦蓄热，为利尿之第一佳品，猪苓、茯苓、泽泻三药淡渗利水以利小便。佐以白术甘苦而温，健脾燥湿利水，乃培土制水，少量桂枝辛温通阳，既能解太阳之表，又能温化膀胱之气，调和营卫，通阳利水。防己黄芪汤擅益气祛风，健脾利水。防己大苦辛寒，祛风利水，与黄芪相配，利水力强而不伤正，臣以白术甘苦温，健脾燥湿，既助防己以利水，又助黄芪以益气。此外，可选用车前草、桑白皮、葶苈子等配伍黄芪泻肺平喘，利水消肿，能起到"上开下达"、通调水道的作用，炙苏子降气化痰，止咳平喘，当归、川芎一动一静，补血调血，以增加利尿效果，野荞麦根、三叶青、虎杖合杏仁共奏苦降泄热、化痰止咳之功。肢肿唇绀消退后，则重用益气、健脾、补肾之药以扶正固本，巩固疗效。

（五）肺肾气虚证

主症：呼吸浅短难续，声低怯，活动后喘息，甚则张口抬肩，倚息不能平卧，神疲乏力；咳嗽，痰白如沫，咯吐不利，胸闷，心慌，形寒汗出，腰腿疲软，头晕耳鸣，舌淡或黯紫，脉沉细无力，或有结代。

治法：补肺纳肾，降气平喘。

处方：补虚汤合参蛤汤加减。

人参20g，黄芪20g，茯苓15g，甘草6g，蛤蚧3g，五味子6g，干姜3g，半夏9g，厚朴9g，陈皮6g，当归12g，川芎9g，桃仁6g，麦冬12g。

本型多见于慢性阻塞性肺疾病晚期甚至并发呼吸衰竭时，年老体虚，肺肾俱不足，体虚不能卫外是六淫反复乘袭的基础，感邪后正不胜邪而病益重，反复罹病而正更虚，如是循环不已，促使肺胀形成。方中用人参、黄芪、茯苓、甘草补益肺脾之气；蛤蚧、五味子补肺纳肾；干姜、半夏温肺化饮；厚朴、陈皮行气消痰，降逆平喘。还可加桃仁、川芎、水蛭活血化瘀。若肺虚有寒，怕冷，舌质淡，加桂枝、细辛温阳散寒。兼阴伤，低热，舌红苔少，加麦冬、玉竹、知母养阴清热，如见面色苍白，冷汗淋漓，四肢厥冷，血压下降，脉微欲绝等喘脱危象者，急加参附汤送服蛤蚧粉或黑锡丹补气纳肾，回阳固脱。

（六）肺络瘀阻证

主症：咳嗽，咳痰，气急，或气促，张口抬肩，胸部膨满，憋闷如塞，面色灰黯，唇甲发绀，舌质黯或紫或有瘀斑、瘀点，舌下瘀筋，脉涩或结代。

治法：益气活血，润肺止咳。

处方：保肺定喘汤。

党参15g，生黄芪15g，丹参10g，当归10g，麦冬10g，熟地10g，仙灵脾10g，地龙15g，桔梗6g，生甘草6g。

慢性阻塞性肺疾病迁延不愈，久则肺气不足，无力推动心之血脉，心血运行不畅而瘀阻，即由肺病累及于心，而致肺心同病，导致慢性肺源性心脏病，后者的形成的关键在于气虚血瘀，因此疾病发展和预后均与气血相关。根据"气血相关"学说，在慢性阻塞性肺疾病稳定阶段，应于清热化痰、宣肺止咳的同时，予以酌加活血化瘀药物，可选用保肺定喘汤（王会仍经验方）。以党参、生黄芪补益肺气、健脾助运，当归、丹参活血化瘀，四者益气活血，共为君药；熟地、麦冬滋阴养肺为臣药，君臣相伍，共奏益气活血养阴之效，气足则血行，阴滋则血运，瘀化则脉道通畅，从而使慢性阻塞性肺疾病气虚血瘀这一关键的病理环节得到改善；地龙性寒、味咸，能清热化痰，舒肺止咳平喘，仙灵脾性温、味辛，温肾纳气，两者一阴一阳以燮理阴阳；桔梗开宣肺气、宣通气血、利咽喉、祛痰排脓，甘草润肺止咳，补益肺脾，而为佐使。诸药相伍，既能益气活血养阴，又能化痰利咽平喘，宣通气血，且能兼顾脾肾，清肺化痰止咳，综合起到调补肺肾，益气活血化痰作用，切中慢性阻塞性肺疾病的病理环节，具有良好的扶正固本以祛邪疗效。本验方经临床与实验研究已证明对慢性阻塞性肺疾病具有令人鼓舞的良好作用。

## 七、西医治疗

### (一) 稳定期治疗

1. 禁烟　教育和劝导患者戒烟；避免或防止粉尘、烟雾及有害气体吸入。

2. 支气管舒张药　包括短期按需应用以暂时缓解症状，及长期规则应用以减轻症状。

(1) $\beta_2$ 受体激动剂：主要有沙丁胺醇、特布他林等，为短效定量雾化吸入剂，持续疗效 4~5h，每次剂量 100~200μg，24h 内不超过 8~12 喷。主要用于缓解症状，按需使用。福莫特罗为长效定量吸入剂，作用持续 12h 以上。福莫特罗吸入后 1~3min 起效，常用剂量为 4.5~9μg，每日 2 次。本类药应用可能出现头痛、心悸，偶见急躁、不安、失眠、肌肉痉挛。甲状腺功能异常，或严重心血管疾病及肝、肾功能不全、糖尿病者应慎用。目前认为治疗 COPD，不推荐单用，宜与吸入性激素联合使用。

(2) 抗胆碱药：主要短效制剂有异丙托溴铵气雾剂，定量吸入时开始作用时间比沙丁胺醇等短效 $\beta_2$ 受体激动剂慢，但持续时间长，维持 6~8h，剂量为 40~80μg，每天 3~4 次。长效制剂噻托溴铵，其作用长达 24h 以上，吸入剂量为 18μg，每天 1 次。运用抗胆碱药可能出现口干、便秘或尿潴留，对有前列腺增生、膀胱颈梗阻和易发闭角型青光眼的患者，宜慎用或禁用。

(3) 茶碱类药物：缓释型或控释型茶碱每天 1 次或 2 次口服可达稳定的血浆浓度，对 COPD 有一定效果。

3. 糖皮质激素　长期规律的吸入糖皮质激素较适用于 $FEV_1 < 50\%$ 预计值 (Ⅲ级和Ⅳ级) 并且有临床症状以及反复加重的 COPD 患者。这一治疗可减少急性加重频率，改善生活质量。联合吸入糖皮质激素和 $\beta_2$ 受体激动剂，比各自单用效果好，目前已有布地奈德/福莫特罗、氟地卡松/沙美特罗两种联合制剂可供选择，可与噻托溴铵联合使用，效果更好。

4. 祛痰药　常用药物有盐酸氨溴索 (ambroxol)、乙酰半胱氨酸等。

5. 长期家庭氧疗 (LTOT)　COPD 稳定期进行长期家庭氧疗对具有慢性呼吸衰竭的患者可提高生存率。对血流动力学、血液学特征、运动能力、肺生理和精神状态都会产生有益的影响。长期家庭氧疗应在Ⅳ级即极重度 COPD 患者应用，具体指征是：①$PaO_2 \leqslant 55mmHg$ 或动脉血氧饱和度 ($SaO_2$) $\leqslant 88\%$，有或没有高碳酸血症。②$PaO_2 55~60mmHg$，或 $SaO_2 < 89\%$，并有肺动脉高压、心力衰竭水肿或红细胞增多症 (血细胞比容 >55%)。长期家庭氧疗一般是经鼻导管吸入氧气，流量 1.0~2.0L/min，吸氧持续时间 >15h/d。长期氧疗的目的是使患者在海平面水平，静息状态下，达到 $PaO_2 \geqslant 60mmHg$ 和 (或) 使 $SaO_2$ 升至 90%。

6. 康复治疗　包括呼吸生理治疗，肌肉训练，营养支持、精神治疗与教育等多方面措施。

7. 手术治疗　包括肺大疱切除术、肺减容术、肺移植术等。

### (二) 急性加重期治疗

急性加重是指咳嗽、咳痰、呼吸困难比平时加重或痰量增多或成黄痰；或者是需要改变用药方案。

(1) 确定 COPD 急性加重的原因及病情严重程度，最多见的急性加重原因是细菌或病毒感染。

（2）根据症状、血气、胸部 X 线片等评估病情的严重程度，并根据病情严重程度决定门诊或住院治疗。

（3）支气管舒张药药物同稳定期：短效 $\beta_2$ 受体激动剂较适用于 COPD 急性加重期的治疗。若效果不显著，建议加用抗胆碱能药物（为异丙托溴铵，噻托溴铵等）。对于较为严重的 COPD 加重者，可考虑静脉滴注茶碱类药物。$\beta_2$ 受体激动剂、抗胆碱能药物及茶碱类药物联合应用可获得更大的支气管舒张作用。

（4）控制性氧疗：氧疗是 COPD 加重期住院患者的基础治疗。无严重合并症的 COPD 加重期患者氧疗后易达到满意的氧合水平（$PaO_2 > 60mmHg$ 或 $SaO_2 > 90\%$）。但吸入氧浓度不宜过高，需注意可能发生潜在的 $CO_2$ 潴留及呼吸性酸中毒，给氧途径包括鼻导管或 Venturi 面罩。

（5）抗生素：当患者呼吸困难加重，咳嗽伴有痰量增多及脓性痰时，应根据 COPD 严重程度及相应的细菌分层情况，结合当地区常见致病菌类型及耐药流行趋势和药物敏感情况尽早选择敏感抗生素。如对初始治疗方案反应欠佳，应及时根据细菌培养及药敏试验结果调整抗生素。如给予 β 内酰胺类/β 内酰胺酶抑制剂；第二代头孢菌素、大环内酯类或喹诺酮类。如门诊可用头孢唑肟 0.25g 每日 3 次、头孢呋辛 0.5g 每日 2 次、左氧氟沙星 0.4g 每日 1 次、莫西沙星或加替沙星 0.4g 每日 1 次；较重者可应用第三代头孢菌素如头孢曲松钠 2.0g 加于生理盐水中静脉滴注，每天 1 次。住院患者当根据疾病严重程度和预计的病原菌更积极的给予抗生素，一般多静脉滴注给药。如找到确切的病原菌，根据药敏结果选用抗生素。抗菌治疗应尽可能将细菌负荷降低到最低水平，以延长 COPD 急性加重的间隔时间。长期应用广谱抗生素和糖皮质激素易继发深部真菌感染，应密切观察真菌感染的临床征象并采用防治真菌感染措施。

（6）糖皮质激素：COPD 加重期住院患者宜在应用支气管舒张剂基础上，口服或静脉滴注糖皮质激素，推荐口服泼尼松 30 ~ 40mg/d，连续 7 ~ 10 天后逐渐减量停药。也可以静脉给予甲泼尼龙 40mg，每天 1 次，3 ~ 5 天后改为口服。

（7）机械通气：机械通气，无论是无创或有创方式都只是一种生命支持方式，在此条件下，通过药物治疗消除 COPD 加重的原因使急性呼吸衰竭得到逆转。

1）无创性机械通气：COPD 急性加重期患者应用 NIPPV 可降低 $PaCO_2$，减轻呼吸困难，从而降低气管插管和有创呼吸机的使用，缩短住院天数，降低患者病死率。

2）有创性机械通气：在积极应用药物和 NIPPV 治疗后，患者呼吸衰竭仍进行性恶化，出现危及生命的酸碱失衡和（或）神志改变时宜用有创性机械通气治疗。病情好转后，根据情况可采用无创机械通气进行序贯治疗。

（8）其他治疗措施：注意维持液体和电解质平衡；注意补充营养；对卧床、红细胞增多症或脱水的患者，需考虑使用肝素或低分子肝素；注意痰液引流，积极排痰治疗（如刺激咳嗽，叩击胸部，体位引流等方法）；识别并治疗伴随疾病（冠心病、糖尿病、高血压等）及并发症（休克、弥漫性血管内凝血、上消化道出血、肾功能不全等）。

## 八、饮食调护

（1）避免用辛辣刺激性食物，不宜过酸过咸，有过敏史者，忌食海腥发物及致敏性食物。慢性阻塞性肺疾病急性加重期阶段，饮食宜清淡、并多饮水；或食牛奶、蛋汤、馄饨、蛋羹等流质、半流质饮食。

（2）注意饮食摄入充足，以提高患者自身免疫能力，减少疾病复发率。

（3）保持居室空气清新，忌烟戒酒，避免烟尘、异味及油烟等理化因素刺激。

（4）预防感冒，逐渐加强耐寒锻炼，秋冬季节要注意保暖御寒，及时加衣被，防止忽冷忽热，外出时应戴口罩；缓解期要注意劳逸适度，适当锻炼身体以增强体质。

（管梦月）

# 第四节　睡眠呼吸暂停低通气综合征

睡眠呼吸暂停低通气综合征（sleep apnea hypopnea syndrome，SAHS）是指各种原因导致睡眠状态下反复出现呼吸暂停和（或）低通气，引起低氧血症、高碳酸血症、睡眠中断，从而使机体发生一系列病理生理改变的临床综合征。其主要临床表现为形体肥胖，睡眠时打鼾且鼾声不规律、呼吸及睡眠节律紊乱，反复出现呼吸暂停及觉醒，或患者自觉憋气，夜尿增多，白天嗜睡，乏力，睡不解乏，晨起头痛、口干，注意力不集中，记忆力下降，性格异常等。

根据睡眠过程中呼吸暂停时胸腹呼吸运动的情况，临床上将睡眠呼吸暂停综合征分为中枢型（CSAS）、阻塞型和混合型，中枢型指呼吸暂停过程中呼吸运动消失，阻塞型指呼吸暂停过程中呼吸运动仍然存在，混合型指一次呼吸暂停过程中前半部分为中枢型特点，后半部分为阻塞型特点。三种类型中以阻塞型最常见，目前把阻塞型和混合型两种类型统称为阻塞型睡眠呼吸暂停低通气综合征（OSAHS）。

中医虽无"睡眠呼吸暂停低通气综合征"的病名，但根据其临床表现当属中医学"鼾眠""嗜睡""嗜卧""但欲寐""鼻鼾"范畴。相似记载最早可见于东汉时期张仲景所著的《伤寒论·辨太阳病脉证并治第一》，"风温为病，脉阴阳俱浮，自汗出，身重，多眠睡，鼻息必鼾，语言难出。"

## 一、病因病理

根据现代中医观点SAHS的发生，系先天禀赋异常，后天调摄失当所致。其发病机制往往与下列因素有关。

### （一）先天禀赋异常

如先天性鼻中隔偏曲、下颌后缩、小颌畸形、巨舌等上气道解剖结构异常，导致气道不畅，呼吸不利而暂停，具有一定的家族史。

### （二）饮食不当

SAHS患者多有肥胖。随着生活水平的提高，肥胖者日渐增多。《脾胃论》曰："能食而肥……油腻，厚味，滋生痰涎"。嗜食酒酪肥甘、膏粱厚味，使脾失健运，不能运化与转输水谷精微，聚湿生痰，痰湿血脂聚集，以致体态臃肿。痰湿上阻于气道，壅滞不畅，痰气交阻，肺气不利，入夜益甚，使肺主气、司呼吸功能失常，出现鼾声如雷、呼吸暂停等症状。痰湿浊脂壅塞，则致血脉痹阻，痰、湿、气、瘀血交阻，互为因果，更是加重病情，而并发肺动脉高压、右心衰竭、冠心病、红细胞增多症与血栓形成等。

（三）嗜烟成性

熏蒸清道，灼津成痰，上阻咽喉，肺失宣降，气机升降失常，痰气搏击气道而作鼾，甚至呼吸暂停。

（四）外感六淫

感受风温热邪伤阴耗气，灼津成痰，咽喉肿胀壅塞，气血痹阻；或感受风寒湿之邪，引动痰湿，均将诱发或加重本病。

（五）体虚病后

素体虚弱，或病后体虚，或劳倦内伤，损伤脏腑功能。心主神明，统帅元神；肺主气，司呼吸，肺气通于鼻。"肺为气之主肾为气之根，肺主出气，肾主纳气，阴阳相交呼吸乃和"。心阳不振，失却主神明统帅作用；肺气虚弱，失于宣降，肾亏摄纳无权，呼吸失却均匀调和，则夜间打鼾、呼吸表浅甚至呼吸暂停。或肺脾肾虚，脾不能转输水湿，肺不能发散津液，肾不能蒸化水液，而致阴津水液凝聚成痰，壅遏肺气。

总的说来，SAHS 属本虚标实，主要病理因素为痰湿、血瘀、气滞。主要病机为痰湿内阻或痰热内壅，气滞血瘀，肺脾肾虚，心阳不足，尤以脾失健运，肺气不利为关键。一般来说，在病变早期，脾虚痰湿内生，上阻肺气，肺气壅滞；进而导致气滞血瘀，复加肺脾气虚，血瘀益甚，病情得以进展；日久损及肾阳、心阳，失去推动、温煦作用，而见胸中窒闷、心悸怔忡、阳痿、夜尿频多或遗尿等；晚期可阳损及阴，阴阳俱损，甚至痰蒙神窍而昏迷。

## 二、诊断

（一）临床表现

1. 病史　常有打鼾、憋醒，白天出现疲劳、嗜睡、精神行为异常等表现。

2. 症状

（1）白天症状：主要表现为嗜睡、乏力、睡不解乏、晨起头痛、注意力不集中、精细操作能力下降，记忆力下降等，约有 10% 的患者可以出现性欲减低，甚至阳痿，部分可以出现烦躁、抑郁、焦虑等个性变化。其中以嗜睡最为常见，轻者表现为日间工作或学习时间困倦、困睡，严重时吃饭、与人谈话时即可入睡。

（2）夜间症状：打鼾为主要症状，其鼾声多不规则，高低不等，并与呼吸暂停间歇交替出现，夜间出汗较多，睡眠行为异常（包括恐惧、惊叫、呓语、夜游、幻听等），部分患者有夜尿增多甚至遗尿，严重者可出现呼吸暂停后憋醒，常伴有翻身，四肢不自主运动甚至抽搐，或突然坐起，感觉心慌、胸闷等。

3. 体征　CSAS 可有原发病的相应体征；OSAHS 的体征有肥胖（BMI 指数 > 28），颈围 > 40cm，鼻甲肥大，鼻中隔偏曲，下颌短小，下颌后缩，悬雍垂肥大，扁桃体和腺样体肥大，舌体肥大等。

（二）实验室检查

1. 血常规　病程时间长，血中红细胞计数及血红蛋白含量可有不同程度的增加。

2. 血气分析　病情严重者可以出现低氧血症、高碳酸血症及呼吸性酸中毒。

（三）特殊检查

1. 胸片　早期可以没有异常表现，后期并发高血压、肺动脉高压及冠心病等疾病时，可以出现心影增大，肺动脉段突出等表现。

2. 肺功能检查　并发肺心病、呼吸衰竭时，可以出现不同程度的通气功能障碍。

3. 心电图　伴有高血压、冠心病时，可出现心室肥厚、心肌缺血或心律失常表现等变化。

4. 多导睡眠图（PSG）　PSG 是诊断 SAHS 的金标准，当睡眠呼吸暂停低通气指数≥5次/小时则可确诊。它不仅可判断其严重程度，还可全面定量评估患者的睡眠结构，睡眠中呼吸紊乱、低血氧情况，以及心电、血压的变化。呼吸暂停是指睡眠过程中口鼻呼吸气流完全停止 10 秒以上；低通气是指睡眠过程中呼吸气流强度（幅度）较基础水平降低 50% 以上，并伴有血氧饱和度较基础水平下降≥4% 或微醒觉；睡眠呼吸暂停低通气指数是指每小时睡眠时间内呼吸暂停加低通气的次数。

## 三、鉴别诊断

### （一）单纯性鼾症

有明显的鼾声，PSG 检查无气道阻力增加，无呼吸暂停和低通气，无低氧血症。

### （二）上气道阻力综合征

气道阻力增加，PSG 检查反复出现 α 醒觉波，夜间醒觉 > 10 次/小时，睡眠连续性中断，有疲倦及半天嗜睡，可有或无明显鼾声，无呼吸暂停及低氧血症。

### （三）发作性睡病

半天过度嗜睡，发作性猝倒，PSG 检查睡眠潜伏期 < 10min，入睡后 20min 内有快速眼动时相出现，无呼吸暂停和低氧血症，多次小睡潜伏时间试验检测平均睡眠潜伏期 < 8min，有家族史。

### （四）不宁腿综合征和睡眠中周期性腿动综合征

患者主诉多为失眠或白天嗜睡，多伴有醒觉时的下肢感觉异常，PSG 监测有典型的周期性腿动，每次持续 0.5 ~ 5 秒，每 20 ~ 40 秒出现 1 次，每次发作持续数分钟到数小时。通过详细向患者及同床睡眠者询问患者睡眠病史，结合体检和 PSG 监测结果可以予以鉴别。

## 四、并发症

SAHS 可以并发高血压病、冠心病、心律失常、脑血管病、肺心病、呼吸衰竭、精神异常（包括抑郁、焦虑、躁狂性精神病等）、糖尿病、性功能障碍等。

## 五、临证要点

SAHS 的发生多为先天禀赋异常，后天调摄失当所致，属本虚标实之证，其主要病理因素为痰湿、痰热、血瘀、气滞，主要病机为痰湿内阻或痰热内壅，气滞血瘀，肺脾肾虚，心阳不足，尤以脾失健运，肺气不利为关键。一般来说，在疾病早期以痰湿内阻，气滞血瘀多见，故治疗上以健脾化痰、活血化瘀及疏理气机为主；若病程日久，病情得以进展，日久损及肾阳、心阳，治疗上则需温阳补肾之剂，同时仍需活血、理气、化痰。无论以实证为主，或以虚证为主，均须运用活血化痰开窍之品如石菖蒲、郁金、胆南星等。

SAHS 的治疗需辨证与辨病相结合，根据西医的病因分型来予以处方，可取得更好的疗效。西医认为，中枢型患者睡眠呼吸驱动停止，其临床多表现为脏腑功能的减弱，中医辨证以气虚、阳虚为主，因此治疗上则以扶正为主，或益气，或温阳，兼以祛邪。阻塞型患者，其呼吸驱动存在，但伴有上呼吸道阻塞，临床上多表现为标实的一面，或以痰象为主，或以瘀象为著，或痰瘀并见，故治疗上则以祛邪为主，或化痰，或祛瘀，或化痰祛瘀并重，辅以扶正。混合型患者，兼有上述两型的特点，其临床表现也大多为本虚标实并见，因此，治疗上应扶正祛邪并重。但所有患者均存在着肺气壅滞，气机不利，因此，疏利气机当贯穿治疗始终。

## 六、辨证施治

### （一）痰湿内阻，肺气壅滞

主症：睡眠时鼾声阵作，时断时续，与呼吸暂停间歇交替出现，夜间常常自觉憋气而醒。形体多肥胖，白天神疲乏力，睡不解乏，伴胸闷，咳吐白痰，喜食油腻之物，纳呆呕恶，头昏肢沉，记忆力减退，舌体胖大，舌质淡红，苔白厚腻，脉弦滑。

治法：健脾化痰、顺气开窍。

处方：二陈汤化裁。

制半夏10g，陈皮9g，茯苓15g，甘草5g，党参15g，白术10g，苍术10g，石菖蒲12g，郁金12g，旋覆花9g，代赭石15g，桔梗6g，杏仁10g，苏子12g，川朴10g，浙贝15g。

本证型临床最常见，多见于肥胖者、发病初期。痰饮之治必重在培土燥湿，二陈汤燥湿化痰、理气和中，善治痰证，被后世称为"祛痰之通剂"，本方中加入四君子汤以益气健脾，以助化痰；石菖蒲，具有化痰开窍、化湿和胃、醒神益智等作用，为涤痰开窍之要药。研究表明石菖蒲对中枢神经系统有双向调节作用，对脑组织和神经细胞有很好的保护作用，因其含有多种解痉平喘成分，从而具有祛痰止咳平喘的作用。刘薇等采用健脾化痰法治疗轻度OSAHS患者，结果发现治疗组用药后嗜睡、疲倦、头痛及总积分下降，呼吸紊乱指数和氧减指数明显下降。若痰湿郁而化热，症见口黏，口苦，痰黄或质黏咳，佐以黄连、黄芩、胆南星、鲜竹沥等；若咽中如有炙脔，胸胁满闷显著，可用半夏厚朴汤；若多食则脘腹胀满，昏昏欲睡者，可佐以鸡内金、山楂、米仁等。

### （二）痰浊壅塞，气滞血瘀

主症：睡眠时打鼾，鼾声如雷且不规律，呼吸节律紊乱，夜寐不实，易憋气而醒。形体多肥胖，白天表现为神疲嗜睡，睡不解乏，健忘，胸膈满闷，咳痰白稀，头重如蒙，面色晦黯，口唇发绀，舌质黯紫或有瘀点，舌底络脉迂曲增粗，脉细滑或涩。

治法：理气化痰、活血开窍。

处方：涤痰汤合血府逐瘀汤加减。

制半夏10g，茯苓15g，陈皮9g，甘草5g，石菖蒲12g，胆南星6g，郁金12g，白芥子12g，桔梗6g，党参15g，枳实12g，红花9g，桃仁12g，当归12g，丹参20g。

痰湿是本病发病的最主要病理因素之一，痰邪贯穿于本病的始终，然而随着疾病迁延，势必导致气血瘀滞，"久病入络"亦可产生瘀血，故治疗过程中需要适当加入活血化瘀之品。血府逐瘀汤出自《医林改错》，为活血化瘀法的代表方剂，被广泛应用于临床。彭文以益气活血法为主治疗儿童鼾症40例，结果总有效率达85%。若痰浊郁而化热，症见痰黄或质黏难咳，苔黄腻，脉滑数，佐以黄芩、鲜竹沥、竹茹、鲜芦根等；如神倦乏力，少气懒言，气虚症状明显者，佐以党参、白术等。

（三）肺脾肾亏，痰瘀交阻

主症：睡眠时鼾声阵作，鼾声响亮，夜寐不实，时时憋醒。晨起头痛，白日嗜睡，睡不解乏，胸中窒闷，咳吐痰涎，气息短促，神倦乏力，健忘，腰膝酸软，伴夜间遗尿或夜尿频多，性功能减退，面唇色黯，舌紫或有瘀斑，苔薄润，脉沉或细涩。

治法：益肾健脾、祛瘀除痰。

处方：金水六君煎化裁。

当归 12g，熟地 15g，陈皮 9g，制半夏 10g，茯苓 15g，黄芪 15g，太子参 15g，石菖蒲 12g，胆南星 6g，郁金 12g，丹参 20g，地龙 12g，白芥子 12g，枳实 12g，仙灵脾 12g，甘草 6g。

本证型多见于老年人、发病后期，往往伴有肺功能明显受损，白天也可有血气分析指标的异常。同时，并有腰膝酸软，畏寒肢冷等肾阳不足表现者，可酌情加用肉桂、川牛膝、菟丝子、补骨脂等；而兼瘀象较重者，则重用活血祛瘀之品，加桃仁、红花、川芎等；若伴有脾气急躁，性情忧郁者，可佐以制香附、醋柴胡等。

（四）心肾两虚，阳气不足

主症：眠时有鼾声，鼾声不响，时断时续，与呼吸暂停间歇交替出现，夜寐不实而时时憋醒。白天表现为嗜睡，睡不解乏，哈欠频频，举止迟钝，神疲懒言，动则气促息短，面色㿠白，畏寒肢冷，头昏健忘，胸闷，夜尿频多，小便清长，腰膝酸软，性功能减退，舌质淡胖，苔白滑，脉沉。

治法：补益心肾、温阳开窍。

处方：金匮肾气丸加味。

熟附子 5g，桂枝 6g，熟地 15g，山药 15g，萸肉 12g，茯苓 15g，泽泻 12g，石菖蒲 15g，远志 6g，麦冬 12g，郁金 12g，仙灵脾 12g，黄芪 15g，党参 15g，五味子 6g，桔梗 6g。

本证型多见于 CSAS 患者或老年 OSAHS 患者发病后期。如有阴虚内热之象，可改用麦味地黄丸化裁；若见口唇发绀，舌黯红或有瘀点，可佐以紫丹参、当归、广地龙、虎杖等。

## 七、西医治疗

（一）CSAS 的治疗

CSAS 临床上较少见，治疗包括原发病的治疗、呼吸兴奋药物治疗（阿米三嗪、乙酰唑胺和氨茶碱等）、氧疗及辅助机械通气等。

（二）OSAHS 的治疗

1. 一般治疗　减肥、戒烟酒、侧位睡眠、抬高床头以及避免服用镇静剂、白天避免过度劳累等。

2. 氧疗　低流量控制性吸氧能预防低氧的并发症。

3. 药物治疗　疗效不肯定，可试用乙酰唑胺、甲羟孕酮等治疗。抗抑郁药普罗替林（10mg，1~2 次/天），可抑制 REM 睡眠期。莫达非尼有改善白天嗜睡作用，应用于接受 CPAP 治疗后嗜睡症状改善不明显的患者，有一定的疗效。长期服用药物最好用多导睡眠图检查核实疗效，并注意避免药物不良反应。近期有文献报道，药物对 OSAHS 无效，目前已不主张使用。

4. 机械治疗

（1）经鼻持续气道正压通气治疗（CPAP）：此法是目前治疗中重度 OSAHS 患者的首选方法，CPAP 犹如一个上气道的空气扩张器，可以防止吸气时软组织的被动塌陷，并刺激颏舌肌的机械感受器，使气道张力增加。可单独作为一种疗法，也可和外科手术配合使用。

（2）双水平气道内正压治疗：使用鼻（面）罩呼吸机时，在吸气和呼气相分别给予不同的压力，更符合呼吸的生理过程，增加了治疗的依从性。

（3）自动调压智能呼吸机治疗：根据患者夜间气道阻塞程度的不同，呼吸机送气压力随之变化。疗效及耐受性可能优于 CPAP 治疗，但费用贵，难以普及。

（4）各种口腔矫治器治疗：睡眠时戴用专用矫治器可以抬高软腭，牵引舌主动或被动向前，以及下颌前移，达到扩大口咽及下咽部，改善呼吸的目的，但对重症患者无效。

（5）手术治疗：手术是治疗 OSAHS 的基本方法，手术治疗的目的在于减轻和消除气道阻塞，防止气道软组织塌陷。选择何种手术方法要根据气道阻塞部位、严重程度、是否有病态肥胖及全身情况来决定。常用的手术方法有以下几种。

1）扁桃体、腺样体切除术：这类手术仅用于青春期前有扁桃体、腺样体增生所致的儿童患者。一般术后短期有效，随着青春发育，舌、软腭肌发育后，仍然可复发。

2）鼻腔手术：对鼻中隔偏曲、鼻息肉或鼻甲肥大引起鼻气道阻塞者，可行鼻中隔成形术，鼻息肉或鼻甲切除，以减轻症状。

3）舌成形术：有舌体肥大、巨舌症、舌根后移、舌根扁桃体增大者，可行舌成形术。

4）腭垂、软腭、咽成形术：此手术是切除腭垂过长的软腭后缘和松弛的咽侧壁黏膜，将咽侧壁黏膜向前拉紧缝合，以达到缓解软腭和口咽水平气道阻塞的目的，但不能解除下咽部的气道阻塞，因此一定要选好适应证。

5）激光辅助咽成形术：利用激光进行咽部成形术，局部麻醉，可以门诊进行，降低了手术风险。

6）正颌外科：常用的方法有下颌前移术、颏前移术、颏部移、舌骨下肌群切断悬吊术及双颌前移术等，要严格掌握手术适应证，对高龄患者、重度肥胖、有全身脏器功能不良者，手术危险性很大，故应非常谨慎。

## 八、饮食调护

肥胖引起的阻塞性睡眠呼吸暂停综合征的患者，首选治疗为控制体重，而控制体重以限制饮食和增加体力活动为主。饮食上宜高蛋白，减少高脂肪、高胆固醇，限制总热量的摄入；宜多吃蔬菜和水果、瘦肉、鸡蛋、鱼类、豆类，少吃猪油、黄油、奶油、油酥点心、肥鹅、烤鸭、肥肉、花生、核桃及油炸食物。限制高胆固醇食物，如动物肝、脑、鱼子、蛋黄等。戒饮酒和咖啡。有饥饿感时，可供给低热量蔬菜如芹菜、冬瓜、南瓜等，以增加饱食感，减少热量的吸收。适当给予蛋白质如瘦肉、鱼虾、脱脂奶、豆制品等。

（管梦月）

# 参考文献

[1] 赵建平. 呼吸疾病诊疗指南 [M]. 北京：科学出版社，2016.

[2] 李万成，姜轶. 微创呼吸病学 [M]. 成都：四川科学技术出版社，2016.

[3] 胡成平，罗百灵. 呼吸科临床心得 [M]. 北京：科学出版社，2016.

[4] 韩颖萍，李俊，刘勤社. 实用呼吸病临床手册 [M]. 北京：中国中医药出版社，2016.

[5] 杨岚，沈华浩. 呼吸系统疾病 [M]. 北京：人民卫生出版社，2015.

[6] 吴丛山，李勋光，顾锋，等. 呼吸系统疾病的检验诊断与临床 [M]. 上海：上海交通大学出版社，2016.

[7] 苏惠萍. 呼吸疾病安全用药手册 [M]. 北京：科学出版社，2015.

[8] 王辰. 呼吸与危重症医学 [M]. 北京：人民卫生出版社，2015.

[9] 胡建林，杨和平. 呼吸疾病鉴别诊断与治疗学 [M]. 北京：人民军医出版社，2015.

[10] 林典义. 呼吸内科疾病诊疗新进展 [M]. 西安：西安交通大学出版社，2015.

[11] 许光兰，陈平. 呼吸内科中西医结合诊疗手册 [M]. 北京：化学工业出版社，2015.

[12] 白春学，蔡柏蔷，宋元林. 现代呼吸病学 [M]. 上海：复旦大学出版社，2014.

[13] 朱惠莉，任涛，贝政平. 呼吸系统疾病诊疗标准 [M]. 上海：上海科学普及出版社，2014.

[14] 李云霞，王静. 呼吸系统疾病 [M]. 北京：人民卫生出版社，2014.

[15] 曾勉. 呼吸治疗及临床应用 [M]. 北京：科学出版社，2014.

[16] 罗彬，吴海峰，唐全. 呼吸系统疾病诊疗技术 [M]. 北京：科学出版社，2014.

[17] 梁群. 呼吸重症疾病的诊断与治疗 [M]. 北京：人民卫生出版社，2014.

[18] 刘又宁. 呼吸内科学高级教程 [M]. 北京：人民卫生出版社，2014.

[19] 王红阳，李球兵，刘飒. 呼吸内科并发症诊疗学 [M]. 北京：科学出版社，2013.

[20] 吕坤聚，等. 现代呼吸系统危重症学 [M]. 北京：世界图书出版公司，2013.

[21] 朱毅. 最新呼吸科疾病诊疗指南荟萃 [M]. 南京：东南大学出版社，2013.

[22] 何权瀛. 呼吸内科诊疗常规 [M]. 北京：中国医药科技出版社，2012.

[23] 王浩彦. 实用临床呼吸病学 [M]. 北京：科技文献出版社，2012.

[24] 阎锡新，段争，孟爱宏. 呼吸衰竭 [M]. 北京：科技文献出版社，2012.

[25] 林琳，张忠德. 呼吸科专病中医临床诊治 [M]. 北京：人民卫生出版社，2013.